海关检验检疫业务指导手册

进出口食品化妆品检验篇

《海关检验检疫业务指导手册》编委会　编著

中国海关出版社有限公司

中国·北京

图书在版编目（CIP）数据

海关检验检疫业务指导手册．进出口食品化妆品检验篇/《海关检验检疫业务指导手册》编委会编著．—北京：中国海关出版社有限公司，2020.12

ISBN 978-7-5175-0467-2

Ⅰ.①海… Ⅱ.①海… Ⅲ.①国境检疫—卫生检疫—中国—手册 ②进出口商品—食品安全—食品检验—中国—手册 ③进出口商品—化妆品—检验—中国—手册 Ⅳ.①R185.3-62 ②TS207-62 ③TQ658-62

中国版本图书馆 CIP 数据核字（2020）第 224309 号

海关检验检疫业务指导手册——进出口食品化妆品检验篇

HAIGUAN JIANYAN JIANYI YEWU ZHIDAO SHOUCE——JINCHUKOU SHIPIN HUAZHUANGPIN JIANYAN PIAN

编 者：《海关检验检疫业务指导手册》编委会	
策划编辑：史 娜	
责任编辑：刘 婧	
出版发行：中国海关出版社有限公司	
社 址：北京市朝阳区东四环南路甲 1 号	邮政编码：100023
网 址：www.hgcbs.com.cn	
编 辑 部：01065194242-7544（电话）	
发 行 部：01065194221/4238/4246/4254/5127（电话）	01065194233（传真）
社办书店：01065195616（电话）	01065195127（传真）
https://weidian.com/? userid=319526934（网址）	
印 刷：北京中献拓方科技发展有限公司	经 销：新华书店
开 本：889mm×1194mm 1/16	
印 张：43.5	字 数：1378 千字
版 次：2020 年 12 月第 1 版	
印 次：2021 年 12 月第 3 次印刷	
书 号：ISBN 978-7-5175-0467-2	
定 价：180.00 元	

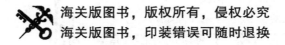

《海关检验检疫业务指导手册》

编委会

王静松　孙鲁文　王莹　张博　陈凤凰　赵凤奇

《海关检验检疫业务指导手册》 丛书序

　　2020 庚子年，注定是不平凡的一年。当全中国人民仍在奋勇抗击新型冠状病毒肺炎疫情之时，国外疫情全面爆发，很多国家感染新型冠状病毒肺炎的人数每日剧增，境外疫情输入风险增大。正如白岩松所说，在这样的局面下，我们抗疫出现了两个战场，一个在武汉，一个在海关。自新型冠状病毒疫情爆发以来，在中华人民共和国海关总署的正确领导下，全国海关广大关员全力投入这场看不见硝烟的战斗中，从抗疫物资的快速检验通关到严防死守，防止境外疫情输入，广大海关关员用使命和担当谱写了新海关疫情防控的新篇章。新海关全面快速准确地履行了口岸检验检疫执法把关的相关职责，由此很好地承担起了保卫国土安全、保障人民生命健康的使命。

　　自 2018 年 4 月 20 日起，出入境检验检疫的管理职责和队伍正式划入中国海关。这是贯彻落实 2018 年《深化党和国家机构改革方案》工作部署、落实国务院机构改革方案的重大进展。从那一天起，中国出入境检验检疫统一以海关名义对外开展工作。这两年来，伴随关检业务的全面融合，一系列检验检疫业务的管理制度也在不断地优化完善。海关总署以及各直属海关陆续推出一系列检验检疫业务培训的专题课件，希望广大关员尽快学懂弄通相关专业知识，但是这些培训课件普遍存在知识点单一、内容有限、就事论事等问题，致使许多关员存在知其然不知其所以然、似懂非懂的情况。编写一套综合、系统、全面的辅助工具书，深入介绍出入境检验检疫管理规定和要求是广大关员和外贸人士的强烈呼声。为了使广大关员能够对检验检疫业务有全面深入的了解，既能够了解各项政策最新的要求，还能够懂得这些政策的出处、变更调整的原因和过程，受中国海关出版社有限公司的委托，我和系统中的几位同仁——孙鲁文、陈凤凰、赵凤奇、王莹、张博利用业余时间，整理了二十年来检验检疫业务的相关政策和资料，梳理并编撰了涵盖卫生检疫、动植物检疫、食品检验、商品检验四个分册的这套丛书。这套书不仅适合海关关员学习参考，而且可以作为外贸企业、代理企业通关业务培训的参考用书，同时也可以作为广大外贸专业的院校老师及在校学生的辅助教材。希望通过这套书的全面学习，更多的读者了解或熟悉海关检验检疫业务。

　　从 2020 年初正式启动编写工作至今，每一位参与编写的编委均付出了巨大的努力，毕竟检验检疫业务涵盖了多个学科、多个领域，没有几十年的业务积累是没有办法将各类业务追根溯源的，随着这两年新海关业务模式的改革创新及优化，很多业务政策也随之发生了较大的变化，这些都需要编委在完成日常工作之余花费大量的业余时间去搜集整理。经过各位编委的努力，这套书的主要工作规范、业务要求基本更新到 2020 年 10 月中旬，有效地保障了其内容的时效性和准确性。大家达成共识，尽自己所能把自身对检验检疫业务的理解和多年所积累的宝贵"财富"贡献出来，为关检业务的深度融合出一份力。各位编委也表示在举国努力抗击新型冠状病毒肺炎疫情的艰难时刻，虽然不能亲赴一线保家卫国，但希望做一些力所能及的工作，用自己的努力为这场没有硝烟的疫情防控保卫战奉献绵薄之力。

这套书的编写，不仅借鉴了涉及检验检疫业务领域图书（参考书目附后）的精髓，也承蒙系统内的一些业务专家给予无私斧正和指导，在此代表各位编委表示由衷的感谢！想必大家都有一个共同的愿望，那就是把检验检疫业务的精髓通过这套书能够得以传承和发扬。由于编委业务水平局限、编写时间紧张和业务政策不断更新，这套书中难免存在错漏，在此也希望广大读者和专业人士及时提出本书中存在的错误和问题，我们将做及时的改正和完善。

王静松

2020 年 10 月

前　言

习近平总书记指出，加强食品安全监管，关系全国13亿多人"舌尖上的安全"，关系广大人民群众身体健康和生命安全。要严字当头，严谨标准、严格监管、严厉处罚、严肃问责，各级党委和政府要作为一项重大政治任务来抓。《中华人民共和国食品安全法》（以下简称《食品安全法》）第一条，明确规定了其立法目的是保证食品安全，保障公众身体健康和生命安全。

海关总署和各级海关履行国家出入境检验检疫部门和出入境检验检疫机构职责，依法对进出口的食品、化妆品开展检验工作。

研究进出口食品、化妆品检验工作，首先要明确其工作依据。作为食品安全领域的特别法，《食品安全法》专门设置了"第六章　食品进出口"（共11条），对进出口食品、食品添加剂、食品相关产品的检验监督管理进行了规定，并规定进口的食品、食品添加剂应当依照进出口商品检验相关法律、行政法规的规定检验合格。因此，《食品安全法》及其实施条例、《中华人民共和国进出口商品检验法》（以下简称《进出口商品检验法》）及其实施条例，共同构成进出口食品化妆品检验的法律体系基础。同时，本书还收录了与进出口食品化妆品检验检疫有关的《中华人民共和国进出境动植物检疫法》（以下简称《进出境动植物检疫法》）及其实施条例和《国务院关于加强食品等产品安全监督管理的特别规定》；收集了5部法律法规中与进出口食品化妆品检验检疫工作相关的条款；梳理了涉及进出口食品化妆品检验检疫的现行有效的10部规章的相关条款、审批和备案流程、用语定义和特别说明事项；收录了部分重要的进出口食品、化妆品检验检疫规范性文件。

在此基础上，本书分别阐述了进出口食品化妆品检验检疫的资质管理要求、涉检申报管理要求、单证审核要求、现场作业要求和签证管理要求等具体业务管理要求。其中，资质管理要求部分，主要对食品和化妆品相关政策中进出口货物及行政相对人的资质管理要求进行梳理和介绍，使读者较全面地了解在进出口贸易过程中，海关对哪些与食品和化妆品相关的货物及行政相对人有资质管理方面的要求，同时了解相关资质要求的法律依据、办理流程和审核要点。涉检申报管理要求部分，对进出口货物报关过程中需实施食品、化妆品检验的申报管理进行梳理和介绍，使读者能全面了解需要实施食品、化妆品检验的不同货物在申报环节的注意事项，包括检疫审批、申报时限地点和应提供的单据等；对审核报关单及随附单证应关注的要点进行梳理，明确了申报审核环节的管理要求，包括法规依据、审单要点和检验要求等。现场作业要求部分，对海关总署及原国家质量监督检验检疫总局的规章和规范性文件进行梳理，介绍进出境食品化妆品检验检疫作业内容及有关产品的议定检验检疫要求，供广大读者了解。签证管理要求部分，重点介绍相关食品化妆品检验签证依据及签证要点，同时以图文方式，对收集的各类证单用例进行了签证要求点评，方便读者在日常工作中参考借鉴。

本书涉及肉类产品、水产品、食用粮谷、乳品、蜂蜜、中药材、化妆品和供港澳蔬菜产品等类别的检验检疫管理内容，希望通过上述环节的内容介绍，尽可能地使读者对进出口食品化妆品检验工作有所了解，并能对日常相关工作有所帮助。

出入境检验检疫管理职责和队伍划入海关后，海关总署全力推行全国通关一体化和关检业务全面融合，将检验检疫作业全面融入全国通关一体化整体框架和流程，实现"统一申报单证、统一作业系统、统一风险研判、统一指令下达、统一现场执法"。本书已力求与实际工作要求保持一致，但业务融合的过程，也是检验检疫作业要求不断调整的过程，实际业务如有与本书内容不一致之处，应以最新的法规、规章和文件要求为准。

编者

2020 年 10 月

目　录

进出口食品化妆品检验检疫相关法律法规、规章和规范性文件

进出口食品化妆品检验检疫资质管理

进出口食品化妆品涉检申报业务管理

进出口食品化妆品检验检疫现场作业要求

进出口食品化妆品检验检疫签证作业要求

附　录

进出口食品化妆品检验检疫相关法律法规、规章和规范性文件

导读：

  本部分主要收录了进出口食品化妆品检验检疫涉及的《食品安全法》及其实施条例、《进出口商品检验法》及其实施条例、《进出境动植物检疫法》及其实施条例和《国务院关于加强食品等产品安全监督管理的特别规定》；收集了5部法律法规中与进出口食品化妆品检验检疫工作相关的条款；梳理了涉及进出口食品化妆品检验检疫的现行有效的10部规章的相关条款、审批和备案流程、用语定义和特别说明事项；收录了部分重要的与进出口食品化妆品检验检疫相关的规范性文件。

第一章
进出口食品化妆品安全及检验检疫法律法规

进出口食品化妆品安全和检验检疫法律法规体系，主要包括《食品安全法》及其实施条例、《进出口商品检验法》及其实施条例、《进出境动植物检疫法》及其实施条例和《国务院关于加强食品等产品安全监督管理的特别规定》等。此外，本章还收录了其他包含进出口食品化妆品安全和检验检疫工作内容的法律及行政法规的条文。

第一节 《食品安全法》及其实施条例

一、《食品安全法》

现行《食品安全法》于 2009 年 2 月 28 日第十一届全国人民代表大会常务委员会第七次会议通过，2015 年 4 月 24 日第十二届全国人民代表大会常务委员会第十四次会议修订，根据 2018 年 12 月 29 日第十三届全国人民代表大会常务委员会第七次会议《关于修改〈中华人民共和国产品质量法〉等五部法律的决定》修正。

修正后的《食品安全法》对进出口食品的监督管理设置了专门的章节——"第六章　食品进出口"（共十一条），这是进出口食品检验检疫的基本法律依据。详细介绍及原文见《海关检验检疫业务指导手册——国境卫生检疫篇》相关章节。

二、《中华人民共和国食品安全法实施条例》

现行《中华人民共和国食品安全法实施条例》（以下简称《食品安全法实施条例》）于 2009 年 7 月 20 日由国务院令第 557 号公布，根据 2016 年 2 月 6 日《国务院关于修改部分行政法规的决定》修订，2019 年 3 月 26 日国务院第 42 次常务会议修订通过。

修订后的《食品安全法实施条例》共十章八十六条。其中，"第六章　食品进出口"（共十条），详细介绍及原文见《海关检验检疫业务指导手册——国境卫生检疫篇》相关章节。

第二节 《进出口商品检验法》及其实施条例

一、《进出口商品检验法》

现行《进出口商品检验法》于 1989 年 2 月 21 日第七届全国人民代表大会常务委员会第六次会议通过，根据 2002 年 4 月 28 日第九届全国人民代表大会常务委员会第二十七次会议《关于修改〈中华人民共和国进出口商品检验法〉的决定》第一次修正，根据 2013 年 6 月 29 日第十二届全国人民代表大会常务委员会第三次会议《关于修改〈中华人民共和国文物保护法〉等十二部法律的决定》第二次修正，根据 2018 年 4 月 27 日第十三届全国人民代表大会常务委员会第二次会议《关于修改〈中华人民共和国国境卫生检疫法〉等六部法律的决定》第三次修正，根据 2018 年 12 月 29 日第十三届全国人民代表大会常务委员会第七次会议《关于修改〈中华人民共和国产品质量法〉等五部法律的决定》第四次修正。

修正后的《进出口商品检验法》共六章四十一条，是进出口食品化妆品检验的基本法律依据。详细介绍及原文见《海关检验检疫业务指导手册——国境卫生检疫篇》相关章节。

二、《中华人民共和国进出口商品检验法实施条例》

现行《中华人民共和国进出口商品检验法实施条例》（以下简称《进出口商品检验法实施条例》）于 2005 年 8 月 31 日由中华人民共和国国务院令第 447 号公布，根据 2013 年 7 月 18 日《国务院关于废止和修改部分行政法规的决定》第一次修订，根据 2016 年 2 月 6 日《国务院关于修改部分行政法规的决定》第二次修订，根据 2017 年 3 月 1 日《国务院关于修改和废止部分行政法规的决定》第三次修订，根据 2019 年 3 月 2 日《国务院关于修改部分行政法规的决定》第四次修订。

修订后的《进出口商品检验法实施条例》共六章六十条。详细介绍及原文见《海关检验检疫业务指导手册——国境卫生检疫篇》相关章节。

第三节　《进出境动植物检疫法》及其实施条例

一、《进出境动植物检疫法》

现行《进出境动植物检疫法》于 1991 年 10 月 30 日第七届全国人民代表大会常务委员会第二十二次会议通过，由主席令第 53 号发布，根据 2009 年 8 月 27 日第十一届全国人民代表大会常务委员会第十次会议《全国人民代表大会常务委员会关于修改部分法律的决定》修正。

修正后的《进出境动植物检疫法》共八章五十条，是进出境动植物检疫的基本法律依据。详细介绍及原文见《海关检验检疫业务指导手册——国境卫生检疫篇》相关章节。

二、《中华人民共和国进出境动植物检疫法实施条例》

现行《中华人民共和国进出境动植物检疫法实施条例》（以下简称《进出境动植物检疫法实施条例》）于 1996 年 12 月 2 日由国务院令第 206 号发布。

《进出境动植物检疫法实施条例》共十章六十八条。详细介绍及原文见《海关检验检疫业务指导手册——国境卫生检疫篇》相关章节。

第四节　《国务院关于加强食品等产品安全监督管理的特别规定》

《国务院关于加强食品等产品安全监督管理的特别规定》于 2007 年 7 月 25 日由国务院令第 503 号发布，并于发布之日起施行。

本法规共二十条，是进出口食品检验的重要法律依据。详细介绍及原文见《海关检验检疫业务指导手册——国境卫生检疫篇》相关章节。

第五节 与进出口食品化妆品检验检疫相关的其他法律法规

一、《中华人民共和国海关法》

第二十七条 进口货物的收货人经海关同意，可以在申报前查看货物或者提取货样。需要依法检疫的货物，应当在检疫合格后提取货样。

二、《乳品质量安全监督管理条例》

第四条 县级以上地方人民政府对本行政区域内的乳品质量安全监督管理负总责。

县级以上人民政府畜牧兽医主管部门负责奶畜饲养以及生鲜乳生产环节、收购环节的监督管理。县级以上质量监督检验检疫部门负责乳制品生产环节和乳品进出口环节的监督管理。县级以上工商行政管理部门负责乳制品销售环节的监督管理。县级以上食品药品监督部门负责乳制品餐饮服务环节的监督管理。县级以上人民政府卫生主管部门依照职权负责乳品质量安全监督管理的综合协调、组织查处食品安全重大事故。县级以上人民政府其他有关部门在各自职责范围内负责乳品质量安全监督管理的其他工作。

第四十四条 进口的乳品应当按照乳品质量安全国家标准进行检验；尚未制定乳品质量安全国家标准的，可以参照国家有关部门指定的国外有关标准进行检验。

第四十五条 出口乳品的生产者、销售者应当保证其出口乳品符合乳品质量安全国家标准的同时还符合进口国家（地区）的标准或者合同要求。

第四十六条 县级以上人民政府畜牧兽医主管部门应当加强对奶畜饲养以及生鲜乳生产环节、收购环节的监督检查。县级以上质量监督检验检疫部门应当加强对乳制品生产环节和乳品进出口环节的监督检查。县级以上工商行政管理部门应当加强对乳制品销售环节的监督检查。县级以上食品药品监督部门应当加强对乳制品餐饮服务环节的监督管理。监督检查部门之间，监督检查部门与其他有关部门之间，应当及时通报乳品质量安全监督管理信息。

畜牧兽医、质量监督、工商行政管理等部门应当定期开展监督抽查，并记录监督抽查的情况和处理结果。需要对乳品进行抽样检查的，不得收取任何费用，所需费用由同级财政列支。

三、《化妆品卫生监督条例》

本条例将于 2021 年 1 月 1 日废止。

第十五条 首次进口的特殊用途化妆品，进口单位必须提供该化妆品的说明书、质量标准、检验方法等有关资料和样品以及出口国（地区）批准生产的证明文件，经国务院化妆品监督管理部门批准，方可签订进口合同。首次进口的其他化妆品，应当按照规定备案。

第十六条 进口的化妆品，必须经国家商检部门检验；检验合格的，方准进口。

个人自用进口的少量化妆品，按照海关规定办理进口手续。

第二十六条 违反本条例规定，进口或者销售未经批准或者检验的进口化妆品的，没收产品及违法所得，并且可以处违法所得三到五倍的罚款。

对已取得批准文号的生产特殊用途化妆品的企业，违反本条例规定，情节严重的，可以撤销产品的批准文号。

四、《化妆品监督管理条例》

本条例将自 2021 年 1 月 1 日起施行。

第三条　本条例所称化妆品，是指以涂擦、喷洒或者其他类似方法，施用于皮肤、毛发、指甲、口唇等人体表面，以清洁、保护、美化、修饰为目的的日用化学工业产品。

第十七条　特殊化妆品经国务院药品监督管理部门注册后方可生产、进口。国产普通化妆品应当在上市销售前向备案人所在地省、自治区、直辖市人民政府药品监督管理部门备案。进口普通化妆品应当在进口前向国务院药品监督管理部门备案。

第十九条　申请特殊化妆品注册或者进行普通化妆品备案，应当提交下列资料：

（一）注册申请人、备案人的名称、地址、联系方式；

（二）生产企业的名称、地址、联系方式；

（三）产品名称；

（四）产品配方或者产品全成分；

（五）产品执行的标准；

（六）产品标签样稿；

（七）产品检验报告；

（八）产品安全评估资料。

注册申请人首次申请特殊化妆品注册或者备案人首次进行普通化妆品备案的，应当提交其符合本条例第十八条规定条件的证明资料。申请进口特殊化妆品注册或者进行进口普通化妆品备案的，应当同时提交产品在生产国（地区）已经上市销售的证明文件以及境外生产企业符合化妆品生产质量管理规范的证明资料；专为向我国出口生产、无法提交产品在生产国（地区）已经上市销售的证明文件的，应当提交面向我国消费者开展的相关研究和试验的资料。

注册申请人、备案人应当对所提交资料的真实性、科学性负责。

第三十五条　化妆品的最小销售单元应当有标签。标签应当符合相关法律、行政法规、强制性国家标准，内容真实、完整、准确。

进口化妆品可以直接使用中文标签，也可以加贴中文标签；加贴中文标签的，中文标签内容应当与原标签内容一致。

第四十五条　出入境检验检疫机构依照《中华人民共和国进出口商品检验法》的规定对进口的化妆品实施检验；检验不合格的，不得进口。

进口商应当对拟进口的化妆品是否已经注册或者备案以及是否符合本条例和强制性国家标准、技术规范进行审核；审核不合格的，不得进口。进口商应当如实记录进口化妆品的信息，记录保存期限应当符合本条例第三十一条第一款的规定。

出口的化妆品应当符合进口国（地区）的标准或者合同要求。

第五十四条　对造成人体伤害或者有证据证明可能危害人体健康的化妆品，负责药品监督管理的部门可以采取责令暂停生产、经营的紧急控制措施，并发布安全警示信息；属于进口化妆品的，国家出入境检验检疫部门可以暂停进口。

第六十二条　有下列情形之一的，由负责药品监督管理的部门责令改正，给予警告，并处 1 万元以上 3 万元以下罚款；情节严重的，责令停产停业，并处 3 万元以上 5 万元以下罚款，对违法单位的法定代表人或者主要负责人、直接负责的主管人员和其他直接责任人员处 1 万元以上 3 万元以下罚款：

（一）未依照本条例规定公布化妆品功效宣称依据的摘要；

（二）未依照本条例规定建立并执行进货查验记录制度、产品销售记录制度；

（三）未依照本条例规定对化妆品生产质量管理规范的执行情况进行自查；

（四）未依照本条例规定贮存、运输化妆品；

（五）未依照本条例规定监测、报告化妆品不良反应，或者对化妆品不良反应监测机构、负责药品监督管理的部门开展的化妆品不良反应调查不予配合。

进口商未依照本条例规定记录、保存进口化妆品信息的，由出入境检验检疫机构依照前款规定给予处罚。

第七十七条　牙膏参照本条例有关普通化妆品的规定进行管理。牙膏备案人按照国家标准、行业标准进行功效评价后，可以宣称牙膏具有防龋、抑牙菌斑、抗牙本质敏感、减轻牙龈问题等功效。牙膏的具体管理办法由国务院药品监督管理部门拟订，报国务院市场监督管理部门审核、发布。

香皂不适用本条例，但是宣称具有特殊化妆品功效的适用本条例。

第七十八条　对本条例施行前已经注册的用于育发、脱毛、美乳、健美、除臭的化妆品自本条例施行之日起设置 5 年的过渡期，过渡期内可以继续生产、进口、销售，过渡期满后不得生产、进口、销售该化妆品。

第七十九条　本条例所称技术规范，是指尚未制定强制性国家标准、国务院药品监督管理部门结合监督管理工作需要制定的化妆品质量安全补充技术要求。

第八十条　本条例自 2021 年 1 月 1 日起施行。《化妆品卫生监督条例》同时废止。

五、《农业转基因生物安全管理条例》

第三条　本条例所称农业转基因生物，是指利用基因工程技术改变基因组构成，用于农业生产或者农产品加工的动植物、微生物及其产品，主要包括：

（一）转基因动植物（含种子、种畜禽、水产苗种）和微生物；

（二）转基因动植物、微生物产品；

（三）转基因农产品的直接加工品；

（四）含有转基因动植物、微生物或者其产品成分的种子、种畜禽、水产苗种、农药、兽药、肥料和添加剂等产品。

本条例所称农业转基因生物安全，是指防范农业转基因生物对人类、动植物、微生物和生态环境构成的危险或者潜在风险。

第五条　国务院建立农业转基因生物安全管理部际联席会议制度。

农业转基因生物安全管理部际联席会议由农业、科技、环境保护、卫生、外经贸、检验检疫等有关部门的负责人组成，负责研究、协调农业转基因生物安全管理工作中的重大问题。

第九条　国务院农业行政主管部门应当加强农业转基因生物研究与试验的安全评价管理工作，并设立农业转基因生物安全委员会，负责农业转基因生物的安全评价工作。

农业转基因生物安全委员会由从事农业转基因生物研究、生产、加工、检验检疫以及卫生、环境保护等方面的专家组成。

第三十三条　从中华人民共和国境外引进农业转基因生物的，或者向中华人民共和国出口农业转基因生物的，引进单位或者境外公司应当凭国务院农业行政主管部门颁发的农业转基因生物安全证书和相关批准文件，向口岸出入境检验检疫机构报检；经检疫合格后，方可向海关申请办理有关手续。

第三十四条　农业转基因生物在中华人民共和国过境转移的，应当遵守中华人民共和国有关法律、行政法规的规定。

第三十六条　向中华人民共和国境外出口农产品，外方要求提供非转基因农产品证明的，由口岸出入境检验检疫机构根据国务院农业行政主管部门发布的转基因农产品信息，进行检测并出具非转基因农产品证明。

第三十七条　进口农业转基因生物，没有国务院农业行政主管部门颁发的农业转基因生物安全证书和相关批准文件的，或者与证书、批准文件不符的，作退货或者销毁处理。进口农业转基因生物不按照规定标识的，重新标识后方可入境。

第四十九条　违反本条例规定，进口、携带、邮寄农业转基因生物未向口岸出入境检验检疫机构报检的，由口岸出入境检验检疫机构比照进出境动植物检疫法的有关规定处罚。

第二章

进出口食品化妆品检验检疫规章^①

原国家出入境检验检疫局共颁布了 25 部与检验检疫工作相关部门规章，原国家质量监督检验检疫总局^②共颁布了 96 部与检验检疫工作相关的部门规章。经国家质检总局以第 112 号、第 134 号和 196 号令废止和确认，海关总署以第 239 号和 241 号令废止，现行有效 72 部。其中，涉及进出口食品化妆品安全及检验检疫的有 11 部，国家质检总局参与联合发布的部门规章 7 部，公告暂缓执行 1 部。

出入境检验检疫管理职责和队伍划入海关总署后，海关总署先后颁布了第 238 号、第 240 号和第 243 号令，共对 70 部检验检疫规章进行修订。

本章主要梳理了涉及进出口食品、化妆品安全及检验检疫现行有效的相关规章条款、审批和备案流程、用语定义及特别说明事项。

第一节　货物检验检疫类

一、《进出口食品安全管理办法》

国家质检总局令第 144 号发布，根据国家质检总局令第 184 号、海关总署令第 243 号修改，自 2012 年 3 月 1 日起施行。

（一）相关法律法规条款

《进出口商品检验法实施条例》第三十二条："国家对进出口食品生产企业实施卫生注册登记管理。"

《食品安全法》第九十六条："向我国境内出口食品的境外出口商或者代理商、进口食品的进口商应当向国家出入境检验检疫部门备案。向我国境内出口食品的境外食品生产企业应当经国家出入境检验检疫部门注册。"

《食品安全法》第九十九条："出口食品生产企业和出口食品原料种植、养殖场应当向国家出入境检验检疫部门备案。"

（二）行政审批和备案

1. 进口食品境外生产企业注册。

2. 出口食品生产企业备案。

3. 向中国境内出口食品的出口商或者代理商实施备案。

---

① 本章在引用相关法律法规条款时，仅根据需要部分摘选，详见第一章；在引用相关规章条款时，亦根据需要部分摘选，详见各节文末指引。下同。

② 2018 年 3 月，中共中央印发了《深化党和国家机构改革方案》，原国家质量监督检验检疫总局的出入境检验检疫管理职责和队伍划入海关总署。本书涉及的 2018 年 3 月前的部分相关规章、规范性文件等，由原国家质量监督检验检疫总局发布。因此，本书除特别说明外，将原国家质量监督检验检疫总局统一简称为国家质检总局。

4. 进口食品进口商备案。

5. 出口食品原料种植、养殖场备案。

（三）规章有关条款

第二条　本办法适用于进出口食品的检验检疫及监督管理。

进出口食品添加剂、食品相关产品、水果、食用活动物的安全管理依照有关规定执行。

第四条　海关总署对进口食品境外生产企业实施注册管理，对向中国境内出口食品的出口商或者代理商实施备案管理，对进口食品实施检验，对出口食品生产企业实施备案管理，对出口食品原料种植、养殖场实施备案管理，对出口食品实施监督、抽检，对进出口食品实施分类管理、对进出口食品生产经营者实施诚信管理。

第十条　进口食品需要办理进境动植物检疫审批手续的，应当取得《中华人民共和国进境动植物检疫许可证》后方可进口。

第十一条　对进口可能存在动植物疫情疫病或者有毒有害物质的高风险食品实行指定口岸入境。指定口岸条件及名录由海关总署制定并公布。

第十九条　海关对进口食品的进口商实施备案管理。进口商应当事先向所在地海关申请备案，并提供以下材料：

（一）填制准确完备的进口商备案申请表；

（二）与食品安全相关的组织机构设置、部门职能和岗位职责；

（三）拟经营的食品种类、存放地点；

（四）2年内曾从事食品进口、加工和销售的，应当提供相关说明（食品品种、数量）；

海关核实企业提供的信息后，准予备案。

第二十条　进口食品的进口商应当建立食品进口和销售记录制度，如实记录进口食品的卫生证书编号、品名、规格、数量、生产日期（批号）、保质期、出口商和购货者名称及联系方式、交货日期等内容。记录应当真实，保存期限不得少于2年。

主管海关应当对本辖区内进口商的进口和销售记录进行检查。

第四十一条　海关总署对进出口食品实施风险预警制度。

进出口食品中发现严重食品安全问题或者疫情的，以及境内外发生食品安全事件或者疫情可能影响到进出口食品安全的，海关当及时采取风险预警及控制措施。

第六十二条　供香港、澳门特别行政区、台湾地区的食品，国家有另行规定的，从其规定。

（四）规章全文

修改后的《进出口食品安全管理办法》见《海关总署关于修改部分规章的决定》（海关总署令第243号）。全文此处略。

二、《进出口水产品检验检疫监督管理办法》

国家质检总局令第135号发布，根据海关总署令第243号修改。自2011年6月1日起施行。

（一）行政审批和备案

出口食品原料种植、养殖场备案（出口水产品养殖场备案）。

（二）用语定义

水产品：指供人类食用的水生动物产品及其制品，包括水母类、软体类、甲壳类、棘皮类、头索类、鱼类、两栖类、爬行类、水生哺乳类动物等其他水生动物产品以及藻类等海洋植物产品及其制品，不包括活水生动物及水生动植物繁殖材料。（第三条）

（三）规章有关条款

第七条　海关总署对签发进出口水产品检验检疫证明的人员实行备案管理制度，未经备案的人员不得签发证书。

第十条　海关总署对向中国境内出口水产品的出口商或者代理商实施备案管理，并定期公布已获准入资质的境外生产企业和已经备案的出口商、代理商名单。

进口水产品的境外生产企业的注册管理按照海关总署相关规定执行。

第十一条　海关对进口水产品收货人实施备案管理。已经实施备案管理的收货人，方可办理水产品进口手续。

第十二条　进口水产品收货人应当建立水产品进口和销售记录制度。记录应当真实，保存期限不得少于二年。

第十三条　海关总署对安全卫生风险较高的进口两栖类、爬行类、水生哺乳类动物以及其他养殖水产品等实行检疫审批制度。上述产品的收货人应当在签订贸易合同前办理检疫审批手续，取得进境动植物检疫许可证。

海关总署根据需要，按照有关规定，可以派员到输出国家或者地区进行进口水产品预检。

第十四条　水产品进口前或者进口时，收货人或者其代理人应当凭输出国家或者地区官方签发的检验检疫证书正本、原产地证书、贸易合同、提单、装箱单、发票等单证向进口口岸海关报检。

进口水产品随附的输出国家或者地区官方检验检疫证书，应当符合海关总署对该证书的要求。

第二十五条　海关对出口水产品养殖场实施备案管理。出口水产品生产企业所用的原料应当来自于备案的养殖场、经渔业行政主管部门批准的捕捞水域或者捕捞渔船，并符合拟输入国家或者地区的检验检疫要求。

第二十六条　备案的出口水产品养殖场应当满足以下基本条件和卫生要求：

（一）取得渔业行政主管部门养殖许可；

（二）具有一定的养殖规模：土塘或者开放性海域养殖的水面总面积50亩以上，水泥池养殖的水面总面积10亩以上，场区内养殖池有规范的编号；

（三）水源充足，养殖用水水质符合《渔业水质标准》；

（四）周围无畜禽养殖场、医院、化工厂、垃圾场等污染源，具有与外界环境隔离的设施，内部环境卫生良好；

（五）布局合理，符合卫生防疫要求，避免进排水交叉污染；

（六）具有独立分设的药物和饲料仓库，仓库保持清洁干燥，通风良好，有专人负责记录入出库登记；

（七）养殖密度适当，配备与养殖密度相适应的增氧设施；

（八）投喂的饲料来自经海关备案的饲料加工厂，符合《出口食用动物饲用饲料检验检疫管理办法》的要求；

（九）不存放和使用中国、输入国家或者地区禁止使用的药物和其他有毒有害物质。使用的药物应当标注有效成分，有用药记录，并严格遵守停药期规定；

（十）有完善的组织管理机构和书面的水产养殖管理制度（包括种苗收购、养殖生产、卫生防疫、药物饲料使用等）；

（十一）配备具有相应资质的养殖技术员和质量监督员，养殖技术员和质量监督员应当由不同人员担任，养殖技术员须凭处方用药，药品由质量监督员发放。养殖技术员和质量监督员应当具备以下条件：

1. 熟悉并遵守检验检疫有关法律、行政法规、规章等规定；

2. 熟悉并遵守农业行政主管部门有关水生动物疫病和兽药管理规定；

3. 熟悉输入国家或者地区相关药残控制法规和标准；

4. 有一定养殖工作经验或者具有养殖专业中专以上学历。

（十二）建立重要疫病和重要事项及时报告制度。

第三十二条　出口水产品生产企业应当建立完善可追溯的质量安全控制体系，确保出口水产品从原料到成品不得违规使用保鲜剂、防腐剂、保水剂、保色剂等物质。

出口水产品生产企业应当对加工用原辅料及成品的微生物、农兽药残留、环境污染物等有毒有害物质进行自检，没有自检能力的，应当委托有资质的检验机构检验，并出具有效检验报告。

（四）特别说明

《关于调整部分进出境货物监管要求的公告》（海关总署公告 2020 年第 99 号）规定"取消出口生产企业对肉类和水产品加工用原辅料进行自检的监管要求"，涉及本办法第三十二条第二款的相关规定；"取消对收货人或者其代理人向进口口岸海关提交进口水产品的原产地证书的监管要求"，涉及本办法第十四条第一款的相关规定；"取消对出口水产品养殖场投喂的饲料来自经海关备案的饲料加工厂的监管要求"，涉及本办法第二十六条（八）的相关规定。

（五）规章全文

修改后的《进出口水产品检验检疫监督管理办法》见《海关总署关于修改部分规章的决定》（海关总署令第 243 号）。全文此处略。

三、《进出口肉类产品检验检疫监督管理办法》

国家质检总局令第 136 号发布，根据海关总署令第 243 号修改。自 2011 年 6 月 1 日起施行。

（一）行政审批和备案

1. 出口食品原料种植、养殖场备案（出口肉类产品加工用动物饲养场备案）。

2. 进口肉类产品收货人备案。

（二）用语定义

肉类产品：指动物屠体的任何可供人类食用部分，包括胴体、脏器、副产品以及以上述产品为原料的制品，不包括罐头产品。（第三条）

（三）规章有关条款

第九条　海关总署对向中国境内出口肉类产品的出口商或者代理商实施备案管理，并定期公布已经备案的出口商、代理商名单。

进口肉类产品境外生产企业的注册管理按照海关总署相关规定执行。

第十条　海关对进口肉类产品收货人实施备案管理。已经实施备案管理的收货人，方可办理肉类产品进口手续。

第十一条　进口肉类产品收货人应当建立肉类产品进口和销售记录制度。记录应当真实，保存期限不得少于二年。

第十二条　海关总署对进口肉类产品实行检疫审批制度。进口肉类产品的收货人应当在签订贸易合同前办理检疫审批手续，取得进境动植物检疫许可证。

海关总署根据需要，按照有关规定，可以派员到输出国家或者地区进行进口肉类产品预检。

第十三条　进口肉类产品应当从海关总署指定的口岸进口。

进口口岸的主管海关应当具备进口肉类产品现场查验和实验室检验检疫的设备设施和相应的专业技术人员。

进口肉类产品应当存储在海关认可并报海关总署备案的存储冷库或者其他场所。肉类产品进口口岸应当具备与进口肉类产品数量相适应的存储冷库。存储冷库应当符合进口肉类产品存储冷库检验检疫要求。

第十七条　装运进口肉类产品的运输工具和集装箱，应当在进口口岸海关的监督下实施防疫消毒处理。未经海关许可，进口肉类产品不得卸离运输工具和集装箱。

第二十五条　海关按照出口食品生产企业备案管理规定，对出口肉类产品的生产企业实施备案管理。

输入国家或者地区对中国出口肉类产品生产企业有注册要求，需要对外推荐注册企业的，按照海关总署相关规定执行。

第二十六条 出口肉类产品加工用动物应当来自经海关备案的饲养场。

第三十条 出口肉类产品生产企业应当对出口肉类产品加工用原辅料及成品进行自检，没有自检能力的应当委托有资质的检验机构检验，并出具有效检验报告。

第四十一条 运输肉类产品过境的，应当事先获得海关总署批准，按照指定的口岸和路线过境。承运人或者押运人应当凭货运单和输出国家或者地区出具的证书，在进口时向海关报检，由进口口岸海关验核单证。进口口岸海关应当通知出口口岸海关，出口口岸海关监督过境肉类产品出口。

进口口岸海关可以派官方兽医或者其他检验检疫人员监运至出口口岸。

第四十二条 过境肉类产品运抵进口口岸时，由进口口岸海关对运输工具、装载容器的外表进行消毒。

装载过境肉类产品的运输工具和包装物、装载容器应当完好。经海关检查，发现运输工具或者包装物、装载容器有可能造成途中散漏的，承运人或者押运人应当按照海关的要求，采取密封措施；无法采取密封措施的，不准过境。

第四十四条 过境肉类产品在境内改换包装，按照进口肉类产品检验检疫规定办理。

（四）特别说明

《关于发布〈海关指定监管场地管理规范〉的公告》（海关总署公告 2019 年第 212 号）将本办法第十三条规定的进口肉类指定口岸明确为"进境肉类指定监管场地"。

《关于做好〈出入境检疫处理管理工作规定〉实施有关工作的公告》（国家质检总局公告 2018 年第 30 号）将本办法第十七条、第四十二条规定对装运进口、过境肉类产品的运输工具和集装箱实施防疫消毒处理的要求，修改为，"如发现货物出现腐败变质，或集装箱内发现禁止进境物、检疫性有害生物、媒介生物，存在疫情传播风险的，应当对运输工具及装载容器，外表包装、铺垫材料、被污染场地等进行消毒处理。"

《关于调整部分进出境货物监管要求的公告》（海关总署公告 2020 年第 99 号）规定"取消出口生产企业对肉类和水产品加工用原辅料进行自检的监管要求"，涉及本办法第三十条的相关规定。

（五）规章全文

修改后的《进出口肉类产品检验检疫监督管理办法》见《海关总署关于修改部分规章的决定》（海关总署令第 243 号）。全文此处略。

四、《进出口乳品检验检疫监督管理办法》

国家质检总局令第 152 号发布，根据海关总署令第 243 号修改。自 2013 年 5 月 1 日起施行。

（一）行政审批和备案

出口食品原料种植、养殖场备案（出口生乳奶畜养殖场备案）。

（二）用语定义

乳品：包括初乳、生乳和乳制品。（第二条）

初乳：指奶畜产犊后 7 天内的乳。（第二条）

生乳：指从符合中国有关要求的健康奶畜乳房中挤出的无任何成分改变的常乳。奶畜初乳、应用抗生素期间和休药期间的乳汁、变质乳不得用作生乳。（第二条）

乳制品：指由乳为主要原料加工而成的食品，如：巴氏杀菌乳、灭菌乳、调制乳、发酵乳、干酪及再制干酪、稀奶油、奶油、无水奶油、炼乳、乳粉、乳清粉、乳清蛋白粉和乳基婴幼儿配方食品等。（第二条）

生乳制品：由生乳加工而成、加工工艺中无热处理杀菌过程的产品。（第二条）

（三）规章有关条款

第六条 海关总署对向中国出口乳品的境外食品生产企业（以下简称境外生产企业）实施注册制

度，注册工作按照海关总署相关规定执行。

境外生产企业应当经出口国家或者地区政府主管部门批准设立，符合出口国家或者地区法律法规相关要求。

境外生产企业应当熟悉并保证其向中国出口的乳品符合中国食品安全国家标准和相关要求，并能够提供中国食品安全国家标准规定项目的检测报告。境外生产企业申请注册时应当明确其拟向中国出口的乳品种类、品牌。

获得注册的境外生产企业应当在海关总署网站公布。

第九条 向中国境内出口乳品的出口商或者代理商应当向海关总署备案。申请备案的出口商或者代理商应当按照备案要求提供备案信息，对信息的真实性负责。

备案名单应当在海关总署网站公布。

第十条 海关对进口乳品的进口商实施备案管理。进口商应当有食品安全专业技术人员、管理人员和保证食品安全的规章制度，并按照海关总署规定，向其工商注册登记地海关申请备案。

第二十二条 海关总署对出口乳品生产企业实施备案制度，备案工作按照海关总署相关规定执行。

出口乳品应当来自备案的出口乳品生产企业。

第二十三条 出口生乳的奶畜养殖场应当向海关备案。海关在风险分析的基础上对备案养殖场进行动物疫病、农兽药残留、环境污染物及其他有毒有害物质的监测。

第五十五条 饲料用乳品、其他非食用乳品以及以快件、邮寄或者旅客携带方式进出口的乳品，按照国家有关规定办理。

（四）规章全文

修改后的《进出口乳品检验检疫监督管理办法》见《海关总署关于修改部分规章的决定》（海关总署令第 243 号）。全文此处略。

五、《进出境粮食检验检疫监督管理办法》

国家质检总局令第 177 号公布，根据海关总署令第 238 号、第 240 号、第 243 号修改。自 2016 年7 月 1 日起施行。

（一）行政审批和备案

1. 进境动植物产品的国外生产、加工、存放单位注册登记（进境粮食境外生产、加工、存放企业注册登记）。

2. 出境动植物及其产品、其他检疫物的生产、加工、存放单位注册登记（输出粮食生产、加工、存放企业注册登记）。

3. 进境粮食存放、加工企业指定。

（二）规章有关条款

第二条 本办法适用于进出境（含过境）粮食检验检疫监督管理。

本办法所称粮食，是指用于加工、非繁殖用途的禾谷类、豆类、油料类等作物的籽实以及薯类的块根或者块茎等。

第六条 海关总署对进境粮食境外生产、加工、存放企业（以下简称境外生产加工企业）实施注册登记制度。

第八条 海关总署对进境粮食实施检疫准入制度。

首次从输出国家或者地区进口某种粮食，应当由输出国家或者地区官方主管机构向海关总署提出书面申请，并提供该种粮食种植及储运过程中发生有害生物的种类、为害程度及防控情况和质量安全控制体系等技术资料。特殊情况下，可以由进口企业申请并提供技术资料。海关总署可以组织开展进境粮食风险分析、实地考察及对外协商。

海关总署依照国家法律法规及国家技术规范的强制性要求等，制定进境粮食的具体检验检疫要求，并公布允许进境的粮食种类及来源国家或者地区名单。

对于已经允许进境的粮食种类及相应来源国家或者地区，海关总署将根据境外疫情动态、进境疫情截获及其他质量安全状况，组织开展进境粮食具体检验检疫要求的回顾性审查，必要时派专家赴境外开展实地考察、预检、监装及对外协商。

第九条　进境粮食应当从海关总署指定的口岸入境。指定口岸条件及管理规范由海关总署制定。

第二十五条　输入国家或者地区要求中国对向其输出粮食生产、加工、存放企业（以下简称出境生产加工企业）注册登记的，直属海关负责组织注册登记，并向海关总署备案。

第二十七条　装运出境粮食的船舶、集装箱等运输工具的承运人、装箱单位或者其代理人，应当在装运前向海关申请清洁、卫生、密固等适载检验。未经检验检疫或者检验检疫不合格的，不得装运。

第二十八条　货主或者其代理人应当在粮食出境前向储存或者加工企业所在地海关报检，并提供贸易合同、发票、自检合格证明等材料。

贸易方式为凭样成交的，还应当提供成交样品。

第三十九条　拟从事进境粮食存放、加工业务的企业可以向所在地主管海关提出指定申请。

主管海关按照海关总署制定的有关要求，对申请企业的申请材料、工艺流程等进行检验评审，核定存放、加工粮食种类、能力。

从事进境粮食储存、加工的企业应当具备有效的质量安全及溯源管理体系，符合防疫、处理等质量安全控制要求。

第五十八条　进出境用作非加工而直接销售粮食的检验检疫监督管理，由海关总署另行规定。

（三）特别说明

《关于发布〈海关指定监管场地管理规范〉的公告》（海关总署公告 2019 年第 212 号）将本办法第九条规定的进境粮食指定口岸明确为"进境粮食指定监管场地"。

《关于调整部分进出境货物监管要求的公告》（海关总署公告 2020 年第 99 号）规定"取消出境粮食申报提供自检合格证明的监管要求，改为提供质量合格声明"，涉及本办法第二十八条第一款的相关规定。

本办法第二十七条规定装运出境粮食的船舶、集装箱等运输工具需实施适载检验，与通常装载动植物产品的运载工具不实施适载检验的要求不同。

（四）规章全文

修改后的《进出境粮食检验检疫监督管理办法》见《海关总署关于修改部分规章的决定》（海关总署令第 243 号）。全文此处略。

六、《进出境中药材检疫监督管理办法》

国家质检总局令第 169 号发布，根据海关总署令第 238 号、第 240 号、第 243 号修改。自 2015 年 12 月 1 日起施行。

（一）行政审批和备案

1. 进境动植物产品的国外生产、加工、存放单位注册登记（向中国境内输出中药材的境外生产、加工、存放单位注册登记）。

2. 出境动植物及其产品、其他检疫物的生产、加工、存放单位注册登记（出境中药材生产、加工、存放单位注册登记）。

（二）用语定义

中药材：指药用植物、动物的药用部分，采收后经初加工形成的原料药材。（第二条）

（三）规章有关条款

第三条　本办法适用于申报为药用的进出境中药材检疫及监督管理。

申报为食用的进出境中药材检验检疫及监督管理按照海关总署有关进出口食品的规定执行。

第五条 海关总署对进出境中药材实施用途申报制度。中药材进出境时，企业应当向主管海关申报预期用途，明确"药用"或者"食用"。

申报为"药用"的中药材应为列入《中华人民共和国药典》药材目录的物品。申报为"食用"的中药材应为国家法律、行政法规、规章、文件规定可用于食品的物品。

第六条 海关总署对进出境中药材实施风险管理；对向中国境内输出中药材的境外生产、加工、存放单位（以下简称境外生产企业）实施注册登记管理；按照输入国家或者地区的要求对出境中药材生产、加工、存放单位（以下简称出境生产企业）实施注册登记管理；对进出境中药材生产、经营企业实行诚信管理等。

第八条 海关总署对进境中药材实施检疫准入制度，包括产品风险分析、监管体系评估与审查、确定检疫要求、境外生产企业注册登记以及进境检疫等。

第九条 海关总署对首次向中国输出中药材的国家或者地区进行产品风险分析、监管体系评估，对已有贸易的国家和地区进行回顾性审查。

海关总署根据风险分析、评估审查结果，与输出国家或者地区主管部门协商确定向中国输出中药材的检疫要求，商签有关议定书，确定检疫证书。

海关总署负责制定、调整并在海关总署网站公布允许进境中药材的国家或者地区名单以及产品种类。

第十条 海关总署根据风险分析的结果，确定需要实施境外生产、加工、存放单位注册登记的中药材品种目录，并实施动态调整。注册登记评审程序和技术要求由海关总署另行制定、发布。

海关总署对列入目录的中药材境外生产企业实施注册登记。注册登记有效期为 4 年。

（四）规章全文

修改后的《进出境中药材检疫监督管理办法》见《海关总署关于修改部分规章的决定》（海关总署令第 243 号）。全文此处略。

七、《进出口化妆品检验检疫监督管理办法》

国家质检总局令第 143 号发布，根据海关总署令第 238 号、第 240 号、第 243 号修改。自 2012 年 2 月 1 日起施行。

（一）相关法律法规条款

《化妆品卫生监督条例》第十六条："进口的化妆品，必须经国家商检部门检验；检验合格的，方准进口。

个人自用进口的少量化妆品，按照海关规定办理进口手续。"

（二）行政审批和备案

1. 进口化妆品收货人备案管理。

2. 出口化妆品生产企业备案管理。

（三）用语定义

化妆品：指以涂、擦、散布于人体表面任何部位（表皮、毛发、指趾甲、口唇等）或者口腔黏膜、牙齿，以达到清洁、消除不良气味、护肤、美容和修饰目的的产品。（第四十八条）

化妆品半成品：指除最后一道"灌装"或者"分装"工序外，已完成其他全部生产加工工序的化妆品。（第四十八条）

化妆品成品：包括销售包装化妆品成品和非销售包装化妆品成品。（第四十八条）

销售包装化妆品成品：指以销售为主要目的，已有销售包装，与内装物一起到达消费者手中的化妆品成品。（第四十八条）

非销售包装化妆品成品：是指最后一道接触内容物的工序已经完成，但尚无销售包装的化妆品成品。（第四十八条）

（四）规章有关条款

第二条　本办法适用于列入海关实施检验检疫的进出境商品目录及有关国际条约、相关法律、行政法规规定由海关检验检疫的化妆品（包括成品和半成品）的检验检疫及监督管理。

第六条　进口化妆品由口岸海关实施检验检疫。海关总署根据便利贸易和进口检验工作的需要，可以指定在其他地点检验。

第七条　海关对进口化妆品的收货人实施备案管理。进口化妆品的收货人应当如实记录进口化妆品流向，记录保存期限不得少于 2 年。

第八条　进口化妆品的收货人或者其代理人应当按照海关总署相关规定报检，同时提供收货人备案号。其中首次进口的化妆品应当符合下列要求：

（一）国家实施卫生许可的化妆品，应当取得国家相关主管部门批准的进口化妆品卫生许可批件，海关对进口化妆品卫生许可批件电子数据进行系统自动比对验核；

（二）国家实施备案的化妆品，应当凭备案凭证办理报检手续；

（三）国家没有实施卫生许可或者备案的化妆品，应当提供下列材料：

1. 具有相关资质的机构出具的可能存在安全性风险物质的有关安全性评估资料；

2. 在生产国家（地区）允许生产、销售的证明文件或者原产地证明；

（四）销售包装化妆品成品除前三项外，还应当提交中文标签样张和外文标签及翻译件；

（五）非销售包装的化妆品成品还应当提供包括产品的名称、数/重量、规格、产地、生产批号和限期使用日期（生产日期和保质期）、加施包装的目的地名称、加施包装的工厂名称、地址、联系方式。

第十七条　离境免税化妆品应当实施进口检验，可免于加贴中文标签，免于标签的符合性检验。在《入境货物检验检疫证明》上注明该批产品仅用于离境免税店销售。

首次进口的离境免税化妆品，应当提供供货人出具的产品质量安全符合我国相关规定的声明、国外官方或者有关机构颁发的自由销售证明或者原产地证明、具有相关资质的机构出具的可能存在安全性风险物质的有关安全性评估资料、产品配方等。

海关总署对离岛免税化妆品实施检验检疫监督管理，具体办法另行制定。

第十九条　海关总署对出口化妆品生产企业实施备案管理。具体办法由海关总署另行制定。

（五）特别说明

《化妆品监督管理条例》（将自 2021 年 1 月 1 日起施行）规定：本条例所称化妆品，是指以涂擦、喷洒或者其他类似方法，施用于皮肤、毛发、指甲、口唇等人体表面，以清洁、保护、美化、修饰为目的的日用化学工业产品。（第三条）

《关于调整部分进出境货物监管要求的公告》（海关总署公告 2020 年第 99 号）规定"进口化妆品在办理报关手续时应声明取得国家相关主管部门批准的进口化妆品卫生许可批件，免于提交批件凭证。对于国家没有实施卫生许可或者备案的化妆品，取消提供具有相关资质的机构出具的可能存在安全性风险物质的有关安全性评估资料的监管要求，要求提供产品安全性承诺"，涉及本办法第八条（一）（三）的相关规定；"取消对出口化妆品生产企业实施备案管理的监管要求"，涉及本办法第十九条的相关规定。

（六）规章全文

修改后的《进出口化妆品检验检疫监督管理办法》见《海关总署关于修改部分规章的决定》（海关总署令第 243 号）。全文此处略。

八、《出口蜂蜜检验检疫管理办法》

国家出入境检验检疫局令第 20 号发布，根据海关总署令第 238 号修改。自 2000 年 5 月 1 日起施行。

（一）行政审批和备案

出口食品生产企业备案（出口蜂蜜加工企业卫生注册）。

（二）规章有关条款

第四条　国家对出口蜂蜜加工企业实行卫生注册制度。未获得卫生注册的出口蜂蜜加工企业生产的蜂蜜不得出口。

第二十三条　出口蜂王浆及其他蜂产品的检验检疫与监督管理工作参照本办法执行。

（三）规章全文

修改后的《出口蜂蜜检验检疫管理办法》见《海关总署关于修改部分规章的决定》（海关总署令第238号）。全文此处略。

九、《供港澳蔬菜检验检疫监督管理办法》

国家质检总局令第120号发布，根据国家质检总局令第196号、海关总署令第238号、第240号修改。自2009年11月1日起施行。

（一）行政审批和备案

1. 出口食品生产企业备案（供港澳蔬菜生产加工企业备案）。

2. 出口食品原料种植、养殖场备案（供港澳蔬菜种植基地备案）。

（二）用语定义

种植基地：指供港澳蔬菜的种植场所。（第四十七条）

生产加工企业：指供港澳新鲜和保鲜蔬菜的收购、初级加工的生产企业。（第四十七条）

小品种蔬菜：指日供港澳蔬菜量小，不具备种植基地备案条件的蔬菜。（第四十七条）

（三）规章有关条款

第四条　海关对供港澳蔬菜种植基地（以下简称种植基地）和供港澳蔬菜生产加工企业（以下简称生产加工企业）实施备案管理。种植基地和生产加工企业应当向海关备案。

第八条　主管海关对种植基地实施备案管理。非备案基地的蔬菜不得作为供港澳蔬菜的加工原料，海关总署另有规定的小品种蔬菜除外。

第十七条　海关对生产加工企业实施备案管理。

第十九条　生产加工企业向其所在地海关提出书面申请，提交以下材料：

（一）供港澳蔬菜生产加工企业备案申请表；

（二）生产加工企业厂区平面图、车间平面图、工艺流程图、关键工序及主要加工设备照片；

（三）生产加工用水的水质检测报告。

第二十五条　生产加工企业应当保证供港澳蔬菜符合香港、澳门特别行政区或者内地的相关检验检疫要求，对供港澳蔬菜进行检测，检测合格后报检人向所在地海关报检，报检时应当提交供港澳蔬菜加工原料证明文件、出货清单以及出厂合格证明。

（四）特别说明

《关于调整部分进出境货物监管要求的公告》（海关总署公告2020年第99号）规定"取消对供港澳蔬菜生产加工企业备案时向所在地海关提交生产加工用水的水质检测报告的监管要求"，涉及本办法第十九条（三）的相关规定；"取消企业报关时提交供港澳蔬菜加工原料证明文件、出货清单以及出厂合格证明的监管要求"，涉及本办法第二十五条的相关规定。

（五）规章全文

修改后的《供港澳蔬菜检验检疫监督管理办法》见《海关总署关于修改部分规章的决定》（海关总署令第240号）。全文此处略。

第二节 行政相对人管理类

一、《出口食品生产企业备案管理规定》

国家质检总局令第192号发布，根据海关总署令第243号修改。自2018年1月1日起施行。

（一）相关法律法规条款

《食品安全法》第九十九条："出口食品生产企业和出口食品原料种植、养殖场应当向国家出入境检验检疫部门备案。"

《进出口商品检验法实施条例》第三十二条："国家对进出口食品生产企业实施卫生注册登记管理。获得卫生注册登记的出口食品生产企业，方可生产、加工、储存出口食品。获得卫生注册登记的进出口食品生产企业生产的食品，方可进口或者出口。"

（二）规章有关条款

第二条 国家实行出口食品生产企业备案管理制度。

海关在监管中发现获得国外（境外）卫生注册的企业不能持续符合进口国（地区）注册要求，或者其《备案证明》已被依法撤销、注销的，应当报海关总署取消其对外推荐注册资格。

第三十三条 本规定所称的出口食品生产企业不包括出口食品添加剂、食品相关产品的生产、加工、储存企业。

第三十一条 出口食品生产企业需要办理国外（境外）卫生注册的，应当按照本规定取得《备案证明》，依据我国和进口国（地区）有关要求，向其所在地海关提出申请，并由海关总署统一对外推荐。

（三）特别说明

根据《国务院关于取消和下放一批行政许可事项的决定》（国发〔2020〕13号），取消"出口食品生产企业备案核准"行政许可事项，改为备案。

（四）规章全文

修改后的《出口食品生产企业备案管理规定》见《海关总署关于修改部分规章的决定》（海关总署令第243号）。全文此处略。

二、《进口食品境外生产企业注册管理规定》

国家质检总局令第145号发布，根据海关总署令第243号修改。自2012年5月1日起施行。

（一）相关法律法规条款

《食品安全法》第九十六条："向我国境内出口食品的境外出口商或者代理商、进口食品的进口商应当向国家出入境检验检疫部门备案。向我国境内出口食品的境外食品生产企业应当经国家出入境检验检疫部门注册。已经注册的境外食品生产企业提供虚假材料，或者因其自身的原因致使进口食品发生重大食品安全事故的，国家出入境检验检疫部门应当撤销注册并公告。"

《食品安全法实施条例》第五十条："国家出入境检验检疫部门发现已经注册的境外食品生产企业不再符合注册要求的，应当责令其在规定期限内整改，整改期间暂停进口其生产的食品；经整改仍不符合注册要求的，国家出入境检验检疫部门应当撤销境外食品生产企业注册并公告。"

《进出口商品检验法实施条例》第三十二条："国家对进出口食品生产企业实施卫生注册登记管理。获得卫生注册登记的出口食品生产企业，方可生产、加工、储存出口食品。获得卫生注册登记的进出口食品生产企业生产的食品，方可进口或者出口。实施卫生注册登记管理的进口食品生产企业，应当按照规定向海关总署申请卫生注册登记。"

（二）规章有关条款

第四条 《进口食品境外生产企业注册实施目录》（以下简称《目录》）由海关总署负责制定、调整并公布。

《目录》内不同产品类别的注册评审程序和技术要求，由海关总署另行制定、发布。

第五条 《目录》内食品的境外生产企业，应当获得注册后，其产品方可进口。

第十二条 已获得注册的境外食品生产企业应当在其向我国境内出口的食品外包装上如实标注注册编号。

禁止冒用或者转让注册编号。

第十六条 列入《目录》内的进口食品入境时，海关应当验核其是否由获得注册的企业生产，注册编号是否真实、准确，经验核发现不符合法定要求的，依照《中华人民共和国进出口商品检验法》等相关法律、行政法规予以处理。

第二十条 香港特别行政区、澳门特别行政区和台湾地区向中国大陆出口《目录》内食品的生产、加工、储存企业的注册管理，参照本规定执行。

第二十一条 本规定中所在国家（地区）主管当局包括境外食品生产企业所在国家（地区）负责相关食品安全卫生的官方部门、官方授权机构及行业组织等。

（三）规章全文

修改后的《进口食品境外生产企业注册管理规定》见《海关总署关于修改部分规章的决定》（海关总署令第 243 号）。全文此处略。

第三章

进出口食品化妆品检验检疫规范性文件

第一节　部分重要的食品化妆品检验检疫规范性文件

一、《关于进一步加强从日本进口食品农产品检验检疫监管的公告》

该文件于 2011 年 4 月 8 日由国家质检总局公告 2011 年第 44 号予以发布。原文如下：

鉴于日本福岛核泄漏事故对食品、农产品质量安全的影响范围不断扩大、影响程度不断加重，世界上众多国家和地区也在不断加强防范措施，为确保日本输华食品、农产品的质量安全，根据《食品安全法》及其实施条例、《进出境动植物检疫法》及其实施条例的规定，现就有关事项公告如下：

一、自即日起，禁止从日本福岛县、群马县、栃木县、茨城县、宫城县、山形县、新潟县、长野县、山梨县、琦玉县、东京都、千叶县等 12 个都县进口食品、食用农产品及饲料。

二、进口日本其他地区生产的食品、食用农产品及饲料，报检时应提供日本政府出具的放射性物质检测合格的证明、原产地证明。各地检验检疫机构要对进口的食品、食用农产品及饲料进行放射性物质检测，合格后方可进口；不合格的，要按规定予以公布。

三、各地检验检疫机构要按规定对所有日本输华食品的境外出口商或代理商实施备案管理。

四、日本食品的进口商应按照要求建立进口和销售记录制度，如实记录日本输华食品的名称、规格、数量、生产日期、生产或者进口批号、保质期、出口商或购货者名称及联系方式、交货日期等内容。

五、从日本进口水产品（HS 编码：0302110000－0307999090，1212201010－1212209090，1603000090－1605909090）应事先办理检疫审批手续。在《进境动植物检疫许可证申请表》中注明如下信息：在"产地"栏中注明水产品原料养殖地区所在县名称或捕捞区域及其联合国粮农组织渔区编号。在"运输路线"栏中注明加工厂地址及产品运输路线，日本境内运输的，须注明途经县名；经海运的，须注明启运港口。

二、《关于更新〈进口食品境外生产企业注册实施目录〉的公告》

该文件于 2015 年 12 月 21 日由国家质检总局公告 2015 年第 152 号予以发布。原文如下：

根据《中华人民共和国食品安全法》及其实施条例、《中华人民共和国进出口商品检验法》及其实施条例、《进口食品境外生产企业注册管理规定》（质检总局第 145 号令），现将《进口食品境外生产企业注册实施目录》予以更新和公告。《进口食品境外生产企业注册实施目录》内食品的境外生产企业，应当获得注册后，其产品方可进口。其中，进口燕窝境外生产企业注册自 2016 年 1 月 1 日起实施。

附件：进口食品境外生产企业注册实施目录

附件

进口食品境外生产企业注册实施目录

序号	名称	定义	备注		
01	肉类	动物屠体的任何可供人类食用部分	包括胴体、脏器、副产品以及以上述产品为原料的制品，不包括罐头产品		
02	水产品	供人类食用的水生动植物产品及其制品	包括水母类、软体类、甲壳类、棘皮类、头索类、鱼类、两栖类、爬行类、水生哺乳类动物等水生动物产品及其制品，以及藻类等海洋植物产品及其制品，不包括活水生动物及水生动植物繁殖材料		
03	乳品	乳品包括初乳、生乳和乳制品。 初乳是指奶畜产犊后 7 天内的乳。 生乳是指从符合中国有关要求的健康奶畜乳房中挤出的无任何成分改变的常乳。产犊后七天的初乳、应用抗生素期间和休药期间的乳汁、变质乳不得用作生乳。 乳制品是指由乳（包括生乳、复原乳或者其他仅经过杀菌过程的液体乳）加工而成的食品。		消毒乳	巴氏杀菌乳
					灭菌乳
					调制乳
					其他消毒乳，如非热处理杀菌处理的膜过滤除菌、超高压杀菌处理等。
				发酵乳制品	发酵乳（酸乳）
					发酵风味乳（风味酸乳）
				乳粉	全脂乳粉
					部分脱脂乳粉
					全脂加糖乳粉
					脱脂乳粉
					调味乳粉（全脂、脱脂）
					配方乳粉
					营养强化配方乳粉
					其他乳粉
				奶油	黄油
					稀奶油
					其他奶油
				炼乳	加糖炼乳
					无糖炼乳
					其他炼乳
				奶酪	干酪
					硬质干酪
					其他奶酪
				乳清粉	脱盐乳清粉
					乳清粉
					其他乳清粉
					乳清浓缩蛋白
				乳基婴幼儿配方食品	乳基婴儿配方食品
					乳基较大婴儿、幼儿配方食品
				其他乳与乳制品	干酪素；其他制品

续表

序号	名称	定义		备注
04	燕窝产品	由白巢金丝燕（Aerodramus fuci-phogus）、黑巢金丝燕（Aerodramus maximus）等燕的唾液分泌物形成，已去除污垢和羽毛、适合人类食用的食用燕窝及其制品。	食用燕窝	经分拣、用水浸泡、清洁、去除羽毛、重新塑形、加工烘干、分装等工艺制成的燕窝产品，如燕盏、燕条、燕饼、燕碎等。不包括冰糖燕窝等燕窝制品。
			燕窝制品	如冰糖燕窝等罐装、瓶装燕窝制品

三、《关于实施〈进出口乳品检验检疫监督管理办法〉有关要求的公告》

该文件于 2013 年 4 月 15 日由国家质检总局公告 2013 年第 53 号予以发布。原文如下：

国家质检总局 2013 年 1 月 24 日公布的《进出口乳品检验检疫监督管理办法》（国家质检总局令第 152 号，以下简称《办法》），将于 2013 年 5 月 1 日起实施。为进一步明确《办法》的相关内容，保证《办法》顺利实施，现将有关事项公告如下。

一、国家质检总局将根据国家法律法规及食品安全国家标准变化情况，对适用《办法》的乳品范围进行调整，并在国家质检总局网站公布。《办法》第二条中规定的乳粉包括牛初乳粉；乳基婴幼儿配方食品包括基粉原料。特殊医学用途婴幼儿配方食品不适用《办法》。

二、国家质检总局对向中国出口乳品的境外食品生产企业实施注册制度。国家质检总局将公布境外乳品生产企业注册的相关规定，并给予企业一定的过渡期以完成注册工作。在过渡期内，未完成注册的境外乳品生产企业仍可以按《办法》要求继续向我国出口乳品。

三、需要办理检疫审批手续的进口乳品（见附件1），应当按照《进境动植物检疫审批管理办法》（国家质检总局令第 25 号）规定办理检疫审批手续。国家质检总局可以确定、调整需要办理检疫审批的进口乳品种类并在国家质检总局网站公布。

四、无论《办法》实施之前是否有进口记录，自《办法》施行之日起从境外启运的某一产品从某一口岸第一次进口，均视为首次进口。该产品从同一口岸（指同一直属局辖区）进口的后续批次，视为非首次进口。境外生产企业、产品名称（包括产品品牌）、配方、境外出口商、境内进口商等信息完全一致的产品视为同一产品。

五、首次进口的乳品，进口商或者其代理人报检时应提供相应产品的食品安全国家标准中列明的项目的检测报告，包括标准中引用的食品中污染物和真菌毒素的标准。

非首次进口的乳品，进口商或者其代理人报检时应当提供首次进口时提供的检测报告和报检单的复印件，以及国家质检总局规定项目（见附件2）的检测报告。非首次进口检测报告项目由国家质检总局根据乳品风险监测等有关情况调整、确定，并在国家质检总局网站公布。

首次进口的婴幼儿配方食品基粉原料（乳基预混料），进口商或者其代理人报检时应当提供对应产品标准规定的微生物、污染物和真菌毒素项目的检测报告。非首次进口的基粉原料应当提供微生物项目的检测报告。

上述检测报告应与进口乳品的生产日期或生产批号一一对应。

六、为进口乳品出具检测报告的检测机构，可以是境外官方实验室、第三方检测机构或企业实验室，也可以是境内取得食品检验机构资质认定的检测机构。

七、进口乳品的进口商或者其代理人在报检时如不能提供《办法》所要求的检测报告，应当提交书面材料说明理由并承诺在一定期限内补充提交符合《办法》规定的检测报告。检验检疫机构审核材料后可先接受报检，并在收到进口商或者其代理人补充提交的检测报告后，对进口乳品实施检验。其间进口乳品应当按照办法第十五条规定，存放在检验检疫机构指定或者认可的监管场所。

八、进口乳品安全卫生项目不合格的，再次进口时，进口商或者其代理人应当连续5批（指5个不同生产批次或生产日期）提供相应食品安全国家标准中列明的项目（包括标准中引用的污染物和真菌毒素项目）的检测报告。如检测不合格项目为非法添加物，则检测报告应当包括该项目。

九、进口乳品标签上标注获得的国外奖项、荣誉、认证标志等内容，应当提供经外交途径确认的有关证明文件。外交途径确认是指经我国驻外使领馆或外国驻中国使领馆确认。

十、进口乳品的进口商应通过面向公众的媒体（包括企业官网）及时公布进口乳品的种类、产地、品牌等信息。

十一、需做销毁或退运处理的不合格进口乳品，进口商完成销毁或退运后，应在5个工作日内将销毁或退运情况向检验检疫机构报告。

附件：1. 需要办理检疫审批手续的进口乳品种类
　　　2. 非首次进口乳品检测项目列表

附件1

需要办理检疫审批手续的进口乳品种类

1. 生乳（是指从健康奶畜乳房中挤出的无任何成分改变的常乳）
涉及HS编码：0401200000
2. 生乳制品（是指直接以生乳为主要原料，未经过热处理杀菌过程的乳制品）
涉及HS编码：0403100000、0406100000、0406200000、0406300000、0406400000、0406900000
3. 巴氏杀菌乳（是指仅以生牛/羊乳为原料，经过巴氏杀菌等工序制得的液体产品）
涉及HS编码：0401100000、0401200000
注：上述HS编码仅指需要办理检疫审批手续的进口乳品种类涉及的HS编码，并不指使用该HS编码的所有进口食品均需办理检疫审批手续，还应依据产品的加工工艺进行综合判定。

附件2

本附件已经《关于调整〈进出口乳品检验检疫监督管理办法〉实施要求的公告》（质检总局公告2015年第3号）修改，详见该公告。

四、《关于调整〈进出口乳品检验检疫监督管理办法〉实施要求的公告》

该文件于2015年1月8日由国家质检总局公告2015年第3号予以发布。原文如下：

《进出口乳品检验检疫监督管理办法》（质检总局第152号令，以下简称《管理办法》）已于2013年5月1日起实施。为配合《管理办法》的实施，国家质检总局发布《关于实施〈进出口乳品检验检疫监督管理办法〉有关要求的公告》（质检总局2013年第53号公告）。根据上述总局令及公告实施情况，结合监管工作实际，在风险评估的基础上，现决定对《进出口乳品检验检疫监督管理办法》实施要求调整如下：

一、需要办理进境检疫审批手续的进口乳品种类，除已公布的生乳、生乳制品、巴氏杀菌乳外，增加以巴氏杀菌工艺生产加工的调制乳。2015年2月1日起报检进口的以巴氏杀菌工艺生产加工的调制乳，需提交《检疫许可证》。

二、国家质检总局根据进口乳品检验及风险监测等有关情况，对非首次进口的乳品进口商或者其代理人报检时所提供的检测报告规定的项目进行适当调整（见附件）。2015年5月1日起报检非首进口乳品的进口商或者其代理人，需提交符合本公告附件规定的检测报告。

附件：非首次进口乳品检测项目表

附件

非首次进口乳品检测项目表

乳品种类	检测项目	推荐检测方法
巴氏杀菌乳	黄曲霉毒素 M1	GB 5413.37
	铅	GB 5009.12
	汞	GB/T 5009.17
	砷	GB/T 5009.11
	铬	GB/T 5009.123
	菌落总数	GB 4789.2
	大肠菌群	GB 4789.3 平板计数法
	金黄色葡萄球菌	GB 4789.10 定性检验
	沙门氏菌	GB 4789.4
灭菌乳	铅	GB 5009.12
	汞	GB/T 5009.17
	砷	GB/T 5009.11
	铬	GB/T 5009.123
	黄曲霉毒素 M1	GB 5413.37
	商业无菌	GB 4789.26
调制乳	黄曲霉毒素 M1	GB 5413.37
	铅	GB 5009.12
	汞	GB/T 5009.17
	砷	GB/T 5009.11
	铬	GB/T 5009.123
	商业无菌（适用采用灭菌工艺生产的产品）	GB 4789.26
	菌落总数（适用其他未采用灭菌工艺生产的产品）	GB 4789.2
	大肠菌群（适用其他未采用灭菌工艺生产的产品）	GB 4789.3 平板计数法
	金黄色葡萄球菌（适用其他未采用灭菌工艺生产的产品）	GB 4789.10 定性检验
	沙门氏菌（适用其他未采用灭菌工艺生产的产品）	GB 4789.4

乳品种类	检测项目	推荐检测方法
发酵乳	黄曲霉毒素 M1	GB 5413.37
	铅	GB 5009.12
	汞	GB/T 5009.17
	砷	GB/T 5009.11
	铬	GB/T 5009.123
	大肠菌群	GB 4789.3 平板计数法
	金黄色葡萄球菌	GB 4789.10 定性检验
	沙门氏菌	GB 4789.4
	酵母	GB 4789.15
	霉菌	GB 4789.15
	乳酸菌数（不适用发酵后经热处理的产品）	GB 4789.35
干酪与再制干酪	黄曲霉毒素 M1	GB 5413.37
	大肠菌群	GB 4789.3 平板计数法
	金黄色葡萄球菌	GB 4789.10 平板计数法
	沙门氏菌	GB 4789.4
	单核细胞增生李斯特氏菌	GB 4789.30
	霉菌（不适用霉菌成熟干酪）	GB 4789.15
	酵母（不适用霉菌成熟干酪）	GB 4789.15
稀奶油、奶油、无水奶油	铅	GB 5009.12
	商业无菌（适用以罐头工艺或超高温瞬时灭菌工艺生产的稀奶油）	GB 4789.26
	菌落总数（不适用于以发酵稀奶油为原料的产品）	GB 4789.2
	大肠菌群	GB 4789.3 平板计数法
	金黄色葡萄球菌	GB 4789.10 平板计数法
	沙门氏菌	GB 4789.4
	霉菌	GB 4789.15
炼乳	黄曲霉毒素 M1	GB 5413.37
	商业无菌（适用淡炼乳和调制淡炼乳）	GB 4789.26
	菌落总数（适用加糖炼乳和调制加糖炼乳）	GB 4789.2
	大肠菌群（适用加糖炼乳和调制加糖炼乳）	GB 4789.3 平板计数法
	金黄色葡萄球菌（适用加糖炼乳和调制加糖炼乳）	GB 4789.10 定性检验
	沙门氏菌（适用加糖炼乳和调制加糖炼乳）	GB 4789.4

续表2

乳品种类	检测项目	推荐检测方法
乳粉与调制乳粉	蛋白质	GB 5009.5
	砷	GB/T 5009.11
	铬	GB/T 5009.123
	铅	GB 5009.12
	亚硝酸盐	GB 5009.33
	黄曲霉毒素 M1	GB 5413.37
	菌落总数 [不适用于添加活性菌种（好氧和兼性厌氧益生菌）的产品]	GB 4789.2
	大肠菌群	GB 4789.3 平板计数法
	金黄色葡萄球菌	GB 4789.10 平板计数法
	沙门氏菌	GB 4789.4
乳清粉和乳清蛋白粉	蛋白质	GB 5009.5
	灰分	GB 5009.4
	黄曲霉毒素 M1	GB 5413.37
	铅（仅限于非脱盐乳清粉）	GB 5009.12
	金黄色葡萄球菌	GB 4789.10 平板计数法
	沙门氏菌	GB 4789.4
牛初乳粉	免疫球蛋白（IgG）	GB/T 5009.194
	铅	GB 5009.12
	砷	GB/T 5009.11
	铬	GB/T 5009.123
	亚硝酸盐	GB 5009.33
	黄曲霉毒素 M1	GB 5413.37
	酵母	GB 4789.15
	霉菌	GB 4789.15
	菌落总数	GB 4789.2
	大肠菌群	GB 4789.3
	金黄色葡萄球菌	GB 4789.10
	沙门氏菌	GB 4789.4

乳品种类	检测项目	推荐检测方法
乳基婴幼儿配方食品	蛋白质	GB 5009.5
	脂肪	GB 5413.3
	维生素 A	GB 5413.9
	维生素 D	GB 5413.9
	维生素 E	GB5413.9
	维生素 K$_1$	GB 5413.10
	维生素 B$_1$	GB 5413.11
	维生素 B$_2$	GB 5413.12
	维生素 B$_6$	GB 5413.13
	维生素 B$_{12}$	GB 5413.14
	叶酸	GB 5413.16
	泛酸	GB 5413.17
	生物素	GB 5413.19
	胆碱（不适用未添加的产品）	GB 5413.20
	肌醇（不适用未添加的产品）	GB 5413.25
	牛磺酸（不适用未添加的产品）	GB 5413.26
	左旋肉碱（不适用未添加的产品）	GB 29989
	钙	GB 5413.21
	磷	GB 5413.22
	碘	GB5413.23
	硒（不适用未添加的较大婴儿和幼儿配方食品）	GB 5009.93
	铁	GB 5413.21
	铜	GB 5413.21
	锌	GB 5413.21
	商业无菌（适用液态婴幼儿配方食品）	GB 4789.26
	菌落总数［不适用于添加活性菌种（好氧和兼性厌氧益生菌）的产品］	GB 4789.2
	大肠菌群	GB 4789.3 平板计数法
	沙门氏菌	GB 4789.4
	阪崎肠杆菌（适用 0~6 个月婴儿配方食品）	GB 4789.40 计数法
	金黄色葡萄球菌（适用婴儿配方食品）	GB 4789.10 平板计数法
	硝酸盐（不适用添加蔬菜和水果的较大婴儿和幼儿配方食品）	GB 5009.33
	亚硝酸盐	GB 5009.33
	铅	GB 5009.12
	黄曲霉毒素 M1	GB 5009.24，GB 5413.37

续表4

乳品种类	检测项目	推荐检测方法
乳基婴幼儿配方食品基粉原料	铅	GB 5009.12
	硝酸盐	GB 5009.33
	亚硝酸盐	GB 5009.33
	黄曲霉毒素 M1	GB 5009.24，GB 5413.37
	菌落总数 [不适用于添加活性菌种（好氧和兼性厌氧益生菌）的产品]	GB 4789.2
	大肠菌群	GB 4789.3 平板计数法
	沙门氏菌	GB 4789.4
	金黄色葡萄球菌（适用于婴儿配方食品基粉）	GB 4789.10 平板计数法
	阪崎肠杆菌（适用于 0~6 个月婴儿配方食品基粉）	GB 4789.40 计数法

五、《关于加强进口婴幼儿配方乳粉管理的公告》

该文件于 2013 年 9 月 23 日由国家质检总局公告 2013 年第 133 号予以发布。原文如下：

为贯彻落实国务院关于进一步加强婴幼儿乳粉质量安全工作的部署，现就有关要求公告如下。

一、本公告所称婴幼儿配方乳粉指婴儿配方乳粉、较大婴儿和幼儿配方乳粉。

二、对华出口婴幼儿配方乳粉的境外生产企业应按照《进出口乳品检验检疫监督管理办法》（质检总局令第 152 号）、《进口食品境外生产企业注册管理规定》（质检总局令第 145 号）及《质检总局关于公布〈进口食品境外生产企业注册实施目录〉的公告》（质检总局公告 2013 年第 62 号）的规定，办理注册。自 2014 年 5 月 1 日起，未经注册的境外生产企业的婴幼儿配方乳粉不允许进口。

三、进口婴幼儿配方乳粉，其报检日期到保质期截止日不足 3 个月的，不予进口。

四、严禁进口大包装婴幼儿配方乳粉到境内分装，进口的婴幼儿配方乳粉必须已罐装在向消费者出售的最小零售包装中。

五、自 2014 年 4 月 1 日起，进口婴幼儿配方乳粉的中文标签必须在入境前已直接印制在最小销售包装上，不得在境内加贴。产品包装上无中文标签或者中文标签不符合中国法律法规和食品安全国家标准的，一律按不合格产品做退货或销毁处理。

除另有说明外，本公告之各项要求自发布之日起实施。

六、《进口食品进出口商备案管理规定》和《食品进口记录和销售记录管理规定》

该文件于 2012 年 4 月 5 日由国家质检总局公告 2012 年第 55 号予以发布。原文如下：

为进一步加强进口食品安全监管，根据《中华人民共和国食品安全法》及其实施条例、《国务院关于加强食品等产品安全监督管理的特别规定》和《进出口食品安全管理办法》等法律、行政法规、规章的规定，国家质检总局制定了《进口食品进出口商备案管理规定》和《食品进口记录和销售记录管理规定》，现予以批准发布，自 2012 年 10 月 1 日起施行。

附件：1. 进口食品进出口商备案管理规定
2. 食品进口记录和销售记录管理规定

附件1

进口食品进出口商备案管理规定

第一章 总 则

第一条 为掌握进口食品进出口商信息及进口食品来源和流向，保障进口食品可追溯性，有效处理进口食品安全事件，保障进口食品安全，根据《中华人民共和国食品安全法》、《国务院关于加强食品等产品安全监督管理的特别规定》和《进出口食品安全管理办法》等法律、行政法规、规章的规定，制定本规定。

第二条 本规定适用于向中国大陆境内（不包括香港、澳门）出口食品的境外出口商或者代理商，以及境内进口食品的收货人（以下统称进出口商）的备案管理。

本规定附表所列经营食品种类之外的产品，如食品添加剂、食品相关产品、部分粮食品种、部分油籽类、水果、食用活动物等依照有关规定执行。

第三条 国家质检总局主管进口食品进出口商备案的监督管理工作，建立进口食品进出口商备案管理系统（以下简称备案管理系统），负责公布和调整进口食品进出口商备案名单。

国家质检总局设在各地的出入境检验检疫机构（以下简称检验检疫机构）负责进口食品收货人备案申请的受理、备案资料信息审核，以及在食品进口时对进出口商备案信息的核查等工作。

第二章 出口商或者代理商备案

第四条 向中国出口食品的出口商或者代理商，应当向国家质检总局申请备案，并对所提供备案信息的真实性负责。

第五条 出口商或者代理商应当通过备案管理系统填写并提交备案申请表（附件1），提供出口商或者代理商名称、所在国家或者地区、地址、联系人姓名、电话、经营食品种类、填表人姓名、电话等信息，并承诺所提供信息真实有效。出口商或者代理商应当保证在发生紧急情况时可以通过备案信息与相关人员取得联系。

出口商或者代理商提交备案信息后，获得备案管理系统生成的备案编号和查询编号，凭备案编号和查询编号查询备案进程或者修改备案信息。

第六条 出口商或者代理商地址、电话等发生变化时，应当及时通过备案管理系统进行修改。备案管理系统保存出口商或者代理商的所提交的信息以及信息修改情况。出口商或者代理商名称发生变化时，应当重新申请备案。

第七条 国家质检总局对完整提供备案信息的出口商或者代理商予以备案。备案管理系统生成备案出口商或者代理商名单，并在国家质检总局网站公布。公布名单的信息包括：备案出口商或者代理商名称及所在国家或者地区。

第三章 进口食品收货人备案

第八条 进口食品收货人（以下简称收货人），应当向其工商注册登记地检验检疫机构申请备案，并对所提供备案信息的真实性负责。

第九条 收货人应当于食品进口前向所在地检验检疫机构申请备案。申请备案须提供以下材料：

（一）填制准确完备的收货人备案申请表；

（二）工商营业执照、组织机构代码证书、法定代表人身份证明、对外贸易经营者备案登记表等的复印件并交验正本；

（三）企业质量安全管理制度；

（四）与食品安全相关的组织机构设置、部门职能和岗位职责；

（五）拟经营的食品种类、存放地点；

（六）2 年内曾从事食品进口、加工和销售的，应当提供相关说明（食品品种、数量）；

（七）自理报检的，应当提供自理报检单位备案登记证明书复印件并交验正本。

检验检疫机构核实企业提供的信息后，准予备案。

第十条 收货人在提供上述纸质文件材料的同时，应当通过备案管理系统填写并提交备案申请表（附件2），提供收货人名称、地址、联系人姓名、电话、经营食品种类、填表人姓名、电话以及承诺书等信息。收货人应当保证在发生紧急情况时可以通过备案信息与相关人员取得联系。

收货人提交备案信息后，获得备案管理系统生成的申请号和查询编号，凭申请号和查询编号查询备案进程或者修改备案信息。

第十一条 收货人名称、地址、电话等发生变化时，应当及时通过备案管理系统提出修改申请，由检验检疫机构审核同意后，予以修改。备案管理系统保存收货人所提交的信息以及信息修改情况。

第十二条 备案申请资料齐全的，检验检疫机构应当受理并在 5 个工作日内完成备案工作。

第十三条 检验检疫机构对收货人的备案资料及电子信息核实后，发放备案编号。备案管理系统生成备案收货人名单，并在国家质检总局网站公布。公布名单的信息包括：备案收货人名称、所在地直属出入境检验检疫局名称等。

第四章 监督管理

第十四条 检验检疫部门对已获得备案的进口食品进出口商备案信息实施监督抽查。

各地检验检疫机构通过对进口食品所载信息核查出口商或者代理商的备案信息，通过查验有关证明材料或者现场核查收货人所提供的备案信息。

对备案信息不符合要求的，应当要求其更正、完善备案信息。不按要求及时更正、完善信息的，应当将有关信息录入进出口食品生产经营企业不良信誉记录。

第十五条 进口食品的收货人或者其代理人在对进口食品进行报检时，应当在报检单中注明进口食品进出口商名称及备案编号。检验检疫机构应当核对备案编号和进口食品进出口商名称等信息与备案信息的一致性，对未备案或者与备案信息不一致的，告知其完成备案或者更正相关信息。

第十六条

（一）出口商或者代理商在申请备案时提供虚假备案资料和信息的，不予备案；已备案的，取消备案编号。

出口商或者代理商向中国出口的食品存在疫情或者质量安全问题的，纳入信誉记录管理，并加强其进口食品检验检疫；对于其他违规行为，按照相关法律法规规定处理。

（二）收货人在申请备案时提供虚假备案资料和信息的，不予备案；已备案的，取消备案编号。

收货人转让、借用、篡改备案编号的，纳入信誉记录管理，并加强其进口食品检验检疫。

第五章 附 则

第十七条 本规定自 2012 年 10 月 1 日起施行。

附件：略

附件2

食品进口记录和销售记录管理规定

第一条 为掌握进口食品来源和流向，确保进口食品可追溯性，加强食品进口记录和销售记录的监督管理，依据《中华人民共和国食品安全法》及其实施条例、《国务院关于加强食品等产品安全监督管理的特别规定》、《进出口食品安全管理办法》等法律、行政法规、规章的要求，制定本规定。

第二条　本规定适用于出入境检验检疫机构对食品进口记录和销售记录的监督管理。

《进口食品进出口商备案管理规定》附件1所列经营食品种类之外的产品，如食品添加剂、食品相关产品、部分粮食品种、部分油籽类、水果、食用活动物等依照有关规定执行。

第三条　食品进口记录是指记载食品及其相关进口信息的纸质或者电子文件。

进口食品销售记录是指记载进口食品收货人（以下简称"收货人"）将进口食品提供给食品经营者或者消费者的纸质或者电子文件。

第四条　收货人应当建立完善的食品进口记录和销售记录制度并严格执行。

第五条　进口食品结关地出入境检验检疫机构负责进口食品的进口记录和销售记录的监督管理工作。

第六条　收货人应当建立专门的食品进口记录，并指派专人负责。

第七条　收货人建立的食品进口记录应当包括以下内容：

进口食品的名称、品牌、规格、数重量、货值、生产批号、生产日期、保质期、原产地、输出国家或者地区、生产企业名称及在华注册号、出口商或者代理商备案编号、名称及联系方式、贸易合同号、进口口岸、目的地、根据需要出具的国（境）外官方或者官方授权机构出具的相关证书编号、报检单号、入境时间、存放地点、联系人及电话等内容。记录格式见附件1。

第八条　收货人应当保存如下进口记录档案材料：贸易合同、提单、根据需要出具的国（境）外官方相关证书、报检单的复印件、出入境检验检疫机构出具的《入境货物检验检疫证明》、《卫生证书》等文件副本。

第九条　收货人应当建立专门的进口食品销售记录（食品进口后直接用于零售的除外），指派专人负责。

第十条　进口食品销售记录应当包括销售流向记录、销售对象投诉及召回记录等内容。

销售流向记录应当包括进口食品名称、规格、数重量、生产日期、生产批号、销售日期、购货人（使用人）名称及联系方式、出库单号、发票流水编号、食品召回后处理方式等信息。记录格式见附件2。

销售对象投诉及召回记录应当包括涉及的进口食品名称、规格、数重量、生产日期、生产批号，召回或者销售对象投诉原因，自查分析、应急处理方式，后续改进措施等信息。记录格式见附件3。

第十一条　收货人应当保存如下销售记录档案材料：购销合同、销售发票留底联、出库单等文件原件或者复印件，自用食品的收货人还应当保存加工使用记录等资料。

第十二条　收货人应当妥善保存食品进口和销售记录，防止污染、破损和遗失。食品进口和销售记录保存时间不得少于2年。

第十三条　进口食品结关地出入境检验检疫机构应当对收货人的食品进口和销售记录进行检查。

第十四条　本规定所称收货人指中国大陆境内（不包括香港、澳门）与外方签订贸易合同的实际收货人。

第十五条　本规定自2012年10月1日起实行。

附件：略

七、《进口食品不良记录管理实施细则》

该文件于2014年2月26日由国家质检总局公告2014年第43号予以发布。原文如下：

为保证进口食品安全，落实进口食品企业主体责任，促进行业自律，根据有关《中华人民共和国食品安全法》及其实施条例、《中华人民共和国进出口商品检验法》及其实施条例、《进出口食品安全管理办法》（总局令第144号）和《进出口化妆品检验检疫监督管理办法》（总局令第143号）的规定，质检总局制定了《进口食品不良记录管理实施细则》，现予公布（见附件），自2014年7月1日起施行。

附件：进口食品不良记录管理实施细则

附件

进口食品不良记录管理实施细则

一、总则

（一）为保障进口食品安全，落实进口食品企业主体责任，促进行业自律，根据《中华人民共和国食品安全法》及其实施条例、《中华人民共和国进出口商品检验法》及其实施条例和《进出口食品安全管理办法》（总局令第144号）的有关规定，特制定本细则。

（二）本细则适用于进口食品境外生产企业和出商商、国内进口商、代理商（以下简称：进口食品企业）不良记录使用管理。

（三）国家质量监督检验检疫总局（以下简称质检总局）主管全国进口食品不良记录管理工作，确定和发布相关控制措施。

质检总局设在各地的出入境检验检疫机构负责收集、核准、上报与进口食品有关的进口食品安全信息，建立不良记录，对有不良记录的进口食品企业及相关国家或地区的进口食品实施控制措施。

二、不良记录生成

质检总局和各级检验检疫机构根据下述信息，经研判，记入进口食品企业的不良记录。

（一）进口食品检验检疫监督管理工作中发现的食品安全信息。

（二）国内其他政府部门通报的，以及行业协会、企业和消费者反映的食品安全信息。

（三）国际组织，境外政府机构，境外行业协会、企业和消费者反映的食品安全信息。

（四）其他与进口食品安全有关的信息。

三、风险预警及控制措施

（一）质检总局制订对各级别不良记录所涉及企业和产品的处置措施原则（附件1、2），汇总发布有关信息。

（二）各直属检验检疫局分别对各自辖区的不良记录进行汇总上报，对严重的不良记录信息立即研判，在上报信息的同时按照相关法律法规规定处理。

（三）质检总局对汇总的全国不良记录信息进行研判，根据研判结论发布风险预警通告，公布对不良记录进口食品企业采取不同程度的控制措施。

对列入《进口食品境外生产企业注册实施目录》，已获得注册资格的进口食品企业，由国家认监委按照《进口食品境外生产企业注册管理规定》（总局2012年第145号令）有关条款，采取限期整改、暂停注册资格或撤销其注册等处置措施，并报质检总局。

四、解除风险预警

（一）境内不良记录进口食品企业满足解除风险预警条件时（附件1），可向其工商注册地或最近12个月内有进口食品贸易记录的直属检验检疫局申请解除风险预警。经直属检验检疫局、质检总局分级风险研判，认为其风险已不存在或者已降低到可接受的程度时，由质检总局及时解除风险预警及控制措施。

（二）境外不良记录进口食品企业满足解除风险预警条件时（附件1），可向其所在国家/地区食品安全主管部门申请解除风险预警。该国家/地区食品安全主管部门根据企业申请开展调查，并将企业整改措施和调查报告通报质检总局。质检总局开展风险研判，认为其风险已不存在或者已降低到可接受的程度时，应当及时解除风险预警及控制措施。

（三）不良记录涉及整个国家/地区的，满足解除风险预警条件时（附件2），其食品安全主管部门应将问题原因调查及监管措施整改情况通报质检总局。质检总局开展风险研判，认为其风险已不存在或者已降低到可接受的程度时，应当及时解除风险预警及控制措施。

五、附则

（一）此前质检总局和各检验检疫机构发布的其他进口食品控制措施与本细则规定的控制措施不一致的，应从严执行。

（二）企业提供的检测报告应符合以下要求：

1. 国外合法并具有相应检测能力的检测机构以及境内取得食品检验机构资质认定的检测机构可出具检测报告。必要时，国家质检总局将确认公布检测机构名单，并实施动态管理。

2. 检测报告应与进口食品的生产日期或生产批号一一对应。

3. 因检出非法添加物被列入不良记录的，则检测报告应当包括该项目。

（三）进口化妆品不良记录管理参照本细则实施。

（四）本细则由质检总局负责解释。

（五）本细则自2014年7月1日起施行。

附件：略

八、《进口化妆品境内收货人备案、进口记录和销售记录管理规定》

该文件于2016年8月15日由国家质检总局2016年第77号公告予以发布，原文如下：

为进一步规范进口化妆品质量安全管理，保障消费者健康和安全，根据《中华人民共和国进出口商品检验法》及其实施条例、《化妆品卫生监督条例》及其实施细则、《国务院关于加强食品等产品安全监督管理的特别规定》和《进出口化妆品检验检疫监督管理办法》等法律、法规及部门规章的规定，国家质检总局制定了《进口化妆品境内收货人备案、进口记录和销售记录管理规定》，现予以批准发布，自2017年3月1日起施行。

请境内收货人通过进口食品化妆品进出口商备案系统（网址为http：//ire. eciq. cn），提交备案信息并填写进口和销售记录。质检总局对备案的境内收货人名单予以公布。

附件：进口化妆品境内收货人备案、进口记录和销售记录管理规定

附件

进口化妆品境内收货人备案、进口记录和销售记录管理规定

第一章 总 则

第一条 为加强进口化妆品的溯源管理，保障进口化妆品质量安全，根据《中华人民共和国进出口商品检验法》及其实施条例、《化妆品卫生监督条例》及其实施细则、《国务院关于加强食品等产品安全监督管理的特别规定》和《进出口化妆品检验检疫监督管理办法》等法律、法规及部门规章的规定，制定本规定。

第二条 本规定适用于进口化妆品境内收货人（以下简称收货人）的备案、进口记录和销售记录（以下简称"进口和销售记录"）管理，以及为完成进口和销售记录所必需的生产经营信息记录的监督管理；其中进口记录是指收货人记载化妆品及其相关进口信息的纸质或者电子文件，销售记录是指记载收货人将进口化妆品提供给化妆品经营者的纸质或者电子文件。

第三条 国家质检总局主管收货人备案的监督管理工作。国家质检总局设在各地的出入境检验检疫机构（以下简称检验检疫机构）负责收货人备案申请的受理、备案资料信息审核。进口化妆品结关地检验检疫机构负责进口化妆品的进口和销售记录的监督管理工作。

第四条 收货人应当建立完善的化妆品进口和销售记录制度并严格执行。

第二章 进口化妆品境内收货人备案

第五条 收货人应当向其工商注册登记地检验检疫机构申请备案，并对所提供备案信息的真实性负责。

第六条 收货人可于化妆品进口前申请备案。申请备案须提供以下材料：

（一）填制准确完备的收货人备案申请表（见附件1）；

（二）工商营业执照、统一社会信用代码登记证书、法定代表人身份证明、对外贸易经营者备案登记表等的复印件并交验正本；

（三）企业质量安全管理制度；

（四）与化妆品安全相关的组织机构设置、部门职能和岗位职责；

（五）拟经营的化妆品种类、存放场所；

（六）2年内曾从事化妆品进口、加工和销售的，应当提供相关说明（化妆品品种、数量）；

（七）自理报检的，应当提供自理报检单位备案登记证明书复印件并交验正本。

第七条 备案申请资料真实、齐全的，检验检疫机构应当受理，并在5个工作日内完成备案工作。

第八条 备案的信息发生变化时，收货人应当及时提出修改申请，由检验检疫机构审核同意后，予以修改。

第三章 进口和销售记录

第九条 收货人应当建立化妆品进口记录，并指派专人负责。

第十条 收货人建立的化妆品进口记录应当包括以下内容：

进口化妆品的名称、品牌、规格、数重量、货值、生产批号及限制使用日期或生产日期及保质期、原产地、贸易国家或者地区、生产加工企业名称及信息记录号、出口商（代理商）名称及信息记录号、施检机构、目的地、报检单号、入境时间、存放地点、联系人及电话等内容。记录格式见附件2。

第十一条 为完成进口和销售记录，境内收货人应为向其提供化妆品的境外生产企业和出口商（代理商）填写有关信息，信息包括：企业名称、地址、国家（地区）、联系人、联系方式、化妆品种类及填写人信息等内容，获得境外生产企业信息记录号和境外出口商（代理商）信息记录号，并对信息的真实性负责。境外生产企业和出口商（代理商）也可自行填写其有关信息。企业应对所记录信息的真实性负责。

第十二条 收货人应当保存如下进口记录档案材料：贸易合同、提单、根据需要出具的国（境）外官方相关证书、报检单的复印件、检验检疫机构出具的《入境货物检验检疫证明》等文件副本。

第十三条 收货人应当建立进口化妆品销售记录（化妆品进口后直接用于零售的除外），指派专人负责。

第十四条 进口化妆品销售记录应当包括销售流向记录及召回记录等内容。

销售流向记录应当包括进口化妆品名称、规格、数重量、生产批号及限制使用日期或生产日期及保质期、销售日期、购货单位名称及联系方式、化妆品召回后处理方式等信息。记录格式见附件3。

召回记录应当包括涉及的进口化妆品名称、规格、数重量、生产批号及限制使用日期或生产日期及保质期，召回原因，自查分析、应急处理方式，后续改进措施等信息。记录格式见附件4。

第十五条 收货人应当保存如下销售记录档案材料：购销合同、销售发票留底联、出库单等文件原件或者复印件，自用化妆品的收货人还应当保存加工使用记录等资料。

第十六条 收货人应当妥善保存化妆品进口和销售记录，防止污染、破损和遗失。化妆品进口和销售记录保存时间不得少于产品保质期满后6个月；没有明确保质期的，保存期限不得少于2年。

第四章 监督管理

第十七条 收货人在申请备案时提供虚假备案资料和信息的，不予备案；已备案的，取消备案编号。

收货人转让、借用、篡改备案编号的，取消备案编号。

第十八条 检验检疫机构对已获得备案的收货人备案信息实施监督抽查，校验有关证明材料或者现场校验收货人所提供的备案信息。对备案信息不正确、不完善的，应当要求其更正、完善备案信息。不按要求及时更正、完善信息的，取消备案编号。

第十九条 检验检疫机构应当随时对收货人的化妆品进口和销售记录进行监督检查。对进口和销售记录填写不正确、不完善的，应当要求其更正、完善。不按要求及时更正、完善的，应加严进口化妆品检验检疫监管措施。

第二十条 收货人或者其代理人在对进口化妆品进行报检时，应当按照国家质检总局的规定提供报检材料，在报检单中注明收货人名称及备案编号，检验检疫机构应当核对备案编号和收货人名称等信息与备案信息的一致性，与备案信息不一致的，告知其更正相关信息；对未备案的，报检时应当提供报检材料及本规定第六条所列材料，未提前备案的，可加严进口化妆品检验检疫监管措施。

第五章 附 则

第二十一条 本规定所称收货人指中国大陆境内（不包括香港、澳门）与外方签订贸易合同的收货人。

第二十二条 本规定自2017年3月1日起施行。

附件：略

九、《关于进出口预包装食品标签检验监督管理有关事宜的公告》

该文件于2019年4月22日由海关总署公告2019年第70号予以发布。原文如下：

为贯彻落实国务院深化"放管服"改革要求，进一步提高口岸通关效率，依据《中华人民共和国食品安全法》及其实施条例、《中华人民共和国进出口商品检验法》及其实施条例等法律法规规定，现就进出口预包装食品标签检验监督管理有关事宜公告如下：

一、自2019年10月1日起，取消首次进口预包装食品标签备案要求。进口预包装食品标签作为食品检验项目之一，由海关依照食品安全和进出口商品检验相关法律、行政法规的规定检验。

二、进口商应当负责审核其进口预包装食品的中文标签是否符合我国相关法律、行政法规规定和食品安全国家标准要求。审核不合格的，不得进口。

三、进口预包装食品被抽中现场查验或实验室检验的，进口商应当向海关人员提交其合格证明材料、进口预包装食品的标签原件和翻译件、中文标签样张及其他证明材料。

四、海关收到有关部门通报、消费者举报进口预包装食品标签涉嫌违反有关规定的，应当进行核实，一经确认，依法进行处置。

五、入境展示、样品、免税经营（离岛免税除外）、使领馆自用、旅客携带以及通过邮寄、快件、跨境电子商务等形式入境的预包装食品标签监管，按有关规定执行。

六、出口预包装食品生产企业应当保证其出口的预包装食品标签符合进口国（地区）的标准或者合同要求。

七、《关于调整进出口食品、化妆品标签审核制度的公告》（原质检总局2006年第44号公告）、《关于运行进口预包装食品标签管理系统的公告》（原质检总局2011年第59号公告）、《关于实施〈进出口预包装食品标签检验监督管理规定〉的公告》（原质检总局 2012 年第 27 号公告）自 2019 年 10 月 1 日起废止，此前已备案的进口预包装食品标签信息同时作废。

特此公告。

十、《关于境外进入综合保税区食品检验放行有关事项的公告》

该文件于 2019 年 2 月 2 日由海关总署公告 2019 年第 29 号予以发布。原文如下：

为贯彻落实《国务院关于促进综合保税区高水平开放高质量发展的若干意见》（国发〔2019〕3 号），对境外进入综合保税区的食品实施"抽样后即放行"监管。现就有关事项公告如下：

一、综合保税区内进口的食品，需要进入境内的，可在综合保税区进行合格评定，分批放行；凡需要进行实验室检测的，可在满足以下条件的基础上抽样后即予以放行：

（一）进口商承诺进口食品符合我国食品安全国家标准和相关检验要求（包括包装要求和储存、运输温度要求等）。

（二）进口商已建立完善的食品进口记录和销售记录制度并严格执行。

二、经实验室检测发现安全卫生项目不合格的，进口商应按照《食品安全法》的规定采取主动召回措施，并承担相应的法律责任。

本公告自发布之日起实施。

特此公告。

十一、《关于调整部分进出境货物监管要求的公告》

该文件于 2020 年 8 月 28 日由海关总署公告 2020 年第 99 号予以发布，原文如下：

为深入贯彻国务院减税降费政策，落实"六稳""六保"工作任务，持续优化口岸营商环境，减轻企业负担，海关总署决定对部分进出境货物监管要求进行调整，现将有关事项公告如下：

一、取消进境栽培介质办理检疫审批时提供有害生物检疫报告和首次进口栽培介质开展风险评估送样检验的监管要求。

二、出境饲料及饲料添加剂生产企业，输入国家或地区无注册登记要求的，免于向海关注册登记。

三、取消出境水生动物养殖场提供水质监测报告和进境水生动物隔离场工作人员提供健康证明的监管要求。

四、取消出境粮食申报提供自检合格证明的监管要求，改为提供质量合格声明。

五、取消出境水果果园及包装厂注册登记时向所在地海关提交水果有毒有害物质检测记录的监管要求。

六、取消对供港澳蔬菜生产加工企业备案时向所在地海关提交生产加工用水的水质检测报告的监管要求。

七、取消企业报关时提交供港澳蔬菜加工原料证明文件、出货清单以及出厂合格证明的监管要求。

八、取消出口生产企业对肉类和水产品加工用原辅料进行自检的监管要求。

九、取消对收货人或者其代理人向进口口岸海关提交进口水产品的原产地证书的监管要求。

取消对出口水产品养殖场投喂的饲料来自经海关备案的饲料加工厂的监管要求。

十、进口化妆品在办理报关手续时应声明取得国家相关主管部门批准的进口化妆品卫生许可批件，免于提交批件凭证。

对于国家没有实施卫生许可或者备案的化妆品，取消提供具有相关资质的机构出具的可能存在安全性风险物质的有关安全性评估资料的监管要求，要求提供产品安全性承诺。取消对出口化妆品生产企业实施备案管理的监管要求。

本公告自发布之日起实施。

十二、《关于美国输华葡萄酒证书事宜的公告》

该文件于 2013 年 12 月 2 日由国家质检总局、海关总署公告 2013 年第 164 号予以发布。原文如下：

经海关总署、质检总局与美国政府有关主管部门磋商达成一致，自 2014 年 3 月 1 日起，美国财政部烟酒税收贸易局将启用美国输华《葡萄酒出口证书》（证书样本见附件），作为美国输华葡萄酒的唯一官方证书，不再签发目前的美国输华葡萄酒原产地证书、健康证书、卫生证书、真品证书及自由销售证书等证书。

特此公告。

附件：1.《葡萄酒出口证书》样本（质检联）
　　　2.《葡萄酒出口证书》样本（海关联）

附件 1

附件 2

Wine Export Certificate

(葡萄酒出口证书)

For Wine Products Exported to The People's Republic of China

《此证书仅适用于出口至中华人民共和国的葡萄酒》

This is a Multi-Purpose Certificate used for Certificate of Origin, Certificate of Health/Sanitation and Certificate of Authenticity/Free Sale.

(此证书具有多种用途：可用作原产地证书、健康证书、卫生证书、真品证书以及自由销售证书。)

US Winery/Bottler/Producer (葡萄酒生产厂家)	US Exporter/Wholesaler (出口商/批发商)
US Winery/Bottler/Producer Premises Address (葡萄酒生产厂家地址)	US Exporter/Wholesaler Premises Address (出口商/批发商地址)
US Winery/Bottler/Producer TTB Permit Number (葡萄酒生产厂家登记号)	US Exporter/Wholesaler TTB Permit Number (出口商/批发商登记号)
China Importer/Consignee (中国进口商/收货人)	China Importer/Consignee Address (中国进口商/收货人地址)

We state that《我们声明》：

a) the products listed here were produced or bottled in the US（以下列的的葡萄酒是在美国生产的或者在美国装瓶的）

b) that all products comply with the provisions governing the production and release of products for direct human consumption per the laws of the US（葡萄酒的生产过程完全按照美国政府制定的法规来操作的。产品是符合有关食用酒的生产和销售的规定。）

c) the products were produced by normal and approved methods of production and not specifically for the purpose of export（葡萄酒的生产方式是用批准的生产流程，还通过使用的生产流程。生产的葡萄酒不是专门用于出口。）

d) and the product is authentic and is fit for human consumption in the US（以下列出的的葡萄酒确实是在美国生产的，具且符合美国的安全饮用标准。）

Description of Wine: name, brand, varietal or type (where applicable), vintage (where applicable), origin, net volume, alcohol content, and appellation (where applicable). (葡萄酒的名称、品牌、种类（如适用）、年份（如适用）、产地、净含量、酒精度及特定产区（如适用））	Quantity (数量) # Bottles/case, # Cases (#瓶/箱、#箱)	Bottling Date (Lot Code-optional) (装瓶日期)(批号+可选项)

Signature (签字)	Date (签字日期)

Name and title of winery/exporter/wholesaler representative with signing authority, certifying to the above

(酒厂或出口商或批发商代表的姓名和职务（签名者应被授予予签字的权力）

For TTB use only (以下仅供 TTB 使用)

The Alcohol and Tobacco Tax and Trade Bureau of the U.S. Department of Treasury (TTB) confirms that the producer of the wine described in this certificate holds a permit issued by TTB.（确认该证书中所描述的葡萄酒生产者持有 TTB 颁发的许可证。）

Signature of authorized official of TTB (签字)	Done at Washington, DC on (签字日期) JAN 2 7 2016 Expiration Date: one year from the stamping date (有效期 1 年)	Seal of TTB (TTB 图章)

十三、《关于进口散装食用植物油运输工具要求的公告》

该文件于 2012 年 5 月 22 日由国家质检总局公告 2012 年第 80 号予以发布。原文如下：

根据《中华人民共和国食品安全法》相关规定，参照国际食品法典委员会（CAC）相关国际标准，为保障进口食用植物油质量安全，进一步加强对进口散装食用植物油运输工具的检验监管。现将有关事项公告如下：

一、进口商或代理商在产品进口报检时，应提供运输工具前三航次装载货物名单。运输工具及其前三航次装载货物应符合有关要求（附件），否则，不准进口。

二、在风险分析的基础上，对《允许装运货物列表》和《禁止装运货物列表》进行评估和调整。

三、本公告自 2013 年 1 月 1 日起正式实施。

附件：进境散装食用植物油运载工具要求

附件

进境散装食用植物油运载工具要求

一、油罐应使用不与食用植物油发生反应、并适于与食品接触的惰性材料制造，不锈钢材料最为适宜。软钢油罐内部应有惰性材料镀层，如酚醛－环氧树脂。禁止用铜及其合金储罐装运食用植物油。

二、油罐上航次装运货物应是食品或在《允许装运货物列表》（附表 1）中的物质。油罐前第二、第三航次装运货物应是《禁止装运货物列表》（附表 2）以外的物质。

附表 1

允许装运货物列表

物质名称	参考译文	CAS 编码
Acetic acid (ethanoic acid; vinegar acid; methane carboxylic acid)	乙酸（醋酸；甲烷羧酸）	64-19-7
Acetic anhydride (ethanoic anhydride)	醋酸酐（乙酐）	108-24-7
Acetone (dimethylketone; 2-propanone)	丙酮（二甲基甲酮；2-丙酮）	67-64-1
Acid oils and fatty acid distillates-from animal, marine and vegetable fats and oils	从动物、海洋生物和植物油脂中提取的酸性油和脂肪酸蒸馏物	
Ammonium hydroxide (ammonium hydrate; ammonia solution; aqua ammonia)	氢氧化铵（铵基水合物；氨溶液；氨水）	1336-21-6
Ammonium polyphosphate	聚磷酸铵	68333-79-9
Animal, marine and vegetable oils and fats (including hydrogenated oils and fats) -other than cashew shell nut oil and tall oil	动物、海洋生物和植物油脂，包括氢化油和脂肪-腰果壳油和妥尔油除外。	
Beeswax white	蜂蜡-白的	8006-40-4
Beeswax yellow	蜂蜡-黄的	8012-89-3
Benzyl alcohol (pharmaceutical and reagent grades)	苯甲醇（药品级和试剂级）	100-51-6
1,3-Butanediol (1,3-butylene glycol)	1,3-丁二醇（1,3-丁烯二醇）	107-88-0

物质名称	参考译文	CAS 编码
1,4-Butanediol（1,4-butylene glycol）	1,4-丁二醇（1,4-丁烯二醇）	110-63-4
Butyl acetate, n-	乙酸正丁酯	123-86-4
Butyl acetate, iso-	乙酸异丁酯	110-19-0
Butyl acetate, sec-	乙酸仲丁酯	105-46-4
Butyl acetate, tert-	乙酸叔丁酯	540-88-5
Calcium ammonium nitrate solution	硝酸铵钙溶液	6484-52-2
Calcium chloride solution	氯化钙溶液	10043-52-4
Calcium lignosulphonate liquid（lignin liquor；sulphite lye）	木质素磺酸钙（亚硫酸盐碱液，木质素酒）	8061-52-7
Calcium nitrate（CN-9）solution	硝酸钙（CN-9）溶液	35054-52-5
Candelilla wax	烛蜡	8006-44-8
Carnauba wax（Brazil wax）	巴西棕榈蜡（巴西蜡）	8015-86-9
Cyclohexane（hexamethylene；hexanaphthene；hexahydro-benzene）	环己烷（六氢苯）	110-82-7
Ethanol（ethyl alcohol；spirits）	乙醇（酒精；蒸馏酒精）	64-17-5
Ethyl acetate（acetic ether；acetic ester；vinegar naphtha）	乙酸乙酯（醋酸酯；乙酸酯；醋石脑油）	141-78-6
2-Ethylhexanol（2-ethylhexy alcohol）	2-乙基己醇	104-76-7
Fatty acids：	脂肪酸：	
Arachidic acid（eicosanoic acid）	花生酸（二十烷酸）	506-30-9
Behenic acid（docosanoic acid）	山俞酸（二十二烷酸）	112-85-6
Butyric acid（n-butyric acid；butanoic acid；ethyl acetic acid；propyl forinic acid）	丁酸（正丁酸；乙基醋酸；丙基甲酸）	107-92-6
Capric acid（n-decanoic acid）	癸酸（正癸酸）	334-48-5
Caproic acid（n-hexanoic acid）	己酸（正己酸）	142-62-1
Caprylic acid（n-octanoic acid）	辛酸（正辛酸）	124-07-2
Erucic acid（cis-13-docosenoic acid）	芥酸（顺式-13-二十二碳烯酸）	112-86-7
Heptoic acid（n-heptanoic acid）	庚酸（正庚酸）	111-14-8
Lauric acid（n-dodecanoic acid）	月桂酸（正十二烷酸）	143-07-7
Lauroleic acid（dodecenoic acid）	月桂烯酸（十二碳烯酸）	4998-71-4
Linoleic acid（9,12-octadecadienoic acid）	亚油酸（9,12-十八碳二烯酸）	60-33-3
Linolenic acid（9, 12, 15-octadecatrienoic acid）	亚麻酸（9,12,15十八碳二烯酸）	463-40-1
Myristic acid（n-tetradecanoic acid）	肉豆蔻酸（正十四烷酸）	544-63-8
Myristoleic acid（n-tetradecenoic acid）	肉豆蔻脑酸（正十四烷酸）	544-64-9
Oleic acid（n-octadecenoic acid）	油酸（正十八烯酸）	112-80-1
Palmitic acid（n-hexadecanoic acid）	棕榈酸（正十六烷酸）	57-10-3
Palmitoleic acid（cis-9-hexadecenoic acid）	棕榈油酸（顺-9-十六碳烯酸）	373-49-9

续表2

物质名称	参考译文	CAS 编码
Pelargonic acid（n-nonanoic acid）	壬酸（正壬酸）	112-05-0
Ricinoleic acid（cis-12-hydroxy octadec-9-enoic acid；castor oil acid）	蓖麻油酸（顺式-12-羟基十八碳-9-烯酸）	141-22-0
Stearic acid（n-octadecanoic acid）	硬脂酸（正十八烷酸）	57-11-4
Valeric acid（n-pentanoic acid；valerianic acid）	戊酸（正戊酸）	109-52-4
Unfractionated fatty acid mixture or mixtures of fatty acids from natural oils	从天然植物油中提取的未分离的混合脂肪酸或脂肪酸混合物	
Fatty alcohols：	脂肪醇：	
Butyl alcohol（1-butanol；butyric alcohol）	丁醇（1-丁醇；正丁醇）	71-36-3
iso-Butanol（2-methyl-1-propanol）	异丁醇（2-甲基-1-丙醇）	78-83-1
Caproyl alcohol（1-hexanol；hexyl alcohol）	己醇（1-己醇）	111-27-3
Capryl alcohol（1-n-octanol；heptyl carbinol）	辛醇（1-正辛醇；庚基甲醇）	111-87-5
Cetyl alcohol（alcohol C-16；1-hexadecanol；cetylic alcohol；palmityl alcohol；n-prirnary hexadecyl alcohol）	十六醇（醇 C-16；1-十六烷醇；棕榈醇；正十六烷醇）	36653-82-4
Decyl alcohol（1-decanol）	癸醇（1-癸醇）	112-30-1
Iso decyl alcohol（isodecanol）	异癸醇	25339-17-7
Enanthyl alcohol（1-heptanol；heptyl alcohol）	庚醇（1-庚醇）	111-70-6
Lauryl alcohol（n-dodecanol；dodecyl alcohol）	月桂醇（正月桂醇，十二醇）	112-53-8
Myristyl alcohol（1-tetradecanol；tetradecanol）	肉豆蔻醇（1-十四烷醇；十四烷醇）	112-72-1
Nonyl alcohol（1-nonanol；pelargonic alcohol；octyl carbinol）	壬醇（1-壬醇；辛基甲醇）	143-08-8
Iso nonyl alcohol（isononanol）	异壬醇	27458-94-2
Oleyl alcohol（octadecenol）	油醇（十八烯醇）	143-28-2
Stearyl alcohol（1-octadecanol）	硬脂醇（1-十八醇）	112-92-5
Tridecyl alcohol（I-tridecanol）	十三烷醇（I-十三醇）	27458-92-0
Unfractionated fatty alcohol mixture or mixtures of fatty alcohols from natural oils and fats	从天然植物油脂中提取的未分离的混合脂肪酸或脂肪酸混合物	
Fatty alcohol blends：	脂肪醇混合物：	
Cetyl stearyl alcohol（C16-C18）	十六烷基醇和十八烷基醇混合物（C16-C18）	67762-27-0
Lauryl myristyl alcohol（C12-C14）	十二烷基醇和十四烷基醇混合物（C12-C14）	
Fatty acid esters-combination of above fatty acids and fatty alcohols：	脂肪酸酯-上述脂肪酸和脂肪醇的化合物：	
e. g. Butyl myristate	例如：肉豆蔻酸丁酯	110-36-1
Cetyl stearate	硬脂酸十六烷醇酯	110-63-2
Oleyl palmitate	棕榈酸油醇酯	2906-55-0

续表3

物质名称	参考译文	CAS 编码
Unfractionated fatty esters or mixtures of fatty esters from natural oils and fats	从天然植物油脂中提取的未分离的混合脂肪酸或脂肪酸混合物	
Fatty acid methyl esters（these include for example）：	脂肪酸甲酯：	
e. g. Methyl laurate（methyl dodecanoate）	例如：月桂酸甲酯（十二酸甲酯）	111-82-0
Methyl oleate（methyl octadecenoate）	油酸甲酯（十八碳-顺-9-烯酸甲酯）	112-62-9
Methyl palmitate（methyl hexadecanoate）	棕榈酸甲酯（十六烷酸甲酯）	112-39-0
Methyl stearate（methyl octadecanoate）	硬脂酸甲酯（十八烷酸甲酯）	112-61-8
Formic acid（methanoic acid；hydrogen carboxylic acid）	蚁酸（甲酸；氢羧酸）	64-18-6
Fructose	果糖	
Glycerine（glycerol，glycerin）	甘油（丙三醇）	56-81-5
Heptane	庚烷	142-82-5
n-Hexane	正己烷	110-54-3
Hydrogen peroxide	过氧化氢/双氧水	
Kaolin slurry	高岭土浆	1332-58-7
Limonene（dipentene）	柠檬烯（二戊烯）	138-86-3
Magnesium chloride solution	氯化镁溶液	7786-30-3
Methanol（methyl alcohol）	甲醇（甲基醇）	67-56-1
Methyl ethyl ketone（2-butanone；MEK）	甲基乙基酮（2-丁酮；丁酮）	78-93-3
Methyl isobutyl ketone（4-methyl-2-pentanone；iso propylacetone；MIBK）	甲基异丁基酮（4-甲基-2-戊酮；异丙基丙醇）	108-10-1
Methyl tertiary butyl ether（MBTE）	甲基叔丁基醚	1634-04-4
Molasses	糖蜜	57-50-1
Montan wax	褐煤蜡	8002-53-7
iso-Octyl alcohol（isooctanol）	异辛醇	26952-21-6
Pentane	戊烷	109-66-0
Petroleum wax（parafin wax）	石油蜡（石蜡）	8002-74-2
Phosphoric acid（ortho phosphoric acid）	磷酸（正磷酸）	7664-38-2
Potable water-only acceptable where the immediate previous cargo is also on the list	饮用水-只有在前批次装载的货物也在允许装载的物质清单中才可以接受	7732-18-5
Polypropylene glycol	聚丙二醇	25322-69-4
Potassium hydroxide solution（caustic potash）	氢氧化钾溶液（苛性钾）	1310-58-3
Propyl acetate	乙酸丙酯	109-60-4
Propyl alcohol（propane-1-ol；l-propanol）	丙醇（丙烷-1-醇；1-丙醇）	71-23-8
iso-Propyl alcohol（isopropanol；dimethyl carbinol；2-propanol）	异丙醇（2-丙醇）	67-63-0

续表4

物质名称	参考译文	CAS 编码
Propylene glycol，1，2-（1，2-propylene glycol；propan-1，2-diol；1.2-dihydroxypropane；monopropylene glycol（MPG）；methyl glycol）	丙二醇（1,2-丙二醇；甲基乙二醇）	57-55-6
1,3 -Propylene glycol	1,3-丙二醇	504-63-2
Propylene tetramer（tetrapropylene；dodecene）	四聚丙烯（四丙烯；十二碳烯）	6842-15-5
Silicon dioxide（microsilica）	二氧化硅（硅微粉）	7631-86-9
Sodium hydroxide solution（caustic soda，lye；sodium hydrate；white caustic）	氢氧化钠溶液（苛性钠；碱液）	1310-73-2
Sodium silicate（water glass）	硅酸钠（水玻璃）	1344-09-8
Sorbitol（D-sorbitol；hexahydric alcohol；D-sorbite）	山梨糖醇（D-山梨醇；六元醇；D-索氏体）	50-70-4
Soybean oil epoxidized	环氧化大豆油	8013-07-8
Sulphuric acid	硫酸	7664-93-9
Urea ammonia nitrate solution（UAN）	尿素氨硝酸溶液（UAN）	
White mineral oils	石蜡油	8042-47-5

附表 2

禁止装运货物列表

序号	英文名称	参考中文名称	CAS 编码
1	Ethylene dichloride（EDC；1，2-dichloroethane；ethylene chloride）	二氯化乙烯（EDC；1,2-二氯乙烷；氯化乙烯）	107-06-2
2	Styrene monomer（vinyl benzene；phenylethylene；cinnamene）	苯乙烯单体（苯乙烯；苯基乙烯；肉桂烯）	100-42-5
3	Leaded products	含铅物质	

注：有机涂层油罐前两航次不得装运的序号1、2的货物；所有油罐前三航次均不得装载序号3的货物。

十四、《关于公布实施备案管理出口食品原料品种目录的公告》

该文件于 2012 年 10 月 8 日由国家质检总局公告 2012 年第 149 号予以发布，原文如下：

按照《中华人民共和国食品安全法》及其实施条例和质检总局《进出口食品安全管理办法》的规定，现将实施备案管理的出口食品原料品种目录予以公布。使用目录所列产品作为主要加工原料的出口食品，其原料种植、养殖场应当向检验检疫机构备案。备案的具体要求，按质检总局发布的有关规定执行。

实施备案管理的出口食品原料品种目录

序号	原料品种	备注
1	蔬菜（含栽培食用菌）	
2	茶叶	
3	大米	
4	禽肉	
5	禽蛋	
6	猪肉	
7	兔肉	
8	蜂产品	
9	水产品	

十五、《出口食品原料种植场备案管理规定》

该文件于 2012 年 4 月 5 日由国家质检总局公告 2012 年第 56 号予以发布。原文如下：

按照《中华人民共和国食品安全法》及其实施条例等法律法规的有关规定，为进一步做好出口食品原料种植场备案工作，国家质检总局制定了《出口食品原料种植场备案管理规定》，现予发布实施。特此公告。

附件：出口食品原料种植场备案管理规定

附件

出口食品原料种植场备案管理规定

第一章　总　则

第一条　为加强出口食品原料质量安全管理，根据《中华人民共和国食品安全法》及其实施条例、《国务院关于加强食品等产品安全监督管理的特别规定》和《进出口食品安全管理办法》等有关规定，制定本规定。

第二条　本规定适用于国家质量监督检验检疫总局（以下简称国家质检总局）规定实施备案管理的原料品种目录中原料种植场的备案和监督管理。

第三条　国家质检总局主管全国出口食品原料种植场备案管理工作。

国家质检总局设在各地的出入境检验检疫机构（以下简称检验检疫机构）负责所辖区域出口食品原料种植场的备案和监督检查工作。

第四条　国家质检总局鼓励各级检验检疫机构在与地方政府有关部门建立合作机制框架下，共同做好出口食品原料种植场的备案工作。

第二章　备案申请

第五条　出口食品生产加工企业、种植场、农民专业合作经济组织或者行业协会等具有独立法人资格的组织均可以作为申请人向种植场所在地的检验检疫机构提出备案申请。

第六条　备案种植场应当具备以下条件：

（一）有合法经营种植用地的证明文件；

（二）土地相对固定连片，周围具有天然或者人工的隔离带（网），符合当地检验检疫机构根据实际情况确定的土地面积要求；

（三）大气、土壤和灌溉用水符合国家有关标准的要求，种植场及周边无影响种植原料质量安全的污染源；

（四）有专门部门或者专人负责农药等农业投入品的管理，有适宜的农业投入品存放场所，农业投入品符合中国或者进口国家（地区）有关法规要求；

（五）有完善的质量安全管理制度，应当包括组织机构、农业投入品使用管理制度、疫情疫病监测制度、有毒有害物质控制制度、生产和追溯记录制度等；

（六）配置与生产规模相适应、具有植物保护基本知识的专职或者兼职植保员；

（七）法律法规规定的其他条件。

第七条　申请人应当在种植生产季开始前3个月向种植场所在地的检验检疫机构提交书面备案申请，并提供以下材料，一式二份：

（一）出口食品原料种植场备案申请表（附表1）；

（二）申请人工商营业执照或者其他独立法人资格证明的复印件；

（三）申请人合法使用土地的有效证明文件以及种植场平面图；

（四）种植场的土壤和灌溉用水的检测报告；

（五）要求种植场建立的各项质量安全管理制度，包括组织机构、农业投入品管理制度、疫情疫病监测制度、有毒有害物质控制制度、生产和追溯记录制度等；

（六）种植场负责人或者经营者、植保员身份证复印件，植保员有关资格证明或者相应学历证书复印件；

（七）种植场常用农业化学品清单；

（八）法律法规规定的其他材料。

上述资料均需种植场申请人加盖本单位公章。

第三章　受理与审核

第八条　申请人提交材料齐全的，种植场所在地检验检疫机构应当受理备案申请。

申请人提交材料不齐全的，种植场所在地检验检疫机构应当当场或者在接到申请后5个工作日内一次性书面告知申请人补正，以申请人补正材料之日为受理日期。

第九条　种植场所在地检验检疫机构受理申请后，应当根据本规定第六条和第七条的规定进行文件审核，必要时可以实施现场审核。审核须填写《出口食品原料种植场备案审核记录表》（附表2）。

第十条　审核符合条件的，给予备案编号，编号规则为"省（自治区、直辖市）行政区划代码（6位）+产品代码（拼音首位字母）+5位流水号"。不符合条件的，不予备案，由种植场所在地的检验检疫机构书面通知申请人，并告知不予备案原因。

第十一条　审核工作应当自受理之日起20个工作日内完成。

第四章　监督管理

第十二条　种植场所在地检验检疫机构负责对备案种植场实施监督检查。

第十三条　种植场所在地检验检疫机构对备案种植场每年至少实施一次监督检查。监督检查包括以下内容：

（一）种植场及周围环境、土壤和灌溉用水等状况；

（二）农业投入品管理和使用情况；

（三）种植场病虫害防治情况；

（四）种植品种、面积以及采收、销售情况；

（五）种植场的资质、植保员资质变更情况；

（六）质量安全管理制度运行情况；

（七）种植场生产记录，包括出具原料供货证明文件等情况；

（八）法律、法规规定的其他内容。

检验检疫机构对备案种植场进行监督检查，应当记录监督检查的情况和处理结果，填写《出口食品原料种植场监督检查记录表》（附表3），并告知申请人。监督检查记录经监督检查人员和种植场签字后归档。

第十四条　种植场负责人、植保员等发生变化的，种植场申请人应当自变更之日起30天内向种植场所在地检验检疫机构申请办理种植场备案变更手续。

种植场申请人更名、种植场位置或者面积发生重大变化、种植场及周边种植环境有较大改变，以及其他较大变更情况，种植场申请人应当自变更之日起30天内重新申请种植场备案。

第十五条　备案种植场有下列情形之一的，检验检疫机构应当书面通知种植场申请人限期整改：

（一）周围种植环境有污染风险的；

（二）存放我国和进口国家（地区）禁用农药以及不按规定使用农药的；

（三）产品中有毒有害物质检测结果不合格的；

（四）产品中检出的有毒有害物质与申明使用的农药、化肥等农业投入品明显不符的；

（五）种植场负责人、植保员发生变化后30天内未申请变更的；

（六）实际原料供货量超出种植场生产能力的；

（七）种植场各项记录不完整，相关制度未有效落实的；

（八）法律、法规规定其他需要改正的。

第十六条　备案种植场有下列情形之一的，检验检疫机构可以取消其备案编号：

（一）转让、借用、篡改种植场备案编号的；

（二）对重大疫情及质量安全问题隐瞒或谎报的；

（三）拒绝接受检验检疫机构监督检查的；

（四）使用中国或进口国家（地区）禁用农药的；

（五）产品中有毒有害物质超标一年内达到2次的；

（七）用其他种植场原料冒充本种植场原料的；

（八）种植场备案主体更名、种植场位置或者面积发生重大变化、种植场及周边种植环境有较大改变，以及其他较大变更情况，种植场备案主体未按规定重新申请备案的；

（九）2年内未种植或提供出口食品原料的；

（十）法律法规规定的其他情形。

第五章　上报和公布

第十七条　各直属检验检疫机构（以下简称直属局）应当对本辖区内新增、取消和变更备案种植场信息进行汇总，填写《出口食品原料种植场备案情况统计表》（附表4）于每季度最后1个月28日前上报国家质检总局。种植场和对应生产加工企业不在同一直属局管辖的，种植场所在地的直属局还应当每季度将备案信息通报生产加工企业所在地的直属局，生产加工企业所在地直属局应当及时将产品中检出的有毒有害物质超标信息反馈给基地所在地直属局。

第十八条　国家质检总局在其网站上统一公布备案种植场名单。

第六章　附　则

第十九条　出口食品原料种植场有违法行为的，检验检疫机构依照有关法律法规的规定处理。

第二十条　国家质检总局此前发布的出口食品原料种植基地备案的相关规定与本规定不符的，以本规定为准。供港澳蔬菜种植基地备案管理按照国家质检总局的有关规定执行。

第二十一条　本规定由国家质检总局负责解释。

第二十二条　本规定自发布之日起施行。

附表：略

十六、《关于进一步加强出口食品防护的公告》

该文件于 2015 年 12 月 21 日由国家质检总局公告 2015 年第 155 号予以发布，原文如下：

为加强出口食品防护，有效应对非传统食品安全问题，质检总局制定了《出口食品全过程防护工作指南（试行）》，现予以发布，自 2016 年 1 月 1 日起试行。鼓励出口食品生产加工企业在 2018 年 12 月 31 日前将《出口食品全过程防护工作指南（试行）》及《食品防护计划及其应用指南 食品生产企业》（GB/T 27320）转化为企业管理制度，建立并实施食品防护计划。

附件

出口食品全过程防护工作指南（试行）

为加强出口食品全过程防护，防范出口食品在原料种植/养殖、原辅料控制、生产、包装、储存、运输等过程中，遭受人为蓄意通过化学、生物、物理等因素破坏，或受其他有毒有害物质的污染，保障出口食品安全、贸易顺利发展，制定本指南。

一、全过程防护内容

（一）种植/养殖源头防护。

1. 合理规划基地。种植/养殖场应科学合理布局，远离污染源。

2. 加强水源防护。种植/养殖场水源和废水排放布局合理，防止交叉污染和人为破坏。应实施水源管理，定期巡查供水设施。

3. 加强投入品管理。农兽药、饲料等投入品应来自合格的供应方。应对投入品进行严格管理，做好投入品仓储、出入库、使用、回收、处置管理。

4. 加强人员货物管理。应对进入种植/养殖场的人员、运输工具、货物实施管理。

（二）生产企业防护。

出口食品生产加工企业（以下简称"企业"）应按《出口食品生产企业备案管理规定》《出口食品生产企业安全卫生要求》，参照《食品防护计划及其应用指南 食品生产企业》国家标准，重点做好：

1. 做好有效隔离。企业在设计时，应将不安全因素通过物理屏障有效隔离，并区分不同层级的敏感、重点区域。应将企业人员限制在指定区域活动。有条件的企业应安装身份识别系统。

2. 确保用水安全。企业自备的水源应由专人负责，封闭管理，防止人为破坏。定期检查厂区供水设施，定期检测水质，发现任何可疑情况立即开展调查处理。

3. 确保原辅料安全。企业应监督供应原料的种植/养殖场做好食品防护。企业应对入厂的原辅料及其他物品加强管理，应建立食品原辅料进货查验记录制度，防止其在存储、运输、交货等过程中被人为蓄意污染。

4. 生产过程防护。

（1）盛放原料、辅料、半成品、成品等物料的容器应清洁卫生，加贴标识。

（2）原料、辅料、半成品、成品等物料储藏区域、混料区及车间应严格控制人员流动，非本区域工作人员不得随意进出。储存库要指定人员负责，实施货物和人员出入库管理。

（3）应按照《食品安全法》要求，落实出厂检验记录制度。

5. 严格危货管理。严格杀虫剂、清洁剂、消毒液等化学品的管理，严格实验室化学试剂、菌种的管理，做好预防措施，避免对人身、食品、设备工具造成污染。严格刀具等器具的管理。上述物品应设立专门的储存场所，与加工区域有效隔离，指定人员负责，并实施入库、领用管理。

6. 严密视频监控。有条件的企业应对关键环节、重点设施安装视频监控系统，对生产加工过程实时监控，并确保监控系统持续有效工作。应妥善保存监控视频录像资料。

7. 严格出入控制。应对进入厂区的人员、运输工具、货物实施严格的登记管理。运输工具进入厂区后，在装货和卸货前，应核对货物和文件信息。应对进出生产车间的外来人员实施查核。

（三）原料及产品运输防护。

1. 运输工具条件。运输工具应符合食品安全卫生要求，并进行适载检查。

2. 运输工具管理。应对车辆、集装箱等运输工具实施妥善管理，禁止不明身份的人员接近；应严密监控装货卸货过程。

3. 货物核对确认。企业应主动与供应商确认发货时的品种、数重量等信息；收货时，应认真核对标签、标识等与货物运输文件是否一致，并检查货物运输文件有无异常改动的痕迹。

4. 厂区车辆管理。计划外的出入厂区的运输行为应经过确认；非正常工作时间的到货、发货应加强管理。

（四）严格追溯管理。

企业应当依照《食品安全法》的规定，建立食品安全追溯体系，保证食品可追溯，以在发生问题时能快速、准确地查找问题原因，并实施正确的纠偏措施。

1. 企业应有专人负责检查产品标识。产品的相关记录上应有完整准确的标识，生产过程各生产要素和原辅料的记录、标识来源能相互衔接。

2. 企业应能追踪到出厂产品情况，并获取反馈、状态等信息。

3. 企业应保证能够及时召回问题产品，并能快速有效地开展调查。

二、工作要求

（一）强化风险意识。

企业是食品质量安全第一责任人，对出口食品的质量安全负主要责任，是食品安全防护工作的主体。企业应主动分析出口食品防护面临的潜在风险，强化风险意识，做好各类非传统食品安全风险防范工作。

（二）做好风险评估。

企业应对出口食品整个供应链的原料、生产、出口等各环节存在的弱点、面临的危害、造成的影响进行风险评估，确定薄弱环节，采取有效预防措施。

（三）建立防护计划。

鼓励企业按照本指南并参照《食品防护计划及其应用指南 食品生产企业》（GB/T 27320）要求，成立食品安全防护小组。鼓励企业根据本指南的要求建立并实施食品防护计划［独立实施或与已经建立的危害分析及关键控制点（HACCP）体系等食品质量安全管理体系融合实施］。

企业应定期对食品防护计划进行评估，必要时对其进行修正完善。应定期对食品生产全过程进行自我检查，发现问题或薄弱环节立即整改，采取纠正预防措施。企业实施防护计划应做好书面记录。鼓励企业定期开展食品防护演练，提高全员风险意识和食品防护能力。

（四）加强人员管理。

1. 加强员工培训。企业应对员工开展法律法规培训，特别是开展《食品安全法》等相关法律法规的培训。企业应对种植/养殖基地管理人员开展食品防护培训。企业应加强对临时工、季节工以及短期合同工的健康检查、培训、考核。

2. 严管关键人员。企业应加强对关键环节员工的监督管理。对于原辅料添加、混合加工、储存、包装、成品检验、危险物品存放等关键环节，企业应加强对其操作人员的管理和培训。必要时，同一关键岗位应至少安排两人同时操作。

（五）加强检验检疫监管。

检验检疫机构应在备案、监督检查、培训等各环节，督促企业及种植/养殖场负责人强化责任意识和风险意识，督促其按照相关法律法规要求，建立健全管理制度，确保质量安全管理体系完善并持续有效运行。检验检疫机构应对企业食品防护能力进行检查，查找问题和薄弱环节，并督促其整改。

（六）加强应急处置能力建设。

鼓励企业加强出口食品非传统食品安全突发事件（以下简称"突发事件"）应急处置能力建设，制定应急处置预案，以及时控制事态，最大限度减少或消除损失和危害。发生突发事件时，企业应在第一时间向所在地分支检验检疫机构报告，同时立即开展风险分析，并依据风险分析的结果，第一时间暂停可能存在隐患的食品出口，召回所有存在问题隐患的出口产品。

（七）发挥示范区效应。

地方政府在推动出口食品农产品质量安全示范区建设中，应将食品防护纳入示范区建设体系，发挥示范区引领效应，引导和帮扶区内企业做好食品防护风险分析和评估、排查非传统食品安全风险、发现薄弱环节、建立食品防护计划、防止人为蓄意污染和故意破坏。地方政府应加强区内农业投入品特别是高风险农兽药的全程监管，严禁销售使用违禁农兽药和非法投入品，严格管理有毒有害物质。

三、附则

（一）本指南根据需要进行修订。

（二）本指南由质检总局负责解释。

第二节　有效的规范性文件清单

本节以《质检总局关于公布继续有效规范性文件和废止部分规范性文件的公告》（国家质检总局公告2017年第54号）为基础，梳理了其中涉及检验检疫工作的文件（截至2016年12月底），分为公告和其他文件两个部分。

鉴于国家质检总局2018年未发布新的继续有效规范性文件目录，本节还梳理了2017—2018年国家质检总局发布的与检验检疫工作相关的公告目录。

本节特别收集了检验检疫业务划转海关总署后，上述文件中海关总署公告废止的文件清单，以避免在工作中错误引用。

具体清单详见《海关检验检疫业务指导手册——国境卫生检疫篇》相关章节。

第三节　已废止的规范性文件清单

本节收集了海关总署和国家质检总局以公告形式宣布废止的检验检疫规范性文件清单。

清单按照被废止文件发文时间排序，以便于检索。同时，清单列明了废止文件的公告，以及该文件在公告清单中的序号，以便核对。此清单可以用来检索文件的有效性。

具体清单详见《海关检验检疫业务指导手册——国境卫生检疫篇》相关章节。

进出口食品化妆品检验检疫资质管理

导读：

本部分主要对食品和化妆品相关政策中进出口货物及行政相对人的资质管理要求进行梳理和介绍，使读者较为全面地了解在进出口贸易过程中，海关对哪些与食品和化妆品相关的货物及行政相对人有资质管理方面的要求，同时了解相关资质要求的法律依据、办理流程和审核要点。

第四章

进口食品生产企业注册和出口食品生产企业备案

一、事项名称

进口食品境外生产企业注册。

二、事项类型

行政许可。

三、设定及实施依据

1. 《食品安全法》。

第九十六条　向我国境内出口食品的境外出口商或者代理商、进口食品的进口商应当向国家出入境检验检疫部门备案。向我国境内出口食品的境外食品生产企业应当经国家出入境检验检疫部门注册。已经注册的境外食品生产企业提供虚假材料，或者因其自身的原因致使进口食品发生重大食品安全事故的，国家出入境检验检疫部门应当撤销注册并公告。

2. 《食品安全法实施条例》。

第五十条　国家出入境检验检疫部门发现已经注册的境外食品生产企业不再符合注册要求的，应当责令其在规定期限内整改，整改期间暂停进口其生产的食品；经整改仍不符合注册要求的，国家出入境检验检疫部门应当撤销境外食品生产企业注册并公告。

注：以《海关总署关于修改部分规章的决定》（海关总署令第243号）对《进口食品境外生产企业注册管理规定》的修改内容作为实施依据。

四、实施机构

海关总署进出口食品安全局。

五、法定办结时限

海关总署自受理申请之日起20个工作日内作出决定。不能作出决定的，经本行政机关负责人批准，可以延长10个工作日（专家评审时间不计入办理时间）。

六、承诺办结时限

海关总署自受理申请之日起20个工作日内作出决定。不能作出决定的，经本行政机关负责人批准，可以延长10个工作日（专家评审时间不计入办理时间）。

七、结果名称

进口食品境外生产企业注册结果，在海关总署官方网站对外公布。

八、结果样本

无。

九、收费标准

不收费。

十、收费依据

无。

十一、申请条件

1. 企业所在国家（地区）的与注册相关的兽医服务体系、植物保护体系、公共卫生管理体系等经评估合格。

2. 向中国出口的食品所用动植物原料应当来自非疫区；向中国出口的食品可能存在动植物疫病传播风险的，企业所在国家（地区）主管当局应当提供风险消除或者可控的证明文件和相关科学材料。

3. 企业应当经所在国家（地区）相关主管当局批准并在其有效监管下，其卫生条件应当符合中国法律法规和标准规范的有关规定。

十二、申请材料

（一）首次申请

1. 出口国家（地区）相关的动植物疫情、兽医卫生、公共卫生、植物保护、农药兽药残留的基本状况报告，食品生产企业注册管理和企业卫生规范要求等方面的法律法规和标准规范（中文或英文，原件或电子版，1份）。

2. 出口国家（地区）主管当局机构设置及人员情况（中文或英文，原件或电子版，1份）。

3. 出口国家（地区）主管当局对其推荐企业的检疫、卫生控制实际情况的评估答卷（中文或英文，原件或电子版，1份）。

4. 申请注册的"境外食品生产企业名单"（中文或英文，原件或电子版，1份）。

5. 企业注册申请书，必要时提供厂区、车间、冷库的平面图，工艺流程图等（中文或英文，原件或电子版，1份）。

6. 出口国家（地区）主管当局对其推荐的企业符合中国法律、法规要求的声明（中文或英文，原件或电子版，1份）。

（二）变更申请

1. 申请变更的"境外食品生产企业名单"（中文或英文，原件或电子版，1份）。

2. 申请变更内容与原始内容的对照，变更简要说明，变更仅限以下情形：企业名称改变、地址门牌号改变（实际经营场所未改变）、注册编号或生产产品范围出现变化。当企业车间布局、工艺流程、设施设备发生可能影响食品安全的重大改变，应当重新提出注册申请（原件或电子版，1份）。

3. 出口国家（地区）主管当局对申请变更企业符合中国法律、法规要求的声明（中文或英文，原件或电子版，1份）。

（三）延续申请

1. 申请延续注册的"境外食品生产企业名单"（原件或电子版，1份）。需在注册有效期届满前1

年向海关总署提出申请。

2. 申请延续注册的境外食品生产企业是否发生变化的说明材料（原件或电子版，1份）。有变化的，应当补充材料证明能够继续符合注册要求。

3. 出口国家（地区）主管当局对申请延续注册企业符合中国法律、法规要求的声明（中文或英文，原件或电子版，1份）。

（四）注销申请

1. 申请注销注册的"境外食品生产企业名单"（中文或英文，原件或电子版，1份）。

2. 出口国家（地区）官方出具注销申请及注销原因简要说明（原件或电子版，1份）。

（五）申请材料提交

进口食品境外生产企业申请注册，应通过其所在国家（地区）主管当局提出。

十三、办理流程

（一）许可的申请、受理、核查、决定

审核工作参照《进口食品境外生产企业注册审查工作细则》实施。

1. 申请

凡向中国输出《进口食品境外生产企业注册实施目录》所列食品的境外生产企业，应填写"进口食品境外生产企业注册申请表"（见本章附件1~10）并提交注册申请。

2. 提交

境外企业向中国申请注册，应自评本企业卫生条件是否符合中国法律法规和标准规范的有关规定，通过其所在国家（地区）主管当局向海关总署提出书面申请。

3. 受理

申请人提交书面申请材料后，海关总署进行形式审查，根据下列情况分别作出处理：

（1）申请事项依法不需要取得许可的，即时告知申请人不予受理。

（2）申请事项依法不属于本单位职权范围的，即时作出不予受理的决定，并告知申请人向有关行政机关申请。

（3）申请材料存在可以当场更正的错误的，允许申请人当场更正。

（4）申请材料不齐全或者不符合法定形式的，当场或者自收到申请材料之日起5个工作日内一次性告知申请人需要补正的全部内容。逾期不告知的，自收到申请材料之日起即为受理。

（5）申请事项属于本单位职权范围，申请材料齐全、符合法定形式，或者申请人按照本单位的要求提交全部补正申请材料的，予以受理行政许可申请。

受理申请的，反馈申请人受理通知信息。反馈信息应直接送达外国驻华使领馆等相关机构。

4. 专家评审

（1）文件审查。海关总署组织专家进行文件审查并形成书面文件审查意见，提出是否开展现场评审的建议。

（2）实地评审。根据工作需要，海关总署组成专家组进行实地评审。实地评审内容包括评估验证境外主管当局对本国食品生产企业注册监管体系、对中国法规标准的审核认证体系及申请在华注册企业推荐程序（"两体系一程序"），以及现场评审抽查有关申请在华注册企业是否符合中国相关法规标准。

（3）实地评审工作报告。专家组完成实地评审工作报告初稿，实地评审工作报告包括对输出国（地区）食品生产企业注册监管体系、对中国法规标准的审核认证体系及申请在华注册企业推荐程序（"两体系一程序"）情况，被抽查企业的卫生控制状况和存在问题，对申请在华注册企业的评审结论及企业注册条件等。

5. 审查

海关总署组织专家委员会对实地评审工作报告初稿进行评议，并确定对外反馈的实地评审工作报告初稿。

6. 准予许可注册

海关总署起草外函，向境外官方主管部门反馈实地评审工作报告初稿征求意见，若无反对意见则确认报告初稿为报告终稿。海关总署在规定时间内完成审批流程，批准符合要求的境外食品企业注册并函告境外官方主管部门，不予注册的企业情况一并告知。已批准注册的境外食品企业名单，海关总署在官方网站定期对外发布。

（二）许可的变更

已获得注册的境外食品生产企业的注册事项发生变更时，应当通过其所在国家（地区）主管当局或其他规定的方式及时向海关总署通报。

（三）许可的延续

在注册有效期届满前一年，企业通过所在国（地区）主管当局或其他规定的方式向海关总署提出延续注册申请。海关总署应当在有效期届满前作出是否准予延续的决定。

（四）许可的注销

企业通过所在国（地区）主管当局或其他规定的方式向海关总署提出注销申请，经海关总署审核后，办理注销手续。

办理流程详见图4-1。

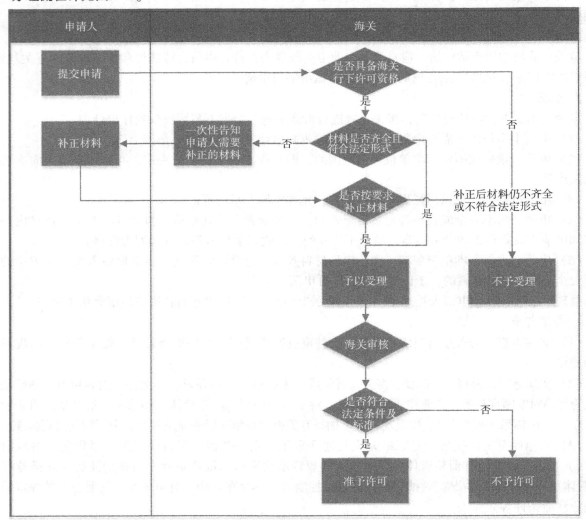

图4-1　进口食品境外生产企业注册业务流程

十四、办理形式

通过外交途径递交材料办理、网上办理。

十五、到办理现场次数

0 次。

十六、审查标准

申请材料填写准确、完整、真实、有效。

十七、通办范围

无。

十八、预约办理

否。

十九、网上支付

否。

二十、物流快递

否。

二十一、办理地点

1. 外交途径：递交申请材料至中华人民共和国海关总署，北京市建国门内大街 6 号。
2. 网上办理：http：//spj. customs. gov. cn/cifer/。

二十二、办理时间

1. 企业申请时间：网上办理，24 小时。
外交途径，法定工作日上午 9:00~12:00，下午 14:00~17:00。
2. 海关审核时间：法定工作日上午 9:00~12:00，下午 14:00~17:00。

二十三、咨询电话

12360 海关服务热线。

二十四、监督电话

12360 海关服务热线。

第二节　出口食品生产企业备案（备案）

一、事项名称

出口食品生产企业备案核准。

二、事项类型

备案管理。

三、设定及实施依据

1.《食品安全法》。

第九十九条　出口食品生产企业和出口食品原料种植、养殖场应当向国家出入境检验检疫部门备案。

2.《中华人民共和国海关实施〈中华人民共和国行政许可法〉办法》。

3.《出口食品生产企业备案管理规定》（国家质检总局令第 192 号公布，根据海关总署令第 243 号修改）。

4.《关于发布出口食品生产企业安全卫生要求和产品目录的公告》（认监委公告 2011 年第 23 号）

注：以《国务院关于在自由贸易试验区开展"证照分离"改革全覆盖试点的通知》（国发〔2019〕25 号）、《海关总署关于开展"证照分离"改革全覆盖试点的公告》（海关总署公告 2019 年 182 号）中的在全国范围内，对"出口食品生产企业备案核准"实施"审批改为备案"改革、《企管司关于报关企业注册登记和出口食品生产企业备案有关事项的通知》（企管函〔2019〕58 号）的有关精神作为实施依据。

根据 2020 年 9 月 13 日《国务院关于取消和下放一批行政许可事项的决定》（国发〔2020〕13 号），以及 2020 年 10 月 15 日《海关总署办公厅关于取消出口食品生产企业备案核准许可有关事项的通知》（署办企函〔2020〕10 号）的有关精神，本行政许可事项改为备案。

四、实施机构

各主管海关负责企业管理工作的部门。

五、法定办结时限

20 个工作日。

六、承诺办结时限

5 个工作日。

七、结果名称

出口食品生产企业备案号。

八、结果样本

"出口食品生产企业备案证明"。

九、收费标准

不收费。

十、收费依据

无。

十一、申请条件

1. 中华人民共和国境内拟从事出口的食品生产企业。

2. 应当建立和实施以危害分析和预防控制措施为核心的食品安全卫生控制体系，该体系还应当包括食品防护计划。出口食品生产企业应当保证食品安全卫生控制体系有效运行，确保出口食品生产、加工、储存过程持续符合我国相关法律法规和出口食品生产企业安全卫生要求，以及进口国（地区）相关法律法规要求。

十二、申请材料

"出口食品生产企业备案申请书"（见本章附件 11，要求填写完整，加盖公章，原件或电子版，1份）。

十三、办理流程

（一）申请备案

1. 申请人通过中国出口食品生产企业备案管理系统（http://qgs.customs.gov.cn：10080/efpe）向所在地主管海关提出申请并上传材料。

2. 主管海关对申请人提出的申请进行审核，对材料齐全、符合法定条件的，核发"出口食品生产企业备案证明"（以下简称"备案证明"）。

（二）备案变更

出口食品生产企业的名称、法定代表人，生产企业地址发生变化的，申请人应当自发生变更之日起 15 日内，通过中国出口食品生产企业备案管理系统（http://qgs.customs.gov.cn：10080/efpe）向原发证海关递交申请材料（"出口食品生产企业备案信息变更申请单"见本章附件 12），原发证海关对申请变更内容进行审核。变更申请材料齐全、证明材料真实有效的，准予变更。

（三）备案的注销

申请人需要注销备案证明的，向主管海关提出书面申请，经主管海关审核后，办理注销手续。

办理流程详见图 4-2。

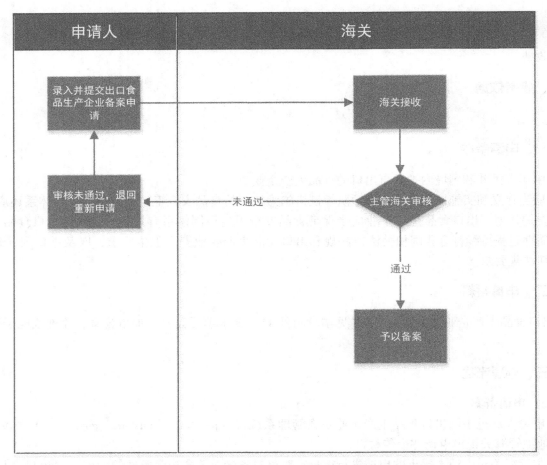

图4-2 出口食品生产企业备案核准办理业务流程

十四、办理形式

网上办理、窗口办理。

十五、到办理现场次数

网上办理0次或窗口办理1次。

十六、审查标准

申请材料填写准确、完整、真实、有效。

十七、通办范围

企业所在地主管海关。

十八、预约办理

否。

十九、网上支付

否。

二十、物流快递

否。

二十一、办理地点

网上办理："互联网+海关"一体化网上办事平台（http://online. customs. gov. cn）。
窗口办理：各主管海关业务现场，具体地址可通过主管海关网站查询。

二十二、办理时间

1. 企业在线申请时间：24 小时。
2. 各地海关窗口办理时间：海关正常工作日时间，具体时间可通过主管海关网站查询。

二十三、咨询电话

各直属海关咨询电话或 12360 海关服务热线。

二十四、监督电话

各直属海关咨询电话或 12360 海关服务热线。

第三节　出口食品生产企业对外推荐注册

一、事项名称

出口食品生产企业对外推荐注册。

二、事项类型

其他事项。

三、设定及实施依据

1.《出口食品生产企业备案管理规定》（国家质检总局令第 192 号发布，根据海关总署令第 243 号修改）。

第三十一条　出口食品生产企业需要办理国外（境外）卫生注册的，应当按照本规定取得《备案证明》，依据我国和进口国（地区）有关要求，向其所在地海关提出申请，并由海关总署统一对外推荐。

2.《出口食品生产企业申请国外卫生注册管理办法》（认监委公告 2002 年第 15 号）。

四、办理（实施）机构

各直属海关。

五、法定办结时限

在 20 个工作日内办结。专家评审所需时间不计算在内。

六、承诺办结时限

详见上一条。

七、结果名称

申请企业经评审符合要求的，直属海关上报海关总署。经海关总署复审符合要求的，统一向有关国家或地区主管当局推荐。

八、结果样本

无。

九、收费标准

不收费。

十、收费依据

无。

十一、申请条件

1. 已取得备案证明。
2. 卫生质量管理体系符合你申请卫生注册的国家或地区有关法律法规的要求。
3. 产品的质量安全卫生稳定，最近一年内未出现安全卫生质量问题。
4. 能够维护国家的声誉和企业的信誉。

十二、办理（申请）材料

1. "出口食品生产企业对国外卫生注册申请书"（见本章附件 13）。
2. "出口食品生产企业国外卫生注册推荐表"（见本章附件 14）。
3. 企业申请注册产品的 HACCP 计划书和质量体系文件。
4. 申请注册的产品信息（产品名称、工艺流程及说明、成分表）。
5. 海关依据有关法律法规要求提交的其他材料，企业位置图、厂区平面图、拟注册产品生产车间平面图、主要生产工序及关键加工设备的图片和国外主管机构要求的其他相关资料等。

上述资料以电子形式提交，均需加盖本企业公章。

十三、办理流程

办理流程详见图 4-3。

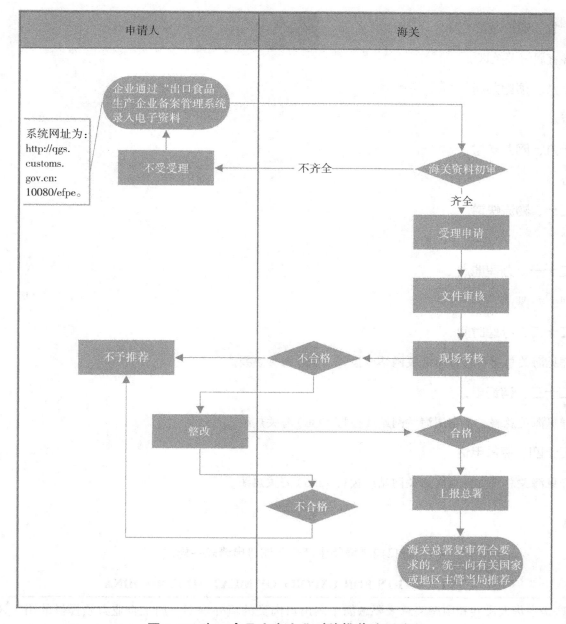

图4-3 出口食品生产企业对外推荐注册流程

十四、办理形式

网上办理。

十五、到办理现场次数

0次。

十六、审查标准

申请材料填写准确、完整、真实、有效。

十七、通办范围

各直属海关关区。

十八、预约办理

否。

十九、网上支付

否。

二十、物流快递

否。

二十一、办理地点

网上办理。

二十二、办理时间

详见海关总署、各直属海关网站或拨打 12360 海关热线。

二十三、咨询电话

详见海关总署、各直属海关网站或拨打 12360 海关热线。

二十四、监督电话

详见海关总署、各直属海关网站或拨打 12360 海关热线。

附件1

进口肉类境外生产企业注册申请表—样式

APPLICATION FOR EXPORT OF MEAT TO P. R. CHINA

> 这是中华人民共和国海关总署要求向中国出口肉类的境外屠宰、加工企业必须提供的用于评估和注册的申请，请用中文或英文提交，申请资料内容要求完整，以避免导致申请过程的延误。并请提供其他任何支持本申请表的资料。
>
> NOTE：This application on foreign slaughterhouse and/or meat processing establishment is required by "General Administration of Customs of the People's Republic of China（GACC）" for evaluation and registration to export meat and meat products to China. All information must be submitted in Chinese or English. Complete Information must be provided in the information as inadequate/incomplete submission will result in delays. Please provide any additional information to support your application.

1. 企业基本情况 Particulars of Establishment

1.1 企业名称 Name of Establishment：

1.2 地址 Address：

1.3 企业注册编号 Registration Number：

1.4 联系人姓名/职务 Contact Name/title：

1.4.1　联系人电话/传真（请注明国家/地区代码及区域码）或者手机 Contact Telephone/Fax（Include Area/Country/Region Code）or Cell Phone：

1.4.2　联系人电子邮件信箱 Contact E-mail：

1.5　注册批准机构 Approval Authority：

1.6　建厂日期 Year Constructed：

1.7　总占地面积 Total Land Area：

1.7.1　总建筑面积 Total Built-in Area：

1.8　加工产品种类 Types of Products Manufactured：

1.9　拟出口到中国的产品名称（附成品的标签或照片）Products Intended for export to China（attach the labels or photos of finished products）：

1.10　畜/禽/其他动物的来源 Source of livestock/poultry/other animals：

1.10.1　屠宰加工畜/禽/其他动物来自的省份/地区 List provinces/districts from which the livestock/poultry/other Animals are obtained for slaughter/processing：

1.10.2　送宰畜/禽是否随附有检疫证书（如有，请附样本复印件）Whether the livestock/poultry are companied with the quarantine certificate（if have, attached a copy of the sample）：

1.10.3　是公司自有农场还是合同农场 Whether company's farms or contract farms：

1.11　列出已批准本企业出口的国家、注册日期、注册产品的类别、首次出口年份和最近出口日期，并随附最近一次出口至各国家的兽医卫生证书复印件 List the names of countries approving the establishment to export, dates of approval, and types of products approved, year of first export, dates of most recent export. Attach copy of veterinary health certificate that accompanied the latest shipment to each country.

2. 企业位置和布局　Location and Layout of Establishment

2.1　描述企业所处的地区（例如：市区、郊区、工业、农业和居民区），并需标明企业周围环境 Description of the area where establishment is located（e.g. downtown, suburb, industrial, agricultural, residential, etc.）and showing clearly the surrounding where the establishment is located：

2.2　企业布局平面图（标示出不同的操作区域包括重要的设备设施，并用彩色箭头标示出人流和物流）Layout Plan of Establishment：（Attach layout plan showing properly rooms for different operations, including the important equipment/facilities and the personnel and process/product flow must be in color indicated by arrows）

2.3　车间设计和使用的建筑材料 Materials Used & Design：

2.3.1　地面 Floor：

2.3.2　墙壁 Walls：

2.3.3　天花板和上部结构 Ceiling & Superstructure：

2.3.4　照明 Lighting：

2.3.5　通风系统 Ventilation System：

2.3.6　进入屠宰/加工车间或区域的鞋靴清洗设施 Footbaths for entrance into slaughter/processing rooms/areas：

3. 水/冰的供给 Water Supply/Ice

3.1　水源 Source of water：

3.2　加氯处理（是/否）Chlorination：（Yes/No）（如果是，说明加入多少 ppm）If yes, state level in ppm：

3.3　细菌学检查 Bacteriological examination

3.3.1　检查项目和方法 Item and Method：

3.3.2　频率 Frequency：

3.3.3 有无记录：有/无 Records available：（Yes/No）

3.4 车间是否有制冰机：有/无 Ice making machine available in premises：（Yes/No）

3.4.1 如果有，机器的制冰能力 If yes, capacity of machine：

3.4.2 冰的储藏和容量 Ice storage and capacity：

4. 人力资源 Manpower

4.1 员工情况（列明企业的专业技术人员、一般工人等的数目、资格）Staff Information（List the number, qualifications of technical, general workers, etc, employed by establishment）：

4.2 健康检查和健康史 Medical Examination and History：

4.2.1 雇用前员工是否进行体检并证明适合在食品加工企业工作 Are employees medically examined and certified fit to work in a food preparation establishment prior to employment：（Yes/No）

4.2.2 工人是否每年体检及保存记录的情况 Annual Health Check and Records for Workers：（Yes/No）

4.3 驻厂官方兽医和官方检验员人数 Number of official Vets and official inspector：

4.4 作服的清洗（在工厂内或由合同点）Laundry（in-plant or by contract）：

5. 屠宰分割车间 Slaughtering and Boning /Cutting Premises

5.1 设备 Equipment

附所用主要设备清单（型号、品牌和制造商）Attach list of equipment（types, brand and manufacturer）used.

5.2 简要描述屠宰程序（附工艺流程图）及屠宰线速度：Brief description of slaughtering processing（attach process flowcharts）and slaughtering line speed：

5.3 食品安全控制程序 Food Safety Programs

5.3.1 是否基于或等同于 HACCP 体系：（是/否；如果是，请附 HACCP 计划）Whether based on HACCP system or equivalent：（Yes/No; if yes, attach the HACCP plan）

5.3.2 说明在企业内部检验还是由具有相应资格的社会实验室进行检验。如果是在企业内部检验，列明检测设施和检测项目（附实验室手册复印件）State whether testing done in the plant or provided by an external accredited laboratory. If in the plant, list facilities and tests（attach a copy of manual）.

5.3.3 采样和检测程序 Sampling and testing procedures：

5.3.4 原料和产品检测的判定标准 Criteria for rejection/acceptance of products/raw materials testing：

5.4 简要描述产品追溯和召回体系 Brief description of products traceability and recall system：

5.5 卫生标准操作程序 Sanitation Standards Operating Procedures（SSOP）

5.5.1 简要描述 Brief description：

5.5.2 实施和维持 SSOP 活动的人员名单和职务 Name and designation of individuals implementing and maintaining SSOP activities：

5.5.3 提供屠宰分割所用的 SSOP 手册的复印件 Attach copy of the SSOP manual used for slaughtering and cutting：

5.6 日加工能力 Daily Throughput

5.6.1 每天几班 Number of shifts：

5.6.2 每班的屠宰能力 Slaughter capacity（tones）per shift：

5.6.3 每星期工作天数 Number of working days per week：

5.7 年屠宰能力（吨）Total annual slaughter capacity（tons）：

5.8 肉类检验 Meat Inspection

5.8.1 是由官方兽医检验还是由企业的质量控制人员检验 By government inspectors or company's QC staff：

5.8.2　检验员总数、资格和培训情况 Total number of inspectors，qualification and training：

5.8.3　每班检验员的数量 Number of inspectors per shift：

5.8.4　检验程序（附检验手册复印件）Inspection procedures（attach a copy of the inspection manual）：

5.8.5　胴体/肉类拒绝或接受的判定标准（附最近的不合格情况记录复印件）Criteria for rejection/acceptance of animal body/section：（attach a copy of the latest condemnation record）：

5.9　去骨/分割车间 Boning /Cutting Room

5.9.1　温度控制特点（说明多少度）Temperature control features（state temperature）：

5.9.2　去骨/分割能力 Boning /Cutting production capacity：

5.10　简述胴体/肉类冷却程序 Brief description of cooling procedures of animal body/section：

5.11　可食性副产品处理 Edible Offal Handling

5.11.1　简要描述可食性副产品处理程序（附工艺流程图）Brief description of edible offal handling（attach process flowcharts）：

5.11.2　可食性副产品车间数量及面积 quantity of offal handling rooms and theirs area：

5.11.3　可食性副产品处理能力 edible offal handling capacity：

5.11.4　可食性副产品车间温度控制特点（说明多少度）Temperature control features in the offal handling rooms（state temperature）：

5.11.5　提供可食性副产品处理所用的 SSOP 手册的复印件 Attach copy of the SSOP manual used for edible offal handling：

5.11.6　可食性副产品拒绝或接受的判定标准（附最近的不合格情况记录复印件）Criteria for rejection/acceptance of edible offal：（attach a copy of the latest condemnation record）：

6. 肉制品加工车间 Meat Product Processing Premises

6.1　肉的来源 Source of meat

列明用于肉制品加工的原料肉来自的国家、企业及其注册编号 List countries and Registration No. of plants where meat is obtained for processing：

6.2　加工类型（如：香肠，即食肉制品，罐头等）Type of Processing：（e. g. sausages，ready-to-eat，canning，etc）

6.3　加工程序 Processing Procedures

6.3.1　拟出口到中国的每种类型产品的加工流程图，包括关键控制点 Attach process flowcharts for each type of product for export to China showing clearly the critical control points（CCP's）．

6.3.2　简述出口到中国的每种产品的加工方式（包括肉制品/罐头产品加工的时间和温度）Brief description for processing methods of every product planned to export to China，including time and temperature of meat product processing /canning：

6.3.3　列出拟出口到中国的每种产品的成分和原料 List ingredients and composition of each product for export to CHINA：

6.4　食品安全控制程序 Food Safety Programs

6.4.1　是否基于或等同于 HACCP 体系：是/否（如果是，请附 HACCP 计划）Whether based on HACCP system or equivalent：（Yes/No；If yes，attach the HACCP plan）

6.4.2　说明在企业内部检验还是由具有相应资格的社会实验室进行检验。如果是在企业内部检验，列明检测设施和检测项目（附实验室手册复印件）．State whether testing done in the plant or provided by an external accredited laboratory. If in the plant，list facilities and tests（attach a copy of manual）：

6.4.3　采样和检测程序 Sampling and testing procedures：

6.4.4　原料和产品检测的判定标准 Criteria for rejection/acceptance of products/raw materials testing：

6.5 简要描述产品追溯和召回体系 Brief description products traceability and recall system：

6.6 卫生标准操作程序 Sanitation Standards Operating Procedures（SSOP）

6.6.1 简要描述 Brief description：

6.6.2 实施和维持 SSOP 活动的人员名单和职务 Name and designation of individuals implementing and maintaining SSOP activities：

6.6.3 提供肉制品加工（包括罐头）所用的 SSOP 手册的复印件．Attach copy of the SSOP manual used for the meat products processing／canning．

6.7 日加工量 Daily Throughput：

6.7.1 每天几班 Number of shifts：

6.7.2 每班的生产能力（吨）Production capacity（tones）per shift：

6.7.3 每星期工作天数 Number of working days per week：

6.8 每种产品的年生产能力（吨）Total annual production capacity（tons）of each product：

7. 储藏设施 Storage Facilities

7.1 包装材料/罐装物料贮存间：有/无 Packing materials storage room：（Yes/No）

7.2 干配料储存间：有/无 Dry ingredients storage room：（Yes/No）

7.3 化学物质、消毒剂和其他清洁剂储存间：有/无（附最近使用情况记录复印件）Chemicals, disinfectants and other cleaning agents storage room：（Yes/No；if yes，attach copies of the latest records）

8. 冷却库/速冻库/冷藏库数量、类型（静冷、风冷等/氨制冷或氟里昂制冷）和容量 Numbers, type（static，air blast etc/ammonia or freon），capacity of chillers/deep freezers/cold storage：

9. 废物处理和排放 Waste Treatment/Disposal

9.1 非食用/不合格产品处理程序 Procedures for treatment of inedible/unqualified products：

9.2 废物处理排放程序 Procedure of waste treatment/disposal：

9.3 污水处理方法和日处理能力 Procedure of effluent treatment/disposal and daily treatment/disposal capability：

9.4 虫害控制 Pest control system：

虫害控制系统的简介（随附虫害控制点的平面图以及最近虫害控制记录复印件）Brief description on the pest control system implemented.（Attach copy of layout map of pest control points and latest copy of pest control records）

10. 福利/卫生设施 Welfare/Washing facilities

10.1 职工餐厅、更衣室、更衣柜、淋浴设施：有/无 Staff canteen（s），Changing rooms，Lockers，Shower facilities：（Yes/No）

10.2 洗手消毒设施和厕所冲水设施：有/无 Hands-free operated features for taps and toilet flush and washing and disinfecting hands facilities：（Yes/No）

11. 企业有关照片、录像（CD）、宣传画册、年度报告以及相关材料（可与该申请一起提供）： Photographs，video（in CD form），brochures，annual reports and other relevant information of the establishment（to submit together with this application）：

12. 企业声明 Declaration by Establishment

声明上述情况真实无误

I HEREBY DECLARE THAT THE INFORMATION GIVEN ABOVE IS TRUE AND CORRECT.

提交人姓名和职务

Name and designation of person who submitted above information

---

法人签名和公司盖章	日期
Signature of the owner and Company Stamp	Date

13. 兽医主管当局确认 Verification by Veterinary Authority

经审核确认，兹证明该公司提供的上述材料真实，无误。

I HAVE VERIFIED THE ABOVE INFORMATION GIVEN BY THE COMPANY AND CERTIFIED IT IS TRUE AND CORRECT.

主管兽医姓名和职务

Name and designation of veterinarian who verified above information

---

主管兽医签名和主管当局盖章（日期）

Signature and official stamp of veterinary authority（Date）

填表说明

一、申请单位填报《进口肉类境外生产企业注册申请表》，应用中文或英文填写，文字简练、表述清楚。

二、递交《进口肉类境外生产企业注册申请表》时，应按项目要求提供相关附件，例如：

1. 场区平面图；

2. 场区照片（场区大门口、场区全貌）；

3. 拟出口到中国的产品名称，成品的标签或照片；

4. 企业危害分析及关键控制点（HACCP）计划表、危害分析工作单；

5. 肉类及可食性副产品加工处理工艺流程图等。

附件2

进口婴幼儿配方乳品（配方乳粉和配方液态乳）
境外生产企业注册申请表—样式

> 这是中华人民共和国海关总署要求向中国输出婴幼儿配方乳品（配方乳品和配方液态乳）的国外生产企业必须提供的用于评估和注册的申请表，请用中文或英文提交。申请资料内容应当真实、准确，用以避免误导和延误。请一并提供其他任何支持本申请表的资料。
>
> NOTE：This application, required GACC, is for evaluation and registration of the foreign enterprises who apply to export infant formula dairy products（formula powdered milk and formula liquid milk）. All information must be submitted in Chinese or English. Application data content should be true and accurate to avoid misleading and delays. Please provide any additional information to support your application.

第一部分　企业基本情况

A. 基础信息

1. 生产企业

注册名称（实际生产单位）：

注册地址（实际生产地址）：

注册编号（如适用）：

2. 联系人：

电话：

传真：

E-mail：

3. 注册（批准）机构：

4. 如企业实际生产地址与企业营业执照信息不一致时，请提供对向中国输出的产品应承担相关责任的生产商名称、地址、电话、传真和电子邮件等联系方式，说明对拟输出到中国的产品应承担相关责任的生产商与实际生产企业的关系。

5. 建厂日期：

6. 总占地面积：

7. 总建筑面积：

8. 请以附件形式提供车间布局图、清洁区划分图以及人流、物流图。

9. 拟输出到中国的产品名称：

序号	产品种类①	适用年龄段②	包装形式③	注册商标④

①产品种类：按照"婴幼儿配方乳粉""婴幼儿配方液态乳"填写；

②适用年龄段：例如填写 0~6 月龄等；

③包装形式：例如填写纸盒带内包装，铁罐带内包装，铁罐无内包装等（需详细说明内外包装形式）

④注册商标：请填写经主管部门核准注册的商标

10. 婴幼儿配方乳品成品最近 2 年实际生产量（吨/年）。

B. 生产信息

1. 请选择产品的生产工艺，并请以附件形式提供清晰的加工工艺流程图：

□湿法生产工艺

□干法生产工艺

□干湿混合生产工艺

湿法、干法和干湿混合生产工艺定义，可参见国际食品法典委员会《婴幼儿配方乳粉卫生操作规范（CAC/RCP66-2008）》。

2. 生产能力及设备

（1）列明用于生产的主要设备、数量、设计生产能力；

（2）每班次生产能力（吨），每天班次数量及年均工作日数量；

3. 卫生质量管理体系

□已建立并实施危害分析与关键控制点（HACCP）体系，请提供危害分析工作单及 HACCP 计划表。通过具有资质的第三方机构认证并取得 HACCP 认证证书的，请提供认证证书及第三方机构资质等证明文件。

□已建立并实施食品安全管理体系（ISO22000 或其他等效卫生质量管理体系），请提供 HACCP 计划及其前提条件。通过具有资质的第三方机构认证并取得相应认证证书的，请提供认证证书及第三方机构资质等证明文件。

□未实施，请提供危害来源分析及相应预防控制措施。

4. 请说明不同批号、配方和品种的产品生产之间是否有隔离和清洗（或清洁）措施：

□是，请以附件形式提供证明；

□否。

5. 请以附件形式提供沙门氏菌、阪崎肠杆菌和其他肠杆菌的环境监控计划和清洁作业区空气洁净度检测计划，以及最近 2 次的检测报告。

6. 企业加工车间是否存在自动阀阵？（适用时）

□不存在；

□存在，请提供以下信息。

企业生产过程存在 CIP 清洗的，请提供主要生产设备 CIP 清洗信息：

序号 Item	生产设备名称 Manufacture equipment	清洗剂化学名 Chemical name of the cleaner	温度、浓度、时间、流量 Temperature, concentration, time, flux	清洗效果检查方式 Cleaning effect validation way

企业生产过程存在手工清洗设备及部件的，请提供以下信息：

序号 Item	生产设备名称 Manufacture equipment	清洗剂化学名 Chemical name of the cleaner	温度、浓度、时间、流量 Temperature, concentration, time, flux	清洗效果检查方式 Cleaningeffect validation way

7. 请以附件形式列明企业使用的于生产作业区域的消毒剂、清洗剂等化学品名称。

8. 水/冰/蒸汽的供给（适用时）

（1）水源

□公共用水；

□企业自有水源：自有水源是否对水进行消毒处理，如是，请说明处理方式及监控限值。

□臭氧处理

□加氯处理

□其他

（2）请提供供水、排水图，体现水的流向。

（3）请以附件形式提供生产用水以及与食品直接接触的冰/蒸汽（适用时）的监控计划，包括细菌学检查的项目、方法、频率和最近 2 次的检测报告。

C. 原料信息

1. 企业生产婴幼儿配方乳品所使用的原料是：

（1）□生乳

①生乳入厂验收标准（包括指标、限量、验收要求等）；

②奶源类型：

□企业自有产权的奶源；

□企业所属集团母公司拥有产权的奶源，并按所在国家（地区）相关规定要求实施管理；

□通过合作社形式拥有企业的养殖场奶源

□经企业或具有相应资质的机构评估合格，按所在国家（地区）相关规定要求实施管理，与企业签订三年或三年以上奶源供给合同的奶源。

□其他奶源

③奶源生乳年产量（吨）：____；年供应量（吨）：____。

（2）□乳制品〈全脂乳（粉）、脱脂乳（粉）、乳清（粉）等〉

①原料入厂验收标准（包括指标、限量、验收要求）；

②原料来源：

□本国采购；

□非本国采购，请提供来源国别。

2. 请简要描述企业对原料供应方的审核制度。

D. 产品追溯及召回

1. 产品包装上是否印有用于追溯的标识、标志或编号等：

□有；请说明用于追溯的标识、标志或编号的含义，在包装上的印刷位置，消费者如何使用该标识、标志或编号等；

□没有。

2. 企业是否建立了产品召回制度？请以附件形式提供产品召回制度简介。

E. 产品检测

1. 企业成品出厂检测的实验室：

□官方检测机构

实验室名称：

□第三方检测机构

实验室名称：

□企业自有实验室

请以附件形式提供实验室检测能力证明文件或资质信息。

2. 请以附件形式提供企业原料、半成品、成品不合格的处置程序。

F. 企业位置和厂区环境

1. 请描述企业的位置，是否位于工业、农业或居住区？是否远离畜禽饲养场、精炼厂、城市垃圾、化学工厂和污水处理厂所带来气味、烟尘等污染？（以附件形式附上企业位置图，以便能够清楚体现厂区周边的环境）

2. 请以附件形式提供虫鼠害控制图。

G. 企业声明

1. 本企业声明，本企业及本企业向中国输出的婴幼儿配方乳品营养成分和添加物质能够符合中国相关法律法规及食品安全标准要求。

2. 上述填写信息及所提交的附加材料真实无误。

法人代表姓名和职务

法人代表签名和公司盖章 日期

H. 主管当局确认

经审核确认，兹证明该企业提供的上述材料真实无误。

负责人姓名及职务

负责人签字及主管当局盖章（日期）

第二部分　企业向中国输出的情况

A. 请详细描述生产商、出口商、进口商、向中国输出产品的商标持有人以及向中国输出产品的配方责任方相互之间的关系。

B. 进口信息

1. 进口商信息

名称：

地址：

电话：

传真：

E-mail：

联系人：

2. 请以附件形式列出拟输出到中国的所有产品的商标图样，说明向中国输出产品的商标持有人、商标注册国及核准注册的主管部门，并提供相应证明材料。

3. 请以附件形式列出输出到中国的所有产品配料（配方）信息（只按照添加量由多到少列出所有配料名称）。

4. 输出到中国的产品包装上是否印有用于追溯的标识、标志或编号等：

□有；请说明用于追溯的标识、标志或编号的含义，在包装上的印刷位置，消费者如何使用该标识、标志或编号等；

□没有。

5. 对向中国输出的婴幼儿配方乳粉，企业是否自建或委托设立能够受理中文投诉的投诉处理平台及产品信息的查询系统。

□自建；

□委托。

请简要介绍如何使消费者了解已设立的投诉平台和产品查询系统。请举例说明当消费者进行中文投诉时的处理流程，以及产品信息查询系统的使用方法。

6. 对向中国输出的婴幼儿配方乳品，请提供负责按照中国法规标准要求召回中国境内相应问题产品的进口商或企业驻华代表机构等的独立法人资格证明、营业执照、法人代表或授权负责人的身份证明和联系方式等。

C. 出口信息

1. 出口商信息

名称：

地址：

电话：

传真：

E-mail：

联系人：

2. 产品信息

请以列表形式，描述近2年向中国输出产品的历史。

序号	产品种类①	适用年龄段②	注册商标	数量（吨）	首次出口日期（如适用）

①产品种类：按照"婴幼儿配方乳粉""婴幼儿配方液态乳"填写；

②适用年龄段：例如填写0~6月龄等。

附件3

申请在华注册的乳品（婴幼儿配方乳品除外）生产企业名单—样式

国家（地区）：

注册编号	企业名称	注册地址	市/县	州/省/区	企业类型	产品	备注

日期：   官方印章：

备注：

牛奶（bovine dairy）

羊奶（ewe's wilk）

野牛，水牛及牦牛等（bovinae）

注册产品品种：

巴氏杀菌乳 pasteurized milk

灭菌乳 sterilized milk

调制乳 modified milk

其他消毒乳 other disinfection milk

发酵乳 fermented milk

发酵风味乳 flavored fermented milk

乳粉 milk powder

全脂乳粉 whole milk powder

部分脱脂乳粉 partly skimmed milk powder

全脂加糖乳粉 sweetened milk powder

脱脂乳粉 skimmed milk powder

调味乳粉 flavoured milk powder

配方乳粉 formula milk powder

营养强化配方乳粉 fortified formula milk powder

其他乳粉 other milk powder

黄油 butter

稀奶油 cream

其他奶油 other milkfat

炼乳 condensed milk

加糖炼乳 sweetened condensed milk

无糖炼乳 evaporated milk

其他炼乳 other condensed milk

干酪 cheese

硬质干酪 hard cheese

其他奶酪 other cheese

脱盐乳清粉 demineralized whey powder

乳清粉 whey powder

乳清浓缩蛋白粉 whey protein concentrate

其他乳清粉 other whey powder

其他乳与乳制品 other milk and milk product

附件4

申请在华注册境外水产品生产企业名单—样式

国家（地区）：

申请在华注册境外水产品生产企业名单						
注册号	企业名称	注册地址	市/县	州/省/区	企业类型	备注

日期：   官方印章：

企业类型：PP-加工企业；ZV-捕捞、运输船；FV-加工船；CS-独立冷库。

备注：A-注册产品包含养殖水产品；BMS-注册产品包含双壳贝类。

附件5

以进口水产品境外生产企业注册申请为例，填写示范

一、进口水产品境外生产企业注册申请—官方符合性声明样式

海关总署：

*国 *部/局（主管机构名称）谨以此函更新 *国（出口国国家或地区名称）在中国注册的水产

企业名单，其中：

新申请注册企业 5 家

变更注册信息企业 2 家

取消注册企业 1 家

新申请企业均能够符合中国和 * 国（出口国国家或地区名称）相关卫生要求，请更新名单。

感谢合作。

出口国或地区主管机构名称及签章：机构名称加盖章

日期：* 年 * 月 * 日

二、申请注册的水产品生产企业名单—示例

国家（地区）：

申请在华注册的水产品生产企业名单						
注册编号	企业名称	注册地址	市/县	州/省/区	企业类型	备注
1100	ABC	Abc Street	City D	State E	PP/ZV/FV/CS	A/BMS

日期：* 年 * 月 * 日　　　　　官方印章：

企业类型：PP-加工企业；ZV-捕捞、运输船；FV-加工船；CS-独立冷库。

备注：A-注册产品包含养殖水产品；BMS-注册产品包含双壳贝类。

三、申请变更在华注册信息的水产品生产企业名单—示例

国家（地区）：* 国

申请变更在华注册信息的水产品生产企业名单						
原注册信息：						
注册编号	企业名称	注册地址	市（县）	州（省）	企业类型	备注
1100	ABC	Abc Street	City D	State E	PP	
现注册信息：						
注册编号	企业名称	注册地址	市（县）	州（省）	企业类型	备注
1100	XYZ	Abc Street	City D	State E	PP	

日期：* 年 * 月 * 日　　　　　官方印章：

企业类型：PP-加工企业；ZV-捕捞、运输船；FV-加工船；CS-独立冷库。

备注：A-注册产品包含养殖水产品；BMS-注册产品包含双壳贝类。

四、注销注册的水产品生产企业名单—示例

国家（地区）：* 国

注销注册的水产品生产企业名单						
注册编号	企业名称	注册地址	市（县）	州（省）	企业类型	备注
1100	XYZ	Xyz Street	City Z	State Z	PP	

日期：* 年 * 月 * 日　　　　　官方印章：

企业类型：PP-加工企业；ZV-捕捞、运输船；FV-加工船；CS-独立冷库。

备注：A-注册产品包含养殖水产品；BMS-注册产品包含双壳贝类。

附件 6

常见错误示例

一、提交注册申请材料或附件非英文或中文。

二、文件格式有误，无法打开。

三、申请材料中需企业所在地主管机构签字盖章处空缺。

四、申请表必要部分填写不完全。

五、申请表附件材料不全或与申请表内容描述不对应，不能作证申请表内容有效性。

六、申请表和附件材料中存在明显不符合中国法规的描述。

七、申请表中未列明企业所要申请的产品信息。

八、所提供的申请材料相互矛盾。

常见问题解答

一、如何申请境外生产企业在华注册？如何收费？

根据《进口食品境外生产企业注册管理规定》（国家质检总局令 2012 年第 145 号），进口食品境外生产企业申请注册，应通过其所在国家（地区）主管当局向海关总署提交，并提交符合规定条件的证明性文件以及相关企业注册申请材料，提交的有关材料应当为中文或者英文文本。

境外生产企业申请注册不收费。

二、哪些产品的境外生产企业需要在华注册？

根据《进口食品境外生产企业注册实施目录》（国家质检总局令 2015 年第 152 号），目前肉类、水产品、乳制品、燕窝等四类进口食品境外生产企业需获注册后，其产品方可进口至中国。相关通知公告见第一部分第三章第一节。

三、已在华注册的境外生产企业如何变更名址信息？

已在华注册的境外生产企业名称发生变更时，应由出口国主管机构向海关总署提出其生产企业变更信息的正式书面申请以及新信息企业名单。已在华注册的境外生产企业实际物理地址不发生变动，但由于区域规划等原因街道名称或所属省市发生变更时，应由出口国主管机构向海关总署提出变更信息的正式书面申请以及企业新信息，并注明地址变更原因；已在华注册的境外生产企业实际物理地址发生变动，卫生控制体系发生变化时，则应由出口国主管机构向海关总署提出注销原有企业，申请新企业在华注册，并提交正式书面申请以及新企业名单。

附件 7

中华人民共和国海关行政审批受理单进口食品境外生产企业注册（26014 子项 1）

受理单号（行政审批编号）：

具体申请事项名称	进口食品境外生产企业注册——首次申请	
申请人信息	名称	
	通讯地址	
联系人信息	姓名	
	联系电话	

受理机构	
受理依据	《中华人民共和国食品安全法》 《中华人民共和国食品安全法实施条例》 《中华人民共和国海关实施〈中华人民共和国行政许可法〉办法》（海关总署令第 117 号公布，根据海关总署令第 218 号修改） 四、《进口食品境外生产企业注册管理规定》（原国家质量监督检验检疫总局令第 145 号公布，根据海关总署令第 243 号附件 36 修改）

申请材料清单	已提交材料打"√"	申请材料特别要求
一、出口国家（地区）相关的动植物疫情、兽医卫生、公共卫生、植物保护、农药兽药残留的基本状况报告，食品生产企业注册管理和企业卫生规范要求等方面的法律法规和标准规范		申请材料需提供中英文版本
二、出口国家（地区）主管当局机构设置及人员情况		
三、出口国家（地区）主管当局对其推荐企业的检疫、卫生控制实际情况的评估答卷		
四、申请注册的境外食品生产企业名单，名单包括企业名称、地址、官方主管部门批准编号，企业类型，拟出口产品		
五、企业注册申请书，必要时提供厂区、车间、冷库的平面图，工艺流程图等		
六、出口国家（地区）主管当局对其推荐的企业符合中国法律、法规要求的声明		

法定办结时限	海关总署自受理之日起 20 个工作日内作出决定；不能作出决定的，经本海关负责人批准，可以延长 10 个工作日。
承诺办结时限	同法定办结时限
依照法律法规不纳入办结时限的情形和所需时限	无
办理进程查询方式	一、本受理单所列海关联系电话。 二、通过海关行政审批网上办理平台提出申请的，可以在该平台自助查询。 三、受理海关指定的其他方式：

收费状况	不收费	批准文书发放方式	□自取　□邮寄（由收件方支付邮费）
受理工作人员		海关联系电话	

备注	一、申请材料不齐全或者不符合法定形式，需要补正的，海关将当场或者在五个工作日内一次性书面告知需要补正的全部内容。受理之日为海关收到全部补正申请材料之日。 二、本受理单一式三联，一联当场交给申请人，一联供审批部门掌握办理进度，一联提供给部门监督机构备查。

（申请人）签名或盖章　　　　　　　　　　　　（受理海关）盖章

签收时间：　　　年　　月　　日　　　受理时间：　　　年　　月　　日

附件8

中华人民共和国海关行政审批受理单进口食品境外生产企业注册（26014 子项 1）

受理单号（行政审批编号）：

具体申请事项名称		进口食品境外生产企业注册—变更申请
申请人信息	名称	
	通讯地址	
联系人信息	姓名	
	联系电话	
受理机构		
受理依据		一、《中华人民共和国食品安全法》 二、《中华人民共和国食品安全法实施条例》 三、《中华人民共和国海关实施〈中华人民共和国行政许可法〉办法》（海关总署令第 117 号公布，根据海关总署令第 218 号修改） 四、《进口食品境外生产企业注册管理规定》（原国家质量监督检验检疫总局令第 145 号公布，根据海关总署署令第 243 号附件 36 修改）

申请材料清单	已提交材料打"√"	申请材料特别要求
一、出口国官方出具的变更证明性材料，对申请变更企业符合中国法律、法规要求的声明		申请材料需提供中英文版本
二、申请变更的境外食品生产企业名单		
三、申请变更内容与原始内容的对照		

法定办结时限	海关总署自受理之日起 20 个工作日内作出决定；不能作出决定的，经本海关负责人批准，可以延长 10 个工作日。		
承诺办结时限	同法定办结时限		
依照法律法规不纳入办结时限的情形和所需时限	无		
办理进程查询方式	一、本受理单所列海关联系电话。 二、通过海关行政审批网上办理平台提出申请的，可以在该平台自助查询。 三、受理海关指定的其他方式：		
收费状况	不收费	批准文书发放方式	□自取　□邮寄（由收件方支付邮费）
受理工作人员		海关联系电话	
备注	一、申请材料不齐全或者不符合法定形式，需要补正的，海关将当场或者在五个工作日内一次性书面告知需要补正的全部内容。受理之日为海关收到全部补正申请材料之日。 二、本受理单一式三联，一联当场交给申请人，一联供审批部门掌握办理进度，一联提供给部门监督机构备查。		

（申请人）签名或盖章 　　　　　　　　　　　（受理海关）盖章

签收时间：　　年　　月　　日　　受理时间：　　年　　月　　日

附件9

中华人民共和国海关行政审批受理单进口食品境外生产企业注册（26014子项1）

受理单号（行政审批编号）：

具体申请事项名称		进口食品境外生产企业注册——延续申请		
申请人信息	名称			
	通讯地址			
联系人信息	姓名			
	联系电话			
受理机构				
受理依据	一、《中华人民共和国食品安全法》 二、《中华人民共和国食品安全法实施条例》 三、《中华人民共和国海关实施〈中华人民共和国行政许可法〉办法》（海关总署令第117号公布，根据海关总署令第218号修改） 四、《进口食品境外生产企业注册管理规定》（国家质量监督检验检疫总局令第145号公布，根据海关总署署令第243号附件36修改）			
申请材料清单			已提交材料打"√"	申请材料特别要求
一、申请延续注册的境外食品生产企业名单。（需在注册有效期届满前1年向海关总署书面提出申请）。				
二、申请延续注册的境外食品生产企业是否发生变化的说明材料（有变化的，应当补充相关材料证明能够继续符合注册要求）。				申请材料需提供中英文版本
三、出口国官方出具的申请延续注册企业符合中国法律、法规要求的声明				
法定办结时限	海关总署自受理之日起20个工作日内作出决定；不能作出决定的，经本海关负责人批准，可以延长10个工作日。同时，海关总署应当在有效期届满前作出是否准予延续的决定。			
承诺办结时限	同法定办结时限			
依照法律法规不纳入办结时限的情形和所需时限	无			
办理进程查询方式	一、本受理单所列海关联系电话。 二、通过海关行政审批网上办理平台提出申请的，可以在该平台自助查询。 三、受理海关指定的其他方式：			
收费状况	不收费	批准文书发放方式	□自取 □邮寄（由收件方支付邮费）	
受理工作人员		海关联系电话		
备注	一、申请材料不齐全或者不符合法定形式，需要补正的，海关将当场或者在五个工作日内一次性书面告知需要补正的全部内容。受理之日为海关收到全部补正申请材料之日。 二、本受理单一式三联，一联当场交给申请人，一联供审批部门掌握办理进度，一联提供给部门监督机构备查。			

（申请人）签名或盖章　　　　　　　　　　　（受理海关）盖章

签收时间：　　年　　月　　日　　受理时间：　　年　　月　　日

附件 10

中华人民共和国海关行政审批受理单进口食品境外生产企业注册（26014 子项 1）

受理单号（行政审批编号）：

具体申请事项名称		进口食品境外生产企业注册注册——注销申请		
申请人信息	名称			
	通讯地址			
联系人信息	姓名			
	联系电话			
受理机构				
受理依据	一、《中华人民共和国食品安全法》 二、《中华人民共和国食品安全法实施条例》 三、《中华人民共和国海关实施〈中华人民共和国行政许可法〉办法》（海关总署令第 117 号公布，根据海关总署令第 218 号修改） 四、《进口食品境外生产企业注册管理规定》（国家质量监督检验检疫总局令第 145 号公布，根据海关总署署令第 243 号附件 36 修改）			
申请材料清单			已提交材料打"√"	申请材料特别要求
一、出口国家（地区）官方出具注销申请及注销原因简要说明				申请材料需提供中英文版本
二、申请注销注册的境外食品生产企业名单				
法定办结时限	海关总署自受理之日起 20 个工作日内作出决定；不能作出决定的，经本海关负责人批准，可以延长 10 个工作日。			
承诺办结时限	同法定办结时限			
依照法律法规不纳入办结时限的情形和所需时限	无			
办理进程查询方式	一、本受理单所列海关联系电话。 二、通过海关行政审批网上办理平台提出申请的，可以在该平台自助查询。 三、受理海关指定的其他方式：			
收费状况	不收费	批准文书发放方式	□自取　□邮寄（由收件方支付邮费）	
受理工作人员		海关联系电话		
备注	一、申请材料不齐全或者不符合法定形式，需要补正的，海关将当场或者在五个工作日内一次性书面告知需要补正的全部内容。受理之日为海关收到全部补正申请材料之日。 二、本受理单一式三联，一联当场交给申请人，一联供审批部门掌握办理进度，一联提供给部门监督机构备查。			

（申请人）签名或盖章　　　　　　　　　　（受理海关）盖章

签收时间：　　年　　月　　日　　受理时间：　　年　　月　　日

附件 11

出口食品生产企业备案申请书

申请形式：□初次申请

　　　　　□延续备案

　　　　　□重新办理

申请备案产品：

_____

_____

_____

企业名称：_____

企业地址：_____

联系人：_____

联系电话：_____

申请日期：_____年_____月_____日

生产企业名称				
生产企业地址				
法人代表或负责人		联系电话及传真		
联系人		联系电话		
营业执照编号		邮政编码		
营业执照最近一次年检日期		最后改扩建时间、内容		
组织机构代码		建厂时间		
厂区面积	平方米	车间面积	平方米	
冷藏库能力	容积（容量）立方米（吨）	仓储能力	容积（容量）立方米（吨）	
速冻库能力		速冻机能力		
申请备案产品	产品名称	注册商标	设计生产能力	主要出口国家或地区
其他产品	产品名称	注册商标	设计生产能力	主要销售市场
管理负责人姓名	总负责人	生产负责人		质量管理负责人

续表

企业人数	总人数		生产人员		质量管理人员	

HACCP 实施情况	实施时间					
	HACCP 小组成员					

生产企业通过认证情况	认证种类		认证机构	证书编号		有效期限

主要生产设备	设备名称	规格型号		购置年份	运行现状	操作人员

企业实验室获得资质认定的情况						

主要检验设备	设备名称	检测项目		计量检定情况	操作负责人	备注

申请人声明	我申请出口食品生产企业备案，保证遵守相关法律法规和要求的规定，提供的申请资料真实、准确。随附资料包括： 　　(企业生产条件（厂区平面图、车间平面图、工艺流程图、人流图、物流图等）、产品生产加工工艺、食品原辅料和食品添加剂使用以及卫生质量管理人员等基本情况。获得 HACCP 认证的提供 HACCP 认证证书及企业承诺符合相关法律法规和要求的自查报告，未获得 HACCP 认证的提供建立和实施以危害分析和预防控制措施为核心的食品安全卫生控制体系的基本情况及企业承诺符合相关法律法规和要求的自查报告。) 　　法定代表人（或授权负责人）签名： 　　　　　　　　　　　　　　　　　　　　　　　　年　月　日 　　　　　　　　　　　　　　　　　　　　　　　　（企业公章）

附件 12

出口食品生产企业备案信息变更申请单

（　　）　变字［　　　］第　号

企业名称		法人（或授权负责人）	
企业地址		联系电话	
备案品种		备案编号	
报告备案信息变更内容： □变更企业名称信息 □变更地址信息 □变更法定代表人（或授权负责人）信息 □变更营业执照信息 申请备案信息变更内容： □增加已备案类别内的其他产品品种 变更前情况： 变更后情况： <div align="right">法人代表或授权负责人（签名）：　　年　　月　　日</div><div align="right">（公章）</div>			
备案管理部门审核意见： 经办人（签名）：　　　　　　　　　负责人（签名）：　　年　　月　　日			
备注	报告变更内容的，应提供变更后的工商营业执照正本和复印件及工商变更核准通知；对涉及他人重大利益的变更/重新办理，还需提供含公司印章、法人签名的情况说明、股东决议等相关材料。		

附件 13

出口食品生产企业对国外卫生注册申请书

企业名称：

注册编号：

企业地址：

邮　　编：

企业法人：

电　　话：

传　　真：

拟注册国家：

拟注册产品：

　　我申请对_____注册，愿按中华人民共和国海关总署的规定，保证建立符合拟注册国家的检疫卫生要求的卫生质量管理体系，各方面达到国内外有关要求，支付对国外推荐注册所需的评审和检查费用。我知道支付评审费用与评审结果无关，如未通过评审，不退还所支付的评审费用。如对国外注册成功，我愿接受中华人民共和国海关的日常监督和定期复查及国外官方检查，并支付必要的费用。

申请人（企业法人）：
年　　月　　日

附件 14

出口食品生产企业国外卫生注册推荐表

企业名称 _____

企业地址 _____

注册产品 _____

注册国家（地区）_____

推荐单位 _____

推荐时间 _____

××海关　制

企业信息	
企业名称	
企业地址	
出口食品（卫生）注册/登记编号	
拟注册产品	
拟注册国家（或地区）	
法人代表	
电话	
传真	
电子信箱	
邮政编码	
对其他国家或地区卫生注册的情况	
企业概况	

备注：填写内容不够，可加页。

推荐依据	中文	
	英文	
直属海关推荐意见	根据_____的申请，我关组织由_____、_____、_____同志组成的评审组于____年____月____日对该企业进行了评审，认为符合要求，推荐其对_____注册。 　　负责人签名：　　　　　　　　　（公章） 　　　　　　　　　　　　　　　　　　　　　年　　月　　日	
备注	用中文、英文二中文字打印填写，文字简练、清楚。 企业概况应包括企业历史、性质、规模、设施、品种、生产能力、人员及其素质、卫生质量体系、生产及出口情况等资料。 进口国或地区有特殊要求的，需另附材料。 推荐依据是指国内、外的法律、法规的名称、编号等。	

第五章
进口食品化妆品进出口商备案

第一节　进口食品化妆品进口商备案

一、事项名称

进口食品化妆品进口商备案。

二、事项类型

行政确认。

三、设定及实施依据

1. 《食品安全法》。

第九十六条　向我国境内出口食品的境外出口商或者代理商、进口食品的进口商应当向国家出入境检验检疫部门备案。

2. 《国务院关于加强食品等产品安全监督管理的特别规定》（国务院令第503号）。

第八条　质检、药品监督管理部门依据生产经营者的诚信度和质量管理水平以及进口产品风险评估的结果，对进口产品实施分类管理，并对进口产品的收货人实施备案管理。

3. 《进出口食品安全管理办法》（国家质检总局令第144号公布，根据国家质检总局令第184号、海关总署令第243号修改）。

第十九条　海关对进口食品的进口商实施备案管理。进口商应当事先向所在地海关申请备案。

4. 《进出口化妆品检验检疫监督管理办法》（国家质检总局令第143号发布，根据海关总署令第238号、第240号、第243号修改）。

第七条　海关对进口化妆品的收货人实施备案管理。

5. 《进出口肉类产品检验检疫监督管理办法》（国家质检总局令第136号发布，根据海关总署令第243号修改）。

第十条　海关对进口肉类产品收货人实施备案管理。已经实施备案管理的收货人，方可办理肉类产品进口手续。

6. 《关于发布〈进口食品进出口商备案管理规定〉及〈食品进口记录和销售记录管理规定〉的公告》（国家质检总局公告2012年第55号）。

7. 《质检总局关于发布〈进口化妆品境内收货人备案、进口记录和销售记录管理规定〉的公告》（国家质检总局公告2016年第77号）。

8. 《政策法规司关于做好清理证明事项有关工作的通知》（政法函〔2019〕137号）。

四、实施机构

主管海关负责企业管理工作的部门。

五、法定办结时限

无。

六、承诺办结时限

5 个工作日。

七、结果名称

进口食品化妆品进口商备案号。

八、结果样本

无。

九、收费标准

不收费。

十、收费依据

无。

十一、申请条件

1. 取得营业执照（进口食品的进口商办理备案时不再验核"对外贸易经营者备案登记表"、进口食品进口商工商营业执照）。

2. 营业执照的经营范围涵盖拟进口的食品或化妆品种类。

十二、申请材料

（一）食品

1. "进口食品收货人备案申请表"（见本章附件1）。

2. 与食品安全相关的组织机构设置、部门职能和岗位职责。

3. 拟经营的食品种类、存放地点。

4. 2 年内曾从事食品进口、加工和销售的，应当提供相关说明（食品品种、数量）。

上述资料除申请表可为电子版外，其他均为纸质版，需加盖申请单位公章，一式一份。

（二）化妆品

1. "进口化妆品收货人备案申请表"（见本章附件2）。

2. 企业质量安全管理制度。

3. 与化妆品安全相关的组织机构设置、部门职能和岗位职责。

4. 拟经营的化妆品种类、存放场所。

5. 2 年内曾从事化妆品进口、加工和销售的，应当提供相关说明（化妆品品种、数量）。

上述资料均为纸质版，需加盖申请单位公章，一式一份。

十三、办理流程

1. 企业向所在地主管海关提交备案申请。

2. 企业所在地主管海关审核，符合要求的报海关总署审核，不符合要求的退回企业（企业可以修改申请信息后重新提交）。

办理流程详见图5-1。

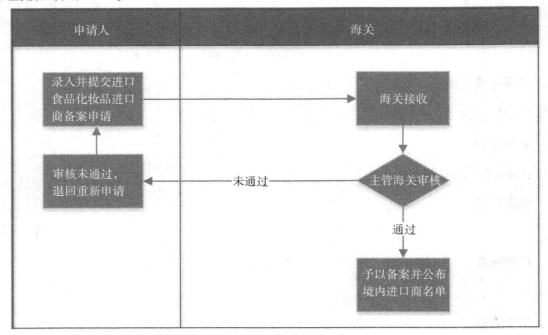

图5-1 进口食品化妆品进口商备案业务流程

十四、办理形式

窗口办理、网上办理。

十五、到办理现场次数

窗口办理1次或网上办理0次。

十六、审查标准

申请材料填写准确、完整、真实、有效。

十七、通办范围

直属海关关区内通办。

十八、预约办理

否。

十九、网上支付

否。

二十、物流快递

否。

二十一、办理地点

1. 网上提交申请："互联网+海关"一体化网上办事平台（http：//online.customs.gov.cn）。
2. 现场提交申请：各主管海关业务现场。

二十二、办理时间

1. 企业在线申请时间：24 小时。
2. 各地海关窗口办理时间：海关正常工作日时间，具体时间可通过主管海关网站查询。

二十三、咨询电话

各直属海关咨询电话或 12360 海关服务热线。

二十四、监督电话

各直属海关咨询电话或 12360 海关服务热线。

第二节　进口食品化妆品出口商、代理商备案

一、事项名称

进口食品化妆品出口商、代理商备案。

二、事项类型

行政确认。

三、设定及实施依据

1.《食品安全法》。
第九十六条　向我国境内出口食品的境外出口商或者代理商、进口食品的进口商应当向国家出入境检验检疫部门备案。
2.《进出口食品安全管理办法》（国家质检总局令第 144 号发布，根据国家质检总局令第 184 号、海关总署令第 243 号修改）。
第四条　海关总署对进口食品境外生产企业实施注册管理，对向中国境内出口食品的出口商或者代理商实施备案管理。

四、实施机构

各主管海关负责企业管理工作的部门。

五、法定办结时限

无。

六、承诺办结时限

5 个工作日。

七、结果名称

进口食品化妆品出口商、代理商备案号。

八、结果样本

无。

九、收费标准

不收费。

十、收费依据

无。

十一、申请条件

从事进口食品、化妆品的境外出口商或代理商。

十二、申请材料

线上填写"进口食品境外出口商或代理商备案申请表单"（见本章附件3）。

十三、办理流程

1. 出口商或者代理商在"互联网+海关"一体化网上办事平台（http：//online. customs. gov. cn）进行注册使用用户密码登录。

2. 完整填写申请表单并提交。

3. 海关总署审核，符合要求的予以备案并公布境外出口商名单，不符合要求的退回企业。

办理流程见图5-2。

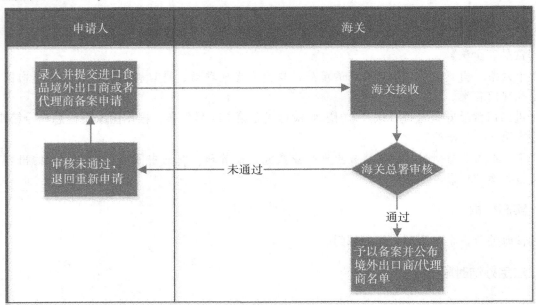

图5-2　进口食品、化妆品出口商、代理商备案业务流程

十四、办理形式

网上办理。

十五、到办理现场次数

0 次。

十六、审查标准

1. 出口商或者代理商应当提供名称、所在国家或者地区、地址、联系人姓名、电话、经营食品种类、填表人姓名、电话等信息，并承诺所提供信息真实有效。

2. 出口商或者代理商应当保证在发生紧急情况时可以通过备案信息与相关人员取得联系。海关总署对完整提供备案信息的出口商或者代理商予以备案。

十七、通办范围

全国。

十八、预约办理

否。

十九、网上支付

否。

二十、物流快递

否。

二十一、办理地点

"互联网+海关"一体化网上办事平台（http：//online.customs.gov.cn），进入"企业管理和稽查"版块办理。

二十二、办理时间

24 小时。

二十三、咨询电话

各直属海关咨询电话或 12360 海关服务热线。

二十四、监督电话

各直属海关咨询电话或 12360 海关服务热线。

附件1

进口食品收货人备案申请表

第1项——备案申请项目
□初次备案
第2项——企业资料
＊企业名称：
＊企业地址：　　省（市、自治区）　　　　　　市
＊联系人姓名：
＊联系人电话：　　　　　传真：　　　　　　　手机：
＊企业组织机构代码：
＊企业组织机构代码证书到期日：
＊工商营业执照到期日：
＊工商营业执照范围：
＊进出口企业代码（进口肉类企业填写）：
＊企业工商注册号：
＊企业工商注册地址：
＊企业办公地址：
＊企业法人：
＊第3项——经营食品种类（多选项）
□肉类 meat □蛋及制品类 egg and egg products □水产及制品类 aquatic products and preserved aquatic products □中药材类 traditional Chinese medicinal materials of animal and plant origin □粮谷及制品类 grains and grain products □油脂及油料类 oil and oil seeds □饮料类 soft drinks and drinking water □糖类 sugar □蔬菜及制品类 vegetable and vegetable products □植物性调料类 processed flavorings of plant origin □干坚果类 dried fruits and nuts □其他植物源性食品类 other plant origin food □罐头类 canned foods □乳制品类 dairy products

□蜂产品类 bee products
□酒类 alcoholic beverage
□糕点饼干类 pastry biscuits and crackers
□蜜饯类 candied（preserved）fruits
□卷烟类 cigarette
□茶叶类 tea
□调味品类 processed flavorings
□其他加工食品类 other processed foods
□特殊食品类 foods for special dietary uses
□其他，请描述　others，please describe
第4项——企业承诺书
兹承诺上述信息准确、真实。
＊填表人姓名（印刷体）：
＊填表人电话/传真或者手机：
＊填表人电子邮件信箱：
＊填表日期：
第5项——填表说明
1. 标"＊"的项目必须填写。

附件2

进口化妆品收货人备案申请表

第1项——备案申请项目
□初次备案
第2项——企业资料
＊企业名称：
＊企业地址：　　　　　省（市、自治区）　　　　　市
＊联系人姓名：
＊联系人电话：　　　　　传真：　　　　　手机：
＊企业组织机构代码/统一社会信用代码：
＊企业组织机构代码证书到期日：
＊工商营业执照到期日：
＊工商营业执照范围：
＊进出口企业代码（进口肉类企业填写）：
＊企业工商注册号：
＊企业工商注册地址：

＊企业办公地址：
＊企业法人：
＊第3项——经营化妆品种类（多选项）
□肤用化妆品 skin care cosmetics □发用化妆品 hair care cosmetics □美容化妆品 beautifying cosmetics □香水类化妆品 perfume cosmetics □口腔类化妆品 oral care cosmetics □特殊用途化妆品 special purpose cosmetics □其他化妆品 other cosmetics
第4项——企业承诺书
兹承诺上述信息准确、真实。
＊填表人姓名（印刷体）：
＊填表人电话/传真或者手机：
＊填表人电子邮件信箱：
＊填表日期：
第5项——填表说明
1. 标"＊"的项目必须填写。

附件3

进口食品境外出口商或代理商备案申请表单

境外出口商或代理商备案系统Update of Information

说明(Explain)：*为必填项。（Information marked with an * must be submitted and the consignee is equal to the importer.）

返回(Go Back)

| 备案信息维护/information changed | 备案信息查询/Information Query | 查询号维护/Query No Manager |

第1项——企业资料 Section 1 – Applicant's Information

*企业名称（英文）
Name(in English)：

企业名称（中文）
Name(in Chinese)：

*企业地址（英文）
Address(in English)：

企业地址（中文）
Address(in Chinese)：

*企业类型
Company Type：　　◉ 出口商 Exporter ○ 代理商 Agent ○ 出口商或代理商 Exporter or Agent

*国家/地区
Country/Region：　　美国(United States)　　　　　*邮政编码
　　　　　　　　　　　　　　　　　　　　　　　　　Postal Code：

*联系人姓名
Contact Name：

联系人电话（请注明国家/地区代码及区域码）
Contact Telephone(Include Area/Country/Region Code)：

联系人传真（请注明国家/地区代码及区域码）
Contact Fax (Include Area/Country/Region Code)：

联系人手机（请注明国家/地区代码及区域码）
Contact Cell Phone (Include Area/Country/Region Code)：

*联系人电子邮件信箱
Contact E-mail：　　　　　　　　　　　请不要填写gmail和hotmail邮箱！Please do not fill out the Gmail and Hotmail mailbo

第2项——经营食品及化妆品种类（多选项）Section 2—Food and Cosmetic Category of Operation

☐ 肉类 meat
☐ 水产及制品类 aquatic products and preserved aquatic products
☑ 粮谷制品类 grains and grain products
☑ 饮料类 soft drinks and drinking water
☑ 蔬菜及制品类 vegetable and vegetable products
☑ 干坚果类 dried fruits and nuts
☐ 罐头类 canned foods
☐ 蜂产品类 bee products
☑ 糕点饼干类 pastry biscuits and crackers
☐ 卷烟类 cigarette
☐ 调味品类 processed flavorings
☐ 特殊食品类 foods for special dietary uses
☐ 肤用类化妆品 Skin care products
☐ 美容类化妆品 Beauty cosmetics
☐ 口腔类化妆品 Oral care products
☐ 其他化妆品 Other cosmetic products

☐ 蛋及制品类 egg and egg products
☐ 中药材类 traditional Chinese medicinal materials of animal and plant origin
☐ 油脂及油料类 oil and oil seeds
☑ 糖类 sugar
☐ 植物性调料类 processed flavorings of plant origin
☐ 其他植物源性食品类 other plant origin food
☑ 乳制品类 dairy products
☑ 酒类 alcoholic beverage
☐ 蜜饯类 candied (preserved) fruits
☐ 茶叶类 tea
☑ 其他加工食品类 other processed foods
☐ 燕窝产品类 bird nest products
☐ 发用类化妆品 Hair products
☐ 香水类化妆品 Perfume
☐ 特殊功能化妆品 The special function products

第3项——企业承诺书 Section 3—letter of commitment

兹承诺：所提交资料信息准确、真实。I hereby commits: The information we submit is authentic, and accurate.

同意(Agree)　　不同意(Disagree)

*填表人姓名（印刷体）
Name Of The Submitter (The Person Submitting This Form) (In Printing Version)：

填表人电话
Submitter's Office Telephone：

填表人传真
Submitter's Office Fax：

填表人手机
Submitter's Office Cell Phone：

*填表人电子邮件信箱
Submitter's E-mail Address：

*填表日期
Date of Submitting This Form：

提交(Commit)　　取消备案(Cancel Record)　　返回(Go Back)

第六章
出口食品原料种植场、养殖场备案

第一节　出口食品原料种植场备案

一、事项名称

出口食品原料种植场备案。

二、事项类型

行政检查。

三、设定及实施依据

1.《食品安全法》。

第九十九条　出口食品生产企业和出口食品原料种植、养殖场应当向国家出入境检验检疫部门备案。

2.《进出口食品安全管理办法》（国家质检总局令第 144 号发布，根据国家质检总局令第 184 号、海关总署令第 243 号修改）。

第二十八条　海关总署对出口食品原料种植、养殖场实施备案管理。出口食品原料种植、养殖场应当向所在地海关办理备案手续。

实施备案管理的原料品种目录（以下称目录）和备案条件由海关总署另行制定。出口食品的原料列入目录的，应当来自备案的种植、养殖场。

海关总署统一公布备案的原料种植、养殖场名单。

3.《关于公布实施备案管理出口食品原料品种目录的公告》（国家质检总局公告 2012 年第 149 号）。

实施备案管理的出口食品原料品种目录：蔬菜（含栽培食用菌）、茶叶、大米、禽肉、禽蛋、猪肉、兔肉、蜂产品、水产品。

4.《出口食品原料种植场备案管理规定》（国家质检总局公告 2012 年第 56 号）。

5.《供港澳蔬菜检验检疫监督管理办法》（国家质检总局令第 120 号公布，根据国家质检总局令第 196 号、海关总署令第 238 号、第 240 号修改）。

第四条　海关对供港澳蔬菜种植基地（以下简称种植基地）和供港澳蔬菜生产加工企业（以下简称生产加工企业）实施备案管理。种植基地和生产加工企业应当向海关备案。

6.《政策法规司关于做好清理证明事项有关工作的通知》（政法函〔2019〕137 号）。

四、实施机构

主管海关负责企业管理工作的部门。

五、法定办结时限

无。

六、承诺办结时限

无。

七、结果名称

出口食品原料备案种植场备案号。

八、结果样本

无。

九、收费标准

不收费。

十、收费依据

无。

十一、申请条件

具有独立法人资格的出口食品生产加工企业、种植场、农民专业合作经济组织或者行业协会等组织均可申请。

十二、申请材料

（一）出口食品原料种植场

1. "出口食品原料种植场备案申请表"（原件）（见本章附件1）。
2. 种植场平面图（原件）。
3. 种植场的土壤和灌溉用水的检测报告（复印件）。
4. 要求种植场建立的各项质量安全管理制度，包括组织机构、农业投入品管理制度、疫情疫病监测制度、有毒有害物质控制制度、生产和追溯记录制度等（原件）。
5. 种植场负责人或者经营者身份证（复印件）。
6. 种植场常用农业化学品清单（原件）。

（二）供港澳蔬菜种植基地

1. "出口食品原料种植场备案申请表"（原件）。
2. 种植基地示意图、平面图（复印件）。

上述资料均为书面材料，需加盖申请单位公章，一式两份。

十三、办理流程

1. 种植场向所在主管海关申请备案。
2. 种植场所在地主管海关受理申请后应当进行文件审核，必要时可以实施现场审核。
3. 审核符合条件的，予以备案。

办理流程详见图6-1。

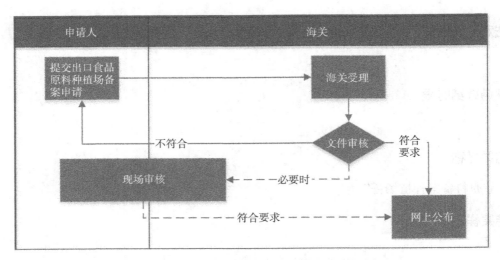

图 6-1　出口食品原料种植场备案业务流程

十四、办理形式

窗口办理、网上办理。

十五、到办理现场次数

窗口办理 1 次或网上办理 0 次。

十六、审查标准

1. 申请材料填写准确、完整、真实、有效。
2. 种植场符合相关管理要求。

十七、通办范围

各直属海关业务现场。

十八、预约办理

否。

十九、网上支付

否。

二十、物流快递

否。

二十一、办理地点

1. 网上办理：申请人登录"互联网+海关"一体化网上办事平台（http：//online. customs. gov. cn），进入"企业管理和稽查"版块，或者登录"中国国际贸易单一窗口"（https：//www. singlewindow. cn）办理。

2. 窗口办理：各主管海关业务现场，具体地址可通过主管海关网站查询。

二十二、办理时间

1. 企业在线申请时间：24 小时。
2. 各地海关窗口办理时间：海关正常工作日时间，具体时间可通过主管海关网站查询。

二十三、咨询电话

各直属海关咨询电话或 12360 海关服务热线。

二十四、监督电话

各直属海关咨询电话或 12360 海关服务热线。

第二节　出口食品原料养殖场备案

一、事项名称

出口食品原料养殖场备案。

二、事项类型

行政检查。

三、设定及实施依据

1.《食品安全法》。

第九十九条　出口食品生产企业和出口食品原料种植、养殖场应当向国家出入境检验检疫部门备案。

2.《进出口食品安全管理办法》（国家质检总局令第 144 号发布，根据国家质检总局令第 184 号、海关总署令第 243 号修改）。

第二十八条　海关总署对出口食品原料种植、养殖场实施备案管理。出口食品原料种植、养殖场应当向所在地海关办理备案手续。

实施备案管理的原料品种目录（以下称目录）和备案条件由海关总署另行制定。出口食品的原料列入目录的，应当来自备案的种植、养殖场。

海关总署统一公布备案的原料种植、养殖场名单。

3.《进出口水产品检验检疫监督管理办法》（国家质检总局令第 135 号发布，根据海关总署令第 243 号修改）。

第二十五条　海关对出口水产品养殖场实施备案管理。出口水产品生产企业所用的原料应当来自于备案的养殖场、经渔业行政主管部门批准的捕捞水域或者捕捞渔船，并符合拟 输入国家或者地区的检验检疫要求。

4.《进出口肉类产品检验检疫监督管理办法》（国家质检总局令第 136 号发布，根据海关总署令第 243 号修改）。

第二十六条　出口肉类产品加工用动物应当来自经海关备案的饲养场。

5.《关于公布实施备案管理出口食品原料品种目录的公告》（国家质检总局公告 2012 年第 149 号）。

实施备案管理的出口食品原料品种目录：蔬菜（含栽培食用菌）、茶叶、大米、禽肉、禽蛋、猪肉、兔肉、蜂产品、水产品。

四、实施机构

主管海关负责企业管理工作的部门。

五、法定办结时限

无。

六、承诺办结时限

无。

七、结果名称

1. "出口水产品原料备案养殖场备案号"（网上反馈）。
2. "出口蜂产品原料备案养殖场备案号"（网上反馈）。
3. "出口禽畜原料备案养殖场备案号"（网上反馈）。
4. "出口禽蛋原料备案养殖场备案号"（网上反馈）。

八、结果样本

无。

九、收费标准

不收费。

十、收费依据

无。

十一、申请条件

1. 养殖场获得农业主管部门养殖许可。
2. 养殖场与出口食品生产企业签订供货协议。

十二、申请材料

（一）水产品
1. "出口加工用水产养殖场备案申请书"（见本章附件2）原件。
2. 养殖场水产养殖质量控制体系文件原件。
3. 养殖场法人代表/承包人的身份证（复印件）。
4. "中华人民共和国水域滩涂养殖使用证"（必要时）（复印件）。
5. 养殖场平面示意图及彩色照片原件（包括场区全貌、养殖池、药房、饲料房、进排水设施等）。
6. 养殖塘（池）分布示意图及编号原件。
7. 水质检测报告（复印件）。
8. 所用饲料的品名、成分、生产企业许可证号及生产企业原件。
9. 所使用药物（含消毒剂）品名、成分、批准号、生产企业、停药期清单原件。
10. 养殖技术员、质量监督员的资质材料（复印件）。

（二）蜂产品

1. "出口蜂产品原料备案养殖场申请表"（见本章附件3）原件。

2. 申请单位对养蜂场的各项管理制度，主要包括养蜂场管理制度、管理机构名称和设置、养蜂用药管理制度及相关记录（购买、贮存、发放等）、养蜂用药督查制度及相应的督查记录、养蜂现场跟踪监督指导计划、蜜蜂养殖操作规范、养蜂户投售原料标识卡（样张）、养蜂户档案、养蜂日志（样本）、蜂蜜及蜂王浆追溯管理制度等原件。

3. 养蜂场管理负责人、管理人员及技术人员的名单和相关资格证明材料原件。

4. 各养蜂生产小组所属区域及养蜂户数、蜂群数清单原件。

5. 企业和养蜂场签订的供货合同（复印件）。

（三）畜禽原料

1. "出口禽肉原料养殖场备案表"（见本章附件4）原件。

2. 农业行政部门颁发的防疫条件合格证（复印件）。

3. 场区平面图和行政区划位置图原件。

4. 动物卫生防疫管理制度，包括日常卫生管理制度、消毒制度、疫病防治制度、人员和车辆进出控制、病死动物处理、疫情报告等原件。

5. 饲养用药管理制度，包括饲料和添加剂使用管理制度、用药管理制度等原件。

6. 饲养场和出口企业签订的合同（适用于合同饲养场，复印件）。

（四）蛋禽原料

1. "出口禽蛋原料养殖场备案申请表"（见本章附件5）原件。

2. "动物防疫条件合格证"（复印件）。

3. 动物卫生防疫制度，包括日常卫生管理制度、疫病防治制度、用药管理制度原件。

4. 饲养管理制度，包括饲料和添加剂使用管理制度、活禽出入场管理制度原件。

5. 养殖场行政区划位置图、场区平面示意图原件（标明大门、禽舍、生活区、水域、饲料库、药品库等）。

6. 养殖场和出口加工企业签订的合同（适用于合同养殖场，复印件）。

7. 由拟供货出口食品生产企业代为办理的，需提供养殖场委托生产企业办理的授权委托书原件。

上述资料均为纸质版，需加盖申请单位公章，一式两份。

十三、办理流程

1. 养殖场向所在地主管海关提交备案申请。

2. 养殖场所在地主管海关受理申请后进行审核。

3. 审核符合条件的，予以备案。

办理流程详见图6-2。

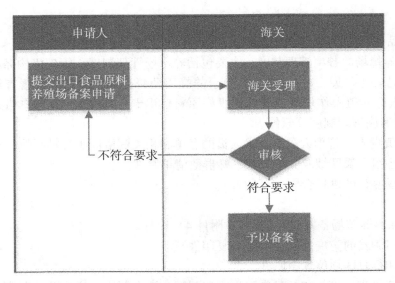

图6-2 出口食品原料养殖场备案业务流程

十四、办理形式

窗口办理、网上办理。

十五、到办理现场次数

窗口办理1次或网上办理0次。

十六、审查标准

1. 申请材料填写准确、完整、真实、有效。
2. 申请企业符合相关管理要求。
3. 对养蜂场拥有管理权（适用于蜂产品）。

十七、通办范围

各直属海关业务现场。

十八、预约办理

否。

十九、网上支付

否。

二十、物流快递

否。

二十一、办理地点

1. 网上办理：申请人登录"互联网+海关"一体化网上办事平台（http：//online. customs. gov. cn），进入"企业管理和稽查"版块，或者登录"中国国际贸易单一窗口"（https：//www. singlewindow. cn）办理。

2. 窗口办理：各主管海关业务现场，具体地址可通过主管海关网站查询。

二十二、办理时间

1. 企业在线申请时间：24 小时。
2. 各地海关窗口办理时间：海关正常工作日时间，具体时间可通过主管海关网站查询。

二十三、咨询电话

各直属海关咨询电话或 12360 海关服务热线。

二十四、监督电话

各直属海关咨询电话或 12360 海关服务热线。

附件 1

出口食品原料种植场备案申请表

申请单位：＿＿＿＿＿＿＿＿＿＿＿＿＿＿＿＿＿＿＿＿＿＿＿＿＿＿＿＿＿＿＿＿＿

申请单位地址：＿＿＿＿＿＿＿＿＿＿＿＿＿＿＿＿＿＿＿＿＿＿＿＿＿＿＿＿＿＿

产品类别：＿＿＿＿＿＿＿＿＿＿＿＿＿＿＿＿＿＿＿＿＿＿＿＿＿＿＿＿＿＿＿＿

种植场名称：＿＿＿＿＿＿＿＿＿＿＿＿＿＿＿＿＿＿＿＿＿＿＿＿＿＿＿＿＿＿＿

种植场地址：＿＿＿＿＿＿＿＿＿＿＿＿＿＿＿＿＿＿＿＿＿＿＿＿＿＿＿＿＿＿＿

申请日期：　　年　　月　　日

海关总署印制

填写说明

1. 种植场申请人应当按照规定逐项填写本表，一式二份，文字简练、清楚，内容真实。
2. 本表由种植场申请人在申请种植场备案时与其他材料一并送交所在地海关。
3. 本表部分栏目填写说明：

种植场基本情况：描述种植场土地管理权限，土地连片情况，是否具有天然或者人工的隔离，种植场及其周边环境状况，有无污染源，如化工厂、造纸厂、专业饲养场、垃圾处理厂、医院及污水排放管道等，土壤（或者栽培介质）和灌溉水源农残和重金属含量检测情况等。

农业投入品采购、贮存、使用与控制情况：描述农药、化肥等农业投入品的采购、贮存、保管、发放、配制、施用、记录等情况。

使用农药、化肥等农业投入品清单：列出计划施用的农药、化肥等农业投入品名录。

疫情疫病监测情况：描述种植场建立疫情疫病的监测网络、病虫害发生与防治、技术人员履职、疫情疫病信息收集与通报，以及应急管理等情况。

有毒有害物质控制情况：描述种植中控制有毒有害物质活动，并针对有毒有害物质实施的产品抽样、检测、频次，检出不合格产品处理等情况。

生产、溯源记录与档案：描述种植、农业投入品、病虫害监测防治等记录种类与管理，产品批次和追溯管理，出口食品原料供货证明文件管理，记录档案，保存年限等情况。

申请人名称	
申请人地址	
种植场备案主体类型	□出口食品生产加工企业　　□农民专业合作经济组织 □种植场　　　　□行业协会　　　　□

申请人工商营业执照编号		有效期限	年　月　日至　年月　日
申请人/种植场负责人	专业技术人员		
E-mail 地址	联系人及电话		

备案原料类别（面积/预产量）	
备案种植场类别	□出口食品企业自有种植场 □农民专业合作经济组织种植场 □行业协会种植场 □其他：

申请人承诺：

1. 所提供的出口食品原料种植场备案申请材料真实有效。
2. 严格遵守国家农药、化肥等农业投入品的管理规定。
3. 不隐瞒或者谎报种植场重大疫情及质量安全问题，不虚报种植场生产数量，不提 供虚假供货证明文件。
4. 遵守国家相关法律法规规定。

申请人负责人签字：　　　　　　　　　　　　　年　月　日

种植场的基本情况	
农业投入品采购、贮存、使用与控制情况	
使用农药、化肥等农业投入品清单	
疫情疫病监测情况	
有毒有害物质控制情况	
生产、溯源记录与档案	
其他	

拟收购原料的出口食品生产企业信息	企业名称	备案编号	联系人	联系方式
提供的备案申请材料	□出口食品原料种植场备案申请表（一式二份） □种植场合法使用土地的有效证明文件 □种植场平面图 □种植场土壤和灌溉用水的检测报告 □种植场质量安全管理制度，包括组织机构、农业投入品使用管理制度、疫情疫病监测制度、有毒有害物质控制制度、生产和追溯记录制度等 □种植场负责人或者经营者身份证复印件 □申请人的法人、技术人员身份证复印件 □技术人员有关资格证明或者相应学历证书复印件			
提供的质量安全管理制度	□组织机构及职责管理制度 □农业投入品管理制度 □疫情疫病监测制度 □有毒有害物质控制制度 □生产和追溯记录制度 □ □			

附件2

出口加工用水产养殖场备案申请书

申请形式　　□初次申请　　□换证复查

养殖场名称：＿＿＿＿＿＿＿＿＿＿＿＿＿＿＿＿＿＿＿＿＿＿＿＿＿

备案养殖种类：＿＿＿＿＿＿＿＿＿＿＿＿＿＿＿＿＿＿＿＿＿＿＿

联系人：＿＿＿＿＿＿＿＿＿＿＿＿＿＿＿＿＿＿＿＿＿＿＿＿＿＿

电话：＿＿＿＿＿＿＿＿＿＿＿＿＿＿＿＿＿＿＿＿＿＿＿＿＿＿＿

申请日期：　　年　　月　　日

海关总署印制

申请须知

一、要求用黑色或蓝黑色钢笔填写或打印填写，文字工整、清楚。

二、表中需选择的栏目，请在"□"内打"√"。根据实际情况，可以同时选择多项。

三、申请备案的养殖场应当按照规定，逐项如实填写，申请书一式2份。

四、需随申请书附以下资料：

（一）养殖场质量体系文件；

（二）养殖场法人代表/承包人的身份证；

（三）《中华人民共和国水域滩涂养殖使用证》（必要时）复印件；

（四）养殖场平面示意图及彩色照片（包括场区全貌、养殖池、药房、饲料房、进排水设施等）；

（五）养殖塘（池）分布示意图及编号；

（六）水质检测报告；

（七）所用饲料的品名、成份、生产许可证号及生产企业；

（八）所使用药物（含消毒剂）品名、成份、批准号、生产企业、停药期清单；

（九）养殖技术员、质量监督员的资质材料。

以上资料一式 2 份，全部使用 A4 纸。

五、"养殖场地址"：养殖场地址应为企业法定地址，如果企业法定地址与养殖场所在地不在同一地点时，应同时注明养殖场所在地地址。

名称（中文）：_____

　　　（英文）：_____

地址（中文）：_____

　　　（英文）：_____

法人代表/承包人：_____　电话：_____

传真：_____　邮编：_____

营业执照（身份证）编号：_____

养殖证遍号：_____

质量监督员：_____

技术员：_____

企业类别	□国营　□集体　□私营　□合资　□独资□其他		
养殖水面面积（亩）	土池： 水泥池（高位池）： 水库： 开放水域：	年养殖 能力（吨）	
养殖场池 数及编号	土池： 水泥池（高位池）： 水库： 开放水域：		
养殖品种			
水源	□井水□河水□海水□水库/湖泊□溪水		
进排水结构	□进排水分开　　□进排水不分开		
拟配套加工企业名称	（加工企业盖章）		
增氧设施	□有　　□无		
随附提供资料			
序号	名称		
1			
2			
3			
4			
5			
6			
7			
8			
9			
10			

续表

养殖场声明	本养殖场向海关申请出口加工用水产养殖场备案，保证申报资料内容真实，并严格遵守海关的有关管理规定，自愿接受海关和配套出口加工企业的监督和管理，并承担相应的法律责任。 责任人：（签名） 单位：（公章） 年　月　日

以下由主管海关填写	
评审组意见	考核组长（签名）：　　年　月　日
主管海关审核意见	审核人（签名）：　　年　月　日
主管海关审批意见	□同意发证（换证）。备案证明编号： 有效期：自　年　月　日至　年　月　日 □不同意发证（换证）。自通知之日起满6个月后，方可重新申请。 经办人：　　　　负责人： 年　月　日　　　年　月　日

附件3

出口蜂产品原料养殖场备案申请表

申请单位名称：＿＿＿＿＿＿＿＿＿＿＿＿＿

企业法人代表（签字）：＿＿＿＿＿＿＿＿＿

申请日期：　　年　　月　　日

海关总署印制

填写说明

一、本申请表适用于出口蜂产品（蜂蜜、蜂王浆）加工企业建立的原料养殖场。表1为企业原料养殖场申请表，填写企业管理备案养殖场的相关信息；表2为每个养殖场的相关内容，每个养殖场填写一张表，若有数个则填写数张。

二、申请单位填写本表一式两份，要求文字简练、字迹清楚、内容真实、书写工整。

三、随本表要求提供以下附件：

1. 申请单位对原料养殖场的各项管理制度，主要包括原料养殖场管理制度、管理机构名称和设置、养蜂用药管理制度及相关记录（购买、贮存、发放等）、养蜂用药督查制度及相应的督查记录、养蜂现场跟踪监督指导计划、蜜蜂养殖操作规范、养蜂户投售原料标识卡（样张）、养蜂户档案、养蜂日志（样本）、蜂蜜及蜂王浆追溯管理制度等；

2. 原料养殖场管理负责人、管理人员及技术人员的名单和相关资格证明材料；

3. 各养蜂生产小组所属区域及养蜂户数、蜂群数清单；

4. 其他需要提供的材料，如用药规范、养蜂户购药须知等；

5. 出口企业和养蜂场签订的供货合同（复印件）。

四、蜂产品养殖场名称按"企业简称+养殖场名称"原则填写。如XX出口蜂产品企业的YY养蜂联合体或合作社，其名称为："XXYY 养蜂联合体或合作社"。

表1　出口蜂产品加工企业原料养殖场管理情况部分（企业管理部分）

企业名称	中文		卫生注册号	
	英文			
法定地址			企业性质	
养殖场建立时间		管理养殖场负责人	联系电话	
养蜂技术员	专职人数：	兼职人数：	培训情况	
原料养殖场数量及养蜂户户数		养蜂技术咨询电话		
年收购蜂蜜数量	（吨）	年收购蜂王浆数量		（吨）
年收受控蜂蜜数量	（吨）	年收受控蜂王浆数量		（吨）
年生产出口蜂蜜数量	（吨）	年生产出口蜂王浆及干粉数量		（吨）
自检药残项目				
是否建立原料养殖场管理制度		是□　否□　提供书面材料		
是否建立养蜂户档案		是□　否□　按原料养殖场提供养蜂户档案		
是否为养蜂户提供养蜂日志		是□　否□　提供养蜂日志		
是否与养殖场或养蜂户签订购销合同		是□　否□　提供合同文本		
养蜂用药管理				
是否建立养蜂用药管理制度		是□　否□　提供书面材料		
是否建立养蜂用药督查制度		是□　否□　提供书面材料和督查记录表		
蜂药采购途径		蜂药采购地		
蜂药发放记录	有□　否□	有否蜂药专贮地和台帐		有□　否□
购买蜂药名称、种类、批文等（必须填写蜂药的主要化合物名称）：				
出口蜂产品加工企业声明	本企业向海关申请出口蜂产品原料养殖场备案，所填报的材料真实，无虚假内容，严格遵守国家相关法律法规要求，并接受海关的监督管理。 法定代表：　　　　　　（签字，单位盖章）　　　年　月　日			
主管海关备案考核小组意见	考核小组负责人（签字）：　　　　　　年　月　日			
主管海关审批意见	□同意备案 备案编号：　　　准予备案时间：　　年　月　日 □不予备案 经办人：　　　　负责人： 　　年　月　日　年　月　日			

表2　出口蜂产品加工企业原料养殖场基本情况部分（养殖场部分）

养殖场名称			养殖场属地	
养殖场负责人		联系电话		
蜂场技术员		资格证号		兼职□ 专职□
蜂场数		蜂农人数	养蜂方式	
蜂群数	（群）	蜂蜜年产量（吨）	蜂王浆年产量（公斤）	

原料蜂蜜、蜂王浆主要供给企业名称：

主要放蜂地或放蜂线路：

专用蜂药保管情况：

使用蜂药名称（必须填写蜂药正式中文化学学名）：

蜂药来源或购买途径：

蜂药使用方式（喷洒、拌入糖水、拌入花粉等）：

用药后停药期内生产原料和标识：是否有标识：是□　否□，并提供标识卡

是否建立原料蜂蜜、蜂王浆标识：是□　否□，并提供标识卡

蜂产品养殖场承诺：

1. 保证养殖场内蜂农所有信息真实可靠。遵守国家及海关有关法律法规。
2. 保证并督查养殖场内蜂农不使用国家禁止使用的药物。
3. 保证养殖场内蜂农所使用的蜂药来源合法，并保存购药票据。遵守安全用药的有关规定。
4. 保证并督促养殖场内蜂农在养蜂期间如实登记用药和如实记录养蜂日志，养蜂日志年末交生产企业保存。

养殖场负责人签字　　　　　　　　　　（单位盖章）

　　　　　　　　　　　　　　　　　　　　　　　　年　　月　　日

附件4

出口禽肉原料养殖场备案表

类别：□初次备案　　　　　　　　□重新备案

动物类别：＿＿＿＿＿＿＿＿＿＿＿＿＿＿＿＿＿＿＿＿＿＿＿

养殖场名称：＿＿＿＿＿＿＿＿＿＿＿＿＿＿＿＿＿＿＿＿＿

养殖场地址：＿＿＿＿＿＿＿＿＿＿＿＿＿＿＿＿＿＿＿＿＿

联　系　人：＿＿＿＿＿＿＿＿＿＿＿＿＿＿＿＿＿＿＿＿＿

电　　　话：＿＿＿＿＿＿＿＿＿＿＿＿＿＿＿＿＿＿＿＿＿

申请日期：＿＿＿＿＿年＿＿＿＿＿月＿＿＿＿＿日

海关总署印制

填表说明

一、申请单位填写本表用黑色或蓝黑色钢笔填写或打印填写，要求文字简练、字迹清楚、内容真实、书写工整。

二、表中需选择的栏目，请在"□"内打"√"。根据实际情况，可以同时选择多项。

三、申请备案的养殖场应当按照规定，逐项如实填写。

四、本申请表需随附以下资料：

1.《动物防疫合格证》（复印件）；

2. 行政区划位置图和场区平面图（标明大门、禽舍、生活区、水域、饲料库、药品库等）；

3. 动物卫生防疫管理制度，包括日常卫生管理制度、消毒制度、疫病防治制度、人员和车辆进出控制、病死动物处理、疫情报告等；

4. 饲养用药管理制度，包括饲料和添加剂使用管理制度、用药管理制度等；

5. 饲养场和出口企业签定的合同（适用于合同饲养场，复印件）。

五、备案类别为重新备案的，在此列明重新备案原因：_____

_____

企业名称				
卫生备案范围			卫生备案编号	
联系人			联系电话	
养殖场概况	名称				
	地址				
	负责人		联系电话/传真		
	建厂年月		占地面积		
	养殖规模		职工人数		
	养殖品种				
	拟出口品种				
	专职兽医（姓名）				
	兽医专业水平及认可资格				
	动物防疫合格证编号				
对照下列备案要求如实填写企业现状					
养殖场要服从出口企业的管理，实行"五统一"（即统一供应禽苗或幼仔、统一防疫消毒、统一供应饲料、统一供应药物、统一屠宰加工）管理模式。					
饲料及饲料添加剂名录及来源					
养殖用药（包括消毒剂）名录及来源					
免疫程序及所用疫苗名录及来源					
养殖场周围 500 米范围内没有村庄和与该场养殖同一种动物的养殖场。周围 1000 米范围内无屠宰场、兽医院、牲畜交易市场等。					
饲养区饲料、疫苗、兽药等的运输通道应与粪便运输通道严格分开。					
具备与生产能力相适应的粪便、污水处理设施。					

续表

场区大门口设有与门同宽的车辆隔离消毒设施，设有人员专用通道，并有消毒液淋装置和鞋底消毒池；经允许进入备案养殖场的人员，必须穿着养殖场统一配备的专用工作服经消毒后入场。	
场区卫生整洁，布局合理；饲养区和办公生活区分开。有相对独立的兽医室、饲料加工存放室等。	
进出饲养区设有车辆消毒液喷淋装置、车轮消毒池和人员更衣、消毒通道；饲养舍门口设有消毒池或消毒垫。消毒设施、消毒液必须保证其有效性。	
设有防鼠设施，必要时应有防鸟设施。	
养殖场不得饲养其他动物（栓养护卫犬除外）。	
水源充足、卫生，有企业或官方实验室报告，保证水质符合畜禽饮用水水质卫生标准。	
能按照有关法律法规要求有效实施卫生防疫管理制度（日常卫生管理、消毒程序、免疫程序、人员和车辆进出控制、病死动物处理、疫情报告等）、饲养用药管理制度（饲料和添加剂使用、药物使用等），同时做好饲料、免疫、用药、消毒、人员及车辆进出、死亡和淘汰等情况的有关记录。	
场区工作人员有健康证书，每年体检一次。	
其他需说明事项	
养殖场声明	本养殖场向海关申请出口原料养殖场备案，保证申报资料内容真实，并严格遵守国家相关法律法规，自愿接受海关和配套出口生产企业的监督和管理，并承担相应的法律责任。 法定代表人签名： （企业公章） 年 月 日
以下由海关填写	
评审组意见	经评审，评审组的评审结论为： □ 符合备案要求，推荐备案 □ 不符合备案要求，不予备案 评审组组长签名： 年 月 日
管理部门审批意见	□ 同意备案 备案证明编号： □ 不予备案 准予备案时间： 年 月 日 经办人： 负责人： 年 月 日 年 月 日

附件5

出口禽蛋原料养殖场备案申请表

申请单位：

主管部门：

申请日期：

海关总署印制

填表说明

一、申请单位填报《申请表》一式两份，填写完整并由法人签字、盖章。

二、递交《申请表》时，须提供以下附件（一式两份）：

1. 动物防疫条件合格证（复印件）；

2. 动物卫生防疫制度，包括日常卫生管理制度、疫病防治制度、用药管理制度；

3. 饲养管理制度，包括饲料和添加剂使用管理制度、活禽出入场管理制度；

4. 养殖场行政区划位置图、场区平面示意图（标明大门、禽舍、生活区、水域、饲料库、药品库等）；

5. 养殖场和出口加工企业签定的合同（适用于合同养殖场）；

6. 由拟供货出口食品生产企业代为办理的，需提供养殖场委托生产企业办理的授权委托书。

企业名称	（中文名）			
	（英文名）			
法定地址			邮政编码	
法人代表		成立时间		电话	
企业性质	国营□集体□个体□合资□独资□			

饲养场概况	饲养场	名称			
		地址			
	联系人		电话	邮政编码	
	兽医人数			兼职兽医人数	1
	现有职工人数		饲养人员	人数	建场时间
				健康状况	
	场区面积（亩）		年供蛋量（枚）	月供蛋量（枚）	
	蛋禽数量		蛋禽饲料来源		
	种禽来源		用药情况	（需另附药物清单）	
	病禽隔离区	□有 □无	兽医室	□有 □无	饲料加工存放区 □有 □无
					死禽处理设施 □有 □无
	生产区与生活区隔离屏障	□有 □无	隔离观察区	种禽引进 □有 □无	
				出栏 □有 □无	
	粪便处理设施	□有 □无	污水处理设施	□有 □无	
	生产区出入口	车辆消毒池 □有 □无	更衣消毒室	□有 □无	
		喷雾消毒设施 □有 □无	禽舍消毒池	□有 □无	
	动物卫生制度	□有 □无	饲养管理制度	□有 □无	
			饲养其他动物	□有 □无	

申请单位声明	本企业声明，本企业向海关申请作为出口禽蛋原料备案养殖场，所填报的材料真实，并将严格遵守《中华人民共和国进出境动植物检疫法》等相关规定，并接受海关的监督管理。 法定代表：（签名、单位公章） 年 月 日
备案考核小组意见主管海关	考核小组负责人签字： 年 月 日
审批意见主管海关	负责人（签名）： 公章 年 月 日
备案证编号	

第七章

部分进口动植物产品收货人、生产加工存放过程的备案

第一节　进口肉类产品收货人备案

一、事项名称

进口肉类产品收货人备案。

二、事项类型

备案。

三、设定及实施依据

1.《食品安全法》。

第九十六条　向我国境内出口食品的境外出口商或者代理商、进口食品的进口商应当向国家出入境检验检疫部门备案。

2.《国务院关于加强食品等产品安全监督管理的特别规定》（国务院令第 503 号）。

第八条　质检、药品监督管理部门依据生产经营者的诚信度和质量管理水平以及进口产品风险评估的结果，对进口产品实施分类管理，并对进口产品的收货人实施备案管理。

3.《进出口食品安全管理办法》（国家质检总局令第 144 号发布，根据国家质检总局令第 184 号、海关总署令第 243 号修改）。

第十九条　海关对进口食品的进口商实施备案管理。进口商应当事先向所在地海关申请备案。

4.《进出口肉类产品检验检疫监督管理办法》（国家质检总局令第 136 号发布，根据海关总署令第 243 号修改）。

第十条　海关对进口肉类产品收货人实施备案管理。已经实施备案管理的收货人，方可办理肉类产品进口手续。

四、办理（实施）机构

海关总署、直属海关或者指定的隶属海关。

五、法定办结时限

无。

六、承诺办结时限

无。

七、结果名称

通过中国海关企业进出口信用信息公示平台公布备案名单。

八、结果样本

无。

九、收费标准

不收费。

十、收费依据

无。

十一、申请条件

1. 提供的材料真实、齐全、有效。

2. 企业法人营业执照经营范围应包含食品或农产品（货物）的进口、生产、经销或代理等内容，并通过市场监管部门最近一次年度审验（免于提交）。

3. 在市场监管登记所在地有固定办公场所（免于提交）。

4. 设立食品安全员岗位，法人代表或者法人代表授权的业务负责人，食品安全员需熟悉进口肉类相关法律法规；并建立并有效实施进口食品质量安全管理制度（包括食品进口及销售记录产品追溯管理制度、不合格食品召回、处理等制度）。

5. 具有相对稳定的供货来源和国内销售、加工利用渠道；提供境外供应商备案名单和国内销售或加工企业名单。

6. 积极配合海关执行公务，承诺一旦发生违法违规事件，导致严重后果的，企业及法人自动退出肉类进口行业。

7. 如进口肉类备案收货人两年以上（含两年）没有开展进口肉类业务的应重新备案。

8. 诚信经营，无违法和重大违规行为。

9. 积极配合海关执行公务，不逃避责任。

十二、办理（申请）材料

1. "进口肉类收货人备案申请表"（见本章附件1）。

2. 有效的企业营业证明文件。

3. 企业进出口资格证明文件。

4. 进口肉类质量安全管理制度（含肉类进口和销售记录制度、产品追溯管理制度、不合格产品召回和处理制度等）、企业组织机构以及负责进口肉类的部门和岗位职责等日常管理制度。

5. "进口肉类检验检疫知识答卷"。

6. 食品安全员岗位任命书及岗位职责描述。

7. "出入境肉类质量安全合格保证书"（见本章附件2）。

8. 上游境外供应商名单和下游国内销售或加工企业名单。

以上材料提交电子版，加盖公章。

十三、办理流程

办理流程详见图 7-1。

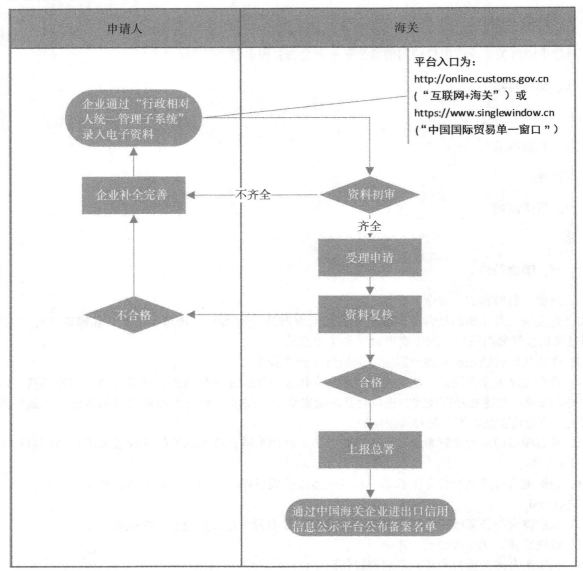

图 7-1　进口肉类产品收货人备案

十四、办理形式

网上办理。

十五、到办理现场次数

0 次。

十六、审查标准

申请材料填写准确、完整、真实、有效。

十七、通办范围

直属海关关区。

十八、预约办理

否。

十九、网上支付

否。

二十、物流快递

否。

二十一、办理地点

1. 用户登录"互联网+海关"一体化网上办事平台（http：//online. customs. gov. cn），进入"企业管理和稽查"版块办理，或登录"中国国际贸易单一窗口"（https：//www. singlewindow. cn）办理。

2. 窗口办理：各主管海关业务现场，具体地址可通过主管海关网站查询。

二十二、办理时间

详见海关总署、各直属海关网站或拨打"12360"海关热线。

二十三、咨询电话

详见海关总署、各直属海关网站或拨打"12360"海关热线。

二十四、监督电话

详见海关总署、各直属海关网站或拨打"12360"海关热线。

第二节　进境肠衣定点加工企业备案

一、事项名称

进境肠衣定点加工企业备案。

二、事项类型

行政检查。

三、设定及实施依据

《进出境动植物检疫法》。

第七条　国家动植物检疫机关和口岸动植物检疫机关对进出境动植物、动植物产品的生产、加工、存放过程，实行检疫监督制度。

第十四条 输入动植物、动植物产品和其他检疫物，应当在进境口岸实施检疫。未经口岸动植物检疫机关同意，不得卸离运输工具。

输入动植物，需隔离检疫的，在口岸动植物检疫机关指定的隔离场所检疫。

因口岸条件限制等原因，可以由国家动植物检疫机关决定将动植物、动植物产品和其他检疫物运往指定地点检疫。在运输、装卸过程中，货主或者其代理人应当采取防疫措施。指定的存放、加工和隔离饲养或者隔离种植的场所，应当符合动植物检疫和防疫的规定。

四、实施机构

主管海关负责企业管理工作的部门。

五、法定办结时限

无。

六、承诺办结时限

无。

七、结果名称

进境肠衣定点加工、存放企业备案号。

八、结果样本

无。

九、收费标准

不收费。

十、收费依据

无。

十一、申请条件

1. 获得出口肠衣生产企业备案资质。
2. 应建立健全防疫体系，完善防疫设施。

十二、申请材料

"进境肠衣类加工、存放企业申请表"（见本章附件3）。纸质版，需加盖申请单位公章，一式两份。

十三、办理流程

1. 申请进境肠衣定点加工、存放企业向主管海关提交申请材料。
2. 主管海关成立专家组对申请企业防疫条件考核验收。
3. 对审核通过的企业在网站上予以公布。

办理流程详见图7-2。

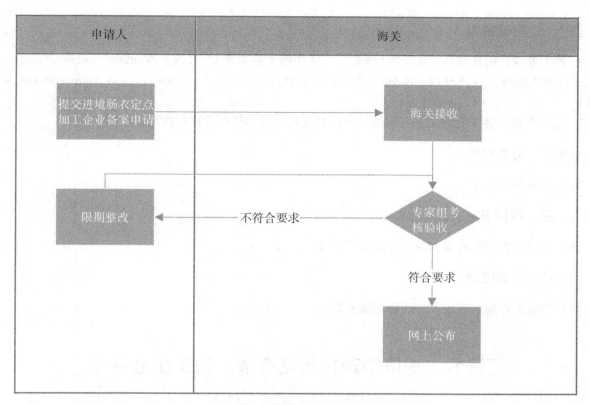

图 7-2 进境肠衣定点加工企业备案业务流程

十四、办理形式

窗口办理或网上办理。

十五、到办理现场次数

窗口办理 1 次或网上办理 0 次。

十六、审查标准

1. 申请材料填写准确、完整、真实、有效。
2. 企业符合相应防疫要求。

十七、通办范围

直属海关各业务现场。

十八、预约办理

否。

十九、网上支付

否。

二十、物流快递

否。

二十一、办理地点

1. 网上办理：用户登录"互联网+海关"一体化网上办事平台（http：//online. customs. gov. cn），进入"动植物检疫"版块办理，或登录"中国国际贸易单一窗口"（https：//www. singlewindow. cn）办理。

2. 窗口办理：各主管海关业务现场，具体地址可通过主管海关网站查询。

二十二、办理时间

各主管海关工作时间。

二十三、咨询电话

各直属海关咨询电话或 12360 海关服务热线。

二十四、监督电话

各直属海关咨询电话或 12360 海关服务热线。

第三节　进境中药材指定存放、加工企业备案

一、事项名称

进境中药材指定存放、加工企业备案。

二、事项类型

行政检查。

三、设定及实施依据

1.《进出境动植物检疫法》。

第七条　国家动植物检疫机关和口岸动植物检疫机关对进出境动植物、动植物产品的生产、加工、存放过程，实行检疫监督制度。

第十四条　输入动植物、动植物产品和其他检疫物，应当在进境口岸实施检疫。未经口岸动植物检疫机关同意，不得卸离运输工具。

输入动植物，需隔离检疫的，在口岸动植物检疫机关指定的隔离场所检疫。

因口岸条件限制等原因，可以由国家动植物检疫机关决定将动植物、动植物产品和其他检疫物运往指定地点检疫。在运输、装卸过程中，货主或者其代理人应当采取防疫措施。指定的存放、加工和隔离饲养或者隔离种植的场所，应当符合动植物检疫和防疫的规定。

2.《进出境中药材检疫监督管理办法》（国家质检总局令第 169 号公布，根据海关总署令第 238 号、第 240 号、第 243 号修改）。

第二十三条　中药材在取得检疫合格证明前，应当存放在海关认可的地点，未经海关许可，任何单位和个人不得擅自调离、销售、加工。

《进境动植物检疫许可证》列明该产品由目的地海关实施检疫、加工监管，口岸海关验证查验并做外包装消毒处理后，出具《入境货物调离通知单》，收货人或者其代理人在规定时限内向目的地海

关申请检疫。未经检疫，不得销售、加工。

需要进境检疫审批的进境中药材应当在检疫审批许可列明的指定企业中存放和加工。

四、实施机构

主管海关负责企业管理工作的部门。

五、法定办结时限

无。

六、承诺办结时限

20 个工作日。

七、结果名称

进境中药材指定存放、加工企业备案名单。

八、结果样本

无。

九、收费标准

不收费。

十、收费依据

无。

十一、申请条件

具有独立法人资格和符合相应防疫要求的企业可以作为申请人。

十二、申请材料

1. "进境中药材存放、加工单位申请表"（见本章附件 4）原件。
2. 拟存放、加工单位所建立的各项制度原件。
3. 厂区平面图，并提供重点区域的照片或者视频资料原件。
4. 产品加工工艺原件。

上述资料为纸质版（视频资料除外）或电子版，需加盖申请单位公章，一式两份。

十三、办理流程

1. 申请人提交材料齐全的，主管海关应当受理备案申请。申请人提交材料不齐全的，主管海关应当当场或者在接到申请后 5 个工作日内一次性书面告知申请人需补正的全部内容，以申请人补正材料之日为受理日期。

2. 主管海关应当自受理备案申请之日起 20 个工作日内，组织评审组完成评审工作，并出具评审报告。

3. 主管海关对经评审合格的企业给予指定并编号。该编号自发布之日起，有效期 4 年。进境中药材指定存放、加工单位名单将在网站上进行公布。

办理流程详见图 7-3：

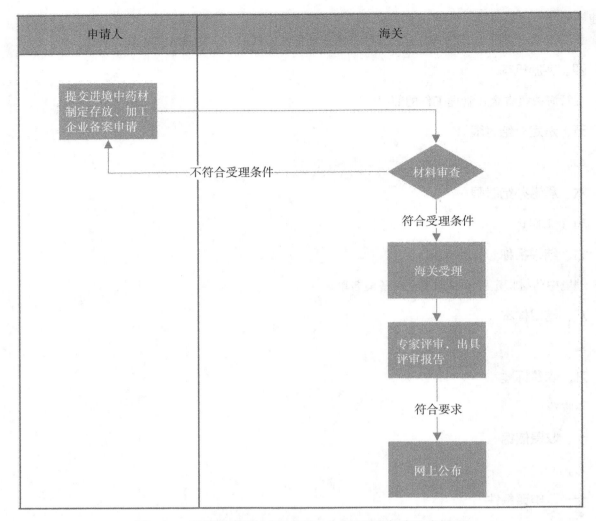

图 7-3　进境中药材制定存放、加工企业备案业务流程

十四、办理形式

窗口办理或网上办理。

十五、到办理现场次数

窗口办理 1 次或网上办理 0 次。

十六、审查标准

1. 申请材料填写准确、完整、真实、有效。
2. 企业符合审核要求。

十七、通办范围

各直属海关业务现场。

十八、预约办理

否。

十九、网上支付

否。

二十、物流快递

否。

二十一、办理地点

1. 网上办理：用户登录"互联网+海关"一体化网上办事平台（http：//online. customs. gov. cn），进入"动植物检疫"版块办理，或登录"中国国际贸易单一窗口"（https：//www. singlewindow. cn）办理。

2. 窗口办理：各主管海关业务现场，具体地址可通过主管海关网站查询。

二十二、办理时间

各主管海关工作时间。

二十三、咨询电话

各直属海关咨询电话或 12360 海关服务热线。

二十四、监督电话

各直属海关咨询电话或 12360 海关服务热线。

附件1

进口肉类收货人备案申请表

申请形式：□初次申请　　□变更申请　　□重新申请

企业类型：□自营进口　　□外贸代理

申请单位：

主管直属海关：

联系人：

联系电话：

申请日期：

备案表编号：

收货人中文名称		注册资金：	
收货人英文名称			
工商注册地址		报检单位登记号：	
组织机构代码		邮政编码	
法定代表人姓名		电　话	
电子邮箱		传　真	
食品安全员姓名		电　话	
电子邮箱		传　真	
前次备案批准日期		是否曾开展进口肉类业务	
前次取消备案日期		取消备案原因	
营业执照范围（营业范围中应注明包含食品或农产品生产、经销或代理业务）			
其他需补充说明事项（包括受奖励或处罚、经营资格变动等情况）			
申请人声明	1. 保证遵守中华人民共和国海关及出入境检验检疫法律、法规、规章； 2. 保证提供的申请资料真实准确； 3. 服从主管部门对进出口食品行业的管理，自觉遵守行业自律要求，维护行业经营秩序； 4. 按要求认真填写、及时提交与经营活动有关的文件和资料； 5. 不伪造、变造、涂改、出租、出借、转让、出卖本备案资质及其他文件。 以上如有违反，将自愿承担一切责任。 　　　　　法人签字：　　　　　　　　　　（申请单位盖章） 日期：		
收货人工商注册所在地直属海关填写			
审核意见： 初审人员签字： 日期：		审核意见： 审核人员签字： 日期：　　　　　　　　（直属海关盖章）	

附件2

出入境肉类质量安全合格保证书

1. 单位名称（公章）：

2. 统一社会信用代码：

3. 本单位作为出入境货物收/发货人，郑重承诺如下：

（1）本单位悉知并严格遵守出入境检验检疫相关法律、法规和海关总署有关规章制度；

（2）本单位承诺所经营的出入境货物质量安全主体责任，严格遵守国家相关法律法规规定，履行法定义务，依法接受海关等监管部门的管理，保证向海关提供的出入境货物信息及随附相关证明材料真实有效。

（3）本单位保证所经营的入境货物符合我国法律法规和国家技术规范强制要求。保证所经营的出境货物符合进口国标准及双边协议、合同等要求。

（4）本单位将加强对出入境货物的质量安全管理，建立和完善质量安全风险防控机制，主动向海关报告所经营出入境货物质量安全风险和缺陷，依法采取召回、销毁、退货（退回）、技术处理等方式对不合格产品进行处理。

（5）本单位保证依法对本单位及本单位委托代理人的行为承担法律责任。

4. 法定代表人（签字）：

5. 签署日期： 年 月 日

（本合格保证自签署之日起一年有效）

附件3

进境肠衣定点加工、存放企业申请表

申请单位：

主管海关：

联 系 人：

联系电话：

申请日期：

申请须知

（一）申请企业应认真填写《申请表》，要求用计算机打印（签字盖章栏除外），或用黑色或蓝黑色钢笔填写，文字工整、字迹清楚。

（二）申请企业提交《申请表》时应随附如下材料（一式二份）：

1. 厂区平面示意图（应注明卫生防疫设施分布情况）及车间平面图；

2. 加工工艺流程图（应注明工艺流程中温度、时间、PH 值、化学试剂的种类、浓度以及使用的有关设备等与卫生防疫工作有关的项目情况）

3. 卫生防疫工作领导小组名单及职责（组长应由法人代表或其书面委托的企业主要管理者担任）

4. 卫生防疫制度（内容包括进境肠衣类产品运输、存放、加工过程中的防疫消毒措施，工人的劳动防护措施，防虫、灭鼠措施，固形废弃物的处理措施，污水处理措施，包装物的消毒措施等）

企业名称			
企业地址			
联系电话/传真		E-mail	
法人代表		出口备案证明编号 备案证明号	
组织机构代码		营业执照编号	
经营范围			
企业性质		民营□合资□独资□	
企业总人数		加工人数	
申请进境肠衣种类			
拟进境国家或地区			
年加工能力（吨）			

企业防疫体系建立及运行情况：
□　进境肠衣类产品运输、存放、加工过程中的防疫消毒措施
□　工人的劳动防护措施
□　防虫、灭鼠措施
□　固形废弃物的处理措施，污水处理措施，包装物的消毒措施

企业声明：
本企业严格遵守海关总署的有关规定，申报资料属实，自愿接受海关的监督和管理。本企业保证对加工、装卸过程中产生的下脚料进行防疫消毒处理，不用于生产其他任何产品。

　　　　　　　　　　　　　　　　法定代表人：（单位公章）　　　　年　　月　　日

以下由主管海关填写

初审意见：

经办人：　　　　　　　负责人：
　　　　　　　　　　　　　　　　　　　　（单位公章）　　　　　　日　　　期

现场考核意见：

考核组组长（签名）：
考核组成员（签名）：　　　　　　　　　　　　　　　　　　　年　　月　　日

主管海关意见：

负责人（签名）：
　　　　　　　　　　　　　　　　　　（单位盖章）　　　　　年　　月　　日

附件4

进境中药材指定存放、加工单位申请表

申请类型：初次申请□；变更申请□
申请对象：存放单位□；加工单位□
申请单位：
申请日期：

企业名称	（中文名）				
	（英文名）				
法定地址				邮政编码	
工厂地址				邮政编码	
法人代表				移动电话	
电话		传真		电子邮箱	
加工（存放）厂（库）	名称				
	地址			邮政编码	
联系人		电话		传真	
组织机构代码证代码					
指定企业信息	加工（存放）产品种类				
	年加工能力				
	存放库容量（一次）				
变更	原项目		变更项目		

本企业郑重声明：
上述申报资料真实，一旦获准指定企业，将严格遵守《中华人民共和国出入境动植物检疫法》及其实施条例、《进出境中药材检疫监督管理办法》等法律法规，认真落实生产加工存放过程中的消毒防疫工作和质量控制工作，自觉接受海关的监督。
法定代表人：
（签名）   （公章）
                                              年   月   日

进出口食品化妆品涉检申报业务管理

导读：

本部分对进出口货物报关过程中需要实施食品化妆品检验的涉检申报管理进行梳理和介绍，使读者全面地了解海关对需要实施食品化妆品检验的不同货物在申报环节的管理要求，包括检疫审批、申报时限地点和应提供的单据等。同时，对审核报关单及随附单证所应关注的要点进行梳理，使读者深入了解海关对需要实施食品化妆品检验的不同货物在申报审核环节的管理要求，包括法规依据、审单要点和检疫要求等。

第八章
进口食品检验申报及管理

第一节　进口食品检验申报要求

一、申报范围

食品是指各种供人食用或者饮用的成品和原料以及按照传统既是食品又是中药材的物品，食品的种类包括糖果类、坚果炒货类、肉制品类、罐头类、面制品类、蜜饯类、蜂产品类、蛋制品类、乳与乳制品类、饮料类、酒类、保健食品类、冷冻食品类等，但是不包括以治疗为目的的物品。

其中，预包装食品是指预先定量包装或者制作在包装材料和容器中的食品。

二、管理要求

（一）进口食品检验申报通用管理要求

1. 海关总署对向中国境内出口食品的境外食品生产企业实施注册制度，注册工作按照海关总署相关规定执行。向中国境内出口食品的出口商或者代理商应当向海关总署备案。申请备案的出口商或者代理商应当按照备案要求提供企业备案信息，并对信息的真实性负责。

2. 海关总署对食品进口记录和销售记录实施监督管理。进口食品的境内进口商应当通过备案系统填写进口和销售记录，主要包括：进口食品的境外生产企业和出口商或者代理商、境内进口商和购货者等信息，并对信息的真实性负责。进口食品的进口商或者其代理人在进口食品报关时，应当在报关单中注明进口食品进出口商名称及备案编号，并提交上一批次食品的进口和销售记录。

3. 上述境外出口商或者代理商，以及境内进口食品的收货人的备案管理，以及食品进口记录和销售记录的监督管理，适用范围如下：肉类（meat）、蛋及制品类（egg and egg products）、水产及制品类（aquatic products and preserved aquatic products）、中药材类（traditional Chinese medicinal materials of animal and plant origin）、粮谷及制品类（grains and grain products）、油脂及油料类（oil and oil seeds）、饮料类（soft drinks and drinking water）、糖类（sugar）、蔬菜及制品类（vegetable and vegetable products）、植物性调料类（processed flavorings of plant origin）、干坚果类（dried fruits and nuts）、其他植物源性食品类（other plant origin food）、罐头类（canned foods）、乳制品类（dairy products）、蜂产品类（bee products）、酒类（alcoholic beverage）、糕点饼干类（pastry biscuits and crackers）、蜜饯类〔candied (preserved) fruits〕、卷烟类（cigarette）、茶叶类（tea）、调味品类（processed flavorings）、其他加工食品类（other processed foods）。

境外出口商或者代理商，以及境内进口食品的收货人在海关总署备案号及该收货人上一批食品进口和销售记录可通过海关总署进口食品进出口商备案系统（http：//ire.customs.gov.cn/）进行验核。境内进口食品的收货人备案号，已经实现系统联网核查。

4. 进口食品需要办理进境动植物检疫审批手续的，应当取得"进境动植物检疫许可证"后方可进口。

5. 须向海关申请办理检疫审批的食品，可参考如下范围：

食用性动物产品：肉类及其产品（含脏器、肠衣）、鲜蛋类（含食用鲜乌龟蛋、食用甲鱼蛋）、乳品（包括生乳、生乳制品、巴氏杀菌乳、巴氏杀菌工艺生产的调制乳）、可食用骨蹄角及其产品、动物源性中药材、燕窝等动物源性食品。

水产品：两栖类（如蛙等）、爬行类（如鳄鱼、龟、鳖、蛇等）、水生哺乳类（如鲸等）、其他养殖水产品及其非熟制加工品（如养殖三文鱼，包括如下 HS 编码的产品：0302130090、0303110000、0303120000、0304410000、0305412000）、日本输华水产品（HS 编码：0302110000～0308909090，1212211000～1212219000，1603000090～1605690090）等。

各种杂豆、杂粮、茄科类蔬菜、植物源性中药材等具有疫情疫病传播风险的植物源性食品。

6. 标注获得奖项、荣誉、认证标志等内容的，应当提供经外交途径确认的有关证明文件。①

（二）进口食品检验申报其他管理要求

1. 转基因产品

（1）转基因产品是指《农业转基因生物安全管理条例》规定的农业转基因生物及其他法律法规规定的转基因生物与产品。

（2）海关总署对进境转基因动植物及其产品、微生物及其产品和食品实行申报制度。

（3）货主或者其代理人在办理进境申报手续时，应当在货物名称栏中注明是否为转基因产品。申报为转基因产品的，除按规定提供有关单证外，还应当取得法律法规规定的主管部门签发的"农业转基因生物安全证书"或者相关批准文件。海关对"农业转基因生物安全证书"电子数据进行系统自动比对验核。

2. 预包装食品标签

（1）进口商应当负责审核其进口预包装食品的中文标签是否符合我国相关法律、行政法规规定和食品安全国家标准要求。审核不合格的，不得进口。

（2）进口预包装食品被抽中现场查验或实验室检验的，进口商应当向海关人员提交其合格证明材料、进口预包装食品的标签原件和翻译件、中文标签样张及其他证明材料。

3. 保健食品

（1）保健食品声称保健功能，应当具有科学依据，不得对人体产生急性、亚急性或者慢性危害。

（2）保健食品原料目录和允许保健食品声称的保健功能目录，由国务院食品安全监督管理部门会同国务院卫生行政部门、国家中医药管理部门制定、调整并公布。

（3）首次进口的保健食品应当经国务院食品安全监督管理部门注册。其中，首次进口的保健食品中属于补充维生素、矿物质等营养物质的，应当报国务院食品安全监督管理部门备案；其他保健食品应当报省、自治区、直辖市人民政府食品安全监督管理部门备案。进口的保健食品应当是出口国（地区）主管部门准许上市销售的产品。

根据《关于〈特殊医学用途配方食品注册证书〉等 5 种监管证件实施联网核查的公告》（海关总署 市场监督管理总局公告 2018 年第 142 号），在全国范围内实施"保健食品注册证书或保健食品备案凭证"电子数据与进出口货物报关单电子数据的联网核查。市场监督管理部门根据相关法律法规签发证件，将证件电子数据传输至海关，海关在通关环节进行比对核查，并按规定办理进出口手续。联网核查实施前已签发的证件，企业可凭纸质证件在有效期内向海关办理进出口手续。

4. 特殊医学用途配方食品

特殊医学用途配方食品应当经国务院食品安全监督管理部门注册。

根据《关于〈特殊医学用途配方食品注册证书〉等 5 种监管证件实施联网核查的公告》（海关总

---

① 依据《政策法规司关于做好清理证明事项有关工作的通知》（政法函〔2019〕137 号），不再验核。

署 市场监督管理总局公告 2018 年第 142 号），在全国范围内实施"特殊医学用途配方食品注册证书"电子数据与进出口货物报关单电子数据的联网核查。市场监督管理部门根据相关法律法规签发证件，将证件电子数据传输至海关，海关在通关环节进行比对核查，并按规定办理进出口手续。联网核查实施前已签发的证件，企业可凭纸质证件在有效期内向海关办理进出口手续。

5. 从日本进口食品农产品

（1）禁止从日本福岛县、群马县、栃木县、茨城县、宫城县、新潟县、长野县、琦玉县、东京都、千叶县 10 个都县进口食品、食用农产品及饲料。

（2）允许输华的日本食品、食用农产品和饲料中，蔬菜及其制品、乳及乳制品、水产品及水生动物、茶叶及制品、水果及制品、药用植物产品，报关时应提供日本政府出具的放射性物质检测合格的证明。

（3）所有允许输华的日本食品、食用农产品和饲料需日本官方出具原产地证明。

三、申报要求

进口食品的进口商或者其代理人应当按照规定，持下列材料向海关报关：

1. 合同、发票、装箱单、提单等必要的凭证。

2. 相关批准文件。

3. 法律法规、双边协定、议定书以及其他规定要求提交的"输出国家（地区）官方检疫（卫生）证书"。

报关时，进口商或者其代理人应当将所进口的食品按照品名、品牌、原产国（地区）、规格、数/重量、总值、生产日期（批号）及海关总署规定的其他内容逐一申报。

（一）肉类产品

1. 申报范围

肉类产品是指动物屠体的任何可供人类食用部分，包括胴体、脏器、副产品以及以上述产品为原料的制品，不包括罐头产品。

2. 检疫审批

海关总署对进口肉类产品实行检疫审批制度。进口肉类产品的收货人应当在签订贸易合同前办理检疫审批手续，取得"进境动植物检疫许可证"。

3. 管理要求

（1）海关依法对"进出口肉类产品进行检验检疫"及监督抽查，对进出口肉类产品生产加工企业、收货人、发货人根据监管需要实施信用管理及分类管理制度。

（2）进口肉类产品应当符合中国法律、行政法规规定、食品安全国家标准的要求，以及中国与输出国家或者地区签订的相关协议、议定书、备忘录等规定的检验检疫要求以及贸易合同注明的检疫要求。

（3）进口肉类产品境外生产企业需获得海关总署注册方可向中国出口。

（4）海关总署对向中国境内出口肉类产品的出口商或者代理商和收货人实施备案管理。

4. 申报要求

肉类产品进口前或者进口时，收货人或者其代理人应当凭"进境动植物检疫许可证"、输出国家或者地区官方出具的相关证书、贸易合同、提单、装箱单、发票等单证向进口口岸海关申报。进口肉类产品随附的输出国家或者地区官方检验检疫证书，应当符合海关总署对该证书的要求。

（二）水产品

1. 申报范围

水产品是指供人类食用的水生动物产品及其制品，包括水母类、软体类、甲壳类、棘皮类、头索类、鱼类、两栖类、爬行类、水生哺乳类动物等其他水生动物产品以及藻类等海洋植物产品及其制品，不包括活水生动物及水生动植物繁殖材料。

2. 检疫审批

海关总署对安全卫生风险较高的进口两栖类、爬行类、水生哺乳类动物以及其他养殖水产品等实行检疫审批制度。上述产品的收货人应当在签订贸易合同前办理检疫审批手续，取得"进境动植物检疫许可证"。

从日本进口水产品（HS 编码：0302110000~0308909090，1212211000~1212219000，1603000090~1605690090）应事先办理检疫审批手续。

3. 管理要求

（1）进口水产品应当符合中国法律、行政法规、食品安全国家标准要求，以及中国与输出国家或者地区签订的相关协议、议定书、备忘录等规定的检验检疫要求和贸易合同注明的检疫要求。

（2）进口水产品的境外生产企业需获得海关总署注册批准。

（3）海关总署对向中国境内出口水产品的出口商或者代理商实施备案管理，并定期公布已获准入资质的境外生产企业和已经备案的出口商、代理商名单。

（4）海关对进口水产品收货人实施备案管理。已经实施备案管理的收货人，方可办理水产品进口手续。

4. 申报要求

安全卫生风险较高的进口两栖类、爬行类、水生哺乳类动物以及其他养殖水产品等，需要取得"进境动植物检疫许可证"。

水产品进口前或者进口时，收货人或者其代理人应当凭输出国家或者地区官方签发的检验检疫证书、原产地证书、贸易合同、提单、装箱单、发票等单证向进口口岸海关申报。①

进口预包装水产品的中文标签应当符合中国食品标签的相关法律、行政法规、规章的规定以及国家技术规范的强制性要求。

（三）乳品

1. 申报范围

乳品包括初乳、生乳和乳制品。

初乳是指奶畜产犊后 7 天内的乳。

生乳是指从符合中国有关要求的健康奶畜乳房中挤出的无任何成分改变的常乳。奶畜初乳、应用抗生素期间和休药期间的乳汁、变质乳不得用作生乳。

乳制品是指由乳为主要原料加工而成的食品。如：巴氏杀菌乳、灭菌乳、调制乳、发酵乳、干酪及再制干酪、稀奶油、奶油、无水奶油、炼乳、乳粉、乳清粉、乳清蛋白粉和乳基婴幼儿配方食品等。其中，由生乳加工而成、加工工艺中无热处理杀菌过程的产品为生乳制品。

2. 检疫审批

需要办理检疫审批手续的进口乳品，应当在取得"进境动植物检疫许可证"后方可进口。

3. 管理要求

海关总署对向中国出口乳品的境外食品生产企业实施注册制度，对进口乳品的进口商实施备案管理。

向中国出口的乳品，应当附有出口国家或者地区政府主管部门出具的卫生证书，证书应当证明下列内容：

（1）乳品原料来自健康动物。

（2）乳品经过加工处理不会传带动物疫病。

---

① 依据《海关总署关于调整部分进出境货物监管要求的公告》（海关总署公告 2020 年第 99 号），取消对收货人或者其代理人向进口口岸海关提交进口水产品的原产地证书的监管要求。

（3）乳品生产企业处于当地政府主管部门的监管之下。

（4）乳品是安全的，可供人类食用。

证书应当有出口国家或者地区政府主管部门印章和其授权人签字，目的地应当标明为中华人民共和国。

4. 申报要求

进口乳品的进口商或者其代理人，应当凭下列材料向海关报关：

（1）合同、发票、装箱单、提单等必要凭证。

（2）卫生证书。

（3）首次进口的乳品，应当提供相应食品安全国家标准中列明项目的检测报告。首次进口指境外生产企业、产品名称、配方、境外出口商、境内进口商等信息完全相同的乳品从同一口岸第一次进口。

（4）非首次进口的乳品，应当提供首次进口检测报告的复印件以及海关总署要求项目的检测报告。非首次进口检测报告项目由海关总署根据乳品风险监测等有关情况确定并在海关总署网站公布。

（5）进口乳品安全卫生项目（包括致病菌、真菌毒素、污染物、重金属、非法添加物）不合格再次进口时，应当提供相应食品安全国家标准中列明项目的检测报告连续5批次未发现安全卫生项目不合格，再次进口时提供相应食品安全国家标准中列明项目的检测报告复印件和海关总署要求项目的检测报告。

（6）进口需要检疫审批的乳品，应当取得"进境动植物检疫许可证"。

（7）涉及有保健功能的，应当取得有关部门出具的许可证明文件。

（四）中药材

以下均为申报为药用的进出境中药材检疫及管理要求，申报为食用的进出境中药材检验检疫及监督管理按照海关总署有关进出口食品的规定执行。

1. 申报范围

中药材是指药用植物、动物的药用部分，采收后经初加工形成的原料药材。

2. 检疫审批

海关总署对进境中药材实施检疫准入制度，包括产品风险分析、监管体系评估与审查、确定检疫要求、境外生产企业注册登记以及进境检疫等。

进境中药材需办理进境动植物检疫审批的，货主或者其代理人应当在签订贸易合同前，按照《进境动植物检疫审批管理办法》（国家质检总局令第25号发布，根据国家质检总局令第170号、海关总署令第238号、第240号修改）的规定取得"进境动植物检疫许可证"。

3. 管理要求

（1）海关总署对进出境中药材实施用途申报制度。中药材进出境时，企业应当向主管海关申报预期用途，明确"药用"或者"食用"。申报为"药用"的中药材应为列入《中华人民共和国药典》药材目录的物品。

（2）海关总署对向中国境内输出中药材的境外生产、加工、存放单位实施注册登记管理。

（3）海关总署根据风险分析、评估审查结果，与输出国家或者地区主管部门协商确定向中国输出中药材的检疫要求，商签有关议定书，确定检疫证书。海关总署负责制定、调整并在海关总署网站公布允许进境中药材的国家或者地区名单以及产品种类。

4. 申报要求

中药材进境前或者进境时，货主或者其代理人应当凭下列材料，向进境口岸海关申报：

（1）输出国家或者地区官方出具的符合海关总署要求的检疫证书。

（2）原产地证明、贸易合同、提单、装箱单、发票。

（3）进境中药材需办理进境动植物检疫审批的，需取得"进境动植物检疫许可证"。

第二节　进口食品的涉检审单要点

进口食品的审单除按照货物大类关注具体审单要求之外，需特别注意以下具体情况的审单。

1. 预包装食品标签。

根据《关于进出口预包装食品标签检验监督管理有关事宜的公告》（海关总署公告2019年第70号），进口商应当负责审核其进口预包装食品的中文标签是否符合中国相关法律、行政法规规定和食品安全国家标准要求。审核不合格的，不得进口。进口预包装食品被抽中现场查验或实验室检验的，进口商应当向海关人员提交其合格证明材料、进口预包装食品的标签原件和翻译件、中文标签样张及其他证明材料。

2. 转基因产品。

申报为转基因产品的，需审核"农业转基因生物安全证书"或者相关批准文件。根据《关于〈国（境）外引进农业种苗疫审批单〉等3种监管证件实施联网核查的公告》（海关总署、农业农村部、国家林业和草原局公告2018年第141号），该证书已联网核查。

3. 保健食品。

（1）首次进口的保健食品应当经国务院食品安全监督管理部门注册。其中，首次进口的保健食品中属于补充维生素、矿物质等营养物质的，应当报国务院食品安全监督管理部门备案。其他保健食品应当报省、自治区、直辖市人民政府食品安全监督管理部门备案。进口的保健食品应当是出口国（地区）主管部门准许上市销售的产品。

（2）审核"进口保健食品批准证书"或"保健食品注册批件"。根据《关于〈特殊医学用途配方食品注册证书〉等5种监管证件实施联网核查的公告》（海关总署、市场监管总局公告2018年第142号），在全国范围内实施"保健食品注册证书"或"保健食品备案凭证"电子数据与进出口货物报关单电子数据的联网核查。

4. 特殊医学用途配方食品。

特殊医学用途配方食品应当经国务院食品安全监督管理部门注册。特殊医学用途配方食品、特殊医学用途婴儿配方食品需审核特殊医学用途配方食品注册证书。根据《关于〈特殊医学用途配方食品注册证书〉等5种监管证件实施联网核查的公告》（海关总署、市场监管总局公告2018年第142号），在全国范围内实施《特殊医学用途配方食品注册证书》电子数据与进出口货物报关单电子数据的联网核查。

5. 对从日本进口食品农产品。

（1）禁止从日本福岛县、群马县、栃木县、茨城县、宫城县、新潟县、长野县、琦玉县、东京都、千叶县等10个都县进口食品、食用农产品及饲料。

（2）允许输华的日本食品、食用农产品和饲料中，蔬菜及其制品、乳及乳制品、水产品及水生动物、茶叶及制品、水果及制品、药用植物产品，报关时应提供日本政府出具的放射性物质检测合格的证明。

（3）所有允许输华的日本食品、食用农产品和饲料需日本官方出具原产地证明。日本官方出具的原产地证明和放射性物质检测合格证明需要符合证书样本和签章要求。

（4）从日本进口水产品（HS编码：0302110000～0307990090，1212211000～1212219000，1603000090～1605690090）应事先办理检疫审批手续。

一、食用植物油

（一）HS 编码范围

1507100000、1507900000、1508100000、1508900000、1509100000、1509900000、1510000000、1511100000、1511901000、1511902001、1511902090、1511909000、1512110000、1512190000、1512210000、1512290000、1513110000、1513190000、1513210000、1513290000、1514110000、1514190000、1514911000、1514919000、1514990000、1515110000、1515190000、1515210000、1515290000、1515300000、1515500000、1515901000、1515902000、1515903000、1515909010、1515909090、1516200000、1517100000、1517901090、1517909001、1517909090、1518000000、2106909090、2106909019 等。

（二）规范性文件依据

1. 《进出口食品安全管理办法》（国家质检总局令第 144 号发布，根据国家质检总局令第 184 号、海关总署令第 243 号修改）。

2. 《关于发布〈进口食品进出口商备案管理规定〉及〈食品进口记录和销售记录管理规定〉的公告》（国家质检总局公告 2012 年第 55 号）。

3. 《关于进口散装食用植物油运输工具要求的公告》（国家质检总局公告 2012 年第 80 号）。

4. 《关于进一步加强进口食用植物油检验监管的通知》（国质检食函〔2012〕229 号）。

5. 《关于做好进口食用植物油检验监管工作的补充通知》（质检食函〔2012〕493 号）。

（三）所需单证要点

1. 官方植物检疫证书（入境后用于分装加工，检验检疫要求有 P 的植物油）。

2. 原产地证书。

3. 境内收货人和境外出口商或代理商在海关总署备案信息。

4. 运输工具前三航次装载货物名单（散装）。

5. 相应食品安全国家标准中规定项目的检测报告（每批散装食用植物油及首次向中国出口的预包装食用植物油）。

6. 预包装食用植物油再次进口：

（1）首次进口检测报告复印件。

（2）进口商经风险分析确定的重要指标。

（3）检验检疫机构指定指标的检测报告。

7. 该收货人上一批次食品进口记录及销售记录。

（四）审单要点

1. 国外植物检疫证书应是输出国家（地区）官方出具，并加盖官方印章及签名。

2. 对原产地证书基本内容（包括但不限于货物数重量、原产国、品名等）的完整性、有效性进行审核。

3. 进口食品信息申明的内容应包括品名、品牌、原产国（地区）、规格、数/重量、总值、生产日期（批号）及国家海关总署规定的其他内容，并与报关信息一致。

4. 审核检测报告中的项目及结果是否符合中国法律法规及标准的要求。

5. 运输工具及其前三航次装载货物应符合《关于进口散装食用植物油运输工具要求的公告》（国家质检总局公告 2012 年第 80 号）的要求。

二、蜂产品

（一）HS 编码范围

0409000000、0410004100、0410004200、0410004300、0410004900 等。

（二）规范性文件依据

1.《进出口食品安全管理办法》（国家质检总局令第 144 号发布，根据国家质检总局令第 184 号、海关总署令第 243 号修改）。

2.《关于发布〈进口食品进出口商备案管理规定〉及〈食品进口记录和销售记录管理规定〉的公告》（国家质检总局公告 2012 年第 55 号）。

3.《关于进一步加强进口蜂产品检验检疫监管的通知》（质检食函〔2016〕81 号）。

（三）所需单证要点

1. 输出国家（地区）官方卫生证书。

2. 原产地证书。

3. 进口食品信息申报清单，内容应包括品名、品牌、原产国（地区）、规格、数/重量、总值、生产日期（批号）及海关总署规定的其他内容，并与报关信息一致。没有品牌、规格的，应当标明"无"。

4. 应注明进口食品进出口商名称及备案编号，并提交上一批次食品的进口和销售记录。

（四）审单要点

1. 列入海关总署公布的《评估审查符合要求及有传统贸易的国家或地区输华蜂产品名单》的蜂产品方可进口。

2. 审核输出国家（地区）官方卫生证书时应对其基本信息的完整性，有效性进行审核。

3. 原产地证需对证书基本内容（包括但不限于货物数重量、原产国、品名等）的完整性、有效性进行审核。

三、干（坚）果

（一）HS 编码范围

0801110000、0801210000～0804200000（仅限干果）、0804300090、0804400000（仅限干果）、0804501090、0804502090～0805209000（仅限干果）、0805400090～0805900000（仅限干果）、0806200000、0811901000～0811909050、0811909090（仅限坚果）、0813100000～0813500000、0814000000（仅限干果）、1202410000～1202420000（食用）、1203000000～1204000000（食用）1206009000、1207709100～1207709200（食用）、1212991100～1212999300（食用）、1212999990（仅限果核、仁）、2006001000、2006002000、2006009090（仅限坚果）、2008111000、2008112000、2008119000～2008199100、2008199910、2008199990、2008999000（仅限坚果）。

（二）规范性文件依据

1.《进出口食品安全管理办法》（国家质检总局令第 144 号发布，根据国家质检总局令第 184 号、海关总署令第 243 号修改）。

2.《质检总局办公厅关于调整〈首次进口需风险分析的植物源性食品及已有输华贸易的国家或地区目录〉的通知》（质检办食函〔2013〕652 号）。

3.《关于发布〈进口食品进出口商备案管理规定〉及〈食品进口记录和销售记录管理规定〉的公告》（国家质检总局公告 2012 年第 55 号）。

（三）所需单证要点

1. 进口食品信息申报清单，内容应包括品名、品牌、原产国（地区）、规格、数/重量、总值、生产日期（批号）及海关总署规定的其他内容，并与报关信息一致。没有品牌、规格的，应当标明"无"。

2. 国内收货人、国外出口商或代理商在海关总署备案号及该收货人上一批食品进口和销售记录。

3. 包括但不限于对应检验检疫类别含有 P 的需提供植物检疫证书。

（四）审单要点

1. 进口食品信息清单是否提供完整，产品名称是否符合相关标准要求。

2. 未经熟制的干（坚）果需属于海关总署公布的进口食品准入国家或地区范围内，并按照《质检总局办公厅关于调整〈首次进口需风险分析的植物源性食品及已有输华贸易的国家或地区目录〉的通知》（质检办食函〔2013〕652 号），对准入要求进行审核，同时审核植物检疫证书的真实性和有效性。

（五）检疫要求

1. 塞内加尔花生

（1）执法依据

《质检总局关于进口塞内加尔花生检验检疫要求的公告》（国家质检总局公告 2015 年第 67 号）。

（2）商品名称

塞内加尔输华食用及榨油用花生，不包括种用花生。

（3）商品产地

塞内加尔。

（4）检疫要求

塞内加尔应根据中方的植物卫生要求，对输华花生进行检疫，并出具带有经过授权的植物检疫官员签名的官方植物检疫证书，证书声明栏中应注明："该批货物符合《中华人民共和国国家质量监督检验检疫总局和塞内加尔共和国农业和农村装备部关于塞内加尔花生输华植物卫生要求议定书》的要求（英文）。"

2. 苏丹脱壳花生

（1）执法依据

《关于进口苏丹脱壳花生检验检疫要求的公告》（海关总署公告 2019 年第 104 号）。

（2）商品名称

苏丹脱壳花生是指产自苏丹，并在苏丹加工、储藏的脱壳花生。

（3）商品产地

苏丹。

（4）检疫要求

苏丹输华脱壳花生须随附苏丹官方植物检疫证书，证书声明栏中应注明"该批货物符合苏丹输华花生植物卫生要求议定书的要求，不携带中方关注的检疫性有害生物"，"植物检疫证书"内容须用英文书写。

3. 乌兹别克斯坦花生

（1）执法依据

《关于进口乌兹别克斯坦花生检验检疫要求的公告》（海关总署公告 2020 年第 39 号）。

（2）商品名称

乌兹别克斯坦花生是指在乌兹别克斯坦生产、加工、存放的花生。

（3）商品产地

乌兹别克斯坦。

（4）检疫要求

每批乌兹别克斯坦输华花生须随附乌方出具的官方植物检疫证书，并在附加声明栏中注明："该批货物符合《中华人民共和国海关总署与乌兹别克斯坦共和国国家植物检验检疫局关于乌兹别克斯坦花生输华检验检疫要求议定书》要求，不带有中方关注的检疫性有害生物。"

4. 意大利榛子

（1）执法依据

《关于进口意大利榛子检验检疫要求的公告》（海关总署公告 2019 年第 65 号）。

（2）商品名称

意大利输华榛子是指在意大利生产的、去壳的、不再有萌发力的欧洲榛（Corylus avellana L）成熟果实。

（3）商品产地

意大利。

（4）检疫要求

意大利输华榛子须随附意大利官方植物检疫证书，证书声明栏中应以英文注明"该批货物符合《中华人民共和国海关总署和意大利共和国农业、食品与林业政策部关于意大利榛子输华植物卫生要求议定书》的要求，不带有中方关注的检疫性有害生物"。植物检疫证书内容须用英文书写。

5. 智利榛子

（1）执法依据

《关于进口智利榛子检验检疫要求的公告》（海关总署公告2019年第75号）。

（2）商品名称

智利输华榛子是指在智利生产去壳的欧洲榛（Corylus avellana L.）成熟果仁。

（3）商品产地

智利。

（4）检疫要求

智利输华榛子须随附智利官方植物检疫证书，证书声明栏中应注明"该批货物符合《中华人民共和国海关总署和智利共和国农业部关于智利榛子输华植物卫生要求议定书》的要求，不带有中方关注的检疫性有害生物"。植物检疫证书内容须用英文书写。

6. 土耳其开心果

（1）执法依据

《关于进口土耳其开心果检验检疫要求的公告》（海关总署公告2019年第110号）。

（2）商品名称

土耳其开心果是指在土耳其生产的、未经过焙烤等熟制工艺的、不论是否去壳的开心果。

（3）商品产地

土耳其。

（4）检疫要求

土耳其输华开心果须随附土耳其官方植物检疫证书，证书声明栏中应注明"该批货物符合《土耳其开心果输华植物卫生要求议定书》要求，不带有中方关注的检疫性有害生物"。植物检疫证书内容须用英文书写。

7. 哈萨克斯坦亚麻籽

（1）执法依据

《关于进口哈萨克斯坦亚麻籽检验检疫要求的公告》（海关总署公告2019年第150号）。

（2）商品名称

哈萨克斯坦亚麻籽是指在哈萨克斯坦种植和加工的用于食用或食品加工用亚麻籽实（Linum usitatissimum）。

（3）商品产地

哈萨克斯坦。

（4）检疫要求

每批进口哈萨克斯坦亚麻籽须随附哈萨克斯坦官方出具的植物检疫证书，注明检疫处理的药剂、温度、时间等技术条件，以及亚麻籽品种和产区，并在附加声明栏中使用英文和中文注明："该植物检疫证书证明的亚麻籽符合中华人民共和国海关总署与哈萨克斯坦共和国农业部于2019年9月11日在北京签署的关于哈萨克斯坦亚麻籽输华检验检疫要求议定书规定。"

8. 保加利亚去壳葵花籽

（1）执法依据

《关于进口保加利亚去壳葵花籽植物检疫要求的公告》（海关总署公告 2018 年第 97 号）。

（2）商品名称

保加利亚去壳葵花籽是指产自保加利亚境内的去壳向日葵 Helianthus annuus L. 籽粒。

（3）商品产地

保加利亚。

（4）检疫要求

每批保加利亚输华去壳葵花籽须随附保加利亚共和国农业林业和粮食部食品安全局（BFSA）出具的官方植物检疫证书，证明其符合中国植物检疫要求，并注明具体产地。

四、酒类

（一）HS 编码范围

2202910011、2202910019、2202910091、2202910099、2203000000、2204100000、2204210000、2204220000、2204290000、2205100000、2205900000、2206001000、2206009000、2208200010、2208200090、2208300000、220840000、2208500000、2208600000、2208700000、2208901010、2208901090、2208902000、2208909021、2208909029、2208909091、2208909099 等。

（二）规范性文件依据

1. 《进出口食品安全管理办法》（国家质检总局令第 144 号发布，根据国家质检总局令第 184 号、海关总署令第 243 号修改）。

2. 《关于美国输华葡萄酒证书事宜的公告》（国家质检总局、海关总署联合公告 2013 年第 164 号）。

3. 《关于发布〈进口食品进出口商备案管理规定〉及〈食品进口记录和销售记录管理规定〉的公告》（国家质检总局公告 2012 年第 55 号）。

4. 关于印发《贯彻落实〈关于进一步加强酒类质量安全工作的通知〉的指导意见》的通知（质检食监函〔2011〕777 号）。

（三）所需单证要点

1. 原产地证明。

2. 进口食品信息申报清单，内容应包括品名、品牌、原产国（地区）、规格、数/重量、总值、生产日期（批号）及国家质检总局规定的其他内容，并与报关信息一致。没有品牌、规格的，应当标明"无"。

3. 境内收货人、境外出口商或代理商在海关总署备案号及该收货人上一批食品进口和销售记录。

4. "葡萄酒出口证书"（美国输华葡萄酒）。

（四）审单要点

1. 对原产地证明基本内容（包括但不限于货物数/重量、原产国、品名等）的完整性、有效性进行审核。

2. 进口食品信息清单是否提供完整，产品名称是否符合相关标准要求。进口酒类报检时，在"货物名称"栏上注明品名和品牌，并逐一填写原产地、规格、数/重量等信息。

五、肉类产品

（一）HS 编码范围

0201 ～ 0207、0208101000、0208102000、0208109010、0208109090、0208300000、0208500000、

0208600010、 0208600090、 0208901000、 0208909010、 0208909090、 0209100000、 0209900000、
0210111010、 0210111090、 0210119010、 0210119090、 0210120010、 0210120090、 0210190010、
0210190090、 0210200010、 0210200090、 0210910000、 0210990010、 0210990090、 0504001100、
0504001200、 0504001300、 0504001400、 0504001900、 0504002100、 0504002900、 0504009000、
1502900000、 1601001010、 1601001090、 1601002010、 1601002090、 1602100010、 1602100090、
1602200010、 1602200090、 1602310000、 1602329100、 1602329200、 1602329900、 1602399100、
1602399900、 1602410010、 1602410090、 1602420010、 1602420090、 1602499010、 1602499090、
1602509010、 1602509090、 1602909010、 1602909090 等。

（二）规范性文件依据

1. 《进出口食品安全管理办法》（国家质检总局令第 144 号发布，根据国家质检总局令第 184 号、海关总署令第 243 号修改）。

2. 《进出口肉类产品检验检疫监督管理办法》（国家质检总局令第 136 号发布，根据海关总署令第 243 号修改）。

3. 进口食品境外生产企业注册管理规定（国家质检总局令第 145 号发布，根据海关总署令第 243 号修改）。

4. 《国家质检总局关于更新〈进口食品境外生产企业注册实施目录〉的公告》（国家质检总局公告 2015 年第 152 号）。

5. 《关于发布〈进口食品进出口商备案管理规定〉及〈食品进口记录和销售记录管理规定〉的公告》（国家质检总局公告 2012 年第 55 号）。

（三）所需单证要点

1. 取得"进境动植物检疫许可证"。

2. 输出国家或者地区官方卫生证书。

3. 境外生产企业注册号。

（四）审单要点

1. 贸易国家（地区）和肉类产品品种在海关总署网站公布的"符合评估审查要求的国家或地区输华肉类产品名单"。

2. "进境动植物检疫许可证"需对基本内容①进行完整性、有效性审核。

3. 输出国家或者地区官方卫生证书需对原件进行审核，具体内容包括：

（1）须加盖官方印章及官方兽医签名。

（2）目的地须标明为中华人民共和国。

（3）一份证书对应一个集装箱（特殊情况因多种产品拼柜而出具了多份证书的，每份证书的集装箱号与封识号应一致，并与电子信息完全一致）。

（4）卫生证书的格式、防伪标识、官方印章、签字兽医官及其签字笔迹等应与海关总署下发的证书模板、兽医官签字相符。

（5）卫生证书上的收货人、贸易合同的签约方应与检疫许可证上的申请单位一致。

（6）根据卫生证书中标明的收货人信息，登录海关总署网站查询收货人备案信息是否有效。

（7）根据卫生证书中的厂号信息，登海关总署网站查询是否为准入生产企业。

4. 通过"进口肉类卫生证书电子核查系统"实现检验检疫证书信息传输的产品包括：冷冻猪肉（加拿大、巴西、墨西哥、法国、西班牙、英国、丹麦、爱尔兰、德国、比利时、匈牙利、芬兰）、牛产品、猪产品（美国）、冷冻牛肉（加拿大、墨西哥、乌拉圭、匈牙利、南非、哥斯达黎加）、冷冻剔

---

① 包括但不限于：申请单位应与报关单上的收货人一致性；品名、产地、输出国家（地区）、用途、进境和结关地口岸/查验场、目的地、运输路线等应与报关单、卫生证书、贸易及运输单证上的内容一致性等。

骨牛肉（巴西、阿根廷）、去骨腌制猪肉（西班牙、意大利）冷冻禽肉（巴西）、冷冻鸡肉（阿根廷）、冷冻羊肉（乌拉圭）、冷冻马肉、熟制牛羊肉（蒙古）、熟制猪肉、腌制猪肉（法国）、热处理去骨猪肉（意大利）。

5. 澳大利亚、新西兰、荷兰和智利的官方证书可通过登录电子证书信息交换核查系统进行核查核销。

（五）检疫要求

1. 智利禽肉

（1）执法依据

《中华人民共和国国家质量监督检验检疫总局和智利共和国农业部关于中华人民共和国和智利共和国进出口禽肉的卫生要求议定书》（国质检食函〔2004〕1018号）。

（2）商品名称

禽肉。

（3）商品产地

智利。

（4）检疫要求

智利出口禽肉的官方检验检疫和出证工作按出口方规定程序和体系开展。出口证书的格式和内容应经双方同意。

2. 俄罗斯禽肉

（1）执法依据

《关于中国和俄罗斯进出口禽肉检验检疫要求的公告》（海关总署公告2019年第76号）。

（2）商品名称

禽肉是指冷冻禽肉（去骨和带骨）以及胴体、部分胴体和副产品，不包括羽毛。副产品具体为冷冻鸡心、冷冻鸡肝、冷冻鸡肾、冷冻鸡胗、冷冻鸡头、冷冻鸡皮、冷冻鸡翅（不含翅尖）、冷冻鸡翅尖、冷冻鸡爪、冷冻鸡软骨。

（3）商品产地

繁殖、出生并饲养在俄罗斯境内经认可未感染禽流感、新城疫的非疫区。来自过去12个月未因发生中国和欧亚经济联盟俄罗斯兽医规定中提及的传染病和寄生虫而实施隔离检疫或限制活动的区域。

（4）检疫要求

每批出口禽肉应随附一份主管部门出具的官方兽医卫生证书，证明其符合中俄以及欧亚经济联盟的检验检疫要求。

3. 泰国鳄鱼肉

（1）执法依据

《关于印发中泰新鲜蔬菜、熟制禽肉、泰输华鳄鱼肉卫生议定书的通知》（国质检食〔2005〕445号）。

（2）商品名称

鳄鱼肉。

（3）商品产地

用于生产向中国输出鳄鱼肉的屠宰用鳄鱼应符合下列条件：出生、饲养并屠宰于泰国境内；来自由官方确认在过去六个月未发生衣原体病、鳄鱼痘、霍乱弧菌、旋毛虫病和绦虫病的养殖场；来自过去六个月内未因发生过泰国动物卫生法规规定应申报的动物疫病而受到限制或监测的农场；从未饲喂过通过转基因技术生产的饲料，也未饲喂过含有转基因产品的饲料；动物没有使用过天然或人工合成的激素、激素类物质、甲状腺制剂；执行泰国农兽药残留和有毒有害物质残留监控计划和病原微生物监控计划。

（4）检疫要求

向中国输出的每一批鳄鱼肉应随附一份正本卫生证书，证明输出产品符合泰国兽医和公共卫生法律法规及本议定书的有关规定，并标明启运地、目的地、收货人、发货人、生产企业名称、地址等信息。

卫生证书用中文和英文写成，卫生证书的格式、内容须事先获得双方认可。

六、乳品

（一）HS 编码范围

0401100000～0406900000、1901101000、2106909001、2106909090、3501100000（需根据申报信息和系统规则判定）等。

（二）规范性文件依据

1.《进出口食品安全管理办法》（国家质检总局令第 144 号发布，根据国家质检总局令第 184 号、海关总署令第 243 号修改）。

2.《进口食品境外生产企业注册管理规定》（国家质检总局令第 145 号发布，根据海关总署令第 243 号修改）。

3.《进出口乳品检验检疫监督管理办法》（国家质检总局令第 152 号发布，根据海关总署令第 243 号修改）。

4.《质检总局关于更新〈进口食品境外生产企业注册实施目录〉的公告》（国家质检总局公告 2015 年第 152 号）。

5.《质检总局关于加强进口婴幼儿配方乳粉管理的公告》（国家质检总局公告 2013 年第 133 号）。

6.《关于实施〈进出口乳品检验检疫监督管理办法〉有关要求的公告》（国家质检总局公告 2013 年第 53 号）。

7.《质检总局关于调整〈进出口乳品检验检疫监督管理办法〉实施要求的公告》（国家质检总局公告 2015 年第 3 号）。

8.《关于发布〈进口食品进出口商备案管理规定〉及〈食品进口记录和销售记录管理规定〉的公告》（国家质检总局公告 2012 年第 55 号）。

9.《关于〈特殊医学用途配方食品注册证书〉等 5 种监管证件实施联网核查的公告》（海关总署、市场监督管理总局公告 2018 年第 142 号）。

（三）所需单证要点

1. 输华乳品官方卫生证书原件。

2. 境外生产企业注册号。

3. "进境动植物检疫许可证"（仅生乳、生乳制品、巴氏杀菌乳或以巴氏杀菌工艺生产的调制乳需提供）。

4. 检测报告。

5. 进口食品信息申报清单，内容应包括品名、品牌、原产国（地区）、规格、数/重量、总值、生产日期（批号）及国家质检总局规定的其他内容，并与申报信息一致。没有品牌、规格的，应当标明"无"。

6. "婴幼儿配方乳粉产品配方注册证书"（婴幼儿配方乳粉）。

（四）审单要点

1. 输华乳品官方卫生证书应是输出国家（地区）官方出具，并加盖官方印章及官方兽医签名。目的地须标明为中华人民共和国。证书格式、官方印章等应与海关总署下发的证书模板相符（海关总署已确认的国外官方卫生证书样本见海关总署网站）。证书上产品相关信息须与报关乳品的品名、规格、生产批次、数/重量等信息一一相符。新西兰、荷兰的官方证书可通过登录电子证书信息交换核查系统核查核销。

2. 境外生产加工企业应属于海关总署公布的"进口乳品境外生产企业注册名单"。

3. 须提供"进境动植物检疫许可证"的乳制品（生乳、生乳制品、巴氏杀菌乳、巴氏杀菌工艺生产的调制乳需提供）。

4. 首次进口的乳品，应当提供相应食品安全国家标准中列明项目的检测报告。首次进口，指境外生产企业、产品名称、配方、境外出口商、境内进口商等信息完全相同的乳品从同一口岸第一次进口。非首次进口的乳品，应当提供首次进口检测报告的复印件以及海关总署要求项目的检测报告。非首次进口检测报告项目由海关总署根据乳品风险监测等有关情况确定并在海关总署网站公布。进口乳品安全卫生项目（包括致病菌、真菌毒素、污染物、重金属、非法添加物）不合格，再次进口时，应当提供相应食品安全国家标准中列明项目的检测报告；连续 5 批次未发现安全卫生项目不合格，再次进口时提供相应食品安全国家标准中列明项目的检测报告复印件和海关总署要求项目的检测报告。

5. "婴幼儿配方乳粉产品配方注册证书"电子数据已与进出口货物报关单电子数据的联网核查。因海关和市场监督管理部门审核需要或计算机管理系统、通信网络故障等原因，可以转为有纸报关作业或补充提交纸质证件。

（五）检疫要求

1. 俄罗斯乳品

（1）执法依据

《关于中俄乳品双向贸易检验检疫要求的公告》（海关总署公告 2019 年第 44 号）。

（2）商品名称

俄罗斯输华乳品是指以经过加热处理的牛乳或羊乳为主要原料加工而成的食品，不包括乳粉、奶油粉、乳清粉。

（3）商品产地

俄罗斯。

（4）检疫要求

俄罗斯输华乳品应随附俄罗斯联邦兽医部门签发的兽医卫生证书。

2. 越南乳品

（1）执法依据

《关于进口越南乳品检验检疫要求的公告》（海关总署公告 2019 年第 156 号）。

（2）商品名称

越南输华乳品是指以经过加热处理的牛乳为主要原料加工而成的食品，包括巴氏杀菌乳、灭菌乳、调制乳、发酵乳、干酪及再制干酪、稀奶油、奶油、无水奶油、炼乳、乳粉、乳清粉、乳清蛋白粉、牛初乳粉、酪蛋白、乳矿物盐、乳基婴幼儿配方食品及其预混料（或基粉）等。

（3）商品产地

越南。

（4）检疫要求

越南输华乳品应随附越南官方签发的卫生证书。

3. 吉尔吉斯共和国乳品

（1）执法依据

《关于进口吉尔吉斯共和国乳品检验检疫要求的公告》（海关总署公告 2019 年第 228 号）。

（2）商品名称

吉尔吉斯输华乳品仅包括牛乳来源的脱脂乳粉和干酪。

（3）商品产地

吉尔吉斯。

（4）检疫要求

吉尔吉斯输华乳品应随附吉尔吉斯官方签发的卫生证书。

4. 斯洛伐克乳品

（1）执法依据

《关于进口斯洛伐克乳品检验检疫要求的公告》（海关总署公告2020年第19号）。

（2）商品名称

斯洛伐克输华乳品是指以经过加热处理的牛乳或羊乳为主要原料加工而成的食品，包括巴氏杀菌乳、灭菌乳、调制乳、发酵乳、干酪及再制干酪、稀奶油、奶油、无水奶油、炼乳、乳粉、乳清粉、乳清蛋白粉、牛初乳粉、酪蛋白、乳矿物盐、乳基婴幼儿配方食品及其预混料（或基粉）等。

（3）商品产地

斯洛伐克。

（4）检疫要求

斯洛伐克输华乳品应随附斯洛伐克官方签发的卫生证书。

5. 哈萨克斯坦乳品

（1）执法依据

《关于进口哈萨克斯坦共和国乳品检验检疫要求的公告》（海关总署公告2020年第13号）。

（2）商品名称

哈萨克斯坦输华乳品是指以经过加热处理的牛乳或羊乳为主要原料加工而成的食品，包括巴氏杀菌乳、灭菌乳、调制乳、发酵乳、干酪及再制干酪、稀奶油、奶油、无水奶油、炼乳、乳粉、乳清粉、乳清蛋白粉、牛初乳粉、酪蛋白、乳矿物盐、乳基婴幼儿配方食品及其预混料（或基粉）以及骆驼乳粉等。

（3）商品产地

哈萨克斯坦。

（4）检疫要求

哈萨克斯坦输华乳品应随附哈萨克斯坦官方签发的卫生证书。

6. 克罗地亚乳品

（1）执法依据

《关于进口克罗地亚乳品检验检疫要求的公告》（海关总署公告2020年第87号）。

（2）商品名称

克罗地亚输华乳品是指以经过加热处理的牛乳或羊乳为主要原料加工而成的食品，包括巴氏杀菌乳、灭菌乳、调制乳、发酵乳、干酪及再制干酪、稀奶油、奶油、无水奶油、炼乳、乳粉、乳清粉、乳清蛋白粉、牛初乳粉、酪蛋白、乳矿物盐、乳基婴幼儿配方食品及其预混料（或基粉）。

（3）商品产地

克罗地亚。

（4）检疫要求

克罗地亚输华乳品应随附克罗地亚官方签发的卫生证书。

7. 俄罗斯乳品

（1）执法依据

《关于修订中俄乳品双向贸易检验检疫要求的公告》（海关总署公告2020年第89号）。

（2）商品名称

以经过加热处理的牛乳或羊乳为主要原料加工而成的食品。

（3）商品产地

俄罗斯。

（4）检疫要求

进口俄罗斯巴氏杀菌乳和以巴氏杀菌工艺生产的调制乳，应事先办理检疫审批，获得"进境动植物检疫许可证"。

俄罗斯输华乳品应随附俄罗斯联邦兽医部门签发的兽医卫生证书。

8. 塞尔维亚乳品

（1）执法依据

《关于进口塞尔维亚乳品检验检疫要求的公告》（海关总署公告 2020 年第 90 号）。

（2）商品名称

塞尔维亚输华乳品是指以经过加热处理的牛乳或羊乳为主要原料加工而成的乳及乳制食品，包括巴氏杀菌乳、灭菌乳、调制乳、发酵乳、干酪及再制干酪、稀奶油、奶油、无水奶油、炼乳、乳粉、乳清粉、乳清蛋白粉、牛初乳粉、酪蛋白、乳矿物盐、乳基婴幼儿配方食品及其预混料（或基粉）等。

（3）商品产地

塞尔维亚。

（4）检疫要求

进口塞尔维亚巴氏杀菌乳和以巴氏杀菌工艺生产的调制乳，应事先办理检疫审批，获得"进境动植物检疫许可证"。

塞尔维亚输华乳品应随附塞尔维亚官方签发的卫生证书。

七、燕窝

（一）HS 编码范围

0410001000 等。

（二）规范性文件依据

1.《进境动植物检疫审批管理办法》（国家质检总局令第 25 号发布，根据国家质检总局令第 170 号、海关总署令第 238 号、第 240 号修改）。

2.《进出口食品安全管理办法》（国家质检总局令第 144 号发布，根据国家质检总局令第 184 号、海关总署令第 243 号修改）。

3.《进口食品境外生产企业注册管理规定》（国家质检总局令第 145 号发布，根据海关总署令第 243 号修改）。

4.《质检总局关于更新〈进口食品境外生产企业注册实施目录〉的公告》（国家质检总局公告 2015 年第 152 号）。

（三）所需单证要点

1. 经总局确认的输出国官方原产地证书、兽医（卫生）证书、卫生证书（马来西亚），兽医（卫生）证书上须注明燕窝原料来源地。

2. 需办理进口检疫审批的进口食用燕窝，需提供"进境动植物检疫许可证"，应对检疫审批数量进行核销。

3. 国内收货人、国外出口商或代理商在海关总署备案号及该收货人上一批食品进口和销售记录。

4. 境外生产企业注册号。

（四）审单要点

1. 海关总署公布的燕窝加工企业在华注册名单、燕屋备案名单、国外官方机构的官方兽医签字笔迹。境外生产企业应已获中方注册并已列入海关总署公布的"进口燕窝境外生产企业注册名单"内。

证书上产品相关信息如品名、规格、生产批次、数/重量等应与进口商或其代理人申报信息相符。

2. 海关总署对安全卫生风险较高的进口食用燕窝实行检疫审批制度。进口食用燕窝的进口商应当在签订贸易合同前办理检疫审批手续，取得"进境动植物检疫许可证"。检疫许可证应真实有效，且检疫许可证上的申请单位应与报关单上的进口商一致；检疫许可证上的品名、产地、输出国家（地区）、境外生产厂家、用途、进境和结关地口岸、目的地、运输路线等应与报关单、境外官方检验检疫证书、合同及提单上的内容相符。

3. 燕窝产品进口商或其代理人报关时所提交的进口燕窝产品清单，应当列明货物品名、品牌、原产国（地区）、规格、数/重量、生产日期（批号），没有品牌、规格的，应当标明"无"。

4. 应要求境内进口商或代理商在报关时，应当准确填写燕窝种类（食用燕窝）、来源（屋燕、洞燕）、颜色等信息。

（五）检疫要求

1. 马来西亚毛燕

（1）执法依据

《关于进口马来西亚毛燕检验检疫要求的公告》（海关总署公告 2018 年第 107 号）。

（2）商品名称

毛燕是指由金丝燕及同类型燕子唾液形成，经去除粪便、土壤以及一般杂质的初级处理，无霉变，未添加任何物质的产品。

（3）商品产地

马来西亚。

（4）检疫要求

进口毛燕应随附马来西亚政府主管部门签发的兽医卫生证书，证明符合中国法律法规要求。

2. 马来西亚燕窝产品

（1）执法依据

《质检总局关于进口马来西亚燕窝产品检验检疫要求的公告》（国家质检总局公告 2013 年第 180 号）。

（2）商品名称

燕窝产品是指由金丝燕及相同类型燕子唾液形成、已去除污垢和羽毛、适合人类食用的食用燕窝及其制品。

（3）商品产地

马来西亚。

（4）检疫要求

马来西亚政府主管部门应当对输华燕窝产品出具原产地证书、兽医卫生证书和卫生证书，证明其符合中国法律法规和相关标准的要求。

3. 印度尼西亚燕窝

（1）执法依据

《质检总局关于进口印度尼西亚燕窝产品检验检疫要求的公告》（国家质检总局公告 2014 年第 121 号）。

（2）商品名称

燕窝产品是指由金丝燕及相同类型燕子唾液形成、已去除污垢和羽毛、适合人类食用的食用燕窝及其制品。

（3）商品产地

印度尼西亚。

（4）检疫要求

印度尼西亚政府主管部门应当对输华燕窝产品出具原产地证书、兽医（卫生）证书，证明其符合中国法律法规和相关标准的要求，并在兽医（卫生）证书中注明动物卫生状况（禽流感疫情和其他疫情疫病情况）。

4. 泰国燕窝产品

（1）执法依据

《质检总局关于进口泰国燕窝产品检验检疫要求的公告》（国家质检总局公告 2017 年第 66 号）。

（2）商品名称

泰国白色燕窝产品。

燕窝产品是指由金丝燕及相同类型燕子唾液形成、已去除污垢和羽毛、适合人类食用的食用燕窝及其制品。

泰国白色燕窝产品是指：颜色呈白色、黄色或金色的可食用燕窝产品（燕窝颜色与燕子栖息地有关）（引自泰国农业标准 TAS 6705—2014）。

（3）商品产地

泰国。

（4）检疫要求

泰国政府主管部门应当对输华燕窝产品出具原产地证书、兽医（卫生）证书，证明其符合中国法律法规和相关标准的要求。

八、中药材

（一）HS 编码范围

0510009090、1211903991、1211903991、1211903999 等。

（二）规范性文件依据

1.《进境动植物检疫审批管理办法》（国家质检总局令第 25 号发布，根据国家质检总局令第 170 号、海关总署令第 238 号、第 240 号修改）。

2.《进出境中药材检疫监督管理办法》（国家质检总局令第 169 号发布，根据海关总署令第 238 号、第 240 号、第 243 号修改）。

3.《中华人民共和国药典》（2020 版）。

4.《质检总局办公厅关于进一步加强进出口中药材检验检疫监管工作的通知》（质检办食函〔2012〕832 号）。

（三）所需单证要点

1. 输出国家或者地区官方出具的符合海关总署要求的检疫证书原件。

2. 实施动植物检疫审批的，应当取得"进境动植物检疫许可证"。

3. 国内收货人、国外出口商或代理商在海关总署备案号及该收货人上一批中药材进口和销售记录。

（四）审单要点

1. 海关总署负责制定、调整并在海关总署网站公布允许进境中药材的国家或者地区名单以及产品种类。进境中药材应在符合评估审查要求及有传统贸易的国家或地区的进境中药材目录内。

2. 境外生产、加工、存放单位注册登记的中药材品种目录，在海关总署公布的范围内。

3. 进境中药材需办理进境动植物检疫审批的，货主或者其代理人应当在签订贸易合同前，按照《进境动植物检疫审批管理办法》的规定取得"进境动植物检疫许可证"。检疫许可证应真实有效，且检疫许可证上的申请单位应与报关单上的进口商一致，检疫许可证上的品名、产地、输出国家（地区）、境外生产厂家、用途、进境和结关地口岸、目的地、运输路线等应与报关单、境外官方检验检疫证书、合同及提单上的内容相符。需检疫审批的，应对检疫审批数量进行核销。

4. 境外生产、加工、存放单位应已在海关总署注册登记。

九、水产品

（一）HS 编码范围

0302110000～0308909090、1603000090～1605690090、2008993100～2008993900、2103909000 。

（二）规范性文件依据

1. 《进境动植物检疫审批管理办法》（国家质检总局令第 25 号发布，根据国家质检总局令第 170 号、海关总署令第 238 号、第 240 号修改）。

2. 《进出口水产品检验检疫监督管理办法》（国家质检总局令第 135 号发布，根据海关总署令第 243 号修改）。

3. 《进出口食品安全管理办法》（国家质检总局令第 144 号发布，根据国家质检总局令第 184 号、海关总署令第 243 号修改）。

4. 《进口食品境外生产企业注册管理规定》（国家质检总局令第 145 号发布，根据海关总署令第 243 号修改）。

5. 《关于发布〈进口食品进出口商备案管理规定〉及〈食品进口记录和销售记录管理规定〉的公告》（国家质检总局公告 2012 年第 55 号）。

6. 《质检总局关于更新〈进口食品境外生产企业注册实施目录〉的公告》（国家质检总局公告 2015 年第 152 号）。

（三）所需单证要点

1. 经总局确认并下发证书格式的输出国家或者地区官方签发的检验检疫证书、原产地证书。

2. 对于列入《国家质检总局进口水产品检疫审批目录》的水产品，应提供有效的"进境动植物检疫许可证"。

3. 进口食品信息清单［品名、品牌、原产国（地区）、规格、数/重量、总值、生产日期（批号）及海关总署规定的其他内容］。

4. 国内收货人、国外出口商或代理商在海关总署备案号及该收货人上一批食品进口和销售记录。

（四）审单要点

1. 贸易国家（地区）和水产品种在海关总署公布的范围内。

2. 境外生产加工企业在海关总署网站公布的"进口水产品境外生产企业注册名单"内。

3. 输出国家或者地区官方签发的检验检疫证书需符合海关总署确认的输华水产品证书格式。

4. 两栖类、爬行类、水生哺乳类动物产品、养殖水产品以及日本输华水产品签订贸易合同前需办理"进境动植物检疫许可证"。检疫许可证应真实有效，且检疫许可证上的申请单位应与报关单上的收货人一致；检疫许可证上的品名、产地、输出国家（地区）、境外生产厂家、用途、进境和结关地口岸、目的地、运输路线等应与报关单、境外官方检验检疫证书、原产地证书、合同及提单上的内容相符。

5. 境外生产企业注册号。

6. 符合中国有关动植物检疫法律、法规、规章的规定，以及中国参与的动植物保护要求和公约。符合中国与输出国家（地区）签订的有关双边检疫协定（包括检疫协议、议定书、备忘录等）。对于以参展、使馆自用等非贸易方式进境的水产品，按海关总署有关规定执行。

7. 水产品进口商或其代理人报关时所提交的进口水产品清单，应逐一列明货物品名、品牌、原产国（地区）、规格、数/重量、生产日期（批号），没有品牌、规格的，应当标明"无"。

8. 从日本进口水产品（HS 编码：0302110000～0308909090，1212211000～1212219000，1603000090～1605690090）应事先办理检疫审批手续。

（五）检疫要求

1. 马达加斯加斑节对虾

（1）执法依据

《关于印发中国从马达加斯加输入斑节对虾检验检疫要求议定书的通知》（质检食函〔2013〕262号）。

（2）商品名称

指冰鲜或冷冻的未经加工的整只虾，或经加工的去头/去头去壳虾（无论是否带尾），不包括活的斑节对虾。

（3）商品产地

马达加斯加。

（4）检疫要求

马达加斯加对输华斑节对虾实施检验检疫，并按双方已确认的样式出具检验检疫证书。向中国输出的每一批斑节对虾应随附一份检验检疫证书和原产地证书。

2. 厄瓜多尔冷冻南美白虾

（1）执法依据

《关于进口厄瓜多尔冷冻南美白虾检验检疫要求的公告》（海关总署公告2020年第93号）。

（2）商品名称

冷冻南美白虾是指人工养殖、供人类食用的冷冻南美白虾（学名：Penaeus vannamei）及其制品，不包括活的南美白虾。

（3）商品产地

厄瓜多尔。

（4）检疫要求

进口厄瓜多尔冷冻南美白虾，应事先办理检疫审批，获得"进境动植物检疫许可证"。

每一批厄瓜多尔输华冷冻南美白虾应至少随附一份厄官方签发的正本兽医（卫生）证书，并在证书中声明：该产品来自主管当局注册的企业；该产品是在卫生条件下生产、包装、储藏和运输，并置于主管当局监督之下；该产品经主管当局检验检疫，未发现中国规定的致病微生物、有毒有害物质和异物，及中国和OIE所列的疫病。该产品符合兽医卫生要求，适合人类食用。

十、粮食加工产品

（一）HS编码范围

1101000001～1104300000、1106100000、1106200000、1107100000、1107200000、1108190000、1208100000、1904300000、1904300000、1904900000等。

（二）规范性文件依据

1.《进出口食品安全管理办法》（国家质检总局令第144号发布，根据国家质检总局令第184号、海关总署令第243号修改）。

2.《关于发布〈进口食品进出口商备案管理规定〉及〈食品进口记录和销售记录管理规定〉的公告》（国家质检总局公告2012年第55号）。

（三）所需单证要点

1. 植物检疫证书。

2. 熏蒸证书。

3. 原产地证书。

4. 境外生产企业注册信息。

5. 进口食品信息申报清单，内容应包括品名、品牌、原产国（地区）、规格、数/重量、总值、生产日期（批号）及海关总署规定的其他内容，并与报关信息一致。没有品牌、规格的，应当标明"无"。

6. 国内收货人、国外出口商或代理商在海关总署备案号及该收货人上一批食品进口和销售记录。

（四）审单要点

1. 贸易国家（地区）和品种在海关总署公布的范围内。

2. 进口大米境外生产企业应当在海关总署公布获得注册的境外生产企业名单中。

（五）检疫要求

1. 越南大米

（1）执法依据

《质检总局关于进口越南大米检验检疫要求的公告》（国家质检总局公告 2016 年第 60 号）。

（2）商品名称

越南输华大米包括糙米、精米和碎米。

（3）商品产地

越南输华大米须来自水稻茎线虫 *Ditylenchus angustus* 和 *Aphelenchoides nechaleos* 的非疫区或非疫点。

（4）检疫要求

每批越南输华大米要随附越南官方出具植物检疫证书，证明其符合中方的植物检疫要求，并注明具体产地。

熏蒸企业、熏蒸日期和地点，以及熏蒸使用的药剂、时间、温度等信息应在植物检疫证书中注明。

2. 印度大米

（1）执法依据

《关于进口印度大米检验检疫要求的公告》（海关总署公告 2018 年第 62 号）。

（2）商品名称

在印度种植、生产的大米（包括 Basmati 大米和非 Basmati 大米）。

（3）商品产地

印度。

（4）检疫要求

每批印度输华大米须随附印度农业合作及农民福利部（DAC&FW）出具的官方植物检疫证书，证明其符合中国植物检疫要求，并注明具体产地。

3. 美国大米

（1）执法依据

《关于进口美国大米检验检疫要求的公告》（海关总署公告 2018 年第 211 号）。

（2）商品名称

原产地为美国的大米（含糙米、精米和碎米，HS 编码：1006.20、1006.30、1006.40）。

（3）商品产地

美国。

（4）检疫要求

每批美国输华大米应随附美国官方出具的植物检疫证书。植物检疫证书应有如下附加信息："该植物检疫证书所证明的大米符合中国和美国于 2017 年 7 月 19 日在华盛顿签署的关于美国大米输华植物卫生要求议定书的规定。"

4. 缅甸大米

（1）执法依据

《质检总局关于进口缅甸大米检验检疫要求的公告》（国家质检总局公告 2015 年第 15 号）。

（2）商品名称

经碾制加工、不带稻壳以及其他杂物的精米（Oryza sativa L.）。

（3）商品产地

缅甸。

（4）检疫要求

缅甸农业与灌溉部应对输华大米进行检疫并出具植物检疫证书，证明其符合中方的植物检疫要求，还需注明具体产地，并在附加声明栏中注明："This batch of rice meets the requirements of The Protocol on Plant Inspection and Quarantine Requirements for Exporting Rice from Myanmar to China and is free of quarantine pests of concern to China. "。

缅甸大米向中国出口前应进行熏蒸处理，并随附熏蒸处理证书。

5. 缅甸大米（新）

（1）执法依据

《关于进口缅甸大米检验检疫要求的公告》（海关总署公告 2020 年第 22 号）。

（2）商品名称

在缅甸境内生产、加工的经碾制加工的大米，包括精米及碎米。

（3）商品产地

缅甸。

（4）检疫要求

每批进口缅甸大米须随附缅方出具的官方植物检疫证书。每一植物检疫证书都应有如下中文或英文附加证明："该批大米符合《缅甸大米输华植物检验检疫要求议定书》的规定，不携带中方关注的检疫性有害生物。"（This batch of rice meets the requirements of The Protocol on Plant Inspection and Quarantine Requirements for Exporting Rice from Myanmar to China and is free of quarantine pests of concern to China. ）

缅甸大米对华出口前应进行熏蒸处理，以保证大米中不带有活的昆虫，特别是仓储害虫，并随附熏蒸处理证书。

6. 老挝大米

（1）执法依据

《质检总局关于老挝大米准入的公告》（国家质检总局公告 2015 年第 129 号）。

（2）商品名称

经碾制加工、不带稻壳以及其他杂物的精米（Oryza sativa L.）。

（3）商品产地

老挝。

（4）检疫要求

老挝农林部应对输华大米进行检疫并出具植物检疫证书，证明其符合中方的植物检疫要求，还需注明具体产地，并在附加声明栏中注明："This batch of rice meets the requirements of The Protocol on Plant Inspection and Quarantine Requirements for Exporting Rice from Lao to China and is free of quarantine pests of concern to China. "。

老挝大米向中国出口前应进行熏蒸处理，并随附老挝官方签发的熏蒸处理证书。

7. 韩国大米

（1）执法依据

《质检总局关于进口韩国大米检验检疫要求的公告》（国家质检总局公告 2015 年第 149 号）。

（2）商品名称

韩国输华大米包括糙米、精米和碎米。

（3）商品产地

韩国。

（4）检疫要求

每批韩国输华大米进境时应随附官方植物检疫证书，证明其符合我国的植物检疫要求，还需附加如下信息："The rice covered by this Phytosanitary Certificate complies with 'the Requirements of inspectionand quarantine on Korean Rice exported to China' of the 'Memorandum of Understanding Between China and Korea on Inspection and Quarantine Cooperation of Bilateral Rice Trade' agreed on Oct 31,2015 by Chinese side and Korean side. "。

每批韩国输华大米在出口前应进行熏蒸处理，以保证大米中不带有活的昆虫，特别是仓储性害虫，并在进境时随附熏蒸处理证书。

8. 泰国大米

（1）执法依据

《质检总局关于进口泰国大米检验检疫要求的公告》（国家质检总局公告 2016 年第 56 号）。

（2）商品名称

泰国输华大米包括糙米、精米和碎米。

（3）商品产地

泰国。

（4）检疫要求

每批泰国输华大米应随附官方植物检疫证书，证明其符合中国和泰国的检疫法规和植物卫生要求。植物检疫证书上应注明具体产地。

每批泰国输华大米在出口前应进行熏蒸处理，以保证大米中不带有活的昆虫，并在进境时随附熏蒸处理证书。

9. 柬埔寨大米

（1）执法依据

《质检总局关于进口柬埔寨大米检验检疫要求的公告》（国家质检总局公告 2016 年第 98 号）。

（2）商品名称

柬埔寨输华大米包括精米和碎米。

（3）商品产地

柬埔寨。

（4）检疫要求

柬埔寨输华大米应随附官方植物检疫证书，证明其符合中方的植物检疫要求，并注明具体产地。

柬埔寨输华大米装运前应进行熏蒸处理，以保证不带有活的昆虫，特别是仓储性害虫，并随附柬埔寨王国农林渔业部出具的官方熏蒸处理证书。

10. 捷克麦芽

（1）执法依据

《关于进口捷克麦芽检验检疫要求的公告》（海关总署公告 2018 年第 128 号）。

（2）商品名称

捷克输华麦芽是由捷克春季播种的大麦 *Hordeum vulgare* L. 成熟果实发芽干燥制得的麦芽。

（3）商品产地

捷克。

（4）检疫要求

每批捷克输华麦芽须随附捷克农业部出具的官方植物检疫证书，证明其符合中国植物检疫要求，并注明麦芽的具体产地和原料大麦的播种季节。

十一、蔬菜及其制品

（一）HS 编码范围

0701900000 ～ 0712909990、0713109000、0713209000、0713319000、0713329000、0713339000、0713340000、0713350000、0713390000、0713409000、0713509000、0713609000、0714101000、0714102000、0714201900 － 0714901000、0714902900～0714909099 等。

（二）规范性文件依据

1.《进出口食品安全管理办法》（国家质检总局令第 144 号发布，根据国家质检总局令第 184 号、海关总署令第 243 号修改）。

2.《进境动植物检疫审批管理办法》（国家质检总局令第 25 号发布，根据国家质检总局令第 170 号、海关总署令第 238 号、第 240 号修改）。

3.《质检总局办公厅关于调整〈首次进口需风险分析的植物源性食品及已有输华贸易的国家或地区目录〉的通知》（质检办食函〔2013〕652 号）。

4.《关于发布〈进口食品进出口商备案管理规定〉及〈食品进口记录和销售记录管理规定〉的公告》（国家质检总局公告 2012 年第 55 号）。

（三）所需单证要点

1. 输出国或地区政府出具的官方检疫证书。

2. 海关总署或其授权的其他审批机构签发的"进境动植物检疫许可证"（需检疫审批的）。

3. 进口食品信息申报清单，内容应包括品名、品牌、原产国（地区）、规格、数/重量、总值、生产日期（批号）及海关总署规定的其他内容，并与报关信息一致。没有品牌、规格的，应当标明"无"。

4. 境内收货人、境外出口商或代理商在海关总署备案号及该收货人上一批食品进口和销售记录。

（四）审单要点

1. 核查输出国或地区政府出具的官方检疫证书、输出国或地区政府出具的原产地证书。

2. 核销"进境动植物检疫许可证"。

3. 进口食品信息清单是否提供完整，产品名称是否符合相关标准要求。

4. 植物源性食品涉及准入管理的应按海关总署公布的有关要求（质检办食函〔2013〕652 号），对准入要求进行审核。

（五）检疫要求

1. 泰国新鲜蔬菜

（1）执法依据

《关于印发中泰新鲜蔬菜、熟制禽肉、泰输华鳄鱼肉卫生议定书的通知》（国质检食〔2005〕445 号）。

（2）商品名称

蔬菜包括以下 5 类：块茎、根和丁香类，果菜和豆类，花叶类，食用菌类，芽类蔬菜。

（3）商品产地

泰国。

（4）检疫要求

蔬菜应附有植物检疫证书。农药残留量不得超过以 CODEX 标准为参照而制定的进口国标准要求。

2. 韩国甜椒

（1）执法依据

《关于进口韩国甜椒检验检疫要求的公告》（海关总署公告 2019 年第 190 号）。

（2）商品名称

在韩国温室种植的不同栽培品种的甜椒（*Capsicum annuum* var. *grossum*）。

（3）商品产地

韩国。

（4）检疫要求

每批进口韩国甜椒须随附韩方出具的官方植物检疫证书，并在附加声明栏中注明："该批甜椒符合《韩国甜椒输华检验检疫要求》，不携带中方关注的检疫性有害生物"。

3. 乌兹别克斯坦红辣椒

（1）执法依据

《关于进口乌兹别克斯坦红辣椒检验检疫要求的公告》（海关总署公告 2019 年第 134 号）。

（2）商品名称

在乌兹别克斯坦共和国种植和加工的用于食用的红辣椒（Cápsicumánnuum）。

（3）商品产地

乌兹别克斯坦。

（4）检疫要求

每批进口乌兹别克斯坦红辣椒须随附乌方出具的官方植物检疫证书，并在附加声明栏中注明："该植物检疫证书所证明的红辣椒符合中乌双方于 2019 年 7 月 18 日在北京、塔什干签署的关于乌兹别克斯坦红辣椒输华植物卫生要求议定书的规定"。

第九章

进口化妆品检验申报及管理

第一节 进口化妆品通用申报要求

一、申报范围

化妆品是指以涂、擦、散布于人体表面任何部位（表皮、毛发、指趾甲、口唇等）或者口腔黏膜、牙齿，以达到清洁、消除不良气味、护肤、美容和修饰目的的产品。

二、管理要求

1. 主管海关根据我国国家技术规范的强制性要求以及我国与出口国家（地区）签订的协议、议定书规定的检验检疫要求对进口化妆品实施检验检疫。

2. 海关对进口化妆品的收货人实施备案管理。进口化妆品的收货人应当如实记录进口化妆品流向，记录保存期限不得少于 2 年。

进口化妆品的收货人或者其代理人应当按照海关总署相关规定报关，同时提供收货人备案号。

3. 免税化妆品的收货人在向所在地直属海关申请备案时，应当提供本企业名称、地址、法定代表人、主管部门、经营范围、联系人、联系方式、产品清单等相关信息。

三、申报要求

进口化妆品成品的标签标注应当符合我国相关的法律、行政法规及国家技术规范的强制性要求。

（一）首次进口的化妆品

首次进口的化妆品应当符合下列要求：

1. 国家实施卫生许可的化妆品，应当取得国家相关主管部门批准的进口化妆品卫生许可批件。[1]

2. 国家实施备案的化妆品，应当凭备案凭证办理检验检疫申报手续。[2]

3. 国家没有实施卫生许可或者备案的化妆品，应当提供下列材料：

（1）具有相关资质的机构出具的可能存在安全性风险物质的有关安全性评估资料。[3]

（2）在生产国家（地区）允许生产、销售的证明文件或者原产地证明。

---

[1] 依据《政策法规司关于做好清理证明事项有关工作的通知》（政法函〔2019〕137 号），首次进口的国家实施卫生许可的化妆品办理进口手续，不再验核进口化妆品卫生许可批件。依据《海关总署关于调整部分进出境货物监管要求的公告》（海关总署公告 2020 年第 99 号），进口化妆品在办理报关手续时应声明取得国家相关主管部门批准的进口化妆品卫生许可批件，免于提交批件凭证。

[2] 依据《政策法规司关于做好清理证明事项有关工作的通知》（政法函〔2019〕137 号），首次进口国家实施备案的化妆品办理进口手续，不再验核进口化妆品备案凭证。

[3] 依据《海关总署关于调整部分进出境货物监管要求的公告》（海关总署公告 2020 年第 99 号），对于国家没有实施卫生许可或者备案的化妆品，取消提供具有相关资质的机构出具的可能存在安全性风险物质的有关安全性评估资料的监管要求，要求提供产品安全性承诺。

4. 销售包装化妆品成品除前三项外，还应当提交中文标签样张和外文标签及翻译件。

5. 非销售包装的化妆品成品还应当提供包括产品的名称、数/重量、规格、产地、生产批号和限期使用日期（生产日期和保质期）、加施包装的目的地名称、加施包装的工厂名称、地址、联系方式。

（二）离境免税化妆品

1. 离境免税化妆品应当实施进口检验，可免于加贴中文标签，免于标签的符合性检验，在《入境货物检验检疫证明》上注明该批产品仅用于离境免税店销售。

2. 首次进口的离境免税化妆品，应当提供供货人出具的产品质量安全符合我国相关规定的声明、国外官方或者有关机构颁发的自由销售证明或者原产地证明、具有相关资质的机构出具的可能存在安全性风险物质的有关安全性评估资料、产品配方等。①

（三）非贸易性化妆品

1. 化妆品卫生许可或者备案用样品、企业研发和宣传用的非试用样品，进口申报时应当由收货人或者其代理人提供样品的使用和处置情况说明及非销售使用承诺书，入境口岸海关进行审核备案，数量在合理使用范围的，可免于检验。收货人应当如实记录化妆品流向，记录保存期限不得少于 2 年。

2. 进口非试用或者非销售用的展品，申报时应当提供展会主办（主管）单位出具的参展证明，可以免予检验。展览结束后，在海关监督下作退回或者销毁处理。

第二节 进口化妆品的涉检审单要点

一、HS 编码范围

3301120000～3401300000 等。

二、规范性文件依据

1. 《进出口化妆品检验检疫监督管理办法》（国家质检总局令第 143 号公布，根据海关总署令第 238 号、第 240 号、第 243 号修改）。

2. 《质检总局关于发布〈进口化妆品境内收货人备案、进口记录和销售记录管理规定〉的公告》（国家质检总局公告 2016 年第 77 号）。

3. 《政策法规司关于做好清理证明事项有关工作的通知》（政法函〔2019〕137 号）。

三、所需单证要点

1. 进口化妆品卫生许可批件或者备案凭证。②

2. 安全性评估资料（国家没有实施卫生许可或者备案的化妆品）。③

3. 允许生产、销售的证明文件或者原产地证明（国家没有实施卫生许可或者备案的化妆品）。

---

① 依据《政策法规司关于做好清理证明事项有关工作的通知》（政法函〔2019〕137 号），不再验核进出口化妆品（离境免税化妆品）有关安全性评估资料。依据《海关总署关于调整部分进出境货物监管要求的公告》（海关总署公告 2020 年第 99 号），对于国家没有实施卫生许可或者备案的化妆品，取消提供具有相关资质的机构出具的可能存在安全性风险物质的有关安全性评估资料的监管要求，要求提供产品安全性承诺。

② 实施卫生许可或备案的化妆品，依据《政策法规司关于做好清理证明事项有关工作的通知》（政法函〔2019〕137 号）不再验核。依据《海关总署关于调整部分进出境货物监管要求的公告》（海关总署公告 2020 年第 99 号），进口化妆品在办理报关手续时应声明取得国家相关主管部门批准的进口化妆品卫生许可批件，免于提交批件凭证。

③ 依据《政策法规司关于做好清理证明事项有关工作的通知》（政法函〔2019〕137 号）不再验核。依据《海关总署关于调整部分进出境货物监管要求的公告》（海关总署公告 2020 年第 99 号），对于国家没有实施卫生许可或者备案的化妆品，取消提供具有相关资质的机构出具的可能存在安全性风险物质的有关安全性评估资料的监管要求，要求提供产品安全性承诺。

4. 销售包装化妆品（指以销售为主要目的，已有销售包装，与内装物一起到达消费者手中的化妆品成品）还应当提交：

（1）中文标签样张；

（2）外文标签及翻译件。

5. 非销售包装的化妆品成品（指最后一道接触内容物的工序已经完成，但尚无销售包装的化妆品成品）还应当提供包括产品的名称、数/重量、规格、产地、生产批号和限期使用日期（生产日期和保质期）、加施包装的目的地名称、加施包装的工厂名称、地址、联系方式。

四、审单要点

审核生产、销售的证明文件或者原产地证的符合性与有效性。

第十章
出口食品检验申报及管理

第一节 出口食品通用申报要求

一、申报范围

食品是指各种供人食用或者饮用的成品和原料以及按照传统既是食品又是药品的物品，食品的种类包括糖果类、坚果炒货类、肉制品类、罐头类、面制品类、蜜饯类、蜂产品类、蛋制品类、乳与乳制品类、饮料类、酒类、保健食品类、冷冻食品类等，但是不包括以治疗为目的的物品。

其中，预包装食品是指预先定量包装或者制作在包装材料和容器中的食品。

二、规范性文件依据

1. 《进出口食品安全管理办法》（国家质检总局令第 144 号发布，根据国家质检总局令第 184 号、海关总署令第 243 号修改）。

2. 《出口食品生产企业备案管理规定》（国家质检总局令第 192 号发布，根据海关总署令第 243 号修改）。

三、管理要求

1. 海关总署对出口食品生产企业实施备案管理，对出口食品原料种植、养殖场实施备案管理，对出口食品实施监督、抽检，对进出口食品实施分类管理、对进出口食品生产经营者实施诚信管理。

2. 出口食品生产企业未依法履行备案法定义务或者经备案审查不符合要求的，其产品不予出口。

3. 出口食品的包装和运输方式应当符合安全卫生要求，并经检验检疫合格。

4. 对装运出口易腐烂变质食品、冷冻食品的集装箱、船舱、飞机、车辆等运载工具，承运人、装箱单位或者其代理人应当在装运前向海关申请清洁、卫生、冷藏、密固等适载检验；未经检验或者经检验不合格的，不准装运。

四、申报要求

出口食品的出口商或者其代理人应当按照规定，凭合同、发票、装箱单、出厂合格证明、出口食品加工原料供货证明文件等必要的凭证和相关批准文件向出口食品生产企业所在地海关申报。申报时，应当将所出口的食品按照品名、规格、数/重量、生产日期逐一申报。

第二节 出口特定食品检验申报要求

一、乳品

（一）申报范围

乳品包括初乳、生乳和乳制品。

1. 初乳是指奶畜产犊后 7 天内的乳。

2. 生乳是指从符合中国有关要求的健康奶畜乳房中挤出的无任何成分改变的常乳。奶畜初乳、应用抗生素期间和休药期间的乳汁、变质乳不得用作生乳。

3. 乳制品是指由乳为主要原料加工而成的食品，如：巴氏杀菌乳、灭菌乳、调制乳、发酵乳、干酪及再制干酪、稀奶油、奶油、无水奶油、炼乳、乳粉、乳清粉、乳清蛋白粉和乳基婴幼儿配方食品等。其中，由生乳加工而成、加工工艺中无热处理杀菌过程的产品为生乳制品。

（二）规范性文件依据

1.《进出口食品安全管理办法》（国家质检总局令第 144 号发布，根据国家质检总局令第 184 号、海关总署令第 243 号修改）。

2.《进出口乳品检验检疫监督管理办法》（国家质检总局令第 152 号发布，根据海关总署令第 243 号修改）。

3.《出口食品生产企业备案管理规定》（国家质检总局令第 192 号发布，根据海关总署令第 243 号修改）。

（三）管理要求

1. 海关总署对出口乳品生产企业实施备案制度，备案工作按照海关总署相关规定执行。出口乳品应当来自备案的出口乳品生产企业。

2. 出口生乳的奶畜养殖场应当向海关备案。

3. 出口乳品的包装和运输方式应当符合安全卫生要求。

对装运出口易变质、需要冷冻或者冷藏乳品的集装箱、船舱、飞机、车辆等运载工具，承运人、装箱单位或者其代理人应当按照规定对运输工具和装载容器进行清洗消毒并做好记录，在装运前向海关申请清洁、卫生、冷藏、密固等适载检验；未经检验或者经检验不合格的，不准装运。

（四）申报要求

出口乳品的出口商或者其代理人应当按照海关总署的申报规定，向出口乳品生产企业所在地海关申报。

（五）检疫要求

1. 乳品出口俄罗斯

（1）执法依据

《关于修订中俄乳品双向贸易检验检疫要求的公告》（海关总署公告 2020 年第 89 号）。

（2）商品名称

以经过加热处理的牛乳或羊乳为主要原料加工而成的食品。

（3）商品产地

中国。

（4）检疫要求

中国输俄乳品生产企业应当经俄罗斯联邦兽医和植物卫生监督局批准，相关企业名单可在俄罗斯联邦兽医和植物卫生监督局网站查询。

中国输俄乳品应随附中国海关部门签发的兽医卫生证书。

2. 其他乳品

略。

二、中药材

（一）申报范围

中药材是指药用植物、动物的药用部分，采收后经初加工形成的原料药材。

（二）规范性文件依据

《进出境中药材检疫监督管理办法》（国家质检总局令第 169 号公布，根据海关总署令第 238 号、第 240 号、第 243 号修改）。

（三）管理要求

1. 海关总署对进出境中药材实施用途申报制度。中药材进出境时，企业应当向主管海关申报预期用途，明确"药用"或者"食用"。申报为"药用"的中药材应为列入《中华人民共和国药典》药材目录的物品。申报为"食用"的中药材应为国家法律、行政法规、规章、文件规定可用于食品的物品。

2. 出境中药材应当符合中国政府与输入国家或者地区签订的检疫协议、议定书、备忘录等规定，以及进境国家或者地区的标准或者合同要求。

3. 输入国家或者地区要求对向其输出中药材的出境生产企业注册登记的，海关实行注册登记。注册登记有效期为 4 年。

（四）申报要求

出境中药材的货主或者其代理人应当向中药材生产企业所在地海关申报，申报时，需如实申报产品的预期用途，并提交以下材料：

1. 合同、发票、装箱单；

2. 生产企业出具的出厂合格证明；

3. 产品符合进境国家或者地区动植物检疫要求的书面声明。

三、肉类产品

（一）申报范围

肉类产品是指动物屠体的任何可供人类食用部分，包括胴体、脏器、副产品以及以上述产品为原料的制品，不包括罐头产品。

（二）规范性文件依据

1.《进出口食品安全管理办法》（国家质检总局令第 144 号发布，根据国家质检总局令第 184 号、海关总署令第 243 号修改）。

2.《进出口肉类产品检验检疫监督管理办法》（国家质检总局令第 136 号发布，根据海关总署令第 243 号修改）。

3.《出口食品生产企业备案管理规定》（国家质检总局令第 192 号发布，根据海关总署令第 243 号修改）。

（三）管理要求

1. 海关依法对进出口肉类产品进行检验检疫及监督抽查，对进出口肉类产品生产加工企业、收货人、发货人根据监管需要实施信用管理及分类管理制度。

2. 海关按照出口食品生产企业备案管理规定，对出口肉类产品的生产企业实施备案管理。输入国家或者地区对中国出口肉类产品生产企业有注册要求，需要对外推荐注册企业的，按照海关总署相关规定执行。

3. 出口肉类产品加工用动物应当来自经海关备案的饲养场。未经所在地农业行政部门出具检疫合格证明的或者疫病、农兽药残留及其他有毒有害物质监测不合格的动物不得用于屠宰、加工出口肉类产品。

（四）申报要求

1. 发货人或者其代理人应当在出口肉类产品启运前，按照海关总署的申报规定向出口肉类产品生产企业所在地海关申报。

2. 存放出口肉类产品的中转冷库应当经所在地海关备案并接受监督管理。出口肉类产品运抵中转冷库时应当向其所在地海关申报。中转冷库所在地海关凭生产企业所在地海关签发的检验检疫证单监督出口肉类产品入库。

3. 出口冷冻肉类产品应当在生产加工后六个月内出口，冰鲜肉类产品应当在生产加工后 72 小时内出口。输入国家或者地区另有要求的，按照其要求办理。

（五）检疫要求

1. 自产原料熟制禽肉出口美国

（1）执法依据

《关于中国自产原料熟制禽肉输美有关要求的公告》（海关总署公告 2019 年第 214 号）。

（2）商品名称

中国自产原料熟制禽肉。

（3）商品产地

中国。

（4）检疫要求

①中国输美自产原料熟制禽肉的生产企业应按我国法律法规规章组织生产和出口，并应当保证出口的熟制禽肉符合美国的标准和要求。生产企业应持续符合美国法律法规的相关要求，并根据美国法规要求接受美国官方检查。

②已在海关备案的生产企业可以向主管海关提出对美推荐注册申请；未在海关备案的生产企业应先在主管海关备案，再提出对美推荐注册申请。

③对美推荐注册生产企业包括熟制禽肉生产加工企业、储存冷库以及提供自产原料的屠宰厂。生产企业在获得美国农业部注册后方可开展出口贸易。

2. 禽肉出口马来西亚

（1）执法依据

《关于恢复对马来西亚出口禽肉的通知》（国质检食联〔2003〕407 号）。

（2）商品名称

在马来西亚注册的屠宰厂按伊斯兰方式屠宰的鸡肉。

（3）商品产地

中国。

（4）检疫要求

①要求对每批货物必须随附兽医卫生证书和肉类检验检疫证书时须证明的内容：

原产国或原产地在出口前 12 个月内没有发生禽流感、新城疫和禽霍乱；

家禽必须来自确认没有检出鸡白痢沙门氏菌和肠炎沙门氏菌的注册农场，农场没有使用硝基呋喃、氯霉素和其他未经批准使用的药物；

家禽是在经马来西亚当局检查、认可的屠宰加工厂进行加工的；

胴体、产品或分割肉应来自经宰前宰后检验是健康的，屠宰时没有传染病临床症状的家禽；

已经采取预防措施防止有害健康的物质污染，出口到马来西亚的家禽胴体、产品或分割肉是安全和适合人类消费的；

胴体、产品或分割肉已经在认可的实验室检测过，没有发现硝基呋喃、氯霉素和其他危险药物残留。

②每批货物必须随附一份来自在中国批准的伊斯兰机构出具的按伊斯兰方式屠宰的哈拉（halal）证书。

③进出口公司要求在出口国发货前，如冻鸡产品离开屠宰厂前，取得进口许可证。

3. 鸭肉出口哈萨克斯坦

（1）执法依据

《关于中国鸭肉出口哈萨克斯坦检验检疫要求的公告》（海关总署公告 2020 年第 62 号）。

（2）商品名称

允许出口的鸭肉指冷冻鸭胴体、分割肉和可食用内脏。

（3）商品产地

中国。

（4）检疫要求

①向哈萨克斯坦出口鸭肉的生产企业应获得哈萨克斯坦政府主管部门注册。生产企业指屠宰、分割、加工和储存企业。

②每批出口鸭肉应随附一份主管部门出具的官方兽医卫生证书，证明其符合中国、哈萨克斯坦以及欧亚经济联盟的检验检疫要求。

四、水产品

（一）申报范围

水产品是指供人类食用的水生动物产品及其制品，包括水母类、软体类、甲壳类、棘皮类、头索类、鱼类、两栖类、爬行类、水生哺乳类动物等其他水生动物产品以及藻类等海洋植物产品及其制品，不包括活水生动物及水生动植物繁殖材料。

（二）规范性文件依据

1.《进出口食品安全管理办法》（国家质检总局令第 144 号发布，根据国家质检总局令第 184 号、海关总署令第 243 号修改）。

2.《进出口水产品检验检疫监督管理办法》（国家质检总局令第 135 号发布，根据海关总署令第 243 号修改）。

3.《出口食品生产企业备案管理规定》（国家质检总局令第 192 号发布，根据海关总署令第 243 号修改）。

（三）管理要求

1. 出口水产品由海关进行监督、抽检。

2. 海关对出口水产品养殖场实施备案管理。出口水产品生产企业所用的原料应当来自备案的养殖场、经渔业行政主管部门批准的捕捞水域或者捕捞渔船，并符合拟输入国家或者地区的检验检疫要求。

3. 出口水产品备案养殖场应当为其生产的每一批出口水产品原料出具供货证明。

4. 海关按照出口食品生产企业备案管理规定对出口水产品生产企业实施备案管理。输入国家或者地区对中国出口水产品生产企业有注册要求，需要对外推荐注册企业的，按照海关总署相关规定执行。

5. 出口水产品生产企业应当建立原料进货查验记录制度，核查原料随附的供货证明。进货查验记录应当真实，保存期限不得少于二年。出口水产品生产企业应当建立出厂检验记录制度，查验出厂水产品的检验合格证和安全状况，如实记录其水产品的名称、规格、数量、生产日期、生产批号、检验合格证号、购货者名称及联系方式、销售日期等内容。水产品出厂检验记录应当真实，保存期限不得少于二年。

（四）申报要求

1. 出口水产品生产企业或者其代理人应当按照海关总署申报规定，凭贸易合同、生产企业检验报告（出厂合格证明）、出货清单等有关单证向产地海关申报。

2. 出口水产品出口申报时，需提供所用原料中药物残留、重金属、微生物等有毒有害物质含量符合输入国家或者地区以及我国要求的书面证明。

3. 出口水产品生产企业应当保证货证相符，并做好装运记录。海关应当随机抽查。经产地检验检疫合格的出口水产品，口岸海关发现单证不符的，不予放行。

4. 出口水产品检验检疫有效期为：冷却（保鲜）水产品，七天；干冻、单冻水产品，四个月；其他水产品，六个月。

出口水产品超过检验检疫有效期的，应当重新申报。输入国家或者地区另有要求的，按照其要求办理。

（五）检疫要求

1. 鲶形目鱼类产品出口美国

（1）执法依据

《关于我国输美鲶形目鱼类产品有关要求的公告》（海关总署公告2019年第230号）。

（2）商品名称

中国生制鲶形目鱼类。

（3）商品产地

中国。

（4）检疫要求

①我国输美鲶鱼产品的生产企业应持续符合美国法律法规的相关要求，并根据美国法规要求接受美国官方检查；生产企业应按我国法律法规规定组织生产和出口，并应当保证出口的鲶鱼产品符合美国的标准和要求。

②已在海关备案的生产企业可以向主管海关提出对美推荐注册申请；未在海关备案的生产企业应先在主管海关备案，再提出对美推荐注册申请。

③对美推荐注册生产企业包括鲶鱼产品生产加工企业、储存冷库。生产企业在获得美国农业部注册后方可开展出口贸易。

2. 其他水产品

略。

五、供港澳蔬菜产品

（一）申报范围

供港澳蔬菜是指由内地供应香港、澳门特别行政区的蔬菜。

（二）规范性文件依据

《供港澳蔬菜检验检疫监督管理办法》（国家质检总局令第120号发布，根据国家质检总局令第196号、海关总署令第238号、第240号修改）。

（三）管理要求

1. 海关对供港澳蔬菜种植基地和供港澳蔬菜生产加工企业实施备案管理。种植基地和生产加工企业应当向海关备案。

2. 主管海关对种植基地实施备案管理。非备案基地的蔬菜不得作为供港澳蔬菜的加工原料，海关总署另有规定的小品种蔬菜除外。（小品种蔬菜，是指日供港澳蔬菜量小，不具备种植基地备案条件的蔬菜。）

（四）申报要求

1. 生产加工企业应当保证供港澳蔬菜符合香港、澳门特别行政区或者内地的相关检验检疫要求，对供港澳蔬菜进行检测，检测合格后申报人向所在地海关申报，申报时应当提交供港澳蔬菜加工原料证明文件、出货清单以及出厂合格证明。①

2. 供港澳蔬菜出货清单或者"出境货物换证凭单"实行一车/柜一单制度。出境口岸海关对供港澳蔬菜实施分类查验制度。未经海关监装和铅封的，除核查铅封外，还应当按规定比例核查货证，必要时可以进行开箱抽查检验。经海关实施监装和铅封的，在出境口岸核查铅封后放行。

---

① 依据《关于调整部分进出境货物监管要求的公告》（海关总署公告 2020 年第 99 号），取消企业报关时提交供港澳蔬菜加工原料证明文件、出货清单以及出厂合格证明的监管要求。

第十一章
出口化妆品的检验申报及管理

一、申报范围

列入《法检目录》及有关国际条约、相关法律、行政法规规定由海关检验检疫的化妆品（包括成品和半成品）。

化妆品的申报范围是：HS 编码为 3303000000 的香水及花露水；3304100010 的含濒危植物成分唇用化妆品；3304100090 的其他唇用化妆品；3304200010 的含濒危植物成分眼用化妆品；3304200090 的其他眼用化妆品；33043000 的指（趾）甲化妆品；3304910001 的痱子粉、爽身粉；3304910090 的粉（不论是否压紧）；3304990010 的护肤品（包括防晒油或晒黑油，但药品除外）；3304990091 的其他含濒危植物成分美容品或化妆品；3304990099 的其他美容品或化妆品；3305100010 的含濒危植物成分的洗发剂；3305100090 的其他洗发剂（香波）；3305200000 的烫发剂、3305300000 的定型剂、3305900000 的其他护发品等。

二、规范性文件依据

《进出口化妆品检验检疫监督管理办法》（国家质检总局令第 143 号发布，根据海关总署令第 238 号、第 240 号、第 243 号修改）。

三、管理要求

海关总署对出口化妆品生产企业实施备案管理。[①]

四、申报要求

除按规定申报并提供合同、发票、装箱单等有关外贸单证电子信息外，还应提供相应文件。

首次出口的化妆品必须提供以下文件：

1. 出口化妆品生产企业备案材料。[②]

2. 自我声明。声明企业已经取得化妆品生产许可证，且化妆品符合进口国家（地区）相关法规和标准的要求，正常使用不会对人体健康产生危害等内容。

3. 销售包装化妆品成品应当提交外文标签样张和中文翻译件。

[①] 依据《关于调整部分进出境货物监管要求的公告》（海关总署公告 2020 年第 99 号），取消对出口化妆品生产企业实施备案管理的监管要求。

[②] 同上。

进出口食品化妆品检验检疫现场作业要求

导读：

本部分通过对相关规章制度的梳理，介绍了进出口食品化妆品检验检疫作业内容及有关产品的议定检验检疫要求，供广大读者了解。

第十二章
进出口食品化妆品检验检疫

食品化妆品按照检验检疫分类，包括表 12-1 中所列产品。

表 12-1　食品化妆品检验检疫分类情况

章节代码	章节名称	品目代码	品目名称
21	动物源性食品	2101	动物肉脏及杂碎
		2102	熟肉制品（非罐头包装的）
		2103	食用蛋品
		2104	水产及其制品
		2107	食用动物油（脂）
		2108	动物源性中药材
		2199	其他动物源性食品
22	植物源性食品	2201	食用粮谷
		2202	食用豆类
		2203	粮食加工产品
		2204	保鲜蔬菜
		2205	冷冻蔬菜
		2206	脱水蔬菜
		2207	腌渍蔬菜
		2208	初榨植物食用油
		2209	食用植物油
		2210	非种用油籽
		2211	植物源性药材
		2212	茶叶
		2213	坚果和籽类、干果
		2214	调味香料
		2215	烟草制品
		2299	其他植物源性食品

续表

章节代码	章节名称	品目代码	品目名称
23	深加工食品	2301	罐头
		2302	乳品
		2303	蜂产品
		2304	熟制坚果炒货
		2305	饮料、冷冻饮品、咖啡、果冻
		2306	酒
		2307	糖与糖果，巧克力和可可制品
		2308	调味品
		2309	糕点饼干
		2310	粮食制品
		2311	蜜饯
		2312	特殊食品
		2313	食用油脂
		2314	食品加工用植物蛋白
		2399	其他未列出的加工食品
24	化妆品	2401	一般肤用化妆品
		2402	一般毛发用化妆品
		2403	美容类化妆品
		2404	香水类化妆品
		2405	指（趾）甲化妆品
		2406	口腔类化妆品
		2407	特殊化妆品
		2408	其他化妆品

第一节　进出口食品

　　食用活动物、马铃薯、粮食、大豆、水果等产品的管理依照动植物检疫有关规定执行，食品属于转基因产品的，还应同时满足转基因产品相关规定，详见《海关检验检疫业务指导手册——进出境动植物检疫篇》相关章节。

　　食品接触产品、食品添加剂的管理依照商品检验有关规定执行，详见《海关检验检疫业务指导手册——进出口商品检验篇》相关章节。

一、进口食品安全

（一）制度依据

1. 《进出口食品安全管理办法》（国家质检总局令第 144 号发布，根据国家质检总局令第 184 号、海关总署令第 243 号修改）。

2.《关于进出口预包装食品标签检验监督管理有关事宜的公告》（海关总署公告 2019 年第 70 号）。

（二）检验检疫依据

进口食品应当符合中国食品安全国家标准和相关检验检疫要求。食品安全国家标准公布前，按照现行食用农产品质量安全标准、食品卫生标准、食品质量标准和有关食品的行业标准中强制执行的标准实施检验。

首次进口尚无食品安全国家标准的食品，海关应当按照国务院卫生行政部门决定暂予适用的标准进行检验。

进口食品原料全部用于加工后复出口的，海关按照出口食品目的国（地区）技术规范的强制性要求或者贸易合同要求进行检验。

（三）检验检疫实施

按照《进出口食品安全管理办法》第二章的要求实施进口食品检验检疫。

1. 资料验核

海关总署对向中国境内出口食品的境外食品生产企业实施注册制度；对向中国境内出口食品的出口商或者代理商实施备案管理。海关对进口食品的进口商实施备案管理。注册和备案的名单可在海关总署网站查询。

涉及动植物检疫审批的，还需验核"进境动植物检疫许可证"（可联网核查）、输出国官方检验检疫证书、原产地证书等文件。

自 2019 年 10 月 1 日起，取消首次进口预包装食品标签备案要求。进口预包装食品标签作为食品检验项目之一，按相关规定实施检验。

当作业流程不要求在实施检验检疫时验核相关材料（如在其他环节已对相关材料实施了验核）时，应按作业流程规定执行。但在检验检疫实施过程中仍可根据实际需要对相关材料进行验核。

2. 检验检疫

海关总署对进口食品安全实行风险监测制度，组织制定和实施年度进口食品安全风险监测计划。主管海关根据海关总署进口食品安全风险监测计划，组织对进口食品进行风险监测，上报结果。海关应当根据进口食品安全风险监测结果，在风险分析的基础上调整对相关进口食品的检验检疫和监管措施。

进口食品的包装和运输工具应当符合安全卫生要求。

进口预包装食品的中文标签、中文说明书应当符合中国法律法规的规定和食品安全国家标准的要求。

进口食品在取得检验检疫合格证明之前，应当存放在海关指定或者认可的场所，未经海关许可，任何单位和个人不得动用。

主管海关应当对本辖区内进口商的进口和销售记录进行检查。

3. 检验检疫结果处置

进口食品经检验检疫合格的，由海关出具合格证明，准予销售、使用。海关出具的合格证明应当逐一列明货物品名、品牌、原产国（地区）、规格、数/重量、生产日期（批号），没有品牌、规格的，应当标明"无"。

进口食品经检验检疫不合格的，由海关出具不合格证明。涉及安全、健康、环境保护项目不合格的，由海关责令当事人销毁，或者出具退货处理通知单，由进口商办理退运手续。其他项目不合格的，可以在海关的监督下进行技术处理，经重新检验合格后，方可销售、使用。

（四）进口食品合格评定程序

《进口食品合格评定作业指导书（2016 版）》（国质检食〔2016〕382 号），给出了进口食品合格评定程序的参考信息，见表 12-2。

表 12-2　进口食品合格评定程序

合格评定活动组合	产品类别	出口国（地区）体系评估	生产企业注册登记	进出口商备案	出口国（地区）官方证书	随附合格证明	检疫审批	证单审核	标签检验	现场查验	进口和销售记录	监督抽检
组合一	乳制品类	★	★	★	★	★	☆	★	★	★	★	★
	肉类	★	★	★	★	☆	☆	★	☆	★	★	★
	粮谷类	★	☆	★	★	☆	☆	★	☆	★	★	★
	蔬菜及制品类	☆	☆	★	☆	☆	☆	★	☆	★	★	★
组合二	肠衣	★			★			★	☆	★	★	★
	中药材类	★	☆	★	★		☆	★	☆	★	★	★
	水产及制品类	☆	★	★	★			★	☆	★	★	★
	燕窝						☆					
组合三	高温炼制的畜禽动物油脂	★	★	★	★			★	☆	★	★	★
	粮谷制品类	☆	☆	★	☆			★	★	★	★	★
组合四	食用植物油及油籽	☆		★	☆	☆		★	★	★	★	★
组合五	禽蛋及其制品类	★		★	★		☆	★	☆	★	★	★
组合六	蜂产品	★		★	★			★	☆	★	★	★
	植物性调料类	★		★	★			★	☆	★	★	★
	干坚果类	☆		★	☆			★	☆	★	★	★
	啤酒花	★		★	★			★	☆	★	★	★
	饮料类	☆		★	☆			★	☆	★	★	★
组合七	茶叶类			★	★			★	☆	★	★	★
	酒类			★	☆	★		★	☆	★	★	★
组合八	保健食品			★	★			★	★	★	★	★
	特殊膳食食品			★		☆		★	★	★	★	★
组合九	糖类			★				★	☆	★	★	★
	调味品类			★				★	☆	★	★	★
	糕点饼干类			★				★	☆	★	★	★
	蜜饯类			★				★	☆	★	★	★
	水果罐头			★				★	★	★	★	★

注：

（1）出口国官方证书和随附合格证明详细情况详见附表；

（2）监督抽检仅限抽中的产品批次；

（3）标签检验仅限预包装食品；

（4）食用动植物产品应随附产地证书；

（5）列入进口食品安全风险预警通告的企业，应按要求随附合格证明材料；

（6）远洋自捕水产品仅需证单审核、标签标识检验、现场查验、监督抽检；

（7）按照《进出境动植物检疫法实施条例》第十九条规定，输入动植物产品报检时应提交输出国家或地区政府动植物检疫机关出具的产地证书；

（8）日本福岛、群马、栃木、茨城、宫城、新潟、长野、埼玉、东京、千叶10个都县以外输华食品需日本官方出具原产地证明；蔬菜及其制品、乳及乳制品、水产品及水生动物、茶叶及制品、水果及制品、药用植物产品需日本官方出具的放射性物质检测合格证明。（详见质检总局公告2011年第44号、国质检食函〔2011〕411号）。

（9）需实施出口国（地区）体系评估的产品应来自符合评估审查要求或有传统贸易的国家（地区）。

☆：仅限部分产品

1. 乳制品

乳制品检疫审批仅限生乳、生乳制品、巴氏杀菌乳、以巴氏杀菌工艺生产加工的调制乳；

2. 肉类

肉类检疫审批不包括熟制肉类；

肉类随附合格证明仅限美国猪肉；

3. 粮谷类

粮谷类生产企业注册登记仅限相关检验检疫准入协定书或文件有要求的；

粮谷类检疫审批不包括大米；

粮谷类随附合格证明需提供熏蒸证书的仅限相关检验检疫准入协定书或文件有要求应当在入境前进行熏蒸处理的产品；

4. 蔬菜及制品类

蔬菜及制品类体系评估不包括罐头产品；

蔬菜及制品类生产企业注册登记仅限相关检验检疫准入协定书或文件有要求的，且不包括罐头产品；

蔬菜及制品类出口国官方证书仅限法检目录内检验检疫条件为"P"的；

蔬菜及制品类随附合格证明仅限申报为转基因的番茄及制品；

蔬菜及制品类检疫审批仅限茄科保鲜蔬菜；

5. 肠衣

肠衣生产企业注册仅限智利肠衣；

6. 中药材类

中药材类检疫审批仅限动物源性中药材；

中药材类生产企业注册登记仅限动物源性中药材；

中药材类证单审核，需审核食药局《药品许可证》或《药品经营许可证》；

7. 水产及制品类

水产及制品类体系评估不包括HS编码为1603000090～1605909090、2008993100～2008993900、2103909000的水产品品种；

水产及制品类检疫审批仅限养殖水产品、两栖、爬行、水生哺乳类和贸易国家及原产国为日本的水产品；

8. 燕窝

燕窝检疫审批仅限食用燕窝；

9. 粮谷制品类

粮谷制品类体系评估仅限粗加工品（如，小麦粉等）；

粮谷制品类生产企业注册登记仅限相关检验检疫准入协定书或文件有要求的；

粮谷制品类出口国官方证书仅限法检目录内检验检疫条件为"P"的；

10. 食用植物油及油籽

食用植物油及油籽体系评估仅限油籽；

食用植物油及油籽出口国官方证书仅限散装植物油；

食用植物油及油籽随附合格证明仅限食用植物油和申报为转基因的棉籽；

11. 禽蛋及其制品类

禽蛋及其制品类检疫审批仅限鲜禽蛋；

12. 干坚果

干坚果体系评估仅限法检目录内检验检疫条件为"P"的；

干坚果出口国官方证书仅限法检目录内检验检疫条件为"P"的；

13. 饮料

饮料体系评估仅限咖啡豆、可可豆等饮料原料；

饮料出口国官方证书仅限咖啡豆、可可豆等饮料原料；

14. 酒类

酒类出口国官方证书仅限日本酒类和美国葡萄酒；

15. 特殊膳食食品

特殊膳食食品随附合格证明仅限特殊医学用途配方食品。

附表

出口国官方证书和随附合格证明详细情况

产品种类	出口国官方证书	随附合格证明
乳制品类	卫生证书	首次进口：全项目检测报告； 非首次进口：指定项目检测报告； 婴幼儿配方乳粉：食品药品监督管理部门出具的婴幼儿配方乳粉产品配方注册证书（实施日期待定）
肉类	卫生证书	美国猪肉：莱克多巴胺项目检测报告
粮谷类	植物检疫证书	熏蒸证书
蔬菜及制品类	植物检疫证书	申报为转基因的番茄及制品：农业部"农业转基因生物安全证书"
肠衣	卫生证书	
中药材类	植物检疫证书或动物检疫证书	
水产及制品类	检验检疫证书	日本水产及制品类：日本官方出具的放射性物质检测合格证明
燕窝	卫生证书	
高温炼制的畜禽动物油脂	卫生证书	
粮谷制品类	植物检疫证书	
食用植物油及油籽	植物检疫证书	食用植物油：指定项目检测报告； 申报为转基因的植物油、棉籽：农业部"农业转基因生物安全证书"
禽蛋及其制品类	卫生证书	
蜂产品	卫生证书	
植物性调料类	植物检疫证书	
干坚果类	植物检疫证书	
啤酒花	植物检疫证书	
饮料类	植物检疫证书	
茶叶类	植物检疫证书	
酒类	美国葡萄酒：出口证书； 日本酒类：产地证书	产地证书（官方或授权机构出具）
保健食品		食品药品监督管理部门：保健食品注册证书或保健食品备案凭证

续表

产品种类	出口国官方证书	随附合格证明
特殊膳食食品		食品药品监督管理部门：特殊医学用途配方食品注册证书（2018年1月1日起实施）

注：食用动植物产品应随附产地证书。

二、出口食品安全

进出口食品添加剂、食品相关产品、水果、食用活动物的安全管理依照有关规定执行。

（一）制度依据

《进出口食品安全管理办法》（国家质检总局令第 144 号发布，根据国家质检总局令第 184 号、海关总署令第 243 号修改）

（二）检验检疫依据

出口食品生产经营者应当保证其出口食品符合进口国家（地区）的标准或者合同要求。

进口国家（地区）无相关标准且合同未有要求的，应当保证出口食品符合中国食品安全国家标准。

（三）检验检疫实施

按照《进出口食品安全管理办法》第三章的要求实施出境食品检验检疫。

1. 资料验核

海关总署对出口食品生产企业实施备案制度（可联网核查）。出口食品的出口商或者其代理人应当提供出厂合格证明、出口食品加工原料供货证明文件等必要的凭证和相关批准文件。

海关总署对出口食品原料种植、养殖场实施备案管理。出口食品的原料列入实施备案管理的原料品种目录的，应当来自备案的种植、养殖场。备案的原料种植、养殖场名单可在海关总署网站查询。备案种植、养殖场应当为其生产的每一批原料出具出口食品加工原料供货证明文件。

当作业流程不要求在实施检验检疫时验核相关材料（如在其他环节已对相关材料实施了验核）时，应按作业流程规定执行。但在检验检疫实施过程中仍可根据实际需要对相关材料进行验核。

2. 检验检疫

海关总署对出口食品安全实施风险监测制度，组织制定和实施年度出口食品安全风险监测计划。主管海关根据海关总署出口食品安全风险监测计划，组织对本辖区内出口食品实施监测，上报结果。海关应当根据出口食品安全风险监测结果，在风险分析基础上调整对相关出口食品的检验检疫和监管措施。

直属海关根据出口食品分类管理要求、本地出口食品品种、以往出口情况、安全记录和进口国家（地区）要求等相关信息，通过风险分析制定本辖区出口食品抽检方案。海关按照抽检方案和相应的工作规范、规程以及有关要求对出口食品实施抽检。有双边协定的，按照其要求对出口食品实施抽检。

出口食品生产企业应当在运输包装上注明生产企业名称、备案号、产品品名、生产批号和生产日期。海关应当在出具的证单中注明上述信息。进口国家（地区）或者合同有特殊要求的，在保证产品可追溯的前提下，经直属海关同意，标注内容可以适当调整。

需要加施检验检疫标志的，按照海关总署规定加施。

3. 检验检疫结果处置

出口食品符合出口要求的，由海关根据需要出具证书。出口食品进口国家（地区）对证书形式和内容有新要求的，经海关总署批准后，海关方可对证书进行变更。

出口食品经检验检疫不合格的，由海关出具不合格证明。依法可以进行技术处理的，应当在海关的监督下进行技术处理，合格后方准出口；依法不能进行技术处理或者经技术处理后仍不合格的，不准出口。

（四）其他相关安排

对装运出口易腐烂变质食品、冷冻食品的集装箱、船舱、飞机、车辆等运载工具，承运人、装箱单位或者其代理人应当在装运前向海关申请清洁、卫生、冷藏、密固等适载检验；未经检验或者经检验不合格的，不准装运。

出口食品经产地海关检验检疫符合出口要求运往口岸的，产地海关可以采取监视装载、加施封识或者其他方式实施监督管理。

出口食品经产地海关检验检疫符合出口要求的，口岸海关按照规定实施抽查，口岸抽查不合格的，不得出口。口岸海关应当将有关信息及时通报产地海关，并按照规定上报。产地海关应当根据不合格原因采取相应监管措施。

第二节　进出口食品特定要求——肉类产品

肉类产品是指动物屠体的任何可供人类食用部分，包括胴体、脏器、副产品以及以上述产品为原料的制品，不包括罐头产品。

肉类的检验检疫分类品目：2101 动物肉脏及杂碎和 2102 熟肉制品（非罐头包装的）。

一、制度依据

1. 《进出口肉类产品检验检疫监督管理办法》（国家质检总局令第 136 号发布，根据海关总署令第 243 号修改）。

2. 《关于调整部分进出境货物监管要求的公告》（海关总署公告 2020 年第 99 号）。

二、进口肉类产品

（一）进口肉类产品检验检疫依据和要求

进口肉类产品应当符合中国法律、行政法规规定、食品安全国家标准的要求，以及中国与输出国家或者地区签订的相关协议、议定书、备忘录等规定的检验检疫要求以及贸易合同注明的检疫要求。

进口尚无食品安全国家标准的肉类产品，海关应当按照国务院卫生行政部门决定暂予适用的标准进行检验。

海关总署根据中国法律、行政法规规定、食品安全国家标准要求、国内外肉类产品疫情疫病和有毒有害物质风险分析结果，结合对拟向中国出口肉类产品国家或者地区的质量安全管理体系的有效性评估情况，制定并公布中国进口肉类产品的检验检疫要求；或者与拟向中国出口肉类产品国家或者地区签订检验检疫协定，确定检验检疫要求和相关证书。

（二）检验检疫实施

按照《进出口肉类产品检验检疫监督管理办法》第二章的要求实施进口肉类检验检疫。进口肉类产品应当从海关总署指定的口岸进口，具体清单可在海关总署网站上进行查询。

1. 资料验核

根据产品的不同，分别验核"进境动植物检疫许可证"（可联网核查）、输出国官方检验检疫证书、原产地证书等文件。

当作业流程不要求在实施检验检疫时验核相关材料（如在其他环节已对相关材料实施了验核）时，应按作业流程规定执行。但在检验检疫实施过程中仍可根据实际需要对相关材料进行验核。

2. 现场检验检疫

（1）依照相关工作程序和标准对进口肉类产品实施现场检验检疫。

①检查运输工具是否清洁卫生、有无异味，控温设备设施运作是否正常，温度记录是否符合要求。

②核对货证是否相符，包括集装箱号码和铅封号、货物的品名、数/重量、输出国家或者地区、生产企业名称或者注册号、生产日期、包装、唛头、输出国家或者地区官方证书编号、标志或者封识等信息。

③查验包装是否符合食品安全国家标准要求。

④预包装肉类产品的标签是否符合要求。

⑤对鲜冻肉类产品还应当检查新鲜程度、中心温度是否符合要求、是否有病变以及肉眼可见的寄生虫包囊、生活害虫、异物及其他异常情况，必要时进行蒸煮试验。

（2）进口鲜冻肉类产品包装还应符合下列要求：

①内外包装使用无毒、无害的材料，完好无破损。

②内外包装上应当标明产地国、品名、生产企业注册号、生产批号。

③外包装上应当以中文标明规格、产地（具体到州/省/市）、目的地、生产日期、保质期、储存温度等内容，目的地应当标明为中华人民共和国，加施输出国家或者地区官方检验检疫标识。

3. 实验室检验检疫

海关依照规定对进口肉类产品采样，按照有关标准、监控计划和警示通报等要求进行检验或者监测。

4. 检验检疫结果处置

经检验检疫合格的，签发"入境货物检验检疫证明"，准予生产、加工、销售、使用。"入境货物检验检疫证明"应当注明进口肉类产品的集装箱号、生产批次号、生产厂家名称和注册号、唛头等追溯信息。

经检验检疫不合格的，签发"检验检疫处理通知书"。有下列情形之一的，作退回或者销毁处理：

（1）无有效"进境动植物检疫许可证"的。

（2）无输出国家或者地区官方机构出具的相关证书的。

（3）未获得注册的生产企业生产的进口肉类产品的。

（4）涉及人身安全、健康和环境保护项目不合格的。

经检验检疫，涉及人身安全、健康和环境保护以外项目不合格的，可以在海关的监督下进行技术处理，合格后，方可销售或者使用。

需要对外索赔的，签发相关证书。

（三）其他相关安排

装运进口肉类产品的运输工具和集装箱，应当在进口口岸海关的监督下实施防疫消毒处理。未经海关许可，进口肉类产品不得卸离运输工具和集装箱。

进口鲜冻肉类产品经现场检验检疫合格后，运往海关指定地点存放。

（四）经港澳地区中转进境肉类的特殊要求

目的地为内地的进口肉类产品，在香港或者澳门特别行政区卸离原运输船只并经港澳陆路运输到内地的、在香港或者澳门码头卸载后到其他港区装船运往内地的，发货人应当向海关总署指定的检验机构申请中转预检。未经预检或者预检不合格的，不得转运内地。

指定的检验机构应当按照海关总署的要求开展预检工作，合格后另外加施新的封识并出具证书，进境口岸海关受理报检时应当同时验核该证书。①

---

① 依据《政策法规司关于做好清理证明事项有关工作的通知》（政法函〔2019〕137号），不再验核"港澳检验机构中转证明文件"。

三、出口肉类产品

（一）检验检疫依据和要求

按照下列要求对出口肉类产品实施检验检疫：

1. 输入国家或者地区检验检疫要求。
2. 中国政府与输入国家或者地区签订的检验检疫协议、议定书、备忘录等规定的检验检疫要求。
3. 中国法律、行政法规和海关总署规定的检验检疫要求。
4. 输入国家或者地区官方关于品质、数量、重量、包装等要求。
5. 贸易合同注明的检验检疫要求。

（二）检验检疫实施

按照《进出口肉类产品检验检疫监督管理办法》第三章的要求实施出口肉类检验检疫。

1. 资料验核

海关对出口肉类产品加工用动物饲养场实施备案管理。出口肉类产品加工用动物应当来自经海关备案的饲养场，未经所在地农业行政部门出具检疫合格证明的或者疫病、农兽药残留及其他有毒有害物质监测不合格的动物不得用于屠宰、加工出口肉类产品。出口肉类产品加工用动物备案饲养场或者屠宰场应当为其生产的每一批出口肉类产品原料出具供货证明。海关按照出口食品生产企业备案管理规定对出口肉类产品生产企业实施备案管理。

根据《关于调整部分进出境货物监管要求的公告》（海关总署公告 2020 年第 99 号）的相关内容，为深入贯彻国务院减税降费政策，落实"六稳""六保"工作任务，持续优化口岸营商环境，减轻企业负担，海关总署决定自 2020 年 8 月 28 日起，取消出口生产企业对肉类产品加工用原辅料进行自检的监管要求。同日起，《进出口肉类产品检验检疫监督管理办法》第三十条所规定的"出口肉类产品生产企业应当对出口肉类产品加工用原辅料及成品进行自检，没有自检能力的应当委托有资质的检验机构检验，并出具有效检验报告"的监管要求适用范围不再包含加工用原辅料。

当作业流程不要求在实施检验检疫时验核相关材料（如在其他环节已对相关材料实施了验核）时，应按作业流程规定执行。但在检验检疫实施过程中仍可根据实际需要对相关材料进行验核。

2. 货物检验检疫

检验检疫应结合日常监管、监测等情况按照相关工作程序和标准实施。事前、事中、事后各个环节的工作应能对出口肉类产品生产加工全过程的质量安全控制体系进行验证和监督。

海关在风险分析的基础上对出口肉类产品中致病性微生物、农兽药残留和环境污染物等有毒有害物质进行抽样检验。

海关结合日常监管、监测和抽查检验等情况，对出口肉类产品的检验报告、装运记录等进行审核，对没有经过抽样检验的出口肉类产品，进行综合评定。

3. 包装及运输工具检验检疫

用于出口肉类产品包装的材料应当符合食品安全标准，包装上应当按照输入国家或者地区的要求进行标注，运输包装上应当注明目的地国家或者地区。

出口肉类产品的运输工具应当有良好的密封性能和制冷设备，装载方式能有效避免肉类产品受到污染，保证运输过程中所需要的温度条件，按照规定进行清洗消毒，并做好记录。

4. 检验检疫结果处置

符合规定要求的，签发有关检验检疫证单。海关根据需要，可以按照有关规定对检验检疫合格的出口肉类产品、包装物、运输工具等加施检验检疫标志或者封识。

不符合规定要求的，签发不合格通知单。

（三）其他相关安排

存放出口肉类产品的中转冷库应当经所在地海关备案并接受监督管理。

出口肉类产品运抵中转冷库时应当向其所在地海关申报。中转冷库所在地海关凭生产企业所在地海关签发的检验检疫证单监督出口肉类产品入库。

出口冷冻肉类产品应当在生产加工后 6 个月内出口，冰鲜肉类产品应当在生产加工后 72 小时内出口。输入国家或者地区另有要求的，按照其要求办理。

（四）出口肉类产品用野生动物的特殊要求

用于出口肉类产品加工用的野生动物，应当符合输入国家或者地区和中国有关法律法规要求，并经国家相关行政主管部门批准。

四、过境肉类产品

运输肉类产品过境的，应当事先获得海关总署批准，按照指定的口岸和路线过境。过境肉类产品过境期间，未经海关批准，不得开拆包装或者卸离运输工具。过境肉类产品在境内改换包装，按照进口肉类产品检验检疫规定办理。

承运人或者押运人应当凭货运单和输出国家或者地区出具的证书，在进口时向海关报检，由进口口岸海关验核单证。进口口岸海关应当通知出口口岸海关，出口口岸海关监督过境肉类产品出口。过境肉类产品运抵出口口岸时，出口口岸海关应当确认货物原集装箱、原铅封未被改变。进口口岸海关可以派官方兽医或者其他检验检疫人员监运至出口口岸。

过境肉类产品运抵进口口岸时，由进口口岸海关对运输工具、装载容器的外表进行消毒。装载过境肉类产品的运输工具和包装物、装载容器应当完好。经海关检查，发现运输工具或者包装物、装载容器有可能造成途中散漏的，承运人或者押运人应当按照海关的要求，采取密封措施；无法采取密封措施的，不准过境。

第三节 进出口食品特定要求——水产品

水产品是指供人类食用的水生动物产品及其制品，包括水母类、软体类、甲壳类、棘皮类、头索类、鱼类、两栖类、爬行类、水生哺乳类动物等其他水生动物产品以及藻类等海洋植物产品及其制品，不包括活水生动物及水生动植物繁殖材料。

水产品的检验检疫分类品目：2104 水产及其制品。

一、制度依据

1.《进出口水产品检验检疫监督管理办法》（国家质检总局令第 135 号发布，根据海关总署令第 243 号修改）。

2.《关于调整部分进出境货物监管要求的公告》（海关总署公告 2020 年第 99 号）。

二、进口水产品

（一）检验检疫依据

进口水产品应当符合中国法律、行政法规、食品安全国家标准要求，以及中国与输出国家或者地区签订的相关协议、议定书、备忘录等规定的检验检疫要求和贸易合同注明的检疫要求。

进口尚无食品安全国家标准的水产品，海关应当按照国务院卫生行政部门决定暂予适用的标准进行检验。

海关总署根据法律、行政法规规定、食品安全国家标准要求、国内外水产品疫情疫病和有毒有害物质风险分析结果，结合对拟向中国出口水产品国家或者地区的质量安全管理体系的有效性评估情况，制定并公布中国进口水产品的检验检疫要求；或者与拟向中国出口水产品国家或者地区签订检验检疫协定，确定检验检疫要求和相关证书。

（二）检验检疫实施

按照《进出口水产品检验检疫监督管理办法》第二章的要求实施进口水产品检验检疫。

1. 资料验核

根据产品的不同，分别验核"进境动植物检疫许可证"（可联网核查）、输出国官方检验检疫证书、原产地证书等文件。

根据《关于调整部分进出境货物监管要求的公告》（海关总署公告 2020 年第 99 号）的相关内容，为深入贯彻国务院减税降费政策，落实"六稳""六保"工作任务，持续优化口岸营商环境，减轻企业负担，海关总署决定自 2020 年 8 月 28 日起，取消对收货人或者其代理人向进口口岸海关提交进口水产品的原产地证书的监管要求。该监管要求取消后，需根据检疫许可证所列的要求、双边协定的检验检疫要求等具体产品所适用的规定，确定是否需要验核原产地证书以及如何验核原产地证书。

当作业流程不要求在实施检验检疫时验核相关材料（如在其他环节已对相关材料实施了验核）时，应按作业流程规定执行。但在检验检疫实施过程中仍可根据实际需要对相关材料进行验核。

2. 现场检验检疫

依照相关工作程序和标准对进口水产品实施现场检验检疫。

（1）核对单证并查验货物。

（2）查验包装是否符合进口水产品包装基本要求。

（3）对易滋生植物性害虫的进口盐渍或者干制水产品实施植物检疫，必要时进行除害处理。

（4）查验货物是否腐败变质，是否含有异物，是否有干枯，是否存在血冰、冰霜过多。

（5）进口预包装水产品的中文标签应当符合中国食品标签的相关法律、行政法规、规章的规定以及国家技术规范的强制性要求。

3. 实验室检验检疫

依照规定对进口水产品采样，按照有关标准、监控计划和警示通报等要求对下列项目进行检验或者监测：

（1）致病性微生物、重金属、农兽药残留等有毒有害物质。

（2）疫病、寄生虫。

（3）其他要求的项目。

4. 检验检疫结果处置

进口水产品经检验检疫合格的，由进口口岸海关签发"入境货物检验检疫证明"，准予生产、加工、销售、使用。"入境货物检验检疫证明"应当注明进口水产品的集装箱号、生产批次号、生产厂家及唛头等追溯信息。

进口水产品经检验检疫不合格的，由海关出具"检验检疫处理通知书"。

有下列情形之一的，作退回或者销毁处理：

（1）需办理进口检疫审批的产品，无有效"进境动植物检疫许可证"的。

（2）需办理注册的水产品生产企业未获得中方注册的。

（3）无输出国家或者地区官方机构出具的有效检验检疫证书的。

（4）涉及人身安全、健康和环境保护项目不合格的。

涉及人身安全、健康和环境保护以外项目不合格的，可以在海关的监督下进行技术处理，经重新检验检疫合格的，方可销售或者使用。

当事人申请需要出具索赔证明等其他证明的，海关签发相关证明。

（三）其他相关安排

进口水产品应当存储在海关指定的存储冷库或者其他场所。进口口岸应当具备与进口水产品数量相适应的存储冷库。存储冷库应当符合进口水产品存储冷库检验检疫要求。

装运进口水产品的运输工具和集装箱，应当在进口口岸海关的监督下实施防疫消毒处理。未经海关许可，不得擅自将进口水产品卸离运输工具和集装箱。

三、出口水产品

（一）检验检疫依据

按照下列要求对出口水产品及其包装实施检验检疫：

1. 输入国家或者地区检验检疫要求。

2. 中国政府与输入国家或者地区政府签订的检验检疫协议、议定书、备忘录等规定的检验检疫要求。

3. 中国法律、行政法规和海关总署规定的检验检疫要求。

4. 输入国家或者地区官方关于品质、数量、重量、包装等要求。

5. 贸易合同注明的检疫要求。

（二）检验检疫实施

按照《进出口水产品检验检疫监督管理办法》第三章的要求实施出境水产品检验检疫。

1. 资料验核

海关对出口水产品养殖场实施备案管理。出口水产品生产企业所用的原料应当来自备案的养殖场、经渔业行政主管部门批准的捕捞水域或者捕捞渔船，并符合拟输入国家或者地区的检验检疫要求。出口水产品备案养殖场应当为其生产的每一批出口水产品原料出具供货证明。

海关按照出口食品生产企业备案管理规定对出口水产品生产企业实施备案管理。

根据《关于调整部分进出境货物监管要求的公告》（海关总署公告2020年第99号），为深入贯彻国务院减税降费政策，落实"六稳""六保"工作任务，持续优化口岸营商环境，减轻企业负担，海关总署决定自2020年8月28日起，取消出口生产企业对水产品加工用原辅料进行自检的监管要求。同日起，《进出口水产品检验检疫监督管理办法》第三十二条所规定的"出口水产品生产企业应当对加工用原辅料及成品的微生物、农兽药残留、环境污染物等有毒有害物质进行自检，没有自检能力的，应当委托有资质的检验机构检验，并出具有效检验报告"的监管要求适用范围不再包含加工用原辅料。

当作业流程不要求在实施检验检疫时验核相关材料（如在其他环节已对相关材料实施了验核）时，应按作业流程规定执行。但在检验检疫实施过程中仍可根据实际需要对相关材料进行验核。

2. 检验检疫

检验检疫应结合日常监管、监测等情况按照相关工作程序和标准实施。事前、事中、事后各个环节的工作应能对出口水产品生产加工全过程的质量安全控制体系进行验证和监督。

根据《关于调整部分进出境货物监管要求的公告》（海关总署公告2020年第99号），为深入贯彻国务院减税降费政策，落实"六稳""六保"工作任务，持续优化口岸营商环境，减轻企业负担，海关总署决定自2020年8月28日起，取消对出口水产品养殖场投喂的饲料来自经海关备案的饲料加工厂的监管要求。同日起，现场作业环节不应再要求企业提供相关材料。

海关在风险分析的基础上对出口水产品中致病性微生物、农兽药残留和环境污染物等有毒有害物质进行抽样检验。

海关结合日常监管、监测和抽查检验等情况，根据输入国家或者地区的要求对出口水产品的检验报告、装运记录等进行审核，对没有经过抽样检验的出口水产品，进行综合评定。

3. 检验检疫结果处置

符合规定要求的，签发有关检验检疫证单；不符合规定要求的，签发不合格通知单。

（三）其他相关安排

出口水产品生产企业应当确保出口水产品的运输工具有良好的密封性能，装载方式能有效地避免水产品受到污染，保证运输过程中所需要的温度条件，按规定进行清洗消毒，并做好记录。

出口水产品生产企业应当保证货证相符，并做好装运记录。海关应当随机抽查。经产地检验检疫合格的出口水产品，口岸海关发现单证不符的，不予放行。

出口水产品检验检疫有效期为：冷却（保鲜）水产品，7 天；干冻、单冻水产品，4 个月；其他水产品，6 个月。

出口水产品超过检验检疫有效期的，应当重新报检。输入国家或者地区另有要求的，按照其要求办理。

第四节　进出口食品特定要求——粮食

粮食，是指用于加工、非繁殖用途的禾谷类、豆类、油料类等作物的籽实以及薯类的块根或者块茎等。

粮食的检验检疫分类品目：2201 食用粮谷、2202 食用豆类、2210 非种用油籽。

一、制度依据

1. 《进出境粮食检验检疫监督管理办法》（国家质检总局令第 177 号发布，根据海关总署令第 238 号、第 240 号、第 243 号修改）。

2. 《关于调整部分进出境货物监管要求的公告》（海关总署公告 2020 年第 99 号）。

二、进境粮食

（一）检验检疫依据

按照下列要求，对进境粮食实施检验检疫：

1. 中国政府与粮食输出国家或者地区政府签署的双边协议、议定书、备忘录以及其他双边协定确定的相关要求。

2. 中国法律法规、国家技术规范的强制性要求和海关总署规定的检验检疫要求。

3. "进境动植物检疫许可证"列明的检疫要求。

海关总署对进境粮食实施检疫准入制度，依照国家法律法规及国家技术规范的强制性要求等，制定进境粮食的具体检验检疫要求，并公布允许进境的粮食种类及来源国家或者地区名单。

（二）检验检疫实施

按照《进出境粮食检验检疫监督管理办法》第二章的要求实施进境粮食检验检疫。

1. 资料验核

海关总署对进境粮食境外生产、加工、存放企业实施注册登记制度。进境粮食应当从海关总署指定的口岸入境。

根据产品的不同，分别验核"进境动植物检疫许可证"（可联网核查）、输出国官方检验检疫证书、原产地证书等文件。进境转基因粮食的，还应当取得"农业转基因生物安全证书"（可联网核查）。

当作业流程不要求在实施检验检疫时验核相关材料（如在其他环节已对相关材料实施了验核）时，应按作业流程规定执行。但在检验检疫实施过程中仍可根据实际需要对相关材料进行验核。

2. 现场检验检疫前监管

进境粮食可以进行随航熏蒸处理。

现场查验前，进境粮食承运人或者其代理人应当向进境口岸海关书面申报进境粮食随航熏蒸处理情况，并提前实施通风散气。未申报的，海关不实施现场查验；经现场检查，发现熏蒸剂残留物，或者熏蒸残留气体浓度超过安全限量的，暂停检验检疫及相关现场查验活动；熏蒸剂残留物经有效清除且熏蒸残留气体浓度低于安全限量后，方可恢复现场查验活动。

使用船舶装载进境散装粮食的，海关应当在锚地对货物表层实施检验检疫，无重大异常质量安全情况后船舶方可进港，散装粮食应当在港口继续接受检验检疫。

需直接靠泊检验检疫的，应当事先征得海关的同意。

以船舶集装箱、火车、汽车等其他方式进境粮食的，应当在海关指定的查验场所实施检验检疫，未经海关同意不得擅自调离。

3. 现场检验检疫

依照相关工作程序和标准对进境粮食实施现场检验检疫。现场检验检疫包括：

（1）货证核查。核对证单与货物的名称、数/重量、出口储存加工企业名称及其注册登记号等信息。船舶散装的，应当核查上一航次装载货物及清仓检验情况，评估对装载粮食的质量安全风险；集装箱装载的，应当核查集装箱箱号、封识等信息。

（2）现场查验。重点检查粮食是否水湿、发霉、变质，是否携带昆虫及杂草籽等有害生物，是否有混杂粮谷、植物病残体、土壤、熏蒸剂残渣、种衣剂污染、动物尸体、动物排泄物及其他禁止进境物等。

（3）抽取样品。根据有关规定和标准抽取样品送实验室检测。

（4）其他现场查验活动。

4. 实验室检验检疫

海关按照相关工作程序及标准，对现场查验抽取的样品及发现的可疑物进行实验室检测鉴定，并出具检验检疫结果单。

实验室检测样品应当妥善存放并至少保留3个月。如检测异常需要对外出证的，样品应当至少保留6个月。

5. 检验检疫结果处置

（1）进境粮食有下列情形之一的，应当在海关监督下，在口岸锚地、港口或者指定的检疫监管场所实施熏蒸、消毒或者其他除害处理：

①发现检疫性有害生物或者其他具有检疫风险的活体有害昆虫，且可能造成扩散的。

②发现种衣剂、熏蒸剂污染、有毒杂草籽超标等安全卫生问题，且有有效技术处理措施的。

③其他原因造成粮食质量安全受到危害的。

（2）进境粮食有下列情形之一的，作退运或者销毁处理：

①未列入海关总署进境准入名单，或者无法提供输出粮食国家或者地区主管部门出具的植物检疫证书等单证的，或者无"进境动植物检疫许可证"的。

②有毒有害物质以及其他安全卫生项目检测结果不符合国家技术规范的强制性要求，且无法改变用途或者无有效处理方法的。

③检出转基因成分，无"农业转基因生物安全证书"，或者与证书不符的。

④发现土壤、检疫性有害生物以及其他禁止进境物且无有效检疫处理方法的。

⑤因水湿、发霉等造成腐败变质或者受到化学、放射性等污染，无法改变用途或者无有效处理方法的。

⑥其他原因造成粮食质量安全受到严重危害的。

进境粮食经检验检疫后，海关签发入境货物检验检疫证明等相关单证；经检验检疫不合格的，由海关签发"检验检疫处理通知书"及相关检验检疫证书。

（三）检疫监督

海关对进境粮食实施检疫监督。进境粮食应当在具备防疫、处理等条件的指定场所加工使用。未经有效的除害处理或加工处理，进境粮食不得直接进入市场流通领域。

进境粮食装卸、运输、加工、下脚料处理等环节应当采取防止撒漏、密封等防疫措施。进境粮食加工过程应当具备有效杀灭杂草籽、病原菌等有害生物的条件。粮食加工下脚料应当进行有效的热处理、粉碎或者焚烧等除害处理。

海关应当根据进境粮食检出杂草等有害生物的程度、杂质含量及其他质量安全状况，并结合拟指定加工、运输企业的防疫处理条件等因素，确定进境粮食的加工监管风险等级，并指导与监督相关企业做好疫情控制、监测等安全防控措施。

进境粮食用作储备、期货交割等特殊用途的，其生产、加工、存放应当符合海关总署相应检验检疫监督管理规定。

进境粮食装卸、储存、加工涉及不同海关的，各相关海关应当加强沟通协作，建立相应工作机制，及时互相通报检验检疫情况及监管信息。

对于分港卸货的进境粮食，海关应当在放行前及时相互通报检验检疫情况。需要对外方出证的，相关海关应当充分协商一致，并按相关规定办理。

对于调离进境口岸的进境粮食，口岸海关应当在调离前及时向指运地海关开具进境粮食调运联系单。

三、出境粮食

（一）检验检疫依据

按照下列要求对出境粮食实施检验检疫：

1. 双边协议、议定书、备忘录和其他双边协定。
2. 输入国家或者地区检验检疫要求。
3. 中国法律法规、强制性标准和海关总署规定的检验检疫要求。
4. 贸易合同或者信用证注明的检疫要求。

（二）检验检疫实施

按照《进出境粮食检验检疫监督管理办法》第三章的要求实施出境粮食检验检疫。

1. 资料验核

输入国家或者地区要求中国对向其输出粮食生产、加工、存放企业注册登记的，直属海关负责组织注册登记，并向海关总署备案。

贸易方式为凭样成交的，还应当提供成交样品。

当作业流程不要求在实施检验检疫时验核相关材料（如在其他环节已对相关材料实施了验核）时，应按作业流程规定执行。但在检验检疫实施过程中仍可根据实际需要对相关材料进行验核。

2. 现场检验检疫

依照相关工作程序和技术标准实施现场检验检疫和实验室检测：

装运出境粮食的船舶、集装箱等运输工具的承运人、装箱单位或者其代理人，应当在装运前向海关申请清洁、卫生、密固等适载检验。未经检验检疫或者检验检疫不合格的，不得装运。

3. 检验检疫结果处置

对经检验检疫符合要求，或者通过有效除害或者技术处理并经重新检验检疫符合要求的，海关按照规定签发"出境货物换证凭单"。输入国家或者地区要求出具检验检疫证书的，按照国家相关规定出具证书。输入国家或者地区对检验检疫证书形式或者内容有新要求的，经海关总署批准后，方可对证书进行变更。

经检验检疫不合格且无有效除害或者技术处理方法的，或者虽经过处理但经重新检验检疫仍不合格的，海关签发"出境货物不合格通知单"，粮食不得出境。

4. 出口口岸查验

出境粮食经产地检验检疫合格后，出境口岸海关按照相关规定查验，重点检查货证是否相符、是否感染有害生物等。查验不合格的，不予放行。

出境粮食检验有效期最长不超过 2 个月；检疫有效期原则定为 21 天，黑龙江、吉林、辽宁、内蒙古和新疆地区冬季（11 月至次年 2 月底）可以酌情延长至 35 天。超过检验检疫有效期的粮食，出境前应当重新申报。

出境粮食到达口岸后拼装的，应当重新申报，并实施检疫。出境粮食到达口岸后因变更输入国家或者地区而有不同检验检疫要求的，应当重新申报，并实施检验检疫。

四、过境粮食

境外粮食需经我国过境的，货主或者其代理人应当提前向海关总署或者主管海关提出申请，提供过境路线、运输方式及管理措施等，由海关总署组织制定过境粮食检验检疫监管方案后，方可依照该方案过境，并接受主管海关的监督管理。

过境粮食应当密封运输，杜绝撒漏。未经主管海关批准，不得开拆包装或者卸离运输工具。

第五节　进出口食品特定要求——中药材

中药材是指药用植物、动物的药用部分，采收后经初加工形成的原料药材。

申报为食用的进出境中药材检验检疫及监督管理按照有关进出口食品的规定执行。

中药材的检验检疫分类品目：2108 动物源性中药材、2211 植物源性中药材。

一、制度依据

《进出境中药材检疫监督管理办法》（国家质检总局令第 169 号发布，根据海关总署令第 238 号、第 240 号、第 243 号修改）。

二、进境中药材

（一）检验检疫依据

对进境中药材，海关按照中国法律法规规定和国家强制性标准要求，"进境动植物检疫许可证"列明的要求，以及与输出国家或者地区主管部门协商确定向中国输出中药材的检疫要求实施检疫。

（二）检验检疫实施

按照《进出境中药材检疫监督管理办法》第二章的要求实施进境中药材检验检疫。

1. 资料验核

海关总署对进境中药材实施检疫准入制度，海关总署负责制定、调整并在海关总署网站公布允许进境中药材的国家或者地区名单以及产品种类。

海关总署根据风险分析的结果，确定需要实施境外生产、加工、存放单位注册登记的中药材品种目录，对列入目录的中药材境外生产企业实施注册登记。

涉及动植物检疫审批的，还需验核"进境动植物检疫许可证"（可联网核查）、输出国官方检验检疫证书、原产地证书等文件。

当作业流程不要求在实施检验检疫时验核相关材料（如在其他环节已对相关材料实施了验核）时，应按作业流程规定执行。但在检验检疫实施过程中仍可根据实际需要对相关材料进行验核。

2. 现场检验检疫

按照下列规定实施现场检疫：

（1）查询启运时间和港口、途经国家或者地区、装载清单等，核对单证是否真实有效，单证与货物的名称、数/重量、输出国家或者地区、唛头、标记、境外生产企业名称、注册登记号等是否相符。

（2）包装是否完好，是否带有动植物性包装、铺垫材料，并符合《进出境动植物检疫法》及其实施条例、进境货物木质包装检疫监督管理办法的规定。

（3）中药材有无腐败变质现象，有无携带有害生物、动物排泄物或者其他动物组织等，有无携带动物尸体、土壤及其他禁止进境物。

现场检疫中发现病虫害、病虫为害症状，或者根据相关工作程序需进行实验室检疫的，海关应当对进境中药材采样，并送实验室。

装运进境中药材的运输工具和集装箱应当符合安全卫生要求。需要实施防疫消毒处理的，应当在进境口岸海关的监督下实施防疫消毒处理。未经海关许可，不得将进境中药材卸离运输工具、集装箱或者运递。

中药材在取得检疫合格证明前，应当存放在海关认可的地点，未经海关许可，任何单位和个人不得擅自调离、销售、加工。

现场查验有下列情形之一的，海关签发检疫处理通知书，并作相应检疫处理：

（1）属于法律法规禁止进境的、带有禁止进境物的、货证不符的、发现严重腐败变质的作退回或者销毁处理。

（2）对包装破损的，由货主或者其代理人负责整理完好，方可卸离运输工具。海关对受污染的场地、物品、器具进行检疫处理。

（3）带有有害生物、动物排泄物或者其他动物组织等的，按照有关规定进行检疫处理。

（4）对受到病虫害污染或者疑似受到病虫害污染的，封存有关货物，对被污染的货物、装卸工具、场地进行消毒处理。

现场检疫中发现病虫害、病虫为害症状，或者根据相关工作程序需进行实验室检疫的，海关应当对进境中药材采样，并送实验室。

3. 检验检疫结果处置

进境中药材经检疫合格，海关出具入境货物检验检疫证明后，方可销售、使用或者在指定企业存放、加工。入境货物检验检疫证明均应列明货物的名称、原产国家或者地区、数/重量、生产批号/生产日期、用途等。

检疫不合格的，海关签发检疫处理通知书，由货主或者其代理人在海关的监督下，作除害、退回或者销毁处理，经除害处理合格的准予进境。

需要由海关出证索赔的，海关按照规定签发相关检疫证书。

三、出境中药材

（一）检验检疫依据

出境中药材应当符合中国政府与输入国家或者地区签订的检疫协议、议定书、备忘录等规定，以及进境国家或者地区的标准或者合同要求。

（二）检验检疫实施

按照《进出境中药材检疫监督管理办法》第二章的要求实施进境中药材检验检疫。

1. 资料验核

输入国家或者地区要求对向其输出中药材的出境生产企业注册登记的，海关实行注册登记。

出境中药材的货主或者其代理人应当提交产品符合进境国家或者地区动植物检疫要求的书面声明。

当作业流程不要求在实施检验检疫时验核相关材料（如在其他环节已对相关材料实施了验核）时，应按作业流程规定执行。但在检验检疫实施过程中仍可根据实际需要对相关材料进行验核。

2. 现场检验检疫

依照相关工作程序和技术标准实施检疫监管。

海关可以根据海关总署相关要求，结合所辖地区中药材出境情况、输入国家或者地区要求、生产企业管理能力和水平、生产企业的诚信度，以及风险监测等因素，在风险分析的基础上，对辖区出境中药材和生产企业实施分类管理。

3. 检验检疫结果处置

出境中药材经检疫合格或者经除害处理合格的，海关应当按照规定出具有关检疫证单，准予出境。检疫不合格又无有效方法作除害处理的，不准出境。

第六节　进出口食品特定要求——乳品

初乳是指奶畜产犊后 7 天内的乳。

生乳是指从符合中国有关要求的健康奶畜乳房中挤出的无任何成分改变的常乳。奶畜初乳、应用抗生素期间和休药期间的乳汁、变质乳不得用作生乳。

乳制品是指由乳为主要原料加工而成的食品，如：巴氏杀菌乳、灭菌乳、调制乳、发酵乳、干酪及再制干酪、稀奶油、奶油、无水奶油、炼乳、乳粉、乳清粉、乳清蛋白粉和乳基婴幼儿配方食品等。其中，由生乳加工而成、加工工艺中无热处理杀菌过程的产品为生乳制品。

乳品的检验检疫分类品目：2302 乳品。

一、制度依据

《进出口乳品检验检疫监督管理办法》（国家质检总局令第 152 号公布，根据海关总署令第 243 号修改）。

二、进口乳品

（一）检验检疫依据

海关总署依据中国法律法规规定对向中国出口乳品的国家或者地区的食品安全管理体系和食品安全状况进行评估，并根据进口乳品安全状况及监督管理需要进行回顾性审查。

海关总署依法组织评估，必要时，可以派专家组到该国家或者地区进行现场调查。经评估风险在可接受范围内的，确定相应的检验检疫要求，包括相关证书和出证要求，允许其符合要求的相关乳品向中国出口。双方可以签署议定书确认检验检疫要求。

进口乳品原料全部用于加工后复出口的，海关可以按照出口目的国家或者地区的标准或者合同要求实施检验，并在出具的入境货物检验检疫证明上注明"仅供出口加工使用"。

（二）检验检疫实施

按照《进出口乳品检验检疫监督管理办法》第二章的要求实施进口检验检疫。

1. 资料验核

海关总署对向中国出口乳品的境外食品生产企业实施注册制度（可联网核查）。境外食品生产企业应当熟悉并保证其向中国出口的乳品符合中国食品安全国家标准和相关要求，并能够提供中国食品安全国家标准规定项目的检测报告。

海关总署对向中国境内出口乳品的出口商或者代理商实施备案管理。（可在海关总署网站查询。）

海关对进口乳品的进口商实施备案管理。

进口乳品，应当附有出口国家或者地区政府主管部门出具的，标明目的地为中华人民共和国的，有出口国家或者地区政府主管部门印章和其授权人签字的卫生证书。证书应当证明：

（1）乳品原料来自健康动物。

（2）乳品经过加工处理不会传带动物疫病。

（3）乳品生产企业处于当地政府主管部门的监管之下。

（4）乳品是安全的，可供人类食用。

经海关总署确认的证书样本可在海关总署网站查询。其中涉及动植物检疫审批的，还需验核"进境动植物检疫许可证"（可联网核查）等文件。

首次进口的乳品，应当提供相应食品安全国家标准中列明项目的检测报告。首次进口，指境外生产企业、产品名称、配方、境外出口商、境内进口商等信息完全相同的乳品从同一口岸第一次进口。

非首次进口的乳品，应当提供首次进口检测报告的复印件以及海关总署要求项目的检测报告。非首次进口检测报告项目由海关总署根据乳品风险监测等有关情况确定并在海关总署网站公布。

进口乳品安全卫生项目（包括致病菌、真菌毒素、污染物、重金属、非法添加物）不合格，再次进口时，应当提供相应食品安全国家标准中列明项目的检测报告；连续5批次未发现安全卫生项目不合格，再次进口时提供相应食品安全国家标准中列明项目的检测报告复印件和海关总署要求项目的检测报告。

当作业流程不要求在实施检验检疫时验核相关材料（如在其他环节已对相关材料实施了验核）时，应按作业流程规定执行。但在检验检疫实施过程中仍可根据实际需要对相关材料进行验核。

2. 检验检疫

依照相关工作程序和标准对进口乳品实施检验检疫。

有中国食品安全国家标准的，按照标准执行；尚无食品安全国家标准的，应当符合国务院卫生行政部门出具的许可证明文件中的相关要求。

进口乳品的包装和运输工具应当符合安全卫生要求。

进口预包装乳品应当有中文标签、中文说明书，标签、说明书应当符合中国有关法律法规规定和食品安全国家标准。

进口乳品在取得入境货物检验检疫证明前，应当存放在海关指定或者认可的场所，未经海关许可，任何单位和个人不得擅自动用。

主管海关应当对本辖区内进口商的进口和销售记录进行检查。

3. 检验检疫结果处置

进口乳品经检验检疫合格，由海关出具入境货物检验检疫证明后，方可销售、使用。进口乳品入境货物检验检疫证明中应当列明产品名称、品牌、出口国家或者地区、规格、数/重量、生产日期或者批号、保质期等信息。

进口乳品经检验检疫不合格的，由海关出具不合格证明。涉及安全、健康、环境保护项目不合格的，海关责令当事人销毁，或者出具退货处理通知单，由进口商办理退运手续。其他项目不合格的，可以在海关监督下进行技术处理，经重新检验合格后，方可销售、使用。

进口乳品销毁或者退运前，进口乳品进口商应当将不合格乳品自行封存，单独存放于海关指定或者认可的场所，未经海关许可，不得擅自调离。进口商应当在3个月内完成销毁，并将销毁情况向海关报告。

三、出口乳品

（一）检验检疫依据

按照下列要求对出口乳品实施检验。

1. 双边协议、议定书、备忘录确定的检验检疫要求。

2. 进口国家或者地区的标准。

3. 贸易合同或者信用证注明的检验检疫要求。

均无上述标准或者要求的，按照中国法律法规及相关食品安全国家标准规定实施检验。

出口乳品的生产企业、出口商应当保证其出口乳品符合上述要求。

（二）检验检疫实施

按照《进出口乳品检验检疫监督管理办法》第三章的要求实施出口乳品检验检疫。

1. 资料验核

海关总署对出口乳品生产企业实施备案制度（可联网核查）。出口乳品生产企业应当对出口乳品加工用原辅料及成品进行检验或者委托有资质的检验机构检验，并出具检验报告。

出口生乳的奶畜养殖场应当向海关备案。

当作业流程不要求在实施检验检疫时验核相关材料（如在其他环节已对相关材料实施了验核）时，应按作业流程规定执行。但在检验检疫实施过程中仍可根据实际需要对相关材料进行验核。

2. 检验检疫

出口乳品应当来自备案的出口乳品生产企业。

海关在风险分析的基础上对备案养殖场进行动物疫病、农兽药残留、环境污染物及其他有毒有害物质的监测。

海关根据出口乳品的风险状况、生产企业的安全卫生质量管理水平、产品安全卫生质量记录、既往出口情况、进口国家或者地区要求等，制定出口乳品抽检方案。

出口乳品的包装和运输方式应当符合安全卫生要求。

3. 检验检疫结果处置

出口乳品经检验检疫符合相关要求的，海关出具检验检疫证书；经检验检疫不合格的，出具"出境货物不合格通知单"，不得出口。

（三）其他相关安排

对装运出口易变质、需要冷冻或者冷藏乳品的集装箱、船舱、飞机、车辆等运载工具，承运人、装箱单位或者其代理人应当按照规定对运输工具和装载容器进行清洗消毒并做好记录，在装运前向海关申请清洁、卫生、冷藏、密固等适载检验；未经检验或者经检验不合格的，不准装运。

第七节　进出口食品特定要求——蜂蜜

蜂蜜的检验检疫分类品目：2303 蜂产品。

一、制度依据

《出口蜂蜜检验检疫管理办法》（国家出入境检验检疫局令第 20 号发布，根据海关总署令第 238 号修改）

二、进口蜂蜜

进口蜂蜜未发布特定的管理办法，按照食品安全的通用规定开展工作。

三、出口蜂蜜

（一）检验检疫依据

出口蜂蜜检验检疫内容包括品质、规格、数量、重量、包装以及是否符合卫生要求。

（二）检验检疫实施

1. 资料验核

国家对出口蜂蜜加工企业实行卫生注册制度。海关对出口蜂蜜实施批次管理。出口蜂蜜加工企业应按照生产批次逐批检验，并按规定要求在包装桶或外包装箱印上该批蜂蜜的生产批次，厂检单应注明生产批次与数量。

当作业流程不要求在实施检验检疫时验核相关材料（如在其他环节已对相关材料实施了验核）时，应按作业流程规定执行。但在检验检疫实施过程中仍可根据实际需要对相关材料进行验核。

2. 检验检疫

产地海关应按规定的检验标准或方法抽取有代表性的样品进行检验检疫。对于农、兽药残留等卫生项目及其他特殊项目需进行委托检验检疫的，由海关将签封样品寄送至认可的检测机构进行检验检疫。

海关对出口蜂蜜的包装进行卫生及安全性能鉴定。出口蜂蜜包装桶应符合有关的国家标准规定，包装桶的内涂料应符合食品包装的卫生要求。

产地海关应严格按照出口批次进行检验检疫，出具的检验检疫证书上除列明检验项目和结果外还应注明生产批次及数量。

离境口岸海关进行查验，经查验合格的予以放行。未经产地海关检验的出口蜂蜜不得放行。

3. 检验检疫结果处置

经检验检疫发现蜂蜜中农、兽药残留、重金属、微生物等卫生指标以及其他特殊项目不符合进口国规定或合同要求的，判为不合格，签发出境货物不合格通知单，不允许返工整理。必要时由海关加施封识，按有关规定处理。

出口蜂蜜检验检疫结果的有效期为 60 天。

（三）其他相关安排

对装运出口易变质、需要冷冻或者冷藏乳品的集装箱、船舱、飞机、车辆等运载工具，承运人、装箱单位或者其代理人应当按照规定对运输工具和装载容器进行清洗消毒并做好记录，在装运前向海关申请清洁、卫生、冷藏、密固等适载检验；未经检验或者经检验不合格的，不准装运。

第八节　进出口化妆品

化妆品是指以涂、擦、散布于人体表面任何部位（表皮、毛发、指趾甲、口唇等）或者口腔黏膜、牙齿，以达到清洁、消除不良气味、护肤、美容和修饰目的的产品。

化妆品半成品是指除最后一道"灌装"或者"分装"工序外，已完成其他全部生产加工工序的化妆品。

化妆品成品包括销售包装化妆品成品和非销售包装化妆品成品。销售包装化妆品成品是指以销售为主要目的，已有销售包装，与内装物一起到达消费者手中的化妆品成品；非销售包装化妆品成品是指最后一道接触内容物的工序已经完成，但尚无销售包装的化妆品成品。

一、制度依据

1. 《化妆品监督管理条例》（国务院令第 727 号）。[①]

2. 《进出口化妆品检验监督管理办法》（国家质检总局令第 143 号发布，根据海关总署令第 238 号、第 240 号、第 243 号修改）。

3. 《关于调整部分进出境货物监管要求的公告》（海关总署公告 2020 年第 99 号）。

---

① 本条例将于 2021 年 1 月 1 日起施行。

二、进口化妆品

（一）检验检疫依据

《化妆品监督管理条例》第四十五条规定："出入境检验检疫机构依照《中华人民共和国进出口商品检验法》的规定对进口的化妆品实施检验；检验不合格的，不得进口"。

海关根据我国国家技术规范的强制性要求以及我国与出口国家（地区）签订的协议、议定书规定的检验检疫要求对进口化妆品实施检验检疫。

我国尚未制定国家技术规范强制性要求的，可以参照海关总署指定的国外有关标准进行检验。①

来料加工全部复出口的化妆品，来料进口时，能够提供符合拟复出口国家（地区）法规或者标准的证明性文件的，可免于按照我国标准进行检验；加工后的产品，按照进口国家（地区）的标准进行检验检疫。

（二）检验检疫实施

按照《进出口化妆品检验监督管理办法》第二章的要求实施进口化妆品检验检疫。

1. 资料验核

海关对进口化妆品的收货人实施备案管理（可联网核查）。首次进口的化妆品应当符合下列要求：

（1）国家实施卫生许可的化妆品，应当取得国家相关主管部门批准的进口化妆品卫生许可批件，海关对进口化妆品卫生许可批件电子数据进行系统自动比对验核。②

（2）国家实施备案的化妆品，应当凭备案凭证办理报检手续。

（3）国家没有实施卫生许可或者备案的化妆品，应当提供下列材料：

①具有相关资质的机构出具的可能存在安全性风险物质的有关安全性评估资料。③

②在生产国家（地区）允许生产、销售的证明文件或者原产地证明。④

（4）销售包装化妆品成品除前三项外，还应当提交中文标签样张和外文标签及翻译件。

（5）非销售包装的化妆品成品还应当提供包括产品的名称、数/重量、规格、产地、生产批号和限期使用日期（生产日期和保质期）、加施包装的目的地名称、加施包装的工厂名称、地址、联系方式。

根据《关于调整部分进出境货物监管要求的公告》（海关总署公告2020年第99号），为深入贯彻国务院减税降费政策，落实"六稳""六保"工作任务，持续优化口岸营商环境，减轻企业负担，海关总署决定自2020年8月28日起，进口化妆品在办理报关手续时应声明取得国家相关主管部门批准的进口化妆品卫生许可批件，免于提交批件凭证；对于国家没有实施卫生许可或者备案的化妆品，取消提供具有相关资质的机构出具的可能存在安全性风险物质的有关安全性评估资料的监管要求，要求提供产品安全性承诺。

当作业流程不要求在实施检验检疫时验核相关材料（如在其他环节已对相关材料实施了验核）时，应按作业流程规定执行。但在检验检疫实施过程中仍可根据实际需要对相关材料进行验核。

2. 检验检疫

依照相关工作程序和标准对进口化妆品实施检验检疫，包括现场查验、抽样留样、实验室检验等。

---

① 《化妆品监督管理条例》第二十五条规定"化妆品应当符合强制性国家标准"。第三十条规定"化妆品原料、直接接触化妆品的包装材料应当符合强制性国家标准、技术规范"。第七十九条规定"本条例所称技术规范，是指尚未制定强制性国家标准、国务院药品监督管理部门结合监督管理工作需要制定的化妆品质量安全补充技术要求"。即自2021年1月1日起，应按照最新的条例选择检验检疫依据。

② 2020年8月28日起放宽要求，详见下文。

③ 依据《政策法规司关于做好清理证明事项有关工作的通知》（政法函〔2019〕137号），有关安全性评估资料不再验核。2020年8月28日起正式公告放宽要求，详见下文。

④ 《化妆品监督管理条例》第十九条明确规定"申请进口特殊化妆品注册或者进行进口普通化妆品备案的，应当同时提交产品在生产国（地区）已经上市销售的证明文件以及境外生产企业符合化妆品生产质量管理规范的证明资料"。

现场查验内容包括货证相符情况、产品包装、标签版面格式、产品感官性状、运输工具、集装箱或者存放场所的卫生状况。

抽样应当按照国家有关规定执行，样品数量应当满足检验、复验、备查等使用需要。首次进口的，或曾经出现质量安全问题的，以及进口数量较大的情况，应当加严抽样。

抽样时，海关应当出具印有序列号、加盖检验检疫业务印章的抽/采样凭证，抽样人与收货人或者其代理人应当双方签字。

样品应当按照国家相关规定进行管理，合格样品保存至抽样后4个月，特殊用途化妆品合格样品保存至证书签发后1年，不合格样品应当保存至保质期结束。涉及案件调查的样品，应当保存至案件结束。

需要进行实验室检验的，海关应当确定检验项目和检验要求，并将样品送具有相关资质的检验机构。检验机构应当按照要求实施检验，并在规定时间内出具检验报告。

3. 检验检疫结果处置

进口化妆品经检验检疫合格的，海关出具"入境货物检验检疫证明"，并列明货物的名称、品牌、原产国家（地区）、规格、数/重量、生产批号/生产日期等。进口化妆品取得"入境货物检验检疫证明"后，方可销售、使用。

进口化妆品经检验检疫不合格，涉及安全、健康、环境保护项目的，由海关责令当事人销毁，或者出具退货处理通知单，由当事人办理退运手续。其他项目不合格的，可以在海关的监督下进行技术处理，经重新检验检疫合格后，方可销售、使用。

《化妆品监督管理条例》第五十四条明确规定："对造成人体伤害或者有证据证明可能危害人体健康的化妆品，负责药品监督管理的部门可以采取责令暂停生产、经营的紧急控制措施，并发布安全警示信息；属于进口化妆品的，国家出入境检验检疫部门可以暂停进口。"

（三）离境免税化妆品进口检验特殊规定

离境免税化妆品应当实施进口检验，可免于加贴中文标签，免于标签的符合性检验。在"入境货物检验检疫证明"上注明该批产品仅用于离境免税店销售。

首次进口的离境免税化妆品，应当提供供货人出具的产品质量安全符合我国相关规定的声明、国外官方或者有关机构颁发的自由销售证明或者原产地证明、具有相关资质的机构出具的可能存在安全性风险物质的有关安全性评估资料①、产品配方等。

（四）非贸易性化妆品进口检验特殊规定

1. 样品

化妆品卫生许可或者备案用样品、企业研发和宣传用的非试用样品，进口申报时应当由收货人或者其代理人提供样品的使用和处置情况说明及非销售使用承诺书，入境口岸海关进行审核备案，数量在合理使用范围的，可免于检验。收货人应当如实记录化妆品流向，记录保存期限不得少于2年。

2. 展品

进口非试用或者非销售用的展品，申报时应当提供展会主办（主管）单位出具的参展证明，可以免予检验。展览结束后，在海关监督下作退回或者销毁处理。

3. 驻华官方机构自用

外国及国际组织驻华官方机构进口自用化妆品，进境口岸所在地海关实施查验。符合外国及国际组织驻华官方机构自用物品进境检验检疫相关规定的，免于检验。

（五）《化妆品监督管理条例》的其他相关规定

《化妆品监督管理条例》第四十五条规定："进口商应当对拟进口的化妆品是否已经注册或者备案以及是否符合本条例和强制性国家标准、技术规范进行审核；审核不合格的，不得进口。进口商应当

---

① 依据《政策法规司关于做好清理证明事项有关工作的通知》（政法函〔2019〕137号），有关安全性评估资料不再验核。

如实记录进口化妆品的信息，记录保存期限应当符合本条例第三十一条第一款（保存期限不得少于产品使用期限届满后 1 年；产品使用期限不足 1 年的，记录保存期限不得少于 2 年）的规定。"

上述规定将于 2021 年 1 月 1 日起生效。需要特别注意的是：

1. 牙膏参照该条例有关普通化妆品的规定进行管理，具体管理办法将由国务院药品监督管理部门拟订，报国务院市场监督管理部门审核、发布。

2. 香皂不适用该条例，但是宣称具有特殊化妆品功效的香皂仍按该条例管理。

3. 2021 年 1 月 1 日前已经注册的用于育发、脱毛、美乳、健美、除臭的化妆品在 2021 年 1 月 1 日至 2025 年 12 月 31 日的过渡期内，仍然可以继续生产、进口、销售，过渡期满后不得生产、进口、销售该化妆品。

三、出口化妆品

（一）检验检疫依据

出口化妆品生产企业应当保证其出口化妆品符合进口国家（地区）标准或者合同要求。进口国家（地区）无相关标准且合同未有要求的，可以由海关总署指定相关标准。

（二）检验检疫实施

按照《进出口化妆品检验监督管理办法》第三章的要求实施出口化妆品检验检疫。

1. 资料验核

根据《关于调整部分进出境货物监管要求的公告》（海关总署公告 2020 年第 99 号），为深入贯彻国务院减税降费政策，落实"六稳""六保"工作任务，持续优化口岸营商环境，减轻企业负担，海关总署决定自 2020 年 8 月 28 日起，取消对出口化妆品生产企业实施备案管理的监管要求。

海关总署对出口化妆品生产企业实施备案管理（可联网核查）。首次出口的化妆品应提供以下相关文件：

（1）出口化妆品生产企业备案材料。

（2）自我声明。声明企业已经取得化妆品生产许可证，且化妆品符合进口国家（地区）相关法规和标准的要求，正常使用不会对人体健康产生危害等内容。

（3）销售包装化妆品成品应当提交外文标签样张和中文翻译件。

当作业流程不要求在实施检验检疫时验核相关材料（如在其他环节已对相关材料实施了验核）时，应按作业流程规定执行。但在检验检疫实施过程中仍可根据实际需要对相关材料进行验核。

2. 检验检疫

海关依照相关工作程序和标准对出口化妆品实施检验检疫，包括现场查验、抽样留样、实验室检验等。

现场查验内容包括货证相符情况、产品感官性状、产品包装、标签版面格式、运输工具、集装箱或者存放场所的卫生状况。

抽样应当按照国家有关规定执行，样品数量应当满足检验、复验、备查等使用需要。

抽样时，海关应当出具印有序列号、加盖检验检疫业务印章的抽/采样凭证，抽样人与发货人或者其代理人应当双方签字。

样品应当按照国家相关规定进行管理，合格样品保存至抽样后 4 个月，特殊用途化妆品合格样品保存至证书签发后 1 年，不合格样品应当保存至保质期结束。涉及案件调查的样品，应当保存至案件结束。

需要进行实验室检验的，海关应当确定检验项目和检验要求，并将样品送具有相关资质的检验机构。检验机构应当按照要求实施检验，并在规定时间内出具检验报告。

3. 检验检疫结果处置

出口化妆品经检验检疫合格，进口国家（地区）对检验检疫证书有要求的，应当按照要求同时出具有关检验检疫证书。

出口化妆品经检验检疫不合格的，可以在海关的监督下进行技术处理，经重新检验检疫合格的，方准出口。不能进行技术处理或者技术处理后重新检验仍不合格的，不准出口。

第九节　供港澳蔬菜产品

目前，供港澳的活猪、牛、羊、禽和蔬菜产品有特殊的规定，其中供港澳活猪、牛、羊、禽产品相关内容详见《海关检验检疫业务指导手册——进出境动植物检疫篇》。

一、制度依据

1.《供港澳蔬菜检验检疫监督管理办法》（国家质检总局令第 120 号发布，根据国家质检总局令第 196 号、海关总署令第 238 号、第 240 号修改）。

2.《关于调整部分进出境货物监管要求的公告》（海关总署公告 2020 年第 99 号）。

二、检验检疫实施

（一）种植基地备案、生产加工企业备案

海关对种植基地实施备案管理。非备案基地的蔬菜不得作为供港澳蔬菜的加工原料，海关总署另有规定的小品种蔬菜除外。种植基地负责人应当为其生产的每一批供港澳蔬菜原料出具供港澳蔬菜加工原料证明文件。

海关对生产加工企业实施备案管理。生产加工企业应当保证供港澳蔬菜符合香港、澳门特别行政区或者内地的相关检验检疫要求，对供港澳蔬菜进行检测，检测合格后向所在地海关申报，申报时应当提交供港澳蔬菜加工原料证明文件、出货清单以及出厂合格证明。

供港澳蔬菜应当来自备案的种植基地和生产加工企业。未经备案的种植基地及其生产加工企业不得从事供港澳蔬菜的生产加工和出口。

（二）备案种植基地的监督管理

备案种植基地按照《供港澳蔬菜检验检疫监督管理办法》第五章的相关要求实施监督管理，海关应当建立监督管理档案。监督管理包括日常监督检查、年度审核等形式；监督频次由海关根据实际情况确定。

备案种植基地所在地海关应当将种植基地监管情况定期通报备案生产加工企业所在地海关。

1. 日常监督检查

种植基地所在地海关对备案的种植基地进行监督管理。日常监督检查主要内容包括：

（1）种植基地周围环境状况。

（2）种植基地的位置和种植情况。

（3）具体种植品种和种植面积。

（4）生产记录。

（5）病虫害防治情况。

（6）有毒有害物质检测记录。

（7）加工原料证明文件出具情况以及产量核销情况。

根据需要，海关可以对食品安全相关项目进行抽检。

2. 年审

种植基地备案主体应当于每年 12 月底前向其所在地海关提出年度审核申请。海关次年 1 月底前对其所辖区域内备案种植基地的基本情况进行年度审核。

3．需实施整改的情况

种植基地有下列情形之一的，海关应当责令整改以符合要求：

（1）周围环境有污染源的。

（2）发现检疫性有害生物的。

（3）存放香港、澳门特别行政区或者内地禁用农药的。

（4）违反香港、澳门特别行政区或者内地规定以及基地安全用药制度，违规使用农药的。

（5）蔬菜农药残留或者有毒有害物质超标的。

（6）种植基地实际供货量超出基地供货能力的。

4．需取消备案的情况

种植基地有下列行为之一的，海关取消备案：

（1）隐瞒或者谎报重大疫情的。

（2）拒绝接受海关监督管理的。

（3）使用香港、澳门特别行政区或者内地禁用农药的。

（4）蔬菜农药残留或者有毒有害物质超标1年内达到3次的。

（5）蔬菜农药残留与申报或者农药施用记录不符的。

（6）种植基地备案主体更名、种植基地位置或者面积发生变化、周边环境有较大改变可能直接或者间接影响基地种植产品质量安全的以及有其他较大变更情况的，未按规定及时进行变更或者重新申请备案的。

（7）1年内未种植供港澳蔬菜原料的。

（8）种植基地实际供货量超出基地供货能力1年内达到3次的。

（9）逾期未申请年审或者备案资格延续的。

（10）年度审核不合格的，责令限期整改，整改后仍不合格的。

5．监测监控

备案种植基地所在地海关根据海关总署疫病疫情监测计划和有毒有害物质监控计划，对备案种植基地实施病虫害疫情监测和农药、重金属等有毒有害物质监控。

（三）生产加工企业的监督管理

生产加工企业按照《供港澳蔬菜检验检疫监督管理办法》第五章的相关要求实施监督管理，海关应当建立监督管理档案。监督管理包括日常监督检查、年度审核等形式；监督频次由海关根据实际情况确定。

备案生产加工企业所在地海关应当将备案生产加工企业对原料证明文件核查情况、原料和成品质量安全情况等定期通报备案种植基地所在地海关。

1．日常监督检查

生产加工企业所在地海关对备案的生产加工企业进行监督管理。日常监督检查主要内容包括：

（1）生产区域环境状况。

（2）进货查验记录和出厂检验记录。

（3）加工原料证明文件查验情况。

（4）标识和封识加施情况。

（5）质量安全自检自控体系运行情况。

（6）有毒有害物质监控记录。

根据需要，海关可以对食品安全相关项目进行抽检。

2．年审

备案的生产加工企业应当于每年12月底前向其所在地海关提出年度审核申请。海关次年1月底前对其所辖区域内备案生产加工企业的基本情况进行年度审核。

3．需实施整改的情况

生产加工企业有下列情形之一的，海关应当责令整改以符合要求：

（1）质量管理体系运行不良的。

（2）设施设备与生产能力不能适应的。

（3）进货查验记录和出厂检验记录不全的。

（4）违反规定收购非备案基地蔬菜作为供港澳蔬菜加工原料的。

（5）标识不符合要求的。

（6）产品被检出含有禁用农药、有毒有害物质超标或者携带检疫性有害生物的。

（7）生产加工企业办公地点发生变化后 30 天内未申请变更的。

（8）被港澳有关部门通报产品质量安全不合格的。

4. 需取消备案的情况

生产加工企业有下列行为之一的，海关取消备案：

（1）整改后仍不合格的。

（2）隐瞒或者谎报重大质量安全问题的。

（3）被港澳有关部门通报质量安全不合格 1 年内达到 3 次的。

（4）违反规定收购非备案基地蔬菜作为供港澳蔬菜加工原料 1 年内达到 3 次的。

（5）企业法定代表人和企业名称发生变化、生产车间地址变化或者有其他较大变更情况的，未按规定及时进行变更的。

（6）1 年内未向香港、澳门特别行政区出口蔬菜的。

（7）逾期未申请年审或者备案资格延续的。

5. 派驻监督

生产加工企业所在地海关可以向生产加工企业派驻检验检疫工作人员，对生产加工企业的进厂原料、生产加工、装运出口等实施监督。

（四）启运地检验检疫、监装、签证

"供港澳蔬菜出货清单"或者"出境货物换证凭单"实行一车/柜一单制度。

1. 抽检

海关依据香港、澳门特别行政区或者内地的相关检验检疫要求对供港澳蔬菜进行抽检。

2. 监装

生产加工企业应当向海关申领铅封，并对装载供港澳蔬菜的运输工具加施铅封，建立台账，实行核销管理。

海关根据需要可以派员或者通过视频等手段对供港澳蔬菜进行监装，并对运输工具加施铅封。

3. 签证

海关根据监管和抽检结果，签发"出境货物换证凭单"等有关检验检疫证单。

海关将封识号和铅封单位记录在"出境货物换证凭单"或者其他单证上。

（五）口岸核查

1. 实施

出境口岸海关对供港澳蔬菜实施分类查验制度。未经海关监装和铅封的，除核查铅封外，还应当按规定比例核查货证，必要时可以进行开箱抽查检验。经海关实施监装和铅封的，在出境口岸核查铅封后放行。

供港澳蔬菜经出境口岸海关查验符合要求的，准予放行；不符合要求的，不予放行，并将有关情况书面通知生产加工企业所在地海关。

2. 中转

供港澳蔬菜需经深圳或者珠海转载到粤港或者粤澳直通货车的，应当在口岸海关指定的场所进行卸装，并重新加施铅封。海关对该过程实施监管，并将新铅封号记录在原单证上。

第十三章

议定的检验检疫要求

本部分不完全收录了截至 2020 年 4 月期间以公告和公开发文方式公布的相关国家和产品的进出口检验检疫要求。整理时对相关公告和文件中涉及外方工作的部分（如外方对中方出口的货物进行检验检疫的内容）进行了删减，以便于使用者更好地识别我国在该产品的进出口检验检疫工作中应开展的工作，以及对应的权力和义务等。

所有涉及获得注册登记的相关企业名单以及官方证书样本，均可在海关总署的官方网站上进行查询。

为便于理解和使用，产品按照 e-CIQ 检验检疫分类顺序进行编排（在相关内容后的括号内注明了对应的 e-CIQ 检验检疫分类代码及名称）；国家和地区按照三位字母代码（ISO3166-1 alpha-3）顺序进行编排（在相关国家和地区后的括号内标明，港澳台除外）。

第一节　进口检验检疫要求

一、进口肉类（2101 动物肉脏及杂碎、2102 熟肉制品）

（一）俄罗斯（RUS）——禽肉

根据《关于中国和俄罗斯进出口禽肉检验检疫要求的公告》（海关总署公告 2019 年第 76 号），允许符合相关要求的俄罗斯禽肉进口。

公告同时发布了检验检疫要求。

1. 产品范围

允许进口的禽肉是指冷冻禽肉（去骨和带骨）以及胴体、部分胴体和副产品，不包括羽毛。副产品具体为冷冻鸡心、冷冻鸡肝、冷冻鸡肾、冷冻鸡胗、冷冻鸡头、冷冻鸡皮、冷冻鸡翅（不含翅尖）、冷冻鸡翅尖、冷冻鸡爪、冷冻鸡软骨。

2. 生产设施注册登记要求

出口禽肉的生产企业（包括屠宰、分割、加工和储存）应符合中国和俄罗斯以及欧亚经济联盟的兽医与公共卫生法律法规要求，应获得双方主管部门注册，获准出口的生产企业名单及批准日期在双方主管部门官方网站公布。

3. 产品要求

（1）动物来源要求

①繁殖、出生并饲养在中国和俄罗斯境内经认可未感染禽流感、新城疫的非疫区。

②来自过去 12 个月未因发生中国和欧亚经济联盟俄罗斯兽医规定中提及的传染病和寄生虫而实施隔离检疫或限制活动的区域。

（2）进出口禽肉要求

①未在出口加工用的活禽上使用任何禁用或有害的兽药、添加剂。

②按照中俄以及欧亚经济联盟现行的有关法律法规，对屠宰禽肉实施宰前宰后检验；证明所有屠宰活禽是健康的，没有任何传染病的临床症状，胴体和脏器无病理变化。

③兽药残留、杀虫剂或环境污染物不超过中俄及欧亚经济联盟规定的最高限量。

④符合卫生和安全标准，适合人类消费。

4. 包装和标识要求

（1）用于出口的冷冻禽肉应由生产企业使用符合食品法典规定的全新材料进行包装。

（2）内包装应使用中、俄文标明品名、产地国、生产企业注册号及生产批号。外包装应使用中、俄文标明品名、规格、产地（国家/地区/城市）、生产企业注册号、生产批号、目的地（中华人民共和国或俄罗斯联邦）、生产日期（年/月/日）、保质期和加工企业的储存条件，并施加主管部门官方检验检疫标识。

（3）预包装肉类的标签应符合进口国有关预包装食品标签的标准及规定。

5. 兽医卫生证书要求

每批出口禽肉应随附一份主管部门出具的官方兽医卫生证书，证明其符合中俄以及欧亚经济联盟的检验检疫要求。

6. 储存和运输要求

储存和运输应在合适的温度条件下进行，冷冻禽肉的中心温度不应高于−15℃。

货物装入集装箱后施加主管部门认可的铅封，铅封号在随附的官方兽医卫生证书中注明。运输过程不得拆开及更换包装。

（二）美国（USA）——牛肉

根据《质检总局关于进口美国牛肉检验检疫要求的公告》（国家质检总局公告2017年第47号），允许符合相关要求的美国牛肉进口。

该公告同时发布了检验检疫要求。

1. 产品范围

允许进口的牛肉指30月龄以下剔骨和带骨牛肉，包括心、肾、肝、瓣胃、牛筋，不包括扁桃体、回肠末端、碎肉及机械分离肉。

2. 生产设施注册登记要求

输华牛肉应来自获得海关总署（GACC）注册的肉类企业。

3. 产品要求

（1）动物来源要求

①输华牛肉的牛须有完善的记录，可以保证追溯到牛只的出生农场。

②出生、饲养并屠宰于美国，或出生于墨西哥或加拿大，屠宰于美国。

③不是疑似或确诊疯牛病病牛的后代，不是世界动物卫生组织（OIE）定义的确诊疯牛病病例的同群牛。

④屠宰前未使用向颅腔注射压缩空气或气体的击昏方法或脑脊髓刺死法。

⑤屠宰时小于30月龄。

（2）输华牛肉要求

①对用于生产输华牛肉的牛实施宰前宰后检查，结果合格；证明所有屠宰牛是健康的，没有任何全身性系统症状或传染病、寄生虫病，且胴体和脏器无病理变化。

②已采用安全和卫生的方式去除扁桃体和回肠末端。

③是卫生、安全的，适合人类食用。

④在中国口岸入境时，不得检出中国法律法规禁止的非天然产生的兽药、促生长剂、饲料添加剂

和其他化合物，包括莱克多巴胺。低于或等于本底水平的内源性激素不在禁止之列。

4. 包装和标识要求

输华牛肉必须用符合国际卫生标准的全新材料包装。

牛肉应有单独的内包装，内包装上应当标明品名、产地国、生产企业注册号、生产批号。外包装上应当以中文标明产品名、规格、产地（具体到州/省/市）、生产企业注册号、生产批号、目的地（仅限中国）、生产日期（年/月/日）、保质期、储存温度等内容，在外包装上也应可见美国官方检验检疫的标识。

预包装肉类产品还应符合中国关于预包装食品标签的法律法规和标准的要求。

5. 兽医卫生证书要求

每批美国输华牛肉应随附美国农业部出具的兽医卫生证书，证明其符合中方的检验检疫要求。

6. 储存和运输要求

输华牛肉的储存和运输应在合适的温度条件下进行，冷冻牛肉的中心温度不应高于−15℃，冰鲜牛肉的中心温度应在0℃~4℃。

货物装入集装箱后施加美国农业部认可的铅封，铅封号在产品随附的兽医卫生证书中注明。运输过程不得拆开及更换包装。

二、进口水产品（2104 水产及其制品）

（一）厄瓜多尔（ECU）——白虾

根据《关于进口厄瓜多尔冷冻南美白虾检验检疫要求的公告》（海关总署公告 2020 年第 93 号），自 2020 年 8 月 14 日起执行议定的检验检疫要求。

公告同时发布了检验检疫要求。

1. 产品范围

冷冻南美白虾是指人工养殖、供人类食用的冷冻南美白虾（学名：*Penaeus vannamei*）及其制品，不包括活的南美白虾。

2. 生产设施注册登记要求

厄瓜多尔输华冷冻南美白虾生产企业应经厄官方批准，并获得中方注册。未经注册，不得向中国出口，相关企业名单可在海关总署网站查询。

3. 产品要求

在新冠肺炎疫情流行期间，企业应当按照联合国粮农组织和世界卫生组织制定发布的《新冠肺炎与食品安全：对食品企业指南》，开展疫情防控，对企业员工定期开展相关疫病检测，建立必要的冷冻南美白虾安全防控措施，确保从原料、加工、包装、储存、运输等全过程各项防控措施执行有效，以防止被污染。

4. 包装和标识要求

输华冷冻南美白虾应当采用符合国际卫生标准的全新材料包装。

包装上应加贴中文标签，内容包括：商品名和学名、规格、生产日期、批号、保存条件、生产方式（人工养殖）、生产地区、生产企业名称及编号、目的地（标注为"中华人民共和国"）。

以预包装形式输华的冷冻南美白虾，预包装的中文标签应符合中国进口预包装食品标签要求。

5. 检疫审批要求

进口厄瓜多尔冷冻南美白虾，应事先办理检疫审批，获得"进境动植物检疫许可证"。

6. 兽医卫生证书要求

每一批厄瓜多尔输华冷冻南美白虾应至少随附一份厄官方签发的正本兽医（卫生）证书，并在证书中声明：

（1）该产品来自主管当局注册的企业。

（2）该产品是在卫生条件下生产、包装、储藏和运输，并置于主管当局监督之下。

（3）该产品经主管当局检验检疫，未发现中国规定的致病微生物、有毒有害物质和异物，及中国和 OIE 所列的疫病。

（4）该产品符合兽医卫生要求，适合人类食用。

7. 食品安全要求

厄瓜多尔输华冷冻南美白虾应符合中国法律、行政法规的规定和食品安全国家标准，对于不符合中方要求的产品，中方可依法对相关的产品实施退运、销毁或其他处理。对发生严重问题或多次发生不合格问题的生产企业，中方可采取加强检验检疫、禁止进口、取消生产企业在华注册资格等措施。

8. 储存和运输要求

厄瓜多尔输华冷冻南美白虾存储、运输的全过程，均应符合相关卫生要求和可追溯要求，同时应保证冷链控制运行正常。

（二）其他水产品

略。

三、进口燕窝（219901 燕窝）

（一）印度尼西亚（IDN）——燕窝

根据《质检总局关于进口印度尼西亚燕窝产品检验检疫要求的公告》（国家质检总局公告 2014 年第 121 号），允许符合相关要求的印度尼西亚燕窝产品进口。

该公告同时发布了检验检疫要求。

1. 产品范围

燕窝产品，是指由金丝燕及相同类型燕子唾液形成、已去除污垢和羽毛、适合人类食用的食用燕窝及其制品。

2. 燕屋及加工企业注册要求

印度尼西亚输华燕窝产品的燕屋应当经印方主管部门注册，并报中方备案；输华燕窝产品的加工企业应当由海关总署（GACC）进行注册；加工企业所使用的燕窝产品原料只能来自与之对应的备案燕屋（对应关系见"燕屋备案名单"）。

3. 质量安全管理体系要求

印度尼西亚政府主管部门应当建立燕屋防疫及卫生管理制度，制定燕窝采收和运输卫生控制操作程序，每年度有效实施动物疫情和有毒有害物质监控计划。

输华燕窝产品加工企业应当建立从燕屋到出口的燕窝追溯体系，确保产品可追溯，并在发生问题时能及时召回相关产品。

4. 检疫处理要求

印度尼西亚输华燕窝产品加工企业须具备相应的热加工设施，输华燕窝产品须经过"中心温度不低于 70℃加热至少 3.5 秒"的杀灭禽流感病毒的有效热处理。

5. 检疫审批要求

每一批次的进口燕窝产品（经深加工的燕窝制品除外）应事先办理检疫审批，获得"进境动植物检疫许可证"。

6. 兽医（卫生）证书要求

印度尼西亚政府主管部门应当对输华燕窝产品出具原产地证书、兽医（卫生）证书，证明其符合中国法律法规和相关标准的要求，并在兽医（卫生）证书中注明动物卫生状况（禽流感疫情和其他疫情疫病情况）。

7. 包装和标识要求

印度尼西亚输华燕窝产品的内外包装上应当用中英文注明品名、重量、燕屋（洞）名称及注册号、加工企业名称、地址及注册号、产品储存条件和生产日期等信息，有关产品信息的标示应当符合中国法律法规及相关标准和要求。印度尼西亚输华预包装燕窝产品标签应当符合中国法律法规和相关标准的要求。

（二）马来西亚（MYS）——毛燕

根据《关于进口马来西亚毛燕检验检疫要求的公告》（海关总署公告 2018 年第 107 号），允许符合相关要求的马来西亚毛燕进口。

该公告同时发布了检验检疫要求。

1. 产品范围

毛燕，是指由金丝燕及同类型燕子唾液形成，经去除粪便、土壤以及一般杂质的初级处理，无霉变，未添加任何物质的产品。

2. 燕屋及初级加工企业注册要求

进口毛燕的燕屋应获得经马来西亚政府主管部门注册。马来西亚输华初级加工企业应获得海关总署注册登记。

3. 质量安全管理体系要求

马来西亚政府主管部门应当建立燕屋防疫和卫生管理制度，制定燕窝采收和运输卫生控制操作程序，每年度有效实施动物疫情和有毒有害物质监控计划，按照中方有关法律法规对输华毛燕实施检验检疫。

初级加工企业应具备一定生产规模，并建立有效防疫制度；布局科学合理、无交叉污染；具备对毛燕去除粪便、土壤以及一般杂质的初级处理、外包装消毒等能力；具备按中马双方达成一致的方法对毛燕实施有效卫生处理的能力；建立从燕屋到出口的毛燕追溯体系，确保产品可追溯并在发生问题时能及时召回相关产品。

4. 检疫审批要求

进口毛燕应事先办理检疫审批，获得"进境动植物检疫许可证"。

5. 兽医（卫生）证书要求

进口毛燕应随附马来西亚政府主管部门签发的兽医卫生证书，证明符合中国法律法规要求。

6. 包装和标识要求

进口毛燕必须用符合国际卫生标准的全新材料包装，内外包装应密封，包装过程应符合兽医卫生要求。外包装要用中英文清晰标明品名、重量、燕屋名称及注册号、初级加工企业名称、地址及注册号、产品储存条件和生产日期、保质期，标明目的地为中华人民共和国；标示"仅用于加工场所进行深加工，不得用于零售市场"以及其他相关信息，有关产品信息的标示须符合中国法律法规及相关标准要求。

7. 加工场所要求

根据《进出境动植物检疫法》及其实施条例的规定和中马两国有关议定书，马来西亚毛燕应当从具有防疫条件的口岸进口，指定的存放、加工场所应当符合动植物检疫和防疫的规定，海关对其加工、存放过程，实行检疫监督制度。

8. 存放和运输要求

进口毛燕的存放、运输的全过程，均应符合兽医卫生要求。运输工具装运前后应进行消毒，防止污染。运输过程中不得拆换包装。

（三）马来西亚（MYS）——燕窝

根据《质检总局关于进口马来西亚燕窝产品检验检疫要求的公告》（国家质检总局公告 2013 年第 180 号），允许符合相关要求的马来西亚燕窝进口。

该公告同时发布了检验检疫要求。

1. 产品范围

燕窝产品，是指由金丝燕及相同类型燕子唾液形成，已去除污垢和羽毛，适合人类食用的食用燕窝及其制品。

2. 燕屋及加工企业注册要求

马来西亚输华燕窝产品的燕屋应当经马来西亚政府主管部门注册，并报中方备案；输华燕窝产品的加工企业应当由海关总署（GACC）进行注册。

3. 质量安全管理体系要求

马来西亚政府主管部门应当建立燕屋防疫及卫生管理制度，制定燕窝采收和运输卫生控制操作程序，每年度有效实施动物疫情和有毒有害物质监控计划。

输华燕窝产品加工企业应当建立从燕屋到出口的燕窝追溯体系，确保产品可追溯，并在发生问题时能及时召回相关产品。

4. 检疫审批要求

每一批次的进口燕窝产品（经深加工的燕窝制品除外）应事先办理检疫审批，获得"进境动植物检疫许可证"。

5. 兽医（卫生）证书要求

马来西亚政府主管部门应当对输华燕窝产品出具原产地证书、兽医卫生证书和卫生证书，证明其符合中国法律法规和相关标准的要求。

6. 包装和标识要求

马来西亚输华燕窝产品的内外包装上应当用中英文注明品名、重量、燕窝（洞）名称及注册号、加工企业名称、地址及注册号、产品储存条件和生产日期等信息，有关产品信息的标示应当符合中国法律法规及相关标准和要求。马来西亚输华预包装燕窝产品标签应当符合中国法律法规和相关标准的要求。

（四）泰国（THA）——燕窝

根据《质检总局关于进口泰国燕窝产品检验检疫要求的公告》（国家质检总局公告 2017 年第 66 号），允许符合相关要求的泰国燕窝产品进口。

该公告同时发布了检验检疫要求。

1. 产品范围

准予进境的产品范围：泰国白色燕窝产品。

燕窝产品是指：由金丝燕及相同类型燕子唾液形成，已去除污垢和羽毛，适合人类食用的食用燕窝及其制品。

泰国白色燕窝产品是指：颜色呈白色、黄色或金色的可食用燕窝产品（燕窝颜色与燕子栖息地有关）（引自泰国农业标准 TAS 6705—2014）。

2. 燕屋及加工企业注册要求

泰国输华燕窝产品的燕屋（洞）应当经泰国政府主管部门注册，并报中方备案；输华燕窝产品的加工企业应当由海关总署（GACC）进行注册。

3. 质量安全管理体系要求

泰国政府主管部门应当建立燕屋（洞）防疫及卫生管理制度，制定燕窝采收和运输卫生控制操作程序，每年度有效实施动物疫情监控计划和有毒有害物质监控计划。

输华燕窝产品加工企业应当建立从燕屋（洞）到出口的燕窝追溯体系，确保产品可追溯，并在发生问题时能及时召回相关产品。

4. 检疫审批要求

每一批次的进口燕窝产品（经深加工的燕窝制品除外）应事先办理检疫审批，获得"进境动植物检疫许可证"。

5. 兽医（卫生）证书要求

泰国政府主管部门应当对输华燕窝产品出具原产地证书、兽医（卫生）证书，证明其符合中国法律法规和相关标准的要求。

6. 包装和标识要求

泰国输华燕窝产品的内外包装上应当用中英文注明品名、重量、燕屋（洞）名称及注册号、加工企业名称、地址及注册号、产品储存条件和生产日期等信息，有关产品信息的标示应当符合中国法律法规及相关标准和要求。

四、进口食用粮谷（2201 食用粮谷）

根据检验检疫分类，食用粮谷包括：220101 大米、220102 粟、220103 荞麦、220104 黍子、220105 谷穗、220106 高粱、220107 黑麦、220108 燕麦、220109 薏米、220199 其他食用粮谷。

需要注意的是：140101 小麦、140102 大麦、140103 玉米、140104 稻谷、140105 高粱（饲用）、14019999 其他粮谷类（饲用）等均属于 14 章植物产品，相关检验检疫要求请参见《海关检验检疫业务指导手册——进出境动植物检疫篇》。

（一）玻利维亚（BOL）——藜麦 Quinoa

根据《关于进口玻利维亚藜麦检验检疫要求的公告》（海关总署公告 2018 年第 87 号），允许符合相关要求的玻利维亚藜麦进口。

该公告同时发布了检验检疫要求。

1. 产品范围

在玻利维亚种植和加工的藜麦谷物（*Chenopodium quinoa* Willd.）（包括去皮藜麦籽粒、藜麦粉、藜麦片）。

2. 生产设施注册登记要求

玻利维亚输华藜麦生产加工设施须符合中国植物检疫要求，经玻利维亚农村发展与土地部（SENASAG）注册并推荐，经海关总署审核认可并注册登记。获得注册登记的玻利维亚输华藜麦生产企业名单可在海关总署网站查询。

3. 植物检疫要求

（1）玻利维亚输华藜麦须符合中国植物检疫有关法律法规，由 SENASAG 检验检疫合格。

（2）玻利维亚输华藜麦不得带有下列检疫性有害生物：谷实夜蛾 Helicoverpazea、番茄黑环病毒 Tomato black ring virus、异常珍珠线虫 Nacobbus aberrans、豚草 Ambrosia artemisiifolia、不实野燕麦 Avenasterilis、刺蒺藜草 Cenchrusechinatus 和假高粱 Sorghum halepense。

（3）玻利维亚输华藜麦不得带有土壤，不得混有杂草种子、其他谷物和植物残体等杂质。

4. 植物检疫证书要求

每批玻利维亚输华藜麦须随附 SENASAG 出具的官方植物检疫证书，证明其符合中国植物检疫要求，并注明具体产地。玻利维亚输华植物检疫证书样本可在海关总署网站查询。

5. 包装要求

玻利维亚输华藜麦必须用符合中国植物检疫要求、干净卫生、新的材料包装。每一包装应以清晰的中文字样标注"本产品输往中华人民共和国"以及藜麦的品名、加工厂、出口商名称和地址等可追溯信息。

6. 熏蒸要求

玻利维亚输华藜麦出口前经 SENASAG 检验发生活虫时，应进行熏蒸处理，以保证藜麦中不带有中方关注的检疫性有害生物和其他活虫。熏蒸处理的温度、时间、药剂等信息在随附的官方植物检疫证书中注明。玻利维亚输华藜麦熏蒸药剂及方法可在海关总署网站查询。

（二）芬兰（FIN）——燕麦 Oat

根据《质检总局关于允许芬兰燕麦输华的公告》（国家质检总局公告 2013 年第 94 号），允许符合我国检验检疫要求的芬兰大麦进口。

该公告未同时发布检验检疫要求。

按照国家质检总局《食品局关于做好芬兰燕麦输华检验检疫监管工作的通知》（质检食函〔2016〕199号）的内容，中芬双方同意对2011年10月26日签署《中华人民共和国国家质量监督检验检疫总局与芬兰共和国农林部关于芬兰燕麦输华植物卫生要求议定书》进行修订并达成共识，同意扩大输华燕麦种类，调整了检验检疫要求。该文件发布了调整后的检验检疫要求。

1. 产品范围

芬兰输华燕麦（*Avena sativa*）的籽实，非种用，包括经去壳的圆粒燕麦、燕麦粉和燕麦片。

2. 批准的出口、仓储企业

芬兰输华燕麦出口、仓储企业应获得海关总署（以下简称GACC）注册登记。

3. 关注的检疫性有害生物

（1）小麦基腐病 *Pseudocercosporella herpotrichoid*；

（2）禾草腥黑穗病菌 *Tilletia fusca*；

（3）欧洲麦茎蜂 *Cephus pygmues*（Linnaeus）；

（4）嗜卷书虱 *Liposcelis bostrychophila*（booklouse）；

（5）嗜虫书虱 *Liposcelis entomophila*（grainpsocid）；

（6）黑森瘿蚊 *Mayetiola destructor*（Hessainfly）；

（7）瑞典麦秆蝇 *Oscinella frit*（Linnaeus）；

（8）黑角负泥虫 *Oulema meldnopus*（oatleafbeetle）；

（9）花斑皮蠹 *Trogoderma variabile*（grain dermesti）；

（10）细茎野燕麦 *Avena barbata* Brot.；

（11）田蓟 *Cirsium arvense*（creeping thistle）；

（12）匍匐冰草 *Elymus repens*（quackgrass）；

（13）大爪草 *Spergula arvensis*（corn spurry）；

（14）药用蒲公英 *Taraxacum officinale*；

（15）番茄溃疡病菌 *Clavibactermichiganensis subsp. michigdnensis*；

（16）大麦条纹花叶病菌 Barley stripe mosaic virus；

（17）燕麦花叶病毒 Oats mosaic virus。

4. 植物检疫要求

（1）芬兰输华燕麦不得携带活虫及中方关注的检疫性有害生物。

（2）芬兰输华燕麦不得携带土壤、杂质和危险性种子，不得添加或混杂其他谷物。

5. 食品安全要求

芬兰输华燕麦应符合相关中国食品安全国家标准等食品安全要求。

6. 植物检疫证书要求

芬兰输华燕麦应随附官方植物检疫证书，并在附加声明栏中注明："该批货物符合《芬兰燕麦输往中国植物卫生要求议定书》要求，不带有中方关注的检疫性有害生物。"

7. 进境检验检疫

每批芬兰输华燕麦在进口前应取得海关总署签发的"进境动植物检疫许可证"，从指定口岸进境，并在指定的加工厂生产加工。

芬兰输华燕麦发生以下不合格情况时，按以规定处理，并及时上报。

（1）截获小麦基腐病，退回或销毁处理。

（2）如截获中方关注的附件中的其他有害生物，需作有效除害处理，除害合格后，准予入境。无有效除害处理方法的，作退回或销毁处理。

（3）如检出附件以外的检疫性有害生物，根据《进出境动植物检疫法》及其实施条例的有关规定进行处理。

（三）印度（IND）——大米 Rice

根据《关于进口印度大米检验检疫要求的公告》（海关总署公告 2018 年第 62 号），允许符合相关要求的印度 Basmati 和非 Basmati 大米进口。

该公告同时发布了检验检疫要求。

1. 产品范围

在印度种植、生产的大米（包括 Basmati 大米和非 Basmati 大米）。

2. 生产设施注册登记要求

印度输华大米加工设施须符合中国植物检疫要求，由印度农业合作及农民福利部（DAC&FW）注册，经海关总署认可并注册登记。获得注册登记的印度输华大米生产企业名单可在海关总署网站查询。

3. 植物检疫要求

（1）印度输华大米须符合中国植物检疫有关法律法规，由 DAC&FW 检疫合格。

（2）印度输华大米不得带有下列检疫性有害生物：大谷蠹 *Prostephanus truncatus*、谷斑皮蠹 *Trogoderma granarium*、水稻茎线虫 *Ditylenchus angustus*、狭叶独脚金 *Striga angustiflolia*、独脚金 *Striga asiatica* 和密花独脚金 *Striga densiflora*。

（3）印度输华大米不得带有土壤，不得混有杂草籽、稻壳、糠和植物残体。

4. 植物检疫证书要求

每批印度输华大米须随附 DAC&FW 出具的官方植物检疫证书，证明其符合中国植物检疫要求，并注明具体产地。植物检疫证书样本可在海关总署网站查询。

5. 包装要求

印度输华大米必须用符合中国植物检疫要求、干净卫生、新的材料包装。每一包装应有明显的"本产品输往中华人民共和国"的中文字样以及可以识别印度大米品种、加工厂和包装厂的英文信息。

6. 熏蒸要求

印度输华大米应进行熏蒸处理，以保证大米中不带有活的昆虫，特别是仓储性害虫。熏蒸处理药剂和方法应在随附的官方植物检疫证书中注明。印度输华大米熏蒸药剂及方法可在海关总署网站查询。

7. 运输工具要求

印度输华大米装运前，运输工具要进行彻底的检查和消毒、杀虫处理，不得混入检疫性有害生物。

（四）意大利（ITA）——大米 Rice

根据《关于进口意大利大米检验检疫要求的公告》（海关总署公告 2020 年第 57 号），允许符合相关要求的意大利大米进口。

该公告同时发布了检验检疫要求。

1. 产品范围

意大利输华大米是指在意大利境内种植、加工的精米（HS 编码：1006.30）。

2. 非疫区要求

意大利输华大米应来自意大利官方根据国际植物保护公约（IPPC）的国际标准建立并经海关总署认可的谷斑皮蠹 *Trogoderma granarium*、大谷蠹 *Prostephanus truncatus* 的非疫区。

3. 生产设施注册登记要求

意大利输华大米出口、生产和仓储企业应经海关总署审核认可并注册。

4. 植物检疫要求

（1）意大利输华大米应符合中国的植物检疫法律法规。

（2）意大利输华大米不得带有下列检疫性有害生物：谷斑皮蠹 *Trogoderma granarium*、大谷蠹 *Prostephanus truncatus* 和假高粱 *Sorghum halepense*。

（3）意大利输华大米不得含有土壤以及杂草种子、稻壳和水稻植物残体、其他杂质。

5. 检疫处理要求

意大利大米应经过熏蒸或其他植物检疫处理，以保证不带有活的昆虫，特别是仓储性害虫，并随附意方授权机构出具的官方植物检疫处理证书。

6. 植物检疫证书要求

每批意大利输华大米应由意大利官方检疫，须随附官方植物检疫证书。每一植物检疫证书都应在"附加声明"栏中注明："该批大米符合意大利农业、食品和林业政策部与中华人民共和国海关总署之间签订的《意大利大米输华检验检疫要求议定书》规定，不带中方关注的检疫性有害生物。"（This consignment of rice complies with the Protocol on inspection and quarantine requirements for the export of rice from Italy to China between the General Administration of Customs of the People's Republic of China and the Ministry of Agricultural, Food and Forestry Policies of the Italian Republic. It is free from any quarantine pests of concern for China. ）

7. 食品安全要求

意大利输华大米应符合中国食品安全相关法律法规规定。

8. 包装要求

意大利输华大米必须使用符合中国植物检疫要求、干净、新的材料包装。每一包装应有中文字样标注"本产品输往中华人民共和国"，同时用英文注明经注册的大米名称，加工厂、包装厂、贮藏库以及出口企业/公司的名称和地址以及产品批号。

9. 运输工具要求

意大利输华大米装运前，应对集装箱进行彻底检查和消毒，以防止任何检疫性有害生物进入大米。

（五）日本（JPN）——新潟大米 Rice

根据《关于允许日本新潟大米进口的公告》（海关总署公告2018年第175号），允许日本新潟大米进口。

该公告同时明确了以下要求：

1. 日本新潟大米是指日本新潟县产稻谷及新潟县产稻谷加工的糙米，经获得海关总署注册登记的日本大米加工厂（企业名单见海关总署网站查询）加工而成的大米。

2. 日本新潟大米在进口时应当符合中国食品安全、植物卫生法律法规等要求。

（六）韩国（KOR）——大米 Rice

根据《质检总局关于进口韩国大米检验检疫要求的公告》（国家质检总局公告2015年第149号），允许符合相关要求的韩国大米进口。

该公告同时发布了检验检疫要求。

1. 产品范围

韩国输华大米包括糙米、精米和碎米。

2. 生产设施注册登记要求

韩国输华大米的加工厂或存放仓库必须经海关总署注册登记。

3. 植物检疫要求

（1）韩国输华大米不得带有下列中方关注的检疫性有害生物：谷斑皮蠹 *Trogoderma granarium*、锯谷盗 *Oryzaephihus surinamensis*（Linnaeus）、赤拟谷盗 *Tribolium castaneum*（Herst）、黑皮蠹 *Attagenus japonicas* Reitter、*Cephitinea colonella*（Erschoff）、*Nemapo gongranellus*（Linnaeus）、假高粱 *Sorghum halepense*、荚壳伯克霍尔德氏菌 *Burkholderia ghumae*。

（2）韩国输华大米不得带有土壤，不得混有稻壳、糠、其他杂草籽及其他植物残体。

4. 食品安全要求

韩国输华大米应符合中国相关法律法规和食品安全国家标准要求。

5. 植物检疫证书要求

每批韩国输华大米进境时应随附官方植物检疫证书，证明其符合中国的植物检疫要求，还需附加如下信息："The rice covered by this Phytosanitary Certificate complies with 'the Requirements of inspection and quarantine on Korean Rice exported to China' of the 'Memorandum of Understanding Between China and Korea on Inspection and Quarantine Cooperation of Bilateral Rice Trade' agreed on Oct 31, 2015 by Chinese side and Korean side."

6. 熏蒸证书要求

每批韩国输华大米在出口前应进行熏蒸处理，以保证大米中不带有活的昆虫，特别是仓储性害虫，并在进境时随附熏蒸处理证书。

7. 包装要求

韩国输华大米必须用符合中国植物检疫要求的，干净、卫生、新的，且易于熏蒸渗透的材料包装。每一包装应有明显的"本产品输往中华人民共和国"的中文字样以及可以识别大米的类型、加工厂名称和地址、出口商名称和地址的中文信息。

8. 运输工具要求

韩国输华大米运输工具不得携带害虫或其他检疫物。

（七）老挝（LAO）——大米 Rice

根据《质检总局关于老挝大米准入的公告》（国家质检总局公告 2015 年第 129 号），允许符合相关要求的老挝大米进口。

该公告同时发布了检验检疫要求。

1. 产品范围

经碾制加工、不带稻壳以及其他杂物的精米（Oryza sativa L.），以下简称大米。

2. 生产设施注册登记要求

老挝输华大米的加工、储藏企业须经老挝农林部推荐，并经海关总署注册登记。

3. 植物检疫要求

（1）老挝输华大米中不得带有下列检疫性有害生物：谷斑皮蠹 Trogoderma granarium、阔胸扁谷盗 Cryptolestes pusilloides（Stee et Howe）、大谷蠹 Prostephanus truncatus（Horn）、刺蒺藜草 Cenchrus echinatus（southern sandbur）、飞机草 Chromolaena odorata（L.）King & Robinson、独脚金 Striga asiatica（L.）Kuntze。

（2）老挝输华大米不得携带稻壳、糠、茎杆、残叶、杂草籽及其他植物残体和土壤颗粒等杂质。

4. 食品安全要求

老挝输华大米应符合中国相关法律法规规定和食品安全国家标准要求。

5. 植物检疫证书要求

老挝农林部应对输华大米进行检疫并出具植物检疫证书，证明其符合中方的植物检疫要求，还需注明具体产地，并在附加声明栏中注明："This batch of rice meets the requirements of The Protocol on Plant Inspection and Quarantine Requirements for Exporting Rice from Lao to China and is free of quarantine pests of concern to China"。

6. 熏蒸证书要求

老挝大米向中国出口前应进行熏蒸处理，并随附老挝官方签发的熏蒸处理证书。

7. 包装要求

老挝输华大米包装应是新的，且未被有害生物及有毒有害物质污染。包装上应用中英文标明"输往中华人民共和国"以及可以识别大米的品种、加工厂、出口商名称、相关企业的注册代码以及地址。

8. 运输工具要求

老挝输华大米的运输工具应符合安全卫生要求，且不带中方关注的检疫性有害生物以及稻谷、枝、叶、杂草籽和土壤颗粒等。

（八）缅甸（MMR）——大米 Rice

根据《关于进口缅甸大米检验检疫要求的公告》（国家质检总局公告 2015 年第 15 号），允许符合相关要求的缅甸大米进口。

按照《关于进口缅甸大米检验检疫要求的公告》（海关总署公告 2020 年第 22 号），更新了进口缅甸大米检验检疫要求。允许的产品范围从精米扩展为精米和碎米。

1. 产品范围

在缅甸境内生产、加工的经碾制加工的大米，包括精米及碎米。

2. 生产设施注册登记要求

缅甸大米出口、加工、仓储企业应由缅方推荐，经海关总署审核认可并注册登记。获得注册的缅甸大米生产加工存放单位名单见海关总署网站。

3. 植物检疫要求

（1）进口缅甸大米应符合中国及缅甸植物检疫有关法律法规，由缅方检疫合格。

（2）进口缅甸大米不得带有下列检疫性有害生物：谷斑皮蠹 *Trogoderma granarium*、阔胸扁谷盗 *Cryptolestes pusilloides*（Stee et Howe）、四纹豆象 *Callosobruchus oraculates*、刺蒺藜草 *Cenchrus echinatus*、飞机草 *Chromolaena odorata*（L.）*King & Robinson*、弯叶独脚金 *Striga hermonthica*、假高粱 *Sorghum helepens*、甜根子草 *Saccharum spontameum*。

（3）进口缅甸大米不得带有稻壳、糠、茎杆、残叶、杂草籽及其他植物残体和土壤颗粒等杂质。

（4）缅甸大米对华出口前应进行熏蒸处理，以保证大米中不带有活的昆虫，特别是仓储害虫，并随附熏蒸处理证书。

4. 植物检疫证书要求

每批进口缅甸大米须随附缅方出具的官方植物检疫证书。每一植物检疫证书都应有如下中文或英文附加证明："该批大米符合《缅甸大米输华植物检验检疫要求议定书》的规定，不携带中方关注的检疫性有害生物。"（This batch of rice meets the requirements of *The Protocol on Plant Inspection and Quarantine Requirements for Exporting Rice from Myanmar to China* and is free of quarantine pests of concern to China.）

缅甸输华大米植物检疫证书样本见海关总署网站。

5. 食品安全要求

进口缅甸大米应符合中国及缅甸食品安全相关法律法规规定。

6. 包装要求

进口缅甸大米必须用符合中国植物检疫要求的、新的、且未被有害生物及有毒有害物质污染的材料包装。每一包装应有明显的"输往中华人民共和国"的中英文字样以及可以识别大米的品种、加工厂、出口商名称、相关企业的注册代码以及地址。

7. 运输工具要求

缅甸大米装运前，运输工具要进行彻底检查和消毒、杀虫处理，使其符合安全卫生要求，且不带中方关注的检疫性有害生物以及稻谷、枝、叶、杂草籽和土壤颗粒等。

（九）秘鲁（PER）——藜麦 Quinoa

根据《关于进口秘鲁藜麦检验检疫要求的公告》（海关总署公告 2019 年第 120 号），允许符合相关要求的秘鲁藜麦进口。

该公告同时发布了检验检疫要求。

1. 产品范围

在秘鲁种植并加工的藜麦谷物（*Chenopodium quinoa* Willd.），包括去皮藜麦籽粒、藜麦粉、藜麦片。

2. 生产设施注册登记要求

秘鲁输华藜麦生产加工存放单位应经海关总署审核认可并注册登记。

3. 植物检疫要求

（1）进口秘鲁藜麦应符合中国植物检疫有关法律法规，由秘鲁官方检疫合格。

（2）进口秘鲁藜麦不得带有下列检疫性有害生物：李属坏死环斑病毒 *Prunus necrotic ringspot virus*、豚草 *Ambrosia artemisiifolia*、不实野燕麦 *Avena sterilis*、薇甘菊 *Mikania micrantha*、刺蒺藜草 *Cenchrus echinatus*、假高粱 *Sorghum halepense*、异常珍珠线虫 *Nacobbus aberrans*、标准剑线虫 *Xiphinema index*。

（3）进口秘鲁藜麦不得带有土壤、不得混有杂草种子、其他谷物和植物残体等杂质。

（4）秘鲁藜麦向中国出口前发现活虫的，应进行熏蒸处理，以保证杀灭（2）中所列的检疫性有害生物和其他活虫。

4. 植物检疫证书要求

每批进口秘鲁藜麦须随附秘鲁官方出具的植物检疫证书，并注明熏蒸处理的温度、时间、药剂等信息，以及附加声明栏中使用中文或英文注明："该植物检疫证书所证明的藜麦符合中秘双方于 2019 年 6 月 28 日在北京签署的关于秘鲁藜麦输华植物检疫要求议定书的规定。"

5. 食品安全要求

进口秘鲁藜麦应符合中国食品安全国家标准。

6. 包装要求

秘鲁输华藜麦必须用符合中国要求的，干净、卫生、透气、新的材料包装。每一包装应以清晰的中文字样标注"本产品输往中华人民共和国"、藜麦的品名、加工厂、出口商名称和地址等可追溯信息。

（十）俄罗斯（RUS）——荞麦 Buckwheat

根据《质检总局关于进口俄罗斯燕麦、荞麦、葵花籽和亚麻籽植物检疫要求的公告》（国家质检总局公告 2017 年第 110 号），允许符合相关要求的俄罗斯荞麦进口。

该公告同时发布了检验检疫要求。

1. 产品范围

俄罗斯荞麦 *Fagopyrum esculentum* 是指食用或食品加工用的非种用荞麦籽实，包括荞麦片。

2. 生产设施注册登记要求

俄罗斯输华荞麦生产、加工、仓储企业应经海关总署注册登记。

3. 植物检疫要求

俄罗斯输华荞麦应符合中华人民共和国的植物检疫要求，并且不得携带下列检疫性有害生物：黑斑皮蠹 *Trogoderma glabrum*、谷斑皮蠹 *Trogoderma granarium*、花斑皮蠹 *Trogoderma variabile*、杂色斑皮蠹 *Trogoderma versicolor*、谷象 *Sitophilus granarius*、毒麦 *Lolium temulentum*、假高粱及其杂交种 *Sorghum halepense*（Aleppo sorghum and its hybrid seeds）、菟丝子属 *Cuscuta* spp.、列当属 *Orobanche* spp.、豚草（属）*Ambrosia* spp.、匍匐矢车菊 *Centaurea repens* 和法国野燕麦 *Avena ludovisiana*，不带有土壤、其他活体昆虫。

4. 检疫处理要求

俄罗斯输华荞麦在出口装运前应进行植物卫生检疫处理，以保证不带有检疫性有害生物，并随附植物卫生检疫处理确认文件。

5. 植物检疫证书要求

俄罗斯输华荞麦应随附俄方主管部门出具的植物检疫证书，证明其符合中方的植物检疫要求，并在证书附加声明中注明："该批荞麦符合于 2017 年 11 月 1 日在北京签订的《中华人民共和国国家质量监督检验检疫总局与俄罗斯联邦农业部关于俄罗斯荞麦输华植物检疫要求议定书》及中华人民共和国植物检疫要求的规定，不携带中国关注的检疫性有害生物。"

6. 包装及运输要求

俄罗斯输华荞麦可以以散装和包装形式运输，并在运输过程中防止发生撒漏。

俄罗斯输华荞麦应使用干净、卫生、透气、新的，符合植物检疫要求的材料包装，包装材料应未受检疫性有害生物侵染。每一包装应有明显的"本产品输往中华人民共和国"的中文字样以及荞麦的产地，加工厂和出口商的名称及地址等中文信息。上述信息可以以标签形式粘贴在包装上。

俄罗斯荞麦装运前，装运工具要进行彻底的检查，以防止混入检疫性有害生物或其他限定性检疫物，如杂草籽、活体昆虫、其他谷物杂质、植物残体、土壤以及其他外来杂质。

（十一）俄罗斯（RUS）——燕麦 Oat

根据《质检总局关于进口俄罗斯燕麦、荞麦、葵花籽和亚麻籽植物检疫要求的公告》（国家质检总局公告 2017 年第 110 号），允许符合相关要求的俄罗斯燕麦进口。

该公告同时发布了检验检疫要求。

1. 产品范围

俄罗斯燕麦 Avena Sativa 是指食用或食品加工用的非种用的燕麦籽实，包括燕麦片。

2. 生产设施注册登记要求

俄罗斯输华燕麦生产、加工、仓储企业应经海关总署注册登记。

3. 植物检疫要求

输华燕麦应符合中华人民共和国的植物检疫要求，并且不得携带下列检疫性有害生物：小麦基腐病菌 Pseudocercosporella herpotrichoides、欧洲麦茎蜂 Cephus pygmeus、谷象 Sitophilus granaries、黑斑皮蠹 Trogoderma glabrum、谷斑皮蠹 Trogoderma granarium、花斑皮蠹 Trogoderma variabile、杂色斑皮蠹 Trogoderma versicolor、多年生豚草 Ambrosia psilostachya、法国野燕麦 Avena ludoviciana、不实野燕麦 Avena sterilis、菟丝子属 Cuscuta spp.、毒麦 Lolium temulentum、假高粱及其杂交种 Sorghum halepense（Aleppo sorghum and its hybrid seeds）和疣果匙荠 Bunias orientalis，不带有土壤、其他活体昆虫。

4. 检疫处理要求

俄罗斯输华燕麦在出口装运前应进行植物卫生检疫处理，以保证不带有检疫性有害生物，并随附植物卫生检疫处理确认文件。

5. 植物检疫证书要求

俄罗斯输华燕麦应随附俄方主管机构出具的植物检疫证书，证明其符合中方的植物检疫要求，并在证书附加声明中注明："该批燕麦符合于 2017 年 11 月 1 日在北京签订的《中华人民共和国国家质量监督检验检疫总局与俄罗斯联邦农业部关于俄罗斯燕麦输华植物检疫要求议定书》及中华人民共和国植物检疫要求的规定，不携带中国关注的检疫性有害生物"。

6. 包装及运输要求

俄罗斯输华燕麦可以以散装和包装形式运输，并在运输过程中防止发生撒漏。

俄罗斯输华燕麦应使用干净、卫生、透气、新的，符合植物检疫要求的材料包装，包装材料应未受检疫性有害生物侵染。每一包装应有明显的"本产品输往中华人民共和国"的中文字样以及燕麦的产地，加工厂和出口商的名称及地址等中文信息。上述信息可以以标签形式粘贴在包装上。

俄罗斯燕麦装运前，装运工具要进行彻底的检查，以防止混入检疫性有害生物或其他限定性检疫物，如杂草籽、活体昆虫、其他谷物杂质、植物残体、土壤以及其他外来杂质。

（十二）美国（USA）——大米 Rice

根据《关于进口美国大米检验检疫要求的公告》（海关总署公告 2018 年第 211 号），允许符合相关要求的美国大米进口。

该公告同时发布了检验检疫要求。

1. 产品范围

原产地为美国的大米，含糙米、精米和碎米，HS 编码为 100620、100630、100640。

2. 生产设施注册登记要求

美国输华大米加工厂以及出口储藏库必须符合中国植物检疫要求，由美国农业部（USDA）注册，经海关总署认可并注册登记。

3. 植物检疫要求

（1）美国输华大米必须符合美国和中国的植物检疫法律法规，按照美国官方植物检疫程序实施检验并合格。

（2）美国输华大米不得带有下列检疫性有害生物：谷拟叩甲 *Pharaxonotha kirschi*、美洲黑拟谷盗 *Tribolium audax*、墨西哥斑皮蠹 *Trogoderma anthrenides*、谷斑皮蠹 *Trogoderma granarium*、胸斑皮蠹 *Trogoderma sternale*、肾斑皮蠹 *Trogoderma versicolor*。

（3）美国输华大米不得带有土壤，不得混有稻壳、糠、杂草籽及其他植物残体。

4. 植物检疫证书要求

每批美国输华大米应随附美国官方出具的植物检疫证书。植物检疫证书应有如下附加信息："该植物检疫证书所证明的大米符合中国和美国于 2017 年 7 月 19 日在华盛顿签署的关于美国大米输华植物卫生要求议定书的规定。"

5. 包装要求

美国输华大米必须用符合中国植物检疫要求的，干净、卫生、新的，且易于熏蒸渗透的材料包装。每一个包装应有明显的"本产品输往中华人民共和国"的中文字样以及可识别大米的类型、加工厂和出口商名称、地址的中文信息以及大米的品种。上述信息可以标签形式粘贴在包装上。

6. 熏蒸要求

美国输华大米在出口前应当进行熏蒸处理，以保证大米中不带有活的昆虫，特别是仓储性害虫，同时应随附熏蒸处理证书。

7. 运输工具要求

美国输华大米装运前，运输工具要进行彻底检查，如果在其中发现害虫或其他关注的检疫物，将禁止用于装运直至害虫或检疫物被完全去除，或使用其他符合检疫要求的运输工具代替。

五、进口食用豆类（2202 食用豆类）

根据检验检疫分类，食用豆类包括：220201 芸豆、220202 小豆、220203 豌豆、220204 小扁豆、220205 绿豆、220206 豇豆、220207 蚕豆、220209 其他食用豆类。

需要注意的是，大豆归入"1402 大豆"类别，属于 14 章植物产品，相关检验检疫要求请参见《海关检验检疫业务指导手册——进出境动植物检疫篇》相关章节。

（一）埃塞俄比亚（ETH）——绿豆 Mung

根据《关于进口埃塞俄比亚绿豆检验检疫要求的公告》（海关总署公告 2019 年第 181 号），允许符合相关要求的埃塞俄比亚绿豆进口。

该公告同时发布了检验检疫要求。

1. 产品范围

在埃塞俄比亚境内生产、加工的绿豆（*Vigna radiate*）。

2. 生产设施注册登记要求

埃塞俄比亚输华绿豆生产、加工、仓储企业应由埃方推荐，经海关总署审核认可并注册。

3. 关注的检疫性有害生物

进口埃塞俄比亚绿豆不得带有下列检疫性有害生物：

（1）暗条豆象 *Bruchidius atrolineatus*；

（2）鹰嘴豆象 *Callosobruchus analis*；

（3）四纹豆象 *Callosobruchus maculatus*；

（4）巴西豆象 *Zabrotes subfasciatus*；

（5）萨氏假单胞菌菜豆生变种/菜豆晕疫病菌 *Pseudomonas savastanoi* pv. *phaseolicola*。

4. 植物检疫要求

（1）进口埃塞俄比亚绿豆应符合中国及埃塞俄比亚植物检疫有关法律法规，由埃方检疫合格。

（2）进口埃塞俄比亚绿豆不得带有昆虫、螨类、软体动物、土壤、杂草籽及其他植物残体。

（3）埃塞俄比亚绿豆对华出口前应进行熏蒸处理，以保证绿豆中不带有活的昆虫，并随附熏蒸处理证书。

5. 植物检疫证书要求

每批进口埃塞俄比亚绿豆须随附埃方出具的官方植物检疫证书，并注明具体产地。每一植物检疫证书都应有如下中文或英文附加证明："该植物检疫证书所证明的绿豆符合中埃双方于 2019 年 11 月 14 日在亚的斯亚贝巴签署的关于埃塞俄比亚绿豆输华检验检疫要求议定书的规定。"（The mung beans covered by this phytosanitary certificate comply with the requirements of the *Protocolof Inspection and Quarantine Requirements for the Export of Mung Beans from Ethiopia to China*, signed on November 14ᵗʰ, 2019, in Addis Ababa, between the Chinese side and the Ethiopia side.）

6. 食品安全要求

进口埃塞俄比亚绿豆应符合中国及埃塞俄比亚食品安全相关法律法规规定。

7. 包装要求

进口埃塞俄比亚绿豆必须用符合中国植物检疫要求的，干净、卫生、透气、新的材料包装。每一包装应有明显的"本产品输往中华人民共和国"的英文字样以及可以识别绿豆的品名、加工厂、出口商名称和地址的英文信息。

8. 运输工具要求

埃塞俄比亚输华绿豆装运前，运输工具要进行彻底的检查和清洁，防止有害生物混入其中。

（二）乌兹别克斯坦（UZB）——绿豆 Mung

根据《质检总局关于进口乌兹别克斯坦绿豆植物检疫要求的公告》（国家质检总局公告 2018 年第 6 号），允许符合相关要求的乌兹别克斯坦绿豆进口。

该公告同时发布了检验检疫要求。

1. 产品范围

原产地为乌兹别克斯坦的绿豆（*Vigna radiate*）。

2. 生产设施注册登记要求

乌兹别克斯坦输华绿豆生产加工设施必须符合双方签订的议定书中的检疫要求，由乌方推荐，经中方审核认可并注册登记。

3. 关注的检疫性有害生物

乌兹别克斯坦输华绿豆不得携带下列检疫性有害生物：

（1）四纹豆象 *Callosobruchus maculates* Fabricius；

（2）谷斑皮蠹 *Trogoderma granarium* Everts；

（3）番茄萎斑病毒 *Tomato spotted wilt orthotospovirus*；

（4）大丽花轮枝孢 *Verticillium dahliae* Klebahn；

（5）假高粱 *Sorghum halepense*（L.）Pers；

（6）具节山羊草 *Aegilops cylindrical* Host。

4. 植物检疫要求

（1）乌兹别克斯坦输华绿豆应符合中国植物检疫有关法律法规规定。

（2）乌兹别克斯坦输华绿豆应严格进行筛选除杂，不得带有昆虫、螨类、软体动物、土壤、杂草籽及其他植物残体。

（3）乌兹别克斯坦输华绿豆出口前应进行熏蒸处理，以保证绿豆中不带有活的昆虫，并随附熏蒸处理证书。

5. 植物检疫证书要求

每批乌兹别克斯坦输华绿豆应随附官方植物检疫证书，并注明具体产地。植物检疫证书应具有如下附加证明："该植物检疫证书所证明的绿豆符合中乌双方于 2017 年 9 月 15 日在上海签署的关于乌兹别克斯坦绿豆输华植物检疫要求议定书的规定。"

6. 包装要求

乌兹别克斯坦输华绿豆必须用符合中国植物检疫要求的、干净、卫生、透气、新的材料包装。每一包装应有明显的"本产品输往中华人民共和国"的中文字样以及可以识别绿豆的品名、加工厂、出口商名称和地址的中文信息。

7. 运输工具要求

绿豆装运前，运输工具要进行彻底的检查和清洁，防止有害生物混入其中。

六、进口粮食加工产品、蔬菜（2203 粮食加工产品、2204/2205 蔬菜）

需要注意的是，马铃薯及其产品根据形态，归入了不同的检验检疫分类中。其中：马铃薯组培苗和马铃薯块茎均归入"1302 苗木"属于 13 章植物，冷冻马铃薯归入"1408 冷动植物产品"，属于 14 章植物产品，相关检验检疫要求请参见《海关检验检疫业务指导手册——进出境动植物检疫篇》相关章节；脱水马铃薯归入"2206 脱水蔬菜"，属于 22 章植物源性食品，马铃薯罐头归入"2301 罐头"，马铃薯蛋白归入"2314 食品加工用植物蛋白"，属于 23 章深加工食品，相关要求请参见对应的章节。

（一）捷克（CZE）——麦芽

根据《关于进口捷克麦芽检验检疫要求的公告》（海关总署公告 2018 年第 128 号），允许符合相关要求的捷克麦芽进口。

该公告同时发布了检验检疫要求。

1. 产品范围

捷克输华麦芽是由捷克春季播种的大麦 *Hordeum vulgare* L. 成熟果实发芽干燥制得的麦芽。

2. 生产设施注册登记要求

捷克输华麦芽出口企业、加工厂、仓储设施必须符合中国植物检疫要求，由捷克农业部推荐，经海关总署审核认可并注册登记。获得注册登记的捷克麦芽生产企业名单可在海关总署网站查询。

3. 植物检疫要求

（1）捷克输华麦芽须符合中国植物检疫有关法律法规，由捷克农业部检疫合格。

（2）捷克输华麦芽不得带有下列检疫性有害生物：谷象 *Sitophilus granaries*、褐拟谷盗 *Tribolium destructor*、小麦矮腥黑穗病菌 *Tilletia controversa*、毒麦 *Lolium temulentum*、大麦条纹花叶病毒 *Barley stripe mosaic virus*。

（3）捷克输华麦芽不得带有昆虫、土壤、茎秆、残叶，不得混有杂草籽及其他植物残体等杂质。

4. 植物检疫证书要求

每批捷克输华麦芽须随附捷克农业部出具的官方植物检疫证书，证明其符合中国植物检疫要求，并注明麦芽的具体产地和原料大麦的播种季节。捷克输华植物检疫证书样本见海关总署网站。

5. 食品安全要求

捷克输华麦芽须符合中国食品安全国家标准中麦芽产品的相关要求。

6. 包装要求

捷克输华麦芽必须用符合中国植物检疫要求的、干净、卫生、透气、新的材料包装，每一个包装上应有明显的"本产品输往中华人民共和国"的中文字样以及可以识别麦芽的品名、加工厂、出口商名称和地址以及原料大麦的种植季节的中文信息。

7. 运输工具要求

捷克输华麦芽装运前，运输工具要进行彻底的检查和消毒、杀虫处理，防止有害生物混入麦芽中。

（二）法国（FRA）——分葱

根据《关于进口法国分葱检验检疫要求的公告》（海关总署公告 2018 年第 161 号），允许符合相关要求的法国分葱进口。

该公告同时发布了检验检疫要求。

1. 产品范围

在法国种植和加工的用于食用的分葱（Allium cepa var. aggreatum）。

2. 生产包装企业要求

法国输华分葱包装厂须符合中国植物检疫要求，经法兰西共和国农业食品部注册并推荐，经海关总署审核认可并注册登记。获得注册登记的法国输华分葱生产企业名单可在海关总署网站查询。

3. 植物检疫要求

（1）法国输华分葱须符合中国植物检疫有关法律法规，由法兰西共和国农业食品部检验检疫合格。

（2）法国输华分葱不得带有下列检疫性有害生物：三叶草斑潜蝇 Liriomyza trifolii、海灰翅夜蛾 Spodoptera littoralis、洋葱条黑粉菌 Urocystis cepulae、番茄黑环病毒 Tomato black ring virus、草莓滑刃线虫 Aphelenchoidesfragariae、腐烂茎线虫 Ditylenchus destructor、鳞球茎茎线虫 Ditylenchus dipsaci 和逸去长针线虫 Longidorus elongatus。

（3）法国输华分葱不得带有土壤、不得混有杂草种子和植物残体等杂质。

4. 植物检疫证书要求

每批法国输华分葱须随附法兰西共和国农业食品部出具的官方植物检疫证书，证明其符合中国植物检疫要求，注明具体产地，并在附加声明栏中注明："该植物检疫证书所证明的分葱符合中法双方于 2018 年 9 月 19 日在巴黎签署的关于法国分葱输华植物检疫要求议定书的规定"。植物检疫证书样本可在海关总署网站查询。

5. 食品安全要求

法国输华分葱应符合中国相关法律法规和食品安全国家标准要求。

6. 包装要求

法国输华分葱必须用符合中国要求的，干净、卫生、透气、新的材料包装。每一包装应以清晰的中文字样标注 "本产品输往中华人民共和国"、分葱的品名、包装厂、出口商名称和地址等可追溯信息。

（三）哈萨克斯坦（KAZ）——小麦粉

根据《关于进口哈萨克斯坦小麦粉检验检疫要求的公告》（海关总署公告 2019 年第 84 号），允许符合相关要求的哈萨克斯坦小麦粉进口。

该公告同时发布了检验检疫要求。

1. 产品范围

用在哈萨克斯坦共和国境内种植的小麦（Triticum aestivum L.）加工而获得的可食用精细粉状食物。

2. 原料要求

生产进口哈萨克斯坦小麦粉的原料小麦应当符合《质检总局关于进口俄罗斯小麦、大豆、玉米、水稻、油菜籽和哈萨克斯坦小麦植物检验检疫要求的公告》（国家质检总局公告 2016 年第 8 号）要求，来自注册登记的仓储企业。

3. 生产设施注册登记要求

进口哈萨克斯坦小麦粉的境外生产、加工、存放单位应经海关总署注册登记。

4. 植物检疫要求

（1）进口哈萨克斯坦小麦粉应符合中国植物检疫有关法律法规，由哈方检疫合格。

（2）进口哈萨克斯坦小麦粉不得带有下列检疫性有害生物：小麦矮腥黑穗病 Tilletia controversa Kühn、小麦印度腥黑穗病菌 Tilletia indica Mitra、小麦叶疫病菌 Alternaria triticina、阔鼻谷象 Caulophilus oryzae（Gyllenhal）、谷斑皮蠹 Trogoderma granarium Everts、花斑皮蠹 Trogoderma variabile。

（3）进口哈萨克斯坦小麦粉不得混入其他谷物粉、杂质等异物。

5. 植物检疫证书要求

每批进口哈萨克斯坦小麦粉须随附哈方出具的官方植物检疫证书，注明原料小麦品种和产区，并在附加声明栏中使用中文或英文注明："该植物检疫证书所证明的小麦粉符合中哈双方于 2019 年 4 月 26 日签署的《中华人民共和国海关总署与哈萨克斯坦共和国农业部关于哈萨克斯坦小麦粉输华植物检疫要求的议定书》的规定。"

6. 食品安全要求

进口哈萨克斯坦小麦粉应符合中国食品安全国家标准。

7. 包装要求

进口哈萨克斯坦小麦粉必须用符合植物检疫和食品安全要求的，干净、卫生、透气、新的材料包装。每一包装应以清晰的中文字样标注"本产品输往中华人民共和国"，以及原料小麦产区、加工厂、出口商名称和地址等可追溯信息。

8. 运输工具要求

进口哈萨克斯坦小麦粉装运前，装运工具应当进行彻底检查，防止混入杂草籽、活体昆虫、其他谷物杂质、植物残体、土壤等检疫性有害生物、其他检疫物或其他外来杂质。

（四）吉尔吉斯斯坦（KGZ）——小麦粉

根据《关于进口吉尔吉斯小麦粉检验检疫要求的公告》（海关总署公告 2019 年第 109 号），允许符合相关要求的吉尔吉斯小麦粉进口。

该公告同时发布了检验检疫要求。

1. 产品范围

在吉尔吉斯共和国种植的小麦（*Triticum aestivum* L.）经加工而获得可食用的精细粉状食物。

2. 原料要求

吉尔吉斯输华小麦粉应选用来自按照国际植物保护公约 ISPM4 和 ISPM10 标准建立的小麦矮腥黑穗病菌非疫区或非疫产地的小麦加工而成。

3. 生产设施注册登记要求

吉尔吉斯输华小麦粉生产、加工、存放单位应经中方审核认可并注册登记。

4. 植物检疫要求

（1）进口吉尔吉斯小麦粉应符合中国植物检疫有关法律法规，由吉方检疫合格。

（2）进口吉尔吉斯小麦粉不得带有下列检疫性有害生物：小麦矮腥黑穗病（*Tilletia controversa*）。

（3）进口吉尔吉斯小麦粉不得混入其他谷物粉、杂质等异物。

5. 植物检疫证书要求

每批进口吉尔吉斯小麦粉须随附吉方出具的官方植物检疫证书，注明原料小麦品种和产区，并在附加声明栏中使用中文或英文注明："该植物检疫证书所证明的小麦粉符合中吉双方于 2019 年 6 月 13 日在比什凯克签署的关于吉尔吉斯共和国小麦粉输华植物检疫要求的议定书的规定。"

6. 食品安全要求

进口吉尔吉斯小麦粉应符合中国食品安全国家标准。

7. 包装要求

进口吉尔吉斯小麦粉必须用符合植物检疫和食品安全要求的，干净、卫生、透气、新的材料包装。每一包装应以清晰的中文字样标注"本产品输往中华人民共和国"，以及原料小麦产区、加工厂、出口商名称和地址等可追溯信息。

8. 运输工具要求

进口吉尔吉斯小麦粉装运前，装运工具应当进行彻底检查，防止混入杂草籽、活体昆虫、其他谷物杂质、植物残体、土壤等检疫性有害生物、其他检疫物或其他外来杂质。

（五）韩国（KOR）——甜椒

根据《关于进口韩国甜椒检验检疫要求的公告》（海关总署公告 2019 年第 190 号），允许符合相关要求的韩国甜椒进口。

该公告同时发布了检验检疫要求。

1. 产品范围

在韩国温室种植的不同栽培品种的甜椒（*Capsicum annuum* var. *Grossum*）。

2. 生产设施注册登记要求

韩国输华甜椒的温室、包装厂及冷藏库应经中方审核认可并注册。

3. 植物检疫要求

（1）进口韩国甜椒应符合中国植物检疫有关法律法规，由韩方检疫合格。

（2）进口韩国甜椒不得带有下列检疫性有害生物：接骨木蚜 *Aphis sambuci* Linne、蔬菜叶象甲 *Listroderes costirostris*、三叶草斑潜蝇 *Liriomyza trifolii* Burgess、樱草植食螨 *Phytonemus pallidus*、琉球球壳蜗牛 *Acustadespecta* Grey、棉花黄萎病菌 *Verticillium dahliae*、番茄斑萎病毒 Tomato spotted wilt virus。

（3）进口韩国甜椒不得带有昆虫、螨类、烂果、土壤，不得混有枝叶等其他杂质。

4. 植物检疫证书要求

每批进口韩国甜椒须随附韩方出具的官方植物检疫证书，并在附加声明栏中注明："该批甜椒符合《韩国甜椒输华检验检疫要求》，不携带中方关注的检疫性有害生物。"

5. 食品安全要求

进口韩国甜椒应符合中国食品安全国家标准。

6. 包装及运输要求

进口韩国甜椒必须用干净卫生且符合中国有关植物检疫要求的全新包装材料进行包装。每个包装箱上应用英文标注甜椒的种类、产地（区、市或县）、国家、温室及其注册号、包装厂及其注册号等信息。每个货物外包装需用中文标出"输往中华人民共和国"。

（六）秘鲁（PER）——芦笋

根据《质检总局关于秘鲁芦笋准入问题的公告》（国家质检总局公告 2015 年第 40 号），允许符合相关要求的秘鲁芦笋进口。

该公告同时发布了检验检疫要求。

1. 产品范围

公告未做限定。

2. 生产设施注册登记要求

秘鲁输华芦笋生产基地和加工厂必须符合议定书确认的检疫要求，由秘鲁国家动植物检疫局（SENASA）指定，并经海关总署认可。

3. 植物检疫要求

（1）秘鲁输华芦笋中不得带有下列检疫性有害生物：夜蛾科一种 *Copitarsia corruda*、南美玉米苗斑螟 *Elasmopalpus lignosellus*、瘿蚊科一种 *Prodiplosis longifila*、芦笋枯萎病 *Fusarium oxysporum* 和鳞球茎茎线虫 *Ditylenchus dipsaci*。

（2）秘鲁输华芦笋不得带有土壤，不得混有杂草籽及其他植物残体。

4. 植物检疫证书要求

秘鲁农业部所属的秘鲁国家动植物检疫局须按照议定书的要求对输华芦笋进行检疫并出具植物检疫证书，证明其符合中方的植物检疫要求，还需注明具体产地，并在附加声明栏中注明："The asparagus in this shipment complies with the requirements specified in the *Protocol of Phytosanitary Requirements for the Export of Asparagus from Peru to China*, signed on April 6, 2013 in Sanya."

5. 包装及运输要求

秘鲁输华芦笋必须用符合中国植物检疫要求，干净、卫生、透气、新的包装材料。每一包装应有明显的"本产品输往中华人民共和国"的中文或英文字样以及可以识别芦笋的品种、加工厂、出口商名称和地址的中文或英文信息。用于直接销售的包装上必须有符合中国国家标准要求的中文标签。

秘鲁输华芦笋装运的中转箱及运输工具要进行彻底的检查和消毒处理，防止有害生物混入芦笋中。

（七）汤加（TON）——南瓜

根据《质检总局关于进口汤加南瓜植物检疫要求的公告》（国家质检总局公告2018年第9号），允许符合相关要求的汤加南瓜进口。

该公告同时发布了检验检疫要求。

1. 产品范围

原产地为汤加的南瓜（*Cucurbita maxima*）。

2. 生产设施注册登记要求

汤加输华南瓜生产加工设施必须符合双方签订的议定书中的检疫要求，由汤方推荐，经中方审核认可并注册登记。

3. 植物检疫要求

（1）汤加输华南瓜应符合中国植物检疫有关法律法规规定。

（2）汤加输华南瓜不得携带下列检疫性有害生物：烟粉虱 *Bemisia tabaci*（Gennadius, 1889）、三叶草斑潜蝇 *Liriomyza trifolii* Burgess、大洋臂纹粉蚧 *Planococcus minor*、短小茎点霉 *Phoma exigua* Desm.（1849）。

（3）汤加输华南瓜应严格进行清洁筛选，不得带有昆虫、软体动物、烂果、杂草、根、土壤及其他植物残体。

4. 植物检疫证书要求

每批汤加输华南瓜应随附官方植物检疫证书，注明集装箱号码，并填写如下附加声明："该批南瓜符合《汤加南瓜输华植物卫生要求议定书》，不携带中方关注的检疫性有害生物。"

5. 包装及运输要求

汤加输华南瓜必须用符合中国植物检疫要求的，干净、卫生、透气、新的材料包装，并单独储藏存放。每个包装箱上应用英文标注南瓜的种类、产地（区、市或县）、出口国家、种植场及备案号、包装厂及备案号等信息。每个货物箱子上需用中文标出"输往中华人民共和国"。

（八）乌兹别克斯坦（UZB）——红辣椒

根据《关于进口乌兹别克斯坦红辣椒检验检疫要求的公告》（海关总署公告2019年第134号），允许符合相关要求的乌兹别克斯坦红辣椒进口。

该公告同时发布了检验检疫要求。

1. 产品范围

在乌兹别克斯坦共和国种植和加工的用于食用的红辣椒（*Cápsicum ánnuum*）。

2. 生产设施注册登记要求

乌兹别克斯坦输华红辣椒的农场、加工包装厂及储藏库应经中方审核认可并注册登记。

3. 植物检疫要求

（1）进口乌兹别克斯坦红辣椒应符合中国植物检疫有关法律法规，由乌方检疫合格。

（2）进口乌兹别克斯坦红辣椒不得带有下列检疫性有害生物：移去长针线虫 *Longidorus elongates*（de Man）Thorne & Swanger、大丽轮枝菌 *Verticillium dahlia* Klebahn、芸苔油壶菌 *Olpidium brassicae*（Woronin）P. A. Dang.、番茄斑萎病毒 Tomato spotted wilt tospovirus。

（3）进口乌兹别克斯坦红辣椒不得带有活虫、土壤，不得混有杂草种子、植物残体和沙砾等杂质。

4. 植物检疫证书要求

每批进口乌兹别克斯坦红辣椒须随附乌方出具的官方植物检疫证书，并在附加声明栏中注明："该植物检疫证书所证明的红辣椒符合中乌双方于 2019 年 7 月 18 日在北京、塔什干签署的关于乌兹别克斯坦红辣椒输华植物卫生要求议定书的规定。"

5. 食品安全要求

进口乌兹别克斯坦红辣椒应符合中国食品安全国家标准。

6. 包装及运输要求

进口乌兹别克斯坦红辣椒必须用干净、卫生、透气、新的材料包装。每个包装箱上应用英文标注红辣椒的品名、产地（区、市或县）、国家、农场及其注册号、加工包装厂及其注册号等可追溯信息。每一包装需用中文标出"输往中华人民共和国"。

七、进口非种用油籽（2210 非种用油籽）

根据检验检疫分类，归入非种用油籽的产品主要包括：花生、芝麻、油菜籽、芥菜等籽仁为皮或衣等包被的籽实，以及蓖麻子、茶籽、红花籽、亚麻籽、大麻籽、葵花子、油棕籽、棉籽、油橄榄、油桐籽、橡子仁等籽仁为坚硬外壳包被的籽实。

需要注意的是，种植用的油籽归入"130103 油料种子"，属于 13 章植物；大豆归入"1402 大豆"，属于 14 章植物产品，相关检验检疫要求请参见《海关检验检疫业务指导手册——进出境动植物检疫篇》相关章节。

（一）澳大利亚（AUS）——葡萄籽

根据《质检总局关于进口澳大利亚葡萄籽检验检疫要求的公告》（国家质检总局公告 2013 年第 174 号），允许澳大利亚葡萄籽进口。

该公告同时发布了检验检疫要求。

1. 产品范围

非种用的葡萄籽（Grape seed），以下简称"葡萄籽"。

2. 生产设施注册登记要求

澳大利亚输华葡萄籽的加工厂、贮藏库应经澳大利亚政府农林渔业部注册登记，并由中方审查认可。

3. 植物检疫要求

（1）澳大利亚输华葡萄籽中不得带有下列检疫有害物：澳洲皮蠹 *Anthrenocerus australis*、微扁谷盗 *Cryptolestes pusilloides*、白斑蛛甲 *Ptinus fur*。

（2）澳大利亚输华葡萄籽不得携带土壤、其他植物残体、杂草籽。

4. 食品安全要求

澳大利亚输华葡萄籽应符合中国相关法律法规规定和食品安全国家标准要求。

5. 植物检疫证书要求

澳大利亚政府农林渔业部应对输华葡萄籽进行检疫并出具植物检疫证书，证明其符合中方的植物检疫要求，还需注明具体产地，并在附加声明栏中注明："The grape seeds certificated by this phytosanitary certificate have been through high-temperature treatment, with no viability, and complied with the requirements of *Plant Quarantine Protocol on Australian Grape Seeds Exported to China* signed on June 20, 2013 in Beijing between China and Australia."

（二）保加利亚（BGR）——去壳葵花籽

根据《关于进口保加利亚去壳葵花籽植物检疫要求的公告》（海关总署公告 2018 年第 97 号），允许符合相关要求的保加利亚去壳葵花籽进口。

该公告同时发布了检验检疫要求。

1. 产品范围

产自保加利亚境内的去壳向日葵 *Helianthus annuus* L. 籽粒。

2. 生产设施注册登记要求

保加利亚输华去壳葵花籽生产加工企业须符合中国植物检疫要求，由保加利亚共和国农业林业和粮食部食品安全局（BFSA）推荐，经海关总署注册登记。获得注册登记的保加利亚输华去壳葵花籽生产企业名单可在海关总署网站查询。

3. 植物检疫要求

（1）保加利亚输华去壳葵花籽须符合中国植物检疫有关法律法规，由 BFSA 检疫合格。

（2）保加利亚输华去壳葵花籽不得带有下列检疫性有害生物：李属坏死环斑病毒 *Prunus necrotic ringspot virus*、番茄黑环病毒 *Tomato black ring virus*、番茄斑萎病毒 *Tomato spotted wilt virus*、烟草环斑病毒 *Tobacco ringspot virus*、向日葵茎溃疡病菌 *Diaporthe helianthi*、大丽花轮枝孢 *Verticillium dahliae*、谷斑皮蠹 *Trogoderma granarium*、澳洲蛛甲 *Ptinus tectus*。

（3）保加利亚输华去壳葵花籽不得带有昆虫、螨类、软体动物、土壤、杂草籽及其他植物残体。

4. 植物检疫证书要求

每批保加利亚输华去壳葵花籽须随附 BFSA 出具的官方植物检疫证书，证明其符合中国植物检疫要求，并注明具体产地。保加利亚输华植物检疫证书样本可在海关总署网站查询。

5. 包装要求

保加利亚输华去壳葵花籽必须用符合中国植物检疫要求的，干净、卫生、透气、新的材料包装。每一包装应有明显的"本产品输往中华人民共和国"的中文字样以及可以识别去壳葵花籽的品名、加工厂、出口商名称和地址的中文信息。

6. 熏蒸要求

保加利亚输华去壳葵花籽出口前应进行熏蒸处理，以保证去壳葵花籽中不带有活的昆虫和螨类，并随附熏蒸处理证书。熏蒸处理的温度、时间、药剂等信息在随附的官方植物检疫证书中注明。保加利亚输华去壳葵花籽熏蒸药剂及方法可在海关总署网站查询。

7. 运输工具要求

保加利亚去壳葵花籽装运前，运输工具要进行彻底的检查和清洁，防止有害生物混入。

（三）哈萨克斯坦（KAZ）——亚麻籽

根据《关于进口哈萨克斯坦亚麻籽检验检疫要求的公告》（海关总署公告 2019 年第 150 号），允许符合相关要求的哈萨克斯坦亚麻籽进口。

该公告同时发布了检验检疫要求。

1. 产品范围

在哈萨克斯坦种植和加工的用于食用或食品加工用亚麻籽实（*Linum usitatissimum*）。

2. 生产设施注册登记要求

哈萨克斯坦输华亚麻籽的生产、加工、存放单位应当相对独立，安装有防虫、鼠、鸟设施，并在生产、加工、存放季节对中方关注的箭斑圆皮蠹 *Anthrenus picturatus*、谷斑皮蠹 *Trogoderma granarium*、花斑皮蠹 *Trogoderma variabile* 等仓储性有害生物进行诱捕，诱捕器设置密度为每 100 平方米不少于 1 个。哈萨克斯坦输华亚麻籽生产、加工、存放单位应经海关总署审核认可并注册。

3. 关注的检疫性有害生物

进口哈萨克斯坦亚麻籽不得带有下列检疫性有害生物：

（1）亚麻褐斑病菌 *Myeosphaerella linicola*；

（2）亚麻变褐病菌 *Discosphaerina fulvida*；

（3）大丽花轮枝孢（棉花黄萎病菌）*Verticillium dahliae*；

（4）鳞球茎茎线虫 *Ditylenchus dipsaci*；

（5）箭斑圆皮蠹 *Anthrenus picturatus*；

（6）谷斑皮蠹 *Trogoderma granarium*；

（7）花斑皮蠹 *Trogoderma variabile*；

（8）田野菟丝子 *Cuscuta campestris*；

（9）苍耳（非中国种）*Xanthium* spp.（non-Chinese species）；

（10）匍匐矢车菊 *Centaurea repens*；

（11）刺苍耳 *Xanthium spinosum*；

（12）单柱菟丝子 *Cuscuta monogyna*；

（13）假高粱及其杂交种 *Sorghum halepense*（Johnsongrass and its cross breeds）；

（14）法国野燕麦 *Avena ludoviciana*；

（15）假苍耳 *Iva xanthifolia*；

（16）节节麦 *Aegilops tauschii*；

（17）具节山羊草 *Aegilops cylindrica*；

（18）宽叶高加利 *Caucalis latifolia*；

（19）南方菟丝子 *Cuscuta australis*；

（20）牧人针 *Scandix pectenveneris*；

（21）毒莴苣 *Lactuca virosa*。

4. 植物检疫要求

（1）进口哈萨克斯坦亚麻籽应符合中国植物检疫有关法律法规，由哈萨克斯坦官方检疫合格。

（2）进口哈萨克斯坦亚麻籽不得混入活体昆虫、螨类、软体动物、土壤、羽毛、动物粪便、杂草种子及其他植物残体。

（3）哈萨克斯坦亚麻籽对华出口前应进行检疫处理，以保证杀灭本条第二款中所列的检疫性有害生物和其他活虫。

5. 植物检疫证书要求

每批进口哈萨克斯坦亚麻籽须随附哈萨克斯坦官方出具的植物检疫证书，注明检疫处理的药剂、温度、时间等技术条件，以及亚麻籽品种和产区，并在附加声明栏中使用英文和中文注明："该植物检疫证书证明的亚麻籽符合中华人民共和国海关总署与哈萨克斯坦共和国农业部于 2019 年 9 月 11 日在北京签署的关于哈萨克斯坦亚麻籽输华检验检疫要求议定书规定。"

6. 食品安全要求

进口哈萨克斯坦亚麻籽应符合中国食品安全国家标准。

7. 包装要求

哈萨克斯坦输华亚麻籽必须使用干净、卫生、透气、新的，符合植物检疫要求的材料包装。每一包装应有明显的 "本产品输往中华人民共和国" 的中文字样以及亚麻籽的产地、加工单位和出口商的名称及地址等中文或英文信息。上述信息可以以标签形式缝制在包装上。

8. 运输工具要求

哈萨克斯坦输华亚麻籽装运前，装运工具要进行彻底检查，以防止混入杂草籽、活体昆虫、其他谷物杂质、植物残体、土壤等有害生物或其他外来杂质。

哈萨克斯坦输华亚麻籽通过散装方式运输的，应使用专用集装箱或其他粮食专用运输工具。

（四）苏丹（SDN）——脱壳花生

根据《关于进口苏丹脱壳花生检验检疫要求的公告》（海关总署公告 2019 年第 104 号），允许符合相关要求的苏丹脱壳花生进口。

该公告同时发布了检验检疫要求。

1. 产品范围

苏丹脱壳花生是指产自苏丹，并在苏丹加工、储藏的脱壳花生。

2. 储藏加工企业要求

苏丹输华脱壳花生的储藏、加工企业须符合中国植物检疫要求，由苏丹主管部门注册并推荐，经海关总署审核认可并注册登记。企业注册名单可在海关总署网站查询。

3. 植物检疫要求

（1）苏丹输华脱壳花生应符合中国进口植物检验检疫法律法规要求，不带有土壤，不得故意添加或混杂其他杂质。

（2）苏丹输华脱壳花生应不带有活虫和中方关注的下列检疫性有害生物：花生豆象 *Caryedon serratus*、谷斑皮蠹 *Trogoderma granarium*、香蕉穿孔线虫 *Radopholus similis*、花生丛簇病毒 *Peanut clump virus*、黑蒴 *Alectra vogelii*、天鹅绒马唐 *Digitaria velutina*、小列当 *Orobanche minor*、亚麻列当 *Orobanche ramosa*。

（3）苏丹输华脱壳花生应实施磷化氢熏蒸处理，熏蒸温度：18℃～23℃，磷化氢剂量：57%的磷化铝 6g/m³，或有效成分磷化氢 2g/m³，熏蒸处理时间：168 小时（熏蒸处理过程中，磷化氢的浓度不得低于 200ppm），熏蒸处理后通风至少 12 小时，或磷化氢浓度降至 0.1ppm 以下。熏蒸结束 45 天后方可食用。

4. 植物检疫证书要求

苏丹输华脱壳花生须随附苏丹官方植物检疫证书，证书声明栏中应注明"该批货物符合苏丹输华花生植物卫生要求议定书的要求，不携带中方关注的检疫性有害生物。"植物检疫证书内容须用英文书写。

5. 食品安全要求

苏丹输华脱壳花生须符合中国法律法规和相关食品安全国家标准的要求。

6. 包装及运输要求

（1）苏丹输华脱壳花生在出口前必须经过脱壳、过筛、人工挑选等程序，保证花生中不带有花生壳、杂草及土壤等杂质。

（2）苏丹输华脱壳花生的包装上应标有可以识别的花生品种、产地、仓储企业和加工企业的名称或注册号等英文信息。

（五）塞内加尔（SEN）——花生

根据《质检总局关于进口塞内加尔花生检验检疫要求的公告》（国家质检总局公告 2015 年第 67 号），允许符合相关要求的塞内加尔花生进口。

该公告同时发布了检验检疫要求。

1. 产品范围

塞内加尔输华食用及榨油用花生，不包括种用花生。

2. 储藏加工企业要求

塞内加尔输华花生应产自塞内加尔，并在塞内加尔加工、储藏。产自其他国家的花生不得从塞内加尔输往中国。

塞内加尔输华花生在出口前必须经过脱壳、过筛、人工挑选等程序。

塞内加尔应对输华花生储藏、加工企业实施注册登记，确保符合相关防疫条件。

3. 植物检疫要求

（1）塞内加尔输华花生中不得带有下列检疫性有害生物：

①花生豆象 *Caryedon serratus*；

②花生长蝽 *Elasmolomus sordidus*；

③谷斑皮蠹 *Trogoderma granarium*；

④缘灯蛾属一种 *Amsacta moloneyi*；

⑤稻麦小白蚁 *Microtermes obesi*；

⑥*Ornithris cavoisi*；

⑦*Peridontopyge canani*；

⑧最短尾短体线虫 *Pratylenchus brachyurus*；

⑨香蕉穿孔线虫 *Radopholus similis*；

⑩毛刺线虫属（传毒种类）*Trichodorus* spp.（The species transmit viruses）；

⑪花生丛簇病毒 Peanut clump virus；

⑫油莎草野生杂草变种 *Cyperus esculentus var. esculentus*；

⑬天鹅绒马唐 *Digitaria velutina*；

⑭假高粱 *Sorghum halepense*。

（2）塞内加尔输华花生中不得带有花生壳、杂草及土壤等杂质。

4. 植物检疫证书要求

塞内加尔应根据中方的植物卫生要求，对输华花生进行检疫，并出具带有经过授权的植物检疫官员签名的官方植物检疫证书，证书声明栏中应注明："该批货物符合《中华人民共和国国家质量监督检验检疫总局和塞内加尔共和国农业和农村装备部关于塞内加尔花生输华植物卫生要求议定书》的要求（英文）"。

5. 食品安全要求

塞内加尔输华花生应符合中国相关法律法规规定和食品安全国家标准要求，包括质量、生物毒素、污染物、农药残留等。

6. 包装及运输要求

塞内加尔输华花生的包装上应标有可以识别的花生品种、产地、仓储企业和加工企业的名称或注册号等中英文信息。

（六）俄罗斯（RUS）——葵花籽

根据《质检总局关于进口俄罗斯燕麦、荞麦、葵花籽和亚麻籽植物检疫要求的公告》（国家质检总局公告 2017 年第 110 号），允许符合相关要求的俄罗斯葵花籽进口。

该公告同时发布了检验检疫要求。

1. 产品范围

俄罗斯葵花籽 *Helianthus annuus* 是指食用或食品加工用的非种用的向日葵籽实。

2. 生产设施注册登记要求

俄罗斯输华葵花籽生产、加工、仓储企业应经海关总署注册登记。

3. 植物检疫要求

俄罗斯输华葵花籽应符合中国的植物检疫要求，并且不得携带下列检疫性有害生物：向日葵茎溃疡病菌 *Phomopsis helianthi*、向日葵白锈病菌 *Albugotragopogonis*、苜蓿黄萎病菌 *Verticillium albo-atrum*、黑斑皮蠹 *Trogoderma glabrum*、谷斑皮蠹 *Trogoderma granarium*、花斑皮蠹 *Trogoderma variabile*、杂色斑皮蠹 *Trogoderma versicolor*、谷象 *Sitophilus granarius*、法国野燕麦 *Avena ludovisiana*、匍匐矢车菊 *Centaurea repens*、菟丝子属 *Cuscuta* spp.、毒麦 *Lolium temulentum*、假高粱（及其杂交种）*Sorghum halepense*（Aleppo sorghum and its hybrid seeds）、豚草（属）*Ambrosia* spp.、北美刺龙葵 *Solanum carolinense*、铺散矢车菊 *Centaurea diffusa*、列当属 *Orobanche* spp. 和疣果匙荠 *Bunias orientalis*，不带有土壤、其他活体昆虫。

4. 检疫处理要求

俄罗斯输华葵花籽在出口装运前应进行植物卫生检疫处理，以保证不带有检疫性有害生物，并随附植物卫生检疫处理确认文件。

5. 植物检疫证书要求

俄罗斯输华葵花籽应随附俄方主管部门出具的植物检疫证书，证明其符合中方的植物检疫要求，并在证书附加声明中注明："该批葵花籽符合于 2017 年 11 月 1 日在北京签订的《中华人民共和国国家质量监督检验检疫总局与俄罗斯联邦农业部关于俄罗斯葵花籽输华植物检疫要求议定书》及中华人民共和国植物检疫要求的规定，不携带中国关注的检疫性有害生物。"

6. 包装及运输要求

俄罗斯输华葵花籽可以以散装和包装形式运输，并在运输过程中防止发生撒漏。

俄罗斯输华葵花籽应使用干净、卫生、透气、新的，符合植物检疫要求的材料包装，包装材料应未受检疫性有害生物侵染。每一包装应有明显的"本产品输往中华人民共和国"的中文字样以及葵花籽的产地，加工厂和出口商的名称及地址等中文信息。上述信息可以以标签形式粘贴在包装上。

俄罗斯葵花籽装运前，装运工具要进行彻底的检查，以防止混入检疫性有害生物或其他限定性检疫物，如杂草籽、活体昆虫、其他谷物杂质、植物残体、土壤以及其他外来杂质。

（七）俄罗斯（RUS）——亚麻籽

根据《质检总局关于进口俄罗斯燕麦、荞麦、葵花籽和亚麻籽植物检疫要求的公告》（国家质检总局公告 2017 年第 110 号），允许符合相关要求的俄罗斯亚麻籽进口。

该公告同时发布了检验检疫要求。

1. 产品范围

俄罗斯亚麻籽 *Linum usitatissimum* 是指食用或食品加工用的非种用的亚麻籽实。

2. 生产设施注册登记要求

俄罗斯输华亚麻籽生产、加工、仓储企业应经海关总署注册登记。

3. 植物检疫要求

俄罗斯输华亚麻籽应符合中国的植物检疫要求，并且不得携带下列检疫性有害生物：亚麻褐斑病菌 *Myeosphaerella linicola*、鳞球茎茎线虫 *Ditylenchus dipsaci*、亚麻蓝跳甲 *Aphthona euphorbiae*、黑斑皮蠹 *Trogoderma glabrum*、谷斑皮蠹 *Trogoderma granarium*、花斑皮蠹 *Trogoderma variabile*、杂色斑皮蠹 *Trogoderma versicolor*、谷象 *Sitophilus granarius*、匍匐矢车菊 *Centaurea repens*、菟丝子属 *Cuscuta* spp.、毒麦 *Lolium temulentum*、豚草（属）*Ambrosia* spp.、列当属 *Orobanche* spp.、假高粱及其杂交种 *Sorghum halepense*（Johnsongrass and its cross breeds）、刺萼龙葵 *Solanum rostratum* 和疣果匙荠 *Bunias orientalis*，不带有土壤、其他活体昆虫。

4. 检疫处理要求

俄罗斯输华亚麻籽在出口装运前应进行植物卫生检疫处理，以保证不带有检疫性有害生物，并随附植物卫生检疫处理确认文件。

5. 植物检疫证书要求

俄罗斯输华亚麻籽应随附俄方主管部门出具的植物检疫证书，证明其符合中方的植物检疫要求，并在证书附加声明中注明："该批亚麻籽符合于 2017 年 11 月 1 日在北京签订的《中华人民共和国国家质量监督检验检疫总局与俄罗斯联邦农业部关于俄罗斯亚麻籽输华植物检疫要求议定书》及中华人民共和国植物检疫要求的规定，不携带中国关注的检疫性有害生物。"

6. 包装及运输要求

俄罗斯输华亚麻籽可以以散装和包装形式运输，并在运输过程中防止发生撒漏。

俄罗斯输华亚麻籽应使用干净、卫生、透气、新的，符合植物检疫要求的材料包装。包装材料应未受检疫性有害生物侵染。每一包装应有明显的"本产品输往中华人民共和国"的中文字样以及亚麻籽的产地，加工厂和出口商的名称及地址等中文信息。上述信息可以以标签形式粘贴在包装上。

俄罗斯亚麻籽装运前，装运工具要进行彻底的检查，以防止混入检疫性有害生物或其他限定性检疫物，如杂草籽、活体昆虫、其他谷物杂质、植物残体、土壤以及其他外来杂质。

（八）俄罗斯（RUS）——油菜籽

根据《质检总局关于进口俄罗斯小麦、大豆、玉米、水稻、油菜籽和哈萨克斯坦小麦植物检验检疫要求的公告》（国家质检总局公告 2016 年第 8 号），允许符合相关要求的俄罗斯油菜籽进口。

该公告同时发布了检验检疫要求。

1. 产品范围

用于加工的油菜籽籽实（*Brassica napus* L.，英文名 rapeseed，canola）不作种植用途。

2. 允许的产地

油菜籽产地仅限俄罗斯西伯利亚及远东地区。

3. 批准的出口、仓储企业

俄方对输华油菜籽的出口、仓储企业实施注册登记，确保符合相关防疫条件及实施过筛清杂等措施，并在注册企业对华出口前将出口、仓储注册企业名单提交海关总署。

在俄从事粮食种植仓储的中国企业，应向俄罗斯官方植物检疫机构申请注册登记，并满足上述检验检疫监管工作要求。

4. 关注的检疫性有害生物

俄输华油菜籽中不得带有下列检疫性有害生物：

（1）油茎基溃疡病菌 *Leptosphaeria maculans*（Desm.）Ces. et De Not.；

（2）棉花黄萎病菌 *Verticillium dahliae* Kleb.；

（3）十字花科细菌性黑斑病 *Pseudomonas syringae* pv. maculicola（McCulloch）Young et al.；

（4）甜菜胞囊线虫 *Heterodera schachtii* Schmidt；

（5）斑皮蠹（非中国种）*Trogoderma* spp.（non-Chinese）；

（6）豆象属（非中国种）*Bruchus* spp.（non-Chinese）；

（7）谷象 *Sitophilus granaries*（L.）；

（8）法国野燕麦 *Avena ludoviciana* Durien；

（9）匍匐矢车菊 *Centaurea repens* L.；

（10）铺散矢车菊 *Centaurea diffusa* Lamarck；

（11）菟丝子属 *Cuscuta* spp.；

（12）毒麦 *Lolium temulentum* L.；

（13）假高粱（及其杂交种）*Sorghum halepense*（L.）Pers.（Johnsongrass and its cross breeds）；

（14）豚草（属）*Ambrosia* spp.；

（15）刺萼龙葵 *Solanum rostratum* Dunal；

（16）北美刺龙葵 *Solanum carolinense* L.；

（17）列当（属）*Orobanche* spp.。

5. 植物检疫要求

俄方应于生长期在大豆、玉米、水稻和油菜籽出口产区按国际植物保护组织的有关标准对中方关注的检疫性有害生物进行疫情调查监测，并保留监测记录。

俄方应建立有害生物综合防治措施，降低中方关注的检疫性有害生物的发生程度，并监督大豆、玉米、水稻和油菜籽相关业界实施。

俄方应对输华玉米、水稻、大豆和油菜籽的加工储运过程实施检疫监管，采取一切降低风险的措施，防止中方关注的检疫性有害生物随输华大豆、玉米、水稻和油菜籽传入中国。不得带有活虫以及故意添加或混杂其他谷物或外来杂质。

输华大豆、玉米、水稻和油菜籽应采取适当的过筛清杂措施有效去除土壤、植物残体和杂草种子。在加工、储存和运输过程中，上述产品不得与来自第三条所列产区外其他产区的产品混合。

输华大豆、玉米、水稻和油菜籽应采取袋装方式或专用运粮车运输，避免在运输途中撒漏。运输工具应符合卫生防疫要求。

6. 预检要求

在输华大豆、玉米、水稻和油菜籽出口前，中方将派植物检疫专家赴俄罗斯实施产地预检考察，检查与评估俄罗斯大豆、玉米、水稻和油菜籽种植、储运、出口植物检疫体系有效性，俄方应协助中方预检考察，确保输华大豆、玉米、水稻和油菜籽符合中国进口植物检疫要求。

根据需要，双方可协商共同派技术专家实地考察。

7. 植物检疫证书要求

出口前，俄方应对输华大豆、玉米、水稻和油菜籽实施检疫。对符合议定书要求的，依照国际植物保护组织有关标准要求出具植物检疫证书，注明玉米、水稻、大豆和油菜籽名称和产区，并在附加声明中注明："该批玉米、水稻、大豆和油菜籽符合俄罗斯玉米、水稻、大豆和油菜籽输华植物检疫要求议定书（2015 年 12 月 17 日，北京）的要求。"

俄方应提前向中方提供植物检疫证书样本，以便确认和备案核查。

8. 进境检验检疫

进境油菜籽应当符合《进出境动植物检疫法》及其实施条例、《食品安全法》及其实施条例、《进出口商品检验法》及其实施条例、《农业转基因生物安全管理条例》等法律法规、相关标准以及相关规定的要求。

（1）检疫审批。

①大豆、玉米、水稻及油菜籽进口前，货主或者其代理人应申请办理"进境动植物检疫许可证"。

②进口大豆、玉米、水稻及油菜籽应从符合相关条件的进境粮食指定口岸进境，并在经检验检疫部门考核合格的加工厂生产加工。

（2）有关证书核查。

①核查植物检疫证书是否符合规定。

②核查进境大豆、玉米、水稻及油菜籽是否附有"进境动植物检疫许可证"。

③申报为转基因产品的，核查是否随有农业部颁发的"农业转基因生物安全证书"。

（3）进境检验检疫及监管。

①根据有关规定，对进境大豆、玉米、水稻及油菜籽实施检验检疫，特别要对关注的有害生物实施针对性检疫。

②大豆、玉米、水稻及油菜籽进境后，用于加工，不得直接进入流通市场，禁止用作种植用。进境大豆、玉米、水稻及油菜籽运输过程要防止撒漏，运输、装卸、储存、加工过程应符合中国相关植物检疫防疫要求，检验检疫部门要做好检验检疫监管。

③按照海关总署有害生物监测指南，海关应做好进口俄罗斯大豆、玉米、水稻及油菜籽携带杂草等外来疫情的监测工作。

（4）不符合要求的处理。

①如截获关注的检疫性有害生物，经有效除害处理合格后，准予进境。无有效除害处理方法的，则对该批货物采取退运或销毁措施。相关费用由出口方承担。情况严重的，将暂停俄罗斯相关出口及仓储企业、相关出口产区相关粮食的进口，直到采取了有效改进措施。

②如检出其他检疫性有害生物，则根据《进出境动植物检疫法》及其实施条例的有关规定进行处理。

（5）其他检验检疫要求。

进境大豆、玉米、水稻及油菜籽安全卫生、转基因等项目应符合中国相关标准及规定。检出不合格情况的，应依法实施相应检验检疫处理。

（九）乌兹别克斯坦（UZB）——花生

根据《关于进口乌兹别克斯坦花生检验检疫要求的公告》（海关总署公告 2020 年第 39 号），允许符合相关要求的乌兹别克斯坦花生进口。

该公告同时发布了检验检疫要求。

1. 产品范围

在乌兹别克斯坦生产、加工、存放的花生。

2. 生产设施要求

乌兹别克斯坦输华花生的生产、加工和存放企业应经海关总署审核认可并注册登记。

3. 植物检疫要求

（1）乌兹别克斯坦输华花生应符合中国植物检疫相关法律法规，由乌方检疫合格。

（2）乌兹别克斯坦输华花生不应带有下列检疫性有害生物：豌豆象 *Bruchus pisorum*、谷蛾 *Nemapo gongranella*、地中海粉螟 *Anagasta kuehniella*、象鼻虫 *Sitophilis ranarium*、拱殖嗜渣螨 *Chortoglyphus arcuatus*、黄曲霉菌 *Aspergillus flavus*。

（3）乌兹别克斯坦输华花生不应带有活虫、土壤，不得混有杂草种子、植物残体和砂砾等外来杂质。

4. 植物检疫证书要求

每批乌兹别克斯坦输华花生须随附乌方出具的官方植物检疫证书，并在附加声明栏中注明："该批货物符合《中华人民共和国海关总署与乌兹别克斯坦共和国国家植物检验检疫局关于乌兹别克斯坦花生输华检验检疫要求议定书》要求，不带有中方关注的检疫性有害生物。"

5. 食品安全要求

乌兹别克斯坦输华花生应符合中国食品安全相关法律法规和食品安全国家标准要求。

6. 包装及运输要求

乌兹别克斯坦输华花生必须用符合中方要求的，干净、卫生、透气、新的材料包装。每一包装上应有明显的"本产品输往中华人民共和国"的中/英文字样和可以识别的品名、产地和生产、加工、存放企业名称及其注册号等英文信息。

乌兹别克斯坦输华花生装运前，运输工具要进行彻底检查、消毒和杀虫，防止有害生物混入。

八、进口坚果、籽类、干果（2213 坚果和籽类、干果）

需要注意的是，咖啡豆的检验检疫要求请参见下文"进口其他食用产品"的相关内容。

（一）阿富汗（AFG）——松籽

根据《关于进口阿富汗松子检验检疫要求的公告》（海关总署公告 2018 年第 154 号），允许符合相关要求的阿富汗松子进口。

该公告同时发布了检验检疫要求。

1. 产品范围

阿富汗输华松子是指产自阿富汗境内的非种用喜马拉雅白皮松（*Pinus gerardiana* Wall.）子粒。

2. 生产设施注册登记要求

阿富汗输华松子的生产、加工和仓储企业应符合阿富汗法律中有关植物检疫的强制性要求，输华松子生产、加工和仓储企业应经阿富汗伊斯兰共和国农业、灌溉和畜牧业部（以下简称"阿农业部"）注册登记，确保符合相关防疫条件。输华松子的生产、加工和仓储企业须经海关总署注册。

3. 植物检疫要求

（1）阿农业部制定并实施有效的有害生物防控措施，确保阿富汗输华松子除需满足阿富汗植物检疫相关法律法规外，还须符合中国植物检疫有关法律法规。

（2）阿富汗输华松子不得带有下列检疫性有害生物：微小矮槲寄生（*Arceuthobium minutissimum*）、葡萄叶铁线莲（*Clematis vitalba*）、长发带芒草（*Taeniatherum caput-medusae*）、多年异担子菌（*Heterobasidion annosum*）、松针红斑病菌（*Mycosphaerella pini*）、齿小蠹属（*Conophthorus* spp.）、小卷蛾属（*Cydia* spp.）、花小卷蛾属（*Eucosma* spp.）、雪松螟蛾（*Euzophera cedrella*）、松花切割蓟马（*Gnophothrips fuscus*）、叶足喙缘蝽（*Leptoglossus corculus*）、小松果尺蠖（*Nepytia semiclusaria*）、梢小卷蛾属（*Rhyacionia* spp.）、松种子盾蝽（*Tetyra bipunctata*）。

（3）阿富汗输华松子应来自健康无病虫害的松塔（松塔须直接采自松树上，掉落在土壤中的松塔和松子不得向中国出口），输华松子不得带有土壤、不得混有杂草种子、其他谷物和植物残体等。

（4）阿农业部应采取国际认可的调查和检测方法，在松子生长期针对中方关注的检疫性有害生物制定并实施有效的有害生物防控措施，加强有害生物调查、监测，并在每个松子出口季节前，向中方提交上述有害生物的疫情调查、监测和防治记录，包括检测方法及结果，以及中方要求提供的其他信息。

（5）阿富汗输华松子在出口前必须清洗至不带任何杂质并进行熏蒸处理，杀灭有关检疫性有害生物和其他活虫。

4. 植物检疫证书要求

每批阿富汗输华松子须随附阿农业部出具的官方植物检疫证书，证书中应列明熏蒸工艺，并以英文注明"该批货物符合《中华人民共和国海关总署和阿富汗伊斯兰共和国农业、灌溉和畜牧业部关于阿富汗输华松子植物卫生条件议定书》的要求"。阿富汗输华植物检疫证书样本见海关总署网站。

5. 食品安全要求

阿富汗输华松子须符合中国有关食品安全国家标准和相关法律法规的要求。

6. 包装及运输要求

阿富汗输华松子的包装材料应未受检疫性有害生物侵染。

阿富汗输华松子必须使用符合中国植物检疫要求的，干净、卫生、透气的材料包装，且应低温运输，运装工具应密闭且不能混入任何检疫性有害生物，输华松子的储藏、加工和装运过程，需在阿农业部严格的监管下进行。

输华松子的包装上应标有"本产品输往中华人民共和国"字样和可以识别的松子品名、产地、批号、生产和加工企业的名称、地址的信息。

（二）智利（CHI）——榛子

根据《关于进口智利榛子检验检疫要求的公告》（海关总署公告 2019 年第 75 号），允许符合相关要求的智利榛子进口。

该公告同时发布了检验检疫要求。

1. 产品范围

智利输华榛子是指在智利生产去壳的欧洲榛（*Corylus avellana* L.）成熟果仁。

2. 生产包装企业要求

智利输华榛子的储藏、加工企业须符合中国植物检疫要求，由智利主管部门注册并推荐，经海关总署审核认可并注册登记。企业注册名单见海关总署网站。

3. 植物检疫要求

（1）智利输华榛子应产自智利，并在智利加工和储藏。智利输华榛子应符合中国进口植物检验检疫法律法规要求，不得故意添加或混杂其他外来杂质。

（2）智利输华榛子应不带有活虫和中方关注的下列检疫性有害生物：地中海粉斑螟（*Ephestia kuehniella*）、树生黄单胞菌榛子变种（*Xanthomonas arboricola* pv. corylina）、李属坏死环斑病毒（*Prunus necrotic ringspot virus*）、榛溃疡病菌（*Diaporthe australafricana*）、榛茎溃疡病菌（*Diplodia coryli*）。

（3）智利输华榛子应实施熏蒸处理，以杀灭中方关注的检疫性有害生物，熏蒸处理方法见表13-1。

表 13-1　智利输华榛子熏蒸处理方法

金属磷化物熏蒸			
温度/℃	剂量/（g/m³）	熏蒸时间/d	最低浓度要求/ppm
≥21.0	7.5	4	200
16.0~20.9	7.5	5	200
12.0~15.9	7.5	6	200
磷化氢气体熏蒸			
温度/℃	剂量/（mg/L）	熏蒸时间/d	最低浓度要求/ppm
≥21.0	—	3	200
16.0~20.9	—	4	200
12.0~15.9	—	5	200

注：货物到达中国大陆口岸后，其包装内磷化氢气体不能超过 0.3ppm，货物内磷化氢的残留量不能超过 0.01ppm。

4. 植物检疫证书要求

智利输华榛子须随附智利官方植物检疫证书，证书声明栏中应注明"该批货物符合《中华人民共和国海关总署和智利共和国农业部关于智利榛子输华植物卫生要求议定书》的要求，不带有中方关注的检疫性有害生物"。植物检疫证书内容须用英文书写。

5. 食品安全要求

智利输华榛子须符合中国有关食品安全国家标准和相关法律法规的要求。

6. 包装及运输要求

（1）智利输华榛子不得带有土壤，不得混有杂草籽和其他植物残体。

（2）智利输华榛子的包装上应标有可以识别的品名、产地、批号、储藏、加工企业的名称或注册号等信息，并标明"本产品输往中华人民共和国"。

（3）智利输华榛子装运的中转箱及运输工具要进行彻底的检查和消毒处理，防止有害生物混入。

（三）意大利（ITA）——榛子

根据《关于进口意大利榛子检验检疫要求的公告》（海关总署公告 2019 年第 65 号），允许符合相关要求的意大利榛子进口。

该公告同时发布了检验检疫要求。

1. 产品范围

意大利输华榛子是指在意大利生产的、去壳的、不再有萌发力的欧洲榛（*Corylus avellana* L.）成熟果实。

2. 生产包装企业要求

意大利输华榛子的储藏、加工企业须符合中国植物检疫要求，由意大利主管部门注册并推荐，经海关总署审核认可并注册登记。企业注册名单见海关总署网站。

3. 植物检疫要求

（1）意大利输华榛子应产自意大利，并在意大利加工和储藏。意大利输华榛子应符合中国进口植物检验检疫法律法规要求，不得故意添加或混杂其他外来杂质。

（2）意大利输华榛子应不带有活虫和中方关注的下列检疫性有害生物：欧洲栎突象（*Curculio nucum*）、杏粉斑螟（*Ephestia cautella*）、地中海粉斑螟（*Ephestia kuehniella*）、榛子砖红镰孢菌（*Fusarium lateritium*）、树生黄单胞菌榛子变种（*Xanthomonas arboricola* pv. corylina）、李属坏死环斑病毒（Prunus necrotic ringspot virus）、图拉苹果花叶病毒（Tulare apple mosaic virus）。

（3）意大利输华榛子应实施磷化氢熏蒸处理，以杀灭中方关注的检疫性有害生物，熏蒸处理的温度和时间见表13-2。

表13-2　意大利输华榛子熏蒸处理温度及时间

温度/℃	时间/d
25	≥3
15~25	4
10~15	7
5~10	14
≤5	不熏蒸

4. 植物检疫证书要求

意大利输华榛子须随附意大利官方植物检疫证书，证书声明栏中应以英文注明"该批货物符合《中华人民共和国海关总署和意大利共和国农业、食品与林业政策部关于意大利榛子输华植物卫生要求议定书》的要求，不带有中方关注的检疫性有害生物"。植物检疫证书内容必须用英文书写。

5. 食品安全要求

意大利输华榛子须符合中国有关食品安全国家标准和相关法律法规的要求。

6. 包装及运输要求

（1）意大利输华榛子不得混杂土壤、植物残体、杂草籽，在控温控湿条件下运输。

（2）意大利输华榛子每一包装上应有明显的"本产品输往中华人民共和国"的英文字样和可以识别的品名、产地、批号、储藏和加工企业的名称或注册号等英文信息，以便在出现问题时有效溯源。

（3）意大利输华榛子装运的中转箱及运输工具要进行彻底的检查和消毒处理，防止害虫污染。

（四）土耳其（TUR）——开心果

根据《关于进口土耳其开心果检验检疫要求的公告》（海关总署公告2019年第110号），允许符合相关要求的土耳其开心果进口。

该公告同时发布了检验检疫要求。

1. 产品范围

土耳其开心果是指在土耳其生产的、未经过焙烤等熟制工艺的、不论是否去壳的开心果。

2. 储藏加工企业要求

土耳其输华开心果的储藏、加工企业须符合中国植物检疫要求，由土耳其主管部门注册并推荐，经海关总署审核认可并注册登记。企业注册名单见海关总署网站。

3. 植物检疫要求

（1）土耳其输华开心果应符合中国进口植物检验检疫法律法规要求，不得带有土壤，不得混有杂草籽和其他植物残体，不得故意添加或混杂其他外来杂质。

（2）土耳其输华开心果应不带有活虫和中方关注的下列检疫性有害生物：开心果大痣小蜂（Megastigmust pistaciae）、麦蛾（Schneidereria pistaciicola）、盾蚧（Suturaspis pistaciae）、壳针孢（Septoria pistaciae）。

（3）土耳其输华开心果应实施熏蒸处理，以杀灭中方关注的检疫性有害生物，熏蒸处理方法见表13-3。

表 13-3　土耳其输华开心果熏蒸处理方法

开心果甲基溴熏蒸工艺						
温度/℃	剂量/（g/m³）	熏蒸持续时间/h	所需最低浓度/（g/m³）			
			0.5h	2h	4h	24h
26	32	24	19	14.2	11	4.6
开心果磷酸盐熏蒸工艺						
温度/℃	剂量/（g/m³）	熏蒸持续时间/h	所需最低浓度/（g/m³）			
			0.5h	2h	4h	120h
21	2	120	1.5	1.2	1	0.6

注：所有的剂量和浓度都是指的磷酸盐气体的剂量和浓度，而不是金属磷化物的剂量和浓度。

4. 植物检疫证书要求

土耳其输华开心果须随附土耳其官方植物检疫证书，证书声明栏中应注明"该批货物符合《土耳其开心果输华植物卫生要求议定书》要求，不带有中方关注的检疫性有害生物"，植物检疫证书内容须用英文书写。

5. 食品安全要求

土耳其输华开心果须符合中国法律法规和相关食品安全国家标准的要求。

6. 包装及运输要求

（1）土耳其输华开心果装运的中转箱及运输工具要进行彻底的检查和消毒处理，防止有害生物混入。

（2）土耳其输华开心果的包装上应标有可以识别的品名、产地、批号、仓储企业和加工企业的名称或注册号等信息，并标明"输往中华人民共和国"。

九、进口乳品（2302 乳品）

（一）克罗地亚（HRV）——乳品

根据《关于进口克罗地亚乳品检验检疫要求的公告》（海关总署公告 2020 年第 87 号），允许符合相关要求的克罗地亚乳品进口。该公告同时发布了检验检疫要求。

1. 产品范围

克罗地亚输华乳品是指以经过加热处理的牛乳或羊乳为主要原料加工而成的食品，包括巴氏杀菌乳、灭菌乳、调制乳、发酵乳、干酪及再制干酪、稀奶油、奶油、无水奶油、炼乳、乳粉、乳清粉、乳清蛋白粉、牛初乳粉、酪蛋白、乳矿物盐、乳基婴幼儿配方食品及其预混料（或基粉）。

2. 生产设施注册登记要求

克罗地亚输华乳品生产企业应经克罗地亚官方批准，并获得中方注册。获得注册的克罗地亚乳品企业名单见海关总署网站。

3. 动物检疫要求

为输华乳品提供原料乳的奶畜须符合下列条件：

（1）来自没有发生过口蹄疫、炭疽、牛瘟、小反刍兽疫、羊痘、裂谷热、牛传染性胸膜肺炎、牛海绵状脑病和痒病的农场。

（2）奶畜未患布鲁氏菌病、牛副结核病、结核病。

（3）农场受克罗地亚共和国农业部或农业部认可的第三方机构监管。

（4）农场及其周边地区未因动物疾病按 OIE 法典和克罗地亚官方动物卫生法规规定而受到检疫限制。

4. 检疫审批要求

进口克罗地亚巴氏杀菌乳和以巴氏杀菌工艺生产的调制乳，应事先办理检疫审批，获得"进境动植物检疫许可证"。

5. 卫生证书要求

克罗地亚输华乳品应随附克罗地亚官方签发的卫生证书。

6. 食品安全要求

克罗地亚输华乳品应符合中国食品安全国家标准。

7. 包装和标识要求

克罗地亚输华乳品必须用符合中国相关标准的全新材料包装，外包装要用中文及英文标明规格、产地（具体到州/省/市）、目的地、品名、重量、生产厂名称、注册编号、生产批号、储存条件、生产日期和保质期。

内包装须符合中国相关规定，标签上应注明原产国、品名、企业注册号、生产企业名称地址和联系方式、生产日期和保质期、生产批号。

（二）哈萨克斯坦（KAZ）——乳品

根据《关于进口哈萨克斯坦共和国乳品检验检疫要求的公告》（海关总署公告 2020 年第 13 号），允许符合相关要求的哈萨克斯坦乳品进口。

该公告同时发布了检验检疫要求。

1. 产品范围

哈萨克斯坦输华乳品是指以经过加热处理的牛乳或羊乳为主要原料加工而成的食品，包括巴氏杀菌乳、灭菌乳、调制乳、发酵乳、干酪及再制干酪、稀奶油、奶油、无水奶油、炼乳、乳粉、乳清粉、乳清蛋白粉、牛初乳粉、酪蛋白、乳矿物盐、乳基婴幼儿配方食品及其预混料（或基粉）以及骆驼乳粉等。

2. 生产设施注册登记要求

哈萨克斯坦输华乳品生产企业应经哈萨克斯坦官方批准，并获得中方注册。获得注册的哈萨克斯坦乳品企业名单在海关总署网站。

3. 卫生证书要求

哈萨克斯坦输华乳品应随附哈萨克斯坦官方签发的卫生证书。输华乳品卫生证书样本见海关总署网站。

4. 食品安全要求

哈萨克斯坦输华乳品应符合中国食品安全国家标准。其中，骆驼乳粉暂时按《驼乳粉》（RHB 903—2017）的规定执行，待相关食品安全国家标准发布后按国家标准执行。

5. 包装和标识要求

哈萨克斯坦输华乳品必须用符合中国相关标准的全新材料包装，外包装要用中文及英文标明规格、产地（具体到州/省/市）、目的地、品名、重量、生产厂名称、注册编号、生产批号、储存条件、生产日期和保质期。

内包装须符合中国相关规定，标签上应注明原产国、品名、企业注册号、生产企业名称地址和联系方式、生产日期和保质期、生产批号。

6. 存放和运输要求

哈萨克斯坦输华乳品的存放、运输的全过程，均应符合卫生条件，防止受有毒有害物质的污染。货物装入集装箱后，应加施封识，封识号须在卫生证书中注明。运输过程中不得拆开及更换包装。

（三）吉尔吉斯斯坦（KGZ）——乳品

根据《关于进口吉尔吉斯共和国乳品检验检疫要求的公告》（海关总署公告 2019 年第 228 号），

允许符合相关要求的吉尔吉斯共和国乳品进口。

该公告同时发布了检验检疫要求。

1. 产品范围

吉尔吉斯输华乳品仅包括牛乳来源的脱脂乳粉和干酪。

2. 生产设施注册登记要求

吉尔吉斯输华乳品生产企业应经吉尔吉斯官方批准，并获得中方注册。

3. 卫生证书要求

吉尔吉斯输华乳品应随附吉尔吉斯官方签发的卫生证书。

4. 食品安全要求

吉尔吉斯输华乳品应符合中国食品安全国家标准。

5. 包装和标识要求

吉尔吉斯输华乳品必须用符合中国相关标准的全新材料包装，外包装要用中文及英文标明规格、产地（具体到州/省/市）、目的地、品名、重量、生产厂名称、注册编号、生产批号、储存条件、生产日期和保质期。

内包装须符合中国相关规定，标签上应注明原产国、品名、企业注册号、生产企业名称地址和联系方式、生产日期和保质期、生产批号。

6. 存放和运输要求

吉尔吉斯输华乳品的存放、运输的全过程，均应符合卫生条件，防止受有毒有害物质的污染。货物装入集装箱后，应加施封识，封识号须在卫生证书中注明。运输过程中不得拆开及更换包装。

（四）俄罗斯（RUS）——乳品

根据《关于中俄乳品双向贸易检验检疫要求的公告》（海关总署公告2019年第44号），允许符合相关要求的俄罗斯乳品进口，同时发布了检验检疫要求。

根据《关于修订中俄乳品双向贸易检验检疫要求的公告》（海关总署公告2020年第89号），修订了并公布了最新检验检疫要求。

1. 产品范围[①]

中国输俄乳品及俄罗斯输华乳品是指以经过加热处理的牛乳或羊乳为主要原料加工而成的食品，不包括乳粉、奶油粉、乳清粉（产品清单见表13-4）。

表13-4　俄罗斯输华乳品产品清单（2019）

HS 编码	产品
040110	非浓缩，不添加糖或其他甜味剂的牛奶和奶油：脂肪含量小于1%
040120	非浓缩，不添加糖或其他甜味剂的牛奶和奶油：脂肪含量在1%~6%
040140	非浓缩，不添加糖或其他甜味剂的牛奶和奶油：脂肪含量在6%~10%
040150	非浓缩，不添加糖或其他甜味剂的牛奶和奶油：脂肪含量大于10%
040210	浓缩或添加糖或其他甜味剂且不包括奶粉、乳清粉和干奶油的牛奶和奶油：脂肪含量小于1.5%的粉、颗粒或其他固体类型
040221 040291	不包括奶粉、乳清粉和干奶油的浓缩或添加糖或其他甜味剂的牛奶和奶油：不添加糖或其他甜味剂（按脂肪的质量分数进行分级）
040229 040299	不包括奶粉、乳清粉和干奶油的浓缩或添加糖或其他甜味剂的牛奶和奶油：其他（按脂肪的质量分数进行分级）

---

① 为便于在相关单证保存期限内检索相关依据，2019年议定的相关要求仍予以保留，供读者参考。

HS 编码	产品
040310	不论是否浓缩，是否添加糖或其他甜味剂，有无口味、水果、坚果或可可添加的凝乳、凝固牛奶和奶油、酸乳酪、克非尔和其他发酵或发酵的牛奶和奶油：酸奶
040390	不论是否浓缩，是否添加糖或其他甜味剂，有无口味、水果、坚果或可可添加的凝乳、奶油、酸乳酪、克非尔和其他发酵或发酵的牛奶和奶油：其他（通过添加风味添加剂和脂肪质量分数来进行分级）
040410	浓缩或非增稠，有无添加糖或其他甜味剂的牛奶乳清；有无添加糖或其他甜味剂，在其他方面没有指定或包括的牛奶的天然成分：乳清和改良乳清，浓缩或非浓缩，有无添加糖或其他甜味剂
040490	浓缩或非增稠，有无添加糖或其他甜味剂的牛奶乳清；有无添加糖或其他甜味剂，在其他方面没有指定或包括的牛奶的天然成分：其他（按脂肪的质量分数进行分级）
040510	黄油和其他由牛奶制成的脂肪和油脂；乳贴：黄油
040520	黄油和其他由牛奶制成的脂肪和油脂；乳贴：乳贴
040590	黄油和其他由牛奶制成的脂肪和油脂；奶糊：其他（按脂肪的质量分数进行分级）
040610	奶酪和白软干酪：包括乳清和白蛋白奶酪，白软干酪的未成熟干酪（未成熟或成熟）。
040630	奶酪和白软干酪：包括乳清和白蛋白奶酪，白软干酪的未成熟干酪（未成熟或成熟）。
040640	蓝纹乳酪和娄地青霉生产的带有纹理的其他乳酪
040690	奶酪和白软干酪：其他奶酪
210500	包含或非包含可可粉的冰激凌或其他可食用冰激凌
350110	酪蛋白

2020 年更新后的产品范围为：中国输俄乳品及俄罗斯输华乳品是指以经过加热处理的牛乳或羊乳为主要原料加工而成的食品（产品清单见表 13-5）。

表 13-5　俄罗斯输华乳品产品清单（2020）

HS 编码	产品
040110	未浓缩及未加糖或其他甜物质的乳及奶油：脂肪含量小于1%
040120	未浓缩及未加糖或其他甜物质的乳及奶油：脂肪含量在1%～6%
040140	未浓缩及未加糖或其他甜物质的乳及奶油：脂肪含量在6%～10%
040150	未浓缩及未加糖或其他甜物质的乳及奶油：脂肪含量大于10%
040210 040221	浓缩、加糖或其他甜物质的乳及奶油：脂肪含量小于1.5%的粉、颗粒或其他固体类型
040291 040229	浓缩、加糖或其他甜物质的乳及奶油：不加糖或其他甜物质（按脂肪的质量分数进行分级）
040299	浓缩、加糖或其他甜物质的乳及奶油：其他（按脂肪的质量分数进行分级）
040310	不论是否浓缩、加糖或其他甜物质、加香料、加水果、加坚果或加可可的酪乳、结块的乳和奶油、酸乳、酸乳酒和其他发酵或酸化的乳和奶油：酸乳
040390	不论是否浓缩、加糖或其他甜物质、加香料、加水果、加坚果或加可可的酪乳、结块的乳和奶油、酸乳、酸乳酒和其他发酵或酸化的乳和奶油：其他（通过添加风味添加剂和脂肪质量分数来进行分级）
040410	乳清，不论是否浓缩、加糖或其他甜物质；其他品目未列明的含天然乳的产品，不论是否加糖或其他甜物质：乳清和改性乳清，不论是否浓缩、加糖或其他甜物质

HS 编码	产品
040490	乳清，不论是否浓缩、加糖或其他甜物质；其他品目未列明的含天然乳的产品，不论是否加糖或其他甜物质：其他（按脂肪的质量分数进行分级）
040510	黄油和其他从乳中提取的脂和油；乳酱：黄油
040520	黄油和其他从乳中提取的脂和油；乳酱：乳酱
040590	黄油和其他从乳中提取的脂和油；乳酱：其他（按脂肪的质量分数进行分级）
040610	乳酪和凝乳：包括乳清和白蛋白奶酪、凝乳的未成熟干酪（未成熟或未固化的）
040630	乳酪和凝乳：经加工的乳酪，但磨碎或粉化的除外
040640	乳酪和凝乳：蓝纹乳酪和娄地青霉生产的带有纹理的其他乳酪
040690	乳酪和凝乳：其他奶酪
210500	冰激凌及其他冰制食品，无论是否含可可
350110	酪蛋白
350220	乳白蛋白（包括两种或两种以上乳清蛋白浓缩物）

2. 生产设施注册登记要求

俄罗斯输华乳品生产企业应当获得海关总署注册，相关企业名单见海关总署网站。

3. 动物检疫要求①

为出口对方的乳品提供原料乳的奶畜须符合下列条件：

（1）来自口蹄疫检疫限制已取消至少 2 个月的农场。

（2）农场过去 12 个月内没有发生过牛瘟、裂谷热、牛传染性胸膜肺炎、小反刍兽疫、羊天花、痒病。

（3）农场在过去 12 个月内没有确认的炭疽病例。接种炭疽活疫苗的动物，自接种之日起 21 天内的生乳不得用作原料生产出口乳品。

（4）在收集生乳时，农场未发现布鲁氏菌病、牛副结核病、结核病临床症状。

（5）农场受到中国主管部门或俄罗斯联邦国家兽医局监管。

（6）农场及其周边地区未因动物疾病按《OIE 陆生动物卫生法典》和本国动物卫生法规规定而受到检疫限制。

4. 检疫审批要求

进口俄罗斯巴氏杀菌乳和以巴氏杀菌工艺生产的调制乳，应事先办理检疫审批，获得"进境动植物检疫许可证"。

5. 卫生证书要求

俄罗斯输华乳品应随附俄罗斯联邦兽医部门签发的兽医卫生证书。

6. 食品安全要求②

俄罗斯输华乳品应符合中国法律、行政法规的规定和中国食品安全国家标准。

7. 包装和标识要求

中俄双向贸易的乳品必须用符合国际标准的全新材料包装，外包装要用中文、俄文及英文标明规格、产地（具体到州/省/市）、目的地、品名、重量、生产厂名称、注册编号、生产批号、储存条件、生产日期和保质期。

---

① 2020 年新增要求。

② 同上。

内包装须符合中国、俄罗斯和欧亚经济联盟相关规定，标签上应注明原产国、品名、企业注册号、生产企业名称地址和联系方式、生产日期和保质期、生产批号。

8. 存放和运输要求

中俄双向贸易乳品的存放、运输的全过程，均应符合卫生条件，防止受有毒有害物质的污染。货物装入集装箱后，应加施封识，封识号须在兽医卫生证书中注明。运输过程中不得拆开及更换包装。

（五）塞尔维亚（SRB）——乳品

根据《关于进口塞尔维亚乳品检验检疫要求的公告》（海关总署公告 2020 年第 90 号），允许符合相关要求的塞尔维亚乳品进口。

该公告同时发布了检验检疫要求。

1. 产品范围

塞尔维亚输华乳品是指以经过加热处理的牛乳或羊乳为主要原料加工而成的乳及乳制食品，包括巴氏杀菌乳、灭菌乳、调制乳、发酵乳、干酪及再制干酪、稀奶油、奶油、无水奶油、炼乳、乳粉、乳清粉、乳清蛋白粉、牛初乳粉、酪蛋白、乳矿物盐、乳基婴幼儿配方食品及其预混料（或基粉）等。

2. 生产设施注册登记要求

塞尔维亚输华乳品生产企业应经塞尔维亚官方批准，并获得中方注册。获得注册的塞尔维亚乳品企业名单见海关总署网站。

3. 动物检疫要求

为输华乳品提供原料乳的奶畜须符合下列条件：

（1）采集生乳前至少一个月，农场无口蹄疫病例或疑似病例。

（2）采集生乳时，农场未发现炭疽临床症状。

（3）农场无牛结核病、副结核、牛瘟、裂谷热、小反刍兽疫、羊天花、传染性牛胸膜肺炎。

（4）农场受塞尔维亚共和国农业、林业和水资源管理部监管。

（5）农场及其周边地区未因动物疾病按《OIE 陆生动物卫生法典》和本国动物卫生法规规定而受到检疫限制。

4. 检疫审批要求

进口塞尔维亚巴氏杀菌乳和以巴氏杀菌工艺生产的调制乳，应事先办理检疫审批，获得"进境动植物检疫许可证"。

5. 卫生证书要求

塞尔维亚输华乳品应随附塞尔维亚官方签发的卫生证书。

6. 食品安全要求

塞尔维亚输华乳品应符合中国法律、行政法规的规定和中国食品安全国家标准。

7. 包装和标识要求

塞尔维亚输华乳品必须用符合中国相关标准的全新材料包装，外包装要用中文及英文标明规格、产地（具体到州/省/市）、目的地、品名、重量、生产厂名称、注册编号、生产批号、储存条件、生产日期和保质期。

内包装须符合中国相关规定，标签上应注明原产国、品名、企业注册号、生产企业名称地址和联系方式、生产日期和保质期、生产批号。

8. 存放和运输要求

塞尔维亚输华乳品的存放、运输的全过程，均应符合卫生条件，防止受有毒有害物质的污染。货物装入集装箱后，应加施封识，封识号须在卫生证书中注明。运输过程中不得拆开及更换包装。

（六）斯洛伐克（SVK）——乳品

根据《关于进口斯洛伐克乳品检验检疫要求的公告》（海关总署公告 2020 年第 19 号），允许符合相关要求的斯洛伐克乳品进口。

该公告同时发布了检验检疫要求。

1. 产品范围

斯洛伐克输华乳品是指以经过加热处理的牛乳或羊乳为主要原料加工而成的食品，包括巴氏杀菌乳、灭菌乳、调制乳、发酵乳、干酪及再制干酪、稀奶油、奶油、无水奶油、炼乳、乳粉、乳清粉、乳清蛋白粉、牛初乳粉、酪蛋白、乳矿物盐、乳基婴幼儿配方食品及其预混料（或基粉）等。

2. 生产设施注册登记要求

斯洛伐克输华乳品生产企业应经斯洛伐克官方批准，并获得中方注册。获得注册的斯洛伐克乳品企业名单见海关总署网站。

3. 卫生证书要求

斯洛伐克输华乳品应随附斯洛伐克官方签发的卫生证书。斯洛伐克输华乳品卫生证书样本见海关总署网站。

4. 食品安全要求

斯洛伐克输华乳品应符合中国食品安全国家标准。

5. 包装和标识要求

斯洛伐克输华乳品必须用符合中国相关标准的全新材料包装，外包装要用中文及英文标明规格、产地（具体到州/省/市）、目的地、品名、重量、生产厂名称、注册编号、生产批号、储存条件、生产日期和保质期。内包装须符合中国相关规定，标签上应注明原产国、品名、企业注册号、生产企业名称地址和联系方式、生产日期和保质期、生产批号。

6. 存放和运输要求

斯洛伐克输华乳品的存放、运输的全过程，均应符合卫生条件，防止受有毒有害物质的污染。货物装入集装箱后，应加施封识，封识号须在卫生证书中注明。运输过程中不得拆开及更换包装。

（七）越南（VNM）——乳品

根据《关于进口越南乳品检验检疫要求的公告》（海关总署公告2019年第156号），允许符合相关要求的越南乳品进口。

该公告同时发布了检验检疫要求。

1. 产品范围

越南输华乳品是指以经过加热处理的牛乳为主要原料加工而成的食品，包括巴氏杀菌乳、灭菌乳、调制乳、发酵乳、干酪及再制干酪、稀奶油、奶油、无水奶油、炼乳、乳粉、乳清粉、乳清蛋白粉、牛初乳粉、酪蛋白、乳矿物盐、乳基婴幼儿配方食品及其预混料（或基粉）等。

2. 生产设施注册登记要求

越南输华乳品生产企业应当经越南官方批准，并获得海关总署注册，相关企业名单见海关总署网站。

3. 检疫审批要求

进口越南巴氏杀菌乳和以巴氏杀菌工艺生产的调制乳，应事先办理检疫审批，获得"进境动植物检疫许可证"。

4. 卫生证书要求

越南输华乳品应随附越南官方签发的卫生证书。

5. 包装和标识要求

越南输华乳品必须用符合中国相关标准的全新材料包装，外包装要用中文及英文标明规格、产地（具体到州/省/市）、目的地、品名、重量、生产厂名称、注册编号、生产批号、储存条件、生产日期和保质期。

内包装须符合中国相关规定，标签上应注明原产国、品名、企业注册号、生产企业名称地址和联系方式、生产日期和保质期、生产批号。

6. 存放和运输要求

越南输华乳品的存放、运输的全过程，均应符合卫生条件，防止受有毒有害物质的污染。货物装入集装箱后，应加施封识，封识号须在卫生证书中注明。运输过程中不得拆开及更换包装。

十、进口其他食用产品

（一）阿富汗（AFG）——藏红花（2211 植物源性药材）

根据《质检总局关于进口阿富汗藏红花检验检疫要求的公告》（国家质检总局公告 2017 年第 53 号），允许符合相关要求的阿富汗藏红花进口。

该公告同时发布了检验检疫要求。

1. 产品范围

阿富汗输华藏红花 *Crocus sativus*。

2. 植物检疫要求

阿富汗输华藏红花须符合阿富汗和中国植物检疫有关法律法规和安全卫生标准；藏红花柱头不得带有土壤，不得带有杂草籽或其他动植物残体，不得带有病原体（包括菌种、毒种）、害虫及桃蚜 *Myzus persicae*、葶苈独行菜 *Lepidium draba* 等其他有害生物。

3. 植物检疫证书要求

阿富汗政府主管部门应对阿富汗输华藏红花进行检疫，对经检疫合格的每批输华藏红花出具官方植物检疫证书，证明其符合中国的植物检疫要求，并注明种植基地、加工企业、出口商等英文信息。

4. 包装及运输要求

阿富汗输华藏红花柱头每一包装必须符合中国植物检疫要求，应有明显的"本产品输往中华人民共和国"的中文字样、品名、种植基地、加工企业和出口商英文信息（包括地址）的标志。

（二）玻利维亚（BOL）——咖啡豆（230502 咖啡）

根据《关于进口玻利维亚咖啡豆检验检疫要求的公告》（海关总署公告 2019 年第 128 号），允许符合相关要求的玻利维亚咖啡豆进口。

该公告同时发布了检验检疫要求。

1. 产品范围

玻利维亚咖啡豆是指在玻利维亚种植和加工的未经烘焙和已脱壳的咖啡（*Coffea arabica* L.）籽粒（不含内果皮）。

2. 生产设施注册登记要求

玻利维亚输华咖啡豆的生产、加工企业须符合中国植物检疫要求，由玻利维亚主管部门注册并推荐，经海关总署审核认可并注册登记。企业注册名单见海关总署网站。

3. 植物检疫要求

（1）玻利维亚输华咖啡豆应符合中国进口植物检验检疫法律法规要求，不得带有土壤、不得混有杂草种子、其他谷物和植物残体等。

（2）玻利维亚输华咖啡豆应不带有中方关注的检疫性有害生物：咖啡果小蠹 *Hypothenemus hampei*（Ferrari）。

（3）玻利维亚输华咖啡豆应实施磷化氢熏蒸处理。熏蒸温度：18℃～23℃，磷化氢剂量：57%的磷化铝 6g/m³或有效成分磷化氢 2g/m³；熏蒸处理时间：168h。

4. 植物检疫证书要求

玻利维亚输华咖啡豆须随附玻利维亚官方植物检疫证书，证书声明栏中应注明"该批货物符合中玻双方于 2018 年 6 月 19 日在北京签署的《关于玻利维亚咖啡豆输华植物检疫要求议定书》的要求。"

5. 食品安全要求

玻利维亚输华咖啡豆须符合中国法律法规和相关食品安全国家标准的要求。

6. 包装及运输要求

玻利维亚输华咖啡豆必须用符合中国植物检疫要求的，干净、卫生、透气、新的材料包装。每一包装应有明显的"本产品输往中华人民共和国"的中文字样以及可以识别咖啡豆的品名、加工厂、出口商名称和地址的中文信息。

第二节　出口检验检疫要求

一、出口肉类（2101 动物肉脏及杂碎、2102 熟肉制品）

（一）哈萨克斯坦（KAZ）——鸭肉（冷冻）

根据《关于中国鸭肉出口哈萨克斯坦检验检疫要求的公告》（海关总署公告 2020 年第 62 号），允许符合相关要求的鸭肉出口哈萨克斯坦。

该公告同时发布了检验检疫要求。

1. 产品范围

允许出口的鸭肉指冷冻鸭胴体、分割肉和可食用内脏。

2. 生产设施注册登记要求

向哈萨克斯坦出口鸭肉的生产企业应获得哈萨克斯坦政府主管部门注册。生产企业指屠宰、分割、加工和储存企业。

（1）已在海关备案的生产企业可以向主管海关提出对哈萨克斯坦推荐注册申请；未在海关备案的生产企业应先在主管海关备案，再提出对哈萨克斯坦推荐注册申请。

（2）直属海关统一向海关总署主管部门报送对哈萨克斯坦推荐注册申请生产企业名单。

（3）哈萨克斯坦政府主管部门根据海关总署推荐对申请注册的生产企业实施评估和注册。

（4）获得哈萨克斯坦政府主管部门注册的生产企业名单在海关总署官方网站公布。

3. 产品要求

（1）动物来源要求。

①孵化、饲养并屠宰于中国的禽流感、新城疫非疫区。来自实施有效追溯体系的备案农场，可以追溯到活鸭的来源地。

②来自过去 12 个月内未发生过禽衣原体病、禽传染性支气管炎、禽传染性喉气管炎、禽支原体病、鸭病毒性肝炎、鸡白痢和禽伤寒、传染性法氏囊病的农场。

③来自过去 12 个月内未因发生世界动物卫生组织（OIE）、哈萨克斯坦和中国动物卫生法规规定的疫病受到管制和检疫限制的农场。

④孵化后或至少在送宰前 21 天，在兽医部门要求的条件下隔离，隔离期间没有传染病临床症状。

（2）出口鸭肉要求。

①出口屠宰用的活鸭未饲喂中国、哈萨克斯坦以及欧亚经济联盟禁止使用的兽药或饲料添加剂。

②按照中国、哈萨克斯坦以及欧亚经济联盟现行的有关法律法规，对屠宰活鸭实施宰前宰后检验，证明所有屠宰活鸭是健康的，没有疫病临床症状和寄生虫病，胴体和脏器无病理变化，主要淋巴结和腺体已摘除。

③兽药、农药、重金属、环境污染物及其他有毒、有害物质等不超过中国、哈萨克斯坦及欧亚经济联盟规定的最高残留限量。

④未受哈萨克斯坦和中国规定的病原微生物污染。

⑤符合卫生和安全标准，适合人类消费。

4. 包装和标识要求

（1）用于出口的冷冻鸭肉应使用符合国际卫生标准的全新材料包装。

（2）内包装上应当标明品名（产品描述）、产地国、生产企业注册号、生产批号。外包装上应当以哈萨克文、俄文或英文标明品名、产品的规格、产地（具体到省/市）、生产企业注册号、生产批号、目的地（目的地应当标明为哈萨克斯坦共和国）、生产日期（年/月/日）、保质期、储存温度等内容。

（3）预包装鸭肉的标签应符合哈萨克斯坦有关预包装食品标签的标准及规定。

5. 兽医卫生证书要求

每批出口鸭肉应随附一份主管部门出具的官方兽医卫生证书，证明其符合中国、哈萨克斯坦以及欧亚经济联盟的检验检疫要求。

6. 存放和运输要求

在存放鸭肉的冷库中，应设有存放出口哈萨克斯坦的专用区域并明显标识。储存和运输应在合适的温度条件下进行，冷冻鸭肉的中心温度不应高于−12℃。

货物装入集装箱后施加主管部门认可的铅封，铅封号在随附的官方兽医卫生证书中注明。运输过程中不得拆开及更换包装。

（二）俄罗斯（RUS）——禽肉（冷冻）

根据《关于中国和俄罗斯进出口禽肉检验检疫要求的公告》（海关总署公告2019年第76号），允许符合相关要求的禽肉出口俄罗斯。

该公告同时发布了检验检疫要求。

1. 产品范围

允许出口的禽肉是指冷冻禽肉（去骨和带骨）以及胴体、部分胴体和副产品，不包括羽毛。副产品具体为冷冻鸡心、冷冻鸡肝、冷冻鸡肾、冷冻鸡胗、冷冻鸡头、冷冻鸡皮、冷冻鸡翅（不含翅尖）、冷冻鸡翅尖、冷冻鸡爪、冷冻鸡软骨。

2. 生产设施注册登记要求

出口禽肉的生产企业（包括屠宰、分割、加工和储存）应符合中国和俄罗斯以及欧亚经济联盟的兽医与公共卫生法律法规要求，应获得双方主管部门注册，获准出口的生产企业名单及批准日期将在双方主管部门官方网站公布。

3. 产品要求

（1）动物来源要求。

①繁殖、出生并饲养在中国和俄罗斯境内经认可未感染禽流感、新城疫的非疫区。

②来自过去12个月未因发生中国和欧亚经济联盟俄罗斯兽医规定中提及的传染病和寄生虫而实施隔离检疫或限制活动的区域。

（2）进出口禽肉要求。

①未在出口加工用的活禽上使用任何禁用或有害的兽药、添加剂。

②按照中俄以及欧亚经济联盟现行的有关法律法规，对屠宰禽肉实施宰前宰后检验；证明所有屠宰活禽是健康的，没有任何传染病的临床症状，胴体和脏器无病理变化。

③兽药残留、杀虫剂或环境污染物不超过中俄及欧亚经济联盟规定的最高限量。

④符合卫生和安全标准，适合人类消费。

4. 包装和标识要求

（1）用于出口的冷冻禽肉应由生产企业使用符合食品法典规定的全新材料进行包装。

（2）内包装应使用中文及俄文标明品名、产地国、生产企业注册号及生产批号。外包装应使用中文及俄文标明品名、规格、产地（国家/地区/城市）、生产企业注册号、生产批号、目的地（中华人民共和国或俄罗斯联邦）、生产日期（年/月/日）、保质期和加工企业的储存条件，并施加主管部门官方检验检疫标识。

（3）预包装肉类的标签应符合进口国有关预包装食品标签的标准及规定。

5. 兽医卫生证书要求

每批出口禽肉应随附一份主管部门出具的官方兽医卫生证书，证明其符合中俄以及欧亚经济联盟的检验检疫要求。

6. 存放和运输要求

储存和运输应在合适的温度条件下进行，冷冻禽肉的中心温度不应高于−15℃。

货物装入集装箱后施加主管部门认可的铅封，铅封号在随附的官方兽医卫生证书中注明。运输过程不得拆开及更换包装。

（三）美国（USA）——禽肉（熟制）

根据《关于中国自产原料熟制禽肉输美有关要求的公告》（海关总署公告 2019 年第 214 号），允许符合相关要求的中国自产原料熟制禽肉出口美国。

该公告同时发布了检验检疫要求。

1. 产品范围

冷藏或冷冻的完全熟制鸡肉或鸭肉产品。

2. 生产设施注册登记要求

（1）中国输美自产原料熟制禽肉的生产企业（以下简称"生产企业"）应按中国法律法规规章组织生产和出口，并应当保证出口的熟制禽肉符合美国的标准和要求。生产企业应持续符合美国法律法规的相关要求，并根据美国法规要求接受美国官方检查。

相关法律法规和要求包括：

①《禽产品检验法规》（美国联邦法典 9CFR 381）、《即食产品中单增李斯特氏菌控制》（美国联邦法典 9CFR 430.4）、《卫生管理要求》（美国联邦法典 9CFR 416）、《危害分析和关键控制点（HACCP）管理体系》（美国联邦法典 9CFR 417）、《禁止在食用动物中使用的兽药名单》（美国联邦法典 21CFR 530.41）、《食品中兽药残留限量》（美国联邦法典 21CFR 556）、《动物饲料中允许使用的兽药》（美国联邦法典 21CFR 558）、《动物饲料及饮用水中允许使用的添加剂》（美国联邦法典 21CFR 573）、《动物食品或饲料中禁止使用的物质》（美国联邦法典 21CFR 589）等。

②《中华人民共和国可对美国出口的在中国屠宰的禽肉产品》（美国联邦公告 84FR 60318）等。

（2）已在海关备案的生产企业可以向主管海关提出对美推荐注册申请；未在海关备案的生产企业应先在主管海关备案，再提出对美推荐注册申请。

（3）对美推荐注册生产企业包括熟制禽肉生产加工企业、储存冷库以及提供自产原料的屠宰厂。生产企业在获得美国农业部注册后方可开展出口贸易。

3. 产品要求

原料应达到即烹家禽标准，产品应达到即食禽肉产品标准，具体如下：

（1）即烹家禽（Ready-to-cook poultry，RTC）。根据美国联邦法典 9 CFR 381.1，即烹家禽是指经屠宰，无突出针羽（指绒羽）和残留羽毛，去除头、爪、嗉囊、尾（油）脂腺、气管、食管、肠和肺，去除或不去除成熟的生殖器官和肾，带有或不带有内脏（指不含包囊的心、去除胆囊的肝、去除内容物和内膜的鸡胗或鸭胗），无须进一步加工处理即可用于烹饪的禽产品。即烹家禽也指无须进一步加工处理即可烹饪的任何禽分割部位或其他部分，如生殖器官、头或爪。

（2）即食禽肉产品（Ready-to-eat，RTE）。根据美国联邦法典 9 CFR 430.1，即食禽肉产品指以鸡、鸭可供人类食用的部分为主要原料，或添加一定辅料调味，经沸水浸烫、油炸、蒸制等热处理方式充分熟制，消费者可直接食用或经消费者简单加工（非以食品安全为目的）后食用的产品。存储方式包括冷藏或冷冻。

4. 屠宰要求

企业屠宰、分割、卫生控制和 HACCP 质量控制等体系应符合美国联邦法典 9 CFR 381、416、417

等相关要求，主要如下：

（1）供宰禽只要求。

供宰禽只应来自经海关备案的养殖场，禽只养殖过程应符合美国联邦法典 21 CFR 530.41、556、558、573、589 等相关要求。

（2）设施设备要求。

①基础设施设备。应符合美国联邦法典 9 CFR 416 等相关要求。

②检验设施配置。配置官方兽医实施宰后检验的相应设施，主要包括官方兽医办公室、屠宰流水线上的官方检验台、检验用照明灯具、供线下处理的悬挂架、急停按钮、复检台等，应符合美国联邦法典 9 CFR 381.36 等相关要求。

（3）宰前宰后检验要求。

①官方检验人员。根据美国联邦法典 9 CFR 381 等相关要求，出口美国禽肉宰前宰后检验应由官方派驻人员实施。

②企业辅助人员。在实施宰后检验时，配备必要的辅助人员协助官方派驻人员工作，应符合美国联邦法典 9 CFR 381.76 等相关要求。

③宰后检验系统。美国联邦法典规定有传统型检验（TI）、改进型检验系统（SIS）、新型快速检验系统（NELS）、新型家禽检验系统（NPIS）等多种宰后检验系统，企业可选择其中一种，设定相对应的生产链速，应符合美国联邦法典 9 CFR 381.67、381.76 等相关要求。

（4）加工过程特殊要求。

①胴体分拣、处理和返工整理。选择新型家禽检验系统（NPIS）的企业，应在 HACCP 计划、卫生标准操作程序（SSOP）或前提计划中制定和实施胴体分拣与处理程序、返工整理程序，确保进入冷却设施的家禽胴体无败血症、毒血症症状、消化道内容物污染，应符合美国联邦法典 9 CFR 381.76 等相关要求。

②胴体粪便零污染控制。企业应在 HACCP 计划、SSOP 或前提计划中制定和实施可见粪便污染的控制程序，确保进入冷却设施的家禽胴体无可见粪便污染，应符合美国联邦法典 9 CFR 381.65 等相关要求。

③胴体冷却。企业应在 HACCP 计划、SSOP 或前提计划中制定和实施冷却控制程序，确保禽胴体和分割的其他可食用部分在屠宰加工后及时冷却，抑制屠宰后胴体微生物繁殖，应符合美国联邦法典 9 CFR 381.66 等相关要求。

（5）验证和监测。

①即烹家禽（RTC）验证。企业应在预冷前后分别抽取胴体检验，验证禽只是否符合即烹家禽（RTC）的标准，应符合美国联邦法典 9 CFR 381.76 等相关要求。

②屠宰过程微生物监测。企业应在 HACCP 计划、SSOP 或前提计划中制定和实施相关控制程序，至少包括取样和微生物监测，如预冷前后取样位置、取样频率、检测项目等，用于监测屠宰和胴体修整过程中胴体微生物污染情况，应符合美国联邦法典 9 CFR 381.65 等相关要求。

5. 熟制加工要求

企业生产、卫生控制和 HACCP 质量控制等体系应符合美国联邦法典 9 CFR 381、416、417、430 等相关要求，主要如下：

（1）加工原料要求。

原料应来自获得美国农业部注册的屠宰企业。

（2）设施设备要求。

应符合美国联邦法典 9 CFR 416 等相关要求。

（3）熟制要求。

车间加热前后区域应有效分隔，产品中心温度至少达到 74℃（165°F）或加热效果达到沙门氏菌

7 Log_{10} 的致死率，应符合美国联邦法典 9 CFR 381.150 等相关要求。

（4）微生物控制要求。

企业应在 HACCP 计划、SSOP 或前提计划中识别产品热稳定（例如降温）过程中的产气荚膜梭状杆菌和肉毒梭菌的危害，制定控制措施，应符合美国联邦法典 9 CFR 381.150 等相关要求。

企业应在 HACCP 计划、SSOP 或前提计划中识别热加工后产品及环境中单增李斯特氏菌等致病微生物的危害，制定控制措施，应符合美国联邦法典 9CFR 430.4 等相关要求。

（5）装运前审核。

企业应建立装运前产品 CCP 点记录审核措施，应符合美国联邦法典 9 CFR 417.5(c) 等相关要求。

6. 包装要求

（1）用于出口美国禽肉产品的包装应能在正常的贮存、运输、销售条件下最大限度地保护食品的安全性和食品品质。

（2）出口至美国的禽肉产品需贴有标签，产品标签应符合美国联邦法典 9CFR 381-N、381.412 等规定的标签要求。出口禽肉产品标签严格遵照美国法规内容设计，必须以英文标明产品名称、成分清单、人工调味料或色素、抗氧化剂、化学防腐剂及其他添加剂、产品数重量、经销商或包装商的标识、食品声明、生产企业注册号、生产及包装日期等。带有特殊声明和要求的标签必须提交给美国食品安全检验局（FSIS）审批，获临时批准后方可使用。

7. 兽医卫生证书要求

每批出口禽肉应随附一份当地海关出具的官方兽医卫生证书，证明其符合美国法规要求。

二、出口水产品（2104 水产及其制品）

（一）美国（USA）——鲶形目鱼类

根据《关于我国输美鲶形目鱼类产品有关要求的公告》（海关总署公告 2019 年第 230 号），允许符合相关要求的中国生制鲶形目鱼类（以下简称"鲶鱼"）产品出口美国。

该公告同时发布了检验检疫要求。

1. 产品范围

生制鲶形目鱼类产品。

2. 生产设施注册登记要求

（1）中国输美鲶鱼产品的生产企业（以下简称"生产企业"）应持续符合美国法律法规的相关要求，并根据美国法规要求接受美国官方检查；生产企业应按中国法律法规规定组织生产和出口，并应当保证出口的鲶鱼产品符合美国的标准和要求。

相关法律法规和要求包括：

①《鲶形目鱼类及其产品的强制检验法规》（美国联邦法典 9 CFR 300、441、530、531、532、533、534、537、539、540、541、544、548、550、552、555、557、559、560 与 561 部分）、《卫生管理要求》（美国联邦法典 9 CFR 416）、《危害分析和关键控制点（HACCP）管理体系》（美国联邦法典 9 CFR 417）、《禁止在食用动物中使用的兽药名单》（美国联邦法典 21 CFR 530.41）、《食品中兽药残留限量》（美国联邦法典 21 CFR 556）、《动物饲料中允许使用的兽药》（美国联邦法典 21 CFR 558）、《动物饲料及饮用水中允许使用的添加剂》（美国联邦法典 21CFR 573）、《动物食品或饲料中禁止使用的物质》（美国联邦法典 21 CFR 589）等。

②《中华人民共和国向美国出口鲶形目鱼类及其产品的资质》（美国联邦公告 84 FR 59678）等。

（2）已在海关备案的生产企业可以向主管海关提出对美推荐注册申请；未在海关备案的生产企业应先在主管海关备案，再提出对美推荐注册申请。

（3）对美推荐注册生产企业包括鲶鱼产品生产加工企业、储存冷库。生产企业在获得美国农业部注册后方可开展出口贸易。

3. 原料要求

供加工用鲶鱼原料应符合美国联邦法典（以下简称美国法典）9 CFR 534 等相关要求，主要包括：

（1）养殖要求。

供加工用鲶鱼养殖场应根据美国法典 9 CFR 534.2 等要求，对水质进行监测。养殖过程中药物的使用应当符合美国法典 9 CFR 534.3 等要求。

（2）运输要求。

运输原料鱼的车辆应根据美国法典 9 CFR 534.4 等要求，配备原料鱼装运容器。容器应当保持清洁卫生，能够提供充足的水和氧气。

（3）验收要求。

加工企业应当根据美国法典 9 CFR 534.4 等要求，拒绝接收死鱼、濒死鱼、病鱼或受污染鱼。

4. 加工要求

鲶鱼产品加工卫生控制和 HACCP 质量控制等体系应符合美国法典 9 CFR 531、532、533、539、540、550、416、417 等相关要求，主要包括：

（1）官方检验员要求。

根据美国法典 9 CFR 532 等相关要求，海关指派官方检验员对输美鲶鱼产品的加工开展官方检验。加工企业应根据美国法典 9 CFR 533.3、533.4 等相关要求，为官方检验员提供必要的设施和服务。加工企业应根据美国法典 9 CFR 550.6 等相关要求，向官方检验员提供相应的生产加工信息。

（2）卫生控制要求。

加工企业的卫生控制应符合美国法典 9 CFR 416、533.1 等相关要求。

（3）HACCP 体系要求。

加工企业的 HACCP 体系应符合美国法典 9 CFR 417 等相关要求，并做好相应记录。

（4）掺杂产品处理要求。

根据美国法典 9 CFR 539、540 等相关要求，掺杂产品应当隔离存放于有显著标识的密闭容器内，运出加工企业，在处理非食用产品的设施进行处理。掺杂的定义见法典 9 CFR 531.1。

5. 包装要求

输美鲶鱼产品的包装应能在正常的贮存、运输、销售条件下最大限度地保护食品的安全性和食品品质。

输美鲶鱼产品需贴有标签，产品标签应符合美国法典 9 CFR 541 等相关要求。根据美国法典 9 CFR 557.14 等相关要求需经美国食品安全检验局批准的标签，经批准后方可使用。

6. 官方证书要求

每批输美鲶鱼产品应随附海关出具的出口鲶鱼产品检验证书。

（二）其他水产品

略

三、出口乳品（2302 乳品）

（一）俄罗斯（RUS）——乳品

根据《关于中俄乳品双向贸易检验检疫要求的公告》（海关总署公告 2019 年第 44 号），允许符合相关要求的乳品出口俄罗斯，同时发布了检验检疫要求。

根据《关于修订中俄乳品双向贸易检验检疫要求的公告》（海关总署公告 2020 年第 89 号），修订了并公布了最新检验检疫要求。

1. 产品范围①

中国输俄乳品及俄罗斯输华乳品是指以经过加热处理的牛乳或羊乳为主要原料加工而成的食品，

---

① 为便于在相关单证保存期限内检索相关依据，2019 年议定的相关要求仍予以保留，供读者参考。

不包括乳粉、奶油粉、乳清粉（产品清单见表 13-6）。

表 13-6　中国输俄乳品产品清单（2019）

HS 编码	产品
040110	非浓缩，不添加糖或其他甜味剂的牛奶和奶油：脂肪含量小于 1%
040120	非浓缩，不添加糖或其他甜味剂的牛奶和奶油：脂肪含量在 1%～6%
040140	非浓缩，不添加糖或其他甜味剂的牛奶和奶油：脂肪含量在 6%～10%
040150	非浓缩，不添加糖或其他甜味剂的牛奶和奶油：脂肪含量大于 10%
040210	浓缩或添加糖或其他甜味剂且不包括奶粉、乳清粉和干奶油的牛奶和奶油：脂肪含量小于 1.5% 的粉、颗粒或其他固体类型
040221 040291	不包括奶粉、乳清粉和干奶油的浓缩或添加糖或其他甜味剂的牛奶和奶油：不添加糖或其他甜味剂（按脂肪的质量分数进行分级）
040229 040299	不包括奶粉、乳清粉和干奶油的浓缩或添加糖或其他甜味剂的牛奶和奶油：其他（按脂肪的质量分数进行分级）
040310	不论是否浓缩，是否添加糖或其他甜味剂，有无口味、水果、坚果或可可添加的凝乳、凝固牛奶和奶油、酸乳酪、克非尔和其他发酵或发酵的牛奶和奶油：酸奶
040390	不论是否浓缩，是否添加糖或其他甜味剂，有无口味、水果、坚果或可可添加的凝乳、奶油、酸乳酪、克非尔和其他发酵或发酵的牛奶和奶油：其他（通过添加风味添加剂和脂肪质量分数来进行分级）
040410	浓缩或非增稠，有无添加糖或其他甜味剂的牛奶乳清；有无添加糖或其他甜味剂，在其他方面没有指定或包括的牛奶的天然成分：乳清和改良乳清，浓缩或非浓缩，有无添加糖或其他甜味剂
040490	浓缩或非增稠，有无添加糖或其他甜味剂的牛奶乳清；有无添加糖或其他甜味剂，在其他方面没有指定或包括的牛奶的天然成分：其他（按脂肪的质量分数进行分级）
040510	黄油和其他由牛奶制成的脂肪和油脂；乳贴：黄油
040520	黄油和其他由牛奶制成的脂肪和油脂；乳贴：乳贴
040590	黄油和其他由牛奶制成的脂肪和油脂；奶糊：其他（按脂肪的质量分数进行分级）
040610	奶酪和白软干酪：包括乳清和白蛋白奶酪，白软干酪的未成熟干酪（未成熟或成熟）。
040630	奶酪和白软干酪：包括乳清和白蛋白奶酪，白软干酪的未成熟干酪（未成熟或成熟）。
040640	蓝纹乳酪和娄地青霉生产的带有纹理的其他乳酪
040690	奶酪和白软干酪：其他奶酪
210500	包含或非包含可可粉的冰激凌或其他可食用冰激凌
350110	酪蛋白

2020 年最新的产品范围为：中国输俄乳品及俄罗斯输华乳品是指以经过加热处理的牛乳或羊乳为主要原料加工而成的食品（产品清单见表 13-7）。

表 13-7　中国输俄乳品产品清单（2020）

HS 编码	产品
040110	未浓缩及未加糖或其他甜物质的乳及奶油：脂肪含量小于 1%
040120	未浓缩及未加糖或其他甜物质的乳及奶油：脂肪含量在 1%-6%
040140	未浓缩及未加糖或其他甜物质的乳及奶油：脂肪含量在 6%-10%

HS 编码	产品
040150	未浓缩及未加糖或其他甜物质的乳及奶油：脂肪含量大于 10%
040210	浓缩、加糖或其他甜物质的乳及奶油：脂肪含量小于 1.5% 的粉、颗粒或其他固体类型
040221 040291	浓缩、加糖或其他甜物质的乳及奶油：不加糖或其他甜物质（按脂肪的质量分数进行分级）
040229 040299	浓缩、加糖或其他甜物质的乳及奶油：其他（按脂肪的质量分数进行分级）
040310	不论是否浓缩、加糖或其他甜物质、加香料、加水果、加坚果或加可可的酪乳、结块的乳和奶油、酸乳、酸乳酒和其他发酵或酸化的乳和奶油：酸乳
040390	不论是否浓缩、加糖或其他甜物质、加香料、加水果、加坚果或加可可的酪乳、结块的乳和奶油、酸乳、酸乳酒和其他发酵或酸化的乳和奶油：其他（通过添加风味添加剂和脂肪质量分数来进行分级）
040410	乳清，不论是否浓缩、加糖或其他甜物质；其他品目未列明的含天然乳的产品，不论是否加糖或其他甜物质：乳清和改性乳清，不论是否浓缩、加糖或其他甜物质
040490	乳清，不论是否浓缩、加糖或其他甜物质；其他品目未列明的含天然乳的产品，不论是否加糖或其他甜物质：其他（按脂肪的质量分数进行分级）
040510	黄油和其他从乳中提取的脂和油；乳酱：黄油
040520	黄油和其他从乳中提取的脂和油；乳酱：乳酱
040590	黄油和其他从乳中提取的脂和油；乳酱：其他（按脂肪的质量分数进行分级）
040610	乳酪和凝乳：包括乳清和白蛋白奶酪、凝乳的未成熟干酪（未成熟或未固化的）
040630	乳酪和凝乳：经加工的乳酪，但磨碎或粉化的除外
040640	乳酪和凝乳：蓝纹乳酪和娄地青霉生产的带有纹理的其他乳酪
040690	乳酪和凝乳：其他奶酪
210500	冰激凌及其他冰制食品，无论是否含可可
350110	酪蛋白
350220	乳白蛋白（包括两种或两种以上乳清蛋白浓缩物）

2. 生产设施注册登记要求

中国输俄乳品生产企业应当经俄罗斯联邦兽医和植物卫生监督局批准，相关企业名单可在俄罗斯联邦兽医和植物卫生监督局网站查询。

3. 动物检疫要求①

为出口对方的乳品提供原料乳的奶畜须符合下列条件：

（1）来自口蹄疫检疫限制已取消至少 2 个月的农场。

（2）农场过去 12 个月内没有发生过牛瘟、裂谷热、牛传染性胸膜肺炎、小反刍兽疫、羊天花、痒病。

（3）农场在过去 12 个月内没有确认的炭疽病例。接种炭疽活疫苗的动物，自接种之日起 21 天内的生乳不得用作原料生产出口乳品。

（4）在收集生乳时，农场未发现布鲁氏菌病、牛副结核病、结核病临床症状。

（5）农场受到中国主管部门或俄罗斯联邦国家兽医局监管。

（6）农场及其周边地区未因动物疾病按《OIE 陆生动物卫生法典》和本国动物卫生法规规定而受到检疫限制。

---

① 2020 年新增要求。

4. 卫生证书要求

中国输俄乳品应随附中国海关部门签发的兽医卫生证书。

5. 食品安全要求①

中国输俄乳品应符合俄罗斯和欧亚经济联盟有关法律法规要求。

6. 包装和标识要求

中俄双向贸易的乳品必须用符合国际标准的全新材料包装，外包装要用中文、俄文及英文标明规格、产地（具体到州/省/市）、目的地、品名、重量、生产厂名称、注册编号、生产批号、储存条件、生产日期和保质期。

内包装须符合中国、俄罗斯和欧亚经济联盟相关规定，标签上应注明原产国、品名、企业注册号、生产企业名称地址和联系方式、生产日期和保质期、生产批号。

7. 存放和运输要求

中俄双向贸易乳品的存放、运输的全过程，均应符合卫生条件，防止受有毒有害物质的污染。货物装入集装箱后，应加施封识，封识号须在兽医卫生证书中注明。运输过程中不得拆开及更换包装。

（二）其他乳品

略。

四、出口其他食用产品

（一）加拿大（CAN）——含馅粮食制品（2310 粮食制品）

根据《质检总局关于含馅粮食制品出口加拿大检验检疫要求的公告》（国家质检总局公告 2018 年第 37 号），允许符合相关要求的中国含馅粮食制品出口加拿大。

该公告同时发布了检验检疫要求。

1. 产品范围

本要求所指的含馅粮食制品是指以多种原料为馅料，小麦粉为皮制成的熟制或非熟制冷冻制品，如包子、饺子或派等。

非熟制粮食制品：产品冻结前未经加热成熟的制品。

熟制粮食制品：产品冻结前经加热成熟的非即食制品。

馅料：加拿大已批准进口的肉类、鱼类、蛋类和蔬菜为原料、由单一成分或多种成分混合配制而成。其中，肉类应来自获得中方批准的加拿大肉类生产企业或获得加拿大肉类进口许可的国家及其批准肉类生产企业。

2. 加工企业要求

输加含馅粮食制品的生产加工企业应由中方推荐并经加拿大食品检验署批准。

加拿大食品检验署批准的含馅粮食制品生产企业名单、卫生证书样本请访问海关总署网站查询。

3. 食品安全要求

输加含馅粮食制品应符合加方动植物检疫和食品安全相关法律、法规及标准。

4. 产品及包装要求

输加含馅粮食制品的生产、包装、储存和运输应符合加方的监管要求。包装材料还应符合加方的包装材料标准和标签要求。

5. 卫生证书要求

每批输加含馅粮食制品应随附中方海关出具的卫生证书。

（二）其他食用产品

略。

---

① 2020 年新增要求。

第三节　涉港澳台检验检疫要求

一、输内地（大陆）检验检疫要求

（一）香港特别行政区——双孢菇（220409 食用菌）

根据《关于香港双孢菇输内地检验检疫要求的公告》（海关总署公告 2019 年第 112 号），允许符合相关要求的香港双孢菇输往内地。

该公告同时发布了检验检疫要求。

1. 产品范围

在香港特别行政区种植的双孢菇 *Agaricus bisporus*（J. E. Lange）*Pilát*（1951）。

2. 生产企业要求

香港特别行政区输内地的双孢菇生产加工企业应经香港特别行政区主管部门认可后报海关总署，经海关总署审核后注册登记。

3. 植物检疫要求

（1）香港特别行政区输内地的双孢菇应符合内地和香港特别行政区相关法律法规，由港方检疫合格。

（2）香港特别行政区输内地的双孢菇不得带有下列有害生物：蛆症异蚤蝇 *Megaselia scalaris*（Loew）、托兰氏假单胞杆菌 *Pseudomonas tolaasii Paine*。

4. 植物检疫证书要求

每批香港特别行政区输内地的双孢菇须随附香港特别行政区官方植物保护组织出具的植物检疫证书。

5. 食品安全要求

香港输内地的双孢菇应符合食品安全国家标准。

6. 包装要求

香港特别行政区输内地的双孢菇必须用干净卫生且符合内地植物检疫和食品安全要求的全新包装材料进行单独包装。每个包装箱上应用中文标注双孢菇的种类、温室或其注册号，包装厂及其注册号等信息，并标出"输往中国内地"。

（二）香港/澳门特别行政区——含肉、蛋月饼（230901 糕点）

根据《质检总局关于发布香港、澳门产含肉、蛋月饼输内地检验检疫要求的公告》（国家质检总局公告 2017 年第 80 号），允许符合相关要求的香港、澳门特别行政区产含肉、蛋月饼输往内地。

该公告同时发布了检验检疫要求。

1. 产品范围

含肉、蛋月饼。

2. 生产企业要求

由经香港、澳门特别行政区政府许可的企业生产。

3. 原料要求

使用的肉（牛肉除外）、蛋原料来自内地并经检验检疫合格。

4. 检疫处理要求

经过中心温度大于 85℃、不少于 30 分钟的热处理工艺。

5. 卫生证书要求

随附香港特别行政区食物环境卫生署、澳门特别行政区民政总署出具的动物制食品卫生证书，证书中应注明产品种类、产品原产地、出口产品目的地、健康证明等信息。

二、输港澳台检验检疫要求

（一）香港特别行政区——冰鲜禽肉（2101 动物肉脏及杂碎）

根据原《质检总局关于发布内地供港冰鲜禽肉、冷冻禽肉和冰鲜猪肉检验检疫要求的公告》（国家质检总局公告 2017 年第 68 号），允许符合相关要求的冰鲜禽肉输往香港特别行政区。

该公告同时发布了检验检疫要求。

1. 产品范围

禽肉，包含鸡、鸭、鹅、鸽、鹌鹑、鹧鸪、鸵鸟和其他饲养的禽鸟整只屠体、分割屠体及内脏。

2. 原料来源

（1）供港冰鲜禽肉生产加工的供宰活禽，必须来自备案的饲养场。

（2）出口屠宰加工企业应与备案饲养场建立相对固定的供货关系，并签订供货合同，明确饲养和安全卫生要求，并分别报送所在地海关备案，饲养场所在地海关根据饲养场供货情况定期或不定期核实产能。

（3）饲养场应建立消毒、饲料、药物、免疫等有效的管理机制及饲养日志，饲养日志内容包括饲养数量、疫苗种类与免疫时间、用药日期与用药名称、病死数量、出栏活禽数量等。

（4）饲养场不得使用或存放内地和香港特区政府禁止使用的药物和动物促生长剂。对允许使用的药物，必须按照国家有关规定使用，并严格按规定的停药期停药。

（5）各海关对辖区内出口屠宰加工企业的供货饲养场实施不定期的监督检查制度，严格按照《供港澳活禽检验检疫管理办法》要求实施管理，并根据海关总署出口食品化妆品安全监督抽检规定开展有毒有害物质监控。

（6）出口企业或饲养场应建立完善的追溯制度及相关记录。该批活禽过去21天内饲养于禽流感非疫区内，供宰活禽在出场前5天，出口企业或饲养场向所在地海关报告，在海关的监督下进行检疫并经 H5、H7 亚型禽流感病原检测合格。

（7）经检疫合格的活禽，由饲养场出具"出口供宰活禽供货证明"材料，随附检测机构出具的有关"H5、H7 亚型禽流感病原的检测合格报告"及农业行政部门签发的动物检疫合格证明，在签发后的 3 天内运抵屠宰场。

（8）运载活禽往禽肉加工厂的车辆，不可驶经任何禽流感或其他相关重大动物疫区。

（9）同一饲养场内，旱禽和水禽不能同时饲养。

3. 屠宰加工企业

（1）屠宰加工企业，必须取得海关备案资格，并向香港特别行政区食物环境卫生署（以下简称"食环署"）推荐注册，方可屠宰加工供港冰鲜禽肉产品。

（2）屠宰加工企业必须接受海关的监督管理，建立 SSOP 和 HACCP 等有效的安全卫生质量控制体系。

（3）生产供港分割冰鲜禽肉的加工厂，应有进行分割加工的布局、工作流程及相关文件。

（4）在征得海关总署同意的前提下，食环署可对供港加工厂及其相应饲养场作定期及不定期的视察。对一些需要改善的加工厂和饲养场，经双方确认后提出限期整改或暂停供港整改建议，由有关海关监督执行并向食环署通报情况。

（5）供港冰鲜禽肉屠宰加工企业屠宰、加工、存放过程中应接受海关监督管理。由企业专职兽医负责日常的宰前检疫、宰后检验等工作。海关对屠宰加工企业的屠宰、加工、存放全过程实施监督、抽查和验证。未经企业专职兽医监督生产的冰鲜禽肉，不得供港。

（6）加工厂须设有防疫消毒设施；不得饲养屠宰活禽以外的动物。

（7）加工厂须为专区专线、生产单一类冰鲜禽肉，防止交叉污染。

（8）在加工厂内的待宰活禽须与生产和存放冰鲜禽肉的场所完全分隔开。

（9）活禽进入加工厂后，由企业专职兽医核实"出口供宰活禽供货证明"材料、"H5、H7 亚型禽流感病原检测合格报告"及农业行政部门签发的动物检疫合格证明，并进行宰前检疫。

（10）在整个加工流程中，采取必要的措施减少交叉污染。

（11）用作禽只脱毛的器具、物料须符合食用安全和保持清洁卫生。

（12）禽只开膛时，应避免刺破内脏。开膛使用的工具须定时清洗消毒。去脏后，屠体和内脏不可再接触。

（13）禽只屠宰后，由企业专职兽医进行宰后检验，确保适宜于供人食用。

（14）屠体和内脏经分开处理及洗净后，需经过预冷工序。在宰后 1 小时内，屠体温度降至不高于 8℃；在宰后 12 小时内，屠体温度降至不高于 4℃，其后保持不高于 4℃。在宰后 2 小时内，内脏温度降至不高于 4℃，其后保持不高于 4℃。

（15）分割冰鲜禽肉品种可包括禽只的头、脖、腿、脚和翅膀以及二分体、四分体等多种分割形式。具体分割形式由市场需求自行确定。

（16）一旦加工厂被纳入禽流感或其他相关重大动物疫区内，加工厂须暂停向香港特别行政区输出冰鲜禽肉和内脏。

4. 包装标识

（1）所有可能接触冰鲜禽肉和内脏的容器、包装物料、冰块、干冰，必须洁净卫生，状况良好。

（2）包装须在适当的温度环境下进行。

（3）冰鲜禽只屠体和内脏须分开包装。除鸽、鹌鹑、鹧鸪外，整只屠体须独立包装，而分割屠体和内脏可作单件或多件一起包装。鸽、鹌鹑、鹧鸪屠体可依据市场需求决定每一独立并包装内的数量。

分割冰鲜禽肉可按禽只品种（鸡、鸭、鹅、鸽、鹌鹑、鹧鸪、鸵鸟和其他饲养的禽鸟）或分割部位独立包装。每一独立并包装内的分割禽肉的数量由企业依据市场需求自行决定。

（4）冰鲜禽肉及内脏的包装上须牢固、清晰地标明出口加工厂卫生备案编号及以下内容：

①商品名称：冰鲜禽类名称、分割禽肉名称、内脏名称或品牌全名。

②如非单一类切割冰鲜禽肉件（块）或内脏，须以配料表将各种配料按其用于食物包装时所占的重量或体积，由大至小依次表列。

③生产日期标示为"USE BY：（DD/MM/YY）/此日期或之前食用：（日/月/年）"①。

④冰鲜禽肉或内脏的数量或净重量。

⑤制造商加工厂或包装商名称及地址。

⑥储存方式或使用指示的说明。

5. 运输要求

（1）装载冰鲜禽肉或内脏时，企业专职兽医应按照海关的要求进行监装并加施封识。卫生证书上须注明铅封号。

（2）前往加工厂运载或正在运载冰鲜禽肉的车辆，不可驶经任何禽流感或其他相关重大动物疫病管制地区。

（3）同一加工厂的不同品种冰鲜禽肉可同一运输工具同时运输，保证清洁卫生。

（4）车运冰鲜禽肉及内脏须符合下列条件：

①运送冰鲜禽肉及内脏的货车须设有密封式的运货车厢，并设有制冷装置，运送途中冷藏温度应保持在 0℃~4℃，在任何情况下都不得超过 8℃。

---

① 必须同时以中文和英文作标示，日期须以阿拉伯数字或中、英文表示，而日、月、年可按任何次序标明。

②货车的运货车厢内壁须平滑而不渗水，以方便清洗。

③在运送期间，货车的运货车厢内须设有适当盛载器，以供分开存放冰鲜禽肉及内脏。

④货车须设有温度记录装置，在运送途中持续把运货车厢的温度记录在图表上。

⑤温度显示器须设置在货车适当位置，以便司机可随时监察运货车厢内的温度。

（5）车运冰鲜禽肉及内脏期间须遵守的规定：

①货车运货车厢必须保持清洁，不得存有废物、污物或其他异物，并应于每次装运前后清洗消毒。

②货车的运货车厢运送冰鲜禽肉及内脏时，不得运送任何其他物品。

③存放在货车运货车厢内的冰鲜禽肉及内脏，运送途中冷藏温度应保持在0℃~4℃，在任何情况下都不得超过8℃，而存放方式须能确保冰鲜禽肉及内脏保持清洁。

④除装卸冰鲜禽肉及内脏外，货车车厢的所有门窗均须关闭妥当，在运货车厢载有冰鲜禽肉及内脏时，其制冷装置须不断保持运作。

⑤货车的运货车厢的制冷装置及温度计须于任何时刻保持良好的状况。

（6）船运冰鲜禽肉及内脏须符合下列条件：

①冰鲜禽肉及内脏须以密封的冷藏柜盛载，并在运送途中将冷藏温度保持在0℃~4℃，在任何情况下都不得超过8℃。

②冷藏柜内壁须平滑而不渗水，以方便清洗。

③冷藏柜须设有温度记录装置或其他相同功能的独立温度计，于运送途中持续把运货货柜的温度记录在图表上。

（7）船运冰鲜禽肉及内脏期间须遵守的规定：

①冷藏柜内必须保持清洁，不得存有废物、污物或其他异物。盛装冰鲜禽肉及内脏后的冷藏柜应于每次装运前后清洗消毒。

②冷藏柜的制冷装置及温度计或其他独立的温度计须于任何时刻保持良好的操作状况。

（8）空运冰鲜禽肉及内脏须符合下列条件：

①冰鲜禽肉及内脏须以合适容器盛载，运送途中冷藏温度应保持在0℃~4℃，在任何情况下都不得超过8℃。

②所有可能接触冰鲜禽肉及内脏的容器、干冰或冷藏物料，必须清洁卫生，状况良好。

（9）空运冰鲜禽肉及内脏期间须遵守的规定：

①盛装冰鲜禽肉及内脏的容器应于装运前清洗消毒。

②容器须完好无缺。

6. 卫生证书

（1）每批成品须随货附有内地海关官方兽医签发的卫生证书。

（2）卫生证书须明确注明：冰鲜（Chilled）产品，出口企业名称，加工厂名称、地址、备案编号，生产日期，产品付运日期（Date of Dispatch），用作生产本批冰鲜禽肉产品的饲养场备案编号，运载车厢封号（铅封号）。

（二）香港特别行政区——冷冻禽肉（2101 动物肉脏及杂碎）

根据《质检总局关于发布内地供港冰鲜禽肉、冷冻禽肉和冰鲜猪肉检验检疫要求的公告》（国家质检总局公告 2017 年第 68 号），允许符合相关要求的冷冻禽肉输往香港特别行政区。

该公告同时发布了检验检疫要求。

1. 产品范围

禽肉，包含鸡、鸭、鹅、鸽、鹌鹑、鹧鸪、鸵鸟和其他饲养的禽鸟整只屠体、分割屠体及内脏。

2. 原料来源

（1）供港冷冻禽肉生产加工的供宰活禽，必须来自海关备案的饲养场。

（2）出口屠宰加工企业应与备案饲养场建立相对固定的供货关系，并签订供货合同，明确饲养和安全卫生要求，并分别报送所在地海关备案，饲养场所在地海关根据饲养场供货情况定期或不定期核实产能。

（3）饲养场应建立消毒、饲料、药物、免疫等有效的管理机制及饲养日志，饲养日志内容包括饲养数量、疫苗种类与免疫时间、用药日期与用药名称、病死数量、出栏活禽数量等。

（4）饲养场不得使用或存放内地和香港特区政府禁止使用的药物和动物促生长剂。对允许使用的药物，必须按照国家有关规定使用，并严格按规定的停药期停药。

（5）各海关对辖区内出口屠宰加工企业的供货饲养场实施不定期的监督检查制度，严格按照《供港澳活禽检验检疫管理办法》要求实施管理，并根据出口食品化妆品安全监督抽检管理规定开展有毒有害物质监控。

（6）出口企业或饲养场应建立完善的追溯制度及相关记录。该批活禽过去21天内养殖于禽流感非疫区内，供宰活禽在出场前5天，出口企业或饲养场向所在地海关报告，在海关的监督下进行检疫并经 H5、H7 亚型禽流感病原检测合格。

（7）经检疫合格的活禽，由饲养场出具"出口供宰活禽供货证明"材料，随附检测机构出具的有关"H5、H7 亚型禽流感病原的检测合格报告"及农业行政部门签发的动物检疫合格证明，在签发后的 3 天内运抵屠宰场。

（8）运载活禽往禽肉加工厂的车辆，不可驶经任何禽流感或其他相关重大动物疫区。

（9）同一饲养场内，旱禽或水禽不能同时饲养。

3. 屠宰加工企业

（1）屠宰加工企业，必须取得海关备案资格，并向食环署推荐注册，方可屠宰加工供港冷冻禽肉产品。

（2）屠宰加工企业必须接受海关的监督管理，建立 SSOP 和 HACCP 等有效的安全卫生质量控制体系。

（3）生产供港分割冷冻禽肉的加工厂，应有进行分割加工的布局、工作流程及相关文件。

（4）在征得海关总署同意的前提下，食环署可对供港加工厂及其相应饲养场作定期及不定期的视察。对一些需要改善的加工厂和饲养场，经双方确认后提出限期整改或暂停供港整改建议，由有关海关监督执行并向食环署通报执行情况。

（5）供港冷冻禽肉屠宰加工企业屠宰、加工、存放过程中应接受海关监督管理。企业专职兽医负责日常的宰前检疫、宰后检验等工作。海关对屠宰加工企业的屠宰、加工、存放全过程实施监督、抽查和验证。未经企业专职兽医监督生产的冷冻禽肉，不得供港。

（6）加工厂须设有防疫消毒设施；不得饲养屠宰活禽以外的动物。

（7）加工厂须为专区专线、生产单一类冷冻禽肉，防止交叉污染。

（8）在加工厂内的待宰活禽须与生产和存放冷冻禽肉的场所完全分隔开。

（9）活禽进入加工厂后，由企业专职兽医核实"出口供宰活禽供货证明"材料、"H5、H7 亚型禽流感病原检测合格报告"及农业行政部门签发的动物检疫合格证明，并进行宰前检疫。

（10）在整个加工流程中，采取必要措施减少交叉污染。

（11）用作禽只脱毛的器具、物料须符合食用安全和保持清洁卫生。

（12）禽只开膛时，应避免刺破内脏。开膛后的工具须定时进行清洗消毒。去脏后，屠体和内脏不可再接触。

（13）禽只屠宰后，由企业专职兽医宰后检验，确保适宜于供人食用。

（14）屠体和内脏经分开处理及洗净后，需经过预冷工序。在宰后 1 小时内，屠体温度降至不高于 8℃；在宰后 12 小时内，屠体温度降至不高于 4℃，其后保持不高于 4℃。在宰后 2 小时内，内脏温度降至不高于 4℃，其后保持不高于 4℃。

（15）分割冷冻禽肉品种可包括禽只的头、脖、腿、脚和翅膀以及二分体、四分体等多种分割形式。具体分割形式由市场需求自行确定。

（16）预冷禽肉和内脏须在 72 小时内进行冻结工序，使中心温度达至不高于-15℃。其后应保持在-18℃的冷冻固体状态，在任何情况下都不得高于-15℃。

（17）一旦加工厂被纳入禽流感或其他相关重大动物疫区内，加工厂须暂停向香港特别行政区输出冷冻禽肉和内脏。

4. 包装标识

（1）所有可能接触冷冻禽肉和内脏的容器、包装物料、冰块、干冰，必须洁净卫生，状况良好。

（2）包装须在适当的温度环境下进行。

（3）冷冻禽只屠体和内脏须分开封闭包装。除鸽、鹌鹑、鹧鸪外，整只屠体须独立包装，而分割屠体和内脏可作单件或多件一起包装。鸽、鹌鹑、鹧鸪屠体可依据市场需求决定每一独立包装内的数量。

分割冷冻禽肉可按禽只品种（鸡、鸭、鹅、鸽、鹌鹑、鹧鸪、鸵鸟和其他饲养的禽鸟）或分割部位独立包装。每一独立包装内的分割禽肉的数量由企业依据市场需求自行决定。

（4）冷冻禽肉及内脏的包装须牢固、清晰地标明出口加工厂卫生备案编号及以下内容：

①商品名称：冷冻禽类名称、冷冻分割禽肉名称、内脏名称或品牌全名。

②如非单一类切割冷冻禽肉件（块）或内脏，须以配料表将各种配料按其用于食物包装时所占的重量或体积，由大至小依次表列①。

③生产日期标示："BEST BEFORE：（DD/MM/YY）/此日期前最佳（日/月/年）"②。

④冷冻禽肉或内脏的数量或净重量。

⑤制造商/加工厂或包装商名称及地址。

⑥储存方式或使用指示的说明。

5. 运输要求

（1）装载冷冻禽肉或内脏时，企业专职兽医应按照海关的要求进行监装并加施封识。卫生证书上须注明铅封号。

（2）前往加工厂运载或正在运载冷冻禽肉的车辆，不可驶经禽流感或其他相关重大动物疫区。

（3）同一加工厂的不同品种冷冻禽肉可同一运输工具同时运输，保证清洁卫生。

（4）车运冷冻禽肉及内脏须符合下列条件：

①供运送冷冻禽肉及内脏的货车须设有密封式的运货车厢，并设有制冷装置，运送途中冷冻温度应保持在-18℃，在任何情况下都不得高于-15℃。

②货车的运货车厢内壁须平滑而不渗水，以方便清洗。

③在运送期间，货车的运货车厢内须设有适当盛载器，以供分开存放冷冻禽肉及内脏。

④货车须设有温度记录装置，在运送途中持续把运货车厢的温度记录在图表上。

⑤温度显示器须设置在货车适当位置，以便司机监察运货车厢内的温度。

（5）车运冷冻禽肉及内脏期间须遵守的规定：

①货车运货车厢必须保持清洁，不得存有废物、污物或其他异物，并应于每次装运前后清洗消毒。

②货车的运货车厢运送冷冻禽肉及内脏时，不得运送任何其他物品。

③存放在货车运货车厢内的冷冻禽肉及内脏，冷冻温度应保持在-18℃，在任何情况下都不得高于-15℃，而存放方式须能确保冷冻禽肉及内脏保持清洁。

④除装卸冷冻禽肉及内脏外，货车车厢的所有门窗均须关闭妥当，在运货车厢载有冷冻禽肉及内

---

① 独立包装冷冻禽只、单一类切割冷冻禽肉件（块）及单一类内脏则不用标示配料表。

② 必须同时以中文和英文作标示，日期须以阿拉伯数字或中、英文表示，而日、月、年可按任何次序标明。

脏时，其制冷装置须不断保持运作。

⑤货车的运货车厢的冷冻装置及温度计须于任何时刻保持良好的操作状况。

（6）船运冷冻禽肉及内脏须符合下列条件：

①冷冻禽肉及内脏须以密封的冷藏柜盛载，并在运送途中冷藏温度应保持在-18℃，在任何情况下都不得高于-15℃。

②冷冻柜内壁须平滑而不渗水，以方便清洗。

③冷冻柜须设有温度记录装置或其他相同功能的独立温度计，于运送途中持续把运货货柜的温度记录在操作图表上。

（7）船运冷冻禽肉及内脏期间须遵守的规定：

①冷冻柜内必须保持清洁，不得存有废物、污物或其他异物。盛装冷冻禽肉及内脏后的冷冻柜应于每次装运前后清洗消毒。

②冷冻柜的制冷装置及温度计或其他独立的温度计须于任何时刻保持良好的操作状况。

（8）空运冷冻禽肉及内脏须符合下列条件：

①冷冻禽肉及内脏须以合适容器盛载，运送途中冷冻温度应保持在-18℃，在任何情况下都不得高于-15℃。

②所有可能接触冷冻禽肉及内脏的容器、干冰或冷藏物料，必须清洁卫生，状况良好。

（9）空运冷冻禽肉及内脏期间须遵守的规定：

①盛装冷冻禽肉及内脏的容器应于装运前清洗消毒。

②容器须完好无缺。

6. 卫生证书

（1）每批成品须随货附有内地海关的官方兽医签发的卫生证书。

（2）卫生证书须明确注明：冷冻（Frozen）产品，出口企业名称，加工厂名称、地址、注册编号，生产日期，产品付运日期（Date of Dispatch），用作生产本批冷冻禽肉产品的饲养场备案编号，运载车厢封号（铅封号）。

（三）香港特别行政区——冰鲜猪肉（2101 动物肉脏及杂碎）

根据《质检总局关于发布内地供港冰鲜禽肉、冷冻禽肉和冰鲜猪肉检验检疫要求的公告》（国家质检总局公告 2017 年第 68 号），允许符合相关要求的冰鲜猪肉输往香港特别行政区。

该公告同时发布了检验检疫要求。

1. 原料来源

（1）供港冰鲜猪肉生产加工的供宰活猪，必须来自海关注册的饲养场。供宰活猪的饲养场由所在地海关负责日常检验检疫监管。

（2）出口屠宰加工企业应采用相对固定的饲养场供货，并与其供货的注册饲养场签订供货合同，明确饲养和安全卫生要求，并分别报送所在地海关备案，饲养场所在地海关根据饲养场供货情况核实产能。

（3）饲养场应建立自繁自养、消毒、饲料、药物、免疫等有效的管理机制及饲养日志，饲养日志内容包括饲养数量、疫苗种类与免疫时间、用药日期与用药名称、病死数量、出栏猪数量等。

（4）饲养场不得使用或存放内地和香港特别行政区政府禁止使用的药物和动物促生长剂。对允许使用的药物，必须按照国家有关规定使用，并严格按规定的停药期停药。

（5）各海关对辖区内出口屠宰加工企业的供货饲养场实施不定期的监督检查制度，严格按照《供港澳活猪检验检疫管理办法》要求实施管理，并以饲养场为单位，按照出口食品化妆品安全监督抽检规定进行有毒有害物质监控。

（6）出口企业或饲养场应建立完善的追溯制度，并保留相关记录。供宰活猪在出场前 7 天，饲养场向所在地海关报告，经当地农业行政部门签发动物检疫合格证明材料后，饲养场在供宰活猪臀部刺上注册号蓝色针印，并出具"出口供宰活猪供货证明"材料后，方可出场。

2. 屠宰加工企业

（1）屠宰加工企业，必须取得海关备案资格，并向食环署推荐注册，方可屠宰加工供港冰鲜猪肉产品。

（2）屠宰加工企业必须接受海关的监督管理，建立 GMP、SSOP 和 HACCP 等有效的安全卫生质量控制体系。

（3）供港冰鲜猪肉屠宰加工企业屠宰、加工、存放过程中应接受海关监督管理。企业专职兽医负责日常的宰前检疫、宰后检验等工作。海关对屠宰、加工、存放全过程实施监督、抽查和验证。未经企业专职兽医监督生产的冰鲜猪肉，不得供港。

（4）各屠宰加工企业须建立由企业负责人直接领导下的能独立行使职权的实验室和兽医队伍，有满足检验检疫要求的工作人员和仪器设备，并负责配合海关执行日常检验检疫任务。

（5）不同饲养场的供宰活猪在运输、暂养过程中应分隔开。在加工厂内的活猪待宰区须与生产和存放冰鲜猪肉的场所完全分隔开，而加工厂必须采取预防危害公众卫生的必要措施。

（6）活猪进场后，企业专职兽医应核实农业部门签发的动物检疫合格证明和饲养场出具的"出口供宰活猪供货证明"材料，并监督企业对供宰活猪抽取尿液样本，检测乙类促效剂（β-兴奋剂），样本必须覆盖到每一原料批次。有关样本须送往实验室作检验。

（7）猪只开膛时，应避免刺破内脏，每次开膛后的刀器具须经过清洗消毒。屠宰加工企业应订立程序处理内脏刺破情况。

（8）在屠宰加工过程中应分别设置头部检验、体表检验、旋毛虫检验、内脏同步检验及胴体检验，并记录。

（9）分割和包装须在适当的温度环境下进行。

（10）胴体及内脏经分开处理和洗净后，须立即进入冷却工序，并在 24 小时内使胴体中心温度不得高于 8℃，在分割、去骨、包装时肉的中心温度应保持在不得高于 8℃，内脏中心温度则须降至和保持在不高于 4℃。如需采用热剔骨工艺时，从生猪放血至加工成分割成品肉进入冷却间的时间，不应超过 90min。

（11）整头胴体、分割体及分割肉的冷却工序须持续，尽快达至中心温度不高于 4℃，并其后保持在不高于 4℃。

（12）一旦屠宰加工厂发生疫情或被纳入相关重大动物疫区内，加工厂须暂停向香港特别行政区输出冰鲜猪肉和内脏。

（13）屠宰加工企业必须建立完善的活猪、半成品及成品识别和追溯制度。

（14）环署可按实际情况，在征得海关总署同意的前提下，对供港屠宰加工厂及其相应固定饲养场作定期及不定期的视察。对一些需要改善的加工厂和饲养场，经双方确认后提出限期整改或暂停供港等整改建议；由有关海关监督执行，并向食环署通报执行情况。

3. 包装标识

（1）供港冰鲜猪肉内包装应使用一次性、符合卫生要求的包装物料，包装须包括下列内容的标识：商品名称，净重量，屠宰日期/Slaughtering Date：（日 DD/月 MM/年 YY），生产日期，此日期或之前食用/Use by：（日 DD/月 MM/年 YY）①，屠宰场/加工厂名称及地址、备案编号，储存方式或食用方法，饲养场注册编号，生产批号。

（2）整头胴体、二分体包装和标识须符合下列要求：

---

① 日期须以阿拉伯数字或中、英文表示，而日、月、年可按任何次序出现。

①在检验合格胴体的每一边，使用企业滚筒检验合格印章，由后腿至肩胛部位作一长带形检印。

②分别使用符合卫生要求的透明胶袋和白布袋作内外包装。

③在外包装中间位置印有不褪色标识。

（3）分割肉包装和标识须符合下列要求：

①连皮的分割肉须在皮上盖有不少于一个企业检验合格印章。

②分割肉须用符合卫生要求的透明胶袋或发泡胶盘及保鲜薄膜和发泡胶箱或纸箱等作内及外包装，盛载分割肉件的内包装须牢固封闭。

③如分割肉的规格较小，不足以盖上企业检验合格印章，可在内包装盖上企业检验合格印章或在外包装箱上加盖企业检验合格印章。

（4）内脏与胴体或分割肉须分开包装，包装和标识要求与分割肉相同。

（5）所有可能接触冰鲜猪肉及内脏的容器、干冰或冷冻物料，必须清洁卫生，状况良好。

4. 运输要求

（1）冰鲜猪肉产品应当在生产加工后 72 小时内出境。

（2）前往加工厂运载或正在运载冰鲜猪肉的车辆，不可驶经任何禽畜疫区。

（3）车运冰鲜猪肉及内脏须符合下列条件：

①供运送冰鲜猪肉及内脏的货车须设有密封式的运货车厢，并设有制冷装置，运送途中温度应保持在 0℃～4℃，在任何情况下都不得高于 8℃。

②货车的运货车厢内壁须平滑而不渗水，以方便清洗。

③载货车厢内须有悬挂横条或盛器，以便在运送时将冰鲜猪肉及内脏妥善存放。

④货车须设有温度记录装置，在运送途中持续把运货车厢的温度记录在图表上。

⑤温度显示器须设置在货车适当位置，以便司机可监察运货车厢内的温度。

⑥货车运货车厢必须保持清洁，不得存有废物、污物或其他异物，并应于每次装运前后清洗消毒。

⑦货车的运货车厢运送冰鲜猪肉及内脏时，不得运送任何其他物品。

⑧存放在货车运货车厢内的冰鲜猪肉及内脏，温度应保持在 0℃～4℃，在任何情况下都不得高于 8℃，而存放方式须能确保冰鲜猪肉及内脏保持清洁。

⑨除装卸冰鲜猪肉及内脏外，货车车厢的所有门窗均须关闭妥当，在运货车厢载有冰鲜猪肉及内脏时，其制冷装置须不断保持运作。

⑩除为了装卸冰鲜猪肉及内脏或清洗、消毒及维修货车的运货车厢外，任何人不得进入运货车厢内。

⑪货车的运货车厢的制冷装置及温度计须于任何时刻保持良好的操作状况。

（4）船运冰鲜猪肉及内脏须符合下列条件：

①冰鲜猪肉及内脏须以密封的冷藏柜盛载，在运送途中温度保持在 0℃～4℃，在任何情况下都不得高于 8℃。

②冷藏柜内壁须平滑而不渗水，以方便清洗。

③冷藏柜须设有温度记录装置或其他相同功能的独立温度计，于运送途中持续把运货货柜的温度记录在图表上。

④冷藏柜内必须保持清洁，不得存有废物、污物或其他异物。盛装冰鲜猪肉及内脏后的冷藏柜应于每次装运前后清洗消毒。

⑤冷藏柜的冷藏装置及温度计或其他独立的温度计须于任何时刻保持良好的操作状况。

（5）空运冰鲜猪肉及内脏须符合下列条件：

①冰鲜猪肉及内脏须以合适容器盛载，运送途中温度应保持在 0℃～4℃，在任何情况下都不得高于 8℃。

②所有可能接触冰鲜猪肉及内脏的容器、干冰或冷冻物料，必须清洁卫生，状况良好。

③盛装冰鲜猪肉及内脏的容器应于装运前清洗消毒。

④容器须完好无缺。

5. 监装要求

装载冰鲜猪肉或内脏时，企业专职兽医应按照海关的要求进行监装并加施封识。

6. 卫生证书

（1）每批成品须随货附有内地海关官方兽医签发的卫生证书。

（2）卫生证书须附加下列注明：屠宰日期，生产日期，出境日期，饲养场编号。

进出口食品化妆品检验检疫签证作业要求

导读：

　　本部分主要对进出口食品化妆品检验签证管理业务进行梳理和介绍，重点介绍了相关食品化妆品检验签证作业依据及签证要点，同时以图文方式，对收集的各类证单用例进行了签证要求点评，方便读者在日常工作中参考借鉴。

　　（注：因部分执法依据为原国家质检总局发布的公告或文件，故在相关检疫要求中提及质检总局/AQSIQ的，应由海关总署/GACC负责实施，提及中华人民共和国出入境检验检疫局/CIQ的，由海关负责实施。）

第十四章

签证要求摘要

第一节　出口签证要求摘要

一、动物源性食品

（一）一般要求

1. 《关于进一步加强对出口畜肉、禽肉和禽蛋检验检疫工作的紧急通知》（国质检〔2001〕77号）：国家质检总局对签证兽医实行授权签字备案制度。

2. 《关于进一步加强出口禽蛋及其制品检验检疫和监督管理的通知》（国质检食函〔2006〕931号）：对要求出具卫生证书的进口国家和地区应出具卫生证书，在卫生证书上应注明与货物包装相一致的生产企业名称、地址、卫生注册/登记号，养殖场名称、地址、备案号，生产日期和生产批号。

3. 《出口蜂蜜检验检疫管理办法》（国家出入境检验检疫局令第20号）：产地检验检疫机构应严格按照出口批次进行检验检疫，出具的检验检疫证书上除列明检验项目和结果外还应注明生产批次及数量；出口蜂蜜检验检疫结果的有效期为60天。

4. 《关于加强出口蜂产品监督检验工作的补充通知》（质检食函〔2002〕49号）规定，出口蜂产品氯霉素检测结果符合进口国要求的，证书上应注明"未检出（ND）氯霉素"；出口蜂蜜、蜂王浆的检验证书必须显示目的地，防止不符合欧盟、美国、日本、加拿大要求的出口蜂蜜、蜂王浆转口到上述国家。

（二）输往亚洲国家或地区

1. 韩国

（1）动物源性食品（含水产品）

《关于向韩国出口动物产品有关兽医卫生证书问题的通知》（国质检函〔2001〕70号）：为防止疯牛病进入，自2001年3月1日起韩国进口以下动物及其产品，需出口国官方检验检疫机构出具附加证书。

①反刍家畜、由反刍家畜制成的肉类及内脏与所有的加工品。

②牛精液、牛受精卵和卵子。

③肉骨粉、肉粉、骨粉、干燥血浆、其他血液制品、水解蛋白、蹄粉、角粉、禽内脏粉、干脂渣、鱼粉、磷酸二氢钙、明胶及其混合物（含有上述物质的饲料、饲料添加剂、预混料），但不包括皮革和牛奶、奶制品。

与韩国驻华使馆商定，直接在原来向韩国出具的兽医卫生证书的评语中增加部分内容。增加的证明内容如下：

The exported products have not been derived from the materials associated with prohibited products in Remark A from designated countries in Remark B.

Remark A：prohibited products

Ruminant animals，meat，organ and their products of ruminant origin：

——Bovine semen，bovine embryo and ova

——Meat and bone meal，meat meal，bone meal，dried plasma and other blood products，hydrolyzed protein，hoof meal，horn meal，poultry offal meal，feather meal，dry greaves，fish meal，dicalcium phosphate，gellatineand their mixtures（feed，feed additives and premixtures containing the listed products）Remark B：designated countries（30 countries）

《关于印发中国出口韩国肉类产品卫生证书格式的通知》（质检通函〔2017〕170号）：经中韩双方协商确认的中国出口韩国肉类产品卫生证书格式（熟制牛肉产品、熟制禽肉产品、熟制羊肉产品、盐渍肠衣、兔肉肠衣）。

（2）蛋制品

《关于印发输韩国蛋制品证书格式通知》（质检通函〔2018〕113号）：国家质检总局与韩国相关主管部门协商修订了中国输韩国蛋制品证书格式和用语，自2018年3月1日起适用。

2. 日本

（1）偶蹄动物产品

《关于印发输日热加工禽肉、偶蹄动物肉及其产品动物卫生要求的函》（质检食函〔2013〕268号）：《输日热加工偶蹄动物肉及其产品动物卫生要求》自2013年9月1日起适用。出口国家的动物卫生当局必须为出口到日本的热加工肉类产品出具检验证书，用英语注明以下事项。

①遵守了第3条到第7条以及第19条与第27（1）的每一项要求。

②认可屠宰厂与加工厂的名称、地址、注册编号。

③注册加工厂的名称、地址、注册编号。

④原产地国家。

⑤屠宰、加工、热加工的日期及热加工条件。

⑥集装箱铅封号码。

⑦装运港口的名称与装运日期。

⑧检验证书的颁发日期与地点，签发人的名字与职务。

（2）啮齿类动物产品

《关于向日本出口兔肉及其产品卫生要求的通知》（国质检食函〔2005〕857号）：2005年11月1日起，中国对日本出口兔肉及其产品须按照新的动物卫生要求出具检验检疫证书。中国动物卫生主管部门出具的英文出口兔肉检验证书要详述如下内容。

①符合3、5、6、7条的要求。

②原产国。

③屠宰日期。

④注册加工厂的名称和地址。

⑤发运港的名称和发运日期。

⑥检验证书签发的日期和地点。

⑦签字人姓名和职位。

（3）禽肉

《关于输日禽肉产品启用新卫生证书及检验合格印章的通知》（质检食函〔2003〕053号）：自即日起，所有对日出口禽肉（包括含禽肉的其他产品，不论含量多少）均按所附样本出证，并在包装箱上加盖检验检疫合格印章（印章由各局刻制）。

《关于印发输日热加工禽肉、偶蹄动物肉及其产品动物卫生要求的函》（质检食函〔2013〕268号）：2013年9月1日及以后屠宰的输日热加工禽肉及其产品都必须符合《输日热加工禽肉及其产品动物卫生要求》规定的动物卫生要求。出口国动物卫生当局应出具输日热加工禽肉及其产品的检验证书，用英文详细标明以下信息。

①符合第三条到第六条和第二十条要求。

②批准的屠宰场和加工厂的名称、地址和注册号。

③指定加工厂的名称、地址和指定代号。

④屠宰日期、加工日期和加热处理日期

⑤集装箱封识的识别号码。

⑥装船港口的名称和装船日期。

⑦出具检验证书的日期、地点，以及出具人员姓名和头衔。

（4）动物中药材

《关于对输日动物中药材出具有关兽医（卫生）证书的通知》（国质检食函〔2001〕655号）：输日本的动物中药材需出具《兽医（卫生）证书》，并在证书中增加有关证明内容。

（5）肠衣

《关于印发中国出口日本肠衣兽医卫生证书格式的通知》（质检通函〔2017〕203号）：中日双方协商认中国出口日本肠衣兽医卫生证书格式。

3. 中国香港、澳门

（1）禽肉

《质检总局关于发布内地供港冰鲜禽肉、冷冻禽肉和冰鲜猪肉检验检疫要求的公告》（国家质检总局公告2017年第68号）附件1《内地供港冰鲜禽肉的检验检疫要求》：每批成品须随货附有内地出入境检验检疫机构官方兽医签发的卫生证书。卫生证书须明确注明：冰鲜（Chilled）产品，出口企业名称，加工厂名称、地址、备案编号，生产日期，产品付运日期（Date of Dispatch），用作生产本批冰鲜禽肉产品的饲养场备案编号，运载车厢封号（铅封号）。

上述公告附件2《内地供港冷冻禽肉的检验检疫要求》：每批成品须随货附有内地出入境检验检疫机构官方兽医签发的卫生证书。卫生证书须明确注明：冷冻（Frozen）产品，出口企业名称，加工厂名称、地址、注册编号，生产日期；产品付运日期（Date of Dispatch），用作生产本批冷冻禽肉产品的饲养场备案编号，运载车厢封号（铅封号）。

（2）猪肉

上述公告附件3《内地供港冰鲜猪肉的检验检疫要求》：每批成品须随货附有内地出入境检验检疫机构官方兽医签发的卫生证书。卫生证书须明确注明：屠宰日期，生产日期，出境日期，饲养场编号。

（3）牛羊肉

《关于印发内地供港冰鲜牛羊肉检验检疫卫生要求的通知》（国质检食函〔2011〕81号）：现将《内地供港冰鲜牛羊肉检验检疫卫生要求》及内地供港牛羊肉兽医卫生证书印发你们。

（4）蛋品

《关于印发供港蛋及蛋制品兽医卫生证书样本的通知》（质检通函〔2015〕605号）：自12月5日起按新的供港蛋及蛋制品兽医证书样本出具兽医卫生证书。

4. 新加坡

（1）肉类

《关于输新肉类和牡蛎产品检验检疫问题的通知》（质检食函〔2008〕81号）：要求对输新肉类产品（包括罐装肉类产品），养殖水产品及其制品，蛋品及其制品等动物源性食品出口前批批检测硝基呋喃类代谢物残留，检测限为0.5ppb。检测结果应在卫生证书上注明。

（2）蛋品

《关于对新加坡出口蛋品有关事宜的通知》（质检食函〔2007〕184号）：根据新加坡农业食品和兽医局（AVA）的最新要求，自2007年7月13日起，所有输新蛋品外包装上必须标注品名、原产地、数/重量、生产企业卫生注册/登记号、加工日期和生产批号等信息，并随附相应的兽医卫生证书。输新蛋品兽医卫生证书样本见该文件附件。

（3）熟制禽肉

根据《关于印发对新加坡出口熟制禽肉卫生证书样本的函》（质检食函〔2011〕469号）：应新加坡农业食品与兽医局的要求，总局对新加坡出口熟制禽肉的卫生证书进行了修改。证书证明内容如下：

I, the undersigned official veterinarian, certify that:

The poultry meat products described herein:

1. Were derived from birds slaughtered in (state the name and establishment number of AVA-approved slaughterhouse) and processed in (state the name and establishment number of AVA-approved processing plant) approved by the Agri-Food & Veterinary Authority of Singapore for export to Singapore.

2. Were derived from birds born and reared in (state the province/municipality) and were derived from farms under government veterinary supervision located in districts free from avian infectious and contagious diseases for six months prior to export.

3. No natural or syntheticchormones or other growth promotants have been used in the rearing of the birds.

4. Were derived from birds which have been subjected to ante-mortem and post-mortemexaminations arid found to be free from diseases.

5. Had been slaughtered, prepared, processed, packed and stored in a hygienic manner under official veterinary supervision in the above-mentioned establishments.

6. Were not treated with chemical preservatives or other foreign substances injurious to health.

7. Are fit for human consumption and every precaution has been taken to prevent contamination prior to export

8. Are destined for export to Singapore and meant to be sold for human consumption in Singapore.

9. The container was sealed by the government authority of the People's Republic of China.

10. The slaughterhouse/cutting plant (where raw meat is export product).

Name: Est. No.

Address: Slaughter date:

5. 马来西亚

（1）禽肉

《关于恢复对马来西亚出口禽肉的通知》（国质检食联〔2003〕407号）附件《关于对马来西亚出口禽肉的有关要求》：

①要求对每批货物必须随附兽医卫生证书和肉类检验检疫证书时须证明的内容：原产国或原产地在出口前12个月内没有发生禽流感、新城疫和禽霍乱；家禽必须来自确认没有检出鸡白痢沙门氏菌和肠炎沙门氏菌的注册农场，农场没有使用硝基呋喃、氯霉素和其他未经批准使用的药物；家禽是在经马来西亚当局检查、认可的屠宰加工厂进行加工的；胴体、产品或分割肉应来自经宰前宰后检验是健康的屠宰时没有传染病临床症状的家禽；已经采取预防措施，防止有害健康的物质污染，出口到马来西亚的家禽胴体、产品或分割肉是安全和适合人类消费的；胴体、产品或分割肉已经在认可的实验室检测过，没有发现硝基呋喃、氯霉素和其他危险药物残留。

②每批货物必须随附一份来自中华人民共和国批准的伊斯兰机构出具的按伊斯兰方式屠宰的哈拉（halal）证书。

（2）其他

略。

6. 泰国

（1）熟制禽肉

《关于印发中泰新鲜蔬菜、熟制禽肉、泰输华鳄鱼肉卫生议定书的通知》（国质检食〔2005〕445号）附件2《中华人民共和国国家质量监督检验检疫总局和泰王国农业与合作部关于中国和泰国进出口熟制禽肉的检疫卫生要求议定书》：自2005年9月22日起，双方负责向对方出口熟制禽肉的检验检疫工作，并出具卫生证书。出口的每一批熟制禽肉应随附一份正本兽医卫生证书，证明该产品符合中国和泰国兽医和公共卫生法律法规及本议定书的有关规定。兽医卫生证书用英文写成，卫生证书的格式、内容须事先获得双方认可。

（2）其他

略。

7. 黎巴嫩

（1）乳制品

《关于启用输黎巴嫩乳制品卫生证书的通知》（质检食函〔2008〕206号）：自2008年7月17日起，所有输黎乳制品须严格按照文件所附样本（兽医卫生证书）要求出具卫生证书。

（2）冷冻肉类产品

按照《关于输黎冷冻肉类产品兽医卫生证书样本的通知》（质检食函〔2008〕408号）规定的格式出具卫生证书。

8. 输往哈萨克斯坦

（1）鸭肉

《海关总署关于中国鸭肉出口哈萨克斯坦检验检疫要求的公告》（海关总署公告2020年第62号）：每批出口鸭肉应随附一份主管部门出具的官方兽医卫生证书，证明其符合中国、哈萨克斯坦以及欧亚经济联盟的检验检疫要求。货物装入集装箱后施加主管部门认可的铅封，铅封号在官方兽医卫生证书中注明。

（2）其他

略。

（三）输往欧洲国家或地区

1. 欧盟

（1）蜂产品

《综合业务司关于印发有关出口商品证书格式的通知》（综合司便函〔2020〕112号）：经总署与国外相关主管机构协商，确定和调整了部分出口商品证书格式，各证书的评语内容已由总署食品局进行确认。蜂产品官方证书格式见该文件附件2。

（2）其他

略。

2. 瑞士

（1）禽肉

《关于向瑞士出口禽肉卫生证书问题的通知》（质检食函〔2002〕083号）：在出口瑞士的禽肉证书中，增加"出口禽肉中无硝基呋喃残留"的内容。

（2）其他

略。

3. 俄罗斯

（1）猪肉和猪副产品

《关于印发输俄白哈海关联盟猪肉和猪副产品兽医证书格式的通知》（质检通函〔2014〕500号）：经国家质量监督检验检疫总局与俄罗斯联邦兽医及植物卫生监督局协商一致，现将中国输俄白哈海关联盟猪肉和猪副产品兽医卫生证书格式印发。自本通知印发之日起，中国出口俄白哈海关联盟的猪肉和猪副产品按此格式出具兽医卫生证书（证书样本见该文件附件）。

（2）乳品

《关于中俄乳品双向贸易检验检疫要求的公告》（海关总署公告 2019 年第 44 号）：中国输俄乳品及俄罗斯输华乳品是指以经过加热处理的牛乳或羊乳为主要原料加工而成的食品，不包括乳粉、奶油粉、乳清粉。中国输俄乳品应随附中国海关部门签发的兽医卫生证书。货物装入集装箱后，应加施封识，封识号须在兽医卫生证书中注明。运输过程中不得拆开及更换包装。

（四）输往美洲国家

1. 加拿大

（1）熟制禽肉

按照《关于印发对加拿大出口熟制禽肉新版卫生证书的通知》（质检食函〔2012〕136 号）规定的格式出具卫生证书。

（2）其他

略。

2. 巴西

（1）熟制禽肉

《关于印发中国向巴西出口熟制禽肉的检疫和兽医卫生条件议定书等的通知》（国质检食函〔2004〕1018 号）附件 1《中华人民共和国国家质量监督检验检疫总局和巴西联邦共和国农业、畜牧和食品供应部关于中国向巴西出口熟制禽肉的检疫和兽医卫生条件议定书》：冷冻熟制禽肉从生产到出口装船都在中华人民共和国出入境检验检疫局（CIQ）检验和监管之下，只有证明符合卫生条件的才能出口。CIQ 出具中葡文卫生证书，包括以下内容。

①产品归属：加工厂名称、注册编号和地址；出口商名称；进口商名称（巴西）。

②熟制处理情况：加工日期；分割肉重量；处理的温度和时间。

③熟制后的情况：熟制后的检验结果；储存地点，出口口岸；装船日期。

④卫生证明。

A. 来自健康的动物：在中国出生和饲养；来自未受限制地区或未发生因采取疫病消灭措施而进行屠宰病例的地区；从未发生新城疫和高致病性禽流感；来自过去 6 个月 25 公里范围内未发生新城疫和高致病性禽流感且对上述疫情实施扑杀政策的农场；采用清洁和已消毒的运输工具直接从农场运输至屠宰场并且在装运前未接触不符合上述动物卫生条件的动物；经宰前宰后检验，未发现寄生虫病、传染病的症状。

B. 经加热肉中心温度保持 60℃至少 30 分钟，或 70℃至少 1 分钟，或其他经双方同意的具有同等效果的热处理方式。

C. 禽肉的兽药、化学物质、重金属和其他有毒有害物质残留不超过中国和巴西的标准。

D. 禽肉的加工采用风险分析关键控制点（HACCP）、良好操作规范（GMP）、卫生标准操作程序（SSOP）的控制措施，经检验符合中国和巴西的规定要求。

E. 加工后的产品无新城疫和高致病性禽流感。

F. 使用未受任何国内动物疫病的致病性因子污染的新容器包装。

G. 该产品安全卫生，适合人类食用。

H. 成品中每 25 克不得检出单核李斯特氏杆菌。

向巴西出口的每一集装箱熟制禽肉应随附一份正本卫生证书，证明该批产品符合中国禽医和公共卫生法律法规及本议定书的有关规定。卫生证书用中文和葡文写成，卫生证书的格式、内容须事先获得双方认可。

（2）熟制猪肉

《关于印发中国向巴西出口熟制禽肉的检疫和兽医卫生条件议定书等的通知》（国质检食函〔2004〕1018号）附件2《中华人民共和国国家质量监督检验检疫总局和巴西联邦共和国农业、畜牧和食品供应部关于中国向巴西出口熟制猪肉的检疫和兽医卫生条件议定书》：冷冻熟制猪肉从生产到出口装船都在中华人民共和国出入境检验检疫局（CIQ）检验和监管之下，只有证明符合卫生条件的才能出口。

向巴西出口的每一集装箱熟制猪肉应随附一份正本卫生证书，证明该批产品符合中国禽医和公共卫生法律法规及本议定书的有关规定。卫生证书用中文和葡文写成，卫生证书的格式、内容须事先获得双方认可。包括以下内容。

①产品归属：加工厂名称、注册编号和地址；出口商名称；进口商名称（巴西）。

②熟制处理情况：加工日期；分割肉重量；处理的温度和时间。

③熟制后的情况：熟制后的检验结果；储存地点，出口口岸；装船日期。

④卫生证明。

A. 来自健康的动物：在中国出生和饲养；来自未受限制地区或未发生因采取疫病消灭措施而进行屠宰病例的地区；从未发生口蹄疫、牛瘟、猪水泡病、猪繁殖与呼吸综合征、传染性胃炎、古典猪瘟、非洲猪瘟；来自扑杀政策6个月内在25公里范围内未发生口蹄疫、牛瘟、猪水泡病、猪繁殖与呼吸综合征、传染性胃炎、古典猪瘟、非洲猪瘟的农场；采用清洁和已消毒的运输工具直接从农场运输至屠宰场并且在装运前未接触不符合上述动物卫生条件的动物；经宰前宰后检验，未发现寄生虫病、传染病的症状。

B. 经加热肉中心温度保持或超过70℃至少30分钟。

C. 猪肉的兽药、化学物质、重金属和其他有毒有害物质残留不超过中国和巴西的标准。

D. 猪肉的加工过程在风险分析关键控制点（HACCP）、良好操作规范（GMP）、卫生标准操作程序（SSOP）的控制之下，经检验符合中国和巴西的规定要求。

E. 加工后的产品无新城疫和高致病性禽流感。

F. 使用未受任何国内动物疫病的致病性因子污染的新容器包装。

G. 该产品安全卫生，适合人类食用。

H. 成品中每25克不得检出单核李斯特氏杆菌。

（3）羊肠衣

《关于下发输巴西羊肠衣卫生证书的函》（质检食函〔2009〕189号）：中巴双方已就中国输巴羊肠衣卫生证书样式达成一致（见该文件附件1）。自通知之日（2009年7月20日）起，输巴羊肠衣一律启用新版证书，停止使用其他证书。

（4）蜂蜜及蜂胶产品

《关于巴西对蜂蜜和蜂胶产品卫生证书有关要求的通知》（质检食函〔2005〕154号）：自2005年10月1日起，向巴西出口蜂蜜及蜂胶产品，均应根据文件所提出的证书用语及要求出具卫生证书。证书用语如下。

官方兽医检验员证明：

①来自安全的养蜂场，在最近的6个月中，在这些地方，方圆5公里以内没有感染任何疾病。来源的蜂房，这些蜂房在最近的2年内都受制于卫生监督之下。来自这样一个区域，该区域在方圆3公里之内和在过去6个月之内，没有被发现病例。

②在其被送出前的72小时之内没有跟活的蜜蜂产生接触。

③经过了实验室关于类芽孢杆菌幼虫亚种的孢子检查的测试，测试的结果皆为阴性。

④通过离心和净化处理而获得，并且进行了过滤。

⑤远离蜜蜂尸体，幼体，寄生虫，蜡以及其他的杂物。

⑥不含有合成物质，抗生素物质，杀虫剂以及其他的无机污染物。

⑦被放在专用的包装箱里，并且带有动物来源产品监督局的登记标签，并且，其运输由事先清洗的，并且进行消毒的车辆来完成，为的是保证消除有害物的出现。

⑧这些产品的生产操作在拥有独立的设施、设备和操作过程的蜂蜜和蜂胶产品机构里进行，并且有官方的卫生机构进行监督。

⑨依据所有的卫生和健康要求以及被公认的技术，不包含也绝没有添加任何化学防腐物质，假冒物质或者对人体健康有害的色素。

⑩是真正的胶状体，符合物理—化学，微生物学的标准，以及符合关于热保存和直接暴露于阳光的要求。

⑪是蜂胶，是第一次被利用，来源于蜂巢，经过30分钟的100摄氏度以上的高温处理。

⑫所有与包装和运输有关的设备和材料都没有跟受感染的蜜蜂以及他们的后代接触，或者没有与来源于第3项中没有提到的受感染区域的产品的接触。

⑬经过一个官方兽医检验员的检查和通过，没有表现出假冒和变质的信号，正处于储存的最佳状态。

⑭适合人类食用。

3. 智利

（1）禽肉

《关于印发中国熟制禽肉产品出口智利卫生证书的通知》（质检食函〔2009〕172号）：中智双方确认了出口智利熟制禽肉产品卫生证书。

（2）肠衣

《关于印发中国输智利肠衣兽医（卫生）证书样本的通知》（质检通函〔2015〕530号）：自2015年10月26日起按印发的证书样本出具输智利肠衣兽医（卫生）证书。

4. 美国

（1）肝素钠

《关于向欧盟、美国出口肝素钠出具兽医卫生证书的通知》（质检动函〔2008〕104号）：

①向欧盟出口肝素钠不再出具兽医卫生证书。

②向美国出口肝素钠按下列评语出具兽医卫生证书。

肝素钠自猪肠黏膜提取，并经过85℃~91℃热处理，肝素钠出口/加工厂未接收、储藏或加工任何来自牛海绵状脑病国家的反刍动物原料（奶类、皮张和油脂提取物除外）。〔The heprin sodium was derived from pig intestinal mucosa and includes exposure to heat at 85℃ to 91℃, and the exporting/processing facility does not receive, store or process any ruminant material (except milk, hides, and tallow derivatives) sourced from any BSE county.〕

（2）禽肉产品

《综合业务司关于印发有关出口商品证书格式的通知》（综合司便函〔2020〕112号）：经总署与国外相关主管机构协商，确定和调整了部分出口商品证书格式，各证书的评语内容已由总署食品局进行确认。该文件附件1《输美禽肉产品兽医卫生证书格式》要求相关证书用语如下：

兹证明，此官方证书所述产品在9CFR381.196的监管要求下生产。

上述禽产品所宰禽只经过宰前、宰后检验，该批禽产品加工良好、健康、完整、卫生、清洁，适合人类食用，无掺杂使假、无色素、无化学防腐剂，不含美国农业部家禽及产品检验法规禁止的成分。上述产品是按照卫生方法进行加工，符合禽产品检验法或者等效法规要求。禽肉产品加工过程中加工中心温度达到74℃（165℉）以上。

I hereby certify that any product described on the official certificate was produced in accordance with the regulatory requirements in 9CFR381.196.

The poultry products herein described were derived from poultry which received ante mortem and post mortem inspections at the time of slaughter; and that such poultry products are sound, healthful, wholesome, clean and otherwise fit for human food, and are not adulterated and have not been treated with and do not contain any dye, chemical, preservative, or ingredient not permitted by the regulations governing the inspection of poultry and poultry products of the U. S. Department of Agriculture, filed with me, and that said poultry products have been handled only in a sanitary manner in this country; and are otherwise in compliance with requirements at least equal to those in the Poultry Products Inspection Act and said regulations. The poultry meat and/or meat products were cooked throughout to reach a minimum internal temperature of 74℃ （165℉）.

5. 阿根廷

（1）盐渍猪肠衣

按照《关于印发中国向巴西出口熟制禽肉和检疫和兽医卫生条件议定书等的通知》（国质检食函〔2004〕1018 号）附件 7《中华人民共和国国家质量监督检验检疫总局和阿根廷共和国农业畜牧渔业和食品秘书处代表团会谈纪要》和附件 12 证书格式签发相关证书。

（2）其他

略。

（五）输往非洲国家

1. 南非

（1）肠衣

《关于印发中国输南非猪肠衣新版兽医卫生证书格式及有关要求的函》（质检通函〔2016〕798 号）：即日起，各局可按新格式出具输南非猪肠衣新版兽医卫生证书，证书内容"Ⅳ. HEALTH CERTIFICATION"部分第一段第二空格内需规范填写各直属检验检疫局名称。

（2）禽肉

《关于印发对南非出口熟制禽肉兽医卫生证书格式样本的通知》（质检食函〔2007〕24 号）：2006 年 12 月中南双方在北京召开了第三次 SPS 会议，双方正式确认了中国对南非出口熟制禽肉兽医卫生证书格式的样本。各局按照中南双方确认的中国对南非出口熟制禽肉兽医卫生证书的格式样本出证，并做好有关检验检疫工作。证书样式见本书第十五章。

（3）蛋白粉、蛋黄粉、全蛋粉和熟制蛋品

《质检总局关于印发对南非出口蛋白粉、蛋黄粉、全蛋粉和熟制蛋品卫生证书样本的通知》（国质检通函〔2013〕640 号）：经总局与南非农林渔业部相关部门协商，南非同意进口我国蛋白粉、蛋黄粉、全蛋粉和熟制蛋品，并确认了我国对南非出口上述产品的卫生证书（见该文件附件）。证书用语如下：

"I, the undersigned Official Veterinarian certify that:

1. were produced from eggs derived from healthy flocks of poultry in the country of China, and are not under any

veterinary restriction.

2. were processed at an officially approved manufacturing plant.

3. egg yolk was pasteurized at 63℃ for 3.5 minutes holding time.

4. egg white powder, egg yolk powder and whole egg powder were treated at the hot room at 64℃ for 10 days or 90℃ for 7 hours.

5. whole egg Was pasteurized at 64.5" C for 3.5 minutes holding time.

6. do not contain any harmful additives and is unconditionally passed fit for human consumption.

7. do not constitute any danger of introducing infectious or contagious diseases into South Africa.

8. were not exposed to contamination after processing.

9. the manufacturing plant is situated in a area which is free Avian Influenza and Newcastle Disease. "

2. 摩洛哥

主要包含牛、绵羊和山羊肠衣。

《关于印发出口摩洛哥牛、绵羊和山羊肠衣兽医卫生证书格式的函》（质检通函〔2017〕115 号）：请各局自 2017 年 3 月 1 日起，按照附件格式签发输摩牛羊肠衣兽医卫生证书，填写内容应使用中文和法文。

二、水产及制品

（一）一般要求

《进出口水产品检验检疫监督管理办法》（国家质检总局令第 135 号发布，根据海关总署令第 243 号修改）：水产品是指供人类食用的水生动物产品及其制品，包括水母类、软体类、甲壳类、棘皮类、头索类、鱼类、两栖类、爬行类、水生哺乳类动物等其他水生动物产品以及藻类等海洋植物产品及其制品，不包括活水生动物及水生动植物繁殖材料。

海关依法对进出口水产品进行检验检疫、监督抽查。出口水产品检验检疫有效期为：冷却（保鲜）水产品，7 天；干冻、单冻水产品，4 个月；其他水产品，6 个月。

出口水产品超过检验检疫有效期的，应当重新报检。输入国家或者地区另有要求的，按照其要求办理。

海关总署对签发进出口水产品检验检疫证明的人员实行备案管理制度，未经备案的人员不得签发证书。

（二）输往亚洲国家或地区

1. 韩国

（1）《加强输韩水产品检验检疫工作的通知》（国检动函〔2000〕564 号）：中国检验检疫机构于 2000 年 10 月起开始对输韩水产品实施金属探测，自 2000 年 10 月 22 日起对输韩水产品按照新的卫生要求出具兽医卫生证书。证书用语如下：

"I, the undersigned officialveterinarian, certify that:

1. The products were from establishment approved by CIQ.

2. The products were produced and processed under the supervision of CIQ.

3. The products have been inspected by CIQ and did not find pathogenic bacteria, harmful substances and foreign metals regulated in Republic of Korea.

4. The products meet veterinary sanitary requirements and fit for human consumption. "

（2）《关于启用新版输韩国部分虾产品兽医（卫生）证书事宜的通知》（质检食函〔2018〕43 号）：自 2018 年 4 月 1 日起，韩国海洋水产部要求出口国/地区对输韩部分虾产品进行疫病监测。近期，总局已将韩方要求列入输韩部分虾产品兽医（卫生）证书，并同韩方就证书内容和格式达成一致。自 2018 年 4 月 1 日及以后起装船输韩的部分虾产品签发该证书。对于输韩其他虾产品，请继续按照现行输韩水产品相关要求执行。证书样式见本书第十五章。

2. 中国香港、澳门

《关于对供港澳冰鲜、冷冻水产品及其制品出具兽医卫生证书的通知》（国质检食函〔2006〕766 号）：自 2006 年 10 月 1 日起对供港澳冰鲜、冷冻水产品及其制品出具统一的兽医卫生证书。证书样本见本书第十五章。

3. 日本

《关于输日水产品检验检疫及监督管理工作的紧急通知》（国质检食函〔2002〕265 号）规定，输日本的水产品要求在卫生证书中注明生产日期，确保官方证书的严肃性和可信度。

（1）鳗鱼产品

《关于输日鳗鱼产品恶喹酸证书的通知》（质检食函〔2011〕407号）：自本通知下发之日（2011年10月8日）起，输日鳗鱼产品《恶喹酸证书》中"RESULTS OF INSPECTION"一栏内容统一规范为："WE HEREBY CERTIFY THAT THE LOT OF GOODS WAS RAISED AND PROCESSED AT THE EEL FARM REGISTERED BY CIQ, IN WHICH MEASURES PREVENTING FROM OXOLINIC RESIDUE HAVE BEEN TAKEN."。

（2）其他

略。

4. 新加坡

（1）贝类产品

《关于出口新加坡贝类产品有关事项的通知》（国质检食函〔2004〕411号）：输往新加坡的冻贝及其产品的卫生证书增加诺沃克病毒未检出的内容，证书上注明"THE OYSTERS WERE TESTED AND FOUND FREE OF NOROVIRUS."。

（2）牡蛎产品

《关于输新肉类和牡蛎产品检验检疫问题的通知》（质检食函〔2008〕81号）：要求在输新冷冻牡蛎产品（包括罐装牡蛎产品）卫生证书上注明杀菌操作时间及温度。

5. 土耳其

《关于印发中国输土耳其水产品兽医卫生证书格式的通知》（质检通函〔2014〕402号）：土耳其于2014年8月1日（以证书签发日期为准）启用新版输土耳其水产品兽医卫生证书格式。证书样式见本书第十五章。

6. 以色列

《关于输以色列水产品使用新版卫生证书的通知》（质检食函〔2013〕160号）：以色列卫生主管部门通报中方，要求输以色列水产品出具新版卫生证书。自2013年6月1日起（含6月1日），按附件样式为中国输以色列水产品出具卫生证书。

（三）输往欧洲国家或地区

1. 欧盟

《综合业务司关于印发有关出口商品证书格式的通知》（综合司便函〔2020〕112号）：经总署与国外相关主管机构协商，确定和调整了部分出口商品证书格式，各证书的评语内容已由总署食品局进行确认。证书样式见本书第十五章。

2. 俄罗斯

《关于印发输俄罗斯水产品检验检疫证书样本的通知》（质检食函〔2013〕33号）：俄罗斯兽植局正式确认了中国输俄水产品检验检疫证书样本。自本通知下发之日起，按附件出具输俄水产品检验检疫证书。证书样式见本书第十五章。

3. 波黑

《关于印发中国输波黑有关产品卫生证书格式的通知》（质检通函〔2014〕423号）：波黑官方已启用新的卫生证书格式。自本通知印发之日起，请即按新的证书格式做好签证工作，确保我出口波黑有关产品顺利通关。证书样式见本书第十五章。

（四）输往美洲国家

1. 加拿大

《关于对部分输加水产品出具兽医卫生证书的通知》（质检食函〔2013〕243号）：自即日起，对相关品种的输加水产品按文件附件1样式出具兽医（卫生）证书。

该证书适用的产品范围：（1）品种为：①整条、未去脏鱼类（无论带头或去头）；②带头、带壳的甲壳动物；③完整的带壳软体动物（不包括去壳或半去壳的软体动物）。（2）用于零售、餐饮或加工原料的非活水生动物。若用于零售、餐饮，产品须满足证书中"兽医卫生信息"第1~7项要求；若用于加工原料，则须满足证书中第1~10项要求。对于上述范围之外的情形，无须出具证书。

出证要求：（1）相关疫病。加方对不同的水生动物关注不同的疫病种类（见文件附件2）。证书中"相关疫病"一栏应填入附件2中与该种水生动物有关的疫病。（2）加拿大进口许可号。加方要求进口水产品必须先获得CFIA进口许可，否则禁止进口。请各局要求企业提前获取"加拿大进口许可号"信息，并在证书中注明该信息。

2. 巴西

《关于更新中国输巴西水产品检验检疫证书格式的通知》（质检通函〔2014〕571号）：自通知下发之日起（2014年月11月3日），按新的证书格式出具输巴西水产品检验检疫证书。中国输巴西水产品检验检疫证书格式（野生水产品）见该文件附件。

（五）输往大洋洲国家

1. 澳大利亚

（1）虾产品

《综合业务司关于启用新版输澳虾产品卫生证书的通知》（综合函〔2018〕11号）：经总署和澳方商定，中方将于2018年9月28日起启用新版对澳大利亚出口虾产品卫生证书，主要变化是在卫生评语一项增加了有关面包虾的卫生证明内容。

（2）其他

略。

2. 新西兰

（1）罗非鱼

《关于下发输新西兰罗非鱼卫生证书的通知》（质检食函〔2009〕256号）：总局与新西兰农林部就中国输新西兰罗非鱼兽医卫生证书样本达成一致，要求严格按照新方要求做好输新罗非鱼检验检疫和出证工作。样本见该文件附件。

（2）贝类

《关于贝类输新西兰事的函》（质检食函〔2011〕72号）：允许出口新西兰的双壳贝类产品包括：冷冻生贝类；杀菌产品；即食产品；干制或耐储产品。

适用于临时要求的双壳贝类所有批次必须附有CIQ签发的卫生证书，每一份CIQ证书都必须包含以下声明：本人证明双壳贝为牡蛎（填写学名）；（和/或）本人证明双壳贝为除去内脏的海底（养殖）扇贝（填写学名）；本人证明此双壳贝类产品适宜人类直接食用，且：为死贝、去壳，熟制、干制或冷冻；符合中华人民共和国输新西兰临时通关要求（1.0版：2011年1月）；捕捞于渤海区域内的辽宁、河北或山东省内有出口资格的一类海区；养殖区内实施监控方案，该方案用于监控产毒浮游生物及海洋生物毒素；不是在海区关闭期间捕捞；在实施HACCP体系和卫生质量体系的、经许可加工出口产品的出口厂家进行加工。

如果货物中含有即食产品，检验检疫证书须包含以下声明：即食双壳贝产品不含有单核细胞增多性李斯特氏菌。

三、植物源性食品

（一）一般要求

《关于出境转基因产品出证问题的通知》（质检动函〔2005〕39号）：经检验检疫，确认为转基因产品并符合输入国家或者地区转基因产品进境要求的，由检验检疫机构出具转基因产品检验证书（INSPECTION CERTIFICATE FOR GMO）；确认为非转基因产品的，出具非转基因产品检验证书（INSPECTION CERTIFICATE FOR NON-GMO）。证书统一使用格式1-1缮制。

（二）输往亚洲国家或地区

1. 泰国

（1）新鲜蔬菜

《关于印发中泰新鲜蔬菜、熟制禽肉、泰输华鳄鱼肉卫生议定书的通知》（国质检食〔2005〕445号）的附件1《中华人民共和国国家质量监督检验检疫总局和泰王国农业与合作部关于进出口新鲜蔬菜卫生和植物卫生要求议定书》：双方同意出口蔬菜应附有植物检疫证书，农残药留量不得超过以 CODEX 标准为参照而制定的进口国标准要求。

（2）其他

略。

2. 韩国

（1）蘑菇菌丝

《关于做好对韩国出口蘑菇菌丝植物检疫工作的通知》（国检动函〔2000〕435号）：自2000年9月1日起，所有输往韩国的蘑菇菌丝必须带有出口国官方出具的植物检疫证书，否则将作退货或销毁处理。

（2）泡菜

《关于进一步加强输韩泡菜检验检疫工作的通知》（国质检食函〔2007〕624号）：自2007年8月1日起，对于附带有我检验检疫机构出具卫生证书的输韩泡菜，韩检验检疫机构在进境口岸实施20%比率的抽查检验，对于未附带卫生证书的，仍实施批批检验。输韩泡菜产地检验检疫机构要按照附件证书格式，为检验检疫合格的输韩泡菜出具卫生证书，以便我输韩泡菜在韩国口岸快速通关。

3. 蒙古国

（1）食用马铃薯、蔬菜和水果

《关于印发〈中华人民共和国国家质量监督检验检疫总局和蒙古国食品和农业部关于中国输往蒙古国食用马铃薯、蔬菜和水果的检验检疫议定书〉》（国质检食函〔2002〕332号）：经检验检疫合格的输蒙马铃薯、果蔬，应随附中国出入境检验检疫机构出具的官方检验检疫证书。证书的内容、格式见该文件附件2。

（2）其他

略。

（三）输往欧洲国家或地区

主要包含输往欧盟花生及制品。

《综合业务司关于印发有关出口商品证书格式的通知》（综合司便函〔2020〕112号）：经总署与国外相关主管机构协商，确定和调整了部分出口商品证书格式，各证书的评语内容已由总署食品局进行确认。输欧花生及制品健康证书格式见该文件附件3。

（四）输往美洲国家

1. 阿根廷

（1）新鲜大蒜

《关于输阿根廷新鲜大蒜检验检疫事宜的通知》（国质检食函〔2005〕77号）：各局要做好输阿新鲜大蒜的检验检疫工作，确保输阿新鲜大蒜不携带马铃薯腐烂茎线虫（Ditylenchus destructor），大蒜鳞茎不得带根，对检验检疫合格的输阿新鲜大蒜出具植物检疫证书，并在"附加声明"栏加注："The shipment is free of Ditylenchus destructor determined by laboratory analysis. Bulb roots have been cut."

（2）其他

略。

2. 古巴

（1）芸豆

《关于输古巴芸豆检验检疫事宜的通知》（质检食函〔2004〕223 号）：各检验检疫局要为经检验检疫合格的输古巴芸豆出具植物检疫证书，并按照古方要求填写附加声明如下。Additional Declaration：The shipment complies with the current phytosanitary regulations of the republic of Cuba and be free from the follow pests：Trogoderma granarium Everst，Tribolium audax Halstead，Triboliummaders Charp，Tribolium destructor Uyttnbg，Prostephanustruncarum Horm，Trogoderma spp. ，Tenebrio molitor L. ，Tenebrio obscurus F. ，Pyralisfarinalis F. 。

（2）其他

略。

（五）输往非洲国家

主要包含输往埃及食用或加工用籽类产品。

《食品局关于出口埃及植物检疫证书新增声明事宜的通知》（食品局便函〔2019〕756 号）：根据埃及最新法规规定，对埃及出口食用或加工用籽类产品（如西葫芦籽、葵花籽等）的植物检疫证书中需附加声明"该批货物不用于种植"（The consignment is not intended for cultivation），并注明进口许可编号。

四、深加工食品

输往大洋洲国家或地区的深加工食品主要为输往澳大利亚的酒类产品。

《关于印发对澳大利亚出口朗姆酒、威士忌及白兰地酒陈酿证书样本的通知》（质检通函〔2007〕40 号）：根据澳大利亚有关法规的要求，澳方要求进口的朗姆酒、威士忌及白兰地酒在木质容器中贮存不少于两年，并要求出口方出具陈酿证书。陈酿证书 MATURATION CERITIFICATE 样本见附件。

第二节　进口签证要求摘要

一、一般要求

1. 《进出口食品安全管理办法》第十八条：进口食品经检验检疫合格的，由检验检疫机构出具合格证明，准予销售、使用。检验检疫机构出具的合格证明应当逐一列明货物品名、品牌、原产国（地区）、规格、数/重量、生产日期（批号），没有品牌、规格的，应当标明"无"。

进口食品经检验检疫不合格的，由检验检疫机构出具不合格证明。涉及安全、健康、环境保护项目不合格的，由检验检疫机构责令当事人销毁，或者出具退货处理通知单，由进口商办理退运手续。其他项目不合格的，可以在检验检疫机构的监督下进行技术处理，经重新检验合格后，方可销售、使用。

2. 《关于对人类食品和动物饲料添加剂及原料产品实施出入境检验检疫的公告》（国家质检总局、商务部、海关总署联合公告 2007 年第 70 号）、《关于对人类食品和动物饲料添加剂及原料产品实施出入境检验检疫有关问题的通知》（国质检通〔2007〕209 号）：对申报用于人类食品或动物饲料添加剂及原料的产品，报检时须注明用于人类食品加工或用于动物饲料加工，出入境检验检疫机构检验检疫合格后出具相关检验检疫证单，并在证单中注明用途，同时签发"出/入境货物通关单"。

3. 《质检总局关于进一步规范进口食品、化妆品检验检疫证明的公告》（国家质检总局公告 2015 年第 91 号）：对进口食品、化妆品经检验检疫合格的，或检验检疫不合格但已进行有效处理合格的签发"入境货物检验检疫证明",不再签发卫生证书。对进口食品、化妆品签发"入境货物检验检疫证明"时,除按国家质检总局规定填写相关内容外,证明栏中证书文字统一为"上述货物业经检验检疫监督管理,准予进口。"自公告发布之日起施行。《出入境检验检疫签证管理办法》(国质检通〔2009〕38 号)与本公告不一致的以本公告为准。

二、动物源性食品

1. 肉类

《进出口肉类产品检验检疫监督管理办法》:口岸海关根据进口肉类产品(动物屠体的任何可供人类食用部分,包括胴体、脏器、副产品以及以上述产品为原料的制品,不包括罐头产品)检验检疫结果作出如下处理:

经检验检疫合格的,签发"入境货物检验检疫证明",准予生产、加工、销售、使用。"入境货物检验检疫证明"应当注明进口肉类产品的集装箱号、生产批次号、生产厂家名称和注册号、唛头等追溯信息;经检验检疫不合格的,签发检验检疫处理通知书;需要对外索赔的,签发相关证书。

2. 乳制品

(1)《进出口乳品检验检疫监督管理办法》:进口乳品经检验检疫合格,由海关出具入境货物检验检疫证明后,方可销售、使用。进口乳品入境货物检验检疫证明中应当列明产品名称、品牌、出口国家或者地区、规格、数/重量、生产日期或者批号、保质期等信息。

进口乳品经检验检疫不合格的,由海关出具不合格证明。涉及安全、健康、环境保护项目不合格的,检验检疫机构责令当事人销毁,或者出具退货处理通知单,由进口商办理退运手续。其他项目不合格的,可以在海关监督下进行技术处理,经重新检验合格后,方可销售、使用。

进口乳品原料全部用于加工后复出口的,海关可以按照出口目的国家或者地区的标准或者合同要求实施检验,并在出具的入境货物检验检疫证明上注明"仅供出口加工使用"。

(2)《关于〈进出口乳品检验检疫监督管理办法〉实施有关问题的通知》(质检食函〔2013〕110号):进口乳品经检验检疫合格,由检验检疫机构出具"入境货物检验检疫证明"。进口乳品"入境货物检验检疫证明"中应当列明产品的申报品名、品牌、出口国家或者地区、原产国/地、规格、数/重量、生产日期或者批号、保质期等信息,并注明"上述货物业经检验检疫。"。

三、水产及制品

《进出口水产品检验检疫监督管理办法》:进口水产品经检验检疫合格的,由进口口岸海关签发"入境货物检验检疫证明",准予生产、加工、销售、使用。"入境货物检验检疫证明"应当注明进口水产品的集装箱号、生产批次号、生产厂家及唛头等追溯信息。

进口水产品经检验检疫不合格的,由海关出具"检验检疫处理通知书"。涉及人身安全、健康和环境保护以外项目不合格的,可以在海关的监督下进行技术处理,经重新检验检疫合格的,方可销售或者使用。

当事人申请需要出具索赔证明等其他证明的,海关签发相关证明。

四、深加工食品

1. 食用植物油

(1)《关于进一步加强进口食用植物油检验监管的通知》(国质检食函〔2012〕229 号):各局要根据食品安全法等法律法规的有关规定,严格按照我国食品安全国家标准要求,对进口食用植物油实施检验。对经检验合格的进口食用植物油,出具卫生证书;非直接供人类食用的食用植物油卫生证书中应注明:"该批食用植物油未经加工精炼,不得供人类直接食用"。对经检验不符合我国现行食品安全国家标准的进口食用植物油,一律不允许进口,总局另有规定的按相关规定办理。自 2013 年 1 月 1

日正式实施。

（2）《关于做好进口食用植物油检验监管工作的补充通知》（质检食函〔2012〕493号）：各局要严格按照食品安全国家标准加强检验把关，对经检验合格的进口食用植物油出具卫生证书；进口植物原油的卫生证书中应注明："该批食用植物油未经加工精炼，不得供人类直接食用"。对经检验不合格的进口食用植物油出具检验检疫处理通知书，做退运或销毁处理；对于总局规定允许在检验检疫机构监管下进行技术处理的进口食用植物油，应在检验检疫处理通知书中注明"该批货物须在检验检疫监管下加工精炼复检合格后，方可使用。"

特别说明，根据《质检总局关于进一步规范进口食品、化妆品检验检疫证明的公告》（国家质检总局公告2015年第91号），对进口食品经检验检疫合格的，或检验检疫不合格但已进行有效处理合格的签发"入境货物检验检疫证明"，不再签发卫生证书。

2. 其他

略。

第十五章

专用证单用例

第一节　检验证书

输往大洋洲国家或地区的主要检验证书为输澳大利亚朗姆酒威士忌及白兰地酒陈酿证书。

《关于印发对澳大利亚出口朗姆酒威士忌及白兰地酒陈酿证书样本的通知》（质检通函〔2007〕40号）：根据澳大利亚有关法规的要求，澳方要求进口的朗姆酒、威士忌及白兰地酒在木质容器中贮存不少于两年，并要求出口方出具陈酿证书。样式见图15-1。

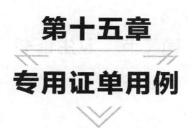

图15-1　输澳大利亚朗姆酒威士忌及白兰地酒陈酿证书（样式）

第二节　卫生证书

一、输往亚洲国家或地区

（一）输韩国泡菜

《关于进一步加强输韩泡菜检验检疫工作的通知》（国质检食函〔2007〕624号）：自2007年8月1日起，对于附带有我检验检疫机构（CIQ）出具卫生证书的输韩泡菜，韩检验检疫机构在进境口岸实施20%比率的抽查检验，对于未附带卫生证书的，仍实施批批检验。输韩泡菜产地检验检疫机构要按照附件证书格式，为检验检疫合格的输韩泡菜出具卫生证书，以便我输韩泡菜在韩国口岸快速通关。样式见图15-2。

卫 生 证 书
SANITARY CERTIFICATE

发货人名称及地址
Name and Address of Consignor _____

收货人名称及地址
Name and Address of Consignee _____

品名
Description of Goods　kimchi

加工种类或状态 State or Type of Processing	标记及号码 Mark & No.
报检数量/重量 Quantity/Weight Declared	N/M
包装种类及数量 Number and Type of Packages	
储藏和运输温度 Temperature during Storage and Transport	

加工厂名称、地址及编号（如果适用）
Name, Address and approval No. of the
approved Establishment (if applicable) _____

启运地　　　　　　　　　　到达国家及地点
Place of Despatch _____　Country and Place of Destination _____

运输工具　　　　　　　　　　发货日期
Means of Conveyance _____　Date of Despatch _____

* * * * * * * *

Remarks:
Name of Laboratory:
Test Item: Parasite Egg
Test method:
Test Result:

印章　　　签证地点 Place of Issue _____　　签证日期 Date of Issue _____
Official Stamp

　　　　　授权签字人 Authorized Officer _____　签　名 Signature _____

图15-2　输韩国泡菜卫生证书（样式）

（二）其他

略。

二、输往大洋洲国家

（一）输澳大利亚虾产品

《综合业务司关于启用新版输澳虾产品卫生证书的通知》（综合函〔2018〕11 号）：经总署和澳方商定，中方将于 2018 年 9 月 28 日起启用新版对澳大利亚出口虾产品卫生证书，主要变化是在卫生评语一项增加了有关面包虾的卫生证明内容。样式见图 15-3。

编号 No.

食用虾产品卫生证书
HEALTH CERTIFICATE FOR PRAWNS AND PRAWN MEAT FOR HUMAN CONSUMPTION[1]

1.　CERTIFICATE DETAILS 证书信息			
Certificate reference number 证书号		Seal number 封识号	
Exporting country 出口国		Container number 集装箱号	
Competent Authority 主管机构		Place of shipment 启运地点	
Inspection department 检验部门		Date of departure 启运日期	
Destination country 目的国	AUSTRALIA		

2.　IDENTIFICATION OF PRAWNS FOR EXPORT TO AUSTRALIA 输澳虾信息
Species (list all common and scientific name(s)): 品种（列出所有的常用名和学名）
Product name/description 品名/描述：
Product country of harvest (if different to the country of export): 原料捕捞国（如原料捕捞国不同于出口国）
Batch definition applied[2]:批次定义
Batch identifying number/s:批号
Number of cartons per batch:每批箱数
Net weight of prawns for export (Kg):出口虾净重

3.　PROCESSING FACILITY 生产企业

---

[1]Effective 7 July 2017, this model health certificate and attestations for raw prawns (i.e. those that are uncooked, frozen and have had the head and shell removed (the last shell segment and tail fans permitted)) should be used when exporting uncooked prawns and uncooked prawn products marinated for human consumption and Australian origin wild-caught prawns processed overseas.

2017 年 7 月 7 日实施，输澳食用腌制生虾和生虾产品、澳野生捕捞虾原料海外加工后返销澳的虾，也应使用本原料虾（冷冻且去头去壳的生虾（允许保留末节虾壳和尾扇）卫生证书模板和评语

[2] A batch may be defined by one of the following (to be determined by the competent authority) but in any case, a batch cannot be greater than 1 shipping container:

每批次可根据以下情形界定（由主管部门界定），但在任何情形下，1 批次不能多于 1 柜

- product from a single line in a single processing run
  同一生产线上的同一生产批
- product harvested from a single aquaculture pond
  原料来自同一养殖塘
- one species of prawn wild caught during one continuous fishing period
  在一个连续渔期内野生捕捞的同一品种虾

图 15-3-1　输澳大利亚虾产品卫生证书（样式）1

| Name:名称 |
| Address:地址 |
| Competent Authority approval number/I.D:主管机构批准号 |

4. EXPORTER DETAILS 出口商信息

| Name:名称 |
| Address:地址 |
| Transport type (air, ship):运输方式（空运、海运） |

5. IMPORTER DETAILS 进口商信息

| Name:名称 |
| Address:地址 |
| Port of import:入境口岸 |

6. POST PROCESSING TESTING LABORATORY DETAILS(Not applicable for uncooked highly processed prawns or cooked prawns)产品检测实验室信息（不适用于深加工生虾和熟虾）

| Name of laboratory:实验室名称 |
| Address:地址 |
| Testing report number:检测报告编号 |

7. HEALTH ATTESTATIONS 卫生评语

I, the undersigned, certify that the prawns or prawn meat products for human consumption (tick as appropriate) are:我，作为证书签发人，证明食用虾或虾肉（在相应产品种类上画勾）:

☐ **Uncooked prawns*frozen with the head and shell removed (the last shell segment and tail fans permitted);**

冷冻去头去壳生虾（允许保留末节虾壳和尾扇）

1. The uncooked prawns are frozen and have had the head and shell removed (the last shell segment and tail fans permitted);

   生虾为冷冻且去头去壳（允许保留末节虾壳和尾扇）:

2. The uncooked prawns have been processed, inspected, and graded in a premises approved by and under the control of the Competent Authority;

   在已获主管机构批准，且在主管机构监管之下的场地进行生虾的加工、检验与分级:

3. The uncooked prawns are free from visible signs of infectious diseases;

   生虾无可见的传染病迹象;

4. The testing sample from each batch has been found post-processing to be free of white spot syndrome virus and yellow head virus genotype 1 based on a sampling and testing method recognised by the World Organisation for Animal Health (OIE) for demonstrating absence of disease;

   使用世界动物卫生组织（OIE）认可的、用于证明无疫病的抽样及检测方法进行检测，所抽样品未发现白斑病毒和黄头病毒1号基因型:

5. The uncooked prawns are fit for human consumption;

   生虾适合人类食用:

图 15-3-2　输澳大利亚虾产品卫生证书（样式）2

6. Each package is marked with the words *"for human consumption only-not to be used as bait or feed for aquatic animals"*.

每件产品标注信息"仅供人类食用，不得用作钓饵或水生动物饵料"。

* Effective 7 July 2017, uncooked prawns also includes <u>marinated prawns</u> and <u>Australian prawns processed overseas in a non-Australian government approved supply chain</u>.

自 2017 年 7 月 7 日起，生虾也包括腌制虾以及未经澳大利亚政府批准的海外供应链中加工的澳大利亚虾。

☐ **Uncooked highly processed prawns*which have had the head and shell removed (the last shell segment and tail fans permitted);**

去头去壳深加工生虾（允许保留末节虾壳和尾扇）

1. The uncooked highly processed prawns have been processed, inspected and graded in premises approved by and under the control of the Competent Authority;

在已获主管机构批准，且在主管机构监管之下的场地进行深加工生虾的加工、检验与分级；

2. The uncooked highly processed prawns are free from visible signs of infectious diseases;

深加工生虾无可见的传染病迹象。

* Uncooked highly processed prawns include prawns whereby the raw prawn meat is processed into <u>dumpling, spring roll, samosa, roll, ball or dim sum-type product</u>

深加工生虾包括生虾肉加工而成的饺子、春卷、萨莫萨三角饺、卷、球或点心类产品。

☐ **Breaded, battered or crumbed prawns which have had the head and shell removed (the last shell segment and tail fans permitted) and are par-cooked;**

去头去壳面包虾（允许保留末节虾壳和尾扇）

1. The breaded, battered and crumbed prawns have been processed, inspected and graded in premises approved by and under the control of the Competent Authority;
已获主管机构批准，且在主管机构监管下进行面包虾加工、检验和分级；

2.The prawns are free from visible signs of infectious diseases prior to coating;
面包虾在裹面包屑粉浆外皮前无可见的传染病迹象；

3.The breaded, battered and crumbed prawns have undergone a par-cooking processing step (for example, pre-frying, or baking) after the prawns have been coated, to solidify and adhere the coating to the prawnduring processing.

面包虾在裹面包屑粉浆外皮后，已经过部分热处理（如预煎或烘烤），以固定附着在虾上的面包糠粉浆外皮。

* Effective 28 September 2018, breaded, battered and crumbed prawns have been removed from the "uncooked highly processed prawns" product category.

自 2018 年 9 月 28 日起，面包虾不再属于深加工生虾范畴。

☐ **Cooked prawns;**

熟虾

1. The cooked prawns have been cooked* in premises approved by and under the control of the Competent Authority and as a result of the cooking process, all the protein in the prawn meat has coagulated and no raw prawn meat remains；

熟虾应被蒸煮并在主管机构监管下，熟制加工确保所有虾肉的蛋白质变性；

2. The cooked prawns are fit for human consumption.

熟虾适合人类食用。

* <u>For example</u>, cooking to a minimum 70°C <u>core</u> temperature for at least 11 seconds is considered to achieve coagulation of all proteins in prawns and prawn products.

例如：烹饪时产品中心温度需达到最低 70 度，持续时间最少 11 秒，则可认为虾和虾产品所有蛋白质变性。

8. CERTIFYING GOVERNMENT OFFICIALDETAILS 发证机关信息
Name (print):名称（打印）
Position:职位

图 15-3-3　输澳大利亚虾产品卫生证书（样式）3

Issued at (location):发证地点（位置）
Phone:电话号码
Fax:传真号码
E-mail:电邮地址
Office Address:办公地址
Signature:签名
Date:发证日期
Official stamp:官方印章

图 15-3-4　输澳大利亚虾产品卫生证书（样式）4

（二）其他

略。

第三节　健康证书

一、输往亚洲国家或地区

（一）输韩国蛋制品

《关于印发输韩国蛋制品证书格式通知》（质检通函〔2018〕113 号）：国家质检总局与韩国相关主管部门协商修订了中国输韩国蛋制品证书格式和用语。自 2018 年 3 月 1 日起启用。样式见图15-4。

健康证书
HEALTH CERTIFICATE

编号No.：

发货人名称及地址
Name and Address of Consignor _____

收货人名称及地址
Name and Address of Consignee _____

品名
Description of Goods

报检重量 Weight Declared	产地 Place of Origin	标记及号码 Mark & No.
包装种类及数量 Number and Type of Packages		
集装箱号 Container No.		
铅封号 Seal No.		

加工厂名称、地址及编号（如果适用）
Name, Address and approval No. of the
approved Establishment (if applicable)

启运地   目的地
Place of Despatch   Destination

运输工具   发货日期
Means of Conveyance   Date of Despatch

I, the undersigned Official Veterinarian, certify that:

1. This lot of products are subject to veterinary inspection and fit for human consumption.

2. The egg used for the above product was originated from safety and non-epizootic regions.

3. The product item went through one of the following heat treatment methods at the core or heat treatment at higher temperature or another equivalent method.

☐ Liquid whole egg: treatment at 64℃ for 150 seconds.

☐ Liquid egg white: treatment at 55.6℃ for 870 seconds or at 56.7℃ for 232 seconds.

☐ Liquid egg yolk: treatment at 62.2℃ for 138 seconds.

☐ Whole egg powder: treatment at 60℃ for 188 seconds.

☐ Egg white powder: treatment at 67℃ for 20 hours or at 54.4℃ for 513 hours.

☐ Egg yolk powder: treatment at 63.5℃ for 3.5 minutes.

☐ heat-formed products & salted eggs: treatment at 90℃ for 20 minutes.

☐ Others: treated at __° C for __minutes/seconds.

4. Manufacture, processing, packing, distribution, handling, storage, and sale of the exported livestock products have been performed in compliance with sanitary regulations on egg products enforced in the Republic of Korea and the People's Republic of China,

5. The exported egg products are free of chemical residues (antimicrobial agents, agricultural chemicals, hormones, heavy metals and radioactive materials) and pathogenic microorganisms (Salmonella, Staphylococcus aureus, Clostridium perfringens, Listeria monocytogenes, Enterohemorrhagic Escherichia coli and others) that cause public health risks and comply with standards and specifications related to food processing in the Republic of Korea and the People's Republic of China respectively.

6. Date of manufacturing: DD.MM.YYYY, Shelf life: _____

Lot No.: _____

****

****

图 15-4　输韩国蛋制品健康证书（样式）

（二）输日本鳗鱼产品（恶喹酸证书）

《关于输日鳗鱼产品恶喹酸证书的通知》（质检食函〔2011〕407号）：自本通知下发之日（2011年10月8日）起，输日鳗鱼产品"噁喹酸证书"中"RESULTS OF INSPECTION"一栏内容统一规范为："WE HEREBY CERTIFY THAT THE LOT OF GOODS WAS RAISED AND PROCESSED AT THE EEL FARM REGISTERED BY CIQ, IN WHICH MEASURES PREVENTING FROM OXOLINIC RESIDUE HAVE BEEN TAKEN"。请各局按照上述要求做好输日鳗鱼《恶喹酸证书》签发工作。样式见图15-5。

恶喹酸证书
OXOLINIC ACID CERTIFICATE

发货人名称及地址
Name and Address of Consignor _____

收货人名称及地址
Name and Address of Consignee _____

品名
Description of Goods ***

加工种类或状态 State or Type of Processing ***	标记及号码 Mark & No.
报检数量/重量 Quantity/Weight Declared	
包装种类及数量 Number and Type of Packages	
贮藏和运输温度 Temperature during Storage and Transport ***	

加工厂名称、地址及编号(如果适用)
Name, Address and approval No.of the
approved Establishment(if applicable) ***

启运地 Place of Despatch ***	到达国家及地点 Country and Place of Destination ***
运输工具 Means of Conveyance ***	发货日期 Date of Despatch ***

检验结果:
RESULTS OF INSPECTION:
　　WE HEREBY CERTIFY THAT THE LOT OF GOODS WAS RAISED AND PROCESSED AT THE EEL FARM REGISTERED BY CHINA CUSTOMS, IN WHICH MEASURES PREVENTING FROM OXOLINIC RESIDUE HAVE BEEN TAKEN.

****

印章　　签证地点Place of Issue ***　　　　签证日期Date of Issue ***
Official Stamp

授权签字人Authorized Officer ***　　　签　名Signature _____

图15-5　输日本鳗鱼产品（恶喹酸证书）（样式）

二、输往欧洲国家或地区

（一）输欧盟蜂产品

《综合业务司关于印发有关出口商品证书格式的通知》（综合司便函〔2020〕112 号）：经总署与国外相关主管机构协商，确定和调整了部分出口商品证书格式，各证书的评语内容已由总署食品局进行确认。样式见图 15-6。

OFFICIAL CERTIFICATE FOR THE ENTRY INTO THE UNION FOR PLACING ON THE MARKET OF HONEY AND OTHER APICULTURE PRODUCTS INTENDED FOR HUMAN CONSUMPTION

P.R. China		Official certificate to the EU		

Part I: Details of dispatched consignment

I.1. Consignor/Exporter Name Address Tel. No	I.2. Certificate reference No	I.2.a IMSOC reference No
	I.3. Central Competent Authority	
	I.4. Local Competent Authority	

I.5. Consignee/Importer Name Address Postal code Tel. No	I.6. Operator responsible for the consignment Name Address Postal code

I.7. Country of origin	ISO	I.8.	I.9. Country of destination	ISO	I.10.

I.11. Place of dispatch Name Address	Approval No	I.12. Place of destination Name Address

I.13. Place of loading	I.14. Date and time of departure

I.15. Means of transport Aeroplane ☐　Vessel ☐　Other ☐ Road vehicle ☐　Railway ☐ Identification:	I.16. Entry BCP I.17. Accompanying documents
I.18. Transport conditions Ambient ☐　Chilled ☐　Frozen ☐	Type No

I.19. Container No/Seal No

I.20. Goods certified as Human consumption ☐	
I.21.	I.22.

I.23. Total number of packages	I.24. Quantity Total number	Total net weight(Kg)	Total gross weight(Kg)

I.25. Description of goods
No　　Code and CN title

Species(scientific name) Final consumer　Number of packages ☐	Manufacturing plant Net weight　　　　Batch No	Treatment type Cold store Type of packaging

图 15-6-1　输欧盟蜂产品健康证书（样式）1

P.R. China | Honey and other apiculture products intended for human consumption

Part II: Certification

| II. | Health information | | II.a. Certificate reference No | II.b. |

II.1. Public health attestation

I, the undersigned, declare that I am aware of the relevant provisions of Regulations (EC) No 178/2002 of the European Parliament and of the Council of 28 January 2002 laying down the general principles and requirements of food law, establishing the European Food Safety Authority and laying down procedures in matters of food safety (OJ L 31,1.2.2002,p.1),Regulation (EC) No 852/2004 of the European Parliament and of the Council of 29 April 2004 on the hygiene of foodstuffs (OJ L 139,30.4.2004,p.1) and Regulation (EC) No 853/2004 of the European Parliament and of the Council of 29 April 2004 laying down specific hygiene rules for food of animal origin (OJ L 139,30.4.2004,p.55) and Regulation (EU) 2017/625 of the European Parliament and of the Council of 15 March 2017 on official controls and other official activities performed to ensure the application of food and feed law, rules on animal health and welfare, plant health and plant protection products, amending Regulations (EC) No 999/2001,(EC) No 396/2005,(EC) No 1069/2009,(EC) No 1107/2009,(EU) No 1151/2012,(EU) No 652/2014,(EU) 2016/429 and (EU) 2016/2031 of the European Parliament and of the Council, Council Regulations (EC) No 1/2005 and (EC) No 1099/2009 and Council Directives 98/58/EC, 1999/74/EC, 2007/43/EC,2008/119/EC and 2008/120/EC and repealing Regulations (EC) No 854/2004 and (EC) No 882/2004 of the European Parliament and of the Council, Council Directives 89/608/EEC , 89/662/EEC , 90/425/EEC , 91/496/EEC, 96/23/EC , 96/93/EC and 97/78/EC and Council decision 92/438/EEC (Official Controls Regulation) (OJ L 95,7.4.2017,p.1) and

I certify that honey and other apiculture products described above were produced in accordance with these requirements, in particular that they:

— come from (an) establishment(s) implementing a programme based on the hazard analysis and critical control points (HACCP) principles in accordance with Article 5 of Regulation (EC) No 852/2004;

— have been handled and, where appropriate, prepared, packaged and stored in a hygienic manner in accordance with the requirements of Annex II to Regulation (EC) No 852/2004; and

— fulfil the guarantees covering live animals and products thereof provided by the residue plans submitted in accordance with Council Directive 96/23/EC of 29 April 1996 on measures to monitor certain substances and residues thereof in live animals and animal products and repealing Directives 85/358/EEC and 86/469/EEC and Decisions 89/187/EEC and 91/664/EEC (OJ L125, 23.5.996,p.10),and in particular Article 29 thereof.

Notes

See notes in Annex II of Commission Implementing Regulation (EU) 2019/628 of 8 April 2019/628 concerning model official certificates for certain animals and goods and amending Regulation (EC) No 2074/2005 and Implementing Regulation (EU) 2016/759 as regards these model certificates (OJ L 131,17.5.2019,p.101).

Part I:

— Box reference I.11: place of dispatch: Approval number means registration number.

— Box reference I.25: Insert the appropriate Harmonised System (HS) code(s) using headings such as: 0409, 0410,0510,1521,1702 or 2106.

— Box reference I.25: *Treatment type*: state 'ultrasonication', 'homogenisation', 'ultra filtration', 'pasteurisation', 'no thermal treatment'.

Part II:

— The colour of the stamp and signature must be different from that of the other particulars in the certificate.

****

Official inspector	
Name (in capital letters):	Qualification and title:
Date:	Signature:
Stamp:	

图 15-6-2 输欧盟蜂产品健康证书（样式）2

（二）输欧盟花生及制品

《综合业务司关于印发有关出口商品证书格式的通知》（综合司便函〔2020〕112 号）：经总署与国外相关主管机构协商，确定和调整了部分出口商品证书格式，各证书的评语内容已由总署食品局进行确认。样式见图 15-7。

Health certificate for groundnuts and certain products derived from groundnuts intended for consignment to the European Union from China

P. R. China				Official certificate to the EU	
I.1. Consignor/Exporter Name: Address: Tel No.:		I.2.Certificate reference No.		I.2.a IMSOC reference NO.	
		I.3. Central competent authority General Administration Of Customs,PRC			
		I.4. Local competent authority			
I.5. Consignee/Importer Name: Address: Country:		I.6. Operator responsible for the consignment			
I.7.Country of origin P. R. China	ISO code CN	I.8.Region of origin	I.9.Country of destination	ISO code	I.10.
I.11. Place of dispatch Name: Address:		I.12. Place of destination			
I.13. Place of loading		I.14. Date of departure			
I.15. Means of transport Vessel ☐ Aeroplane☐ Railway ☐ Road vehicle ☐ Other ☐ Identification:		I.16. Entry BCP			
		I.17. Accompanying documents ☐ Laboratory report No. Date of issuance: ☐Other Type No.			
I.18. Transport conditions Ambient ☐ Chilled ☐ Frozen ☐		I.19. Container No./ Seal No. Container No.: Seal No.:			
I.20.Goods certified as Human consumption ☐ Feedingstuff ☐	I.21.	I.22. For internal market: ☐			
I.23. Total Number of packages	I.24.Quantity Total number	Total net weight(Kg)		Total gross weight(Kg)	
I.25. Description of goods NO. code CN title					
Species (Scientific name) Final consumer Number of packages ☐		Net weight Batch No.		Type of packaging	

Part I: Details of dispatched consignment

图 15-7-1 输欧盟花生及制品健康证书（样式）1

P. R. China		Certificate for the entry into the Union of food or feed
II. Health information	II.a. Certificate reference number	II.b.IMSOC reference No.

Part II: Certification

II.1 I, the undersigned, declare that I am aware of the relevant provisions of Regulation(EC)No.178/2002 of the and of the Council of 28 January 2002 laying down the general principles and requirements of food law,establishing the European Food Safety Authority and laying down procedures in matters of food safety(OJ L 31,1.2.2002,p.1),Regulation(EC)NO.852/2004 of the European Parliament and of the Council of 29 April 2004 on the hygiene of foodstuffs(OJ L 139,30.4.2004,p.1), Regulation (EC)No 183/2005 of the European Parliament and of the Council of 12 January 2005 laying down requirements for feed hygiene (OJ L 35, 8.2.2005.p.1) and Regulation (EU)2017/625 of the European Parliament and of the Council of 15 March 2017 on official controls and other official activities performed toensure the application of food and feed law, rules on animal health and welfare, plant health and plant protection products, amending Regulations (EC) No 999/2001, (EC)No396/2005, (EC)No1069/2009, (EC)No1107/2005, (EU)No1151/2012, (EU)No652/2014, (EU)No2016/429 and (EU)No2016/2031 of the European Parliament and of the Council, Council Regulations (EC) No 1/2005 and (EC) No 1099/2009 and Council Directives 98/58/EC,1999/74/EC,2007/43/EC,2008/119/EC and 2008/120/EC and repealing Regulations (EC)No 854/2004 and (EC) No 882/2004 of the European Parliament and of the Council, Council Directives 89/608/EEC,89/662/EEC,990/425/EEC,91/496/EEC,96/23/EC, 96/93/EC and 97/78/EC and Council Decision 92/438/EEC(Official Controls Regulation)（OJ L 95,7.4.2017,p.1）and I certify that

Either

II.1.1 ☐the food of the consignment described above with the identification code.........................(indicate the identification code for the consignment referred to in Article9(1)of Implementing Regulation(EU)2019/1793) was produced in accordance with the requirements of Regulation(EC) No 178/2002 and (EC)No 852/2004 and in particular:

—primary production of such food and associated operations listed in Annex I to Regulation(EC)No 852/2004 comply with the general hygiene provisions laid down in part A of Annex I to Regulation (EC)No 852/2004.

—and, in the case of any stage of production,processing and distribution after primary production and related operations：

— it has been handled and, where appropriate, prepared, packaged and stored in a hygienic manner in accordance with the requirements of Annex II to Regulation (EC)No 852/2004 and,

—it comes from (an) establishment(s) implementing a programme based on the hazard analysis and critical control points(HACCP) principles in accordance with Regulation (EC)No.852/2004;

Or

II.1.2 ☐the feed of the consignment described above with the identification code.........................(indicate the identification code for the consignment referred to in Article9(1)of Implementing Regulation(EU)2019/1793) was produced in accordance with the requirements of Regulation(EC) No 178/2002 and (EC)No 183/2005 and in particular:

—primary production of such feed and associated operations listed in Article5(1) of Regulation(EC)No 183/2005 comply with the provisions of Annex I to Regulation (EC)No 183/2005.

—(^{1})(^{2})and, in the case of any stage of production, processing and distribution after primary production and related operations：

— it has been handled and, where appropriate, prepared, packaged and stored in a hygienic manner in accordance with the requirements of Annex II to Regulation (EC)No183/2005 and,

—it comes from (an) establishment(s) implementing a programme based on the hazard analysis and critical control points(HACCP) principles in accordance with Regulation (EC)No.183/2005;

and

图 15-7-2　输欧盟花生及制品健康证书（样式）2

P. R. China		Certificate for the entry into the Union of food or feed
II. Health information	II.a. Certificate reference number	II.b.IMSOC reference No.

Part II: Certification

II.2 I, the undersigned, according to the provisions of Implementing Regulation (EU)2019/1793 on the temporary increase of official controls and emergency measures governing the entry into the Union of certain goods from certain third countries implementing Regulations (EU)2017/625 an (EC)No 178/2002 of the European Parliament and repealing Commission Regulations (EC) No 669/2009, (EU)No 884/2014, (EU)No 2015/175,(EU) No 2017/186 and (EU)2018/1660,certify that:

(³) Either

II.2.1 □ **Certification for food and feed of non-animal origin listed in Annex II to Implementing Regulation (EU) 2019/1793, as well as for compound food listed in that Annex, due to contamination risk by mycotoxins**

—from the consignment described above,samples were taken in accordance with:
□ Commission Regulation (EC)No 401/2006 to determine the level of aflatoxin B_1 and level of total aflatoxin contamination for food
□ Commission Regulation (EC)No 152/2009 to determine the level of aflatoxin B_1 for feed

On.................(date),subject to laboratory analyses on.............(date) in the ....(name of the laboratory) with methods covering at least the hazards indentified in Annex II to Commission Implementing Regulation (EU) 2019/1793

—The details of the methods of laboratory analyses and all results are attached and show compliance with Union legislation on maximum levels of aflatoxins.

II.3 This certificate has been issued before the consignment to which it relates has left the control of the competent authority issuing it.

II.4 This certificate is valid during four months from the date of issue, but in any case no longer than six months from the date of the results of the last laboratory analyses.

Notes
See notes for completion in this Annex.
Part II:
(1) Delete or cross out as appropriate(e.g. if food or feed)
(2) II applies only in the case of any stage of production, processing and distribution after primary production and related operations.
(3) Delete or cross out as appropriate in the case where you do not select this point for providing the certification.
— The colour of the signature shall be different to that of the printing.The same rule applies to stamps other than those that are embossed or are a watermark.

Certifying officer:

Name (in capital letters): Qualification and title:

Date: Signature:

Stamp:

图 15-7-3 输欧盟花生及制品健康证书（样式）3

Additional certificate

Annex:

Consignment Code Number	Number of Incremental Samples	Aggregate Sample Weight(kgs)	Methods of Analysis	Inspection Results of Aflatoxin (ppb)		
			HPLC	☐Subsample a	B_1: (*)	TOTAL:
				☐Subsample b	B_1:	TOTAL:

☐ According to (EC) No 401/2006, ...kgs sample has been divided into 2 subsamples after mixture. Each subsample has been separately ground finely and mixed thoroughly to achieve a homogenous laboratory sample.

☐ According to (EC) No 401/2006, ...kgs sample has been ground finely and mixed thoroughly to achieve a homogenous laboratory sample.

(*) LOD= 0.5 µg/kg LOQ= 1.0 µg/kg, ND=None detected (＜LOD)

All aflatoxin results are reported in µg/kg and are corrected for recovery. Level of AFB_1 recovery is......%, Level of Total aflatoxin recovery is......%.

The uncertainty associated with the result is: +/- 20 % of the B1 concentration and +/- 20% of the total aflatoxin concentration. The uncertainty is expanded measurement uncertainty, using a coverage factor of 2 which gives a level of confidence of 95%.

****

图 15-7-4　输欧盟花生及制品健康证书（样式）4

填写说明如下：

总则

若要选择任何选项，请在相关方框内打钩或用十字（十）标记。

无论何时提及，"ISO"是指一个国家的国际标准双字母代码，符合国际标准 ISO 3166α—2（1）。

在 I.15、I.18 和 I.20 框中只能选择一个选项。

除非另有说明，否则这些方框是强制性的。

如收货人、入境边防检查站（BCP）或运输细节（运输方式和日期）在证书签发后变更，负责托运的经营人必须通知欧盟成员国的主管当局，此类变更不得要求更换证书。

如果证书是在 IMSOC 提交的，则适用以下规定：

——第一部分规定的条目或方框构成官方电子版本的数据证书。

——官方证书模板第一部分中的方框顺序以及这些方框的大小和形状是指示性的；

——需要盖章的，其电子等效物为电子印章。该印章应符合（EU）2017/625 号法规第 90（f）条所述电子证书签发的要求。

第一部分：发货明细

国家：签发证书的第三国的名称。

方框 I.1。发货人/出口商：发货的自然人或法人的名称和地址（街道、城市和地区、省或州，视情况而定），必须位于第三方国家。

方框 I.2。证书编号：由第三国按照自己的分类确定的一个唯一的强制性的编码。如果这个证书不提交 IMSOC 系统，这个方框是所有证书的必填项。

方框 I.2.a。IMSOC 编号：如果证书在 IMSOC 系统提交，IMSOC 系统自动分配的一个编码。如果证书未在 IMSOC 提交，则不能填写此项。

方框 I.3。中央主管机关：第三国出具官方证书的中央主管机关名称。

方框 I.4。地方主管当局：如适用，出具证书的第三国地方当局的名称。

方框 I.5。收货方/进口商：收货方的成员国内部的自然人或法人的名称和地址。

方框 I.6。负责托运的经营人：作为进口商或进口商代理向主管当局申报的人，其姓名和地址。这个框是可选的。

方框 I.7。原产国：货物原产国的名称和 ISO 代码，货物种植、收获或生产的国家。

方框 I.8。不适用。

方框 I.9。目的国：欧盟目的国的名称和 ISO 代码。

方框 I.10。不适用。

方框 I.11。发货地：发货公司或企业的名称和地址。

任何一个食品或饲料行业的一个公司。仅有运送该产品的船公司是待定的。如果贸易涉及超过第三国一个国家的话（三角运动），发货地是指最后一个第三国中向欧盟发货的企业。

方框 I.12。目的地：此信息是可选的。投放市场：产品最终卸货的地方。如果可能的话，填写目的地公司或企业的名称、地址和批准文号。

方框 I.13。装货地点：不适用。

方框 I.14。出发日期和时间：运输工具（飞机、船只、铁路或公路车辆）出发的日期。

方框 I.15。运输工具：离开派遣国的运输工具。

运输方式：飞机、船舶、铁路、公路车辆等。"其他"是指（EC）NO.1/2005 号理事会条例未涵盖的运输方式。

运输工具的识别：飞机—航班号，船舶—船名，铁路—列车识别号和货车车号，公路—运输登记带拖车牌照的牌照（如适用）。如属渡轮—须述明道路车辆的识别号码、注册号码牌有拖车牌照（如适用）和定期渡轮的名称。

方框 I.16。BCP：说明 BCP 的名称及其由 IMSOC 分配的识别码。

方框 I.17。随附文件：

实验室报告：注明报告/结果的参考号和发布日期，实验室检测结果是指（EU）2019/1793 第 10 条（本法规）所规定的。

其他：托运的货物附有其他的单据，这些单据必须注明单据的类型和编号。如商业单据（例如，空运提单编号、提单号、火车或公路车辆的商业编号）。

方框 I.18。运输条件：产品运输过程中所需温度的类别（环境，冷藏、冷冻）。只能选择一个类别。

方框 I.19。货柜号/封条号：如适用，提供相应的编号。如果货物是用封闭的集装箱运输，则必须提供集装箱编号。仅有官方的铅封号才需要填写，如果官方的铅封加施在集装箱、卡车或铁路车厢上，出证的主管机构对其进行监管。

方框 I.20。经认证的货物：说明相关欧盟规定的产品预期用途。

人类消费：只关注人类消费的产品。

饲料：仅涉及动物饲料产品。

方框 I.21。不适用

方框 I.22。对于内部市场：对于货物预定投放到的欧洲市场。

方框 I.23。包装总数：包装的数目。如果是散装货物，这个框是可选的。

方框 I.24。数量：

总净重：这是指货物本身的重量，不含容器或任何包装的重量。

总毛重：以千克为单位的总重量。这是指产品的总重量，包括直接容器及其所有包装，但不包括运输集装箱和其他运输设备的重量。

方框 I.25。货物描述：填写相关的协调制度代码（HS 代码）和世界海关组织定义的名称，这是由理事会（EEC）NO.2658/87（3）号条例所规定的。如有必要，出证海关可以补充说明，对产品进行分类。

注明品种、产品类型、包装数量、包装类型、批号、净重和最终消费者（即产品为最终消费者包装）。

物种：学名或根据欧盟法律定义。

包装类型：根据 UN/CEFACT（联合国贸易便利化和电子商业）第 21 条的建议，确定包装类型。

第二部分：认证

本部分必须由第三国主管当局授权的认证人员填写，以便按照（EU）2017/625 号法规第 88（2）条的规定，签署正式证书。

方框二。健康信息：请按照以下要求填写此部分：特定的欧盟关于产品性质有关的健康要求和与某些第三国或其他欧盟立法中等效的要求，例如认证。

在点 II.2.1、II.2.2、II.2.3 和 II.2.4 中选择产品所针对的危害。

如果官方证书没有在 IMSOC 系统提交，则不相关的声明必须由认证人员划掉，签上姓名并加盖印章，或完全从证书中删除。

如果证书是在 IMSOC 中提交的，则不相关的声明必须从证书中划掉或完全删除。

方框 II.a. 证书编号：与方框 I.2 相同的编号。

方框 II.b. IMSOC 编号：与方框 I.2.a. 相同的编号，仅对官方证书是强制性的、由 IMSOC 发布。

签证官员：第三国主管当局官员授权签署官方证书。

签证内容：在适用的情况下，用大写字母、资格和头衔标明名称。主管机关通知编号、签章正本及签章日期。

（三）输欧盟水产品

《综合业务司关于印发有关出口商品证书格式的通知》（综合司便函〔2020〕112 号）：经总署与国外相关主管机构协商，确定和调整了部分出口商品证书格式，各证书的评语内容已由总署食品局进行确认。样式见图 15-8。

OFFICIAL CERTIFICATE FOR THE ENTRY IN THE UNION FOR PLACING ON THE MARKET OF FISHERY PRODUCTS

P. R. China				Official certificate to the EU	

Part I: Details of dispatched consignment

I.1. Consignor/Exporter Name: Address: Tel.No:			I.2.Certificate reference No		I.2.a.IMSOC reference No
			I.3. Central Competent Authority General Administration of Customs, PRC		
			I.4. Local Competent Authority		
I.5. Consignee/Importer Name: Address: Postal code: Tel.No:			I.6.Operator responsible for the consignment Name: Address: Postal code:		

I.7. Country of origin	ISO	I.8.Region of origin	Code	I.9.Country of destination	ISO	I.10.
P.R. China	CN	***	***			

I.11. Place of dispatch Name: Address:	Approval No	I.12.Place of destination Name Address
I.13. Place of loading		I.14. Date and time of departure

I.15. Means of transport Aeroplane ☐　　Vessel ☐　　Other ☐ Road vehicle ☐　Railway ☐ Identification:	I.16. Entry BCP
	I.17.Accompanying documents Type No
I.18.Transport conditions Ambient ☐　　Chilled ☐　　Frozen ☐	
I.19.Container No/Seal No	

I.20.Goods certified as Canning industry ☐ Human consumption ☐			
I.21.		I.22.	

I.23.Total number of packages	I.24.Quantity Total number	Total net weight(Kg)	Total gross weight(Kg)

I.25.Description of goods
No　　　　　　　Code and CN title

Species(Scientific name)		Nature of commodity	Treatment type
Final consumer	Number of packages	Vessel/manufacturing plant	Cold store
☐		Net weight　　　　Batch No	Type of packaging

图15-8-1　输欧盟水产品健康证书（样式）1

P.R. China			Fishery products
II. Health information	II.a. Certificate reference number	II.b.	

Part II: Certification

II.1. (¹)**Public health attestation**

I, the undersigned, declare that I am aware of the relevant provisions of Regulations (EC) No 178/2002 of the European Parliament and of the Council of 28 January 2002 laying down the general principles and requirements of food law, establishing the European Food Safety Authority and laying down procedures in matters of food safety (OJ L 31,1.2.2002,p.1),Regulation (EC) No 852/2004 of the European Parliament and of the Council of 29 April 2004 on the hygiene of foodstuffs (OJ L 139,30.4.2004,p.1) and Regulation (EC) No 853/2004 of the European Parliament and of the Council of 29 April 2004 laying down specific hygiene rules for food of animal origin (OJ L 139,30.4.2004,p.55) and Regulation （EU）2017/625 of the European Parliament and of the Council of 15 March 2017 on official controls and other official activities performed to ensure the application of food and feed law, rules on animal health and welfare, plant health and plant protection products, amending Regulations (EC) No 999/2001,(EC) No 396/2005,(EC) No 1069/2009,(EC) No 1107/2009,(EU) No 1151/2012,(EU) No 652/2014,(EU) 2016/429 and (EU) 2016/2031 of the European Parliament and of the Council, Council Regulations (EC) No 1/2005 and (EC) No 1099/2009 and Council Directives 98/58/EC, 1999/74/EC, 2007/43/EC,2008/119/EC and 2008/120/EC and repealing Regulations (EC) No 854/2004 and (EC) No 882/2004 of the European Parliament and of the Council, Council Directives 89/608/EEC , 89/662/EEC , 90/425/EEC , 91/496/EEC, 96/23/EC , 96/93/EC and 97/78/EC and Council decision 92/438/EEC (Official Controls Regulation) (OJ L 95,7.4.2017,p.1) and certify that the fishery products described above were produced in accordance with those requirements, in particular that they:

– come from (an) establishment(s) implementing a programme based on the hazard analysis and critical control points (HACCP) principles in accordance with Article 5 of Regulation (EC) No 852/2004;

– have been caught and handled on board vessels, landed, handled and where appropriate prepared , processed, frozen and thawed hygienically in compliance with the requirements laid down in Section VIII, Chapters I to IV of Annex III to Regulation (EC) No 853/2004;

– satisfy the health standards laid down in Section VIII, Chapter V of Annex III to Regulation (EC) No 853/2004 and the criteria laid down in Commission Regulation (EC) No 2073/2005 of 15 November 2005 on microbiological criteria for foodstuffs (OJ L 338,22.12.2005,p.1);

– have been packaged, stored and transported in compliance with Section VIII, Chapters VI to VIII of Annex III to Regulation(EC)No 853/2004;

– have been marked in accordance with Section I of Annex II to Regulation (EC) No 853/2004;

– fulfil the guarantees covering live animals and products thereof, if of aquaculture origin, provided by the residue plans submitted in accordance with Council Directive 96/23/EC of 29 April 1996 on measures to monitor certain substances and residues thereof in live animals and animal products and repealing Directives 85/358/EEC and 86/469/EEC and Decisions 89/187/EEC and 91/664/EEC (OJ L 125,23.5.1996,p.10),and in particular Article 29 thereof; and

– have satisfactorily undergone the official controls laid down in Articles 67 to 71 of Commission Implementing Regulation (EU) 2019/627 of 15 March 2019 laying down uniform practical arrangements for the performance of official controls on products of animal origin intended for human consumption in accordance with Regulation (EU) 2017/625 of the European Parliament and the Council and amending Commission Regulation (EC) No 2074/2005 as regards official controls (OJ L 131,17.5.2019,p.51).

II.2. (²)(⁴)**Animal health attestation for fish and crustaceans of aquaculture origin**

II.2.1 (³)(⁴)**[Requirements for species susceptible to epizootic haematopoietic necrosis (EHN), taura syndrome and yellowhead disease**

I,the undersigned official inspector,hereby certify that the aquaculture animals or products thereof referred to in Part I of this certificate:

(⁴)originate from a country/territory, zone or compartment declared free from (⁴)[EHN](⁴)[taura syndrome](⁴)[yellowhead disease] in accordance with Chapter VII of Council Directive 2006/88/EC of 24 October 2006 on animal health requirements for aquaculture animals and products thereof, and on the prevention and control of certain diseases in aquatic animals (OJ L 328,24.11.2006,p.14) or the relevant OIE Standard by the competent authority of my country,

(i) where the relevant diseases are notifiable to the competent authority and reports of suspicion of infection of the relevant disease must be immediately investigated by the competent authority,

(ii) all introduction of species susceptible to the relevant disease come from an area declared free of the disease, and

(iii) species susceptible to the relevant diseases are not vaccinated against the relevant diseases.]

II.2.2 (³)(⁴)**[Requirements for species susceptible to viral haemorrhagic septicaemia (VHS), infectious haematopoietic necrosis (IHN), infectious salmon anaemia (ISA), koi herpes virus (KHV) and white spot disease intended for a Member state, zone or compartment declared disease free or subject to a surveillance or eradication programme for the relevant disease**

I, the undersigned official inspector , hereby certify that the aquaculture animals or products thereof referred to in Part I of this certificate:

(⁴)originate from a country/territory, zone or compartment declared free from (⁴)[VHS](⁴)[IHN] (⁴)[ISA] (⁴)[KHV](⁴)[White spot disease] in accordance with Chapter VII of Directive 2006/88/EC or the relevant OIE Standard by the competent authority of my country.

(i) where the relevant diseases are notifiable to the competent authority and reports of suspicion of infection of the relevant disease must be immediately investigated by the competent authority,

(ii) all introduction of species susceptible to the relevant diseases come from an area declared free of the disease , and

(iii) species susceptible to the relevant diseases are not vaccinated against the relevant diseases.]

II.2.3 **Transport and labelling requirements**

I ,the undersigned official inspector, hereby certify that:

II.2.3.1 the aquaculture animals referred to above are placed under conditions in which the water quality does not alter their health status;

II.2.3.2 prior to loading the transport container or well boat is clean and disinfected or previously unused; and

II.2.3.3 the consignment is identified by a legible label on the exterior of the container, or when transported by well boat, in the ship's manifest,with the relevant information referred to in boxes I.7 to I.11 of Part I of this certificate, and the following statement:

'(⁴) [Fish](⁴)[Crustaceans]intended for human consumption in the Union'.

图 15-8-2 输欧盟水产品健康证书（样式）2

P.R. CHINA   **Fishery products**

II. Health information	II.a. Certificate reference number	II.b.

Notes

See notes in Annex II of Commission Implementing Regulation (EU) 2019/628 of 8 April 2019 concerning model official certificates for certain animals and goods and amending Regulation (EC) No 2074/2005 and implementing Regulation (EU) 2016/759 as regards these model certificates (OJ L 131,17.5.2019,p.101)

Part I:

—   Box reference I.8: Region of origin: For frozen or processed bivalve molluscs, indicate the production area.

—   Box reference I.20:Tick 'Canning industry' for whole fish initially frozen in brine at– 9℃ or at a temperature higher than–18℃ and intended for canning in accordance with the requirements of Section VIII, Chapter I; point II (7) of annex III to Regulation (EC) No 853/2004. Tick 'Human consumption' for the other cases.

—   Box reference I.25: Insert the appropriate Harmonised System (HS) code(s) using headings such as: 0301, 0302, 0303, 0304, 0305, 0306, 0307, 0308, 0511, 1504, 1516, 1518, 1603, 1604, 1605 or 2106.

—   Box reference I.25:   *Nature of commodity*: specify whether aquaculture or wild origin.

                        Treatment type: specify whether live, chilled, frozen or processed.

                        Manufacturing plant: includes factory vessel, freezer vessel, reefer vessels, cold store and   processing plant.

Part II:

(¹)   Part II.1 of this certificate <u>does not</u> apply to countries with special public health certification requirements laid down in equivalence agreements or other EU legislation.

(²)   part II.2 of this certificate <u>does not</u> apply to:

    (a)   non-viable crustaceans, meaning crustaceans that cannot survive as living animals if returned to the environment from which they were obtained,

    (b)   fish which are slaughtered and eviscerated before dispatch,

    (c)   aquaculture animals and products thereof, which are placed on the market for human consumption without further processing, provided that they are packed in retail-sale packages which comply with the provisions for such packages in Regulation (EC) No 853/2004,

    (d)   crustaceans destined for processing establishments authorised in accordance with Article 4(2) of Directive 2006/88/EC, or for dispatch centres, purification centres or similar businesses which are equipped with an effluent treatment system that inactivates the pathogens in question, or where the effluent undergoes other types of treatment reducing the risk of transmitting diseases to the natural waters to an acceptable level, and

    (e)   crustaceans which are intended for further processing before human consumption without temporary storage at the place of processing and packed and labelled for that purpose in accordance with Regulation (EC) No 853/2004.

(³)   Parts II.2.1 and II.2.2 of this certificate <u>only</u> apply to species susceptible to one or more of the diseases referred to in the heading of the point concerned. Susceptible species are listed in Annex IV to Directive 2006/88/EC.

(⁴)   Keep as appropriate.

(⁵)   For consignments of species susceptible to EHN, taura syndrome and/or yellowhead disease this statement must be kept for the consignment to be authorised into any part of the EU.

(⁶)   In order to be authorised into a Member State,zone or compartment (boxes I.9 and I.10 of Part I of the certificate)declared free from VHS,IHN,ISA,KHV or white spot disease or with a surveillance or eradication programme drawn up in accordance with Article 44(1) or (2)of Directive 2006/88/EC, one of these statements must be kept if the consignment contain species susceptible to the disease(s) for which disease freedom or programme(s) apply(ies) . Data on the disease status of each farm and mollusc farming area in the Union are accessible at http://ec.europa.eu/food/animal/liveanimals/aquaculture/index_en.htm.

—   The colour of the stamp and signature must be different to that of the other particulars in the certificate.

                                                 ****

Official inspector

    Name (in capital letters):   Qualification and title:

    Date: Signature:

    Stamp:

图 15-8-3　输欧盟水产品健康证书（样式）3

（四）输欧盟食用明胶

欧洲议会和理事会条例（EC）No 2019/628提供的证书模板。（EC）No 2019/628要求到货的动物或产品必须附有一份纸质的或电子的证书（见图15-9）。纸质证书必须手签并加盖官方印章，手签笔迹颜色必须与证书印刷字体颜色不同。证书必须在货物启运前签发。电子证书的签发也必须符合（EC）No 2019/628提供的证书模板要求。

MODEL OFFICIAL CERTIFICATE FOR THE ENTRY INTO THE UNION FOR PLACING ON THE MARKET OF GELATINE INTENDED FOR HUMAN CONSUMPTION

COUNTRY			Official certificate to the EU	
Part I: Details of dispatched consignment I.1. Consignor/Exporter Name Address Tel. No			I.2. Certificate reference No	I.2.a IMSOC reference No
			I.3. Central Competent Authority	
			I.4. Local Competent Authority	
I.5. Consignee/Importer Name Address Postal code Tel. No			I.6. Operator responsible for the consignment Name Address Postal code	
I.7. Country of origin	ISO	I.8.	I.9. Country of destination	ISO I.10.
I.11 Place of dispatch Name Address	Approval No		I.12. Place of destination Name Address	
I.13. Place of loading			I.14. Date and time of departure	
I.15. Means of transport Aeroplane ☐ Vessel ☐ Other ☐ Road vehicle ☐ Railway ☐ Identification:			I.16. Entry BCP I.17. Accompanying documents Type No	
I.18. Transport conditions Ambient ☐ Chilled ☐ Frozen ☐				
I.19. Container No/Seal No				

图15-9-1　输欧盟食用明胶健康证书（样式）1

COUNTRY   Official certificate to the EU

I.20. Goods certified as			
Human consumption ☐			

I.21.		I.22.	

I.23. Total number of packages	I.24. Quantity		
	Total number	Total net weight (Kg)	Total gross weight (Kg)

I.25. Description of goods

No   Code and CN title

Species (Scientific name)	Manufacturing plant	Cold store
Final consumer Number of packages ☐	Net weight Batch No	Type of packaging

图 15-9-2 输欧盟食用明胶健康证书（样式）2

Model GEL
Gelatine intended for human consumption

COUNTRY

II.	**Health information**	II.a. Certificate reference No	II.b.

II.1. Public health attestation

Part II: Certification

I, the undersigned, declare that I am aware of the relevant provisions of Regulation (EC) No 178/2002 of the European Parliament and of the Council of 28 January 2002 laying down the general principles and requirements of food law, establishing the European Food Safety Authority and laying down procedures in matters of food safety (OJ L 31, 1.2.2002, p. 1), Regulation (EC) No 852/2004 of the European Parliament and of the Council of 29 April 2004 on the hygiene of foodstuffs (OJ L 139, 30.4.2004, p. 1) and Regulation (EC) No 853/2004 of the European Parliament and of the Council of 29 April 2004 laying down specific hygiene rules for food of animal origin (OJ L 139, 30.4.2004, p. 55) and Regulation (EU) 2017/625 of the European Parliament and of the Council of 15 March 2017 on official controls and other official activities performed to ensure the application of food and feed law, rules on animal health and welfare, plant health and plant protection products, amending Regulations (EC) No 999/2001, (EC) No 396/2005, (EC) No 1069/2009, (EC) No 1107/2009, (EU) No 1151/2012, (EU) No 652/2014, (EU) 2016/429 and (EU) 2016/2031 of the European Parliament and of the Council, Council Regulations (EC) No 1/2005 and (EC) No 1099/2009 and Council Directives 98/58/EC, 1999/74/EC, 2007/43/EC, 2008/119/EC and 2008/120/EC and repealing Regulations (EC) No 854/2004 and (EC) No 882/2004 of the European Parliament and of the Council, Council Directives 89/608/EEC, 89/662/EEC, 90/425/EEC, 91/496/EEC, 96/23/EC, 96/93/EC and 97/78/EC and Council Decision 92/438/EEC (Official Controls Regulation) (OJ L 95, 7.4.2017, p. 1), and

I certify that the gelatine described above was produced in accordance with these requirements, in particular that:

— it comes from (an) establishment(s) implementing a programme based on the hazard analysis and critical control points (HACCP) principles in accordance with Article 5 of Regulation (EC) No 852/2004;

— it has been produced from raw materials that met the requirements of Chapters I and II of Section XIV of Annex III to Regulation (EC) No 853/2004;

— it has been manufactured in compliance with the conditions set out in Chapter III of Section XIV of Annex III to Regulation (EC) No 853/2004;

— it satisfies the criteria of Chapter IV of Section XIV of Annex III to Regulation (EC) No 853/2004 and of Commission Regulation (EC) No 2073/2005 of 15 November 2005 on microbiological criteria for foodstuffs (OJ L 338, 22.12.2005, p. 1);

(1) and, if of bovine, ovine and caprine animal origin,

it has been derived from animals which have passed ante-mortem and post-mortem inspections,

(1) and, except for gelatine derived from hides and skins,

(1) either

— [it comes from a country or a region classified in accordance with Commission Decision 2007/453/EC of 29 June 2007 establishing the BSE status of Member States or third countries or regions thereof according to their BSE risk (OJ L 172, 30.6.2007, p. 84) as a country or region posing a negligible BSE risk;

— the gelatine does not contain and is not derived from specified risk material as defined in point 1 of Annex V to Regulation (EC) No 999/2001 of the European Parliament and of the Council of 22 May 2001 laying down rules for the prevention, control and eradication of certain transmissible spongiform encephalopathies (OJ L 147, 31.5.2001, p. 1) (2);

— the gelatine does not contain and is not derived from mechanically separated meat obtained from the bones of bovine, ovine or caprine animals, except for gelatine derived from animals that were born, continuously reared and slaughtered in a country or region classified in accordance with Decision 2007/453/EC as a country or region posing a negligible BSE risk in which there has been no indigenous BSE cases;

— the animals, from which the gelatine is derived were not slaughtered after stunning by means of gas injected into the cranial cavity or killed by the same method or slaughtered, after stunning, by laceration of central nervous tissue by means of an elongated rod-shaped instrument introduced into the cranial cavity, except if the animals were born, continuously reared and slaughtered in a country or region classified in accordance with Decision 2007/453/EC as a country or region posing a negligible BSE risk;

— (1) [the animals, from which the gelatine is derived, originate from a country or region classified in accordance with Decision 2007/453/EC as a country or region posing an undetermined BSE risk, and the animals were not fed with meat-and-bone meal or greaves, as defined in the Terrestrial Animal Health Code of the World Organisation for Animal Health];

图 15-9-3　输欧盟食用明胶健康证书（样式）3

COUNTRY

Model GEL
Gelatine intended for human consumption

II.	Health information	II.a. Certificate reference No	II.b.

— (¹) [the animals, from which the gelatine is derived, originate from a country or region classified in accordance with Decision 2007/453/EC as a country or region posing an undetermined BSE risk, and the gelatine was produced and handled in a manner which ensures that it did not contain and was not contaminated with nervous and lymphatic tissues exposed during the deboning process.]]

(¹) Or

— [it comes from a country or a region classified in accordance with Commission Decision 2007/453/EC of 29 June 2007 establishing the BSE status of Member States or third countries or regions thereof according to their BSE risk (OJ L 172, 30.6.2007, p. 84) as a country or region posing a controlled BSE risk;

— the animals, from which the gelatine is derived, were not killed, after stunning, by laceration of central nervous tissue by means of an elongated rod-shaped instrument introduced into the cranial cavity, or by means of gas injected into the cranial cavity;

— the gelatine does not contain and is not derived from specified risk material as defined in point 1 of Annex V to Regulation (EC) No 999/2001, or mechanically separated meat obtained from the bones of bovine, ovine or caprine animals.]

(¹) Or

— [it comes from a country or a region classified in accordance with Decision 2007/453/EC of 29 June 2007 establishing the BSE status of Member States or third countries or regions thereof according to their BSE risk (OJ L 172, 30.6.2007, p. 84) as a country or region with an undetermined BSE risk;

— the animals, from which the gelatine is derived, were not fed meat-and-bone meal or greaves derived from ruminants, as defined in the Terrestrial Animal health Code of the World Organisation for Animal Health;

— the animals, from which the gelatine is derived, were not killed, after stunning, by laceration of central nervous tissue by means of an elongated rod-shaped instrument introduced into the cranial cavity, or by means of gas injected into the cranial cavity;

— the gelatine is not derived from:

　(i)　specified risk material as defined in point 1 of Annex V to Regulation (EC) No 999/2001;

　(ii)　nervous and lymphatic tissues exposed during the deboning process;

　(iii)　mechanically separated meat obtained from the bones of bovine, ovine or caprine animals.

Notes

See notes in Annex II of Commission Implementing Regulation (EU) 2019/628 of 8 April 2019 concerning model official certificates for certain animals and goods and amending Regulation (EC) No 2074/2005 and Implementing Regulation (EU) 2016/759 as regards these model certificates (OJ L 131, 17.5.2019, p. 101).

Part I:

— Box reference I.25: Insert the appropriate Harmonised System (HS) code(s) using headings such as 3503.

Part II:

(¹)　Delete as appropriate.

(²)　The removal of specified risk material is not required if the gelatine is derived from animals born, continuously reared and slaughtered in a third country or region of a third country classified in accordance with Decision 2007/453/EC as posing a negligible BSE risk.

— The colour of the stamp and signature must be different from that of the other particulars in the certificate.

Official veterinarian

　Name (in capital letters):　　　　　　　　　　　　　　　Qualification and title:

　Date:　　　　　　　　　　　　　　　　　　　　　　　　Signature:

　Stamp:

图 15-9-4　输欧盟食用明胶健康证书（样式）4

（五）输欧盟食用动物脂肪和油脂

欧洲议会和理事会条例（EC）No 2019/628 提供的证书模板见图 15-10。

MODEL OFFICIAL CERTIFICATE FOR THE ENTRY INTO THE UNION FOR PLACING ON THE MARKET OF RENDERED ANIMAL FATS AND GREAVES INTENDED FOR HUMAN CONSUMPTION

COUNTRY				Official certificate to the EU	
Part I: Details of dispatched consignment	I.1. Consignor/Exporter Name Address Tel. No		I.2. Certificate reference No		I.2.a IMSOC reference No
			I.3. Central Competent Authority		
			I.4. Local Competent Authority		
	I.5. Consignee/Importer Name Address Postal code Tel. No		I.6. Operator responsible for the consignment Name Address Postal code		
	I.7. Country of origin	ISO	I.8.	I.9. Country of destination	ISO	I.10.
	I.11 Place of dispatch Name Address	Approval No	I.12 Place of destination Name Address		
	I.13. Place of loading		I.14. Date and time of departure		
	I.15. Means of transport Aeroplane ☐ Vessel ☐ Other ☐ Road vehicle ☐ Railway ☐ Identification:		I.16. Entry BCP		
			I.17. Accompanying documents Type No		
	I.18. Transport conditions Ambient ☐ Chilled ☐ Frozen ☐				
	I.19. Container No/Seal No				

图 15-10-1 输欧盟食用动物脂肪和油脂证书（样式）1

COUNTRY

Official certificate to the EU

I.20. Goods certified as Human consumption ☐			
I.21.		I.22.	
I.23. Total number of packages	I.24. Quantity Total number	Total net weight (Kg)	Total gross weight (Kg)
I.25. Description of goods No　　　　Code and CN title			

Species (Scientific name)		Manufacturing plant	Cold store
Final consumer　　Number of 　　　　　　　packages ☐		Net weight　　　Batch No	Type of packaging

图 15-10-2　输欧盟食用动物脂肪和油脂证书（样式）2

COUNTRY		Rendered animal fats and greaves intended for human consumption	
II. Health information		II.a. Certificate reference No	II.b.

Part II: Certification

II.1. Public health attestation

I, the undersigned, declare that I am aware of the relevant provisions of Regulation (EC) No 178/2002 of the European Parliament and of the Council of 28 January 2002 laying down the general principles and requirements of food law, establishing the European Food Safety Authority and laying down procedures in matters of food safety (OJ L 31, 1.2.2002, p. 1), Regulation (EC) No 852/2004 of t he European Parliament and of the Council of 29 April 2004 on the hygiene of foodstuffs (OJ L 139, 30.4.2004, p. 1) and Regulation (EC) No 853/2004 of the European Parliament and of the Council of 29 April 2004 laying down specific hygiene rules for food of animal origin (OJ L 139, 30.4.2004, p. 55) and Regulation (EU) 2017/625 of the European Parliament and of the Council of 15 March 2017 on official controls and other official activities performed to ensure the application of food and feed law, rules on animal health and welfare, plant health and plant protection products, amending Regulations (EC) No 999/2001, (EC) No 396/2005, (EC) No 1069/2009, (EC) No 1107/2009, (EU) No 1151/2012, (EU) No 652/2014, (EU) 2016/429 and (EU) 2016/2031 of the European Parliament and of the Council, Council Regulations (EC) No 1/2005 and (EC) No 1099/2009 and Council Directives 98/58/EC, 1999/74/EC, 2007/43/EC, 2008/119/EC and 2008/120/EC and repealing Regulations (EC) No 854/2004 and (EC) No 882/2004 of the European Parliament and of the Council, Council Directives 89/608/EEC, 89/662/EEC, 90/425/EEC, 91/496/EEC, 96/23/EC, 96/93/EC and 97/78/EC and Council Decision 92/438/EEC (Official Controls Regulation) (OJ L 95, 7.4.2017, p. 1), and

I certify that the rendered animal fats and greaves described above were produced in accordance with these requirements, in particular:

— that they come from (an) establishment(s) implementing a programme based on the hazard analysis and critical control points (HACCP) principles in accordance with Article 5 of Regulation (EC) No 852/2004;

— that they have been handled and, where appropriate, prepared, packaged and stored in a hygienic manner in accordance with the requirements of Annex II to Regulation (EC) No 852/2004; and

— that they comply with the requirements of Section XII of Annex III to Regulation (EC) No 853/2004.

II.2. Animal health attestation

I, the undersigned official veterinarian, hereby certify, that the rendered animal fats and greaves described above meet the following requirements and come from

II.2.1. either third countries, territories and parts thereof appearing in the list authorised for export to the Union of fresh meat in accordance with Part I, of Annex II to Commission Regulation (EU) No 206/2010 of 12 March 2010 laying down lists of third countries, territories or parts thereof authorised for the introduction into the European Union of certain animals and fresh meat and the veterinary certification requirements (OJ L 73, 20.3.2010, p1);

II.2.1. or third countries, territories and parts thereof authorised for export to the Union of fresh meat of poultry in accordance with Part 1, of Annex I to Commission Regulation (EC) No 798/2008 of 8 August 2008 laying down a list of third countries, territories, zones or compartments from which poultry and poultry products may be imported into and transit through the Community and the veterinary certification requirements (OJ L 226, 23.8.2008, p. 1);

II.2.1. or third countries, territories and parts thereof authorised for export to the Union of meat products of the species of concern subject to the application of the treatment specified for the animal species of origin of the meat product and set out in the list of third countries and territories in Part 1, of Annex II of

Commission Decision 2007/777/EC of 29 November 2007 laying down the animal and public health conditions and model certificates for imports of certain meat products and treated stomachs, bladders and intestines for human consumption from third countries and repealing Decision 2005/432/EC (OJ L 312, 30.11.2007, p. 49).

Notes

See notes in Annex II of Commission Implementing Regulation (EU) 2019/628 of 8 April 2019 concerning model official certificates for certain animals and goods and amending Regulation (EC) No 2074/2005 and Implementing Regulation (EU) 2016/759 as regards these model certificates (OJ L 131, 17.5.2019, p. 101).

Part I:

— Box reference I.25: Insert the appropriate HS/CN code(s) such as: 1501, 1502, 1503 00, 1504, 1506 00 00, 1516 10, 1517, 1518 00 91, 1518 00 95, 1518 00 99 or 2301.

图 15-10-3　输欧盟食用动物脂肪和油脂证书（样式）3

COUNTRY		Rendered animal fats and greaves intended for human consumption	
II. **Health information**		II.a. Certificate reference No	II.b.

Part II:

— The colour of the stamp and signature must be different from that of the other particulars in the certificate.

Official veterinarian

Name (in capital letters):   Qualification and title:

Date: Signature:

Stamp:

图 15-10-4 输欧盟食用动物脂肪和油脂证书（样式）4

（六）输欧盟蛙腿

欧洲议会和理事会条例（EC）No 2019/628 提供的证书模板见图 15-11。

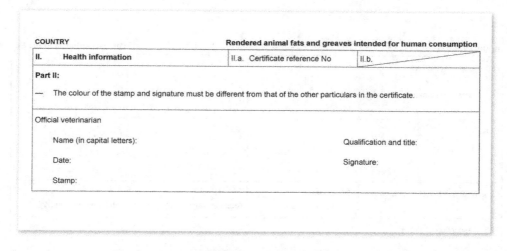

图 15-11-1 输欧盟蛙腿健康证书（样式）1

COUNTRY   Official certificate to the EU

I.20. Goods certified as Human consumption ☐			
I.21.		I.22.	
I.23. Total number of packages	I.24. Quantity Total number	Total net weight (Kg)	Total gross weight (Kg)
I.25. Description of goods No Code and CN title			

Species (Scientific name)
 	
Final consumer   Number of
                  packages
        ☐
		Manufacturing plant
		
		Net weight Batch No
			Treatment type
			Cold store
			
			Type of packaging

图 15-11-2 输欧盟蛙腿健康证书（样式）2

COUNTRY

Model FRG
Chilled, frozen or prepared frogs' legs intended for human consumption

II. Health information	II.a. Certificate reference No	II.b.

Part II: Certification

II.1. Public health attestation

I, the undersigned, declare that I am aware of the relevant provisions of Regulation (EC) No 178/2002 of the European Parliament and of the Council of 28 January 2002 laying down the general principles and requirements of food law, establishing the European Food Safety Authority and laying down procedures in matters of food safety (OJ L 31, 1.2.2002, p. 1), Regulation (EC) No 852/2004 of the European Parliament and of the Council of 29 April 2004 on the hygiene of foodstuffs (OJ L 139, 30.4.2004, p. 1) and Regulation (EC) No 853/2004 of the European Parliament and of the Council of 29 April 2004 laying down specific hygiene rules for food of animal origin (OJ L 139, 30.4.2004, p. 55) and Regulation (EU) 2017/625 of the European Parliament and of the Council of 15 March 2017 on official controls and other official activities performed to ensure the application of food and feed law, rules on animal health and welfare, plant health and plant protection products, amending Regulations (EC) No 999/2001, (EC) No 396/2005, (EC) No 1069/2009, (EC) No 1107/2009, (EU) No 1151/2012, (EU) No 652/2014, (EU) 2016/429 and (EU) 2016/2031 of the European Parliament and of the Council, Council Regulations (EC) No 1/2005 and (EC) No 1099/2009 and Council Directives 98/58/EC, 1999/74/EC, 2007/43/EC, 2008/119/EC and 2008/120/EC and repealing Regulations (EC) No 854/2004 and (EC) No 882/2004 of the European Parliament and of the Council, Council Directives 89/608/EEC, 89/662/EEC, 90/425/EEC, 91/496/EEC, 96/23/EC, 96/93/EC and 97/78/EC and Council Decision 92/438/EEC (Official Controls Regulation) (OJ L 95, 7.4.2017, p. 1), and

I certify that the frogs' legs described above were produced in accordance with these requirements, in particular that they:

— come from (an) establishment(s) implementing a programme based on the hazard analysis and critical control points (HACCP) principles in accordance with Article 5 of Regulation (EC) No 852/2004;

— have been handled and, where appropriate, prepared, packaged and stored in a hygienic manner in accordance with the requirements of Annex II to Regulation (EC) No 852/2004; and

— originate from frogs that have been bled, prepared and, where appropriate, chilled, frozen or processed, packaged and stored in a hygienic manner in accordance with the requirements of Section XI of Annex III to Regulation (EC) No 853/2004.

Notes

See notes in Annex II of Commission Implementing Regulation (EU) 2019/628 of 8 April 2019 concerning model official certificates for certain animals and goods and amending Regulation (EC) No 2074/2005 and Implementing Regulation (EU) 2016/759 as regards these model certificates (OJ L 131, 17.5.2019, p. 101).

Part I:

— Box reference I.25: Insert the appropriate CN code(s) such as: 0208 90 70, 0210 99 39 or 1602 90 99.

— Box reference I.25: *Treatment type*: fresh, treated.

Part II:

— The colour of the stamp and signature must be different from that of the other particulars in the certificate.

Official inspector

Name (in capital letters): Qualification and title:

Date: Signature:

Stamp:

图 15-11-3 输欧盟蛙腿健康证书（样式）3

（七）健康证书—欧盟委员会第2019628号执行条例第7至25条未涵盖的其他供人类消费的动物来源产品

欧洲议会和理事会条例（EC）No 2019/628提供的证书模板见图15-12。

MODEL OFFICIAL CERTIFICATE FOR THE ENTRY INTO THE UNION FOR PLACING ON THE MARKET OF OTHER PRODUCTS OF ANIMAL ORIGIN INTENDED FOR HUMAN CONSUMPTION NOT COVERED BY ARTICLES 7 TO 25 OF COMMISSION IMPLEMENTING REGULATION (EU) 2019/628

COUNTRY				Official certificate to the EU		
I.1. Consignor/Exporter Name Address Tel. No				I.2. Certificate reference No		I.2.a IMSOC reference No
				I.3. Central Competent Authority		
				I.4. Local Competent Authority		
I.5. Consignee/Importer Name Address Postal code Tel. No				I.6. Operator responsible for the consignment Name Address Postal code		
I.7. Country of origin	ISO	I.8.		I.9. Country of destination	ISO	I.10.
I.11 Place of dispatch Name Address		Approval No		I.12. Place of destination Name Address		
I.13. Place of loading				I.14. Date and time of departure		
I.15. Means of transport Aeroplane ☐ Vessel ☐ Other ☐ Road vehicle ☐ Railway ☐ Identification:				I.16. Entry BCP		
				I.17. Accompanying documents Type No		
I.18. Transport conditions Ambient ☐ Chilled ☐ Frozen ☐						
I.19. Container No/Seal No						

Part I: Details of dispatched consignment

图15-12-1　欧盟委员会第2019628号执行条例第7至25条未涵盖的其他供人类消费的动物来源产品健康证书（样式）1

COUNTRY | Official certificate to the EU

I.20. Goods certified as			
Human consumption ☐			

I.21.		I.22.	

I.23. Total number of packages	I.24. Quantity		
	Total number	Total net weight (Kg)	Total gross weight (Kg)

I.25. Description of goods

No   Code and CN title

Species (Scientific name)	Manufacturing plant	Cold store
Final consumer Number of packages	Net weight Batch No	Type of packaging
☐		

图 15-12-2　欧盟委员会第 2019628 号执行条例第 7 至 25 条未涵盖的
其他供人类消费的动物来源产品健康证书（样式）2

Model PAO
Other Products of Animal Origin not covered by Articles 7 to 25 of Commission Implementing Regulation (EU) 2019/628 intended for human consumption

COUNTRY			
II. **Health information**		**II.a.** Certificate reference No	**II.b.**

II.1. **Public health attestation**

I, the undersigned, declare that I am aware of the relevant provisions of Regulation (EC) No 178/2002 of the European Parliament and of the Council of 28 January 2002 laying down the general principles and requirements of food law, establishing the European Food Safety Authority and laying down procedures in matters of food safety (OJ L 31, 1.2.2002, p. 1), Regulation (EC) No 852/2004 of the European Parliament and of the Council of 29 April 2004 on the hygiene of foodstuffs (OJ L 139, 30.4.2004, p. 1) and Regulation (EC) No 853/2004 of the European Parliament and of the Council of 29 April 2004 laying down specific hygiene rules for food of animal origin (OJ L 139, 30.4.2004, p. 55) and Regulation (EU) 2017/625 of the European Parliament and of the Council of 15 March 2017 on official controls and other official activities performed to ensure the application of food and feed law, rules on animal health and welfare, plant health and plant protection products, amending Regulations (EC) No 999/2001, (EC) No 396/2005, (EC) No 1069/2009, (EC) No 1107/2009, (EU) No 1151/2012, (EU) No 652/2014, (EU) 2016/429 and (EU) 2016/2031 of the European Parliament and of the Council, Council Regulations (EC) No 1/2005 and (EC) No 1099/2009 and Council Directives 98/58/EC, 1999/74/EC, 2007/43/EC, 2008/119/EC and 2008/120/EC and repealing Regulations (EC) No 854/2004 and (EC) No 882/2004 of the European Parliament and of the Council, Council Directives 89/608/EEC, 89/662/EEC, 90/425/EEC, 91/496/EEC, 96/23/EC, 96/93/EC and 97/78/EC and Council Decision 92/438/EEC (Official Controls Regulation) (OJ L 95, 7.4.2017, p. 1), and

I certify that the products described above were produced in accordance with these requirements, in particular:

— that they come from (an) establishment(s) implementing a programme based on the hazard analysis and critical control points (HACCP) principles in accordance with Article 5 of Regulation (EC) No 852/2004;

— that they have been handled and, where appropriate, prepared, packaged and stored in a hygienic manner in accordance with the requirements of Annex II to Regulation (EC) No 852/2004.

Notes

See notes in Annex II of Commission Implementing Regulation (EU) 2019/628 of 8 April 2019 concerning model official certificates for certain animals and goods and amending Regulation (EC) No 2074/2005 and Implementing Regulation (EU) 2016/759 as regards these model certificates (OJ L 131, 17.5.2019, p. 101).

Part I:

— Box reference I.25: Insert the appropriate Harmonised System (HS) code(s) of the World Customs Organisation.

Part II:

— The colour of the stamp and signature must be different from that of the other particulars in the certificate.

Official veterinarian

Name (in capital letters): Qualification and title:

Date: Signature:

Stamp:

图 15-12-3   欧盟委员会第 2019628 号执行条例第 7 至 25 条未涵盖的其他供人类消费的动物来源产品健康证书（样式）3

（八）输波黑水产品

《关于印发中国输波黑有关产品卫生证书格式的通知》（质检通函〔2014〕423 号）：波黑官方已启用新的卫生证书格式。样式见图 15-13。

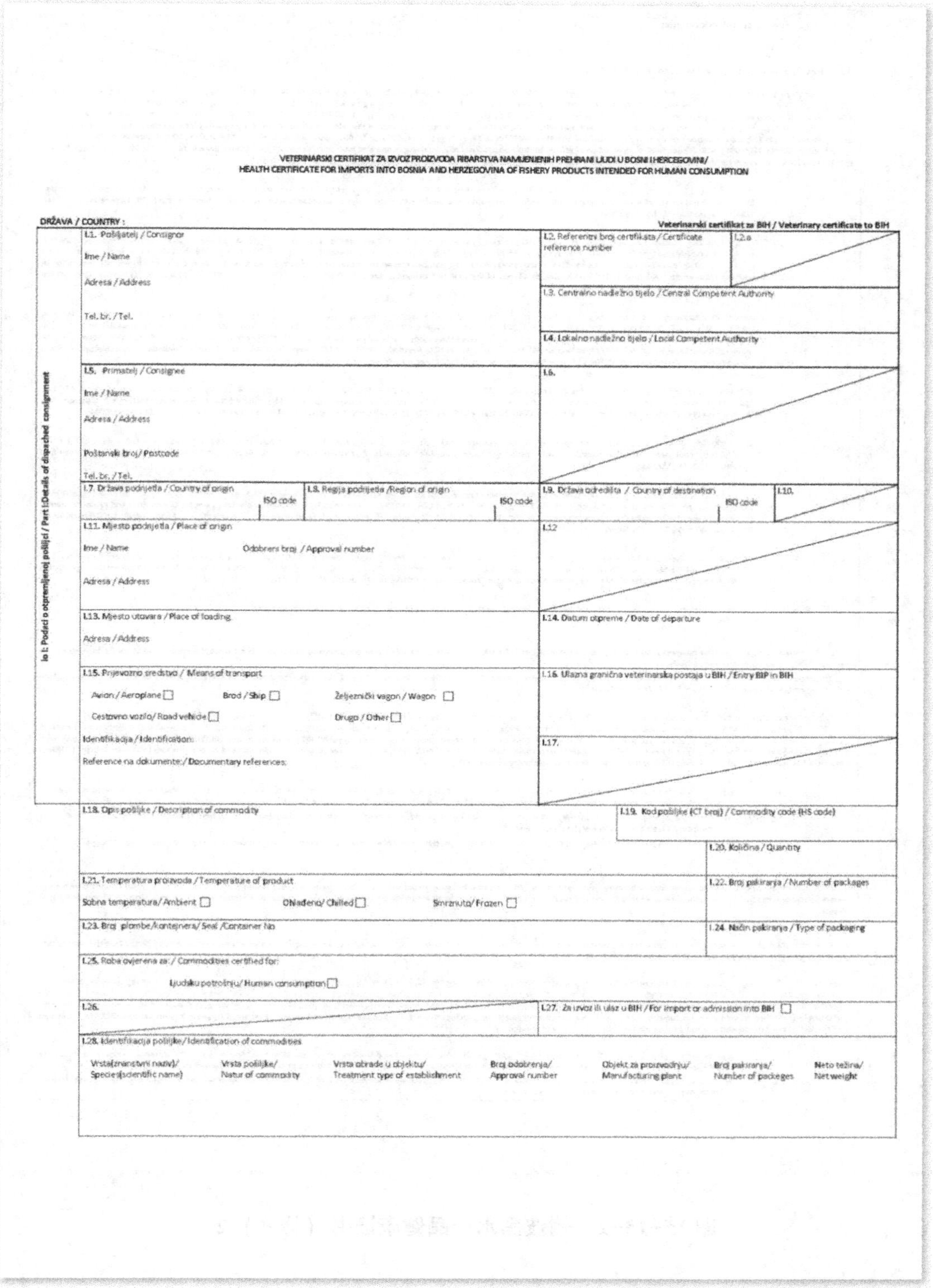

VETERINARSKI CERTIFIKAT ZA IZVOZ PROIZVODA RIBARSTVA NAMIJENJENIH PREHRANI LJUDI U BOSNI I HERCEGOVINI/
HEALTH CERTIFICATE FOR IMPORTS INTO BOSNIA AND HERZEGOVINA OF FISHERY PRODUCTS INTENDED FOR HUMAN CONSUMPTION

DRŽAVA / COUNTRY:

Veterinarski certifikat za BIH / Veterinary certificate to BIH

Dio I: Podaci o otpremljenoj pošiljci / Part I:Details of dispached consignment

I.1. Pošiljatelj / Consignor
Ime / Name
Adresa / Address
Tel. br. / Tel.

I.2. Referentni broj certifikata / Certificate reference number

I.2.a

I.3. Centralno nadležno tijelo / Central Competent Authority

I.4. Lokalno nadležno tijelo / Local Competent Authority

I.5. Primatelj / Consignee
Ime / Name
Adresa / Address
Poštanski broj / Postcode
Tel. br. / Tel.

I.6.

I.7. Država podrijetla / Country of origin ISO code

I.8. Regija podrijetla /Region of origin ISO code

I.9. Država odredišta / Country of destination ISO code

I.10.

I.11. Mjesto podrijetla / Place of origin
Ime / Name Odobreni broj / Approval number
Adresa / Address

I.12

I.13. Mjesto utovara / Place of loading
Adresa / Address

I.14. Datum otpreme / Date of departure

I.15. Prijevozno sredstvo / Means of transport
Avion / Aeroplane ☐ Brod / Ship ☐ Željeznički vagon / Wagon ☐
Cestovno vozilo / Road vehicle ☐ Drugo / Other ☐
Identifikacija / Identification:
Reference na dokumente:/ Documentary references:

I.16. Ulazna granična veterinarska postaja u BIH / Entry BIP in BIH

I.17.

I.18. Opis pošiljke / Description of commodity

I.19. Kod pošiljke (CT broj) / Commodity code (HS code)

I.20. Količina / Quantity

I.21. Temperatura proizvoda / Temperature of product
Sobna temperatura/ Ambient ☐ Ohlađeno/ Chilled ☐ Smrznuto/ Frozen ☐

I.22. Broj pakiranja / Number of packages

I.23. Broj plombe/kontejnera/ Seal /Container No

I.24. Način pakiranja / Type of packaging

I.25. Roba ovjerena za: / Commodities certified for:
Ljudsku potrošnju/ Human consumption ☐

I.26.

I.27. Za izvoz ili ulaz u BIH / For import or admission into BIH ☐

I.28. Identifikacija pošiljke/Identification of commodities

Vrsta(znanstveni naziv)/ Species(scientific name)	Vrsta pošiljke/ Natur of commodity	Vrsta obrade u objektu/ Treatment type of establishment	Broj odobrenja/ Approval number	Objekt za proizvodnju/ Manufacturing plant	Broj pakiranja/ Number of packeges	Neto težina/ Net weight

图 15-13-1 输波黑水产品健康证书（样式）1

Proizvodi ribarstva /
Fishery products

DRŽAVA / COUNTRY :

II. Podaci o zdravlju/ Health information	II.a. Referentni broj certifikata / Certificate reference number	II.b.

II.1. [1] **Potvrda o javnom zdravlju / Public health attestation**

Ja, dolje potpisani službeni veterinar izjavljujem da sam upoznat s relevantnim odredbama Zakona o hrani BiH („Službeni glasnik BiH" broj 50/04) ili Uredbe (EZ) broj 178/2002; Pravilnika o higijeni hrane („Službeni glasnik BiH" broj 4/13) ili Uredbe (EZ) broj 852/2004, Pravilnika o higijeni hrane životinjskog porijekla („Službeni glasnik BiH" broj 103/12) ili Uredbe (EZ) broj 853/2004 Pravilnika o organizaciji službenih kontrola proizvoda životinjskog porijekla namjenjenih prehrani ljudi („Službeni glasnik BiH" broj 103/12) ili Uredbe (EZ) broj 854/2004 i potvrđujem da su gore opisani proizvodi ribarstva su proizvedeni u skladu sa tim odredbama, a posebno da:/ I, the undersigned official veterinarian, declare that I am aware of the relevant provisions of Law on food of BiH("Official gazette BiH" No.50/04) or Regulation (EC) No.178/2002, Rulebook on food hygiene ("Official Gazette of BiH" No. 4/13) or Regulation (EC)No. 852/2004, Rulebook on food of animal origin („Official Gazette BiH" No. 103/12) or Regulation (EC) No 853/2004 and Rulebook for the organisation of official controls on products of animal origin intended for human consumption („Official gazette of BiH" No. 103/12) or Regulation (EC) No 854/2004 and hereby certify that the fishery products described above was produced in accordance with those provisions, in particular that:

- dolazi iz objeka(ta u kojem je implementiran program baziran na principima HACCP-a u skladu s Pravilnikom o higijeni hrane („Službeni glasnik BiH" broj 4/13) ili Uredbom (EZ) broj 852/2004/ comes from (an) establishment(s) implementing a program based on the HACCP principles in accordance with Rulebook on food hygiene („Official gazette of BiH" No. 4/13) or Regulation (EC) No 852/2004;

- su bili ulovljeni i obrađeni na palubi broda, istovareni, obrađeni i gdje je primjenjivo pripremljeni, prerađeni, smrznuti i higijenski odrđeni u skladu sa zahtjevima navedenima u odjeljku VIII. poglavljima I. do IV. Priloga III. Pravilnika o higijeni hrane životinjskog porijekla („Službeni glasnik BiH" broj 103/12) ili odjeljku VIII. poglavljima I. do IV. Priloga III. Uredbe (EZ) br. 853/2004/ have been caught and handled on board vessels, landed, handled and where appropriate prepared, processed, frozen and thawed hygienically in compliance with the requirements laid down in Section VIII, Chapters I to IV of Annex III to Rulebook on food of animal origin („Official Gazette BiH" No. 103/12) or Section VIII, Chapters I to IV of Annex III Regulation (EC) No 853/2004;

- udovoljavaju zdravstvenim standardima propisanima u odeljku VIII. poglavlju V. Priloga III. Pravilnika o higijeni hrane životinjskog porijekla („Službeni glasnik BiH" broj 103/12) ili odjeljku VIII. poglavlju V. Priloga III. Uredbe (EZ) br. 853/2004 i kriterijima utvrđenim Pravilnikom o mikrobiološkim kriterijima za hranu („Službeni glasnik BiH" broj 11/13) ili Uredbom (EZ) br. 2073/2005 o mikrobiološkim kriterijima za hranu/satisfy the health standards laid down in Section VIII, Chapter V of Annex III to Rulebook on food of animal origin („Official Gazette BiH" No. 103/12) or Section VIII, Chapter V of Annex III to Regulation (EC) No 853/2004 and the criteria laid down in Rulebook on microbiological criteria for foodstuffs ("Official Gazette BiH", No. 11/13) or Regulation (EC) No 2073/2005 on microbiological criteria for foodstuffs;

- su bili zapakirani, skladišteni i transportirani u skladu sa odjeljkom VIII. poglavljima VI. do VIII. Priloga III. Pravilnika o higijeni hrane životinjskog porijekla („Službeni glasnik BiH" broj 103/12) ili odjeljku VIII. poglavljima VI. do VIII. Priloga III. Uredbe (EZ) br. 853/2004/ have been packaged, stored and transported in compliance with Section VIII, Chapters VI to VIII of Annex III to Rulebook on food of animal origin („Official Gazette BiH" No. 103/12) or Section VIII, Chapters VI to VIII of Annex III to Regulation (EC) No 853/2004;

- su bili označeni u skladu s odjeljkom I. Priloga II. Pravilnika o higijeni hrane životinjskog porijekla („Službeni glasnik BiH" broj 103/12) ili odjeljkom I. Priloga II. Uredbe (EZ) br. 853/2004/ have been marked in accordance with Section I of Annex II to Rulebook on food of animal origin („Official Gazette BiH" No. 103/12) or Section I of Annex II to Regulation (EC) No 853/2004

- ispunjena su jamstva za žive životinje i njihove proizvode, predviđena planom praćenja rezidua dostavljenim u skladu s Odlukom o praćenju rezidua određenih materija u živim životinjama i u proizvodima životinjskog porijekla("Službeni glasnik BiH" 1/04; 40/09, 44/11) ili Direktivom 96/23/EZ, /the guarantees covering live animals and products thereof provided by the residue plans submitted in accordance with the Decision on monitoring of certain residues substances in live animals and animal products("Official Gazette BiH"1/04; 40/09; 44/11) or the Directive 96/23 EC, and

- su sa zadovoljavajućom rezultatom prošli službene kontrole iz Priloga III. Pravilnika o organizaciji službenih kontrola proizvoda životinjskog porijekla namjenjenih prehrani ljudi („Službeni glasnik BiH" broj 103/12) ili Priloga III. Uredbe (EZ) br. 854/2004./ have satisfactorily undergone the official controls laid down in Annex III to Rulebook for the organisation of official controls on products of animal origin intended for human consumption („Official gazette of BiH" No. 103/12) or Annex III to Regulation (EC) No 854/2004.

II.2. [2][4] **Potvrda o zdravlju životinja za ribe i rakove podrijetlom iz akvakulture/ Animal health attestation for fish and crustaceans of aquaculture origin**

II.2.1. [2][4] **[Zahtjevi za vrste prijemljive na epizootsku hematopoetsku nekrozu (EHN), Taurski sindrom rakova i bolest žute glave rakova/ Requirements for susceptible species to Epizootic haematopoietic necrosis (EHN), Taura syndrome and Yellowhead disease]**

Ja, niže potpisani službeni veterinar, ovime potvrđujem da životinje akvakulture ili njihovi proizvodi iz dijela I. ovog certifikata:/ I, the undersigned official veterinarian, hereby certify that the aquaculture animals or products thereof referred to in Part I of this certificate:

[3]potječu iz države/državnog područja, zone ili kompartmenta koje je nadležno tijelo moje države proglasilo slobodnim od [4][EHN][4][Taurskog sindroma rakova][4]bolesti žute glave rakova] u skladu s odredbama Pravilnika o uslovima zdravlja životinja koji se primjenjuju na životinje akvakulture i njihove proizvode te sprječavanju i suzbijanju određenih bolesti vodenih životinja („Službeni glasnik BiH broj 28/11) i relevantnim standardima OIE-a, / originate from a country/territory, zone or compartment declared free from [4] [EHN] [4] [Taura syndrome] [4] [Yellowhead disease] in accordance with provisions laid down in Ordinance on animal health conditions applicable to aquaculture animals and products thereof, and the prevention and control of certain diseases in aquatic animals ("Official Gazette of BiH"No. 28/11) and the relevant OIE Standard by the competent authority of my country,

(i) gdje se predmetne bolesti obavezno prijavljuju nadležnome tijelu i nadležno tijelo mora bez odgode istražiti prijave sumnje na te bolesti, / where the relevant diseases are notifiable to the competent authority and reports of suspicion of infection of the relevant disease must be immediately investigated by the competent authority

(ii) svi unosi vrsta prijemljivih na predmetne bolesti dolaze iz područja koje je proglašeno slobodnim od bolesti, i/ all introduction of species susceptible to the relevant diseases come from an area declared free of the disease, and

(iii) vrste prijemljive na predmetne bolesti nisu cijepljene protiv tih bolesti/ species susceptible to the relevant diseases are not vaccinated against the relevant diseases]

II.2.2. [2][4] **[Zahtjevi za vrste prijemljive na virusnu hemoragijsku septikemiju (VHS), zaraznu hematopoetsku nekrozu (IHN), zaraznu anemiju lososa (ISA), Koi herpes virus (KHV) i bolest bijelih pjega rakova / Requirements for species susceptible to Viral haemorrhagic septicaemia (VHS), Infectious haematopoietic necrosis (IHN), Infectious salmon anaemia (ISA), Koi herpes virus (KHV) and White spot disease**

Ja, dolje potpisani službeni veterinar, ovim potvrđujem da životinje akvakulture ili njihovi proizvodi iz dijela I. ovog certifikata:/ I, the undersigned official veterinarian, hereby certify that the aquaculture animals or products thereof referred to in Part I of this certificate:

potječu iz države/državnog područja, zone ili kompartmenta koje je nadležno tijelo moje države proglasilo slobodnim od [4] [VHS] [4][IHN][4][ISA][4][KHV][4] bolesti bijelih pjega rakova] u skladu s odredbama Pravilnika o uslovima zdravlja životinja koji se primjenjuju na životinje akvakulture i njihove proizvode te sprječavanju i suzbijanju određenih bolesti vodenih životinja („Službeni glasnik BiH broj 28/11) i relevantnim standardima OIE-a, / originate from a country/territory, zone or compartment declared free from [4] [VHS] [4] [IHN] [4] [ISA] [4] [KHV] [4] [White spot disease] in accordance with provisions laid down in Ordinance on animal health conditions applicable to aquaculture animals and products thereof, and the prevention and control of certain diseases in aquatic animals ("Official Gazette of BiH"No. 28/11) and the relevant OIE Standard by the competent authority of my country,

(i) gdje se predmetne bolesti obavezno prijavljuju nadležnome tijelu i nadležno tijelo mora bez odgode istražiti prijave sumnje na te bolesti/ where the relevant diseases are notifiable to the competent authority and reports of suspicion of infection of the relevant disease must be immediately investigated by the competent authority

(ii) svi unosi vrsta prijemljivih na predmetne bolesti dolaze iz područja koje je proglašeno slobodnim od bolesti, i/ all introduction of species susceptible to the relevant diseases come from an area declared free of the disease, and

图 15-13-2　输波黑水产品健康证书（样式）2

| (iii) | vrste prijemljive na predmetne bolesti nisu cijepljene protiv tih bolesti./ species susceptible to the relevant diseases are not vaccinated against the relevant diseases |

Proizvodi ribarstva /
Fishery products/

DRŽAVA/COUNTRY :

| II. Podaci o zdravlju/ Health information | II.a. Referentni broj certifikata / Certificate reference number | II.b. |

Dio II.: Certifikat/ Part II: Certification

II.2.3.Zahtjevi prijevoza i označavanja/ Transport and labelling requirements

Ja, niže potpisani službeni inspektor, ovime potvrđujem da:/ I, the undersigned official inspector, hereby certify that:

II.2.3.1. su gore navedene životinje akvakulture prevožene u uvjetima, uključujući i kvalitetu vode, koji ne utječu na promjenu njihovog zdravstvenog statusa;/ the aquaculture animals referred to above are placed under conditions, including with a water quality, that do not alter their health status;

II.2.3.2. je transportni kontejner ili bazen za ribe prije utovara očišćen i dezinficiran ili prethodno nije upotrebljavan;/ the transport container or well boat prior to loading is clean and disinfected or previously unused; and

II.2.3.3. je pošiljka označena čitljivom oznakom s vanjske strane kontejnera ili, ako je prijevoz u bazenima, u brodskom manifestu navode se svi važni podaci iz rubrika I.7 do I.11 dijela I. ovog certifikata i sljedeća izjava: /the consignment is identified by a legible label on the exterior of the container, or when transported by well boat, in the ship's manifest, with the relevant information referred to in boxes I.7 to I.11 of Part I of this certificate, and the following statement:

"[⁴][Riba][⁴][Rakovi]namjenjeni prehrani ljudi u BiH"./ "(⁴) [Fish] (⁴) [Crustaceans] intended for human consumption in BiH".

Napomene/ Notes

Dio I.:

Rubrika/ Box reference I.8.: Regija podrijetla: Za zamrznute ili prerađene školjkaše, navesti proizvodno područje./ **Region of origin: For frozen or processed bivalve molluscs, indicate the production area.**

Rubrika/ Box reference I.11: Mjesto podrijetla: naziv i adresa objekta otpreme./ **Place of origin: name and address of the dispatch establishment**

Rubrika/ Box reference I.15: Registracijski broj (željezničkih vagona ili kontejnera i kamiona), broj leta (aviona) ili naziv (broda). Posebni podaci moraju se navesti ako se pošiljka istovaruje ili pretovaruje/ **Registration number (railway wagons or container and lorries), flight number (aircraft) or name (ship). Separate information is to be provided in the event of unloading and reloading**

Rubrika/ Box reference I.19: Upisati odgovarajući HS broj harmoniziranog sustava Svjetske carinske organizacije: 0301, 0302, 0303, 0304, 0305, 0306, 0307, 0308, 05.11, 15.04, 1516, 1518, 1603, 1604, 1605 ili 2106./ **Use the appropriate Harmonised System (HS) codes of the World Customs Organisation of the following headings: 0301, 0302, 0303, 0304, 0305, 0306, 0307, 0308, 05.11, 15.04, 1516, 1518, 1603, 1604, 1605 or 2106.**

Rubrika/ Box reference I.23: Identifikacija kontejnera/broj plombe: potrebno je navesti serijski broj plombe kada je primjenjivo./ **Identification of container/ Seal number: Where there is a serial number of the seal it has to be indicated.**

Rubrika/ Box reference I.28.: Vrsta pošiljke: navesti je li iz uzgoja ili prirode./ **Nature of commodity: Specify whether aquaculture or wild origin.**

Način obrade: navesti živo, ohlađeno, smrznuto ili prerađeno./ **Treatment type: Specify whether live, chilled, frozen or processed.**

Objekt za proizvodnju: uključuje brodove tvornice, brodove hladnjače, hladnjače, objekte za preradu./ **Manufacturing plant: includes factory vessel, freezer vessel, cold store, processing plant**

Dio II./ Part II:

⁽¹⁾ Dio II.1. ovog certifikata ne odnosi se na države s posebnim zahtjevima vezanim za javnozdravstveno certificiranje utvrđenim u jednakovrijednim sporazumima ili drugim propisima BiH. / **Part II.1 of this certificate does not apply to countries with special public health certification requirements laid down in equivalence agreements or other BiH legislation.**

⁽²⁾ Dio II.2 ovog certifikata ne odnosi se na : / **Part II.2 of this certificate does not apply to:**

(a) rakove, koji nisu sposobni za život, odnosno rakove koji ne mogu preživjeti ako ih se vrati u okoliš iz kojeg potječu,/ **non-viable crustaceans, which means crustaceans no longer able to survive as living animals if returned to the environment from which they were obtained,**

(b) ribu koja je prije otpreme zaklana i eviscerirana./ **fish which are slaughtered and eviscerated before dispatch,**

(c) životinje akvakulture i njihove proizvode koji se stavljaju u promet za prehranu ljudi bez daljnje prerade, pod uvjetom da su upakirani u maloprodajna pakiranja koja udovoljavaju odredbama za takva pakiranja iz Pravilnika o higijeni hrane životinjskog porijekla ("Službeni glasnik BiH" broj 103/12) ili Uredbe (EZ) 853/2004./ **aquaculture animals and products thereof, which are placed on the market for human consumption without further processing, provided that they are packed in retail-sale packages whichcomply with the provisions for such packages in Rulebook on food of animal origin ("Official Gazette BiH" No. 103/12) or Regulation (EC) No 853/2004,**

(d) rakove, namjenjene objektima za preradu odobrenim u skladu s člankom 5. stavkom 2. Pravilnika o uslovima zdravlja životinja koji se primjenjuju na životinje akvakulture i njihove proizvode te sprječavanju i suzbijanju određenih bolesti vodenih životinja ("Službeni glasnik BiH" broj 28/11) ili člankom 4. stavkom 2. Direktive 2006/88/EZ ili otpremnim centrima, centrima za pročišćavanje ili sličnim tvrtkama koji su opremljeni sustavom za pročišćavanje otpadnih voda koji inaktiviraju patogene uzročnike ili gdje su otpadne vode podvrgnute drugim vrstama postupaka koji smanjuju rizik prijenosa bolesti u prirodne vode na prihvatljivu razinu;/ **crustaceans destined for processing establishments authorised in accordance with Article 5 (2) Ordinance on animal health conditions applicable to aquaculture animals and products thereof, and the prevention and control of certain diseases in aquatic animals("Official Gazette of BiH" No. 28/11) or Article 4(2) of Directive 2006/88/EC, or for dispatch centres, purification centres or similar businesses which are equipped with an effluent treatment system inactivating the pathogens in question, or where the effluent is subject to other types of treatment reducing the risk of transmitting diseases to the natural waters to an acceptable level;**

(e) rakove koji su namjenjeni daljnjoj preradi prije prehrane ljudi bez privremenog skladištenja na mjestu prerade te pakirani i označeni u tu svrhu u skladu s Pravilnika o higijeni hrane životinjskog porijekla ("Službeni glasnik BiH" broj 103/12) ili Uredbom (EZ) 853/2004./ **crustaceans which are intended for further processing before human consumption without temporary storage at the place of processing and packed and labelled for that purpose in accordance with Rulebook on food of animal origin ("Official Gazette BiH" No. 103/12) or Regulation (EC) No 853/2004.**

⁽³⁾ Dijelovi II.2.1 i II.2.2 ovog certifikata odnose se na vrste prijemljive na jednu ili više bolesti navedene u naslovu dotične točke. Prijemljive vrste navedene su u Prilogu III Pravilnika o uslovima zdravlja životinja koji se primjenjuju na životinje akvakulture i njihove proizvode te sprječavanju i suzbijanju određenih bolesti vodenih životinja ("Službeni glasnik BiH" broj 28/11) ili Prilogu IV. Direktivi 2006/88/EZ/ **Parts II.2.1 and II.2.2 of this certificate only apply to species susceptible to one or more of the diseases referred to in the heading of the point concerned. Susceptible species are listed in Annex III to Ordinance on animal health conditions applicable to aquaculture animals and products thereof, and the prevention and control of certain diseases in aquatic animals ("Official Gazette of BiH" No. 28/11) or Annex IV to Directive 2006/88/EC.**

⁽⁴⁾ Nepotrebno precrtati. /**Keep as appropriate.**

⁽⁵⁾ Za pošiljke vrsta prijemljivih na EHN, Taurski sindrom rakova i/ili bolest žute glave rakova, ova se izjava mora čuvati kako bi pošiljka mogla biti odobrena za uvoz u BiH./ **For consignments of species susceptible to EHN, Taura syndrome and/or Yellowhead disease this statement must be kept for the consignment to be authorised for the import into BiH.**

Boja pečata i potpisa mora se razlikovati od boje ostalih podataka u certifikatu./ **The colour of the stamp and signature must be different to that of the other particulars in the certificate.**

Službeni veterinar / Official veterinarian

Ime (tiskanim slovima) / Name (in capitals):

Kvalifikacija i titula / Qualification and title:

Datum:/ Date:

Potpis / Signature:

Pečat: / Stamp:

图 15-13-3 输波黑水产品健康证书（样式）3

第四节　兽医（卫生）证书

一、输往亚洲国家或地区

（一）输韩国熟制牛肉产品

《关于印发中国出口韩国肉类产品卫生证书格式的通知》（质检通函〔2017〕170号）：经中韩双方协商确认的中国出口韩国肉类产品卫生证书格式。样式见图15-14。

兽医（卫生）证书
VETERINARY (HEALTH) CERTIFICATE

发货人名称及地址
Name and Address of Consignor _____

收货人名称及地址
Name and Address of Consignee _____

品名
Description of Goods _____

报检重量 Weight Declared	产地 Place of Origin	标记及号码 Mark & No.
包装种类及数量 Number and Type of Packages		
集装箱号 Container No.		
铅封号 Seal No.		

加工厂名称、地址及编号（如果适用）
Name, Address and Approval No. of the
approved　Establishment(if　applicable) _____

启运地 Place of Dispatch	到达地点 place of Destination _____
运输工具 Means of Conveyance	发货日期 Date of Dispatch _____
原产国 Country of origin _____	屠宰日期 Date of slaughter _____

本签字兽医官证明
I, the undersigned official veterinarian, certify that:

1.中国无疯牛病和羊痒病病例，禁止用动物源性饲料饲喂反刍动物，且该禁令得到有效执行。
There is no case of BSE and Scrapie, and feeding of ruminants with feed of animal origin has been banned and the ban has been effectively enforced in the People's Republic of China.

2.该产品的加工厂经中华人民共和国官方备案，由中华人民共和国官方机构进行了例行的卫生检查以确保卫生控制措施被实施。
The processing plants for production has been authorized by the government authorities of the People's Republic of China as the one in which sanitary inspections are performed routinely by the government authorities of the People's Republic of China in order to assure that sanitary measures are taken.

3.该批产品经以下处理，可在常温下保存和运输：
The product is treated as follows, can be distributed and stored at room temperature:

处理方法 treated method	温度（摄氏度） temperature(℃)	时间(分钟) time(minute)
湿热 moist heat	☐115　　☐121	☐35　☐15-20
干热 dry heat	160-170	60-120
其它同等及以上的有效方法处理（具体描述） other equivalent or more effective method (Describe in detail)		

图15-14-1　输韩国熟制牛肉产品兽医（卫生）证书（样式）1

4. 该批熟制牛肉产品不含来自如下国家的反刍动物蛋白质：阿尔巴尼亚、奥地利、比利时、波斯尼亚和黑塞哥维纳、保加利亚、克罗地亚、捷克、丹麦、芬兰、法国、德国、希腊、匈牙利、爱尔兰、意大利、列支敦士登、卢森堡、前南斯拉夫的马其顿共和国、荷兰、挪威、波兰、葡萄牙、罗马尼亚、斯洛伐克共和国、斯洛文尼亚、西班牙、瑞典、瑞士、英国、南斯拉夫联邦共和国、日本、以色列、加拿大、美国、巴西。

The cooked beef products have not been derived from the ruminant protein in the following countries: Albania, Austria，Belgium，Bosnia and Herzegovina, Bulgaria, Croatia, Czech Republic, Denmark, Finland, France, Germany, Greece, Hungary, Ireland, Italy, Liechtenstein, Luxembourg, Former Yugoslav Republic of Macedonia, The Netherlands, Norway, Poland, Portugal, Rumania, Slovak Republic, Slovenia, Spain, Sweden, Switzerland, United Kingdom, Federal Republic of Yugoslavia, Japan, Israel, Canada, the United States of America, Federative Republic of Brazil.

5.本批产品经宰后检验适合人类食用。

The products was subject to post-mortem veterinary inspection and found fit for human consumption.

6、加工日期：

Production date:

* * * * * * * *

印章
Official Stamp

签证地点 Place of Issue ＿＿＿＿＿＿＿＿＿＿＿＿　　签证日期 Date of Issue ＿＿＿＿＿＿＿＿

官方兽医 Official Veterinarian ＿＿＿＿＿＿＿＿　签　名 Signature ＿＿＿＿＿＿＿＿＿＿

图 15-14-2　输韩国熟制牛肉产品兽医（卫生）证书（样式）2

（二）输韩国熟制禽肉产品

《关于印发中国出口韩国肉类产品卫生证书格式的通知》（质检通函〔2017〕170号）：经中韩双方协商确认的中国出口韩国肉类产品卫生证书格式。样式见图 15-15。

兽医（卫生）证书
VETERINARY（HEALTH）CERTIFICATE

发货人名称及地址
Name and Address of Consignor _____

收货人名称及地址
Name and Address of Consignee _____

品名
Description of Goods _____

		标记及号码 Mark & No.
报检重量 Weight of Declared _____	产地 Place of Origin _____	
包装种类及数量 Number and Type of Packages _____		
集装箱号 Container No. _____		
铅封号 Seal No. _____		

热处理设施名称、地址及编号
Name, Address and Designated No. of the
Heat-treatment Facility _____

启运港   到达国家及地区
Name of shipping port _____   Country / Region of   Destination _____

船舶或飞机名称   装运日期
Name of Vessel/Aircraft _____ Date of Shipping _____

屠宰日期(yy/mm/dd)   加工日期(yy/mm/dd)   热处理日期(yy/mm/dd)
Slaughter Date _____   Process Date _____   Heat-treatment Date _____

I, the undersigned official veterinary, certify that:

1. The People's Republic of China has controlled highly pathogenic avian influenza (HAPI) and velogenic viscerotropic Newcastle Disease (VVND) as diseases that are subject to mandatory reporting. The P.R.China has conducted a periodical surveillance to these diseases and if there is an outbreak of these diseases in its territory, it should take appropriate quarantine measures, such as stamp-out, movement restriction and disinfection etc.

2. The poultry that is uses for producing exporting products has been those that are hatched and raised in China.

3. The exporting products to Republic of Korea are complied with the following standards:
   a. The farm that raised the poultry that is provided as raw materials of the exporting products has been located in an area where there has not been any outbreak of highly pathogenic avian influenza or velogenic viscerotropic Newcastle disease within a radius of 10 kilometers of the farm for at least 30 days prior to slaughtering.
   b. The slaughterhouse where the poultry to be used for producing exporting products were slaughtered and the processing plant and the heat-treatment plant for conducting the heat-treatment shall all be located in an area where there has not been any outbreak of highly pathogenic avian influenza of velogenic viscerotropic

图 15-15-1   输韩国熟制禽肉产品兽医（卫生）证书（样式）1

Newcastle disease within a radius of 10 kilometers of that facility for at least 30 days prior to slaughtering/processing/heat-treatment.

c. The government of the exporting country shall conduct a sanitary inspection of the slaughterhouse, processing plant and heat-treatment plant that produce the exporting products and select the appropriate plants (as for the heat-treatment plant, the exporting country's government should select a plant that meets the standards specified in clause 5), and notify the government of Republic of Korea. Among these plants, only the plants that have been approved by the government of the Republic of Korea through on-site inspection or other methods can export its products.

d. The raw poultry meat to be used for producing export products must be fit for edible purposes and must be produced from healthy poultry, based on the ante-mortem and post-mortem inspection conducted by the government veterinary officer of the exporting country.

e. The exporting products has been heat-treated so that the virus of HAPI and VVND shall fully inactivated through maintaining the internal core temperature of the product for a minimum of 30 minutes at 70℃, or for a minimum of 5 minutes at 75℃, or for a minimum of 1 minute at 80℃.

f. The package of the exporting product should have a label that indicates that it was treated in a manner that is not harmful to the public health. Such label must be label that has been notified to the government of Republic of Korea in advance.

g. The exporting product should not exceed the permissible level (in accordance with the relevant regulations of the government of Republic of Korea) of residue materials (antibiotics, synthetic bactericides, agricultural chemicals, hormonal substances, heavy metal and radioactivity, etc.) that can cause hazard to the public health. The exporting products should also not be detected of food poisoning bacteria, such as salmonella spp., staphylococcus aureus, vibrio parahaemolyticus, clostridium perfingens, listeria monocytogens, E-coli O157:H7, etc. The products should also not be treated with ionizing radiation, ultraviolet treatment or tenderizer that can have an adverse effect on the configuration or characteristic of the poultry meat.

h. The government of the exporting country shall approve the packaging material used to pack the exporting products and shall not be harmful to humans. Furthermore, it shall manufactured by using materials which do not generate environmental pollution.

4. The poultry meat products have been heated to maintain the internal core temperature of the product for a minimum of 30 minutes at 70℃ (　), or for a minimum of 5 minutes at 75℃ (　), or for a minimum of 1 minute at 80℃ (　) by the following heat-treatment:
(　)Fried　　　　(　)Steamed/boiled　　　(　)Roasted　　　(　)Others

5. Raw poultry meat/viscera derived from approved slaughterhouse.
Name:　　　　　　　　　　　　　　　　　Est. No.
Address:
6. The approved storage facilities
Name:　　　　　　　　　　　　　　　　　Est. No.
Address:

****

印章　　　　签证地点 Place of Issue ＿＿＿＿＿＿＿＿＿＿　　　签证日期 Date of Issue ＿＿＿＿＿＿＿＿＿
Official Stamp

官方兽医 Official Veterinarian ＿＿＿＿＿＿＿　签　名 Signature ＿＿＿＿＿＿＿＿＿

图 15-15-2　输韩国熟制禽肉产品兽医（卫生）证书（样式）2

（三）输韩国熟制羊肉产品

《关于印发中国出口韩国肉类产品卫生证书格式的通知》（质检通函〔2017〕170号）：经中韩双方协商确认的中国出口韩国肉类产品卫生证书格式。样式见图15-16。

兽医（卫生）证书

VETERINARY (HEALTH) CERTIFICATE

发货人名称及地址
Name and Address of Consignor _____

收货人名称及地址
Name and Address of Consignee _____

品名
Description of Goods _____

报检重量 Weight Declared	产地 Place of Origin	标记及号码 Mark & No.
包装种类及数量 Number and Type of Packages		
集装箱号 Container No.		
铅封号 Seal No.		

加工厂名称、地址及编号（如果适用）
Name, Address and Approval No. of the
approved Establishment(if applicable) _____

启运地 Place of Dispatch _____	到达地点 place of Destination _____
运输工具 Means of Conveyance _____	发货日期 Date of Dispatch _____
原产国 Country of origin _____	屠宰日期 Date of slaughter _____

本签字兽医官证明

I, the undersigned official veterinarian, certify that:

1.中国无疯牛病和羊痒病病例，禁止用动物源性饲料饲喂反刍动物，且该禁令得到有效执行。
There is no case of BSE and Scrapie, and feeding of ruminants with feed of animal origin has been banned and the ban has been effectively enforced in the People's Republic of China.

2.该产品的加工厂经中华人民共和国官方备案，由中华人民共和国官方机构进行了例行的卫生检查以确保卫生控制措施被实施。
The processing plants for production has been authorized by the government authorities of the People's Republic of China as the one in which sanitary inspections are performed routinely by the government authorities of the People's Republic of China in order to assure that sanitary measures are taken.

3.该批产品经以下处理，可在常温下保存和运输：
The product is treated as follows, can be distributed and stored at room temperature:

处理方法 treated method	温度（摄氏度） temperature(℃)	时间(分钟) time(minute)
湿热 moist heat	☐115　☐121	☐35　☐15-20
干热 dry heat	160-170	60-120
其它同等及以上的有效方法处理（具体描述） other equivalent or more effective method (Describe in detail)		

图15-16-1　输韩国熟制羊肉产品兽医（卫生）证书（样式）1

4.该批熟制羊肉产品不含来自如下国家羊肉：阿尔巴尼亚、奥地利、比利时、波斯尼亚和黑塞哥维纳、保加利亚、克罗地亚、捷克、丹麦、芬兰、法国、德国、希腊、匈牙利、爱尔兰、意大利、列支敦士登、卢森堡、前南斯拉夫的马其顿共和国、荷兰、挪威、波兰、葡萄牙、罗马尼亚、斯洛伐克共和国、斯洛文尼亚、西班牙、瑞典、瑞士、英国、南斯拉夫联邦共和国、日本、以色列、加拿大、美国、巴西。

The cooked sheep or goat meat products have not been derived from the sheep or goat meat in the following countries: Albania, Austria，Belgium，Bosnia and Herzegovina, Bulgaria, Croatia, Czech Republic, Denmark, Finland, France, Germany, Greece, Hungary, Ireland, Italy, Liechtenstein, Luxembourg, Former Yugoslav Republic of Macedonia, The Netherlands, Norway, Poland, Portugal, Rumania, Slovak Republic, Slovenia, Spain, Sweden, Switzerland, United Kingdom, Federal Republic of Yugoslavia, Japan, Israel, Canada, the United States of America, Federative Republic of Brazil.

5.本批熟制羊肉产品经宰后检验适合人类食用。

The cooked sheep or goat meat was subject to post-mortem veterinary inspection and found fit for human consumption.

6、该批产品的加工日期为：

Production date:

****

印章
Official Stamp

签证地点 Place of Issue _____ 签证日期 Date of Issue _____

官方兽医 Official Veterinarian _____ 签　名 Signature _____

图 15-16-2　输韩国熟制羊肉产品兽医（卫生）证书（样式）2

（四）输韩国兔肉

《关于印发中国出口韩国肉类产品卫生证书格式的通知》（质检通函〔2017〕170号）：经中韩双方协商确认的中国出口韩国肉类产品卫生证书格式。样式见图15-17。

兽 医 （卫 生） 证 书
VETERINARY （HEALTH） CERTIFICATE

发货人名称及地址
Name and Address of Consignor

收货人名称及地址
Name and Address of Consignee

品名
Description of Goods

报检重量 Weight Declared	产地 Place of Origin	标记及号码 Mark & No.
包装种类及数量 Number and Type of Packages		
集装箱号 Container No.		
铅封号 Seal No.		

加工厂名称、地址及编号（如果适用）
Name, Address and approval No. of the
approved Establishment (if applicable)

启运地 Place of Despatch	到达国家及地点 Country and Place of Destination
运输工具 Means of Conveyance	发货日期 Date of Despatch

I, the undersigned official veterinarian, hereby certify that:

1. The fresh, chilled or frozen rabbit meat products are obtained from rabbits born and raised in China.
2. The rabbits come from farms in which there has been no outbreak of myxomatosis, tularaemia during the past 12 months.
3. During the past 60 days, in farms from which the rabbits originate has been no outbreak of Rabbit Hemorrhagic Disease.
4. The rabbit meat products are derived from health rabbits which were subjected to ante-and post-mortem veterinarian inspections and fit for human consumption in every way.
5. The rabbit meat products do not contain harmful substances such as antibiotics, synthetic antimicrobials, pesticides, hormones, heavy metals and radio- active contaminats, and not be treated with ionising ultraviolet-Rays, tenderizers, or colorants other than those used for health marking.
6. The animals were slaughtered （processed） between *** to***.

****

印章
Official Stamp

签证地点 Place of Issue _____   签证日期 Date of Issue _____

官方兽医 Official Veterinarian _____ 签 名 Signature _____

图 15-17　输韩国兔肉兽医（卫生）证书（样式）

（五）输韩国盐渍肠衣

《关于印发中国出口韩国肉类产品卫生证书格式的通知》（质检通函〔2017〕170号）：经中韩双方协商确认的中国出口韩国肉类产品卫生证书格式。样式见图15-18。

兽 医（卫 生）证 书
VETERINARY（HEALTH）CERTIFICATE

发货人名称及地址
Name and Address of Consignor _____

收货人名称及地址
Name and Address of Consignee _____

品名
Description of Goods _____

报检重量 Weight Declared *(NW/GW)*	产地 Place of Origin	标记及号码 Mark & No.
包装种类及数量 Number and Type of Packages *(including hanks)*		
集装箱号 Container No.		
铅封号 Seal No.		

加工厂名称、地址及编号
Name, Address and approval No. of the
approved Establishment _____

启运地　　　　　　　　　　　　到达国家及地点
Place of Dispatch _____ Country and Place of Destination _____

运输工具　　　　　　　　　　　　发货日期
Means of Conveyance *(including Name of vessel or flight)* Date of Dispatch _____

加工日期/Processing period: _____

本签字兽医官证明
I, the undersigned Official Veterinarian, certify that:

1. 上述天然肠衣来自_____（动物名称）。
The exported natural casing is derived from_____(animal species).

2. □ 上述天然肠衣原料来自中国：屠宰动物由中国官方兽医进行宰前和宰后检验，无动物传染病迹象。
The exported natural casing is originated from China: The animals have been subjected to ante and post-mortem veterinary inspections conducted by government veterinarian at the time of slaughter, and are free from any evidence of contagious and infectious animal disease.

□ 上述天然肠衣原料不是来自中国：肠衣原料在中国入境口岸经过检验检疫部门检验或确认了原产地国签发的卫生证书（复印件附后），并证明无动物传染病迹象。
The exported natural casing is not originated from China: The materials of the exported natural casing have been subjected to import inspection by CIQ at the entry port or confirmed to the health certificate issued by the originating government (copy attached) at the time of importation, and are free from any evidence of contagious and infectious animal disease.

3. 中国官方对上述天然肠衣加工厂进行卫生监管，并在定期的卫生监督检查中没有发现违规现象。
The export establishment is under sanitary supervision of China and has no noncompliance in the periodical sanitary inspections conducted by China.

图15-18-1　输韩国盐渍肠衣兽医（卫生）证书（样式）1

4. 上述天然肠衣在卫生的条件下生产、储存和运输，防止被传染病病原体污染或者对公共卫生产生有害影响。

The exported natural casing has been handled, produced, stored and transported in a sanitary manner that prevents them from being contaminated by pathogens of communicable diseases and does not result in any harmful effects on public health.

5. 每个容器只装同种动物的肠衣。

Only casing produced from same type of animal has been packed in each container.

6. 上述天然肠衣用密闭容器包装和运输，防止从发货至到达过程中受到传染病病原体污染。

The natural casing for export has been contained and transported in sealed containers to prevent them from being contaminated by pathogens of communicable diseases from departure to arrival.

注/Note:

1. 韩国仅允许进口原料来自澳大利亚和新西兰的羊肠衣

Only sheep and goat casings whose raw materials originated from Australia and New Zealand are allowed to be imported into Korea by Korean government.

****

印章
Official Stamp

签证地点 Place of Issue _____ 签证日期 Date of Issue _____

官方兽医 Official Veterinarian _____ 签　名 Signature _____

图 15-18-2　输韩国盐渍肠衣兽医（卫生）证书（样式）2

（六）输韩国部分虾产品

《关于启用新版输韩国部分虾产品兽医（卫生）证书事宜的通知》（质检食函〔2018〕43 号）：自 2018 年 4 月 1 日起，韩国海洋水产部要求出口国/地区对输韩部分虾产品进行疫病监测。自 2018 年 4 月 1 日及以后起装船输韩的部分虾产品签发该证书。样式见图 15-19。

兽医（卫生）证书
VETERINARY（HEALTH）CERTIFICATE

发货人名称及地址
Name and Address of Consignor _____

收货人名称及地址
Name and Address of Consignee _____

品名
Description of Goods _____

报检重量 Weight Declared _____	产地 Place of Origin _____	标记及号码 Mark & No. N/M
包装种类及数量 Number and Type of Packages _____		
集装箱号 Container No. _____		
铅封号 Seal No.　******		

加工厂名称、地址及编号（如果适用）
Name, Address and approval No. of the
approved Establishment (if applicable)

启运地　　　　　　　　　　　到达国家及地点
Place of Dispatch _____　　　Country and Place of Destination _____

运输工具　　　　　　　　　　发货日期
Means of Conveyance _____　　Date of Dispatch _____

本签字兽医官证明：
The undersigned official veterinarian certify that:
1. 该产品来自 CIQ 注册的企业
   The products were from establishment approved by CIQ.
2. 该产品来自 CIQ 监管之下生产加工的
   The products were produced and processed under the supervision of CIQ.
3. 该产品经 CIQ 检验，未发现韩国规定的有害病毒，有毒有害物质和金属异物
   The products have been inspected by CIQ and did not find pathogenic bacteria,
   harmful substances and foreign metals regulated in Republic of Korea.
4. 该产品符合兽医卫生要求，适合人类食用
   The products meet veterinary sanitary requirements and fit for human consumption.
5. 按照 OIE 要求，对 OIE 所列的传染性皮下及造血器官坏死、黄头病、白斑病、传染性肌坏死、桃拉综合征对应的相关冰鲜/冷冻带头带壳、去头带壳、带头去壳虾产品以及虾头（不包括经过加热、调味、腌渍、烹调、干制产品、混合水产品及其他类似工艺加工的产品）进行了监测，结果证明没有扩散水生动物传染病病原体的风险
   For the OIE listed diseases(IHHN, YHD, WSD, TS, IMN),surveillance had been conducted of the relevant frozen/fresh head-on shell-on, headless shell-on, head-on shell-off, head of shrimp products(not including heated, seasoned, pickled, cooked, dried, mixed seafoods and other similar modes of processing products) ,as per requirements of OIE, and no risk for pathogens to spread to local aquatic animals was indicated.
   ****

印章　　　　　签证地点 Place of Issue _____　　　　签证日期 Date of Issue _____
Official Stamp

　　　　　　　官方兽医 Official Veterinarian _____　　签　名 Signature _____

图 15-19　输韩国部分虾产品兽医（卫生）证书（样式）

（七）输日本热加工禽肉

《关于印发输日热加工禽肉、偶蹄动物肉及其产品动物卫生要求的函》（质检食函〔2013〕268号）：2013年9月1日及以后屠宰的输日热加工禽肉及其产品都必须符合《输日热加工禽肉及其产品动物卫生要求》规定的动物卫生要求。样式见图15-20。

发货人名称及地址
Name and Address of Consignor _____

收货人名称及地址
Name and Address of Consignee _____

品名
Description of Goods _____

报检重量 Weight Declared	产地 Place of Origin	标记及号码 Mark & No.

包装种类及数量
Number and Type of Packages _____

集装箱号
Container No. ***

铅封号
Seal No. ***

指定热处理设施名称、地址及编号
Name, Address and Designated No. of
the Designated Facilities ***

启运地   到达国家及地点
Place of Despatch ***   Country and Place of Destination ***

运输工具   发货日期
Means of Conveyance ***   Date of Despatch ***

屠宰日期   热处理日期   检验日期
Date of slaughter *** Date of heat processing *** Date of inspection ***

****

印章   签证地点Place of Issue _____   签证日期Date of Issue _____
Official Stamp
官方兽医Official Veterinarian _____   签 名Signature _____

图15-20　输日本热加工禽肉兽医（卫生）证书（样式）

出口国动物卫生当局应出具输日热加工禽肉及其产品的检验证书，用英文详细标明以下信息：

1. 符合第三条到第六条和第二十条要求。
2. 批准的屠宰场和加工厂的名称、地址和注册号。
3. 指定加工厂的名称、地址和指定代号。
4. 屠宰日期、加工日期和加热处理日期。

5. 集装箱封识的识别号码。

6. 装船港口的名称和装船日期。

7. 出具检验证书的日期、地点，以及出具人员姓名和头衔。

（八）输日本兔肉及兔肉产品

《关于向日本出口兔肉及其产品卫生要求的通知》（国质检食函〔2005〕857 号）：2005 年 11 月 1 日起，中国对日本出口兔肉及其产品须按照新的动物卫生要求出具检验检疫证书。中国动物卫生主管部门出具的英文出口兔肉检验证书。样式见图 15-21。

中国向日本出口兔肉及兔肉产品的兽医卫生证书样式

证书编号（No:）

兽医（卫生）证书

VETERINARY (HEALTH) CERTIFICATE

人名称及地址
e and Address of Consignor

人名称及地址
e and Address of Consignee

cription of Goods

毛重量 ight Declared --KGS	产地 Place of Origin	标记及号码 Mark & No.
装种类及数量 mber and Type of Packages -- CTN		
装箱号 ntainer No.		
封号 eal No.		

口工厂名称、地址及编号（如果适用）
Name, Address and Approval No. of the
pproved Establishment(if applicable)

启运地 Place of Despatch ＿＿＿＿＿＿　到达国家及地点 Country and place of Destination ＿＿＿ JAPAN

运输工具 Means of Conveyance BY ＿＿＿＿　发货日期 Date of Despatch ＿＿＿

原产国 Country of origin ＿＿＿＿　屠宰日期 Date of slaughter ＿＿＿　检验日期 Date of Inspection ＿＿＿

I, the undersigned official veterinarian, certify that:

1. The exported rabbit meat was derived from rabbits which were kept in establishments where no case of Rabbit Haemorrhagic Disease was reported for 60 days prior to transportation to slaughter facilities;

2. The approved facilities which rabbits were slaughtered, and /or its meat was processed and stored, had been approved by the local CIQ;

3. The exported rabbit meat is free any animal infectious diseases including Myxomatosis, Tularemia and Rabbit Heamorrhagic Disease as a result of ante- and post-mortem inspections conducted by official inspectors of the local CIQ in approved facilities;

4. The exported rabbit meat was stored in clean and sanitary wrappings and/or containers and handled in a way to prevent it from being contaminated with pathogens of any animal infectious diseases after slaughtering, processing and storing at the approved facilities until its shipment.

5. In case the exported rabbit meat is derived from the rabbits and/or rabbit meat which are imported from third countries, the rabbits and/or rabbit meat is free from any evidence of animal infectious disease as a result of import inspection conducted by the CIQ at entry port.

** ** ** **

印章
Official Stamp　签证地点 Place of Issue ＿＿＿＿＿　签证日期 Date of Issue ＿＿＿＿

官方兽医 Official Veterinarian ＿＿＿＿＿　签　名 Signature ＿＿＿＿

图 15-21　输日本兔肉及兔肉产品兽医（卫生）证书（样式）

须详述如下内容：

1. 符合 3、5、6、7 条的要求；

2. 原产国；

3. 屠宰日期；

4. 注册加工厂的名称和地址；

5. 发运港的名称和发运日期；

6. 检验证书签发的日期和地点；签字人姓名和职位。

（九）输日本肠衣

《关于印发中国出口日本肠衣兽医卫生证书格式的通知》（质检通函〔2017〕203 号）：中日双方协商认中国出口日本肠衣兽医卫生证书格式。样式见图 15-22。

兽 医（卫 生）证 书
VETERINARY（HEALTH）CERTIFICATE

发货人名称及地址
Name and Address of Consignor

收货人名称及地址
Name and Address of Consignee

品名
Description of Goods

报检重量 Weight Declared	产地 Place of Origin	标记及号码 Mark & No.

包装种类及数量
Number and Type of Packages

集装箱号
Container No.

铅封号
Seal No.

加工厂名称、地址及编号（如果适用）
Name, Address and approval No. of the
approved Establishment (if applicable)

启运地 Place of Despatch	到达国家及地点 Country and Place of Destination
运输工具 Means of Conveyance	发货日期 Date of Despatch

盐渍起始日期
Sealing date as a start date of salting

I, the undersigned Official Veterinarian, certify that:

☐ In case the casings are derived from the ruminant animal

The exported natural casings derived from ×××× (animal species) which have been born and raised in ×××× (country name of origin) which is not one of the countries listed in the following website: http://www.maff.go.jp/aqs/english/news/bse.html.

☐ In case the exported natural casings are originated from China: The exported natural casings derived from ruminants which have been subjected to ante-mortem and post-mortem veterinary inspections at the time of slaughter conducted by official inspectors of the competent authorities of China, and free from any evidence of animal infectious diseases.

☐ In case the exported natural casings are not originated from China: the exported natural casings have been subjected to import inspection by CIQ in entry port, or confirmed to the health certificates issued by the originating government at the time of importation and free from any evidence of animal infectious disease.

(1) The exported natural casings were transported and carried into the designated salted casing facilities in a way to prevent it from being contaminated with pathogens of any animal infectious diseases after the veterinary inspection.

(2) After processed, the natural casings had been salting in the sealed container and had been keeping at a temperature of

图 15-22-1　输日本肠衣兽医（卫生）证书（样式）1

greater than 12°C during this entire period for at least 30 days with

☐dry salt (NaCl)

☐saturated brine (Aw < 0.80),

☐phosphate supplemented dry salt containing 86.5 percent NaCl, 10.7 percent Na_2HPO_4 and 2.8 percent Na_3PO_4 (weight/weight/weight)

(3) The natural casing were stored in clean and sanitary wrappings and/or containers and handled in a way to prevent it from being contaminated with any pathogens of any animal infectious diseases until the shipment.

(4) The exterior of container was disinfected before carried out from the facility.

☐In case the casings are derived from pigs:

 ☐In case the exported natural casings are originated from China: The exported natural casing derived from pigs which have been subjected to ante-mortem and post-mortem veterinary inspections at the time of slaughter conducted by official inspectors of the competent authorities of China, and free from any evidence of animal infectious diseases.

 ☐In case the exported natural casings are not originated from China: The exported natural casings derived from pigs which have been born and raised in ×××× (country name of origin) and have been subjected to import inspection by CIQ in entry port, or confirmed to the health certificates issued by the originating government at the time of importation and free from any evidence of animal infectious disease.

(1) The exported natural casings were transported and carried into the designated salted casing facilities in a way to prevent it from being contaminated with pathogens of any animal infectious diseases after the veterinary inspection.

(2) After processed, the natural casings had been salting in the sealed container and had been keeping at a temperature of greater than 20°C during this entire period for at least 30 days with

 ☐phosphate supplemented saturated brine (Aw < 0.80)containing 86.5 percent NaCl, 10.7 percent Na_2HPO_4 and 2.8 percent Na_3PO_4 (weight/weight/weight)

 ☐phosphate supplemented dry salt containing 86.5 percent NaCl, 10.7 percent Na_2HPO_4 and 2.8 percent Na_3PO_4 (weight/weight/weight)

(3) The natural casing were stored in clean and sanitary wrappings and/or containers and handled in a way to prevent it from being contaminated with any pathogens of any animal infectious diseases until the shipment.

(4) The exterior of container was disinfected before carried out from the facility.

Note: Please tick within ☐ if applicable

****

Remarks:

Sealing Number of casing container:

印章   签证地点 Place of Issue   签证日期 Date of Issue _____

      _____   _____

    官方兽医 Official Veterinarian _____ 签 名 Signature _____

图 15-22-2 输日本肠衣兽医（卫生）证书（样式）2

（十）供港澳冰鲜牛羊肉

《关于印发内地供港冰鲜牛羊肉检验检疫卫生要求的通知》（国质检食函〔2011〕81号）：供港冰鲜牛肉或羊肉应附有产地检验检疫机构出具的卫生证书。卫生证书应附加下列注明：屠宰日期；生产日期；拟出境日期；养殖场编号。样式见图15-23。

发货人名称及地址 Name and Address of Consignor	
收货人名称及地址 Name and Address of Consignee	
品名 Description of Goods	

报检重量　　Weight Declared　　产地 Place of Origin　　标记及号码 Mark & No.

包装种类及数量
Number and Type of Packages

集装箱号
Container No.　***

铅封号
Seal No.　***

加工厂名称、地址及编号（如果适用）
Name, Address and approval No.of the
　approved Establishment(if applicable)　***

启运地
Place of Despatch　***　　到达国家及地点
Country and Place of Destination　***

运输工具
Means of Conveyance ***　　发货日期
Date of Despatch　***

原产国
Country of origin ***　　屠宰日期
Date of slaughter　***

****

印章　　签证地点Place of Issue _____　　签证日期Date of Issue _____
Official Stamp
　　官方兽医Official Veterinarian _____　　签　名Signature _____

图15-23　供港澳冰鲜牛羊肉兽医（卫生）证书（样式）

证书证明用语如下：

本签字兽医官证明：

I, the undersigned official veterinarian, certify that：

1. 本批肉类产品符合《内地供港冰鲜牛羊肉检验检疫卫生要求》。

This lot of product is complied with the "the inspection, quarantine and health requirement of chilled beef and mutton exported from mainland of PRC to H. K. ".

2. 本批肉类原料来源养殖场未有使用内地和香港特区政府禁止使用的药物和动物促生长剂。对允许使用的药物，亦按照内地和香港特区政府有关规定，并严格按规定的停药期停药。

The farm from which the meat was originated has not used any veterinary drugs and beta-agonists prohibited in the Mainland and Hong Kong. The use of permitted veterinary drugs complies with the regulations in the Mainland and Hong Kong, including the withdrawal period.

3. 内地无疯牛病，禁止用动物源性饲料饲喂反刍动物，且该禁令得到有效执行。本批肉类来自30个月龄以下的牛只，在屠宰前没有以注射压缩空气或气体入颅腔来使其失去知觉，或经过脑髓穿刺之瘫痪程序。本批肉类没有包含脊柱和头骨、脑、眼、脊髓、扁桃体、回肠末端的组织及没有受其污染。

Mainland is free of BSE and feeding of ruminants with feed of animal origin has been banned and the ban has been effectively enforced. The meat was derived from cattle less than 30 months of age, and which were not subjected to a stunning process, prior to slaughter, with a device injecting compressed air or gas into the cranial cavity, or to a pithing process. The meat did not contain, and was not contaminated with, the tissues from vertebral column, skull, brain, eye, spinal cord, tonsils and distal ileum.

4. 本批肉类产品经宰后检验适合人类食用。

The meat was subject to post-mortem veterinary inspection and found fit for human consumption.

备注：	REMARKS：
1. 屠宰日期：	(i) Date of slaughter：
2. 生产日期：	(ii) Date of production：
3. 出境日期：	(iii) Date of export：
4. 饲养场编号：	(iv) Farm registration No. ：

（十一）供港澳冰鲜、冷冻水产品及其制品（中文证）

《关于对供港澳冰鲜、冷冻水产品及其制品出具兽医卫生证书的通知》（国质检食函〔2006〕766号：自2006年10月1日起对供港澳冰鲜、冷冻水产品及其制品出具统一的兽医卫生证书。样式见图15-24。

发货人名称及地址
Name and Address of Consignor _____

收货人名称及地址
Name and Address of Consignee _____

品名
Description of Goods _____

动物种类   标记及号码
Species of Animals _____   Mark & No.

产地
Place of Origin _____

报检重量
Weight Declared _____

包装种类及数量
Number and Type of Packages _____

备案养殖场的名称、地址及备案号或捕捞水域名称
Name , Address and Number of Registered Farms or
 Catching Area   *** _____

生产加工企业的名称、地址和注册号
Name, Address and approval No.of the approved
 Establishment(if applicable)   *** _____

启运地   发货日期
Place of Despatch   *** _____   Date of Despatch   *** _____

到达国家/地区   运输工具
Country/Region of Destination *** _____   Means of Conveyance *** _____

****

官方印章   签证地点Place of Issue _____   签证日期Date of Issue _____
Official Stamp
          官方兽医Official Veterinarian _____   签 名Signature _____

图15-24 供港澳冰鲜、冷冻水产品及其制品兽医（卫生）证书（中文证）（样式）

证书证明用语如下：

兹证明上述产品：

1. 来自无传染病和寄生虫病临床症状的健康水生动物；

2. 来自未饲喂或使用氯霉素、孔雀石绿、硝基呋喃等禁用药物的水生动物；

3. 经过检验检疫，未发现国家规定的致病菌、有毒有害物质和异物；

4. 符合兽医卫生要求，适合人类食用。

（十二）供港冰鲜/冷冻禽肉

《质检总局关于发布内地供港冰鲜禽肉、冷冻禽肉和冰鲜猪肉检验检疫要求的公告》（国家质检总局公告 2017 年第 68 号）附件 1《内地供港冰鲜禽肉的检验检疫要求》：每批成品须随货附有内地出入境检验检疫机构官方兽医签发的卫生证书。样式见图 15-25。

图 15-25-1　供港冰鲜/冷冻禽肉兽医（卫生）证书（样式）1

证书编号 No.:_____

approved establishments, which are situated in avian influenza free areas since the poultry were hatched or for at least the past 21 days.

4.动物经宰前及宰后检验，本批产品适合人类食用。

Animals were subject to ante-mortem and post-mortem veterinary inspections and their products in this consignment are fit for human consumption.

备注：
Remarks:

1.生产日期：　　年　月　日
(i) Date of production:

2.养殖场备案号：
(ii) Registration No. of poultry farm:

****

印章　　　　　签证地点 Place of Issue _____　　签证日期 Date of Issue _____
Official Stamp

　　　　　　　官方兽医 Official Veterinarian _____　签　名 Signature _____

图 15-25-2　供港冰鲜/冷冻禽肉兽医（卫生）证书（样式）2

卫生证书须明确注明：冰鲜（Chilled）产品；出口企业名称；加工厂名称、地址、备案编号；生产日期；产品付运日期（Date of Dispatch）；用作生产本批冰鲜禽肉产品的饲养场备案编号；运载车厢封号（铅封号）。

附件2《内地供港冷冻禽肉的检验检疫要求》：每批成品须随货附有内地出入境检验检疫机构官方兽医签发的卫生证书。卫生证书须明确注明：冷冻（Frozen）产品；出口企业名称；加工厂名称、地址、注册编号；生产日期；产品付运日期（Date of Dispatch）；用作生产本批冷冻禽肉产品的饲养场备案编号；运载车厢封号（铅封号）。

（十三）供港冰鲜猪肉

《质检总局关于发布内地供港冰鲜禽肉、冷冻禽肉和冰鲜猪肉检验检疫要求的公告》（国家质检总局公告2017年第68号）附件3《内地供港冰鲜猪肉的检验检疫要求》：每批成品须随货附有内地出入境检验检疫机构官方兽医签发的卫生证书。卫生证书须明确注明：屠宰日期；生产日期；出境日期；饲养场编号。样式见图15-26。

证书编号 No.:_____

兽 医 （ 卫 生 ） 证 书
VETERINARY (HEALTH) CERTIFICATE

发货人名称及地址
Name and Address of Consignor _____

收货人名称及地址
Name and Address of Consignee _____

品名
Description of Goods _____

报检重量 Weight Declared	产地 Place of Origin	标记及号码 Mark & No.
包装种类及数量 Number and Type of Packages		
集装箱号 Container No.		
铅封号 Seal No.		

加工厂名称、地址及编号（如果适用）
Name, Address and approval No. of the
approved Establishment (if applicable) _____

启运地 Place of Despatch	到达国家及地点 Country and Place of Destination
运输工具 Means of Conveyance	发货日期 Date of Despatch

本签字兽医官证明
I, the undersigned official veterinarian, certify that:
1. 本批肉类产品符合《内地供港冰鲜猪肉检验检疫卫生要求》。
This consignment of meat product complies with all requirements as stipulated in the "Inspection, Quarantine and Health Requirements of Chilled Pork Exported from the Mainland of PRC to Hong Kong SAR"
2. 本批肉类原料来源饲养场未使用内地和香港特区政府禁止使用的药物和动物促生长剂。对允许使用的药物，亦按照内地和香港特区政府有关规定，并严格按规定的停药期停药。The farm from which the meat product was originated did not use any drugs, including beta-agonists, prohibited in the Mainland China and Hong Kong; while the use of permitted veterinary drugs complies with the regulations in the Mainland China and Hong Kong, including the withdrawal period.
3. 动物经宰前及宰后检验，本批产品适合人类食用。
Animals were subject to veterinary ante-mortem and post-mortem inspections and their products in this consignment are fit for human consumption.

备注：
1.屠宰日期：

Remarks:
（Ⅰ）Date of Slaughter:

图15-26-1　供港冰鲜猪肉兽医（卫生）证书（样式）1

证书编号 No.:_____

2.生产日期：　　　　　　　　　（Ⅱ）Date of Production:

3.出境日期：　　　　　　　　　（Ⅲ）Date of Export:

4.饲养场注册号：　　　　　　　（Ⅳ）Farm Registration No:

　　　　　　　　　　　　　　　　　＊＊＊＊＊＊＊＊

印章
Official Stamp

签证地点 Place of Issue _____　　签证日期 Date of Issue _____

官方兽医 Official Veterinarian _____　签　名 Signature _____

图 15-26-2　供港冰鲜猪肉兽医（卫生）证书（样式）2

（十四）供港蛋及蛋制品

《关于印发供港蛋及蛋制品兽医卫生证书样本的通知》（质检通函〔2015〕605 号）：经进出口食品安全局与香港食物环境卫生署协商，双方重新修订并确认了供港蛋及蛋制品兽医卫生证书。自 12 月 5 日起，请按新的证书样本出具供港蛋及蛋制品兽医卫生证书。样式见图 15-27。

兽 医（卫 生）证 书
VETERINARY（HEALTH）CERTIFICATE

编号 No.：

发货人名称及地址
Name and Address of Consignor _____

收货人名称及地址
Name and Address of Consignee _____

品名
Description of Goods _____

报检重量 Weight Declared	产地 Place of Origin	标记及号码 Mark & No.
包装种类及数量 Number and Type of Packages		
集装箱号 Container No.		
铅封号 Seal No.		

加工厂名称、地址及编号（如果适用）
Name, Address and approval No. of the
approved Establishment (if applicable) _____

启运地
Place of Despatch _____

目的地
Destination _____

运输工具
Means of Conveyance _____

发货日期
Date of Despatch _____

兹证明：

一、上述产品来自须申报的禽流感和新城疫非疫区或小区，或符合世界动物卫生组织陆生动物卫生法典的规定。

二、上述产品原料蛋来自检验检疫机构备案的蛋禽养殖场，养殖场名称为_____，地址为_____，备案编号_____。

三、上述产品在检验检疫机构备案的生产加工企业加工、生产，生产日期为_____年____月____日。

四、上述产品在经检验不受家禽疫病和有毒有害物质影响，适宜人类食用。

五、上述产品来源蛋禽养殖场经血清学或病毒学监测证明没有 H5 亚型禽流感病毒感染，且来源蛋禽已接种国家批准的 H5 禽流感灭活疫苗。

六、上述产品的加工、包装、贮存和运输方面的卫生情况符合出口规定。

七、本证书的有效期限自签发之日起 15 天。

****

印章
Official Stamp

签证地点 Place of Issue _____

签证日期 Date of Issue _____

官方兽医 Official Veterinarian _____ 签 名 Signature _____

图 15-27 供港蛋及蛋制品兽医（卫生）证书（样式）

（十五）输新加坡蛋品

《关于对新加坡出口蛋品有关事宜的通知》（质检食函〔2007〕184号）：根据新加坡农业食品和兽医局（AVA）的最新要求，自2007年7月13日起，所有输新蛋品外包装上必须标注品名、原产地、数/重量、生产企业卫生注册/登记号、加工日期和生产批号等信息，并随附相应的兽医卫生证书。样式见图15-28。

兽 医（卫 生）证 书
VETERINARY（HEALTH）CERTIFICATE

发货人名称及地址 Name and Address of Consignor	
收货人名称及地址 Name and Address of Consignee	
品名 Description of Goods	

报检重量 Weight Declared	产地 Place of Origin	标记及号码 Mark & No.
包装种类及数量 Number and Type of Packages		
集装箱号 Container No.		
铅封号 Seal No.		

加工厂名称、地址及编号（如果适用）
Name, Address and approval No. of the approved Establishment (if applicable)

启运地 Place of Despatch	到达国家及地点 Country and Place of Destination
运输工具 Means of Conveyance	发货日期 Date of Despatch

兹证明：

This is to certify:

一、上述产品原料蛋源自出入境检验检疫机构备案的蛋禽养殖场，养殖场名称为XXXXXX，其备案编号为XXXXXX，生产日期为XXXX年XX月XX日，生产批号为XXXXXX。货物外包装上标注有与本证书一致的品名、原产地、数/重量、生产企业卫生注册/登记号、加工日期和生产批号。

1. The above products come from the farms registered by the Department of Import & Export Inspection and Quarantine. The farm name is XXXXXX ,the registration code is XXXXXX ,the processing date is XXXXXX, and the processing batch number is XXXXXX .The package is marked with product description, country of origin, quantity/weight, registration number of the Establishment, and the processed date and lot, all consistent with this Certificate.

二、上述产品未添加有害健康的添加剂和/或色素。

2. No additives and/or colouring matters injurious to health are added;

三、上述产品经检测，不含苏丹红。

3. The products had been tested free from Sudan red dye;

四、上述产品由卫生方式方式处理及包装，无污染。

4. The products have been handled and packed in a hygienic manner and are free from contamination; and

五、上述产品适合人类食用。

5. The products are fit for human consumption.

* * * * * * * *

印章 Official Stamp	签证地点 Place of Issue _____	签证日期 Date of Issue _____
	官方兽医 Official Veterinarian _____	签 名 Signature _____

图15-28 输新加坡蛋品兽医（卫生）证书（样式）

（十六）输新加坡热处理猪肉

《关于输新肉类和牡蛎产品检验检疫问题的通知》（质检食函〔2008〕81号）：要求对输新肉类产品（包括罐装肉类产品），养殖水产品及其制品，蛋品及其制品等动物源性食品出口前批批检测硝基呋喃类代谢物残留，检测限为0.5ppb。检测结果应在卫生证书上注明。样式见图15-29。

兽 医（卫 生）证 书
VETERINARY (HEALTH) CERTIFICATE

发货人名称及地址
Name and Address of Consignor _____

收货人名称及地址
Name and Address of Consignee _____

品名
Description of Goods _____

报检重量 Weight Declared	产地 Place of Origin	标记及号码 Mark & No.
包装种类及数量 Number and Type of Packages		
集装箱号 Container No. ***		
铅封号 Seal No. ***		

屠宰工厂名称、地址及编号
_____

分割/剔骨工厂名称、地址及编号
_____

加工厂名称、地址及编号
       ***

启运地 Place of Despatch ***	到达国家及地点 Country and Place of Destination ***
运输工具 Means of Conveyance ***	发货日期 Date of Despatch ***

卫生证明/HEALTH ATTESTATION:

兹证明如下：/ I, the undersigned, certify that

1. 该批猪肉来自（注明省/市）出生并饲养的猪，来源猪场处于政府兽医的监督之下，所在地区在出口前6个月内无猪传染病。
The pork meat were derived from plus born and reased in (state the province or municipality) and wre derived from farms under government veterinary supervision located in districts free from swine infectious and contagious disease for six months prior to export.

2. 该批猪肉来自饲养过程中未使用天然或人工合成的激素，或其他的成长促进剂的猪。
The pork meat were derived from pigs which have not been used natural or artificial hormones or other growth promolants in the rearing of the pigs.

3. 该批猪肉来自经宰前宰后检验无疾病的猪，此外，猪胴体经检查无旋毛虫。
The pork meat were derived from pigs which have been subjected to ante-mortem and post-mortem inspetion and found to be free from diseases, in addition, pig careasses were examined and found free of Trichina.

4. 该批猪肉在官方兽医的监督下以卫生的方式屠宰、加工、包装和贮存。

图15-29-1 输新加坡热处理猪肉兽医（卫生）证书（样式）1

The pork meat had been slaughtered, processed, packed and stored in a hygienic manner under official veterinary supervision.

5. 该批猪肉未使用化学防腐剂，或其他对健康有害的外来物质进行处理。

The pork meat were not treated with chemical preservatives or other foreign substances injurious to health.

6. 该批猪肉适合人类食用，且在出口前已采取各种措施防止污染。

The pork meat are fit for human consumption and every precaution has been taken to prevent contamination prior to export.

7. 该批猪肉已按照世界动物卫生组织卫生法典的有关灭活口蹄疫病毒的要求进行热处理。

The pork meat were subjected to heat treatment as stated in the current OIE Terrestiial Animal Health Code for inactivation of Foot-and-Mouth Diseases virus.

8. 分析测试结果显示，该批猪肉中硝基呋喃类药及其代谢无残留量少于0.5ug/kg。

The results at the analytical tests Nitrofurans and its metabolites are less than 0.5ug/kg in the pork meat.

屠宰日期（原料肉）
Dates of slaughter(raw meat)

生产日期（肉制品）
Date of manufacture(processed meat product)

产品批号/Batch No.

Remarks:

****

印章　　　　签证地点Place of Issue _____　　签证日期Date of Issue _____

Official Stamp

官方兽医Official Veterinarian _____　　签　名Signature _____

标记及号码
Mark & No.

****

图 15-29-2　输新加坡热处理猪肉兽医（卫生）证书（样式）2

（十七）输黎巴嫩冷冻肉类产品

根据《关于输黎冷冻肉类产品兽医卫生证书样本的通知》（质检食函〔2008〕408号），样式见图15-30。

兽 医 （卫 生） 证 书
VETERINARY (HEALTH) CERTIFICATE

发货人名称及地址
Name and Address of Consignor

收货人名称及地址
Name and Address of Consignee

品名
Description of Goods

报检重量 Weight Declared	产地 Place of Origin	标记及号码 Mark & No.
包装种类及数量 Number and Type of Packages		
集装箱号 Container No.		
铅封号 Seal No.		

加工厂名称、地址及编号（如果适用）
Name, Address and approval No. of the
approved Establishment (if applicable)

启运地   到达国家及地点
Place of Dispatch   Country and Place of Destination

运输工具   发货日期
Means of Conveyance   Date of Dispatch

☐-COUNTRY OF ORIGIN :PEOPLE'S REPUBLIC OF CHINA

1.The territory of the zone of origin is free from Foot and Mouth Disease, Vesicular Stomatitis, Rinderpest, Bovine Contagious Pleuropneumonia, Lumpy Skin Disease, Rift Valley Fever, Peste Des Petits Ruminants, Scrapie, Bovine Spongiform Encephalopathy, Heartwater, Swine Vesicular Disease, Ship and Goat Pox, Horse Fever, Africa Swine Fever such as described by the OIE for the relevant species.

2.With regard to Bovine Spongiform Encephalopathy:

a)The country of origin is carrying out an epidemiological program for BSE surveillance and eradication in accordance with the OIE recommendations.

b) The use of mammalian proteins (except milk proteins, gelatin from non-ruminants and egg proteins) is forbidden for feeding ruminants since at least 1994.

3.The country implements every year a national survey plan for investigation of residues of veterinary drugs, growth promoters and environmental contaminants in meat.

4.The use of anabolic or hormonal growth for feeding ruminants and mammalians is in accordance with relevant Codex standards and norms.

☐-HERDS OF ORIGIN AND ANIMALS

The animal from which the meat derives:

A. Were born, raised, and slaughtered in the country of origin.

B. Were not born in a BSE affected cow and not been fed any food containing meat and bone meat or any animal

图 15-30-1 输黎巴嫩冷冻肉类产品兽医（卫生）证书（样式）1

proteins(except milk proteins).

C. Have undergone veterinary ante and post mortem and were found to be free from clinical signs of contagious disease.

D. Came from holdings that were not under official restrictions for sanitary reasons.

E. Were not destroyed under a national disease eradication program.

☐-PRODUCTION PLANTS

The meat derives from the animals slaughtered, cut and processed in official's approved slaughterhouses plants, under permanent veterinary supervision.

☐-MEATS AND PRODUCTS

1.The meat was matured at a temperature between 2 and 4 ℃ for at least 24 hours and the PH measured at the heart of the muscles was less than 6.0.

2. The residue level of growth promoters, veterinary drugs and environmental contaminants in meat is below the maximum residue level （MRL） stipulated by China 、Lebanon and CODEX ALIMENTARIUS.

3. The bovine meat, described in this certificate comes from animals less than 30 mouths of age.

4. The bovine meat was deboned and all obvious nervous and lymphatic tissues have been removed. .

5.Meat contains only meat fit for human consumption: the so not contain MRM (mechanically recovered meat).

6.The meat describe in this certificate was obtain under hygienic conditions and therefore is considered to be fit for human consumption.

7.The wrapping and/or packing of the meat or products bear a non modifiable label specifying the species of the animal; from which the products derives, production date, expiry date and the name and address of the plant(s) of production.

THE CERTIFICATE WAS COMPLETED NOT MORE THAN TEN DAYS PRIOR TO SHIPMENT.

THIS CERTIFICATE IS VALID FOR 45 DAYS.

印章
Official Stamp

签证地点 Place of Issue _____ 签证日期 Date of Issue _____

官方兽医
Official Veterinarian _____ 签　名 Signature _____

图 15-30-2　输黎巴嫩冷冻肉类产品兽医（卫生）证书（样式）2

（十八）输土耳其水产品

《关于印发中国输土耳其水产品兽医卫生证书格式的通知》（质检通函〔2014〕402 号）：土耳其于 2014 年 8 月 1 日（以证书签发日期为准）启用新版输土耳其水产品兽医卫生证书格式。样式见图 15-31。

VETERINARY HEALTH CERTIFICATE FOR EXPORTS OF FISHERY PRODUCTS INTENDED FOR HUMAN CONSUMPTION TO THE REPUBLIC OF TURKEY

TÜRKİYE CUMHURİYETİ'NE İNSAN TÜKETİMİ AMAÇLI BALIKÇILIK ÜRÜNLERİNİN İHRACATI İÇİN VETERİNER SAĞLIK SERTİFİKASI

Part I: Details of dispatched consignment/*Kısım I: Gönderilen Sevkiyata Ait Detaylar*

I.1.Consignor/***Gönderen***
Name/***Adı:***
Address/***Adresi:***
Tel./***Telefon:***

I.2. Certificate reference No/***Sertifika referans numarası***

I.2.a.

I.3. Central competent authority/***Merkezi yetkili otorite:***

I.4. Local competent authority/***Yerel yetkili otorite:***

I.5.Consignee/***Alıcı***
Name/***Adı:***
Address/***Adresi:***
Postcode/***Posta kodu:***
Tel./***Telefon:***

I.6.

I.7.Country of origin /***Orijin ülke*** | ISO Code/ ***ISO Kodu*** | I.8.Region of origin /***Orijin bölgesi:*** | Code/***Kodu*** | I.9.Country of destination/***Varış ülkesi*** TURKEY/***TÜRKİYE*** | ISO Code/ ISO Kodu TR | I.10.

I.11.Place of origin/***Orijin yeri***
Name/***Adı*** Approval number/***Onay numarası***
Address/***Adresi***

I.12.

I.13.Place of loading/***Yükleme yeri***

I.14.Date of departure/***Çıkış tarihi:***

I.15.Means of transport/***Nakliye aracı***
Aeroplane /***Uçak*** □ Ship /***Gemi*** □ Railway Wagon /***Tren Vagonu*** □
Road vehicle /***Otoyol Aracı*** □ Other /***Diğer*** □
Identification /***Kimliği:***
Documentary references /***Doküman referansları:***

I.16.Entry Point in TR/ ***TR'ye giriş yeri:***

I.17.

I.18.Description of commodity/***Malın tanımı***

I.19.Commodity code (HS Code)/***Malın kodu (HS)***

I.20.Quantity/***Miktar***

I.21.Temperature of product/***Ürünün ısısı***
Ambient/***Oda sıcaklığı*** □ ed/***Soğutulmuş*** Frozen/□ ***durulmuş***

I.22.Number of packages/***Paket sayısı***
□

I.23.Seal/Container No /***Mühür/Konteynır no:***

I.24.Type of packaging/***Paketlemenin Türü***

I.25. Commodities certified for / ***Mallar,***
Human consumption/***İnsan tüketimi*** □ ***için onaylıdır.***

I.26.

I.27. For import or admission into Turkey / ***Türkiye'ye ithalatı veya girişi için***

I.28. Identification of the commodities/***Malların Tanımı***

Species (Scientific name) ***Türler/(Bilimsel adı)***	Nature of commodity ***Malın niteliği***	Treatment type ***işlem türü***	Approval number of establishment ***İşletme onay numarası*** Manufacturing plant ***Üretim tesisi***	Number of packages ***Paket sayısı***	Net weight ***Net ağırlık***

图 15-31-1 输土耳其水产品兽医（卫生）证书（样式）1

II. Health Information /Sağlık Bilgileri	II. a.Certificate reference number/Sertifika referans numarası:	II. b

II.1   Public health attestation/Halk Sağlığı Beyanı

I, the undersigned, declare that I am aware of the relevant provisions of Regulations (EC) No 178/2002, (EC) No 852/2004, (EC) No 853/2004 and (EC) No 854/2004 and certify that the fishery products described above were produced in accordance with those requirements, in particular that they:/
Aşağıda imzası bulunan ben, 178/2002 (EC), 852/2004 (EC), 853/2004 (EC) ve 854/2004 (EC) sayılı Yönetmeliklerin ilgili hükümlerinden haberdar olduğumu beyan eder ve onaylarım ki, yukarıda tanımlanan balıkçılık ürünleri bu gereksinimlere uygun olarak üretilmiştir, özellikle;

- come from (an) establishment(s) implementing a programme based on the HACCP principles in accordance with Regulation (EC) No 852/2004/
852/2004/EC sayılı Yönetmeliğe uygun olarak, HACCP ilkelerini temel alan bir program uygulayan işletme(ler)den gelmektedir.

- have been caught and handled on board vessels, landed, handled and where appropriate prepared, processed, frozen and thawed hygienically in compliance with the requirements laid down in Section VIII, Chapters I to IV of Annex III to Regulation (EC) No 853/2004/EC. 853/2004/EC sayılı Yönetmeliğin Ek III'ün, Kısım VIII, Bölüm I ila IV'ünde belirtilen gereksinimlere uygun olarak yakalanmış ve gemilerde işlemden geçmiş, karaya çıkarılmış, işleme tabi tutulmuş ve hijyenik olarak uygun yerlerde, hazırlanmış, işlenmiş, dondurulmuş ve çözdürülmüştür.

- satisfy the health standards laid down in Section VIII, Chapter V of Annex III to Regulation (EC) No 853/2004 and the criteria laid down in Regulation (EC) No 2073/2005 on microbiological criteria for foodstuffs; 853/2004/EC sayılı Yönetmeliğin Ek III'ün, Kısım VIII, Bölüm V'te belirtilen sağlık standartları ve gıdalar için mikrobiyolojik kriterlere dair 2073/2005/EC sayılı Yönetmelikte belirtilen kriterleri sağlamaktadır.

- have been packaged, stored and transported in compliance with Section VIII, Chapters VI to VIII of Annex III to Regulation (EC) No 853/2004/EC; 853/2004/EC sayılı Yünetmeliğin Ek III'ün, Kısım VIII, Bölüm VI ila VIII'e uygun olarak ambalajlanmış, depolanmış ve nakledilmiştir.

-have been marked in accordance with Section 1 of Annex II to Regulation (EC) No853/2004/EC, 853/2004/EC sayılı Yönetmeliğin   Ek II'nin, Kısım 1'e uygun olarak işaretlenmiştir.

- the guarantees covering live animals and products thereof, if from aquaculture origin, provided by the residue plans submitted in accordance with Directive 96/23/EC, and in particular Article 29 thereof, are fulfilled; and 96/23/EC sayılı direktife ve özellikle bu direktifin 29. maddesine uygun olarak sunulan kalıntı planları aracılığıyla, yetiştiricilikle elde edilen canlı hayvanları ve bunların ürünlerini kapsayan garantiler yerine getirilmiştir.

-have satisfactorily undergone the official controls laid down in Annex III to Regulation (EC) No 854/2004/EC; 854/2004/EC sayılı Yönetmeliğin Ek III'ünde belirtilen resmi kontrollerden yeterli derecede geçmiştir.

II.2   (¹)(X²) Animal health attestation for fish and crustaceans of aquaculture origin/Yetiştiricilikle elde edilen balık ve kabuklulara yönelik Hayvan Sağlığı Beyanı

II.2.1 (²)(¹)[Requirements for susceptible species to Epizootic haematopoietic necrosis (EHN), Taura syndrome and Yellowhead disease:/Epizootik hematopoetik nekroz (EHN), Taura sendrom ve Sarıbaş hastalığına duyarlı türler için gereksinimler:

I, the undersigned official inspector, hereby certify that the aquaculture animals or products thereof referred to in Part I of this certificate:/Ben aşağıda imzası bulunan resmi denetçi, onaylarım ki bu sertifikanın 1. Kısmında atıfta bulunulan balıkçılık hayvanları veya bunların ürünleri:

Originate from a country/territory, zone or compartment declared free from (²) [EHN] (²) [Taura syndrome] (²) [Yellowhead disease] in accordance with the relevant OIE Standard by the competent authority of my country,/Bulunduğum ülkenin yetkili otoritesi tarafından ilgili OIE Standardına uygun olarak (²)[EHN] (²)[Taura sendrom] (²)[Sarıbaş hastalığı]'ndan ari olduğu beyan edilen bir ülkeden/topraktan, bölgeden ya da bölümden gelmektedir.

(i)   where the relevant diseases are notifiable to the competent authority and reports of suspicion of infection of the relevant disease must be immediately investigated by the competent authority,/ilgili hastalıkların yetkili otoriteye bildirimi zorunludur ve ilgili hastalığa ilişkin bulaşma şüphesi raporlarının, yetkili otorite tarafından derhal araştırılması gerekmektedir.
(ii) all introduction of species susceptible to the relevant diseases come from an area declared free of the disease, and/ilgili hastalıklar için duyarlı olarak bildirilen tüm türler, hastalıktan ari olarak beyan edilen bir alandan gelmektedir. Ve,
(iii)   species susceptible to the relevant diseases are not vaccinated against the relevant diseases/ilgili hastalıklar için duyarlı türler, ilgili hastalıklara karşı aşılanmamıştır.]

II.2.2   (²) [Requirements for species susceptible to Viral haemorrhagic septicaemia (VHS), Infectious haematopoietic necrosis (IHN), Infectious salmon anaemia (ISA), Koi herpes virus (KHV) and White spot disease / Viral hemorajik septisemi (VHS), enfeksiyöz hematopoetik nekrozis (IHN), enfeksiyöz somon anemisi (ISA), Koi herpes virüs hastalığı (KHV) ve Beyaz benek hastalığına   duyarlı   türlere ilişkin gereksinimler

I, the undersigned official inspector/veterinarian, hereby certify that the aquaculture animals or products thereof referred to in Part I of this certificate:
Ben aşağıda imzası bulunan resmi denetçi/veteriner, onaylarım ki bu sertifikanın 1. Kısmında atıfta bulunulan balıkçılık hayvanları veya bunların ürünleri:

Originate from a country/territory, zone or compartment declared free from [VHS] [IHN] [ISA] [KHV] [White spot disease] in accordance with the relevant OIE Standard by the competent authority of my country/Bulunduğum ülkenin yetkili otoritesi tarafından ilgili OIE Standardına uygun olarak [VHS] [IHN]   [ISA] [KHV] [Beyaz benek hastalığı]'ndan ari olduğu beyan edilen bir ülkeden/ topraktan, bölgeden ya da bölümden gelmektedir.

(i) where the relevant diseases are notifiable to the competent authority and reports of suspicion of infection of the relevant disease must be immediately investigated by the competent authority /ilgili hastalıkların yetkili otoriteye bildirimi zorunludur ve ilgili hastalığa ilişkin bulaşma şüphesi raporlarının, yetkili otorite tarafından derhal araştırılması gerekmektedir.
(ii) all introduction of species susceptible to the relevant diseases come from an area declared free of the disease, and/ilgili hastalıklar için duyarlı olarak bildirilen tüm türler, hastalıktan ari olarak beyan edilen bir alandan gelmektedir. Ve,
(iii) species susceptible to the relevant diseases are not vaccinated against the relevant diseases/ilgili hastalıklar için duyarlı türler, ilgili hastalıklara karşı aşılanmamıştır.]

II.2.3   Transport and labelling requirements / Nakliye ve etiketleme gereksinimleri
I, the undersigned official inspector/veterinarian, hereby certify that:/Ben aşağıda imzası bulunan resmi denetçi/veteriner, aşağıda yazılı hususları onaylarım:

II.2.3.1 the aquaculture animals referred to above are placed under conditions, including with a water quality, that do not alter their health status;
yukarıda belirtilen balıkçılık hayvanları, suyun kalitesi de dâhil olmak üzere, sağlık statülerini değiştirmeyecek koşullar altında yerleştirilmiştir.
II.2.3.2 the transport container or well boat prior to loading is clean and disinfected or previously unused; and
nakliye konteynırı veya balıkçı gemisi yükleme öncesinde temiz ve dezenfekte edilmiştir veya öncesinde kullanılmamıştır. ve
II.2.3.3 the consignment is identified by a legible label on the exterior of the container, or when transported by well boat, in the ship's manifest, with the relevant information referred to in boxes 1.7 to 1.11 of Part I of this certificate, and the following statement: / sevkiyat,   konteynırın dışında okunabilir bir etiket ile veya malın balıkçı gemisiyle taşındığı durumlarda geminin manifestosunda,   bu sertifikanın 1. Kısmında bulunan 1.7 ila 1.11 numaralı kutularda belirtilen ilgili bilgilerle ve aşağıda belirtilen ibare ile tanımlanmıştır.

"(¹)[Fish] (¹)[Crustaceans] intended for human consumption" / "İnsan tüketimine yönelik (¹)[Balık] (¹)[Kabuklular]"

图 15-31-2   输土耳其水产品兽医（卫生）证书（样式）2

II. Health Information / Sağlık Bilgileri	II. a.Certificate reference number/Sertifika referans numarası	II. b

Notes/**Notlar**

Part I/ **Kısım I**

-Box reference 1.8: Region of origin: For frozen or processed bivalve molluscs, indicate the production area./**Madde 1.8: Orijin bölgesi: Dondurulmuş ya da işlenmiş çift kabuklu yumuşakçalar için üretim alanını belirtiniz.**

-Box reference 1.11: Place of origin: Name and address of the dispatch establishment./**Madde 1.11: Orijin yeri:　Yüklendiği işletmenin adı, adresi.**

- Box reference 1.15: Registration number (railway wagons or container and lorries), flight number (aircraft) or name (ship). Separate information is to be provided in the event of unloading and reloading./**Madde 1.15: Kayıt numarası (tren vagonu veya konteyner ve kamyon), uçuş numarası (uçak) veya ad (gemi). Boşaltılma ve geri yükleme durumunda ayrı bilgi sağlanmalıdır.**

- Box reference 1.19: use the appropriate Harmonised System (HS) codes of the World Customs Organization of the following headings: 0301, 0302, 0303, 0304, 0305, 0306, 0307, 0308, 05.11, 15.04, 1516, 1518, 1603, 1604, 1605 or 2106./**Madde　1.19: Dünya Gümrük Örgütünün uygun kodlarını (HS) kullanınız: 0301, 0302, 0303, 0304, 0305, 0306, 0307, 0308, 05.11, 15.04, 1516, 1518, 1603, 1604, 1605 veya 2106.**

-Box reference 1.23: Identification of container/Seal number: Where there is a serial number of the seal it has to be indicated./**Madde 1.23: Konteynırın kimlik numarası /Mühür numarası: Mühürün seri numarasının olduğu durumlarda, bu belirtilmelidir.**

-Box reference 1.28: Nature of commodity: Specify whether aquaculture or wild origin./**Madde 1.28: Malın niteliği: Yetiştirme veya yaban hayatı menşeli ürün olup olmadığını belirtiniz.**
Treatment type: Specify whether live, chilled, frozen or processed./**İşlem tipi: Canlı, soğutulmuş, dondurulmuş ya da işlenmiş olup olmadığını belirtiniz.**
Manufacturing plant: includes factory vessel, freezer vessel, cold store, processing plant./**Üretim tesisi: üretim gemisi, donduruculu gemi, soğutma deposu, işleme tesisini kapsar.**

Part II:/**Kısım II**

(¹) Part II.2 of this certificate does not apply to: / (¹) **Bu sertifikanın Kısım. II.2 bölümü aşağıdakiler için uygulanmayacaktır :**
　　(a) non-viable crustaceans, which means crustaceans no longer able to survive as living animals if returned to the environment from which they were obtained,/**Elde edildikleri çevreye geri dönmeleri durumunda artık canlı hayvan olarak hayatta kalamayan cansız kabuklular,**
　　(b) fish which are slaughtered and eviscerated before dispatch, / **sevk edilmeden önce kesilen ve iç organları temizlenen balıklar,**
　　(c) aquaculture animals and products thereof, which are placed on the market for human consumption without further processing, provided that they are packed in retail-sale packages which comply with the provisions for such packages in Regulation (EC) No 853/2004, /**853/2004/EC sayılı Yönetmelik'teki ambalajlama hükümlerine uygun olarak perakende satış ambalajlarıyla paketlenmeleri koşuluyla, daha sonra işlemden geçmeden insan tüketimi için piyasaya sunulan balıkçılık hayvanları ve　ürünleri,**
　　(d) crustaceans destined for processing establishments authorised in accordance with Article 4(2) of Directive 2006/88/EC, or for dispatch centres, purification centres or similar businesses which are equipped with an effluent treatment system inactivating the pathogens in question, or where the effluent is subject to other types of treatment reducing the risk of transmitting diseases to the natural waters to an acceptable level, / **2006/88/EC sayılı Direktif'in 4(2)'inci Maddesi doğrultusunda yetkilendirilmiş işleme tesislerine ya da sevk merkezlerine, arıtma merkezlerine veya söz konusu patojenleri inaktive eden bir　atık işleme sistemi bulunan ya da atık maddenin, doğal sulara hastalık yayılma riskini kabul edilebilir bir seviyeye kadar azaltan diğer işleme tiplerine tabi tutulduğu benzer işletmelere gönderilen kabuklular,**
　　(e) crustaceans which are intended for further processing before human consumption without temporary storage at the place of processing and packed and labelled for that purpose in accordance with Regulation (EC) No 853/2004. /**853/2004/EC sayılı Yönetmeliğe uygun olması amacıyla işleme, paketleme ve etiketleme yerinde geçici depolama yapılmadan, insan tüketiminden önce ileri işlemden geçmesi amaçlanan kabuklular**

(²) Parts II.2.1 and II.2.2 of this certificate only apply to species susceptible to one or more of the diseases referred to in the heading of the point concerned. Susceptible species are listed in Annex IV to Directive 2006/88/EC./**Bu sertifikanın Kısım II.2.1 ve II.2.2'si sadece ilgili madde başlığı altında belirtilen bir ya da birden çok hastalığa karşı duyarlı olan türler için uygulanacaktır. Duyarlı türler, 2006/88/EC sayılı Direktifin Ek IV'ünde listelenmiştir.**

(³)Keep as appropriate. **Uygun şekilde saklayınız.**

- The colour of the stamp and signature must be different to that of the other particulars in the certificate./**Mührün ve imza renginin, sertifikanın diğer unsurlarının renginden farklı olması gerekmektedir.**

(*)In case of exportation of live aquaculture, official veterinarian should sign./ **Canlı balıkçılık ürünlerinin ihracatı durumunda Resmi Veteriner Hekim imzalamalıdır.**

Official inspector/Veterinarian(*)/**Resmi denetçi/Veteriner Hekim(*)**

Name (in capital letters):/**İsim (büyük harflerle):**　　　　　　　　　Qualification and title:/**Yetki ve unvan:**

Date:/**Tarih:**　　　　　　　　　　　　　　　　　　　Signature:/**İmza:**

Stamp:/**Mühür:**

图 15-31-3　输土耳其水产品兽医（卫生）证书（样式）3

二、输往欧洲国家或地区

（一）输俄白哈海关联盟猪肉和猪副产品

《关于印发输俄白哈海关联盟猪肉和猪副产品兽医证书格式的通知》（质检通函〔2014〕500号）：自本通知印发之日起，中国出口俄白哈海关联盟的猪肉和猪副产品按此格式出具兽医卫生证书。样式见图15-32。

1. 货物信息/Описание поставки/*Consignment description*：	1.5 证书编号/Сертификат № / *Certificate№*：
1.1 发货人/Название и адрес грузоотправителя/ *Name and address of consignor*：	中华人民共和国 向海关联盟（白俄罗斯、哈萨克斯坦和俄罗斯） 出口屠宰加工猪肉和猪副产品 兽 医 证 书 **Ветеринарный сертификат** *на экспортируемые из Китайской Народной Республики на таможенную территорию Таможенного союза Республики Беларусь, Республики Казахстан и Российской Федерации мясо, мясное сырье и субпродукты, полученные при убое и переработке свиней / Veterinary certificate for meat, raw meat and offals from slaughtered and processed pigs exported from People's Republic of China to the customs territory of the Customs Union (the Republic of Belarus, the Republic of Kazakhstan and the Russian Federation)*
1.2 收货人/Название и адрес грузополучателя/ *Name and address of consignee*：	
1.3 运输工具（火车、汽车、集装箱编号，航班号或船舶名称）/Транспорт: (№ вагона, автомашины, контейнера, рейс самолета, название судна)/ *Transport: (Number of the railway carriage, truck, containers, flight number, name of vessel)*：	1.6 原产国/Страна происхождения товара/ *Country of origin*：
	1.7 证书签发国家/Страна выдавшая сертификат/ *Country issuing the certificate*：
	1.8 输出国家主管机构/Компетентное ведомство страны-экспортера/ *Competent authority of the exporting country*：
	1.9 证书签发机构 Учреждение страны-экспортера, выдавшее сертификат/ *Organization of the exporting country issuing the certificate*：
1.4 过境国家/Страна(ы) транзита/ *Transit countries*：	1.10 查验口岸/Пункт пропуска товаров через таможенную границу/ *Checkpoint at the customs border*：

图 15-32-1　输俄白哈海关联盟猪肉和猪副产品兽医（卫生）证书（样式）1

2. 产品信息/Идентификация товара/ Commodity identification

2.1 品名/Наименование товара/ Name of commodity:

2.2 生产日期/Дата выработки товара/ Production date:

2.3 包装/Упаковка/ Package:

2.4 包装数量/Количество мест/ Number of items:

2.5 净重/Вес нетто (кг)/ Net weight (kg):

2.6 铅封号/Номер пломбы/ Seal number:

2.7 唛头/Маркировка/ Marking:

2.8 储存和运输条件/Условия хранения и перевозки/ Storage and transportation conditions:

3.企业信息/Происхождение товара/ Commodity origin

3.1 企业名称地址和注册号/Название, регистрационный номер и адрес предприятия/ Name, registration number and address of the establishment:

- 屠宰场/бойня (мясокомбинат)/ slaughter house (meat-processing plant):

- 分割厂/разделочное предприятие/ cutting plant:

- 冷库/холодильник/ cold store:

3.2 行政区/Административно-территориальная единица/ Administrative-territorial unit:

4. 产品适合食用证明 Свидетельство о пригодности продукции в пищу/ Certificate on suitability of products for human consumption

本签字兽医官证明/Я, нижеподписавшийся государственный/официальный ветеринарный врач, настоящим удостоверяю следующее/ I, the undersigned state/official veterinarian hereby certify that:

本证书根据以下预出口证书（如果存在两个及两个以上预出口证书，相关证书应随附）签发[1]/Сертификат выдан на основе следующих до-экспортных сертификатов (при наличии более двух до-экспортных сертификатов прилагается список)/ The certificate has been issued on the basis of the following pre-export certificates (in case there are more than two pre-export certificates, the corresponding list is attached):

日期/Дата/ Date	编号/Номер/ N	原产国/Страна Происхождения/ Country of origin	行政区/Административная Территория/ Administrative territory	企业注册号/Регистрационный номер Предприятия/ Plant registration number	产品种类和数量（净重）/Вид и количество (вес нетто) Товара/ Type and number of commodities (net weight)

4.1 出口海关联盟国家（白俄罗斯、哈萨克斯坦和俄罗斯）的猪肉和猪副产品来自肉类产品加工厂屠宰和加工的健康动物/Экспортируемые на таможенную территорию Таможенного союза Республики Беларусь, Республики Казахстан и Российской Федерации мясо, мясное сырье и субпродукты, получены от убоя и переработки здоровых животных на мясоперерабатывающих предприятиях/Meat, raw meat and offals for export to the customs territory of the Customs Union (the Republic of Belarus, the Republic of Kazakhstan and the Russian Federation) are obtained from healthy animals slaughtered and processed at meat-processing plants.

4.2 用于生产出口海关联盟国家（白俄罗斯、哈萨克斯坦和俄罗斯）猪肉和猪副产品的动物经过官方兽医机构宰前兽医检验，胴体、头和内脏器官经过宰后兽医检验/ Животные, мясо, мясное сырье и субпродукты от которых предназначены для экспорта на таможенную территорию Таможенного союза Республики Беларусь, Республики Казахстан и Российской Федерации, подвергнуты предубойному ветеринарному осмотру, а туши, головы и внутренние органы – послеубойной ветеринарно-санитарной экспертизе государственной ветеринарной службой/ Animals from which meat, raw meat and offals are derived for export to the customs territory of the Customs Union (the Republic of Belarus, the Republic of Kazakhstan and the Russian Federation) go through ante-mortem veterinary examination and carcasses, heads and internal organs are subject to post-mortem examination carried out by the official veterinary services.

---

[1]如果不适用，删除并签字盖章/Если не нужно, зачеркнуть и подтвердить подписью и печатью/ If not applicable, cross out, sign and stamp.

图 15-32-2 输俄白哈海关联盟猪肉和猪副产品兽医（卫生）证书（样式）2

4.3 Мясо, мясное сырье и субпродукты получены при убое и переработке клинически здоровых животных, заготовленных в хоз猪肉和猪副产品来自农场临床健康的动物和 / 或无下列动物传染病的地区 /яйствах и/или административных территориях, свободных от заразных болезней животных/ *Meat, raw meat, offals are derived from clinically healthy animals originating from farms and/or administrative territories free from infectious animal diseases:*

- 非洲猪瘟：按照区域化原则，输出国家或地区过去三年未发生/африканской чумы свиней - в течение последних 3 лет на территории страны или административной территории в соответствии с регионализацией;/ *African swine fever – over the last 3 years in the territory of the country or in the administrative territory in accordance with the regionalization;*

- 口蹄疫、猪瘟：按照区域化原则，输出国家或地区过去 12 个月未发生/ящура, классической чумы свиней - в течение последних 12 месяцев на территории страны или административной территории в соответствии с регионализацией/ *FMD, Classical swine fever – over the last 12 months in the territory of the country or in the administrative territory in accordance with the regionalization;*

- 猪水泡病：按照区域化原则，输出国家或地区过去 24 个月未发生，或者，按照全群扑杀的区域化原则，过去 9 个月输出国家或者地区未发生/везикулярной болезни свиней - в течение последних 24 месяцев на территории страны или административной территории в соответствии с регионализацией или в течение последних 9 месяцев на территории страны или административной территории в соответствии с регионализацией, где проводился «стэмпинг аут»; / *Swine vesicular disease - over the last 24 months in the territory of the country or in the administrative territory in accordance with the regionalization or over the last 9 months in the territory of the country or in the administrative territory in accordance with the regionalization where stamping out was carried out;*

- 猪传染性脑脊髓炎：按照区域化原则，输出国家或地区过去 6 个月未发生 энтеровирусного энцефаломиелита свиней (тексовирусного энцефаломиелита свиней, болезни Тешена) - в течение последних 6 месяцев на территории страны или административной территории в соответствии с регионализацией; / *porcine enterovirus encephalomyelitis (porcine texoviral encephalomyelitis, Teschen disease) - over the last 6 months in the territory of the country or in the administrative territory in accordance with the regionalization;*

- 伪狂犬病：输出国家符合世界动物卫生组织《陆生动物法典》有关头和内脏进口（流动）的要求/ болезни Ауески – на территории страны, в соответствии с рекомендациями Санитарного кодекса наземных животных в случае ввоза (перемещения) голов и внутренних органов;/ *Aujeszky's disease – in the territory of the country in accordance with the OIE Terrestrial Code recommendations for import (movement) of heads and internal organs;*

- 旋毛虫：过去 3 个月农场未发生/трихинеллеза - в течение последних 3 месяцев в хозяйстве/ *trichinellosis – over the last 3 months on the farm;*

- 炭疽：过去 20 天农场未发生/ сибирской язвы - в течение последних 20 дней в хозяйстве/ *anthrax - over the last 20 days on the farm;*

- 蓝耳病：过去 6 个月农场未发生/ репродуктивно - респираторного синдрома свиней - в течение последних 6 месяцев на территории хозяйства/ *porcine reproductive and respiratory syndrome - over the last 6 months on the farm.*

4.4 用于生产出口猪肉和猪副产品的动物未受杀虫剂、天然或合成的雌激素、荷尔蒙、甲状腺剂、抗生素的影响，宰前未使用兽医制剂，所用药物符合停药期要求/Животные, от которых получено мясо, мясное сырье и субпродукты, не подвергались воздействию пестицидов, натуральных или синтетических эстрогенных, гормональных веществ, тиреостатических препаратов, антибиотиков, а также лекарственных средств, введенных перед позднее сроков, рекомендованных инструкциями по их применению/ Animals from which meat, raw meat and offas are derived have not been affected by pesticides, natural or synthetic estrogen/ hormone preparations, *thyreostats, and antibiotics and no veterinary preparations have been injected before the slaughter and later than it is recommended by the package insert.*

4.5 旋毛虫[2]/Трихинеллез/ Trichinellosis:

4.5.1. 每个胴体检验均为阴性/Каждая туша исследована на трихинеллез с отрицательным результатом/ *Each carcass is tested for trichinellosis with the negative results.*

4.5.2. 猪肉按照下表经过了冷冻处理/Свинина подвергнутая заморозке, как указано в нижеследующей таблице/ *Pork has been frozen as it is indicated in the table:*

时间 Время (часов)/ Time (hours)	温度 Температура(℃)/ emperature(℃)
106	-18
82	-21
63	-23,5
48	-26
35	-29
22	-32
8	-35
½	-37

4.6 出口海关联盟（白俄罗斯、哈萨克斯坦和俄罗斯）的猪肉和猪副产品应符合下列条件 Мясо, мясное сырье и субпродукты экспортируемые на таможенную территорию Таможенного союза Республики Беларусь, Республики Казахстан и Российской Федерации/Meat, raw meat and offals for export to the customs territory of the Customs Union (the Republic of Belarus, the Republic of Kazakhstan and the Russian Federation) shall have the following characteristics:

- 宰后兽医检验表明，无口蹄疫、猪瘟、厌氧微生物、结核病及其他感染性疾病、寄生虫（囊虫、旋毛虫、肉孢子虫、丝虫、包虫等）感染和中毒的损伤/ не имеют при послеубойной ветеринарно-санитарной экспертизе изменений, характерных для ящура, чумы, анаэробных инфекций, туберкулеза и других заразных болезней, поражения гельминтами (цистицеркоз, трихинеллез, саркоспоридиоз, онхоцеркоз, эхинококкоз и др.), а также при отравлениях различными веществами; /- *post-mortem veterinary examinaton revealed no lesions suggestive of*

---

[2]如果不适用，删除并签字盖章/Если не нужно, зачеркнуть и подтвердить подписью и печатью/ *If not applicable, cross out, sign and stamp.*

图 15-32-3　输俄白哈海关联盟猪肉和猪副产品兽医（卫生）证书（样式）3

FMD, swine fevers, anaerobic infection, tuberculosis and other infectious diseases, helminth infestation (cysticercosis, trichinellosis, sarcosporidiosis, onchocercosis, echinococcosis etc.) and intoxication with different substances ;

-储存期间未曾解冻/ не подвергнуты дефростации в период хранения,/ *have not been defrosted during storage;*

-无腐败迹象/ не имеют признаков порчи;/ *have no signs of decay;*

-冷冻肉的中心温度不高于-8°C ，冰鲜肉的中心温度不高于+4°C /имеют температуру в толще мышц у кости не выше минус 8 градусов Цельсия для мороженого мяса, и не выше плюс 4 градусов Цельсия - для охлаждённого;/ *core temperature at the bone is not higher than -8°C for frozen meat and not higher than +4°C for chilled meat;*

-无内脏器官残留，无组织出血，脓肿已被切除，未发现蝇类幼虫和机械杂质/ без остатков внутренних органов, кровоизлияний в тканях, удалены абсцессы, не имеют личинок оводов, без механических примесей;/*have no traces of inner organs, no tissue haemorrhages ; abscesses are removed, no botfly larvae are detected, no mechanical impurities are found ;*

-未采用生产罐头的方法/ не содержат средства консервирования;/ *contains no canning substances;*

-沙门氏菌符合海关联盟要求，不对人的健康产生威胁 не контаминированы сальмонеллами в количестве, представляющем опасность для здоровья человека, в соответствии с установленными на территории Таможенного союза требованиями;/ *level of Salmonella contamination does not pose threat for human health in accordance with the requirements established in the Customs Union;*

-浆膜完整，无机械杂质和异味（鱼腥味、药味等）不имеют зачистки серозных оболочек, механических примесей, несвойственного мясу запаха (рыбы, лекарственных трав, средств и др.)/ *have no serous membranes, mechanical impurities, non-meat odours (fish, medicinal herbs and preparations etc.) ;*

-未经染色物质、电离辐射或紫外线光处理 не обработаны красящими веществами, ионизирующим облучением или ультрафиолетовыми лучами/ *have not been treated with colouring agents, have not been subject to ionizing or ultra-violate irradiation.*

4.7 肉类产品的微生物、化学物质、有毒有害物质和放射性物质符合海关联盟现行兽医卫生要求和规范 Микробиологические, химико-токсикологические и радиологические показатели мяса и сырых мясопродуктов соответствуют действующим в Таможенном союзе ветеринарным и санитарным требованиям и правилам/ *Microbiological, chemical and toxicological and radiological criteria for meat and raw meat products comply with the veterinary and sanitary requirements and rules currently implemented within the Customs Union.*

4.8 肉和副产品适合人类食用 Мясо, мясное сырье и субпродукты признано пригодным для употребления в пищу/ *Meat, raw meat and offals are recongnized as suitable for human consumption.*

4.9 胴体（二分体、四分体）加盖了清晰的官方兽医机构印章，包括加工企业名称或编号。分割包装肉的外包装或托盘上施加了兽医卫生标识，标识的粘贴保证打开包装既破坏标识的完整性，或者，能够防止包装重复使用，如果一旦打开包装，包装将不能恢复原貌/Туши (полутуши, четвертины) имеют четкое клеймо государственной ветеринарной службы с обозначением названия или номера мясокомбината (мясохладобойни), на котором был произведен убой животных. Разделанное и упакованное мясо имеет маркировку (ветеринарное клеймо) на упаковке или полиблоке. Маркировочная этикетка наклеена на упаковке таким образом, что вскрытие упаковки невозможно без нарушения ее целостности или прикреплена к упаковке (нанесена на упаковку) таким образом, чтобы она не могла быть использована вторично. В этом случае упаковка сконструирована так, что в случае вскрытия ее первоначальный вид невозможно восстановить/ *Carcasses (half-carcasses, quarters) have a clear stamp of the national veterinary service indicating name and number of the meat-processing plant (slaughter house/cold store) where the animal has been slaughtered. Cut and packaged meat is marked (veterinary health mark) on the package or pallet. Marking label shall be stuck onto the package in such a way so that it would be impossible to open the package without violating the mark integrity or it shall be attached to the package (applied to it) to prevent the secondary use of the package. In this case the original look of the package cannot be resorted, if it is opened.*

4.10 容器和包装材料为一次性的，符合海关联盟要求/ Тара и упаковочный материал одноразовые и соответствуют требованиям Таможенного союза/ *Container and package materials are disposable and comply with the Customs Union requirements.*

4.11 运输工具按输出国家相关规定进行处理 Транспортное средство обработано и подготовлено в соответствии с правилами, принятыми в стране-экспортере/ *Transportation vehicle is treated and prepared in accordance with the regulations adopted by the exporting country.*

地点/Место/ *Place:* _____　日期/Дата/ *Date:* _____　官方印章 Печать/ *Stamp*

签字兽医官 Подпись государственного/официального ветеринарного врача/ *Signature of State/Official Veterinarian:* _____

姓名和职务 Ф.И.О. и должность/ *Full name and position:* _____

备注: 签字和印章与证书文本颜色不同

Примечание. Подпись и печать должны отличаться цветом от бланка.

Note. Signature and stamp must differ in colour from the printed text

图 15-32-4　输俄白哈海关联盟猪肉和猪副产品兽医（卫生）证书（样式）4

（二）输俄罗斯水产品

《关于印发中国输俄罗斯水产品检验检疫证书的通知》（质检食函〔2013〕33号）：俄罗斯兽植局来函正式确认的中国输俄水产品检验检疫证书样本。样式见图15-33。

1. Описание поставки /货物描述/ Shipment description	1.5 Certificate No/ Сертификат № /证书编号 _____
1.1. Название и адрес грузоотправителя/发货人名称与地址/Name and address of consignor:	**Ветеринарный** сертификат на экспортируемые в Таможенный союз пищевую продукцию из рыбы, ракообразных, моллюсков, водных животных и объектов промысла 向海关联盟出口食用鱼类、甲壳类、软体类、水生生物及捕捞产品兽医证书 Veterinary certificate for food products made of fish, crustaceans, mollusks, water creatures and manufactured items exported to the Customs Union
1.2. Название и адрес грузополучателя /收货人名称与地址/Name and address of consignee:	
1.3. Транспорт/运输工具/Means of transport (№ вагона, автомашины, контейнера, рейс самолета, название судна)/（车厢号、车号、集装箱号、航班号、船舶名称）/ (The number of the railway wagon, lorry, container, flight, name of the ship):	1.6. Страна происхождения товара/货物的原产国/ Country of origin of the goods:
	1.7 Страна выдавшая сертификат/出具证书的国家/Country issuing the certificate:
	1.8. Компетентное ведомство страны-экспортера/出口国主管机关/Competent authority of the exporting country: 中华人民共和国国家质量监督检验检疫总局 The General Administration of Quality Supervision, Inspection and Quarantine of the People's Republic of China (AQSIQ)
	1.9. Учреждение страны-экспортера, выдавшее сертификат/出口国出证机构/Organization in the exporting country issuing the certificate:
1.4. Страна (ы) транзита/ 过境运输国家/Country (-ies) of transit:	1.10 Пункт пересечения границы Таможенного союза/海关联盟边境的过境口岸/Point at which the border of the Customs Union was crossed:

2.Идентификация товара/货物信息/Identification of the goods

2.1 Наименование товара/货物名称/Name of goods:

2.2 Дата выработки товара/货物生产日期/Date of manufacture of goods:

2.3 Упаковка/ 包装/Packaging:

2.4 Количество мест/ 件数/Number of packages:

2.5 Вес нетто (кг) / 净重 / Net weight (kg):

2.6 Номер пломбы/ 铅封号/Seal number:

2.7 Маркировка/标识 / Identification :

2.8 Условия хранения и перевозки/ 储藏及运输条件/Conditions of storage and transportation:

3. Происхождение товара/货物产地/Origin of the goods

3.1Название, регистрационный номер и адрес предприятия/企业名称、注册编号及地址/Name, registration number and address of the enterprise:

плавбаза/ 加工船/Factory ship:

холодильник/ 冷库/Cold store:

3.2Административно-территориальная единица/行政区域 / Administrative-territorial unit:

4. Свидетельство о пригодности товара в пищу/货物适宜食用的证明/Certificate of suitability of the goods for human consumption

Я, нижеподписавшийся государственный ветеринарный врач, настоящим удостоверяю следующее/我，作为以下签字的官方兽医，兹证明如下/I, the undersigned State veterinarian, hereby certify that:

Сертификат выдан на основе следующих до-экспортных сертификатов (при наличии более двух до-экспортных сертификатов прилагается список) /本证书的签发是以如下出口前证书为基础的（如果出口前证书超过2份，清单附后）/The certificate is issued on the basis of the following pre-exportation certificates (if there are more than two pre-exportation certificates, the list is attached):

Дата/日期/Date	Номер/编号/Number	Страна Происхождения /原产国/Country of origin	Административная Территория/行政区域/Administrative territory	Регистрационный номер предприятия /企业注册编号/Registration number of the enterprise	Вид и количество (вес нетто) товара/货物品种与数量（净重）/Type and quantity (net weight) of goods

图 15-33-1　输俄罗斯水产品兽医（卫生）证书（样式）1

4.1 Экспортируемые в Таможенный союз продукция из водных биологических ресурсов (живая, охлаждённая, мороженая рыба, икра, моллюски, млекопитающие и другие водные животные и объекты промысла) (далее – рыбная продукция) выращены и добыты в экологически чистых водоёмах, а также пищевые продукты ее переработки произведены на предприятиях/出口到海关联盟源于水生生物资源的产品（活鱼、冷藏鱼、冷冻鱼、鱼籽、软体动物、哺乳动物及其它水生生物和产品）（下称水产品）须生长和捕捞于生态洁净的水体，在企业生产加工/Produce of biological resources inhabiting water (live, refrigerated, frozen fish, caviar, mollusks, mammals and other water creatures and manufactured items) (hereinafter referred to as fish products) exported to the Customs Union, are raised in and harvested from environmentally clean water bodies and pruducts of their processing are produced by enterprises.

4.2 При наличии паразитов, в пределах допустимых норм, рыбная продукция обезврежена /существующими методами / 如含有标准容许范围内的寄生虫，则该水产品须采用现行方法无害处理/If infested with parasites within the limits of permitted standards, fish products have been made safe by thecurrent methods.

4.3 Рыбная продукция, экспортируемая в Таможенный союз/出口到海关联盟的水产品/Fish products exported to the Customs Union:

- не содержит ядовитых рыб, а также рыбной продукции со держащей биотоксины, опасные для здоровья человека/不含有毒鱼，不含有对人类健康有危害的生物毒素的水产品/do not contain venomous fish or fish products containing biotoxins hazardous to human health;

-исследована на наличие паразитов, бактериальных и вирусных инфекций/经过寄生虫、细菌及病毒检验/tested for parasites, bacterial and virus infections;

-не содержит натуральных или синтетических эстрогенных, гормональных веществ, тиреостатических препаратов; антибиотиков, других медикаментозных средств и пестицидов/ 不含有天然或合成的雌激素、甲状腺制剂、抗生素以及其它药物和农药/do not contain natural or synthetic oestrogen hormonal substances or thyroid-static drugs; antibiotics, other medicinal substances or pesticides;

- мороженая рыбная продукция имеет температуру в толще продукта не выше минус 18 градусов Цельсия/ 冷冻水产品中心温度不高于零下18℃/frozen fish products have an internal temperature of no more than minus 18 degrees Celsius;

-не обсеменена сальмонеллами или возбудителями других бактериальных инфекций/未感染沙门氏菌或其它细菌性致病菌/are not seeded with salmonella or other bacterial pathogens;

-не обработана красящими веществами, ионизирующим облучением или ультрафиолетовыми лучами/未经染色、电离辐射或紫外线处理/have not been treated with dyes, ionising radiation or ultraviolet rays;

-не имеет изменений характерных для заразных болезней/无传染病病变症状/do not display changes that are characteristic of contagious diseases;

-не имеет недоброкачественных изменений по органолептическим показателям/感官指标显示品质无不良变化/do not display changes negatively affecting the quality in terms of organoleptic indicators;

- не подвергалась дефростации в период хранения/ 在储存期间未解冻过/have not been defrosted during storage period.

4.4 Двухстворчатые моллюски, иглокожие, оболочники и морские гастроподы прошли необходимую выдержку в центрах очистки/双壳贝类、棘皮类动物、被囊动物及海洋腹足动物已在净化设施中净化足够时间/Bivalves, echinoderms, tunicata and marine gastropods have been held for necessary period in cleaning facilities.

4.5 Микробиологические, химикотоксикологические и радиологические показатели рыбной продукции, содержание фикотоксинов и других загрязнителей (для моллюсков) соответствуют действующим в Таможенном союзе ветеринарным и санитарным нормам и правилам/该水产品的微生物、化学、毒理学、放射性、藻类毒素及其他污染物指标（对贝类）须符合海关联盟现行兽医卫生标准与规则/Microbiological, chemical toxicity and radiological indicators of fish products containing phytotoxins and other contaminants (for mollusks) comply with the veterinary and health standards and rules currently in force in the Customs Union.

4.6 Рыбная продукция признана пригодной для употребления в пищу/ 该水产品适合人类食用/The fish products have been recognized as being suitable for human consumption.

4.7 Тара и упаковочный материал одноразовые и соответствуют требованиям Таможенного союза/包装与包装材料须为一次性的且符合海关联盟的要求/Packages and packaging material are disposable and comply with the requirements of the Customs Union.

4.8 Транспортное средство обработано и подготовлено в соответствии с правилами, принятыми в стране-экспортере/运输工具已按照出口国规定处理/The means of transport have been treated and prepared in accordance with the requirements of the exporting country.

Место /地点/ Place:＿＿＿＿＿＿＿　　Дата/日期 / Date:＿＿＿＿＿＿　　Печать/ 印章/Official stamp

Подпись государственного ветеринарного врача/ 官方兽医签字/Signature of the State veterinarian:

Ф.И.О. и должность/姓名与职务/Name and position:

Подпись и печать должны отличаться цветом от бланка/签字和印章的颜色应与印刷证书内容颜色相区别/Signature and stamp must be in a different colour to that in the printed certificate.

图 15-33-2　输俄罗斯水产品兽医（卫生）证书（样式）2

（三）输以色列水产品

《关于输以色列水产品使用新版卫生证书的通知》（质检食函〔2013〕160号）：以色列卫生主管部门通报我方，要求输以色列水产品出具新版卫生证书。自2013年6月1日起（含6月1日），按要求为中国输以色列水产品出具卫生证书。样式见图15-34。

VETERINARY HEALTH CERTIFICATE FOR EXPORT OF FISH AND FISHERY PRODUCTS OF THE POEPLE'S REPUBLIC OF CHINA INTEDED FOR HUMAN CONSUMPTION TO ISRAEL

Certification No. :	Central competent authority:		Local competent authority:

Country of origin:

Place of origin:
Name:
Address:
Approval No:

Consignor:	Consignee:
Name:	Name:
Address:	Address:
Postal code:Tel No:	Postal code:Tel No:
E-mail :	E-mail :

Place of loading:	Port of entry / Border crossing to ISRAEL:

Date of containerization / stuffing :

Means of transport:
Ship ☐
Airplane☐- AWB :

Containeridentification:

No.	Container No.	Seal No.
1		
2		
3		
4		
5		

Date of departure:

Land ☐ - Bill of Lading :

Other ☐

Identification of the commodities

Description of commodity	Species (scientific name)	Nature of commodity	Treatment type / Storage temp.	Approval No. of Manufactur -ing plant	No. of pack.	Net weight (Kg.)	Harvest- -ing date (dd/mm/yy)	Product- -ion date (dd/mm/yy)	Best before (dd/mm/yy)	Lot No.
Total										

The above mentioned commodities are certified for <u>human consumption</u> as :
Ready to eat ☐
Non Ready to eat ☐
Remarks/ Other : ....
....
Official   Stamp _____

图15-34-1　输以色列水产品兽医（卫生）证书（样式）1

HEALTH ATTESTATION: Certification No.:_____

II.1.- I, the undersigned official veterinarian, declare that I am aware of the relevant provisions of Regulations (EC) No 178/2002, (EC) No 852/2004, (EC) No 853/2004 and (EC) No 854/2004 and certify that the fishery products described above were produced in accordance with those requirements, in particular that they:

— Come from (an) establishment(s) implementing a programmed based on the **HACCP principles** in accordance with Regulation (EC) No **852/2004**

— Have been caught and handled on board vessels, landed, handled and where appropriate prepared, processed, frozen and thawed hygienically in compliance with the requirements laid down in Section VIII, Chapters I to IV of Annex III to Regulation (EC) No **853/2004**

— Satisfy the health standards laid down in Section VIII, Chapter V of Annex III to Regulation (EC) No 853/2004 and the criteria laid down in Regulation (EC) No **2073/2005** on microbiological criteria for foodstuffs

— Have been packaged, stored and transported in compliance with Section VIII, Chapters VI to VIII of Annex III to Regulation (EC) No **853/2004**

— Have been marked in accordance with Section I of Annex II to Regulation (EC) No **853/2004**

— The guarantees covering live animals and products thereof, if from aquaculture origin, provided by the residue plans submitted in accordance with Directive **96/23/EC**, and in particular Article 29 thereof, are fulfilled; and

— Have satisfactorily undergone the official controls laid down in Annex III to Regulation (EC) No **854/2004**.

II.2.- Animal health attestation for fish and crustaceans of aquaculture origin(2) (4)

I, the undersigned official veterinarian, hereby certify that the aquaculture animals or products thereof referred to in Part I of this certificate:

II.2.1.- Requirements for susceptible species to Epizootic ulcerative syndrome (EUS), Epizootic haematopoietic necrosis (EHN), Taura syndrome and Yellow head disease. (3) (4)

Originate from a country/territory, zone or compartment declared free from (4)[EUS] (4)[EHN] (4)[Taura syndrome] (4)[Yellowhead disease] in accordance with Chapter VII of Directive **2006/88/EC** or the relevant OIE Standard by the competent authority (5)

(i) where the relevant diseases are notifiable to the competent authority and reports of suspicion of infection of the relevant disease must be immediately investigated by the official services.

(ii) all introduction of species susceptible to the relevant diseases come from an area declared free of the diseases.

(iii) species susceptible to the relevant diseases are not vaccinated against the relevant diseases

II.2.2.- Requirements for species susceptible to Viral haemorrhagic septicaemia (VHS), Infectious haematopoietic necrosis (IHN), Infectious salmon anaemia (ISA), Koi herpes virus (KHV) and White spot disease (3) (4)

Originate from a country/territory, zone or compartment declared free from (4)[VHS] (4)[IHN] (4)[ISA] (4)[KHV] (4)[White spot disease] in accordance with Chapter VII of Directive **2006/88/EC** or the relevant OIE Standard by the competent authority (6)

(i) where the relevant diseases are notifiable to the competent authority and reports of suspicion of infection of the relevant disease must be immediately investigated by the competent authority

(ii) all introduction of species susceptible to the relevant diseases come from an area declared free of the disease.

(iii) species susceptible to the relevant diseases are not vaccinated against the relevant diseases

II.2.3.- Transport and labeling requirements:

II.2.3.1.- the aquaculture animals referred to above are placed under conditions, including the water quality, that do not alter their health status.

II.2.3.2.- the transport container or well boat prior to loading is clean and disinfected or previously unused.

II.2.3.3.- the consignment is identified by a legible label on the exterior of the container, or when transported by well boat, in the ship's manifest, with the relevant information referred to in Part I of this certificate, and the following statement:

"(4)[Fish](4)[Crustaceans](4)[Molluscs] intended for human consumption in Israel".

Done at: _____ ,on: _____
   (Place)   (Date)

_____   _____
Official Stamp Name, position and signature of the Official Veterinarian

图 15-34-2　输以色列水产品兽医（卫生）证书（样式）2

NOTES：

Part I：

——Box：<u>Place of origin</u>：name and address of the dispatch establishment.

——Box：<u>Identification of container</u>：Where there is a serial number of the seal it has to be indicated.

——Box：<u>Identification of commodities</u>：

——<u>Description of commodity</u>：Specify the appearance and main Characteristicsof commodity（ex：head on / head off/fillet/ smoked / dried / salted/coatedetc. , as indicated on the <u>invoice</u>）

——<u>Nature of commodity</u>：Specify whether aquaculture or wild origin

——<u>Treatment type</u>：Specify whether live, chilled, frozen orprocessed .

——<u>Manufacturing plant</u>：includes factory vessel, freezer vessel, cold store, processing plant

——<u>Harvesting date</u>：Specify the original date of harvesting：specific date in chilled fish and at least , month and year in the case of non-chilled fish.

——<u>Production date</u>：Specify the original date of production（freezing, packaging）.

——<u>Best before</u>：Specify the date which is printed on the <u>Hebrew</u> label

——<u>Lot No</u>：Specify the lot number which is printed on the <u>Hebrew</u> label

Part II：

（1）Part II. 1 of this certificate does not apply to countries with special public health certification requirements laid down in equivalence agreements or other European Union legislation.

（2）Part II. 2 of this certificate does not apply to：

（a）non-viable crustaceans, which means crustaceans no longer able to survive as living animals if returned to the environment from which they were obtained

（b）fish which are slaughtered and eviscerated before dispatch

（c）aquaculture animals and products thereof, which are placed on the market for human consumption without further processing, provided that they are packed in retail-sale packages which comply with the provisions for such packages in Regulation（EC）No 853/2004,

（d）crustaceans destined for processing establishments authorised in accordance with Article 4（2）of Directive 2006/88/EC, or for dispatch centers, purification centers or similar businesses which are equipped with an effluent treatment system inactivating the pathogens in question, or where the effluent is subject to other types of treatment reducing the risk of transmitting diseases to the natural waters to an acceptable level,

（e）crustaceans which are intended for further processing before human consumption without temporary storage at the place of processing and packed and labelled for that purpose in accordance with Regulation（EC）No 853/2004.

（3）Parts II.2. 1 and II.2. 2 of this certificate only apply to species susceptible to one or more of the diseases referred to in the title. Susceptible species are listed in Annex IV to Directive 2006/88/EC.

（4）Keep as appropriate.

（5）For consignments of species susceptible to EUS, EHN, Taura syndrome and/or Yellowhead disease this statement must be kept for the consignment to be authorised into the coutry of destination.

（6）To be authorised into a country of destination declared free from VHS, IHN, ISA, KHV or Whitespot disease or with a surveillance or eradication programme established in accordance with Article 44（1）or（2）of Directive 2006/88/EC, one of these statements must be kept if the consignment contain species susceptible to the disease（s）for which disease freedom or programme（s）apply（ies）.

——The colour of the stamp and signature must be different from that of the other particulars in the certificate.

（四）输波黑水产品

《关于印发中国输波黑有关产品卫生证书格式的通知》（质检通函〔2014〕423号）：波黑官方已启用新的卫生证书格式。样式见图15-35。

VETERINARSKI CERTIFIKAT ZA IZVOZ PROIZVODA RIBARSTVA NAMIJENJENIH PREHRANI LJUDI U BOSNI I HERCEGOVINI/
HEALTH CERTIRCATE FOR IMPORTS INTO BOSNIA AND HERZEGOVINA OF FISHERY PRODUCTS INTENDED FOR HUMAN CONSUMPTION

DRŽAVA / COUNTRY :

Veterinarski certifikat za BIH / Veterinary certificate to BIH

I.1. Pošiljatelj / Consignor	I.2. Referentni broj certifikata / Certificate reference number	I.2.a
Ime / Name	I.3. Centralno nadležno tijelo / Central Competent Authority	
Adresa / Address		
Tel. br. / Tel.	I.4. Lokalno nadležno tijelo / Local Competent Authority	

I.5. Primatelj / Consignee
Ime / Name
Adresa / Address
Poštanski broj / Postcode
Tel. br. / Tel.
I.6.

I.7. Država podrijetla / Country of origin　ISO code　I.8. Regija podrijetla / Region of origin　ISO code　I.9. Država odredišta / Country of destination　ISO code　I.10.

I.11. Mjesto podrijetla / Place of origin
Ime / Name　Odobreni broj / Approval number
Adresa / Address
I.12

I.13. Mjesto utovara / Place of loading
Adresa / Address
I.14. Datum otpreme / Date of departure

I.15. Prijevozno sredstvo / Means of transport
Avion / Aeroplane ☐　Brod / Ship ☐　Željeznički vagon / Wagon ☐
Cestovno vozilo / Road vehicle ☐　Drugo / Other ☐
Identifikacija / Identification:
Reference na dokumente: / Documentary references:
I.16. Ulazna granična veterinarska postaja u BIH / Entry BIP in BIH
I.17.

I.18. Opis pošiljke / Description of commodity
I.19. Kod pošiljke (CT broj) / Commodity code (HS code)
I.20. Količina / Quantity

I.21. Temperatura proizvoda / Temperature of product
Sobna temperatura / Ambient ☐　Ohlađeno / Chilled ☐　Smrznuto / Frozen ☐
I.22. Broj pakiranja / Number of packages

I.23. Broj plombe/kontejnera / Seal /Container No
I.24. Način pakiranja / Type of packaging

I.25. Roba ovjerena za: / Commodities certified for:
Ljudsku potrošnju / Human consumption ☐

I.26.
I.27. Za izvoz ili ulaz u BIH / For import or admission into BIH ☐

I.28. Identifikacija pošiljke / Identification of commodities

| Vrsta (znanstveni naziv) / Species (scientific name) | Vrsta pošiljke / Natur of commodity | Vrsta obrade u objektu / Treatment type of establishment | Broj odobrenja / Approval number | Objekt za proizvodnju / Manufacturing plant | Broj pakiranja / Number of packages | Neto težina / Net weight |

图15-35-1　输波黑水产品兽医（卫生）证书（样式）1

Proizvodi ribarstva /
Fishery products

DRŽAVA / COUNTRY :

II. Podaci o zdravlju/ Health information	II.a. Referentni broj certifikata / Certificate reference number	II.b.

II.1. [1b] **Potvrda o javnom zdravlju / Public health attestation**

Ja, dolje potpisani službeni veterinar izjavljujem da sam upoznat s relevantnim odredbama Zakona o hrani BiH ("Službeni glasnik BiH"broj 50/04) ili Uredbe (EZ) broj 178/2002; Pravilnika o higijeni hrane ("Službeni glasnik BiH" broj 4/13) ili Uredbe (EZ) broj 852/2004, Pravilnika o higijeni hrane životinjskog porijekla ("Službeni glasnik BiH" broj 103/12) ili Uredbe (EZ) broj 853/2004 i Pravilnika o organizaciji službenih kontrola proizvoda životinjskog porijekla namijenjenih prehrani ljudi ("Službeni glasnik BiH" broj 103/12) ili Uredbe (EZ) broj 854/2004 i potvrđujem da su gore opisani proizvodi ribarstva su proizvedeni u skladu sa tim odredbama, a posebno da:/ I, the undersigned official veterinarian, declare that I am aware of the relevant provisions of Law on food of BiH("Official gazette BiH" No.50/04) or Regulation (EC) No.178/2002, Rulebook on food hygiene ("Official Gazette of BiH" No. 4/13) or Regulation (EC)No. 852/2004, Rulebook on food of animal origin ("Official Gazette of BiH" No. 103/12) or Regulation (EC) No 853/2004 and Rulebook for the organisation of official controls on products of animal origin intended for human consumption ("Official gazette of BiH" No. 103/12) or Regulation (EC) No 854/2004 and hereby certify that the fishery products described above was produced in accordance with those provisions, in particular that:

- dolazi iz obje(a)kta u kojem je implementiran program baziran na principima HACCP-a u skladu s Pravilnikom o higijeni hrane ("Službeni glasnik BiH" broj 4/13) ili Uredbom (EZ) broj 852/2004/comes from (an) establishment(s) implementing a program based on the HACCP principles in accordance with Rulebook on food hygiene ("Official gazette of BiH" No. 4/13) or Regulation (EC) No 852/2004;

- su bili ulovljeni i obrađeni na palubi broda, istovareni, obrađeni i gdje je primjenjivo pripremljeni, prerađeni, smrznuti i higijenski odleđeni u skladu sa zahtjevima navedenim u odjeljku VIII. poglavlima I. do IV. Priloga III. Pravilnika o higijeni hrane životinjskog porijekla ("Službeni glasnik BiH" broj 103/12) ili odjeljku VIII. poglavlima I. do IV. Priloga III. Uredbe (EZ) br. 853/2004./ have been caught and handled on board vessels, landed, handled and where appropriate prepared, processed, frozen and thawed hygienically in compliance with the requirements laid down in Section VIII, Chapters I to IV of Annex III to Rulebook on food of animal origin ("Official Gazette BiH" No. 103/12) or Section VIII, Chapters I to IV of Annex III Regulation (EC) No 853/2004;

- udovoljavaju zdravstvenim standardima propisanima u odjeljku VIII. poglavlju V. Priloga III. Pravilnika o higijeni hrane životinjskog porijekla ("Službeni glasnik BiH" broj 103/12) ili odjeljku VIII. poglavlju V. Priloga III. Uredbe (EZ) br. 853/2004 i kriterijima utvrđenim Pravilnikom o mikrobiološkim kriterijima za hranu (" Službeni glasnik BiH", broj 11/13) ili Uredbom (EZ) br. 2073/2005 o mikrobiološkim kriterijima za hranu;/satisfy the health standards laid down in Section VIII, Chapter V of Annex III to Rulebook on food of animal origin ("Official Gazette BiH" No. 103/12) or Section VIII, Chapter V of Annex III to Rulebook No 853/2004 and the criteria laid down in Rulebook on microbiological criteria for foodstuffs ("Official Gazette BiH", No. 11/13) or Regulation (EC) No 2073/2005 on microbiological criteria for foodstuffs;

- su bili zapakirani, skladišteni i transportirani u skladu sa odjeljkom VIII. poglavljima VI. do VIII. Priloga III. Pravilnika o higijeni hrane životinjskog porijekla ("Službeni glasnik BiH" broj 103/12) ili odjeljkom VIII. poglavljima VI. do VIII. Priloga III. Uredbe (EZ) br. 853/2004;/ have been packaged, stored and transported in compliance with Section VIII, Chapters VI to VIII of Annex III to Rulebook on food of animal origin ("Official Gazette BiH" No. 103/12) or Section VIII, Chapters VI to VIII of Annex III to Regulation (EC) No 853/2004;

- su bili označeni u skladu s odjeljkom I. Priloga II. Pravilnika o higijeni hrane životinjskog porijekla ("Službeni glasnik BiH" broj 103/12) ili odjeljkom I. Priloga II. Uredbe (EZ) br. 853/2004./ have been marked in accordance with Section I of Annex II to Rulebook on food of animal origin ("Official Gazette BiH" No. 103/12) or Section I of Annex II to Regulation (EC) No 853/2004

- ispunjena su jamstva za žive životinje i njihove proizvode, predviđena planom praćenja rezidua dostavljenim u skladu s Odlukom o praćenju rezidua određenih materija u živim životinjama i u proizvodima životinjskog porijekla("Službeni glasnik BiH" 1/04; 40/09; 44/11) ili Direktivom 96/23/EZ, i/the guarantees covering live animals and products thereof provided by the residue plans submitted in accordance with the Decision on monitoring of certain residues substances in live animals and animal products("Official Gazette BiH"1/04; 40/09; 44/11) or the Directive 96/23 EC, and

- su sa zadovoljavajućim rezultatom prošli službene kontrole iz Priloga III. Pravilnika o organizaciji službenih kontrola proizvoda životinjskog porijekla namijenjenih prehrani ljudi ("Službeni glasnik BiH" broj 103/12) iz Priloga III. Uredbe (EZ) br. 854/2004./ have satisfactorily undergone the official controls laid down in Annex III to Rulebook for the organisation of official controls on products of animal origin intended for human consumption ("Official gazette of BiH" No. 103/12) or Annex III to Regulation (EC) No 854/2004.

II.2. [2)(4)] Potvrda o zdravlju životinja za ribe i rakove podrijetlom iz akvakulture/ Animal health attestation for fish and crustaceans of aquaculture origin

II.2.1. [3)(4)] [Zahtjevi za vrste prijemljive na epizootsku hematopoetsku nekrozu (EHN), Taurski sindrom rakova i bolest žute glave rakova/ Requirements for susceptible species to Epizootic haematopoietic necrosis (EHN), Taura syndrome and Yellowhead disease

Ja, niže potpisani službeni veterinar, ovime potvrđujem da su životinje akvakulture ili njihovi proizvodi iz djela I. ovog certifikata:/ I, the undersigned official veterinarian, hereby certify that the aquaculture animals or products thereof referred to in Part I of this certificate:

[4) potječu iz države/državnog područja, zone ili kompartmenta koje je nadležno tijelo moje države proglasilo slobodnim od [4)][EHN][4)][Taurskog sindroma rakova][4)][bolesti žute glave rakova] u skladu s odredbama Pravilnika o uslovima zdravlja životinja koji se primjenjuju na životinje akvakulture i njihove proizvode te sprječavanju i suzbijanju određenih bolesti vodenih životinja ("Službeni glasnik BiH broj 28/11) i relevantnim standardima OIE-a, / originate from a country/territory, zone or compartment declared free from (4) [EHN] (4) [Taura syndrome] (4) [Yellowhead disease] in accordance with provisions laid down in Ordinance on animal health conditions applicable to aquaculture animals and products thereof, and the prevention and control of certain diseases in aquatic animals ("Official Gazette of BiH"No. 28/11) and the relevant OIE Standard by the competent authority of my country,

- (i) gdje se predmetne bolesti obavezno prijavljuju nadležnome tijelu i nadležno tijelo mora bez odgode istražiti prijave sumnje na te bolesti, / where the relevant diseases are notifiable to the competent authority and reports of suspicion of infection of the relevant disease must be immediately investigated by the competent authority

- (ii) svi unosi vrsta prijemljivih na predmetne bolesti dolaze iz područja koje je proglašeno slobodnim od bolesti,/ all introduction of species susceptible to the relevant diseases come from an area declared free of the disease, and

- (iii) vrste prijemljive na predmetne bolesti nisu cijepljene protiv tih bolesti/ species susceptible to the relevant diseases are not vaccinated against the relevant diseases]

II.2.2. [3)(4)] [Zahtjevi za vrste prijemljive na virusnu hemoragijsku septikemiju (VHS), zaraznu hematopoetsku nekrozu (IHN), zaraznu anemiju lososa (ISA), Koi herpes virus (KHV) i bolest bijelih pjega rakova / Requirements for species susceptible to Viral haemorrhagic septicaemia (VHS), Infectious haematopoietic necrosis (IHN), Infectious salmon anaemia (ISA), Koi herpes virus (KHV) and White spot disease

Ja, dolje potpisani službeni veterinar, ovim potvrđujem da životinje akvakulture ili njihovi proizvodi iz djela I. ovog certifikata:/ I, the undersigned official veterinarian, hereby certify that the aquaculture animals or products thereof referred to in Part I of this certificate:

potječu iz države/državnog područja, zone ili kompartmenta koje je nadležno tijelo moje države proglasilo slobodnim od [4)][VHS] [4)][IHN][4)][ISA][4)][KHV][4)][bolesti bijelih pjega rakova] u skladu s odredbama Pravilnika o uslovima zdravlja životinja koji se primjenjuju na životinje akvakulture i njihove proizvode te sprječavanju i suzbijanju određenih bolesti vodenih životinja ("Službeni glasnik BiH broj 28/11) i relevantnim standardima OIE-a, / originate from a country/territory, zone or compartment declared free from (4) [VHS] (4) [IHN] (4) [ISA] (4) [KHV] (4) [White spot disease] in accordance with provisions laid down in Ordinance on animal health conditions applicable to aquaculture animals and products thereof, and the prevention and control of certain diseases in aquatic animals ("Official Gazette of BiH"No. 28/11) and the relevant OIE Standard by the competent authority of my country,

- (i) gdje se predmetne bolesti obavezno prijavljuju nadležnome tijelu i nadležno tijelo mora bez odgode istražiti prijave sumnje na te bolesti/ where the relevant diseases are notifiable to the competent authority and reports of suspicion of infection of the relevant disease must be immediately investigated by the competent authority

- (ii) svi unosi vrsta prijemljivih na predmetne bolesti dolaze iz područja koje je proglašeno slobodnim od bolesti,/ all introduction of species susceptible to the relevant diseases come from an area declared free of the disease,, and

图 15-35-2　输波黑水产品兽医（卫生）证书（样式）2

(iii) vrste prijemljive na predmetne bolesti nisu cijepljene protiv tih bolesti]/ species susceptible to the relevant diseases are not vaccinated against the relevant diseases

Proizvodi ribarstva /
Fishery products/

DRŽAVA/COUNTRY :

II. Podaci o zdravlju/ Health information	II.a. Referentni broj certifikata / Certificate reference number	II.b.

II.2.3.Zahtjevi prijevoza i označavanja/ Transport and labelling requirements

Ja, niže potpisani službeni inspektor, ovime potvrđujem da:/ I, the undersigned official inspector, hereby certify that:

II.2.3.1. su gore navedene životinje akvakulture prevožene u uvjetima, uključujući i kvalitetu vode, koji ne utječu na promjenu njihovog zdravstvenog statusa; /the aquaculture animals referred to above are placed under conditions, including with a water quality, that do not alter their health status;

II.2.3.2. je transportni kontejner ili bazen za ribe prije utovara očišćen i dezinficiran ili prethodno nije upotrebljavan; i/ the transport container or well boat prior to loading is clean and disinfected or previously unused; and

II.2.3.3. je pošiljka označena čitljivom oznakom s vanjske strane kontejnera ili, ako je prijevoz u bazenima, u brodskom manifestu navode se svi važni podaci iz rubrika I.7 do I.11 dijela I. ovog certifikata i sljedeća izjava: /the consignment is identified by a legible label on the exterior of the container, or when transported by well boat, in the ship's manifest, with the relevant information referred to in boxes I.7 to I.11 of Part I of this certificate, and the following statement:

"[4][Riba][4][Rakovi]namijenjeni prehrani ljudi u BiH"./ "(4) [Fish] (4) [Crustaceans] intended for human consumption in BiH".

Napomene/ Notes

Dio I.:

Rubrika/Box reference I.8.: Regija podrijetla: Za zamrznute ili prerađene školjkaše, navesti proizvodno područje./ Region of origin: For frozen or processed bivalve molluscs, indicate the production area.

Rubrika/ Box reference I.11: Mjesto podrijetla: naziv i adresa objekta otpreme./ Place of origin: name and address of the dispatch establishment

Rubrika/ Box reference I.15: Registracijski broj (željezničkih vagona ili kontejnera i kamiona), broj leta (aviona) ili naziv (broda). Posebni podaci moraju se navesti ako se pošiljka istovaruje ili pretovaruje/ Registration number (railway wagons or container and lorries), flight number (aircraft) or name (ship). Separate information is to be provided in the event of unloading and reloading

Rubrika/ Box reference I.19: Upisati odgovarajući HS broj harmoniziranog sustava Svjetske carinske organizacije: 0301, 0302, 0303, 0304, 0305, 0306, 0307, 0308, 05.11, 15.04, 1516, 1518., 1603, 1604, 1605 or 2106./ Use the appropriate Harmonised System (HS) codes of the World Customs Organisation of the following headings: 0301, 0302, 0303, 0304, 0305, 0306, 0307, 0308, 05.11, 15.04, 1516, 1518., 1603, 1604, 1605 or 2106.

Rubrika/ Box reference I.23: Identifikacija kontejnera/broj plombe: potrebno je navesti serijski broj plombe kada je primjenjivo./ Identification of container/Seal number: Where there is a serial number of the seal it has to be indicated.

Rubrika/ Box reference I.28.: Vrsta pošiljke: navesti je li iz uzgoja ili prirode./ Nature of commodity: Specify whether aquaculture or wild origin.

Način obrade: navesti živo, ohlađeno, smrznuto ili prerađeno./ Treatment type: Specify whether live, chilled, frozen or processed.

Objekt za proizvodnju: uključuje brodove tvornice, brodove hladnjače, hladnjače, objekte za preradu./ Manufacturing plant: includes factory vessel, freezer vessel, cold store, processing plant

Dio II./ Part II:

[1] Dio II.1. ovog certifikata ne odnosi se na države s posebnim zahtjevima vezanim za javnozdravstveno certificiranje utvrđenim u jednakovrijednim sporazumima ili drugim propisima BiH./ Part II.1 of this certificate does not apply to countries with special public health certification requirements laid down in equivalence agreements or other BiH legislation.

[2] Dio II.2 ovog certifikata ne odnosi se na: / Part II.2 of this certificate does not apply to:

(a) rakove, koji nisu sposobni za život, odnosno rakove koji ne mogu preživjeti ako ih se vrati u okoliš iz kojeg potječu,/ non-viable crustaceans, which means crustaceans no longer able to survive as living animals if returned to the environment from which they were obtained,

(b) ribu koja je prije otpreme zaklana i eviscerirana,/ fish which are slaughtered and eviscerated before dispatch,

(c) životinje akvakulture i njihove proizvode koji se stavljaju u promet za prehranu ljudi bez daljnje prerade, pod uvjetom da su upakirani u maloprodajna pakiranja koja udovoljavaju odredbama za takva pakiranja iz Pravilnika o higijeni hrane životinjskog porijekla („Službeni glasnik BiH" broj 103/12) ili Uredbe (EZ) 853/2004,/ aquaculture animals and products thereof, which are placed on the market for human consumption without further processing, provided that they are packed in retail-sale packages whichcomply with the provisions for such packages in Rulebook on food of animal origin („Official Gazette BiH" No. 103/12) or Regulation (EC) No 853/2004,

(d) rakove, namijenjene objektima za preradu odobrenim u skladu s člankom 5. stavkom 2. Pravilnika o uslovima zdravlja životinja koji se primjenjuju na životinje akvakulture i njihove proizvode te sprječavanju i suzbijanju određenih bolesti vodenih životinja („Službeni glasnik BiH" broj 28/11) ili člankom 4. stavkom 2. Direktive 2006/88/EZ ili otpremnim centrima, centrima za pročišćavanje ili sličnim tvrtkama koji su opremljeni sustavom za pročišćavanje otpadnih voda koji inaktiviraju patogene uzročnike ili gdje su otpadne vode podvrgnute drugim vrstama postupaka koji smanjuju rizik prijenosa bolesti u prirodne vode na prihvatljivu razinu;/ crustaceans destined for processing establishments authorised in accordance with Article 5 (2) Ordinance on animal health conditions applicable to aquaculture animals and products thereof, and the prevention and control of certain diseases in aquatic animals("Official Gazette" No. 28/11) or Article 4(2) of Directive 2006/88/EC, or for dispatch centres, purification centres or similar businesses which are equipped with an effluent treatment system inactivating the pathogens in question, or where the effluent is subject to other types of treatment reducing the risk of transmitting diseases to the natural waters to an acceptable level;

(e) rakove koji su namijenjeni daljnjoj preradi prije prehrane ljudi bez privremenog skladištenja na mjestu prerade te pakirani i označeni u tu svrhu u skladu s Pravilnika o higijeni hrane životinjskog porijekla („Službeni glasnik BiH" broj 103/12) ili Uredbom (EZ) 853/2004,/ crustaceans which are intended for further processing before human consumption without temporary storage at the place of processing and packed and labelled for that purpose in accordance with Rulebook on food of animal origin („Official Gazette BiH" No. 103/12) or Regulation (EC) No 853/2004.

[3] Dijelovi II.2.1 i II.2.2 ovog certifikata odnose se na vrste prijemljive na jednu ili više bolesti navedene u naslovu dotične točke. Prijemljive vrste navedene su u Prilogu III Pravilnika o uslovima zdravlja životinja koji se primjenjuju na životinje akvakulture i njihove proizvode te sprječavanju i suzbijanju određenih bolesti vodenih životinja("Službeni glasnik BiH"broj 28/11) ili Prilogu IV. Direktivi 2006/88/EZ./ Parts II.2.1 and II.2.2 of this certificate only apply to species susceptible to one or more of the diseases referred to in the heading of the point concerned. Susceptible species are listed in Annex III to Ordinance on animal health conditions applicable to aquaculture animals and products thereof, and the prevention and control of certain diseases in aquatic animals ("Official Gazette of BiH"No. 28/11) or Annex IV to Directive 2006/88/EC.

[4] Nepotrebno precrtati. /Keep as appropriate.

[5] Za pošiljke vrsta prijemljivih na EHN, Taurski sindrom rakova i/ili bolest žute glave rakova, ova se izjava mora čuvati kako bi pošiljka mogla biti odobrena za uvoz u BiH./ For consignments of species susceptible to EHN, Taura syndrome and/or Yellowhead disease this statement must be kept for the consignment to be authorised for the import into BiH.

Boja pečata i potpisa mora se razlikovati od boje ostalih podataka u certifikatu./ The colour of the stamp and signature must be different to that of the other particulars in the certificate.

Službeni veterinar / Official veterinarian

Ime (tiskanim slovima) / Name (in capitals):

Kvalifikacija i titula / Qualification and title:

Datum:/ Date:

Potpis / Signature:

Pečat: / Stamp:

图 15-35-3　输波黑水产品兽医（卫生）证书（样式）3

（五）输摩洛哥牛、绵羊和山羊肠衣

《关于印发出口摩洛哥牛、绵羊和山羊肠衣兽医卫生证书格式的函》（质检通函〔2017〕115号）：自2017年3月1日起，按照附件格式签发输摩牛羊肠衣兽医卫生证书，填写内容应使用中文和法文。样式见图15-36。

I/ Information Produit / 产品信息			
Part I: Details of dispatched consignment	I.1. Expéditeur / 发货人 Nom/名称： Adresse/地址： Pays/国家： Téléphone/电话：	I.2. N° de référence du certificate/证书号码	
		I.3. Autorité centrale competente/出证国家官方单位	
		I.4. Autorité local compétente/出证地区官方单位	
	I.5. Destinataire/收货人 Nom/名称： Adresse/地址： Pays/国家： Téléphone/电话：	I.6. Transitaire(s'il y a lieu)/货运代理（如果有）	
	I.7. Pays d'origine /原产国：CHINA/中国	I.8. Région(s'il y a lieu)/出产地区（如果有）：	
	I.9. Lieu d'origine/生产商 Nom/名称： Numéro d'agrément/欧盟注册号： Adresse/地址：	I.10. Lieu de destination/到达港	
	I.11. Lieu de chargement/出发港 Adresse/地址：	I.12. Date du départ/出发日期	
	I.13. Moyens de transport/货运方式(1) Avion/空运□ Navire/海运□ wagon/铁路□ Véhicule routier/汽运□ Autres/其它□ Identification/交通工具名称及标识：		
	I.14. Température produits/产品温度(1) Ambiante/常温□ Réfrigérée/冷藏□ Congelée/冷冻□	1.15. Quantité totale/总数量： ****	1.16. Nombre total de conditionnements/总包装件数 ****
	I.17. N° du scellé et n° du conteneur/铅封号和集装箱号：***		
	I.18. Marchandises certifiées aux fins de/证书证明内容适用于（1） Consommation humaine/人类消费□ Alimentation animale/动物消费□ Autre/其它□		
	I.19. Identification des marchandises/产品信息		

Produits (nom+ espèce animale d'origine)/产品（名称及来源于何种动物）	Type de traitement/加工方式	Atelier de transformation/加工车间名称	Nombre de conditionnements/包装件数	Type de conditionnement/包装方式	Poids net/净重	Numéro de lot/批次号	Date de production/生产日期	Date de pérompdon/保质期 到期日期

(1) Cocher la mention qui convienne/□内画×

图15-36-1 输摩洛哥的牛、绵羊和山羊肠衣兽医（卫生）证书（样式）1

II/Attestation de santé animale/动物健康证明

****

Fait à(Lieu)/出证地点：＿＿＿＿＿＿＿＿＿　　　　Le (date)/出证日期：＿＿＿＿＿＿＿＿＿

Cachet officiel de signature/官方印章

(signature du vétérinaire officiel)官方兽医签字＿＿＿＿＿＿＿＿＿

(Nom en lettrres capitales, qualification et titre)/姓名和职务 (大写字母)＿＿＿＿＿＿＿＿＿

N.B/注释.
2)cocher la mention qui convienne/在合适的□中画×
3)La couleur de la signature est différente de celle du texte. Ce principe s'applique également aux cachets, à l'exclusion des reliefs et des filigranes/签字墨水应不同于本文颜色，同意盖章印泥颜色也要区别于本文颜色，但钢印和水印除外.

图 15-36-2　输摩洛哥的牛、绵羊和山羊肠衣兽医（卫生）证书（样式）2

三、输往美洲国家

（一）输美禽肉产品

《综合业务司关于印发有关出口商品证书格式的通知》（综合司便函〔2020〕112 号）：经总署与国外相关主管机构协商，确定和调整了部分出口商品证书格式，各证书的评语内容已由总署食品局进行确认。样式见图 15-37。

出口禽肉产品兽医卫生证书
VETERINARY (HEALTH) CERTIFICATE
FOR EXPORT POULTRY PRODUCT

发货人名称及地址
Name and Address of Consignor＿＿＿＿＿＿＿＿＿＿＿＿＿＿＿＿＿＿＿＿

收货人名称及地址
Name and Address of Consignee ＿＿＿＿＿＿＿＿＿＿＿＿＿＿＿＿＿＿

产品信息 Information of Product

种类(鸡/鸭)
Species (Chicken/ Duck)＿ ＿＿＿＿＿＿＿＿＿＿＿＿＿

包装种类及数量
Number and Type of Packages＿＿＿＿＿＿＿＿＿＿＿＿＿

每批净重量(千克和磅)
Net Weight of Each Lot (Kg and Lbs) ＿＿＿＿＿＿＿＿＿＿

生产日期及批次号
Production Date and Lot Number ＿＿＿＿＿＿＿＿＿＿

| 唛头 |
| Shipping Mark |

集装箱号   铅封号
Container No. ＿＿＿＿＿＿＿＿＿＿＿＿＿   Seal No. ＿＿＿＿＿＿＿＿＿＿

产品描述(加工种类、产品种类、产品分组、产品名称)
Product Description(Process Category, Product Category, Product Group and Product name)
＿＿＿＿＿＿＿＿＿＿＿＿＿＿＿＿＿＿＿＿＿＿＿＿＿＿＿＿＿＿＿＿＿＿＿＿

加工厂名称、地址及编号
Name, Address and approval No.
of the approved Poultry Processing Establishment ＿＿＿＿＿＿＿＿＿＿＿

运输工具   屠宰日期
Means of Conveyance ＿＿＿＿＿＿＿＿＿   Slaughter date ＿＿＿＿＿＿＿＿＿

启运地   到达国家及地点
Place of Dispatch ＿＿＿＿＿＿＿＿＿＿   Country and Place of Destination ＿＿＿＿＿

屠宰国家   屠宰企业编号
Country of slaughtering ＿＿＿＿＿＿＿   Number of slaughtering plant ＿＿＿＿＿

　　兹证明，此官方证书所述产品在 9CFR381.196 的监管要求下生产。

　　上述禽肉产品所宰禽只经过宰前、宰后检验，该批禽肉产品加工良好、健康、完整、卫生、清洁，适合人类食用，无掺杂使假、无色素、无化学防腐剂，不含美国农业部家禽及产品检验法规禁止的成分。上述产品是按照卫生方法进行加工，符合禽产品检验法或者等效法规要求。禽肉产品加工过程中加工中心温度达到74℃(165℉)以上。

I hereby certify that any product described on the official certificate was produced in accordance with the regulatory requirements in 9CFR381.196.

The poultry products herein described were derived from poultry which received ante mortem and post mortem inspections at the time of slaughter; and that such poultry products are sound, healthful, wholesome, clean and otherwise fit for human food, and are not adulterated and have not been treated with and do not contain any dye, chemical, preservative, or ingredient not permitted by the regulations governing the inspection of poultry and poultry products of the U. S. Department of Agriculture, filed with me, and that said poultry products have been handled only in a sanitary manner in this country, and are otherwise in compliance with requirements at least equal to those in the Poultry Products Inspection Act and said regulations. The poultry meat and/or meat products were cooked throughout to reach a minimum internal temperature of 74℃(165℉).

****

图 15-37　输美禽肉产品兽医（卫生）证书（样式）

（二）输美熟制禽肉

《关于印发输美熟制禽肉兽医卫生证书格式要求的通知》（质检通函〔2016〕501号）：按美国法规 9 CFR 381.197（e）（4）要求，在出具兽医卫生证书时，除品名外，还须在证书中注明产品加工类型（process category）、产品类别（product category）和产品组别（product group）等信息。必须在"出口品种（species used）"中指明产品是鸡、鸭还是鹅等。样式见图 15-38。

出口禽肉产品兽医卫生证书
VETERINARY (HEALTH) CERTIFICATE
FOR EXPORT POULTRY PRODUCT

发货人名称及地址
Name and Address of Consignor ***

收货人名称及地址
Name and Address of Consignee ***

品名
Kind of Product ***

报检重量　　　　　　　　　　　出口品种　　　　　　　　　　唛头
Weight　　　　　　　　　　　　Species used ***　　　　　Shipping marks
Declared(kgs/lbs) ***　　　　　　　　　　　　　　　　　　（identification marks on containers）
　　　　　　　　　　　　　　　　　　　　　　　　　　　　***

包装种类及数量
Number and Type of Packages ***

集装箱号
Container No. ***

铅封号
Seal No. ***

加工厂名称、地址及编号
Name, Address and approval No. of the
approved Poultry Processing Establishment ***

生产日期及批次号　　　　　　　　　　　　　运输工具
Production date and lot number ***　　　　　Means of Conveyance ***

启运地　　　　　　　　　　　　　　到达国家及地点
Place of Dispatch *** CHINA　　　　Country and Place of Destination USA ***

屠宰国家　　　　　　　　　　　　　　　　屠宰企业编号
The country where the poultry was slaughtered ***　　The number of slaughtering plant ***

　　兹证明，上述禽产品所宰禽只经过同步宰前、宰后检验，该批禽产品加工良好、健康、完整、卫生、清洁，适合人类食用，无掺杂使假、无色素、无化学防腐剂，不含美国农业部家禽及产品检验法规禁止的成分。我们保证上述产品是按照卫生方法进行加工，符合禽产品检验法或者等效法规要求。禽肉产品加工过程中加工中心温度达到74℃(165℉)以上。

　　I hereby certify that the poultry products herein described were derived from poultry which received ante mortem and post mortem inspections at the time of slaughter; and that such poultry products are sound, healthful, wholesome, clean and otherwise fit for human food, and are not adulterated and have not been treated with and do not contain any dye, chemical, preservative, or ingredient not permitted by the regulations governing the inspection of poultry and poultry products of the

图 15-38-1　输美熟制禽肉兽医（卫生）证书（样式）1

U.S. Department of Agriculture, filed with me, and that said poultry products have been handled only in a sanitary manner in this country; and are otherwise in compliance with requirements at least equal to those in the Poultry Products Inspection Act and said regulations. The poultry meat and/or meat products were cooked throughout to reach a minimum internal temperature of 74℃(165℉).

****

签证地点
Place of Issue(City, Country) _____

签证日期
Date of Issue _____

印章
Official Stamp

授权官员姓名
Name of The Authorized Official _____

官方职务
Official Title _____

签名
Signature _____

图 15-38-2　输美熟制禽肉兽医（卫生）证书（样式）2

（三）输加拿大水产品（英文证）

《关于对部分输加水产品出具兽医卫生证书的通知》（质检食函〔2013〕243号）：自即日起，对相关品种的输加水产品出具兽医（卫生）证书。该证书适用的产品范围：1. 品种为：（1）整条、未去脏鱼类（无论带头或去头）；（2）带头、带壳的甲壳动物；（3）完整的带壳软体动物（不包括去壳或半去壳的软体动物）。2. 用于零售、餐饮或加工原料的非活水生动物。若用于零售、餐饮，产品须满足证书中"兽医卫生信息"第1~7项要求；若用于加工原料，则须满足证书中第1~10项要求。对于上述范围之外的情形，无须出具证书。

出证要求：1. 相关疫病。加方对不同的水生动物关注不同的疫病种类（见该文件附件2）。证书中"相关疫病"一栏应填入该文件附件2中与该种水生动物有关的疫病。2. 加拿大进口许可号。加方要求进口水产品必须先获得 CFIA 进口许可，否则禁止进口。请各局要求企业提前获取"加拿大进口许可号"信息，并在证书中注明该信息。样式见图15-39。

```
发货人名称及地址
Name and Address of Consignor _____
收货人名称及地址
Name and Address of Consignee _____
品名（商品名）
Description of Goods(common name) _____
学名：
scientific name _____
相关疫病：
Diseases of Concern _____

报检重量              产地                      标记及号码
Weight Declared ____   Place of Origin _____   Mark & No.
包装种类及数量
Number and Type of Packages ____
集装箱号
Container No.  ***
铅封号
Seal No.  ***

养殖或野生Cultured or Wild:
    □养殖Cultured    □野生Wild _____
零售餐饮或用于加工Food Service/Retail or further processing:
    □零售餐饮Food Service/Retail   □用于加工further processing
加工厂名称、地址及编号（如果适用）
Name, Address and approval No.of the
approved Establishment(if applicable)  ***
启运地                              到达国家及地点
Place of Despatch  ***              Country and Place of Destination  ***
运输工具                            发货日期
Means of Conveyance  ***            Date of Despatch  ***
加拿大进口许可号Canadian Import Permit Number:  ***
                                               *******

印章        签证地点Place of Issue _____    签证日期Date of Issue _____
Official Stamp
            官方兽医Official Veterinarian _____    签   名Signature _____
```

图15-39　输加拿大水产品（英文证）兽医（卫生）证书（样式）

(四) 输巴西肠衣 (葡萄牙文证)

根据《关于印发中国向巴西出口熟制禽肉和检疫和兽医卫生条件议定书等的通知》 (国质检食函〔2004〕1018 号), 样式见图 15-40。

发货人名称及地址
Nome e endereço do remetente _____

收货人名称及地址
Nome e endereço do consignatário _____

品名
Descrição do produto _____

报检重量 Peso líquido _____	产地 Local de origem _____	标记及号码 Marcas & números:
包装种类及数量 Número e tipo de embalagens _____		
集装箱号 No.do container *** _____		
铅封号 Seal no. *** _____		

加工厂名称、地址及编号(如果适用)
Nome, endereço e n°de aprovação do
estabelecimento habilitado (sem aplicável) *** _____

启运地 Local de envio *** _____	到达国家及地点 País e local destino *** _____
运输工具 Meio de transporte *** _____	发货日期 Data de envio *** _____
保质期 Prazo de validade *** _____	储藏和运输温度 Temperatura durante armazenagem e transporte *** _____ ********

CARIMBO OFICIAL/公 章

_____
Nome e assinatura do veterinário oficial
官方兽医姓名及签字

Local e data/日期及地点 _____

图 15-40-1 输巴西肠衣 (葡萄牙文证) 兽医 (卫生) 证书 (样式) 1

DECLARAÇÃO ADICIONAL / ADDITIONAL DECLARATION

REQUISITOS SANITÁRIOS DO BRASIL PARA IMPORTAÇÃO DE ENVOLTÓRIO NATURAL (TRIPAS) DE SUÍNOS / Sanitaries Requirements from Brazil for Importation of Natural Salted Hog Casings

I - OS ENVOLTÓRIOS NATURAIS SALGADOS (TRIPAS) DE SUÍNOS EXPORTADAS PARA O BRASIL, DESCRITOS NO CERTIFICADO SANITÁRIO NO., SÃO DERIVADOS DE ANIMAIS QUE: The natural salted hog casings Exported to Brazil and described in certificate no. are derived from animals that:

****

CARIMBO OFICIAL/公 章

_____
Nome e assinatura do veterinário oficial
官方兽医姓名及签字

Local e data/日期及地点 _____
标记及号码
Mark & No.

图 15-40-2 输巴西肠衣（葡萄牙文证）兽医（卫生）证书（样式）2

（五）输巴西羊肠衣（葡萄牙文证）

《关于下发输巴西羊肠衣卫生证书的函》（质检食函〔2009〕189 号）：双方就已就中国输巴西羊肠衣卫生证书样式达成一致（见附件 1）。自通知之日（2009 年 7 月 20 日）起，输巴羊肠衣一律启用新版证书，停止使用其他证书。样式见图 15-41。

兽 医 （卫 生）证 书
CERTIFICADO SANITÁRIO VETERINÁRIO

发货人名称及地址
Nome e endereço do exportador:

收货人名称及地址
Nome e endereço do importador:

品名
Descrição do (s) produto (s):

报检重量　产地　标记及号码
Peso líquido　Local de origem:　Marcas & numeros:

包装种类及数量
No. e tipo de embalagem:

集装箱号
No. do container:

铅封号
No. do lacre:

加工厂名称、地址及编号（如果适用）
Nome, endereço e No. de aprovação do
estabelecimento habilitado (se aplicável)

启运地　到达国家及地点
Local de embarque:　País e local de destino

运输工具　发货日期
Meio de transporte　Data de embarque

官 方 兽 医 证 明 如 下：
O veterinário oficial abaixo assinado certifica que:

I. 上述肠衣来自以下动物：
As tripas exportadas para o Brasil são originárias de animais que:
1. 来自于未受限制地区或没有因为疾病原因采取捕杀措施的地区；
São originárias de áreas não restritas ou áreas nas quais não houve casos de abate devido a medidas de erradicação de doenças;
2. 从未发生口蹄疫、牛瘟、小反刍兽疫、裂谷热、马尔他布鲁氏杆菌或山羊传染性胸膜肺炎；
Não apresentaram febre aftosa, peste bovina, peste dos pequenos ruminantes, febre do Vale do Rift, brucelose por Brucella melitensis e pleuropneumonia contagiosa caprina;
3. 在屠宰前 6 个月内在 25 公里范围内未发生口蹄疫、牛瘟、小反刍兽疫、裂谷热、马尔他布鲁氏杆菌或山羊传染性胸膜肺炎的农场。
São originárias de propriedades nas quais febre aftosa, peste bovina, peste dos pequenos ruminantes, febre do Vale do Rift, brucelose por Brucella melitensis e pleuropneumonia contagiosa caprina não ocorreram em um raio de 25km, nos seis meses anteriores ao abate;

图 15-41-1　输巴西羊肠衣（葡萄牙文证）兽医（卫生）证书（样式）1

证书
CERTIFICATE

共　页第　页 Page　of

编号 No.：

4. 来自于屠宰前五年以上未有痒病记录的农场；
   Provem de estabelecimento no qual não há registro de scrapie nos 5 anos anteriores ao abate;
5. 采用清洁和消毒运输工具直接从农场运输至屠宰场并且在装运前未接触不符合上述动物卫生条件的动物；
   Foram transportados diretamente do estabelecimento de origem até o abatedouro em um meio de transporte limpo e desinfetado antes do embarque, e sem contato com animais que não cumpram as condições exigidas nestes requisitos;
6. 经宰前宰后检验；
   Foram submetidos a uma inspeção veterinária ante-mortem e post-mortem;
7. 未有寄生虫和传染疾病的迹象；
   Foram considerados livres de indicios de doenças parasitárias ou infecciosas.
II. 经过清洗与刮制，并经氯化钠盐渍 30 天。
   As tripas foram limpas, raspadas e salgadas com NaCl por 30 dias.

* * * * * * *

印章
Carimbo
oficial:

签证地点
Local de emissão:　＿＿＿＿＿＿

签证日期
Data de emissão:　＿＿＿＿＿＿

官方兽医
Veterinário oficial:　＿＿＿＿＿＿

签　名
Assinatura:　＿＿＿＿＿＿

图 15-41-2 输巴西羊肠衣（葡萄牙文证）兽医（卫生）证书（样式）2

（六）输阿根廷盐渍猪肠衣

根据《关于印发中国向巴西出口熟制禽肉和检疫和兽医卫生条件议定书等的通知》（国质检食函〔2004〕1018号）附件7《中华人民共和国国家质量监督检验检疫总局和阿根廷共和国农业畜牧渔业和食品秘书处代表团会谈纪要》和附件12，样式见图15-42。

CERTIFICADO SANITARIO / ZOOSANITARIO PARA EXPORTAR DESDE LA REPUBLICA POPULAR CHINA TRIPAS SALADAS PORCINAS A LA REPUBLICA ARGENTINA
SANITARY / ZOOSANITARIO CERTIFICATE TO EXPORT SALTED/CURED HOG CASING FROM THE PEOPLE'S REPUBLIC OF CHINA TO ARGENTINA REPUBLIC

Certificado Sanitario Nº/*Sanitary Certificate Nº*: ....

Autoridad Sanitaria Responsable de la Certificación/*Sanitary Authority responsible for the certification*: ....
....

I: IDENTIFICACION DE LA MERCADERIA/*IDENTIFICATION OF THE MERCHANDISE*:
Especie Animal/*Animal Species*: ....
Descripción de la Mercadería/*Goods description*: ....
Número de Piezas o unidades de Embalaje/*Packages Qty*: .... Peso Neto (kgs)/*Net Weight (kgs)*: ....
Temperatura de transporte /*Transportation temperature*: ....
Marca o contramarca/*Brand name/Shipping mark*: ....
Lote(s) y fechas de Producción/*lot and Production Date(s)*: ....
Fecha límite de conservación/*Product expiration date*: ....

II: PROCEDENCIA DE LA MERCADERÍA / *ORIGIN OF THE MERCHANDISE*:
Del Establecimiento Faenador/*From the slaugtherhouse*:
Nombre/*Name*: .... Dirección/*Address*: ....
Ciudad/*City*: .... Nº Oficial/*Official Number*: ....

Del Establecimiento Productor/*From the producer factory*:
Nombre/*Name*: .... Dirección/*Address*: ....
Ciudad/*City*: .... Nº Oficial/*Official Number*: ....

III. DESTINO DE LA MERCADERIA/*MERCHANDISE DESTINATION*:
La mercadería se envía desde/*Goods are sent from*: ....
A/*to*: ....
Países de Tránsito/*Transit Countries*: ....
por el medio de transporte siguiente/*By means of*: ....
Contenedor / Vagón (identificación y Nº)/*Container Nº*: .... Precinto número(s)/*Seal number* ....
Nombre y Dirección del Exportador/*Name and address of the exporter*: ....

Nombre y Dirección del Destinatario/*Name and address of the consignee*: ....

图15-42-1　输阿根廷盐渍猪肠衣兽医（卫生）证书（样式）1

El Veterinario Oficial que suscribe, certifica que la mercadería objeto del presente certificado está en un todo de acuerdo con las condiciones sanitarias más abajo detalladas, cumpliendo con los / *The Official Veterinary certify that the goods covered by this certificate is fully compliant with the sanitary conditions detailed below, fulfilling the*

A. Del País de Origen de los Animales / *Of the Animal's Origin Country*

   1. Se declara libre de Peste Porcina Africana, Peste Bovina y Enfermedad Vesicular del Cerdo. / *It is declared free of: African Swine Fever, Rinderpest and Swine Vesicular Disease.*

B. De los animales que dieron origen al producto / *Of the animals from which the products come from*

   2. Que en los establecimientos de origen de los mismos , bajo control Oficial de la CIQ (Oficina de Cuarentena e Inspección de Importación y Exportación de la República Popular China), no se registraron casos clínicos de Fiebre Aftosa, Enfermedad de Teschen, Peste Porcina Clásica, Enfermedad de Aujeszky, Gastroenteritis Transmisible, Sindrome Respiratorio y Reproductivo Porcino, Carbunco Bacteridiano, infección por Brucella Suis, ni otras enfermedades infectocontagiosas y/o parasitarias en los 6 meses previos a la faena, en un radio de 25 km.. / *In the origin facilities, under Official control of the CIQ (Entry-Exit Inspection and Quarantine Bureau of the People's Republic of China), have not been recorded clinical cases of Food-and-mouth disease, Teschen disease, Classical Swine Fever, Aujeszky, GTE, PRRS, nor Anthrax, infection for Brucella Suis, neither other diseases infectious/contagious or parasitic in the last 6 months before slaughter whitin a radius of 25 Km..*

   3. Que los animales que dieron origen al producto, nacieron y fueron criados en forma ininterrumpida hasta su faena en el territorio del país exportador. / *The animals from which the products come from were born and raised without interruption until slaughter in the exporting country.*

   4. Que no han sido sacrificados como consecuencia de programas de erradicación de enfermedades infectocontagiosas o parasitarias ni proceden de áreas sujetas a medidas de control cuarentenario que impliquen riesgo para su comercialización, de acuerdo a las recomendaciones al efecto del Código Zoosanitario Internacional de la OIE. / *Have not been slaughtered as a result of an infectious/contagious or parasitic diseases erradication program, nor were sourced from an area under restrictive quarantine measures that imply any commercialization risks, as stated in the OIE Zoosanitary International Code.*

   5. Que en los animales que·dieron origen a los productos no han sido utilizadas sustancias con efecto hormonal, estrogénico, de acción tirostática, anabolizante o promotoras del crecimiento que no se hallen expresamente aceptadas en el Codex Alimentarius. / *In the animals from which the products come from no substances with hormonal, estrogenic, thyrostatic, anabolic or growth-promoting effects, that were not specifically accepted in the Codex Alimentarius have been used.*

   6. Que los animales fueron faenados y reconocidos sanos, no presentando en los exámenes ante y post mortem signos de enfermedades infectocontagiosas. / *The animals were found sound and healthy at slaugther, without signs of infectious/contagious diseases in the ante and post mortem examination.*

   7. Con relación a la Peste Porcina Clásica / *With relation to the Classic Swine Fever:*

      a. Existe en el país un programa oficial de control y/o erradicación de la Peste Porcina Clásica /*Exists in the country to an official program of control and/or erradication of the Classical Swine Fever.*

      b. Los animales de los que derivan los productos fueron sacrificados en establecimientos oficialmente habilitados que no se encuentran ubicados en un área/zona que en el transcurso de los últimos 3 (tres) meses previos a la faena hayan estado sujetos a restricciones debido a la Peste Porcina Clásica / *The animals of those that it derives the products was sacrificed in establishments officially registered that are not located in a region that in the course of the last 3 (three) previous months to the task have been subject to restrictions due to the Classical Swine Fever.*

C. De las plantas faenadoras y elaboradoras / *Of the slaughterhouses and processing plants*

   8. Que las plantas faenadoras y elaboradoras están habilitadas y supervisadas por el CIQ (Oficina de Cuarentena e Inspección de Importación y Exportación de la República Popular China) y autorizadas por el SENASA para exportar a la República Argentina. / *That slaughterhouses and processing plants are enabled and supervised by the CIQ (Entry-Exit Inspection and Quarantine Bureau of the People's Republic of China), and authorized by SENASA to export to Argentina.*

D. De los productos / *Of the products*

图 15-42-2　输阿根廷盐渍猪肠衣兽医（卫生）证书（样式）2

9. Que han sido limpiadas, rascadas y saladas con ClNa al menos 30 días. / *Were cleaned, scraped and salted with NaCl for 30 (thirty) days.*

10. Que luego del tratamiento, se tomaron las precauciones necesarias para evitar el contacto con fuentes potenciales de contaminación. / *After treatement, necessary cautions were kept to avoid contact with potential contamination sources.*

11. Que son aptos para el consumo humano y de libre venta y circulación en el territorio del país productor./ *That are fit for human consumption, with no sales nor circulation restrictions in the producing country.*

12. Que no han sido expuestos intencionalmente a los efectos de radiaciones ionizantes. / *That were not intentionally exposed to ionizing radiations effects.*

13. Que los productos o la materia prima de la que deriva se encuentran comprendidos en el marco de un programa de control de residuos e higiene de los alimentos considerado por el SENASA como equivalente al de la República Argentina. / *That the products or the raw-materials from which the products come from are included in a residue and hygiene food control program, considered by SENASA as equivalent to the argentine ones.*

E. Otras / *Others*

14. Que la mercadería/embalaje a exportar lleva una estampilla o sello oficial o identificación impresa que acredita que dicha mercancía procede de los establecimientos enunciados en el presente certificado y se encuentra rotulada correctamente. *That the goods/packages to be exported have an official registration number that indicates that the good belongs from the factories hereby stated and are properly labeled.*

15. Que las condiciones de manipuleo, carga y transporte, se ajustan a las normas de higiene y sanidad vigentes en el país exportador. / *That handling, loading and transporting conditions fulfill the hygiene and health rules in force at the exporting country.*

....
Lugar y Fecha/*City and Date*   Firma y Sello Oficial/*Signature and Official Stamp*
                                               Aclaración de la firma/*Printed name*

Nota: la forma del certificado será adoptada por la parte china
Note: the format of the certificate shall be desided by the chinese party.

图 15-42-3 输阿根廷盐渍猪肠衣兽医（卫生）证书（样式）3

四、输往非洲国家

（一）输南非猪肠衣

《关于印发中国输南非猪肠衣新版兽医卫生证书格式及有关要求的函》（质检通函〔2016〕798号）：经国家质检总局与南非农林渔业部协商，双方确认了中国输南非猪肠衣新版兽医卫生证书格式。证书内容"Ⅳ. HEALTH CERTIFICATION"部分第一段第二空格内需规范填写各直属海关名称。样式见图15-43。

VETERINARY HEALTH CERTIFICATE FOR THE EXPORT OF PORCINE CASINGS FROM CHINA TO SOUTH AFRICA

South African Veterinary Import Permit Number:
Health Certificate Number:

Ⅰ. IDENTIFICATION OF CONSIGNMENT:
Species from which derived：PORCINE
Nature/type of product:
Mass/volume:
Packaging/cartons bearing the following marking:

Ⅱ. ORIGIN OF CONSIGNMENT:
Country and province:
The casings come from European Union approved plants:
  (a) Plant number：
  (b) Plant name：
Consignor:
Place of loading:

Ⅲ. DESTINATION OF CONSIGNMENT:
Port of entry:
Consignee:

Ⅳ. HEALTH CERTIFICATION:
I, _____, (name in print) the undersigned an official veterinarian, authorised by the veterinary Authority of _____ hereby certify that:

1. The casings, described above，were derived from animals which were slaughtered at an approved abattoir and have been subject to both ante- and post-mortem veterinary inspection, found to be free from signs of disease.

2. The casings were not derived from animals originating from an area where veterinary restrictions were in force, neither from animals which were slaughtered in an eradication campaign for any disease.

3. Casings originating in a country not recognised as officially free from Classical Swine Fever by the OIE, have been treated in the following manner:

图15-43-1 输南非猪肠衣兽医（卫生）证书（样式）1

a. They have been cleaned and scraped，with the removal of lymphoid tissue (peyer's patches)；   and,

b. Salting for at least 30 days either with phosphate supplemented dry salt or saturated brine （Aw<0.80）containing 86.5% NaCl, 10.7% Na_2HPO_4 and 2.8% Na_3PO_4 (weight/weight/weight), and kept at a temperature of greater than 20℃ during this entire period; and,

c. Have undergone all precautions to avoid recontamination after treatment.

4. Casings originating in a country recognised by the OIE as officially free from Classical Swine Fever, have been treated in the following manner：

a. They have been cleaned and scraped, with the removal of lymphoid tissue (Peyer's patches); and,

b. Salting for at least 30 days either with dry salt （NaCl） or saturated brine （NaCl，Aw<0.80）, or with phosphate supplemented salt containing 86.5% NaCl, 10.7% Na_2HPO_4 and 2.8% Na_3PO_4 （weight/weight/weight）, either dry or as a saturated brine（Aw<0.80）, and kept at a temperature of greater than 20℃ during this entire period; and,

c. Have undergone all precautions to avoid recontamination after treatment.

5. The consignment contains only porcine casings and does not contain any material derived from other species.

6. The casing are clean, safe and suitable for the intended purpose, prepared and handled in a sanitary manner and were not contaminated or exposed to infectious material during handling and prior to export to South Africa.

Done at...................................on...

                                                    Official Stamp

....
Signature of the official veterinarian

Printed name.......................................

Title/Professional degree.......................

图 15-43-2 输南非猪肠衣兽医（卫生）证书（样式）2

（二）输南非熟制禽肉

《关于印发对南非出口熟制禽肉兽医卫生证书格式样本的通知》（质检食函〔2007〕24号）：2006年12月中南双方在北京召开了第三次SPS会议，双方正式确认了中国对南非出口熟制禽肉兽医卫生证书格式的样本。样式见图15-44。

兽 医 （卫 生） 证 书
VETERINARY (HEALTH) CERTIFICATE

发货人名称及地址
Name and Address of Consignor

收货人名称及地址
Name and Address of Consignee

品名
Description of Goods

报检重量　　　　　产地　　　　　　　　标记及号码
Weight Declared　　Place of Origin　　　Mark & No.

包装种类及数量
Number and Type of Packages

集装箱号
Container No.

铅封号
Seal No.

加工厂名称、地址及编号（如果适用）
Name, Address and approval No. of the
approved Establishment (if applicable)

启运地　　　　　　　到达国家及地点
Place of Despatch　　Country and Place of Destination

运输工具　　　　　　发货日期
Means of Conveyance　Date of Despatch

I, the undersigned, official veterinarian of local competent authorities, hereby certify that the products described above, meet the following requirements:

1. The meat products were manufactured from fresh meat or meat products, derived from poultry hatched and reared in the People's Republic of China.
2. The poultry was slaughtered at the establishment in the People's Republic of China which is approved by the Chinese competent authorities for export purposes;
3. The poultry from which the meat used in the production of these products was derived, have been subjected to ante- and post-mortem examination and did not show any sign of infectious of diseases;
4. The People's Republic of China has been officially free from Newcastle Disease (NCD) and highly pathogenic Avian Influenza (HPAI) for past six (6) months prior to the slaughter;
   OR
   the product has been subjected to a process to ensure the satisfactory inactivation of the NCD and HPAI viruses (The product has been subjected to heat treatment resulting in a core temperature of $\geqslant 60℃$ for 30 minutes or $\geqslant 70℃$ throughout the product).
5. The processing of products was done at establishment number named and location, approved by the Chinese competent authorities; and takes place under adequate hygienic conditions, which preclude contamination of raw materials and finished products; and where efficient and adequate checks are carried out to ensure maintenance of microbiological and hygiene standards, and efficacy of treatment; and where appropriate health marking and identification of products are carried out;
6. The manufacturing procedures were approved by Chinese competent authorities and were properly applied to ensure efficacy of treatment;

图15-44-1　输南非熟制禽肉兽医（卫生）证书（样式）1

7.The said products, their wrappings or packaging, bear a mark proving that they all come from approved establishments;

8.The storage and transport conditions are in compliance with acceptable hygiene standards, to ensure temperature conservation relevant to the particular products;

9.The export meat products have been subjected to the following heat treatments:

Product	Inner core temperature	Dwell time

10. The container was sealed under my official supervision.

11. The products date:　　　　　　　Batch/Code number:　　　　　　　Shelf life:

Temperature During Storage and Transport:

* * * * * * * *

印章　　　　　　签证地点 Place of Issue _____　　签证日期 Date of Issue _____
Official Stamp

　　　　　　　　官方兽医 Official Veterinarian _____　　签　名 Signature _____

图 15-44-2　输南非熟制禽肉兽医（卫生）证书（样式）2

五、输往大洋洲国家

（一）输澳大利亚虾产品

《综合业务司关于启用新版输澳虾产品卫生证书的通知》（综合函〔2018〕11号）：经总署和澳方商定，中方将于2018年9月28日起启用新版对澳大利亚出口虾产品卫生证书，主要变化是在卫生评语一项增加了有关面包虾的卫生证明内容。样式见图15-45。

食用虾产品卫生证书
HEALTH CERTIFICATE FOR PRAWNS AND PRAWN MEAT FOR HUMAN CONSUMPTION[1]

1. CERTIFICATE DETAILS 证书信息			
Certificate reference number 证书号		Seal number 封识号	
Exporting country 出口国		Container number 集装箱号	
Competent Authority 主管机构		Place of shipment 启运地点	
Inspection department 检验部门		Date of departure 启运日期	
Destination country 目的国	AUSTRALIA		

2. IDENTIFICATION OF PRAWNS FOR EXPORT TO AUSTRALIA 输澳虾信息
Species (list all common and scientific name(s)): 品种（列出所有的常用名和学名）
Product name/description 品名/描述:
Product country of harvest (if different to the country of export): 原料捕捞国（如原料捕捞国不同于出口国）
Batch definition applied[2]:批次定义
Batch identifying number/s:批号
Number of cartons per batch:每批箱数
Net weight of prawns for export (Kg):出口虾净重

3. PROCESSING FACILITY 生产企业
Name:名称
Address:地址
Competent Authority approval number/I.D:主管机构批准号

---

[1] Effective 7 July 2017, this model health certificate and attestations for raw prawns (i.e. those that are uncooked, frozen and have had the head and shell removed (the last shell segment and tail fans permitted)) should be used when exporting uncooked prawns and uncooked prawn products marinated for human consumption and Australian origin wild-caught prawns processed overseas.
2017年7月7日实施，输澳食用腌制生虾和生虾产品、澳野生捕捞虾原料海外加工后返销澳的虾，也应使用本原料虾（冷冻且去头去壳的生虾（允许保留末节虾壳和尾扇）卫生证书模板和评语
[2] A batch may be defined by one of the following (to be determined by the competent authority) but in any case, a batch cannot be greater than 1 shipping container:
每批次可根据以下情形界定（由主管部门界定），但在任何情形下，1批次不能多于1柜
- product from a single line in a single processing run
  同一生产线上的同一生产批
- product harvested from a single aquaculture pond
  原料来自同一养殖塘
- one species of prawn wild caught during one continuous fishing period
  在一个连续渔期由野生捕捞的同一品种虾

图 15-45-1　输澳大利亚虾产品兽医（卫生）证书（样式）1

4. EXPORTER DETAILS 出口商信息

Name:名称

Address:地址

Transport type (air, ship):运输方式（空运、海运）

5. IMPORTER DETAILS 进口商信息

Name:名称

Address:地址

Port of import:入境口岸

6. POST PROCESSING TESTING LABORATORY DETAILS(Not applicable for uncooked highly processed prawns or cooked prawns)产品检测实验室信息（不适用于深加工生虾和熟虾）

Name of laboratory:实验室名称

Address:地址

Testing report number:检测报告编号

7. HEALTH ATTESTATIONS 卫生评语

I, the undersigned, certify that the prawns or prawn meat products for human consumption (tick as appropriate) are:我，作为证书签发人，证明食用虾或虾肉（在相应产品种类上画勾）：

☐   **Uncooked prawns*frozen with the head and shell removed (the last shell segment and tail fans permitted);**

   冷冻去头去壳生虾（允许保留末节虾壳和尾扇）

1. The uncooked prawns are frozen and have had the head and shell removed (the last shell segment and tail fans permitted);

   生虾为冷冻且去头去壳（允许保留末节虾壳和尾扇）；

2. The uncooked prawns have been processed, inspected, and graded in a premises approved by and under the control of the Competent Authority;

   在已获主管机构批准，且在主管机构监管之下的场地进行生虾的加工、检验与分级；

3. The uncooked prawns are free from visible signs of infectious diseases;

   生虾无可见的传染病迹象；

4. The testing sample from each batch has been found post-processing to be free of white spot syndrome virus and yellow head virus genotype 1 based on a sampling and testing method recognised by the World Organisation for Animal Health (OIE) for demonstrating absence of disease;

   使用世界动物卫生组织（OIE）认可的、用于证明无疫病的抽样及检测方法进行检测，所抽样品未发现白斑病毒和黄头病毒1号基因型；

5. The uncooked prawns are fit for human consumption;

   生虾适合人类食用；

6. Each package is marked with the words "*for human consumption only-not to be used as bait or feed for aquatic animals*".

   每件产品标注信息"仅供人类食用，不得用作钓饵或水生动物饵料"。

* Effective 7 July 2017, uncooked prawns also includes marinated prawns and Australian prawns processed overseas in a non-Australian government approved supply chain.

自2017年7月7日起，生虾也包括腌制虾以及未经澳大利亚政府批准的海外供应链中加工的澳大利亚虾。

☐   **Uncooked highly processed prawns*which have had the head and shell removed (the last shell**

图 15-45-2 输澳大利亚虾产品兽医（卫生）证书（样式）2

segment and tail fans permitted);

去头去壳深加工生虾（允许保留末节虾壳和尾扇）

1. The uncooked highly processed prawns have been processed, inspected and graded in premises approved by and under the control of the Competent Authority;

   在已获主管机构批准，且在主管机构监管之下的场地进行深加工生虾的加工、检验与分级；

2. The uncooked highly processed prawns are free from visible signs of infectious diseases;

   深加工生虾无可见的传染病迹象。

* Uncooked highly processed prawns include prawns whereby the raw prawn meat is processed into <u>dumpling, spring roll, samosa, roll, ball or dim sum-type product</u>

深加工生虾包括生虾肉加工而成的饺子、春卷、萨莫萨三角饺、卷、球或点心类产品。

☐　**Breaded, battered or crumbed prawns which have had the head and shell removed (the last shell segment and tail fans permitted) and are par-cooked;**

去头去壳面包虾（允许保留末节虾壳和尾扇）

1. The breaded, battered and crumbed prawns have been processed, inspected and graded in premises approved by and under the control of the Competent Authority;

   已获主管机构批准，且在主管机构监管下进行面包虾加工、检验和分级；

2. The prawns are free from visible signs of infectious diseases prior to coating;

   面包虾在裹面包屑粉浆外皮前无可见的传染病迹象；

3. The breaded, battered and crumbed prawns have undergone a par-cooking processing step (for example, pre-frying, or baking) after the prawns have been coated, to solidify and adhere the coating to the prawnduring processing.

   面包虾在裹面包屑粉浆外皮后，已经过部分热处理（如预煎或烘烤），以固定附着在虾上的面包糠粉浆外皮。

* Effective 28 September 2018, breaded, battered and crumbed prawns have been removed from the "uncooked highly processed prawns" product category.

自 2018 年 9 月 28 日起，面包虾不再属于深加工生虾范畴。

☐　**Cooked prawns;**

熟虾

1. The cooked prawns have been cooked* in premises approved by and under the control of the Competent Authority and as a result of the cooking process, all the protein in the prawn meat has coagulated and no raw prawn meat remains;

   熟虾应被蒸煮并在主管机构监管下，熟制加工确保所有虾肉的蛋白质变性；

2. The cooked prawns are fit for human consumption.

   熟虾适合人类食用。

* <u>For example</u>, cooking to a minimum 70°C <u>core</u> temperature for at least 11 seconds is considered to achieve coagulation of all proteins in prawns and prawn products.

例如：烹饪时产品中心温度需达到最低 70 度，持续时间最少 11 秒，则可认为虾和虾产品所有蛋白质变性。

8.　CERTIFYING GOVERNMENT OFFICIALDETAILS 发证机关信息
Name (print):名称（打印）
Position:职位
Issued at (location):发证地点（位置）
Phone:电话号码
Fax:传真号码
E-mail:电邮地址
Office Address:办公地址
Signature:签名
Date:发证日期
Official stamp:官方印章

图 15-45-3　输澳大利亚虾产品兽医（卫生）证书（样式）3

(二) 输新西兰罗非鱼

《关于下发输新西兰罗非鱼卫生证书的通知》（质检食函〔2009〕256号）：总局与新西兰农林部就中国输新西兰罗非鱼兽医卫生证书样本达成一致，要求严格按照新方要求做好输新罗非鱼检验检疫和出证工作。样式见图15-46。

兽 医 （卫 生） 证 书
VETERINARY (HEALTH) CERTIFICATE

发货人名称及地址
Name and Address of Consignor _____

收货人名称及地址
Name and Address of Consignee _____

品名
Description of Goods _____

报检重量 Weight Declared	产地 Place of Origin	标记及号码 Mark & No.
包装种类及数量 Number and Type of Packages		
集装箱号 Container No.		
铅封号 Seal No.		

原产养殖场名称、地址及备案号(如果适用)
Name, Address and Registration Number
of Farm of Origin (if applicable) _____

加工厂名称、地址及注册号（如果适用）
Name, Address and Registration Number
of Processing Facility (if applicable) _____

启运地　　　　　　　　　　　　　　到达国家及地点
Place of Despatch _____　　Country and Place of Destination _____

运输工具　　　　　　　　　　　　　发货日期
Means of Conveyance _____　　Date of Despatch _____

我，　　　　　　　　　　　作为中华人民共和国授权签证官员，经适当调查，兹证明上述产品：
I, being a certifying official of the People's Republic of China, certify after due enquiry, with respect to the product identified in this Veterinary Certificate that:

1. 源自持续在中华人民共和国境内养殖的罗非鱼。
   The product is derived from fish within the genus Oreochromis that have been farmed and were continually resident in the People's Republic of China.
2. 源自非因疫病暴发而受官方控制措施屠宰的罗非鱼。
   The product is derived from fish that were not slaughtered as an official disease control measure as a result of an outbreak of disease.
3. 源自捕捞时未发现败血症、皮肤溃疡和其它疾病临床症状的罗非鱼。
   The product is derived from fish that at the time of harvesting for processing did not show any clinical signs of disease, septicaemia or skin ulceration.
4. 源自中华人民共和国主管当局注册的加工厂。
   The product is derived from fish that were processed in establishments approved by the Competent Authority of the People's Republic of China.
5. 加工过程始终使用饮用水。
   Potable water was used at all times in the processing plant where these fish have been processed.
6. 产品于　　　　　　　　　（日期和时间）冷冻至-18℃，且维持中心温度-18℃至少168小时（7天），包括运输时间。
   The product has been frozen to -18 ℃ on (insert date and time), and will be maintained at a core temperature of -18 ℃ for at least 168 hours (7 days), including transit time.
7. 产品按照中华人民共和国关于供人类消费的出口产品要求进行加工。这些要求经新西兰认可与新西兰在此类产品进口方面的食品安全法规具有等效性。
   The product has been processed in accordance with requirements of the People's Republic of China for exported items intended for human consumption. These requirements are accepted by New Zealand as equivalent to New Zealand food safety regulations in respect of imports of such product.

****

图15-46　输新西兰罗非鱼兽医（卫生）证书（样式）

附 录

导读:

"符合评估审查要求及有传统贸易的国家或地区输华食品目录"包括:肉类(鹿产品、马产品、牛产品、禽产品、羊产品、猪产品)(内脏和副产品除外)、乳制品、水产品、燕窝、肠衣、植物源性食品、中药材、蜂产品等8大类产品信息,海关总署根据评估和审查结果进行动态调整。

符合评估审查要求及有传统贸易的国家或地区输华食品目录

为严格落实《食品安全法》等有关规定，进一步规范对境外输华国家或地区食品安全体系评估和审查，便于国内外监管部门、经营主体和广大消费者了解相关信息，更好地服务进出口贸易健康发展，海关总署进出口食品安全局开发了"符合评估审查要求及有传统贸易的国家或地区输华食品目录信息系统"（以下简称"目录"）。

目前，本目录包括：肉类（鹿产品、马产品、牛产品、禽产品、羊产品、猪产品）（内脏和副产品除外）、乳制品、水产品、燕窝、肠衣、植物源性食品、中药材、蜂产品等8大类产品信息，海关总署根据评估和审查结果进行动态调整。进口目录以外的食品需符合我国法律法规和食品安全国家标准要求。

体系评估是指某一类（种）食品首次向中国出口前，海关总署对向中国申请出口该类食品的国家（地区）食品安全管理体系开展的评估活动。

回顾性审查是指向我国境内出口食品的国家（地区）通过体系评估已获得向中国出口的资格或虽未经过体系评估但与中国已有相关产品的传统贸易，海关总署经风险评估后决定对该国家（地区）食品安全管理体系的持续有效性实施的审查活动。与中国已有贸易和已获准向中国出口的食品均属于回顾性审查的相关食品范围。

附录1

符合评估审查要求及有传统贸易的国家或地区输华食品目录（肉类名单）

北美洲

国家和地区	产品名称	准入状态	备注
巴拿马	冷冻牛肉（带骨）	正常	
	冷冻牛肉（去骨）	正常	
	冷冻未炼制牛脂肪（食用，不包括内脏脂肪）	正常	
哥斯达黎加	冷冻牛鞭	正常	
	冷冻牛横膈膜	正常	
	冷冻牛筋	正常	
	冷冻牛肉（带骨）	正常	
	冷冻牛肉（去骨）	正常	
	冷冻牛尾	正常	
	冷冻未炼制牛脂肪（食用，不包括内脏脂肪）	正常	
	其他牛杂碎（冷冻牛唇）	正常	
	其他牛杂碎（冷冻牛动脉管）	正常	
	其他牛杂碎（冷冻牛睾丸）	正常	
	其他牛杂碎（冷冻牛头肉）	正常	
	其他牛杂碎（冷冻牛心管）	正常	

国家和地区	产品名称	准入状态	备注
加拿大	冰鲜牛肉（带骨，30月龄以下）	正常	
	冰鲜牛肉（去骨，30月龄以下）	正常	
	冰鲜未炼制牛脂肪（食用，不包括内脏脂肪，30月龄以下）	正常	
	冰鲜未炼制猪脂肪（食用，不包括内脏脂肪）	正常	
	冰鲜猪肉（带骨）	正常	
	冰鲜猪肉（去骨）	正常	
	冷冻牛肉（带骨，30月龄以下）	正常	
	冷冻牛肉（去骨，30月龄以下）	正常	
	冷冻未炼制牛脂肪（食用，不包括内脏脂肪，30月龄以下）	正常	
	冷冻未炼制猪脂肪（食用，不包括内脏脂肪）	正常	
	冷冻猪耳	正常	
	冷冻猪肝	正常	
	冷冻猪肉（带骨）	正常	
	冷冻猪肉（去骨）	正常	
	冷冻猪舌	正常	
	冷冻猪肾	正常	
	冷冻猪蹄（全蹄）	正常	
	冷冻猪尾	正常	
	冷冻猪胃（猪肚）	正常	
	冷冻猪心	正常	
	其他猪杂碎（冷冻猪鼻）	正常	
	其他猪杂碎（冷冻猪唇）	正常	
	其他猪杂碎（冷冻猪耳根）	正常	
	其他猪杂碎（冷冻猪骨）	正常	
	其他猪杂碎（冷冻猪横膈膜）	正常	
	其他猪杂碎（冷冻猪脚圈）	正常	
	其他猪杂碎（冷冻猪脸）	正常	
	其他猪杂碎（冷冻猪脑）	正常	
	其他猪杂碎（冷冻猪皮）	正常	
	其他猪杂碎（冷冻猪气管）	正常	
	其他猪杂碎（冷冻猪软骨）	正常	
	其他猪杂碎（冷冻猪食管）	正常	
	其他猪杂碎（冷冻猪头）	正常	
	其他猪杂碎（冷冻猪下颚）	正常	
	其他猪杂碎（冷冻猪心管）	正常	

国家和地区	产品名称	准入状态	备注
美国	冰鲜牛瓣胃（牛百叶）（30月龄以下）	正常	
	冰鲜牛唇（30月龄以下）	正常	
	冰鲜牛肝（30月龄以下）	正常	
	冰鲜牛骨（30月龄以下）	正常	
	冰鲜牛筋（30月龄以下）	正常	
	冰鲜牛肉（带骨，30月龄以下）	正常	
	冰鲜牛肉（去骨，30月龄以下）	正常	
	冰鲜牛舌（30月龄以下）	正常	
	冰鲜牛肾（30月龄以下）	正常	
	冰鲜牛蹄（30月龄以下）	正常	
	冰鲜牛头肉（30月龄以下）	正常	
	冰鲜牛尾（30月龄以下）	正常	
	冰鲜牛心（30月龄以下）	正常	
	冰鲜牛胸腹隔膜（30月龄以下）	正常	
	冰鲜未炼制牛脂肪（食用，不包括内脏脂肪，30月龄以下）	正常	
	冰鲜未炼制猪脂肪（食用，不包括内脏脂肪）	正常	
	冰鲜猪肉（带骨）	正常	
	冰鲜猪肉（去骨）	正常	
	冷冻鸡肉	暂停	
	冷冻牛瓣胃（牛百叶）（30月龄以下）	正常	
	冷冻牛唇（30月龄以下）	正常	
	冷冻牛肝（30月龄以下）	正常	
	冷冻牛骨（30月龄以下）	正常	
	冷冻牛筋（30月龄以下）	正常	
	冷冻牛肉（带骨，30月龄以下）	正常	
	冷冻牛肉（去骨，30月龄以下）	正常	
	冷冻牛舌（30月龄以下）	正常	
	冷冻牛肾（30月龄以下）	正常	
	冷冻牛蹄（30月龄以下）	正常	
	冷冻牛头肉（30月龄以下）	正常	
	冷冻牛尾（30月龄以下）	正常	
	冷冻牛心（30月龄以下）	正常	
	冷冻牛胸腹隔膜（30月龄以下）	正常	
	冷冻未炼制牛脂肪（食用，不包括内脏脂肪，30月龄以下）	正常	
	冷冻未炼制猪脂肪（食用，不包括内脏脂肪）	正常	

国家和地区	产品名称	准入状态	备注
美国	冷冻猪耳	正常	
	冷冻猪肝	正常	
	冷冻猪睾丸	正常	
	冷冻猪肉（带骨）	正常	
	冷冻猪肉（去骨）	正常	
	冷冻猪舌	正常	
	冷冻猪肾	正常	
	冷冻猪蹄（全蹄）	正常	
	冷冻猪尾	正常	
	冷冻猪胃（猪肚）	正常	
	冷冻猪心	正常	
	其他猪杂碎（冷冻猪鼻）	正常	
	其他猪杂碎（冷冻猪唇）	正常	
	其他猪杂碎（冷冻猪耳根）	正常	
	其他猪杂碎（冷冻猪骨）	正常	
	其他猪杂碎（冷冻猪横膈膜）	正常	
	其他猪杂碎（冷冻猪喉管）	正常	
	其他猪杂碎（冷冻猪脚圈）	正常	
	其他猪杂碎（冷冻猪脚趾）	正常	
	其他猪杂碎（冷冻猪脸）	正常	
	其他猪杂碎（冷冻猪脑）	正常	
	其他猪杂碎（冷冻猪皮）	正常	
	其他猪杂碎（冷冻猪气管）	正常	
	其他猪杂碎（冷冻猪软骨）	正常	
	其他猪杂碎（冷冻猪食管）	正常	
	其他猪杂碎（冷冻猪头）	正常	
	其他猪杂碎（冷冻猪下颚）	正常	
	其他猪杂碎（冷冻猪心管）	正常	
墨西哥	冷冻牛肉（去骨）	正常	
	冷冻未炼制牛脂肪（食用，不包括内脏脂肪）	正常	
	冷冻未炼制猪脂肪（食用，不包括内脏脂肪）	正常	
	冷冻猪肉（带骨）	正常	
	冷冻猪肉（去骨）	正常	
	冷冻猪蹄（全蹄）	正常	

大洋洲

国家和地区	产品名称	准入状态	备注
澳大利亚	冰鲜绵羊肉（带骨）	正常	
	冰鲜绵羊肉（去骨）	正常	
	冰鲜牛肉（带骨）	正常	
	冰鲜牛肉（去骨）	正常	
	冰鲜山羊肉（带骨）	正常	
	冰鲜山羊肉（去骨）	正常	
	冰鲜未炼制绵羊脂肪（食用，不包括内脏脂肪）	正常	
	冰鲜未炼制牛脂肪（食用，不包括内脏脂肪）	正常	
	冰鲜未炼制山羊脂肪（食用，不包括内脏脂肪）	正常	
	冷冻鹿鞭	正常	
	冷冻鹿睾丸	正常	
	冷冻鹿肉（带骨）	正常	
	冷冻鹿肉（去骨）	正常	
	冷冻绵羊鞭	正常	
	冷冻绵羊肝	正常	
	冷冻绵羊横膈膜	正常	
	冷冻绵羊筋（不包括蹄筋）	正常	
	冷冻绵羊肉（带骨）	正常	
	冷冻绵羊肉（去骨）	正常	
	冷冻绵羊肾	正常	
	冷冻绵羊尾	正常	
	冷冻绵羊心	正常	
	冷冻牛鞭	正常	
	冷冻牛肝	正常	
	冷冻牛横膈膜	正常	
	冷冻牛筋（不包括蹄筋）	暂停	
	冷冻牛肉（带骨）	正常	
	冷冻牛肉（去骨）	正常	
	冷冻牛肾	正常	
	冷冻牛尾	正常	
	冷冻牛心	正常	
	冷冻山羊鞭	正常	
	冷冻山羊肝	正常	
	冷冻山羊横膈膜	正常	
	冷冻山羊筋（不包括蹄筋）	正常	

续表1

国家和地区	产品名称	准入状态	备注
澳大利亚	冷冻山羊肉（带骨）	正常	
	冷冻山羊肉（去骨）	正常	
	冷冻山羊肾	正常	
	冷冻山羊尾	正常	
	冷冻山羊心	正常	
	冷冻未炼制绵羊脂肪（食用，不包括内脏脂肪）	正常	
	冷冻未炼制牛脂肪（食用，不包括内脏脂肪）	正常	
	冷冻未炼制山羊脂肪（食用，不包括内脏脂肪）	正常	
	其他鹿杂碎（冷冻鹿肌腱）	正常	
	其他鹿杂碎（冷冻鹿筋，不包括鹿蹄筋）	正常	
	其他鹿杂碎（冷冻鹿尾）	正常	
	其他绵羊杂碎（冷冻绵羊睾丸）	正常	
	其他牛杂碎（冷冻牛睾丸）	正常	
	其他牛杂碎（冷冻牛心管）	正常	
	其他山羊杂碎（冷冻山羊睾丸）	正常	
新西兰	冰鲜绵羊肉（带骨）	正常	
	冰鲜绵羊肉（去骨）	正常	
	冰鲜牛肉（带骨）	正常	
	冰鲜牛肉（去骨）	正常	
	冰鲜山羊肉（带骨）	正常	
	冰鲜山羊肉（去骨）	正常	
	冰鲜未炼制绵羊脂肪（食用，不包括内脏脂肪）	正常	
	冰鲜未炼制牛脂肪（食用，不包括内脏脂肪）	正常	
	冰鲜未炼制山羊脂肪（食用，不包括内脏脂肪）	正常	
	冷冻鹿鞭	正常	
	冷冻鹿睾丸	正常	
	冷冻鹿肉（带骨）	正常	
	冷冻鹿肉（去骨）	正常	
	冷冻鹿心	正常	
	冷冻绵羊瓣胃（绵羊百叶）	正常	
	冷冻绵羊肝	正常	
	冷冻绵羊睾丸	正常	
	冷冻绵羊瘤胃	正常	
	冷冻绵羊肉（带骨）	正常	
	冷冻绵羊肉（去骨）	正常	

国家和地区	产品名称	准入状态	备注
新西兰	冷冻绵羊舌	正常	
	冷冻绵羊肾	正常	
	冷冻绵羊网胃	正常	
	冷冻绵羊心	正常	
	冷冻绵羊真胃（绵羊肚）	正常	
	冷冻牛瓣胃（牛百叶）	正常	
	冷冻牛鞭	正常	
	冷冻牛肝	正常	
	冷冻牛横膈膜	正常	
	冷冻牛筋	正常	
	冷冻牛瘤胃	正常	
	冷冻牛肉（带骨）	正常	
	冷冻牛肉（去骨）	正常	
	冷冻牛肾	正常	
	冷冻牛蹄（去除蹄匣）	正常	
	冷冻牛网胃	正常	
	冷冻牛尾	正常	
	冷冻牛心	正常	
	冷冻牛真胃（牛肚）	正常	
	冷冻山羊瓣胃（山羊百叶）	正常	
	冷冻山羊肝	正常	
	冷冻山羊睾丸	正常	
	冷冻山羊瘤胃	正常	
	冷冻山羊肉（带骨）	正常	
	冷冻山羊肉（去骨）	正常	
	冷冻山羊舌	正常	
	冷冻山羊肾	正常	
	冷冻山羊网胃	正常	
	冷冻山羊心	正常	
	冷冻山羊真胃（山羊肚）	正常	
	冷冻未炼制绵羊脂肪（食用，不包括内脏脂肪）	正常	
	冷冻未炼制牛脂肪（食用，不包括内脏脂肪）	正常	
	冷冻未炼制山羊脂肪（食用，不包括内脏脂肪）	正常	
	其他鹿杂碎（冷冻鹿肌腱）	正常	
	其他鹿杂碎（冷冻鹿筋，不包括鹿蹄筋）	正常	

国家和地区	产品名称	准入状态	备注
新西兰	其他鹿杂碎（冷冻鹿尾）	正常	
	其他绵羊杂碎（冷冻绵羊鞭）	正常	
	其他绵羊杂碎（冷冻绵羊动脉管）	正常	
	其他绵羊杂碎（冷冻绵羊骨）	正常	
	其他绵羊杂碎（冷冻绵羊骨髓）	正常	
	其他绵羊杂碎（冷冻绵羊横膈膜）	正常	
	其他绵羊杂碎（冷冻绵羊筋）	正常	
	其他绵羊杂碎（冷冻绵羊脸颊肉）	正常	
	其他绵羊杂碎（冷冻绵羊软骨不含喉/声带软骨）	正常	
	其他绵羊杂碎（冷冻绵羊食管）	正常	
	其他绵羊杂碎（冷冻绵羊蹄（去除蹄匣））	正常	
	其他绵羊杂碎（冷冻绵羊尾）	正常	
	其他绵羊杂碎（冷冻绵羊心管）	正常	
	其他牛杂碎（冷冻牛动脉管）	正常	
	其他牛杂碎（冷冻牛睾丸）	正常	
	其他牛杂碎（冷冻牛骨）	正常	
	其他牛杂碎（冷冻牛骨髓）	正常	
	其他牛杂碎（冷冻牛软骨不含喉软骨）	正常	
	其他牛杂碎（冷冻牛食管）	正常	
	其他牛杂碎（冷冻牛心管）	正常	
	其他山羊杂碎（冷冻山羊鞭）	正常	
	其他山羊杂碎（冷冻山羊动脉管）	正常	
	其他山羊杂碎（冷冻山羊骨）	正常	
	其他山羊杂碎（冷冻山羊骨髓）	正常	
	其他山羊杂碎（冷冻山羊横膈膜）	正常	
	其他山羊杂碎（冷冻山羊筋）	正常	
	其他山羊杂碎（冷冻山羊脸颊肉）	正常	
	其他山羊杂碎（冷冻山羊软骨不含喉/声带软骨）	正常	
	其他山羊杂碎（冷冻山羊食管）	正常	
	其他山羊杂碎（冷冻山羊蹄（去除蹄匣））	正常	
	其他山羊杂碎（冷冻山羊尾）	正常	
	其他山羊杂碎（冷冻山羊心管）	正常	

非洲

国家和地区	产品名称	准入状态	备注
纳米比亚	冰鲜牛肉（带骨）	正常	
	冰鲜牛肉（去骨）	正常	
	冰鲜未炼制牛脂肪（食用，不包括内脏脂肪）	正常	
	冷冻牛肉（带骨）	正常	
	冷冻牛肉（去骨）	正常	
	冷冻未炼制牛脂肪（食用，不包括内脏脂肪）	正常	
南非	冷冻牛肉（带骨）	暂停	
	冷冻牛肉（去骨）	暂停	
	冷冻牛尾	暂停	
	冷冻未炼制牛脂肪（食用，不包括内脏脂肪）	暂停	

南美洲

国家和地区	产品名称	准入状态	备注
阿根廷	冰鲜牛肉（带骨）	正常	
	冰鲜牛肉（去骨）	正常	
	冰鲜猪肉（带骨）	正常	
	冰鲜猪肉（去骨）	正常	
	冷冻的整只鸡（不包括内脏及胃肠等消化道器官）	正常	
	冷冻鸡翅（翼）根	正常	
	冷冻鸡翅（翼）尖	正常	
	冷冻鸡翅（翼）中	正常	
	冷冻鸡两节翅（翼）	正常	
	冷冻鸡肉（整的或块的，不包括冷冻鸡胸、冷冻鸡腿）	正常	
	冷冻鸡腿	正常	
	冷冻鸡胸	正常	
	冷冻鸡整翅（翼）	正常	
	冷冻鸡爪	正常	
	冷冻牛肉（带骨）	正常	
	冷冻牛肉（去骨）	正常	
	冷冻未炼制牛脂肪（食用，不包括内脏脂肪）	正常	
	冷冻猪肉（带骨）	正常	
	冷冻猪肉（去骨）	正常	
	其他鸡杂碎（冷冻鸡冠）	正常	
	其他鸡杂碎（冷冻鸡脚骨）	正常	
	其他鸡杂碎（冷冻鸡皮）	正常	
	其他鸡杂碎（冷冻鸡膝软骨）	正常	
	其他鸡杂碎（冷冻其他鸡软骨）	正常	

国家和地区	产品名称	准入状态	备注
巴西	冷冻的整只鸡（不包括内脏及胃肠等消化道器官）	正常	
	冷冻鸡翅（翼）根	正常	
	冷冻鸡翅（翼）尖	正常	
	冷冻鸡翅（翼）中	正常	
	冷冻鸡两节翅（翼）	正常	
	冷冻鸡肉（整的或块的，不包括冷冻鸡胸、冷冻鸡腿）	正常	
	冷冻鸡腿	正常	
	冷冻鸡胸	正常	
	冷冻鸡整翅（翼）	正常	
	冷冻鸡爪	正常	
	冷冻牛肉（去骨，30月龄以下）	正常	
	冷冻未炼制牛脂肪（食用，不包括内脏脂肪，30月龄以下）	正常	
	冷冻未炼制猪脂肪（食用，不包括内脏脂肪）	正常	
	冷冻猪肉（带骨）	正常	
	冷冻猪肉（去骨）	正常	
	其他鸡杂碎（冷冻鸡脚骨）	正常	
	其他鸡杂碎（冷冻鸡皮）	正常	
	其他鸡杂碎（冷冻鸡膝软骨）	正常	
	其他鸡杂碎（冷冻其他鸡软骨）	正常	
乌拉圭	冰鲜牛肉（带骨）	正常	
	冰鲜牛肉（去骨）	正常	
	冰鲜羊肉（带骨）	正常	
	冰鲜羊肉（去骨）	正常	
	冷冻绵羊肝	正常	
	冷冻绵羊睾丸	正常	
	冷冻绵羊肉（带骨）	正常	
	冷冻绵羊肉（去骨）	正常	
	冷冻绵羊肾	正常	
	冷冻绵羊心	正常	
	冷冻牛鞭	正常	
	冷冻牛肝	正常	
	冷冻牛横膈膜	正常	
	冷冻牛筋	正常	
	冷冻牛肉（带骨）	正常	
	冷冻牛肉（去骨）	正常	

国家和地区	产品名称	准入状态	备注
乌拉圭	冷冻牛尾	正常	
	冷冻牛心	正常	
	冷冻山羊肝	正常	
	冷冻山羊睾丸	正常	
	冷冻山羊肉（带骨）	正常	
	冷冻山羊肉（去骨）	正常	
	冷冻山羊肾	正常	
	冷冻山羊心	正常	
	冷冻未炼制绵羊脂肪（食用，不包括内脏脂肪）	正常	
	冷冻未炼制牛脂肪（食用，不包括内脏脂肪）	正常	
	冷冻未炼制山羊脂肪（食用，不包括内脏脂肪）	正常	
	其他绵羊杂碎（冷冻绵羊板筋）	正常	
	其他绵羊杂碎（冷冻绵羊鞭）	正常	
	其他绵羊杂碎（冷冻绵羊骨）	正常	
	其他绵羊杂碎（冷冻绵羊筋）	正常	
	其他绵羊杂碎（冷冻绵羊蹄）	正常	
	其他绵羊杂碎（冷冻绵羊尾）	正常	
	其他牛杂碎（冷冻牛动脉管）	正常	
	其他牛杂碎（冷冻牛睾丸）	正常	
	其他牛杂碎（冷冻牛骨髓）	正常	
	其他牛杂碎（冷冻牛软骨）	正常	
	其他牛杂碎（冷冻牛肾）	正常	
	其他牛杂碎（冷冻牛心管）	正常	
	其他山羊杂碎（冷冻山羊板筋）	正常	
	其他山羊杂碎（冷冻山羊鞭）	正常	
	其他山羊杂碎（冷冻山羊骨）	正常	
	其他山羊杂碎（冷冻山羊筋）	正常	
	其他山羊杂碎（冷冻山羊蹄）	正常	
	其他山羊杂碎（冷冻山羊尾）	正常	
智利	火鸡杂碎（冷冻火鸡脖）	正常	
	火鸡杂碎（冷冻火鸡肾）	正常	
	火鸡杂碎（冷冻火鸡翼尖）	正常	
	火鸡杂碎（冷冻火鸡爪）	正常	
	冷冻的整只火鸡（不包括内脏及胃肠等消化道器官）	正常	
	冷冻的整只鸡（不包括内脏及胃肠等消化道器官）	正常	

国家和地区	产品名称	准入状态	备注
智利	冷冻火鸡肉（整的或块的，不包括冷冻火鸡胸、冷冻火鸡腿）	正常	
	冷冻火鸡腿	正常	
	冷冻火鸡胸	正常	
	冷冻火鸡翼（包括翼尖）	正常	
	冷冻火鸡翼（不包括翼尖）	正常	
	冷冻鸡翅（翼）根	正常	
	冷冻鸡翅（翼）尖	正常	
	冷冻鸡翅（翼）中	正常	
	冷冻鸡两节翅（翼）	正常	
	冷冻鸡肉（整的或块的，不包括冷冻鸡胸、冷冻鸡腿）	正常	
	冷冻鸡腿	正常	
	冷冻鸡胸	正常	
	冷冻鸡整翅（翼）	正常	
	冷冻鸡爪	正常	
	冷冻绵羊肉（带骨）	正常	
	冷冻绵羊肉（去骨）	正常	
	冷冻牛肉（带骨）	正常	
	冷冻牛肉（去骨）	正常	
	冷冻山羊肉（带骨）	正常	
	冷冻山羊肉（去骨）	正常	
	冷冻未炼制绵羊脂肪（食用，不包括内脏脂肪）	正常	
	冷冻未炼制牛脂肪（食用，不包括内脏脂肪）	正常	
	冷冻未炼制山羊脂肪（食用，不包括内脏脂肪）	正常	
	冷冻未炼制猪脂肪（食用，不包括内脏脂肪）	正常	
	冷冻猪耳	正常	
	冷冻猪肝	正常	
	冷冻猪肉（带骨）	正常	
	冷冻猪肉（去骨）	正常	
	冷冻猪舌	正常	
	冷冻猪蹄（全蹄）	正常	
	冷冻猪心	正常	
	其他鸡杂碎（冷冻鸡冠）	正常	
	其他鸡杂碎（冷冻鸡脚骨）	正常	
	其他鸡杂碎（冷冻鸡皮）	正常	
	其他鸡杂碎（冷冻鸡肾）	正常	

国家和地区	产品名称	准入状态	备注
	其他鸡杂碎（冷冻鸡膝软骨）	正常	
	其他鸡杂碎（冷冻其他鸡软骨）	正常	
智利	其他猪杂碎（冷冻猪骨）	正常	
	其他猪杂碎（冷冻猪皮）	正常	
	其他猪杂碎（冷冻猪头）	正常	

欧洲

国家和地区	产品名称	准入状态	备注
	冷冻牛肉（去骨，30月龄以下）	正常	
	冷冻未炼制牛脂肪（食用，不包括内脏脂肪，30月龄以下）	正常	
	冷冻未炼制猪脂肪（食用，不包括内脏脂肪）	正常	
	冷冻猪耳	正常	
	冷冻猪肝	正常	
	冷冻猪睾丸	正常	
	冷冻猪肉（带骨）	正常	
	冷冻猪肉（去骨）	正常	
	冷冻猪舌	正常	
	冷冻猪肾	正常	
	冷冻猪蹄（全蹄）	正常	
	冷冻猪尾	正常	
	冷冻猪心	正常	
爱尔兰	其他猪杂碎（冷冻猪鼻）	正常	
	其他猪杂碎（冷冻猪鞭）	正常	
	其他猪杂碎（冷冻猪唇）	正常	
	其他猪杂碎（冷冻猪骨）	正常	
	其他猪杂碎（冷冻猪横膈膜）	正常	
	其他猪杂碎（冷冻猪喉骨）	正常	
	其他猪杂碎（冷冻猪脚圈）	正常	
	其他猪杂碎（冷冻猪皮）	正常	
	其他猪杂碎（冷冻猪气管）	正常	
	其他猪杂碎（冷冻猪软骨）	正常	
	其他猪杂碎（冷冻猪食管）	正常	
	其他猪杂碎（冷冻猪头）	正常	
	其他猪杂碎（冷冻猪下颚）	正常	
	其他猪杂碎（冷冻猪心管）	正常	

国家和地区	产品名称	准入状态	备注
奥地利	冷冻未炼制猪脂肪（食用，不包括内脏脂肪）	正常	
	冷冻猪肉（带骨）	正常	
	冷冻猪肉（去骨）	正常	
白俄罗斯	冷冻鸡翅（翼）根	正常	
	冷冻鸡翅（翼）中	正常	
	冷冻鸡两节翅（翼）[不包括翅（翼）尖]	正常	
	冷冻鸡肉（整的或块的，不包括冷冻鸡胸、冷冻鸡腿）	正常	
	冷冻鸡腿	正常	
	冷冻鸡胸	正常	
	冷冻牛肉（带骨）	正常	
	冷冻牛肉（去骨）	正常	
	冷冻未炼制牛脂肪（食用，不包括内脏脂肪）	正常	
	其他鸡杂碎（冷冻鸡皮）	正常	
比利时	冷冻未炼制猪脂肪（食用，不包括内脏脂肪）	暂停	
	冷冻猪耳	暂停	
	冷冻猪睾丸	暂停	
	冷冻猪肉（带骨）	暂停	
	冷冻猪肉（去骨）	暂停	
	冷冻猪舌	暂停	
	冷冻猪肾	暂停	
	冷冻猪尾	暂停	
	冷冻猪心	暂停	
	其他猪杂碎（冷冻猪鼻）	暂停	
	其他猪杂碎（冷冻猪唇）	暂停	
	其他猪杂碎（冷冻猪横膈膜）	暂停	
	其他猪杂碎（冷冻猪喉骨）	暂停	
	其他猪杂碎（冷冻猪脚圈）	暂停	
	其他猪杂碎（冷冻猪脸）	暂停	
	其他猪杂碎（冷冻猪皮）	暂停	
	其他猪杂碎（冷冻猪气管）	暂停	
	其他猪杂碎（冷冻猪软骨）	暂停	
	其他猪杂碎（冷冻猪食管）	暂停	
	其他猪杂碎（冷冻猪头）	暂停	
	其他猪杂碎（冷冻猪下颚）	暂停	
	其他猪杂碎（冷冻猪心管）	暂停	

国家和地区	产品名称	准入状态	备注
冰岛	冰鲜带骨羊肉（6月龄以下）	正常	
	冰鲜剔骨羊肉（6月龄以下）	正常	
	冷冻带骨羊肉（6月龄以下）	正常	
	冷冻剔骨羊肉（6月龄以下）	正常	
波兰	冷冻火鸡肉（整的或块的，不包括冷冻火鸡胸、冷冻火鸡腿）	正常	
	冷冻火鸡腿	正常	
	冷冻火鸡胸	正常	
	冷冻火鸡翼（不包括翼尖）	正常	
	冷冻鸡翅（翼）根	正常	
	冷冻鸡翅（翼）中	正常	
	冷冻鸡两节翅（翼）[不包括翅（翼）尖]	正常	
	冷冻鸡肉（整的或块的，不包括冷冻鸡胸、冷冻鸡腿）	正常	
	冷冻鸡腿	正常	
	冷冻鸡胸	正常	
	猪肉产品	暂停	
丹麦	法兰克福香肠	正常	
	火腿肠	正常	
	腊香肠	正常	
	冷冻未炼制猪脂肪（食用，不包括内脏脂肪）	正常	
	冷冻猪耳	正常	
	冷冻猪肝	正常	
	冷冻猪睾丸	正常	
	冷冻猪肉（带骨）	正常	
	冷冻猪肉（去骨）	正常	
	冷冻猪舌	正常	
	冷冻猪肾	正常	
	冷冻猪蹄（全蹄）	正常	
	冷冻猪尾	正常	
	冷冻猪胃（猪肚）	正常	
	冷冻猪心	正常	
	其他猪杂碎（冷冻猪鼻）	正常	
	其他猪杂碎（冷冻猪鞭）	正常	
	其他猪杂碎（冷冻猪唇）	正常	
	其他猪杂碎（冷冻猪骨）	正常	
	其他猪杂碎（冷冻猪横膈膜）	正常	

续表3

国家和地区	产品名称	准入状态	备注
丹麦	其他猪杂碎（冷冻猪喉骨）	正常	
	其他猪杂碎（冷冻猪脚圈）	正常	
	其他猪杂碎（冷冻猪脚趾）	正常	
	其他猪杂碎（冷冻猪脸）	正常	
	其他猪杂碎（冷冻猪脑）	正常	
	其他猪杂碎（冷冻猪皮）	正常	
	其他猪杂碎（冷冻猪气管）	正常	
	其他猪杂碎（冷冻猪软骨）	正常	
	其他猪杂碎（冷冻猪食管）	正常	
	其他猪杂碎（冷冻猪头）	正常	
	其他猪杂碎（冷冻猪下颚）	正常	
	其他猪杂碎（冷冻猪心管）	正常	
	熟腊肠	正常	
	熟辣味香肠	正常	
	熟制猪肉香肠	正常	
	碎猪肉罐头	正常	
	午餐肉罐头	正常	
	意式香肠	正常	
	猪肉罐头	正常	
德国	冷冻未炼制猪脂肪（食用，不包括内脏脂肪）	正常	
	冷冻猪耳	正常	
	冷冻猪肝	正常	
	冷冻猪睾丸	正常	
	冷冻猪肉（带骨）	正常	
	冷冻猪肉（去骨）	正常	
	冷冻猪舌	正常	
	冷冻猪肾	正常	
	冷冻猪蹄（全蹄）	正常	
	冷冻猪尾	正常	
	冷冻猪心	正常	
	其他猪杂碎（冷冻猪鼻）	正常	
	其他猪杂碎（冷冻猪鞭）	正常	
	其他猪杂碎（冷冻猪唇）	正常	
	其他猪杂碎（冷冻猪骨）	正常	
	其他猪杂碎（冷冻猪横膈膜）	正常	

国家和地区	产品名称	准入状态	备注
德国	其他猪杂碎（冷冻猪喉骨）	正常	
	其他猪杂碎（冷冻猪脚圈）	正常	
	其他猪杂碎（冷冻猪脸）	正常	
	其他猪杂碎（冷冻猪脑）	正常	
	其他猪杂碎（冷冻猪皮）	正常	
	其他猪杂碎（冷冻猪气管）	正常	
	其他猪杂碎（冷冻猪软骨）	正常	
	其他猪杂碎（冷冻猪食管）	正常	
	其他猪杂碎（冷冻猪头）	正常	
	其他猪杂碎（冷冻猪下颚）	正常	
	其他猪杂碎（冷冻猪心管）	正常	
俄罗斯	冷冻的整只火鸡（不包括内脏及胃肠等消化道器官）	正常	
	冷冻的整只鸡（不包括内脏及胃肠等消化道器官）	正常	
	冷冻火鸡肉（整的或块的，不包括冷冻火鸡胸、冷冻火鸡腿）	正常	
	冷冻火鸡腿	正常	
	冷冻火鸡胸	正常	
	冷冻鸡翅（翼）根	正常	
	冷冻鸡翅（翼）尖	正常	
	冷冻鸡翅（翼）中	正常	
	冷冻鸡两节翅（翼）	正常	
	冷冻鸡肉（整的或块的，不包括冷冻鸡胸、冷冻鸡腿）	正常	
	冷冻鸡腿	正常	
	冷冻鸡胸	正常	
	冷冻鸡整翅（翼）	正常	
	冷冻鸡肫（鸡胃）	正常	
	冷冻未炼制鸡脂肪（食用，不包括内脏脂肪）	正常	
	其他鸡杂碎（冷冻鸡肝）	正常	
	其他鸡杂碎（冷冻鸡脚骨）	正常	
	其他鸡杂碎（冷冻鸡皮）	正常	
	其他鸡杂碎（冷冻鸡肾）	正常	
	其他鸡杂碎（冷冻鸡头）	正常	
	其他鸡杂碎（冷冻鸡膝软骨）	正常	
	其他鸡杂碎（冷冻鸡心）	正常	
	其他鸡杂碎（冷冻鸡爪）	正常	
	其他鸡杂碎（冷冻其他鸡软骨）	正常	

国家和地区	产品名称	准入状态	备注
法国	冰鲜牛绞肉（30月龄以下）	正常	
	冰鲜牛肉（去骨，30月龄以下）	正常	
	冰鲜未炼制牛脂肪（食用，不包括内脏脂肪，30月龄以下）	正常	
	干火腿	正常	
	干香肠	正常	
	冷冻的整只鸡（不包括内脏及胃肠等消化道器官）	正常	
	冷冻鸡翅（翼）根	正常	
	冷冻鸡翅（翼）尖	正常	
	冷冻鸡翅（翼）中	正常	
	冷冻鸡两节翅（翼）	正常	
	冷冻鸡肉（整的或块的，不包括冷冻鸡胸、冷冻鸡腿）	正常	
	冷冻鸡腿	正常	
	冷冻鸡胸	正常	
	冷冻鸡整翅（翼）	正常	
	冷冻鸡爪	正常	
	冷冻牛绞肉（30月龄以下）	正常	
	冷冻牛肉（去骨，30月龄以下）	正常	
	冷冻未炼制牛脂肪（食用，不包括内脏脂肪，30月龄以下）	正常	
	冷冻未炼制猪脂肪（食用，不包括内脏脂肪）	正常	
	冷冻猪耳	正常	
	冷冻猪肝	正常	
	冷冻猪睾丸	正常	
	冷冻猪肉（带骨）	正常	
	冷冻猪肉（去骨）	正常	
	冷冻猪舌	正常	
	冷冻猪肾	正常	
	冷冻猪蹄（全蹄）	正常	
	冷冻猪尾	正常	
	冷冻猪心	正常	
	其他鸡杂碎（冷冻鸡冠）	正常	
	其他鸡杂碎（冷冻鸡脚骨）	正常	
	其他鸡杂碎（冷冻鸡皮）	正常	
	其他鸡杂碎（冷冻鸡膝软骨）	正常	
	其他鸡杂碎（冷冻其他鸡软骨）	正常	
	其他猪杂碎（冷冻猪鼻）	正常	

国家和地区	产品名称	准入状态	备注
法国	其他猪杂碎（冷冻猪唇）	正常	
	其他猪杂碎（冷冻猪骨）	正常	
	其他猪杂碎（冷冻猪横膈膜）	正常	
	其他猪杂碎（冷冻猪喉骨）	正常	
	其他猪杂碎（冷冻猪脚圈）	正常	
	其他猪杂碎（冷冻猪脸）	正常	
	其他猪杂碎（冷冻猪脑）	正常	
	其他猪杂碎（冷冻猪皮）	正常	
	其他猪杂碎（冷冻猪气管）	正常	
	其他猪杂碎（冷冻猪软骨）	正常	
	其他猪杂碎（冷冻猪食管）	正常	
	其他猪杂碎（冷冻猪头）	正常	
	其他猪杂碎（冷冻猪下颚）	正常	
	其他猪杂碎（冷冻猪心管）	正常	
	熟制猪肉火腿、熟制猪肉香肠、熟制猪肉块	正常	
	熟制猪肉香肠	正常	
芬兰	冷冻未炼制猪脂肪（食用，不包括内脏脂肪）	正常	
	冷冻猪肉（带骨）	正常	
	冷冻猪肉（去骨）	正常	
	冷冻猪舌	正常	
	冷冻猪肾	正常	
	冷冻猪蹄（全蹄）	正常	
	冷冻猪尾	正常	
	冷冻猪心	正常	
	其他猪杂碎（冷冻猪皮）	正常	
	其他猪杂碎（冷冻猪头）	正常	
荷兰	冰鲜牛肉（去骨，12月龄以下）	正常	
	冰鲜未炼制牛脂肪（食用，不包括内脏脂肪，12月龄以下）	正常	
	冷冻牛肉（去骨，12月龄以下）	正常	
	冷冻未炼制牛脂肪（食用，不包括内脏脂肪，12月龄以下）	正常	
	冷冻未炼制猪脂肪（食用，不包括内脏脂肪）	正常	
	冷冻猪耳（不包括内耳）	正常	
	冷冻猪肝	正常	
	冷冻猪肉（带骨）	正常	
	冷冻猪肉（去骨）	正常	

国家和地区	产品名称	准入状态	备注
荷兰	冷冻猪舌	正常	
	冷冻猪肾	正常	
	冷冻猪蹄（全蹄）	正常	
	冷冻猪尾	正常	
	冷冻猪心	正常	
	其他猪杂碎（冷冻猪鼻）	正常	
	其他猪杂碎（冷冻猪横膈膜）	正常	
	其他猪杂碎（冷冻猪脚圈）	正常	
	其他猪杂碎（冷冻猪脸）	正常	
	其他猪杂碎（冷冻猪皮）	正常	
	其他猪杂碎（冷冻猪软骨）	正常	
	其他猪杂碎（冷冻猪头不包括内耳）	正常	
	其他猪杂碎（冷冻猪下颚）	正常	
	猪油脂（食用）	正常	
罗马尼亚	冷冻未炼制猪脂肪（食用，不包括内脏脂肪）	暂停	
	冷冻猪肝	暂停	
	冷冻猪肉（带骨）	暂停	
	冷冻猪肉（去骨）	暂停	
	冷冻猪舌	暂停	
	冷冻猪肾	暂停	
	冷冻猪蹄（全蹄）	暂停	
	冷冻猪心	暂停	
	其他猪杂碎（冷冻猪脚圈）	暂停	
	其他猪杂碎（冷冻猪皮）	暂停	
	其他猪杂碎（冷冻猪头，不包括脑、眼）	暂停	
	其他猪杂碎（冷冻猪下颚）	暂停	
葡萄牙	冷冻未炼制猪脂肪（食用，不包括内脏脂肪）	正常	
	冷冻猪肉（带骨）	正常	
	冷冻猪肉（去骨）	正常	
塞尔维亚	冷冻绵羊肉（带骨）	正常	
	冷冻绵羊肉（去骨）	正常	
	冷冻牛肉（带骨）	正常	
	冷冻牛肉（去骨）	正常	
	冷冻未炼制绵羊脂肪（食用，不包括内脏脂肪）	正常	
	冷冻未炼制牛脂肪（食用，不包括内脏脂肪）	正常	

国家和地区	产品名称	准入状态	备注
西班牙	冷冻未炼制猪脂肪（食用，不包括内脏脂肪）	正常	
	冷冻猪耳	正常	
	冷冻猪肝	正常	
	冷冻猪睾丸	正常	
	冷冻猪肉（带骨）	正常	
	冷冻猪肉（去骨）	正常	
	冷冻猪舌	正常	
	冷冻猪肾	正常	
	冷冻猪蹄（全蹄）	正常	
	冷冻猪尾	正常	
	冷冻猪心	正常	
	其他猪杂碎（冷冻猪鼻）	正常	
	其他猪杂碎（冷冻猪鞭）	正常	
	其他猪杂碎（冷冻猪唇）	正常	
	其他猪杂碎（冷冻猪骨）	正常	
	其他猪杂碎（冷冻猪横膈膜）	正常	
	其他猪杂碎（冷冻猪喉骨）	正常	
	其他猪杂碎（冷冻猪脚圈）	正常	
	其他猪杂碎（冷冻猪脸）	正常	
	其他猪杂碎（冷冻猪脑）	正常	
	其他猪杂碎（冷冻猪皮）	正常	
	其他猪杂碎（冷冻猪气管）	正常	
	其他猪杂碎（冷冻猪软骨）	正常	
	其他猪杂碎（冷冻猪食管）	正常	
	其他猪杂碎（冷冻猪头）	正常	
	其他猪杂碎（冷冻猪下颚）	正常	
	其他猪杂碎（冷冻猪心管）	正常	
	去骨腌制猪肉	正常	
匈牙利	冷冻牛肉（带骨，不含脊柱和头骨）	正常	
	冷冻牛肉（去骨）	正常	
	冷冻未炼制牛脂肪（食用，不包括内脏脂肪）	正常	
	冷冻未炼制猪脂肪（食用，不包括内脏脂肪）	暂停	
	冷冻鸭肝	正常	
	冷冻鸭肉（带骨）	正常	
	冷冻鸭肉（去骨）	正常	

国家和地区	产品名称	准入状态	备注
匈牙利	冷冻鸭腿	正常	
	冷冻鸭胸	正常	
	冷冻猪耳	暂停	
	冷冻猪肝	暂停	
	冷冻猪肉（带骨）	暂停	
	冷冻猪肉（去骨）	暂停	
	冷冻猪舌	暂停	
	冷冻猪肾	暂停	
	冷冻猪蹄（全蹄）	暂停	
	冷冻猪尾	暂停	
	冷冻猪心	暂停	
	其他猪杂碎（冷冻猪鼻）	暂停	
	其他猪杂碎（冷冻猪唇）	暂停	
	其他猪杂碎（冷冻猪横膈膜）	暂停	
	其他猪杂碎（冷冻猪喉骨）	暂停	
	其他猪杂碎（冷冻猪脚圈）	暂停	
	其他猪杂碎（冷冻猪脸）	暂停	
	其他猪杂碎（冷冻猪脑）	暂停	
	其他猪杂碎（冷冻猪皮）	暂停	
	其他猪杂碎（冷冻猪气管）	暂停	
	其他猪杂碎（冷冻猪食管）	暂停	
	其他猪杂碎（冷冻猪头）	暂停	
	其他猪杂碎（冷冻猪下颚）	暂停	
	其他猪杂碎（冷冻猪心管）	暂停	
意大利	帕尔玛火腿	正常	
	热处理去骨猪肉	正常	
	圣达涅火腿	正常	
英国	冷冻未炼制猪脂肪（食用，不包括内脏脂肪）	正常	
	冷冻猪耳	正常	
	冷冻猪肝	正常	
	冷冻猪睾丸	正常	
	冷冻猪肉（带骨）	正常	
	冷冻猪肉（去骨）	正常	
	冷冻猪舌	正常	
	冷冻猪肾	正常	

国家和地区	产品名称	准入状态	备注
英国	冷冻猪蹄（全蹄）	正常	
	冷冻猪尾	正常	
	冷冻猪心	正常	
	其他猪杂碎（冷冻猪鼻）	正常	
	其他猪杂碎（冷冻猪唇）	正常	
	其他猪杂碎（冷冻猪骨）	正常	
	其他猪杂碎（冷冻猪横膈膜）	正常	
	其他猪杂碎（冷冻猪喉骨）	正常	
	其他猪杂碎（冷冻猪脚圈）	正常	
	其他猪杂碎（冷冻猪脸）	正常	
	其他猪杂碎（冷冻猪皮）	正常	
	其他猪杂碎（冷冻猪气管）	正常	
	其他猪杂碎（冷冻猪软骨）	正常	
	其他猪杂碎（冷冻猪食管）	正常	
	其他猪杂碎（冷冻猪头）	正常	
	其他猪杂碎（冷冻猪下颚）	正常	
	其他猪杂碎（冷冻猪心管）	正常	

亚洲

国家和地区	产品名称	准入状态	备注
哈萨克斯坦	冷冻绵羊肉（带骨）	暂停	
	冷冻绵羊肉（去骨）	暂停	
	冷冻牛肉（带骨）	正常	
	冷冻牛肉（去骨）	正常	
	冷冻山羊肉（带骨）	暂停	
	冷冻山羊肉（去骨）	暂停	
	冷冻未炼制绵羊脂肪（食用，不包括内脏脂肪）	暂停	
	冷冻未炼制山羊脂肪（食用，不包括内脏脂肪）	暂停	
韩国	参鸡汤	正常	

国家和地区	产品名称	准入状态	备注
蒙古	冷冻马肉（去骨）	正常	
	冷冻牛肉	暂停	
	冷冻羊肉	暂停	
	牛羊肉干、酱牛羊肉、卤牛羊肉、熏烤牛羊肉、牛羊排、牛羊肉串、手把羊肉	正常	
	牛羊肉干、卤牛羊肉、牛羊肉松、牛羊肉脯、牛羊肉串、牛羊肉肠	正常	
	牛羊肉软包装罐头	正常	
	熟制牛、羊肉	正常	
	水煮牛、羊肉、牛肉干、香肠	正常	
	水煮牛、羊肉、油炸牛肉干	正常	
	水煮牛羊肉	正常	
	水煮牛羊肉、油炸牛羊肉	正常	
	香肠	正常	
	香肠、火腿肠、水煮牛羊肉、酱卤牛羊肉、油炸牛羊肉丸、水煮牛羊肉丸、油炸牛肉干	正常	
泰国	冷冻的整只鸡（不包括内脏及胃肠等消化道器官）	正常	
	冷冻鸡翅（翼）根	正常	
	冷冻鸡翅（翼）尖	正常	
	冷冻鸡翅（翼）中	正常	
	冷冻鸡两节翅（翼）	正常	
	冷冻鸡肉（整的或块的，不包括冷冻鸡胸、冷冻鸡腿）	正常	
	冷冻鸡腿	正常	
	冷冻鸡胸	正常	
	冷冻鸡整翅（翼）	正常	
	冷冻鸡爪	正常	
	冷冻鸡肫（鸡胃）	正常	
	冷冻未炼制鸡脂肪（食用，不包括内脏脂肪）	正常	
	其他鸡杂碎（冷冻鸡脖）	正常	
	其他鸡杂碎（冷冻鸡肝）	正常	
	其他鸡杂碎（冷冻鸡骨架）	正常	
	其他鸡杂碎（冷冻鸡肌腱）	正常	
	其他鸡杂碎（冷冻鸡膝软骨）	正常	
	其他鸡杂碎（冷冻鸡心）	正常	
	其他鸡杂碎（冷冻其他鸡软骨）	正常	

附录2

符合评估审查要求及有传统贸易的国家或地区输华食品目录（水产品名单）

北美洲

国家和地区	产品名称	准入状态	备注
巴哈马	白斑狗鱼 *Esox lucius*［冰鲜］		
巴拿马	佛氏虎鲨 *Heterodontus francisci*［冷冻等］	正常	
	黑鲔 *Euthynnus lineatus*［冷冻等鱼肝、鱼卵］	正常	
	黑鲔 *Euthynnus lineatus*［冷冻等］	正常	
	红眼雪蟹 *Chinoecetes bairdi*［冷冻等］	正常	
	黄姑鱼 *Nibea albiflora*［冷冻等］	正常	
	灰眼雪蟹 *Chinopecetes opilio*［冷冻等］	正常	
	军曹鱼 *Rachycentron canadus*［冷冻等］	正常	
	军曹鱼 *Rachycentron canadus*［冷冻等鱼肝］	正常	
	麒麟菜 *Eucheuma cottonii*［冷冻等］	正常	
	雪蟹 *Chionoecetes* spp.［冷冻等］	正常	
	鱿鱼 *Loligo*［冷冻等］	正常	
哥斯达黎加	佛氏虎鲨 *Heterodontus francisci*［冷冻等］	正常	
	黄鳍金枪鱼 *Thunnus albacares*［冷冻等］	正常	
	金枪鱼属所有种 *Thunnus* spp.［冷冻等］	正常	
	龙宫虾 *Pleurocodes planipes*［冷冻等］	正常	
	野生海捕水产品	正常	
古巴	巨藻 *Lessonia* spp.［冷冻等］	正常	
	克氏原螯蚱 *Procambarus clarkii*［冷冻等］	正常	
	龙虾（常见品种：中国龙虾、波纹龙虾、日本龙虾、杂色龙虾、少刺龙虾、长足龙虾、真龙虾等）*Palinuridae*［冰鲜］	正常	
	龙虾（常见品种：中国龙虾、波纹龙虾、日本龙虾、杂色龙虾、少刺龙虾、长足龙虾、真龙虾等）*Palinuridae*［冷冻］	正常	
	鲯鳅 *Coryphaena hippurus*［冷冻等］	正常	
	狭鳕 *Theragra chalcogramma*，也称黄线狭鳕［冷冻等］	正常	
加拿大	*Serripes groenlandicus*［冷冻等］	正常	
	阿根廷无须鳕 *Merluccius hubbsi*［冷冻等］	正常	
	阿瓜大麻哈鱼 *Oncorhynchus aguabonita*［冷冻等］	正常	
	阿瓜大麻哈鱼 *Oncorhynchus aguabonita*［冰鲜］	正常	
	白斑狗鱼 *Esox lucius*［冷冻等］	正常	
	白带鱼 *Trichiurus lepturus*［冷冻等］	正常	
	白腹鲭 *Scomber japonicus*［冷冻等］	正常	
	白鲑属所有种 *Coregonus* spp.［冷冻等］	正常	

国家和地区	产品名称	准入状态	备注
加拿大	白鲑属所有种 *Coregonus* spp.［冰鲜］	正常	
	斑节对虾 *Penaeus monodon*［冷冻等］	正常	
	斑纹黄道蟹 *Cancer irroratus*［冷冻等］	正常	
	鲍鱼 *Haliotis*、*Concholepas*［冰鲜］	正常	
	鲍鱼 *Haliotis*、*Concholepas*［冷冻等］	正常	
	北峨螺 *Buccinum undatum*［冷冻等］	正常	
	北方长额虾 *pandalus borealis*［冰鲜］	正常	
	北方长额虾 *pandalus borealis*［冷冻等］	正常	
	北鲑属所有种 *Stenodus* spp.［冰鲜］	正常	
	北鲑属所有种 *Stenodus* spp.［冷冻等］	正常	
	北黄道蟹 *Cancer borealis*［冷冻等］	正常	
	北极贝 *Mactromeris polynyma*［冷冻等］	正常	
	北极蛤 *A. islandica*［冷冻等］	正常	
	北太平洋无须鳕 *Merluccius productus*［冷冻等］	正常	
	冰鱼 *Ereunias grallator*［冷冻等］	正常	
	查氏蟹 *Chaceon* spp.［冷冻等］	正常	
	长颌北鲑 *Stenodus leucichthys*［冰鲜］	正常	
	长颌北鲑 *Stenodus leucichthys*［冷冻等］	正常	
	长鳍金枪鱼 *Thunnus alalunga*［冷冻等］	正常	
	长鳍金枪鱼 *Thunnus alalunga*［冰鲜］	正常	
	长鳍鳕属所有种 *Urophycis* spp.［冷冻等］	正常	
	长蛇齿单线鱼 *Ophiodon elongatus*［冷冻等］	正常	
	长体蛇鲻 *Saurida elongata*［冷冻等］	正常	
	长体油胡瓜鱼 *Spirinchus lanceolatus*［冷冻等］	正常	
	赤点石斑鱼 *Epinephelus akaara*［冷冻等］	正常	
	赤鳍笛鲷 *Lutjanus erythropterus*［冷冻等］	正常	
	刺参 *Stichopus* spp.［冷冻等］	正常	
	大黄鱼 *Larimichthys crocea*［冷冻等］	正常	
	大鳞大麻哈鱼 *Oncorhynchus tshawytscha*［冰鲜］	正常	
	大鳞大麻哈鱼 *Oncorhynchus tshawytscha*［冷冻等］	正常	
	大菱鲆 *Scophthalmus maximus*［冷冻等］	正常	
	大麻哈鱼 *Oncorhynchus keta*［冰鲜鱼卵］	正常	
	大麻哈鱼 *Oncorhynchus keta*［冰鲜］	正常	
	大麻哈鱼 *Oncorhynchus keta*［冷冻等鱼卵］	正常	
	大麻哈鱼 *Oncorhynchus keta*［冷冻等］	正常	

国家和地区	产品名称	准入状态	备注
加拿大	大头狗母鱼 *Trachinocephalus myops* [冷冻等]	正常	
	大西洋鲱 *Clupea harengus* [冷冻等]	正常	
	大西洋鲱 *Clupea harengus* [冷冻等鱼卵]	正常	
	大西洋鲑 *Salmo salar* [冰鲜]	正常	
	大西洋鲑 *Salmo salar* [冷冻等]	正常	
	大西洋黄盖鲽 *Limanda ferruginea* [冷冻等]	正常	
	大西洋浪蛤 *Spisula solidissima* [冷冻等]	正常	
	大西洋拟庸鲽 *HIPPOGLOSSOIDES PLATESSOIDES* [冷冻等]	正常	
	大西洋鳕 *Gadus morhua* [冰鲜]	正常	
	大西洋鳕 *Gadus morhua* [冷冻等]	正常	
	钓鮟鱇鱼 *Lophius piscatorius*，也称鮟鱇鱼 [冷冻等]	正常	
	鲽鱼 *Pleuronectes platessa* [冷冻等]	正常	
	东北雅罗鱼 *Leuciscus waleckii*，也称瓦氏雅罗鱼 [冷冻等]	正常	
	短鲔 *Thunnus obesus* [鱼油]	正常	
	多鳞鱚 *Sillago sihama* [冷冻等]	正常	
	多瑙哲罗鱼 *Hucho hucho* [冰鲜]	正常	
	多瑙哲罗鱼 *Hucho hucho* [冷冻等]	正常	
	多耙双线鲽 *Lepidopsetta polyxystra* [冷冻等]	正常	
	峨螺 *Buccinum* spp. [冷冻等]	正常	
	仿刺参 *Apostichopus* spp. [冷冻等]	正常	
	鲱形白鲑 *Coregonus clupeaformis* [冷冻等]	正常	
	翡翠螺 [冷冻等]	正常	
	凤螺 *Strombus* spp. [冰鲜]	正常	
	凤螺 *Strombus* spp. [冷冻等]	正常	
	佛氏虎鲨 *Heterodontus francisci* [冷冻等]	正常	
	副眉鲽 *Parophrys vetulus* [冷冻等]	正常	
	革平鲉 *Sebastes alutus* [冷冻等]	正常	
	格陵兰鳕 *Gadus ogac* [冰鲜]	正常	
	格陵兰鳕 *Gadus ogac* [冷冻等]	正常	
	蛤蜊（马珂蛤）*Mactromeris* spp. [冷冻等]	正常	
	蛤蜊（马珂蛤）*Mactromeris* spp. [冰鲜]	正常	
	瓜参 *Cucumaria* spp. [冷冻等]	正常	
	海胆 *Ciona intestinalis* [冰鲜]	正常	
	海胆 *Evechinus chloroticus* [冷冻等]	正常	
	海鲶 *Arius thalassinus* [冷冻等]	正常	

续表3

国家和地区	产品名称	准入状态	备注
加拿大	海茄子 *Molpadia* spp.	正常	
	褐点石斑鱼 *Epinephelus fuscoguttatus* ［冷冻等］	正常	
	黑鳍叶鲹 *Caranx malam* ［冷冻等］	正常	
	黑鳍叶鲹 *Caranx malam* ［冰鲜］	正常	
	黑鳃梅童鱼 *Collichthys niveatus* ［冷冻等］	正常	
	黑线鳕 *Melanogrammus aeglefinus* ［冷冻等］	正常	
	红大麻哈鱼 *Oncorhynchus nerka* ［冰鲜］	正常	
	红大麻哈鱼 *Oncorhynchus nerka* ［冷冻等］	正常	
	红点鲑属所有种 *Salvelinus* spp. ［冰鲜］	正常	
	红点鲑属所有种 *Salvelinus* spp. ［冷冻等］	正常	
	红鳍裸颊鲷 *Lethrinus haematopterus* ［冷冻等］	正常	
	红眼雪蟹 *Chinoecetes bairdi* ［冰鲜］	正常	
	红眼雪蟹 *Chinoecetes bairdi* ［冷冻等］	正常	
	虹鳟 *Oncorhynchus mykiss* ［冷冻等］	正常	
	虹鳟 *Oncorhynchus mykiss* ［冰鲜］	正常	
	湖红点鲑 *Salvelinus namaycush* ［冷冻等］	正常	
	花腹鲭 *Scomber australasicus* ［冷冻等］	正常	
	黄带绯鲤 *Upeneus sulphureus* ［冷冻等］	正常	
	黄带拟鲹 *Pseudocaranx dentex* ［冷冻等］	正常	
	黄姑鱼 *Nibea albiflora* ［冷冻等］	正常	
	黄鲈 *Perca flavescens* ［冷冻等］	正常	
	黄鳍金枪鱼 *Thunnus albacares* ［鱼油］	正常	
	黄鳍金枪鱼 *Thunnus albacares* ［冷冻等］	正常	
	灰眼雪蟹 *Chinopecetes Opilio* ［冰鲜］	正常	
	灰眼雪蟹 *Chinopecetes Opilio* ［冷冻等］	正常	
	茴鱼属所有种 *Thymallus* spp. ［冷冻等］	正常	
	茴鱼属所有种 *Thymallus* spp. ［冰鲜］	正常	
	吉尔大麻哈鱼 *Oncorhynchus gilae* ［冷冻等］	正常	
	吉尔大麻哈鱼 *Oncorhynchus gilae* ［冰鲜］	正常	
	加州仿刺参 *Apostichopuscalifornicus*（*Parastichopus Californicus*）［冷冻等］	正常	
	尖角峨螺 *Buccinum undatum* ［冷冻等］	正常	
	尖吻平鲉 *Sebastes mentella* ［冷冻等］	正常	
	鲣 *Katsuwonus pelamis* ［鱼油］	正常	
	金腹大麻哈鱼 *Oncorhynchus chrysogaster* ［冷冻等］	正常	
	金腹大麻哈鱼 *Oncorhynchus chrysogaster* ［冰鲜］	正常	

国家和地区	产品名称	准入状态	备注
加拿大	金平鲉 *Sebastes norvegicus*（异名 *Sebastes marinus*）［冷冻等］	正常	
	金枪鱼属所有种 *Thunnus* spp.［冷冻等］	正常	
	金线鱼 *Nemipterus virgatus*［冷冻等］	正常	
	锯缘青蟹 *Scylla serrata*［冰鲜］	正常	
	卡民氏峨螺 *Neptunea cumingii*［冷冻等］	正常	
	堪察加拟石蟹 *Paralithodes camtschaticus*［冷冻等］	正常	
	堪察加拟石蟹 *Paralithodes camtschaticus*［冰鲜］	正常	
	康氏马鲛 *Scomberomorus commerson*［冷冻等］	正常	
	克拉克大麻哈鱼 *Oncorhynchus clarkii clarkii*［冷冻等］	正常	
	克拉克大麻哈鱼 *Oncorhynchus clarkii clarkii*［冰鲜］	正常	
	克氏原螯虾 *Procambarus clarkii*［冷冻等］	正常	
	克氏原螯虾 *Procambarus clarkii*［冰鲜］	正常	
	孔鳐 *Raja porosa*［冷冻等］	正常	
	口孵非鲫属所有种 *Oreochromis* spp.［冷冻等］	正常	
	库页岛马珂蛤 *Pseudocardium sachalinense*［冷冻等］	正常	
	宽角长额虾（点虾）*pandalus platyceros*［冷冻等］	正常	
	魁蚶 *Scapharca broughtonii*［冰鲜］	正常	
	魁蚶 *Scapharca broughtonii*［冷冻等］	正常	
	蓝尖尾无须鳕 *Macruronus novaezelandiae*［冷冻等］	正常	
	蓝鳃太阳鱼 *Lepomis macrochirus*［冷冻等］	正常	
	蓝鳕 *Micromesistius poutassou*［冷冻等］	正常	
	勒氏笛鲷 *Lutjanus russelli*［冷冻等］	正常	
	龙虾（常见品种：中国龙虾、波纹龙虾、日本龙虾、杂色龙虾、少刺龙虾、长足龙虾、真龙虾等）*Palinuridae*［冰鲜］	正常	
	龙虾（常见品种：中国龙虾、波纹龙虾、日本龙虾、杂色龙虾、少刺龙虾、长足龙虾、真龙虾等）*Palinuridae*［冷冻］	正常	
	绿壳菜蛤 *Pernaviridis*［冰鲜］	正常	
	绿壳菜蛤 *Pernaviridis*［冷冻等］	正常	
	绿鳍马面鲀 *Thamnaconus septentrionalis*［冷冻等］	正常	
	螺旋桨蛤 *Cyrtodaria siliqua*［冷冻等］	正常	
	裸盖鱼 *Anoplopoma fimbria*［冷冻等］	正常	
	马六甲绯鲤 *Upeneus moluccensis*［冷冻等］	正常	
	马舌鲽 *Reinhardtius hippoglossoides*［冷冻等］	正常	
	马苏大麻哈鱼 *Oncorhynchus masou*［冰鲜］	正常	
	马苏大麻哈鱼 *Oncorhynchus masou*［冷冻等］	正常	

国家和地区	产品名称	准入状态	备注
加拿大	鳗鲡属所有种 *Anguilla* spp. ［冷冻等］	正常	
	毛鳞鱼 *Mallotus villosus* ［冷冻等］	正常	
	玫瑰大麻哈鱼 *Oncorhynchus rhodurus* ［冷冻等］	正常	
	玫瑰大麻哈鱼 *Oncorhynchus rhodurus* ［冰鲜］	正常	
	美首鲽 *Glyptocephalus cynoglossus* ［冷冻等］	正常	
	美洲鳌龙虾 *Homarus americanus* ［冷冻等］	正常	
	美洲鳌龙虾 *Homarus americanus* ［冰鲜］	正常	
	美洲箭齿鲽 *Atheresthes stomias* ［冷冻等］	正常	
	美洲拟鲽 *Pseudopleuronectes americanus* ［冷冻等］	正常	
	蒙氏长额虾 *Pandalus montagui* ［冷冻等］	正常	
	秘鲁鳀 *Engraulis ringens* ［鱼油］	正常	
	牡蛎 *Ostrea* ［冷冻等］	正常	
	牡蛎 *Ostrea* ［冰鲜］	正常	
	南极磷虾 *Euphausia superba* ［虾油］	正常	
	南蓝鳕 *Micromesistius australis* ［冷冻等］	正常	
	鸟蛤 *Cardiidae* ［冷冻等］	正常	
	挪威海鳌虾 *Nephrops norvegicus* ［冷冻等］	正常	
	挪威海鳌虾 *Nephrops norvegicus* ［冷冻等］	正常	
	普通黄道蟹 *Cancer pagurus* ［冷冻等］	正常	
	鲯鳅 *Coryphaena hippurus* ［冰鲜］	正常	
	乔氏长额虾 *Pandalus jordani* ［冷冻等］	正常	
	青石斑鱼 *Epinephelus awoara* ［冷冻等］	正常	
	鲭鱼 *Scomber scombrus* ［冷冻等］	正常	
	鲭属所有种 *Scomber* spp. ［冷冻等］	正常	
	秋刀鱼 *Cololabis saira* ［冷冻等］	正常	
	日本竹荚鱼 *Trachurus japonicus* ［冷冻等］	正常	
	日本竹荚鱼 *Trachurus japonicus* ［冰鲜］	正常	
	三疣梭子蟹 *Portunus trituberculatus* ［冷冻等］	正常	
	沙带鱼 *Lepturacanthus savala* ［冷冻等］	正常	
	沙丁鱼 *Sardina pilchardus* ［冰鲜］	正常	
	沙丁鱼 *Sardina pilchardus* ［冷冻等］	正常	
	沙丁鱼 *Sardina pilchardus* ［鱼油］	正常	
	扇贝 *Placopecta*（*Placopecten*）*magellanicus* ［冷冻等］	正常	
	扇贝 *Placopecta*（*Placopecten*）*magellanicus* ［冰鲜］	正常	
	虱目鱼 *Chanos chanos* ［冷冻等］	正常	

国家和地区	产品名称	准入状态	备注
加拿大	石斑鱼属所有种 *Epinephelus* spp. [冷冻等]	正常	
	首长黄道蟹 *Cancer magister* [冰鲜]	正常	
	黍鲱 *Sprattus sprattus* [冷冻等]	正常	
	双线鲽 *Lepidopsetta bilineata* [冷冻等]	正常	
	四指马鲅 *Eleutheronema rhadinum* [冷冻等]	正常	
	鳎 *Solea solea* [冷冻等]	正常	
	太平洋鲱 *Clupea pallasii* [冷冻等]	正常	
	太平洋鲱 *Clupea pallasii* [冷冻等鱼卵]	正常	
	太平洋鲑属所有种或大麻哈鱼属所有种 *Oncorhynchus* spp. [冷冻等]	正常	
	太平洋鲑属所有种或大麻哈鱼属所有种 *Oncorhynchus* spp. [冰鲜]	正常	
	太平洋鲑属所有种或大麻哈鱼属所有种 *Oncorhynchus* spp. [冷冻等鱼卵]	正常	
	太平洋潜泥蛤 *Panopea generosa* [冰鲜]	正常	
	太平洋潜泥蛤 *Panopea generosa* [冷冻等]	正常	
	太平洋鳕，又名大头鳕 *Gadus macrocephalus* [冷冻等]	正常	
	太平洋鳕，又名大头鳕 *Gadus macrocephalus* [冰鲜]	正常	
	太平洋油鲽 *Microstomus pacificus* [冷冻等]	正常	
	太阳鱼 *Lepomis gulosus* [冷冻等]	正常	
	突眼蟹（Atlantic lyre crab）*hyas araneus* [冷冻等]	正常	
	驼背大麻哈鱼 *Oncorhynchus gorbuscha* [冷冻等]	正常	
	驼背大麻哈鱼 *Oncorhynchus gorbuscha* [冰鲜]	正常	
	乌贼目所有种 *Sepiida* spp. [冷冻等]	正常	
	西鲱 *Alosa alosa* [冷冻等]	正常	
	细鳞鱼属所有种 *Brachymystax* spp. [冷冻等]	正常	
	细鳞鱼属所有种 *Brachymystax* spp. [冰鲜]	正常	
	狭鳞庸鲽 *Hippoglossus stenolepis* [冷冻等]	正常	
	狭鳕 *Theragra chalcogramma*，也称黄线狭鳕 [冷冻等]	正常	
	香螺 *Syrinx* spp. [冷冻等]	正常	
	小沙丁鱼属所有种 *Sardinella* spp. [冷冻等]	正常	
	星斑裸颊鲷 *Lethrinus nebulosus* [冷冻等]	正常	
	星突江鲽 *Platichthys stellatus* [冷冻等]	正常	
	雪蟹 *Chionoecetes* spp. [冷冻等]	正常	
	雪蟹 *Chionoecetes* spp. [冰鲜]	正常	
	牙鲆 *Paralichthys olivaceus* [冷冻等]	正常	
	亚利桑那大麻哈鱼 *Oncorhynchus apache* [冷冻等]	正常	
	亚利桑那大麻哈鱼 *Oncorhynchus apache* [冰鲜]	正常	

国家和地区	产品名称	准入状态	备注
加拿大	亚洲胡瓜鱼或美洲胡瓜鱼 Osmerus mordax［冷冻等］	正常	
	鳐属所有种 Raja spp.［冷冻等］	正常	
	银白鱼 Anabarilius alburnops［冷冻等］	正常	
	银大麻哈鱼 Oncorhynchus kisutch［冷冻等］	正常	
	银大麻哈鱼 Oncorhynchus kisutch［冰鲜］	正常	
	银无须鳕 Merluccius bilinearis［冷冻等］	正常	
	银鱼属所有种 Salanx spp.［冷冻等］	正常	
	庸鲽 Hippoglossus hippoglossus（格陵兰）［冷冻等］	正常	
	庸鲽 Hippoglossus hippoglossus（格陵兰庸鲽鱼除外）［冷冻等］	正常	
	鱿鱼 Loligo［冷冻等］	正常	
	羽鳃鲐 Rastrelliger kanagurta［冷冻等］	正常	
	芋参 Molpadida［冷冻等］	正常	
	远东拟沙丁鱼 Sardinops sagax（异名 Sardinops melanostictus）［冷冻等］	正常	
	远东拟沙丁鱼 Sardinops sagax（异名 Sardinops melanostictus）［鱼油］	正常	
	章鱼 Octopus［冷冻等］	正常	
	哲罗鱼属所有种 Hucho spp.［冰鲜］	正常	
	哲罗鱼属所有种 Hucho spp.［冷冻等］	正常	
	真鲷 Pagrus major［冷冻等］	正常	
	中华管鞭虾 Solenocera crassicornis［冷冻等］	正常	
	紫贻贝 Mytilus edulis［冷冻等］	正常	
	鳟 Salmo trutta［冰鲜］	正常	
	鳟 Salmo trutta［冷冻等］	正常	
	鳟属所有种 Salmo spp.［冷冻等］	正常	
	鳟属所有种 Salmo spp.［冰鲜］	正常	
美国	阿瓜大麻哈鱼 Oncorhynchus aguabonita［冷冻等］	正常	
	阿拉斯加鲟鲉 Sebastolobus alascanus［冷冻等］	正常	
	阿拉斯加鳕鱼 Gadus chalcogrammus［鱼油］	正常	
	阿留申平鲉 Sebastes aleutianus［冷冻等］	正常	
	巴氏平鲉 Sebastes babcocki［冷冻等］	正常	
	白斑角鲨 Squalus acanthias［冷冻等］	正常	
	白滨对虾 litopenaeus setiferus［冷冻等］	正常	
	白带鱼 Trichiurus lepturus［冷冻等］	正常	
	白腹鲭 Scomber japonicus［冷冻等］	正常	
	白鲑属所有种 Coregonus spp.［冷冻等］	正常	
	白鲑属所有种 Coregonus spp.［冰鲜］	正常	

国家和地区	产品名称	准入状态	备注
美国	白令海等鳍鲽 *Isopsetta isolepis*［冷冻等］	正常	
	白令海平鲉 *Sebastes variabilis*［冷冻等］	正常	
	斑点叉尾鮰 *Ictalurus punctatus*［冷冻等］	正常	
	斑点舌齿鲈 *Dicentrarchus punctatus*［冷冻等］	正常	
	斑节对虾 *Penaeus monodon*［冷冻等］	正常	
	鲍鱼 *Haliotis*、*Concholepas*［冰鲜］	正常	
	鲍鱼 *Haliotis*、*Concholepas*［冷冻等］	正常	
	北方长额虾 *pandalus borealis*［冷冻等］	正常	
	北方平鲉 *Sebastes borealis*［冷冻等］	正常	
	北鲑属所有种 *Stenodus* spp.［冰鲜］	正常	
	北鲑属所有种 *Stenodus* spp.［冷冻等］	正常	
	北黄道蟹 *Cancer borealis*［冷冻等］	正常	
	北太平洋无须鳕 *Merluccius productus*［冷冻等］	正常	
	糙黄盖鲽 *Limanda aspera*［冷冻等］	正常	
	草鱼 *Ctenopharyngodon idellus* 或 *Ctenopharyngodon idella*［冷冻等］	正常	
	长颌北鲑 *Stenodus leucichthys*［冰鲜］	正常	
	长颌北鲑 *Stenodus leucichthys*［冷冻等］	正常	
	长鳍金枪鱼 *Thunnus alalunga*［冷冻等］	正常	
	长鳍枪乌贼 *Loligo pealeii*［冷冻等］	正常	
	长鳍鳕属所有种 *Urophycis* spp.［冷冻等］	正常	
	刺鲅 *Acanthocybium solandri*，也称沙氏刺鲅［冰鲜］	正常	
	粗壮拟庸鲽 *Hippoglossoides robustus*［冷冻等］	正常	
	大黄鱼 *Larimichthys crocea*［冷冻等］	正常	
	大口牛胭脂鱼 *Ictiobus cyprinellus*［冷冻等］	正常	
	大鳞大麻哈鱼 *Oncorhynchus tshawytscha*［冰鲜］	正常	
	大鳞大麻哈鱼 *Oncorhynchus tshawytscha*［冷冻等］	正常	
	大鳞大麻哈鱼 *Oncorhynchus tshawytscha*［鱼油］	正常	
	大泷六线鱼 *Hexagrammos otakii*［冷冻等］	正常	
	大麻哈鱼 *Oncorhynchus keta*［鱼油］	正常	
	大麻哈鱼 *Oncorhynchus keta*［冷冻等鱼卵］	正常	
	大麻哈鱼 *Oncorhynchus keta*［冰鲜］	正常	
	大麻哈鱼 *Oncorhynchus keta*［冷冻等］	正常	
	大西洋鲱 *Clupea harengus*［冰鲜］	正常	
	大西洋鲱 *Clupea harengus*［冷冻等］	正常	
	大西洋鲱 *Clupea harengus*［冷冻等鱼卵］	正常	

国家和地区	产品名称	准入状态	备注
美国	大西洋鲑 *Salmo salar*［冷冻等鱼卵］	正常	
	大西洋鲑 *Salmo salar*［冷冻等］	正常	
	大西洋黄盖鲽 *Limanda ferruginea*［冷冻等］	正常	
	大西洋浪蛤 *Spisula solidissima*［冷冻等］	正常	
	大西洋牛鼻鲼 *Rhinoptera bonasus*［冷冻等］	正常	
	大西洋鳕 *Gadus morhua*［冻鱼卵］	正常	
	大西洋鳕 *Gadus morhua*［冷冻等］	正常	
	单鳍多线鱼 *Pleurogrammus monopterygius*［冷冻等］	正常	
	淡水石首鱼属 *Aplodinotus grunniens*［冷冻等］	正常	
	刀额新对虾 *metapenaeus ensis*［冷冻等］	正常	
	鲽鱼 *Pleuronectes platessa*［冷冻等］	正常	
	短鳍滑柔鱼 *Illex Illecebrosus*［冷冻等］	正常	
	短鲔 *Thunnus obesus*［冷冻等］	正常	
	多棘平鲉 *Sebastes polyspinis*［冷冻等］	正常	
	多瑙哲罗鱼 *Hucho hucho*［冰鲜］	正常	
	多耙双线鲽 *Lepidopsetta polyxystra*［冷冻等］	正常	
	额鳚 *Zaprora silenus*［冷冻等］	正常	
	凡纳（滨）对虾 *Penaeus vannamei*（又为 *Litopenaeus vannamei*）［冷冻等］	正常	
	仿刺参 *Apostichopus* spp.［冷冻等］	正常	
	粉红虾 *Penaeus duorarum*［冷冻等］	正常	
	凤螺 *Strombus* spp.［冷冻等］	正常	
	凤螺 *Strombus* spp.［冰鲜］	正常	
	佛氏虎鲨 *Heterodontus francisci*［冷冻等］	正常	
	副眉鲽（*Parophrys vetulus*［冷冻等］	正常	
	革平鲉 *Sebastes alutus*［冷冻等］	正常	
	格陵兰鳕 *Gadus ogac*［冷冻等］	正常	
	格陵兰鳕 *Gadus ogac*［冷冻等鱼卵］	正常	
	蛤蜊（马珂蛤）*Mactromeris* spp.［冷冻等］	正常	
	蛤蜊（马珂蛤）*Mactromeris* spp.［冰鲜］	正常	
	弓鳍鱼 *Amia calva*［冷冻等鱼卵］	正常	
	沟螺 *Busycon canaliculatus*［冷冻等］	正常	
	瓜参 *Cucumaria* spp.［冷冻等］	正常	
	寡平鲉 *Sebastes entomelas*［冷冻等］	正常	
	寡平鲉 *Sebastes entomelas*［冷冻等］	正常	
	海胆 *Ciona intestinalis*［冰鲜］	正常	

国家和地区	产品名称	准入状态	备注
美国	海胆 *Evechinus chloroticus*［冷冻等］	正常	
	海鲢 *Elops saurus*［冷冻等］	正常	
	海蜇 *Rhopilema* spp.［冷冻等］	正常	
	黑鲫 *Carassius carassius*［冷冻等］	正常	
	黑线鳕 *Melanogrammus aeglefinus*［冰鲜］	正常	
	黑线鳕 *Melanogrammus aeglefinus*［冷冻等］	正常	
	红大麻哈鱼 *Oncorhynchus nerka*［鱼油］	正常	
	红大麻哈鱼 *Oncorhynchus nerka*［冰鲜］	正常	
	红大麻哈鱼 *Oncorhynchus nerka*［冷冻等］	正常	
	红带平鲉 *Sebastes proriger*［冷冻等］	正常	
	红点鲑属所有种 *Salvelinus* spp.［冷冻等］	正常	
	红点鲑属所有种 *Salvelinus* spp.［冰鲜］	正常	
	红九棘鲈 *Cephalopholis sonnerati*［冰鲜］	正常	
	红眼雪蟹 *Chinoecetes bairdi*［冰鲜］	正常	
	红眼雪蟹 *Chinoecetes bairdi*［冷冻等］	正常	
	虹鳟 *Oncorhynchus mykiss*［冷冻等］	正常	
	魟属所有种 *Dasyatis* spp.［冷冻等］	正常	
	狐鲣 *Sarda Sarda*［冷冻等］	正常	
	胡鲶属所有种 *Clarias* spp.［冷冻等］	正常	
	湖白鲑 *Coregonus artedi*［冷冻等］	正常	
	湖红点鲑 *Salvelinus namaycush*［冷冻等］	正常	
	花腹鲭 *Scomber australasicus*［冷冻等］	正常	
	黄腹鲽 *Pleuronectes quadrituberculatus*［冷冻等］	正常	
	黄姑鱼 *Nibea albiflora*［冷冻等］	正常	
	黄螺［冷冻等］	正常	
	黄鳍短须石首鱼 *Umbrina roncador*［冷冻等］	正常	
	黄鳍金枪鱼 *Thunnus albacares*［冰鲜］	正常	
	黄鳍金枪鱼 *Thunnus albacares*［冷冻等］	正常	
	黄条鰤 *Seriola lalandi*，也称黄尾鰤［冰鲜］	正常	
	黄尾平鲉 *Sebastes flavidus*［冷冻等］	正常	
	黄尾平鲉 *sebastes flavidus*［冷冻等］	正常	
	灰眼雪蟹 *Chinopecetes Opilio*［冰鲜］	正常	
	灰眼雪蟹 *Chinopecetes Opilio*［冷冻等］	正常	
	茴鱼属所有种 *Thymallus* spp.［冷冻等］	正常	
	茴鱼属所有种 *Thymallus* spp.［冰鲜］	正常	

国家和地区	产品名称	准入状态	备注
美国	吉尔大麻哈鱼 *Oncorhynchus gilae*［冷冻等］	正常	
	极大节螺藻 *Arthrospira maxima* 钝顶节螺藻 *Arthrospira platensis*［鲜、冷冻等］	正常	
	加州仿刺参 *Apostichopus californicus*（*Parastichopus Californicus*）［冷冻等］	正常	
	加州集市鱿鱼 *Loligo Opalescens*［冷冻等］	正常	
	尖吻平鲉 *Sebastes mentella*［冷冻等］	正常	
	鲣 *Katsuwonus pelamis*［冷冻等］	正常	
	节螺藻 *Arthrospira* spp.［冷藏］	正常	
	节螺藻 *Arthrospira* spp.［冷冻等］	正常	
	睫平鲉 *Sebastes ciliatus*［冷冻等］	正常	
	金霸王蟹 *Lithodes aequispinus*［冷冻等］	正常	
	金腹大麻哈鱼 *Oncorhynchus chrysogaster*［冷冻等］	正常	
	金平鲉 *Sebastes norvegicus*（异名 *Sebastes marinus*）［冷冻等］	正常	
	金枪鱼属所有种 *Thunnus* spp.［冷冻等］	正常	
	金枪鱼属所有种 *Thunnus* spp.［冰鲜］	正常	
	巨鲶属所有种或鱼芒鲶属所有种 *Pangasius* spp.［冷冻等］	正常	
	巨藻 *Lessonia* spp.［冷冻等］	正常	
	锯缘青蟹 *Scylla serrata*［冷冻等］	正常	
	堪察加拟石蟹 *Paralithodes camtschaticus*［冷冻等］	正常	
	堪察加拟石蟹 *Paralithodes camtschaticus*［冰鲜］	正常	
	克拉克大麻哈鱼 *Oncorhynchus clarkii clarkii*［冷冻等］	正常	
	克氏原螯虾 *Procambarus clarkii*［冷冻等］	正常	
	克氏原螯虾 *Procambarus clarkii*［冰鲜］	正常	
	孔鳐 *Raja porosa*［冷冻等］	正常	
	口孵非鲫属所有种 *Oreochromis* spp.［冷冻等］	正常	
	口虾蛄 *Oratosquilla oratoria*［冷冻等］	正常	
	库页岛马珂蛤 *Pseudocardium sachalinense*［冷冻等］	正常	
	宽突鳕 *Eleginus nawaga*［冷冻等］	正常	
	蓝尖尾无须鳕 *Macruronus novaezelandiae*［冰鲜］	正常	
	蓝尖尾无须鳕 *Macruronus novaezelandiae*［冷冻等］	正常	
	蓝蟹 *Callinectes sapidus*［冰鲜］	正常	
	蓝蟹 *Callinectes sapidus*［冷冻等］	正常	
	蓝鳕 *Micromesistius poutassou*［冷冻等］	正常	
	鲤鱼 *Cyprinus carpio*［冷冻等］	正常	
	鲤鱼 *Cyprinus carpio*［冰鲜］	正常	
	鲢鱼 *Hypophthalmichthys molitrix*［冷冻等］	正常	

国家和地区	产品名称	准入状态	备注
美国	鲢鱼 *Hypophthalmichthys molitrix*［冰鲜］	正常	
	鲢属所有种 *Hypophthalmichthys* spp.［冷冻等］	正常	
	鲮鱼 *Cirrhinus molitorella*［冷冻等］	正常	
	龙虾（常见品种：中国龙虾、波纹龙虾、日本龙虾、杂色龙虾、少刺龙虾、长足龙虾、真龙虾等）*Palinuridae*［冷冻］	正常	
	龙虾（常见品种：中国龙虾、波纹龙虾、日本龙虾、杂色龙虾、少刺龙虾、长足龙虾、真龙虾等）*Palinuridae*［冰鲜］	正常	
	绿壳菜蛤 *Perna viridis*［冰鲜］	正常	
	绿壳菜蛤 *Perna viridis*［冷冻等］	正常	
	绿青鳕 *Pollachius virens*［冷冻等］	正常	
	裸盖鱼 *Anoplopoma fimbria*［冷冻等］	正常	
	马舌鲽 *Reinhardtius hippoglossoides*［冷冻等］	正常	
	马苏大麻哈鱼 *Oncorhynchus masou*［冰鲜］	正常	
	马苏大麻哈鱼 *Oncorhynchus masou*［冷冻等］	正常	
	鳗鲡属所有种 *Anguilla* spp.［冷冻等］	正常	
	玫瑰大麻哈鱼 *Oncorhynchus rhodurus*［冷冻等］	正常	
	玫瑰大麻哈鱼 *Oncorhynchus rhodurus*［冰鲜］	正常	
	美首鲽 *Glyptocephalus cynoglossus*［冰鲜］	正常	
	美洲鳌龙虾 *Homarus americanus*［冷冻等］	正常	
	美洲鳌龙虾 *Homarus americanus*［冰鲜］	正常	
	美洲箭齿鲽 *Atheresthes stomias*［冷冻等］	正常	
	美洲美首鲽 *Glyptocephalus zachirus*［冷冻等］	正常	
	美洲平鲉 *Sebastes melanops*［冷冻等］	正常	
	美洲鳀 *Engraulis mordax*［鱼油］	正常	
	美洲鳀 *Engraulis mordax*［冷冻等］	正常	
	美洲西鲱 *Alosa sapidissima*［冰鲜、冷冻等］	正常	
	门齿鲷 *Stenotomus chrysops*［冷冻等］	正常	
	秘鲁鳀 *Engraulis ringens*［鱼油］	正常	
	牡蛎 *Ostrea*［冷冻等］	正常	
	牡蛎 *Ostrea*［冰鲜］	正常	
	南方滨对虾 *litopenaeus schmitti*［冷冻等］	正常	
	南非鳀 *Engraulis capensis*［鱼油］	正常	
	南极磷虾 *Euphausia superba*［虾油］	正常	
	尼罗尖吻鲈 *Lates niloticus*［冰鲜］	正常	
	尼罗尖吻鲈 *Lates niloticus*［冷冻等］	正常	

国家和地区	产品名称	准入状态	备注
美国	鲶属所有种 *Silurus* spp.［冷冻等］	正常	
	牛胭脂鱼属所有种 *Ictiobus* spp.［冷冻等］	正常	
	欧洲黄盖鲽 *Limanda Limanda*［冷冻等］	正常	
	欧洲鳀 *Engraulis encrasicolus*［鱼油］	正常	
	皮氏枪乌贼 *Doryteuthis pealeii*［冷冻等］	正常	
	普通黄道蟹 *Cancer pagurus*［冷冻等］	正常	
	鲯鳅 *Coryphaena hippurus*［冷冻等］	正常	
	麒麟菜 *Eucheuma cottonii*［冷冻等］	正常	
	乔氏长额虾 *Pandalus jordani*［冷冻等］	正常	
	青鱼 *Mylopharyngodon piceus*［冷冻等］	正常	
	鲭鱼 *Scomber scombrus*［冷冻等］	正常	
	三刺低鳍鲳 *peprilus triacanthus*［冷冻等］	正常	
	三疣梭子蟹 *Portunus trituberculatus*［冰鲜］	正常	
	三疣梭子蟹 *Portunus trituberculatus*［冷冻等］	正常	
	沙带鱼 *Lepturacanthus savala*［冷冻等］	正常	
	沙丁鱼 *Sardina pilchardus*［冷冻等］	正常	
	扇贝 *Placopecta*（*Placopecten*）*magellanicus*［冷冻等］	正常	
	扇贝 *Placopecta*（*Placopecten*）*magellanicus*［冰鲜］	正常	
	舌齿鲈 *Dicentrarchus labrax*［冷冻等］	正常	
	深海鳐 *Bathyraja pramifera*［冰鲜、冷冻等］	正常	
	圣诞岛红蟹 *Gecarcoidea natalis*［冰鲜］	正常	
	圣诞岛红蟹 *Gecarcoidea natalis*［冷冻等］	正常	
	石斑鱼属所有种 *Epinephelus* spp.［冷冻等］	正常	
	石鲽 *Kareius bicoloratus*［冷冻等］	正常	
	鲥鱼 *Tenualosa reevesii*［冷冻等］	正常	
	首长黄道蟹 *Cancer magister*［冷冻等］	正常	
	首长黄道蟹 *Cancer magister*［冰鲜］	正常	
	黍鲱 *Sprattus sprattus*［冷冻等］	正常	
	双线鲽 *Lepidopsetta bilineata*［冷冻等］	正常	
	双线须鳎 *Paraplagusia bilineata*［冷冻等］	正常	
	水蚌 *Lamellibranchia*［冷冻等］	正常	
	似长鳍黄鱼 *Larimichthys pamoides*［冷冻等］	正常	
	鳎 *Solea solea*［冷冻等］	正常	
	太平洋鲱 *Clupea pallasii*［冷冻等鱼卵］	正常	
	太平洋鲱 *Clupea pallasii*［冷冻等］	正常	

国家和地区	产品名称	准入状态	备注
美国	太平洋鲱 *Clupea pallasii*〔冰鲜〕	正常	
	太平洋鲑属所有种或大麻哈鱼属所有种 *Oncorhynchus* spp.〔冰鲜〕	正常	
	太平洋鲑属所有种或大麻哈鱼属所有种 *Oncorhynchus* spp.〔冷冻等鱼卵〕	正常	
	太平洋鲑属所有种或大麻哈鱼属所有种 *Oncorhynchus* spp.〔冷冻等〕	正常	
	太平洋蓝鳍金枪鱼 *Thunnus orientalis*〔冰鲜〕	正常	
	太平洋拟庸鲽 *Hippoglossoides elassodon*〔冷冻等〕	正常	
	太平洋潜泥蛤 *Panopea generosa*〔冰鲜〕	正常	
	太平洋潜泥蛤 *Panopea generosa*〔冷冻等〕	正常	
	太平洋鳕，又名大头鳕 *Gadus macrocephalus*〔冷冻等鱼卵〕	正常	
	太平洋鳕，又名大头鳕 *Gadus macrocephalus*〔冷冻等鱼肝〕	正常	
	太平洋鳕，又名大头鳕 *Gadus macrocephalus*〔冷冻等〕	正常	
	太平洋油鲽 *Microstomus pacificus*〔冷冻等〕	正常	
	驼背大麻哈鱼 *Oncorhynchus gorbuscha*〔鱼油〕	正常	
	驼背大麻哈鱼 *Oncorhynchus gorbuscha*〔冰鲜〕	正常	
	驼背大麻哈鱼 *Oncorhynchus gorbuscha*〔冷冻等〕	正常	
	驼背大麻哈鱼 *Oncorhynchus gorbuscha*〔冷冻等鱼卵〕	正常	
	乌贼目所有种 *Sepiida* spp.〔冰鲜〕	正常	
	乌贼目所有种 *Sepiida* spp.〔冷冻等〕	正常	
	无须鳕属所有种 *Merluccius* spp.〔冷冻等〕	正常	
	无须鳕属所有属 *Merluccius* spp.〔鱼油〕	正常	
	西方滨对虾 *litopenaeus occidentalis*〔冷冻等〕	正常	
	西鲱 *Alosa alosa*〔冷冻等〕	正常	
	西鲤 *Cyprinus carpio carpio*〔冷冻等〕	正常	
	细鳞鱼属所有种 *Brachymystax* spp.〔冷冻等〕	正常	
	细鳞鱼属所有种 *Brachymystax* spp.〔冰鲜〕	正常	
	狭鳞庸鲽 *Hippoglossus stenolepis*〔冷冻等〕	正常	
	狭鳕 *Theragra chalcogramma*，也称黄线狭鳕〔冷冻等鱼肝〕	正常	
	狭鳕 *Theragra chalcogramma*，也称黄线狭鳕〔冷冻等鱼肚〕	正常	
	狭鳕 *Theragra chalcogramma*，也称黄线狭鳕〔冷冻等〕	正常	
	狭鳕 *Theragra chalcogramma*，也称黄线狭鳕〔冷冻等鱼卵〕	正常	
	狭鳕 *Theragra chalcogramma*，也称黄线狭鳕〔鱼油〕	正常	
	香螺 *Syrinx* spp.〔冷冻等〕	正常	
	逍遥馒头蟹 *Calappa philargius*〔冷冻等〕	正常	
	逍遥馒头蟹 *Calappa philargius*〔冰鲜〕	正常	
	小黄鱼 *Larimichthys polyactis*〔冷冻等〕	正常	

续表15

国家和地区	产品名称	准入状态	备注
美国	小沙丁鱼属所有种 Sardinella spp.［冷冻等］	正常	
	星突江鲽 Platichthys stellatus［冷冻等］	正常	
	旭蟹 Ranina ranina［冷冻等］	正常	
	雪蟹 Chionoecetes spp.［冷冻等］	正常	
	雪蟹 Chionoecetes spp.［冰鲜］	正常	
	牙鲆 Paralichthys olivaceus［冷冻等］	正常	
	亚利桑那大麻哈鱼 Oncorhynchus apache［冷冻等］	正常	
	亚洲箭齿鲽 Atheresthes evermanni［冷冻等］	正常	
	眼斑拟石首鱼 Sciaenops ocellatus［冷冻等］	正常	
	鳐属所有种 Raja spp.［冷冻等］	正常	
	银大麻哈鱼 Oncorhynchus kisutch［冷冻等］	正常	
	银大麻哈鱼 Oncorhynchus kisutch［冰鲜］	正常	
	银大麻哈鱼 Oncorhynchus kisutch［鱼油］	正常	
	银花鲈鱼 Morone saxatilis［冷冻等］	正常	
	银平鲉 Sebastes glaucus［冷冻等］	正常	
	银无须鳕 Merluccius bilinearis［冷冻等］	正常	
	庸鲽 Hippoglossus hippoglossus（格陵兰）［冷冻等］	正常	
	庸鲽 Hippoglossus hippoglossus（格陵兰庸鲽鱼除外）［冷冻等］	正常	
	鳙鱼 Hypophthalmichthys nobilis［冷冻等］	正常	
	鳙鱼 Hypophthalmichthys nobilis［冰鲜］	正常	
	鱿鱼 Loligo［冷冻等］	正常	
	鱿鱼 Loligo spp.［冰鲜］	正常	
	远东拟沙丁鱼 Sardinops sagax（又为 Sardinops melanostictus）［冷冻等］	正常	
	远海梭子蟹 Portunus pelagicus［冰鲜］	正常	
	远海梭子蟹 Portunus pelagicus［冷冻等］	正常	
	杂色平鲉 Sebastes variegatus［冷冻等］	正常	
	章鱼 Octopus［冷冻等］	正常	
	哲罗鱼属所有种 Hucho spp.［冰鲜］	正常	
	哲罗鱼属所有种 Hucho spp.［冷冻等］	正常	
	真鲷 Pagrus major［冷冻等］	正常	
	真鮰属所有种或叉尾鮰属所有种 Ictalurus spp.［冷冻等］	正常	
	紫菜 Porphyra［冷冻等］	正常	
	紫菜 Porphyra［冷藏］	正常	
	棕虾 Penaeus aztecus［冷冻等］	正常	
	纵沟康克螺 Busycon canaliculatum［冷冻等］	正常	

国家和地区	产品名称	准入状态	备注
美国	鳟 *Salmo trutta*［冷冻等］	正常	
	鳟属所有种 *Salmo* spp.［冷冻等］	正常	
	鳟属所有种 *Salmo* spp.［冰鲜］	正常	
	左旋香螺 *Busycon carica*［冷冻等］	正常	
墨西哥	阿根廷短须石首鱼 *Umbrina canosai*［冷冻等］	正常	
	白腹鲭 *Scomber japonicus*［冷冻等］	正常	
	北方长额虾 *pandalus borealis*［冷冻等］	正常	
	北方蓝鳍金枪鱼 *Thunnus thynnus*［冰鲜］	正常	
	北太平洋无须鳕 *Merluccius productus*［冷冻等］	正常	
	大黄鱼 *Larimichthys crocea*［冷冻等］	正常	
	大鳞大麻哈鱼 *Oncorhynchus tshawytscha*［冷冻等］	正常	
	大麻哈鱼 *Oncorhynchus keta*［冷冻等］	正常	
	大西洋鲱 *Clupea harengus*［冷冻等］	正常	
	大西洋鳕 *Gadus morhua*［冷冻等］	正常	
	大洋茎方头鱼 *Caulolatilus princeps*［冷冻等］	正常	
	鲽鱼 *Pleuronectes platessa*［冷冻等］	正常	
	凡纳（滨）对虾 *Penaeus vannamei*（又为 *Litopenaeus vannamei*）［冷冻等］	正常	
	仿刺参 *Apostichopus* spp.［冷冻等］	正常	
	格陵兰鳕 *Gadus ogac*［冷冻等］	正常	
	海蜇 *Rhopilema* spp.［冷冻等］	正常	
	红螺 *Phyllonotus* spp.［冷冻等］	正常	
	花腹鲭 *Scomber australasicus*［冷冻等］	正常	
	黄姑鱼 *Nibea albiflora*［冷冻等］	正常	
	黄鳍短须石首鱼 *Umbrina roncador*［冷冻等］	正常	
	康氏马鲛 *Scomberomorus commerson*［冷冻等］	正常	
	克氏原螯虾 *Procambarus clarkii*［冷冻等］	正常	
	克氏原螯虾 *Procambarus clarkii*［冰鲜］	正常	
	孔鳐 *Raja porosa*［冷冻等］	正常	
	蓝点马鲛鱼 *Scomberomorus niphonius*［冷冻等］	正常	
	龙虾（常见品种：中国龙虾、波纹龙虾、日本龙虾、杂色龙虾、少刺龙虾、长足龙虾、真龙虾等）*Palinuridae*［冰鲜］	正常	
	龙虾（常见品种：中国龙虾、波纹龙虾、日本龙虾、杂色龙虾、少刺龙虾、长足龙虾、真龙虾等）*Palinuridae*［冷冻］	正常	
	马苏大麻哈鱼 *Oncorhynchus masou*［冷冻等］	正常	
	玫瑰大麻哈鱼 *Oncorhynchus rhodurus*［冷冻等］	正常	

国家和地区	产品名称	准入状态	备注
墨西哥	鮸鱼 Miichthys miiuy [冷冻等]	正常	
	牡蛎 Ostrea [冷冻等]	正常	
	牡蛎 Ostrea [冰鲜]	正常	
	鲭鱼 Scomber scombrus [冷冻等]	正常	
	秋刀鱼 Cololabis saira [冷冻等]	正常	
	三疣梭子蟹 Portunus trituberculatus [冷冻等]	正常	
	沙丁鱼 Sardina pilchardus [冷冻等]	正常	
	黍鲱 Sprattus sprattus [冷冻等]	正常	
	水蚌 Lamellibranchia [冷冻等]	正常	
	似长鳍黄鱼 Larimichthys pamoides [冷冻等]	正常	
	太平洋鲱 Clupea pallasii [冷冻等]	正常	
	太平洋潜泥蛤 Panopea generosa [冷冻等]	正常	
	太平洋潜泥蛤 Panopea generosa [冰鲜]	正常	
	驼背大麻哈鱼 Oncorhynchus gorbuscha [冷冻等]	正常	
	乌贼目所有种 Sepiida spp. [冷冻等]	正常	
	西鲱 Alosa alosa [冷冻等]	正常	
	小黄鱼 Larimichthys polyactis [冷冻等]	正常	
	小沙丁鱼属所有种 Sardinella spp. [冷冻等]	正常	
	银大麻哈鱼 Oncorhynchus kisutch [冷冻等]	正常	
	鱿鱼 Loligo [冷冻等]	正常	
	远东拟沙丁鱼 Sardinops sagax（异名 Sardinops melanostictus）[冷冻等]	正常	
	章鱼 Octopus [冷冻等]	正常	
	眼斑龙虾 Panulirus Argus [冷冻]	正常	

大洋洲

国家和地区	产品名称	准入状态	备注
澳大利亚	阿瓜大麻哈鱼 Oncorhynchus aguabonita [冰鲜]	正常	
	阿瓜大麻哈鱼 Oncorhynchus aguabonita [冷冻等]	正常	
	艾氏澳洲单角鲀 Nelusetta ayraud（异名 Nelusetta ayraudi）[冷冻等]	正常	
	澳大利亚海螯虾 Metanephrops australiensis [冷冻]	正常	
	澳洲双柔鱼 nototodarus gouldi [冷冻等]	正常	
	白带鱼 Trichiurus lepturus [冷冻等]	正常	
	白腹鲭 Scomber japonicus [冰鲜]	正常	
	白腹鲭 Scomber japonicus [冷冻等]	正常	
	白鲑属所有种 Coregonus spp. [冰鲜]	正常	

国家和地区	产品名称	准入状态	备注
澳大利亚	白鲑属所有种 *Coregonus* spp.［冷冻等］	正常	
	斑节对虾 *Penaeus monodon*［冷冻等］	正常	
	鲍鱼 *Haliotis* 或 *Concholepas*［冷冻等］	正常	
	鲍鱼 *Haliotis* 或 *Concholepas*［冰鲜］	正常	
	北方长额虾 *pandalus borealis*［冷冻等］	正常	
	北方蓝鳍金枪鱼 *Thunnus thynnus*［冰鲜］	正常	
	北鲑属所有种 *Stenodus* spp.［冰鲜］	正常	
	北鲑属所有种 *Stenodus* spp.［冷冻等］	正常	
	长颌北鲑 *Stenodus leucichthys*［冰鲜］	正常	
	长颌北鲑 *Stenodus leucichthys*［冷冻等］	正常	
	长鳍金枪鱼 *Thunnus alalunga*［冷冻等］	正常	
	长鳍鳕属所有种 *Urophycis* spp.［冷冻等］	正常	
	赤眼鳟 *Squaliobarbus curriculus*［冷冻等］	正常	
	刺金眼鲷 *Hispidoberyx ambagiosus*［冷冻等］	正常	
	大西洋鲱 *Clupea harengus*［冰鲜］	正常	
	大西洋鲑 *Salmo salar*［冷冻等］	正常	
	大西洋鲑 *Salmo salar*［冰鲜］	正常	
	大西洋胸棘鲷 *Hoplostethus atlanticus*［鱼油］	正常	
	大西洋鳕 *Gadus morhua*［冷冻等］	正常	
	大西洋鳕 *Gadus morhua*［冰鲜］	正常	
	单角革鲀 *Aluterus Monoceros*［冷冻等］	正常	
	刀额新对虾 *metapenaeus ensis*［冷冻等］	正常	
	刀鱼 *Coilia ectenes*［冷冻等］	正常	
	刀鱼 *Coilia ectenes*［冰鲜］	正常	
	笛鲷属所有种 *Lutjanus* spp.［冷冻等］	正常	
	短沟对虾 *Penaeus semisulcatus*［冷冻等］	正常	
	短鲔 *Thunnus obesus*［冰鲜］	正常	
	凡纳（滨）对虾 *Penaeus vannamei*（又为 *Litopenaeus vannamei*）［冷冻等］	正常	
	鲂属所有种 *Megalobrama* spp.［冷冻等］	正常	
	仿刺参 *Apostichopus* spp.［冷冻等］	正常	
	格陵兰鳕 *Gadus ogac*［冰鲜］	正常	
	格陵兰鳕 *Gadus ogac*［冷冻等］	正常	
	蛤蜊（马珂蛤）*Mactromeris* spp.［冷冻等］	正常	
	蛤蜊（马珂蛤）*Mactromeris* spp.［冰鲜］	正常	
	瓜参 *Cucumaria* spp.［冷冻等］	正常	

国家和地区	产品名称	准入状态	备注
澳大利亚	桂皮斑鲆 *Pseudorhombus cinnamoneus*［冰鲜］	正常	
	黑斑刺盖太阳鱼 *Pomoxis nigromaculatus*［冷冻等］	正常	
	黑鳍叶鲹 *Caranx malam*［冷冻等］	正常	
	黑线银鲛 *Chimaera phantasma*［冷冻等］	正常	
	红笛鲷 *Lutjanus sanguineus*［冷冻等］	正常	
	红点鲑属所有种 *Salvelinus* spp.［冰鲜］	正常	
	红点鲑属所有种 *Salvelinus* spp.［冷冻等］	正常	
	红金眼鲷 *Beryx splendens*［冷冻等］	正常	
	红九棘鲈 *Cephalopholis sonnerati*［冰鲜］	正常	
	红眼雪蟹 *Chinoecetes bairdi*［冷冻等］	正常	
	红眼雪蟹 *Chinoecetes bairdi*［冰鲜］	正常	
	虹鳟 *Oncorhynchus mykiss*［冷冻等鱼卵］	正常	
	虹鳟 *Oncorhynchus mykiss*［冰鲜］	正常	
	虹鳟 *Oncorhynchus mykiss*［冷冻等］	正常	
	虹鳟 *Oncorhynchus mykiss*［冰鲜（鱼卵）］	正常	
	花腹鲭 *Scomber australasicus*［冷冻等］	正常	
	黄条鰤 *Seriola lalandi*，也称黄尾鰤［冰鲜］	正常	
	黄条鰤 *Seriola lalandi*，也称黄尾鰤［冷冻等］	正常	
	灰眼雪蟹 *Chinopecetes Opilio*［冰鲜］	正常	
	灰眼雪蟹 *Chinopecetes Opilio*［冷冻等］	正常	
	茴鱼属所有种 *Thymallus* spp.［冰鲜］	正常	
	茴鱼属所有种 *Thymallus* spp.［冷冻等］	正常	
	吉尔大麻哈鱼 *Oncorhynchus gilae*［冰鲜］	正常	
	吉尔大麻哈鱼 *Oncorhynchus gilae*［冷冻等］	正常	
	尖吻鲈 *Lates calcarifer*［冷冻等］	正常	
	尖吻鲈 *Lates calcarifer*［冰鲜］	正常	
	剑旗鱼 *Xiphias gladius*［冰鲜］	正常	
	金腹大麻哈鱼 *Oncorhynchus chrysogaster*［冷冻等］	正常	
	金腹大麻哈鱼 *Oncorhynchus chrysogaster*［冰鲜］	正常	
	金枪鱼属所有种 *Thunnus* spp.［冰鲜］	正常	
	金枪鱼属所有种 *Thunnus* spp.［冷冻等］	正常	
	堪察加拟石蟹 *Paralithodes camtschaticus*［冰鲜］	正常	
	克拉克大麻哈鱼 *Oncorhynchus clarkii clarkii*［冰鲜］	正常	
	克拉克大麻哈鱼 *Oncorhynchus clarkii clarkii*［冷冻等］	正常	
	克氏原螯虾 *Procambarus clarkii*［冷冻等］	正常	

国家和地区	产品名称	准入状态	备注
澳大利亚	克氏原螯虾 *Procambarus clarkii*［冰鲜］	正常	
	孔鳐 *Raja porosa*［冷冻等］	正常	
	宽沟对虾 *Penaeus latisulcatus*［冷冻等］	正常	
	蓝尖尾无须鳕 *Macruronus novaezelandiae*［冷冻等鱼卵］	正常	
	蓝尖尾无须鳕 *Macruronus novaezelandiae*［冰鲜］	正常	
	蓝鳍金枪鱼 *Thunnus maccoyii*［冷冻等］	正常	
	蓝鳍金枪鱼 *Thunnus maccoyii*［冰鲜］	正常	
	蓝足短浆蟹 *Thalamita coeruleipes*［冷冻等］	正常	
	蓝足短浆蟹 *Thalamita coeruleipes*［冰鲜］	正常	
	老虎枪虾 *Alpheus bellulus*［冷冻等］	正常	
	勒氏笛鲷 *Lutjanus russelli*［冷冻等］	正常	
	龙虾（常见品种：中国龙虾、波纹龙虾、日本龙虾、杂色龙虾、少刺龙虾、长足龙虾、真龙虾等）*Palinuridae*［冷冻］	正常	
	龙虾（常见品种：中国龙虾、波纹龙虾、日本龙虾、杂色龙虾、少刺龙虾、长足龙虾、真龙虾等）*Palinuridae*［冰鲜］	正常	
	绿壳菜蛤 *Perna viridis*［冰鲜］	正常	
	绿鳍马面鲀 *Thamnaconus septentrionalis*［冷冻等］	正常	
	马六甲绯鲤 *Upeneus moluccensis*［冷冻等］	正常	
	鳗鲡属所有种 *Anguilla* spp.［冷冻等］	正常	
	鳗鲡属所有种 *Anguilla* spp.［冰鲜］	正常	
	毛缘扇虾 *Ibacus ciliatus*［冷冻等］	正常	
	墨吉对虾 *penaeus merguiensis*［冷冻等］	正常	
	牡蛎 *Ostrea*［冰鲜］	正常	
	牡蛎 *Ostrea*［冷冻等］	正常	
	尼罗尖吻鲈 *Lates niloticus*［冰鲜］	正常	
	挪威海螯虾 *Nephrops norvegicus*［冷冻等］	正常	
	鲭鱼 *Scomber scombrus*［冷冻等］	正常	
	裘氏鳄头冰鱼 *Champsocephalus Gunnari*［冷冻等］	正常	
	裘氏拟棘鲷 *Centroberyx gerrardi*［冷冻等］	正常	
	犬牙南极鱼属所有种 *Dissostichus* spp.［冷冻等］	正常	
	日本的鲷 *Zeus faber*［冷冻等］	正常	
	日本的鲷 *Zeus faber*［冰鲜］	正常	
	日本竹荚鱼 *Trachurus japonicus*［冷冻等］	正常	
	日月贝 *Amusium pleuronectes*［冷冻等］	正常	
	三疣梭子蟹 *Portunus trituberculatus*［冷冻等］	正常	

国家和地区	产品名称	准入状态	备注
	沙带鱼 *Lepturacanthus savala*［冷冻等］	正常	
	沙丁鱼 *Sardina pilchardus*［冷冻等］	正常	
	扇贝 *Placopecta（Placopecten）magellanicus*［冷冻等］	正常	
	扇贝 *Placopecta（Placopecten）magellanicus*［冰鲜］	正常	
	少耙后竺鲷 *Epigonus telescopus*［冷冻等］	正常	
	鲹属所有种 *Caranx* spp.［冷冻等］	正常	
	虱目鱼 *Chanos chanos*［冷冻等］	正常	
	石斑鱼属所有种 *Epinephelus* spp.［冷冻等］	正常	
	黍鲱 *Sprattus sprattus*［冷冻等］	正常	
	双斑伴丽鱼 *Hemichromis bimaculatus*［冷冻等］	正常	
	鳎 *Solea solea*［冷冻等］	正常	
	太平洋大口石首鱼 *Larimus pacificus*［冷冻等］	正常	
	太平洋鲱 *Clupea pallasii*［冰鲜］	正常	
	太平洋鲑属所有种或大麻哈鱼属所有种 *Oncorhynchus* spp.［冰鲜］	正常	
	太平洋鲑属所有种或大麻哈鱼属所有种 *Oncorhynchus* spp.［冷冻等］	正常	
	太平洋蓝鳍金枪鱼 *Thunnus orientalis*［冰鲜］	正常	
	太平洋鳕，又名大头鳕 *Gadus macrocephalus*［冷冻等］	正常	
澳大利亚	太平洋鳕，又名大头鳕 *Gadus macrocephalus*［冰鲜］	正常	
	太阳鱼 *Lepomis gulosus*［冷冻等］	正常	
	乌贼目所有种 *Sepiida* spp.［冷冻等］	正常	
	西鲱 *Alosa alosa*［冷冻等］	正常	
	细鳞鱼属所有种 *Brachymystax* spp.［冷冻等］	正常	
	细鳞鱼属所有种 *Brachymystax* spp.［冰鲜］	正常	
	狭鳕 *Theragra chalcogramma*，也称黄线狭鳕［冷冻等鱼卵］	正常	
	狭鳕 *Theragra chalcogramma*，也称黄线狭鳕［冷冻等］	正常	
	狭鳕 *Theragra chalcogramma*，也称黄线狭鳕［冷冻等鱼肝］	正常	
	香槟蟹 *Hypothalassia acerba*［冷冻等］	正常	
	香槟蟹 *Hypothalassia acerba*［冰鲜］	正常	
	小沙丁鱼属所有种 *Sardinella* spp.［冷冻等］	正常	
	新西兰兔银鲛 *Hydrolagus novaezealandiae*［冷冻等］	正常	
	旭蟹 *Ranina ranina*［冰鲜］	正常	
	旭蟹 *Ranina ranina*［冷冻等］	正常	
	雪蟹 *Chionoecetes* spp.［冰鲜］	正常	
	雪蟹 *Chionoecetes* spp.［冷冻等］	正常	
	亚利桑那大麻哈鱼 *Oncorhynchus apache*［冷冻等］	正常	

国家和地区	产品名称	准入状态	备注
澳大利亚	亚利桑那大麻哈鱼 *Oncorhynchus apache*［冰鲜］	正常	
	眼斑拟鲈 *Parapercis ommatura*［冷冻等］	正常	
	燕鲂鱼 *Pterygotrigla polyommata*［冷冻等］	正常	
	鳐属所有种 *Raja* spp.［冷冻等］	正常	
	银无须鳕 *Merluccius bilinearis*［冷冻等］	正常	
	银禧鱼 *sillago bassensis*［冷冻等］	正常	
	鱿鱼 *Loligo*［冷冻等］	正常	
	远东拟沙丁鱼 *Sardinops sagax*（异名 *Sardinops melanostictus*）［冷冻等］	正常	
	章鱼 *Octopus*［冷冻等］	正常	
	哲罗鱼属所有种 *Hucho* spp.［冰鲜］	正常	
	哲罗鱼属所有种 *Hucho* spp.［冷冻等］	正常	
	真鲷 *Pagrus major*［冰鲜］	正常	
	真鲷 *Pagrus major*［冷冻等］	正常	
	中国对虾 *Penacus orientalis*［冷冻等］	正常	
	中华管鞭虾 *Solenocera crassicornis*［冷冻等］	正常	
	中间低鳍鲳 *Peprilus medius*［冷冻等］	正常	
	鳟 *Salmo trutta*［冰鲜］	正常	
	鳟 *Salmo trutta*［冷冻等］	正常	
巴布亚新几内亚	阿瓜大麻哈鱼 *Oncorhynchus aguabonita*［冷冻等］	正常	
	白带鱼 *Trichiurus lepturus*［冷冻等］	正常	
	白底辐肛参 *Actinopyga mauritiana*［冰鲜、冷冻等］	正常	
	白沙参 *Holothuria fuscogilva*［冰鲜、冷冻等］	正常	
	斑点马鲛 *Scomberomorus guttatus*［冷冻等］	正常	
	斑节对虾 *Penaeus monodon*［冰鲜］	正常	
	斑节对虾 *Penaeus monodon*［冷冻等］	正常	
	糙刺参 *Stichopus horrens*［冰鲜、冷冻等］	正常	
	糙海参 *Holothuria scabra*［冰鲜、冷冻等］	正常	
	长鳍金枪鱼 *Thunnus alalunga*［冷冻等］	正常	
	刺参 *Stichopus ocellatus*［冰鲜、冷冻等］	正常	
	大西洋海参 *Holothuria coluber*［冰鲜、冷冻等］	正常	
	刀额新对虾 *metapenaeus ensis*［冷冻等］	正常	
	短鲔 *Thunnus obesus*［冰鲜］	正常	
	短鲔 *Thunnus obesus*［冷冻等］	正常	
	仿刺参 *Apostichopus* spp.［冷冻等］	正常	
	仿刺参 *Holothuria fuscopunctata*［冰鲜、冷冻等］	正常	

国家和地区	产品名称	准入状态	备注
巴布亚新几内亚	仿刺身 *Stichopus vastus*［冰鲜、冷冻等］	正常	
	仿对虾 *Parapenaeopsis sculptilis*［冷冻等］	正常	
	格皮氏海参 *Pearsonothuria graeffei*［冰鲜、冷冻等］	正常	
	哈氏仿对虾 *Parapenaeopsis hardwickii*［冷冻等］	正常	
	海参 *Holothuria roseomaculata*［冰鲜、冷冻等］	正常	
	黑斑海参 *Bohadschia vitiensis*［冰鲜、冷冻等］	正常	
	黑海参 *Holothuria atra*［冰鲜、冷冻等］	正常	
	黑猪婆参 *Holothuria whitmaei*［冰鲜、冷冻等］	正常	
	红腹海参 *Holothuria edulis*［冰鲜、冷冻等］	正常	
	虹鳟 *Oncorhynchus mykiss*［冷冻等］	正常	
	狐鲣 *Sarda Sarda*［冷冻等］	正常	
	花刺参 *Stichopus herrmanni*［冰鲜、冷冻等］	正常	
	黄鳍金枪鱼 *Thunnus albacares*［冰鲜］	正常	
	黄鳍金枪鱼 *Thunnus albacares*［冷冻等］	正常	
	黄玉参 *Stichopus naso*［冰鲜、冷冻等］	正常	
	吉尔大麻哈鱼 *Oncorhynchus gilae*［冷冻等］	正常	
	棘辐肛参 *Actinopyga echinites*［冰鲜、冷冻等］	正常	
	鲣 *Katsuwonus pelamis*［冷冻等］	正常	
	金腹大麻哈鱼 *Oncorhynchus chrysogaster*［冷冻等］	正常	
	锦绣龙虾 *Panulirus ornatus*［冰鲜］	正常	
	锦绣龙虾 *Panulirus ornatus*［冷冻］	正常	
	巨梅花参 *Thelenota anax*［冰鲜、冷冻等］	正常	
	锯缘青蟹 *Scylla serrata*［冷冻等］	正常	
	锯缘青蟹 *Scylla serrata*［冰鲜］	正常	
	克拉克大麻哈鱼 *Oncorhynchus clarkii clarkii*［冷冻等］	正常	
	榄绿青蟹 *Scylla olivacea*［冰鲜］	正常	
	榄绿青蟹 *Scylla olivacea*［冷冻等］	正常	
	龙虾（常见品种：中国龙虾、波纹龙虾、日本龙虾、杂色龙虾、少刺龙虾、长足龙虾、真龙虾等）*Palinuridae*［冷冻］	正常	
	龙虾（常见品种：中国龙虾、波纹龙虾、日本龙虾、杂色龙虾、少刺龙虾、长足龙虾、真龙虾等）*Palinuridae*［冰鲜］	正常	
	绿刺参 *Stichopus chloronotus*［冰鲜、冷冻等］	正常	
	梅花参 *Thelenota ananas*［冰鲜、冷冻等］	正常	
	梅花参 *Thelenota rubralineata*［冰鲜、冷冻等］	正常	
	墨吉对虾 *penaeus merguiensis*［冰鲜］	正常	

国家和地区	产品名称	准入状态	备注
巴布亚新几内亚	墨吉对虾 *penaeus merguiensis*［冷冻等］	正常	
	拟穴青蟹 *Scylla paramamosain*［冰鲜］	正常	
	拟穴青蟹 *Scylla paramamosain*［冷冻等］	正常	
	沙带鱼 *Lepturacanthus savala*［冷冻等］	正常	
	蛇目白尼参 *Bohadschia argus*［冰鲜、冷冻等］	正常	
	深海大乌参 *Actinopyga palauensis*［冰鲜、冷冻等］	正常	
	图纹白尼参 *Bohadschia marmorata*［冰鲜、冷冻等］	正常	
	乌皱辐肛参 *Actinopyga miliaris*［冰鲜、冷冻等］	正常	
	新对虾 *Metapenaeus eboracensis*［冷冻等］	正常	
	亚利桑那大麻哈鱼 *Oncorhynchus apache*［冷冻等］	正常	
	玉足海参 *Holothuria leucospilota*［冰鲜、冷冻等］	正常	
	中华管鞭虾 *Solenocera crassicornis*［冷冻等］	正常	
	中间低鳍鲳 *Peprilus medius*［冷冻等］	正常	
	紫螯青蟹 *Scylla tranquebarica*［冷冻等］	正常	
	紫螯青蟹 *Scylla tranquebarica*［冰鲜］	正常	
	鳟 *Salmo trutta*［冷冻等］	正常	
斐济	豹纹鳃棘鲈 *Plectropomus leopardus*［冷冻等］	正常	
	北方蓝鳍金枪鱼 *Thunnus thynnus*［冷冻等］	正常	
	长茎葡萄蕨藻 *caulerpa lentillifera*［冷冻等］	正常	
	长鳍金枪鱼 *Thunnus alalunga*［冷冻等］	正常	
	长鳍金枪鱼 *Thunnus alalunga*［冰鲜］	正常	
	刺鲅 *Acanthocybium solandri*，也称沙氏刺鲅［冷冻等］	正常	
	大西洋胸棘鲷 *Hoplostethus atlanticus*［冷冻等］	正常	
	短鲔 *Thunnus obesus*［冰鲜］	正常	
	短鲔 *Thunnus obesus*［冷冻等］	正常	
	仿刺参 *Apostichopus* spp.［冷冻等］	正常	
	佛氏虎鲨 *Heterodontus francisci*［冷冻等］	正常	
	狐鲣 *Sarda Sarda*［冷冻等］	正常	是★①
	黄鳍金枪鱼 *Thunnus albacares*［冰鲜］	正常	
	鲣 *Katsuwonus pelamis*［冷冻等］	正常	
	剑旗鱼 *Xiphias gladius*［冰鲜］	正常	
	剑旗鱼 *Xiphias gladius*［冷冻等］	正常	
	金枪鱼属所有种 *Thunnus* spp.［冷冻等］	正常	
	金枪鱼属所有种 *Thunnus* spp.［冰鲜］	正常	
	蓝枪鱼 *Makaira mazara*［冷冻等］	正常	

① 表示该国（地区）作为"原产地国家地区"向我国出口过该品的水产品，同时我国远洋渔船曾在该国（地区）海域捕捞该种水产品并输入我国。

国家和地区	产品名称	准入状态	备注
斐济	龙虾（常见品种：中国龙虾、波纹龙虾、日本龙虾、杂色龙虾、少刺龙虾、长足龙虾、真龙虾等）*Palinuridae*［冷冻］	正常	
	平鳍旗鱼 *Istiophorus platypterus*［冷冻等］	正常	
	旗鱼属所有种 *Istiophorus* spp.［冷冻等］	正常	
	麒麟菜 *Eucheuma cottonii*［冷冻等］	正常	
	石斑鱼属所有种 *Epinephelus* spp.［冷冻等］	正常	
	舒氏猪齿鱼 *Choerodon schoenleinii*［冷冻等］	正常	
	太平洋蓝鳍金枪鱼 *Thunnus orientalis*［冷冻等］	正常	
	异鳞蛇鲭 *Lepidocybium flavobrunneum*［冷冻等］	正常	
	鹦嘴鱼属所有种 *Scarus* spp.［冷冻等］	正常	
	鱿鱼 *Loligo*［冷冻等］	正常	
	月鲹属所有种 *Selene* spp.［冷冻等］	正常	
	月鱼 *Lampris guttatus*［冷冻等］	正常	
库克群岛	斑点拟短棘海鲂 *Pseudocyttus maculatus*［冷冻等］	正常	
	大西洋胸棘鲷 *Hoplostethus atlanticus*［冷冻等］	正常	
	鲽鱼 *Pleuronectes platessa*［冷冻等］	正常	
	黑异海鲂 *Allocyttus niger*［冷冻等］	正常	
	红金眼鲷 *Beryx splendens*［冷冻等］	正常	
	少耙后竺鲷 *Epigonus telescopus*［冷冻等］	正常	
马绍尔群岛	刺鲅 *Acanthocybium solandri*，也称沙氏刺鲅［冷冻等］	正常	
	短鲔 *Thunnus obesus*［冰鲜］	正常	
	佛氏虎鲨 *Heterodontus francisci*［冷冻等］	正常	
	红金眼鲷 *Beryx splendens*［冷冻等］	正常	
	狐鲣 *Sarda Sarda*［冷冻等］	正常	
	黄鳍金枪鱼 *Thunnus albacares*［冷冻等］	正常	
	黄鳍金枪鱼 *Thunnus albacares*［冰鲜］	正常	
	鲣 *Katsuwonus pelamis*［冷冻等］	正常	
	剑旗鱼 *Xiphias gladius*［冷冻等］	正常	
	金枪鱼属所有种 *Thunnus* spp.［冰鲜］	正常	
	金枪鱼属所有种 *Thunnus* spp.［冷冻等］	正常	
	康氏马鲛 *Scomberomorus commerson*［冷冻等］	正常	
	平鳍旗鱼 *Istiophorus platypterus*［冷冻等］	正常	
	旗鱼属所有种 *Istiophorus* spp.［冷冻等］	正常	
	鲯鳅 *Coryphaena hippurus*［冷冻等］	正常	
	鱿鱼 *Loligo*［冷冻等］	正常	
	月鲹属所有种 *Selene* spp.［冷冻等］	正常	

国家和地区	产品名称	准入状态	备注
密克罗尼西亚	长鳓 *Ilisha elongata*［冷冻等］	正常	
	长鳍金枪鱼 *Thunnus alalunga*［冷冻等］	正常	
	刺鲅 *Acanthocybium solandri*，也称沙氏刺鲅［冷冻等］	正常	
	大黄鱼 *Larimichthys crocea*［冷冻等］	正常	
	短鲔 *Thunnus obesus*［冰鲜］	正常	
	短鲔 *Thunnus obesus*［冷冻等］	正常	
	佛氏虎鲨 *Heterodontus francisci*［冷冻等］	正常	
	红金眼鲷 *Beryx splendens*［冷冻等］	正常	
	狐鲣 *Sarda Sarda*［冷冻等］	正常	
	胡瓜鱼 *Osmerus eperlanus*［冷冻等］	正常	
	黄鳍金枪鱼 *Thunnus albacares*［冷冻等］	正常	
	鲣 *Katsuwonus pelamis*［冷冻等］	正常	
	剑旗鱼 *Xiphias gladius*［冷冻等］	正常	
	金枪鱼属所有种 *Thunnus* spp.［冷冻等］	正常	
	旗鱼属所有种 *Istiophorus* spp.［冷冻等］	正常	
	鲯鳅 *Coryphaena hippurus*［冷冻等］	正常	
	日本鳀 *Engraulis japonicus*［冷冻等］	正常	
	日本乌鲂 *Brama japonica*［冷冻等］	正常	
	沙氏下鱵 *Hyporhamphus sojori*，又为日本下鱵鱼 *Hyporhamphus sajori*［冷冻等］	正常	
	似长鳍黄鱼 *Larimichthys pamoides*［冷冻等］	正常	
	小黄鱼 *Larimichthys polyactis*［冷冻等］	正常	
	亚洲胡瓜鱼或美洲胡瓜鱼 *Osmerus mordax*［冷冻等］	正常	
	月鲹属所有种 *Selene* spp.［冷冻等］	正常	
萨摩亚	野生海捕水产品	正常	
瓦努阿图	阿根廷滑柔鱼 *Illex Argentinus*［冷冻等］	正常	
	长鳍金枪鱼 *Thunnus alalunga*［冷冻等］	正常	
	仿刺参 *Apostichopus* spp.［冷冻等］	正常	
	黄鳍金枪鱼 *Thunnus albacares*［冰鲜］	正常	
	秋刀鱼 *Cololabis saira*［冷冻等］	正常	
	乌贼目所有种 *Sepiida* spp.［冷冻等］	正常	
	鱿鱼 *Loligo*［冷冻等］	正常	

国家和地区	产品名称	准入状态	备注
新西兰	新西兰鸟蛤 *Austrovenus stutchburyi*［冷冻等］	正常	
	阿根廷无须鳕 *Merluccius hubbsi*［冷冻等］	正常	
	斑点拟短棘海鲂 *Pseudocyttus maculatus*［冷冻等］	正常	
	鲍鱼 *Haliotis*、*Concholepas*［冷冻等］	正常	
	比氏兔银鲛 *Hydrolagus bemisi*［冷冻等］	正常	
	比氏兔银鲛 *Hydrolagus bemisi*［冰鲜］	正常	
	鲳属所有种 *Pampus* spp.［冷冻等］	正常	
	长鳍线指鲻 *Nemadactylus macropterus*［冷冻等］	正常	
	长体多锯鲈 *Polyprion oxygeneios*［冰鲜］	正常	
	长吻突吻鳕 *Coryphaenoides carminifer*［冷冻等］	正常	
	翅鲨 *Galeorhinus Galeus*［冷冻等］	正常	
	刺鲅 *Acanthocybium solandri*，也称沙氏刺鲅［冷冻等］	正常	
	刺鱼属所有种 *Gasterosteus* spp.［冷冻等］	正常	
	粗皮似马面单棘鲀 *Meuschenia scaber*［冷冻等］	正常	
	大鼻谷鳐 *Zearaja nasuta*（异名 *dipturus nasutus*）［冷冻等］	正常	
	大鳞大麻哈鱼 *Oncorhynchus tshawytscha*［冷冻等］	正常	
	大鳞大麻哈鱼 *Oncorhynchus tshawytscha*［冰鲜］	正常	
	大麻哈鱼 *Oncorhynchus keta*［冷冻等］	正常	
	大麻哈鱼 *Oncorhynchus keta*［冰鲜］	正常	
	大鳗鲡 *Anguilla dieffenbachii*［冷冻等］	正常	
	大目金眼鲷 *Beryx decadactylus*［冷冻等］	正常	
	大青鲨 *Prionace glauca*［冷冻等］	正常	
	大西洋叉尾带鱼 *Lepidopus caudatus*［冷冻等］	正常	
	大西洋鲑 *Salmo salar*［冷冻等］	正常	
	大西洋鲑 *Salmo salar*［冰鲜］	正常	
	大西洋胸棘鲷 *Hoplostethus atlanticus*［冷冻等］	正常	
	大西洋鳕 *Gadus morhua*［冰鲜］	正常	
	道氏唇指鲻 *Cheilodactylus douglasii*［冷冻等］	正常	
	道氏唇指鲻 *Cheilodactylus douglasii*［冰鲜］	正常	
	等三角马珂蛤 *Spisula*（*Crassula*）*aequilatera*［冷冻等］	正常	
	笛鲷属所有种 *Lutjanus* spp.［冷冻等］	正常	
	笛鲷属所有种 *Lutjanus* spp.［冰鲜］	正常	
	钓鮟鱇鱼 *Lophius piscatorius*，也称鮟鱇鱼［冷冻等］	正常	
	钓鮟鱇鱼 *Lophius piscatorius*，也称鮟鱇鱼［冰鲜］	正常	
	鲽鱼 *Pleuronectes platessa*［冰鲜］	正常	

续表11

国家和地区	产品名称	准入状态	备注
新西兰	鲽鱼 *Pleuronectes platessa*［冷冻等］	正常	
	多瑙哲罗鱼 *Hucho hucho*［冰鲜］	正常	
	多瑙哲罗鱼 *Hucho hucho*［冷冻等］	正常	
	鲂属所有种 *Megalobrama* spp.［冷冻等］	正常	
	仿刺参 *Apostichopus* spp.［冷冻等］	正常	
	仿刺参 *Apostichopus* spp.（*Australostichopus mollis*）［冷冻等］	正常	
	凤螺 *Strombus* spp.［冰鲜］	正常	
	凤螺 *Strombus* spp.［冷冻等］	正常	
	佛氏虎鲨 *Heterodontus francisci*［冰鲜］	正常	
	格陵兰鳕 *Gadus ogac*［冰鲜］	正常	
	蛤蜊（马珂蛤）*Mactromeris* spp.［冷冻等］	正常	
	蛤蜊（马珂蛤）*Mactromeris* spp.［冰鲜］	正常	
	贡氏彩菱鲽 *colistium guntheri*［冷冻等］	正常	
	狗鱼属所有种 *Esox* spp.［冷冻等］	正常	
	光背长吻鳐 *Dipturus innominatus*（异名 *Raja innominata*）［冷冻等］	正常	
	海胆 *Ciona intestinalis*［冰鲜］	正常	
	海胆 *Evechinus chloroticus*［冷冻等］	正常	
	褐蓝子鱼 *Siganus fuscescens*［冰鲜］	正常	
	褐蓝子鱼 *Siganus fuscescens*［冷冻等］	正常	
	黑斑刺盖太阳鱼 *Pomoxis nigromaculatus*［冷冻等］	正常	
	黑等鳍叉尾带鱼 *Aphanopus carbo*［冷冻等］	正常	
	黑腹无鳔鲉 *Helicolenus dactylopterus*［冷冻等］	正常	
	黑裙鱼 *Gephyrocharax melanocheir*［冷冻等］	正常	
	黑鳃梅童鱼 *Collichthys niveatus*［冷冻等］	正常	
	黑线银鲛 *Chimaera phantasma*［冷冻等］	正常	
	黑异海鲂 *Allocyttus niger*［冷冻等］	正常	
	红大麻哈鱼 *Oncorhynchus nerka*［冰鲜］	正常	
	红笛鲷 *Lutjanus sanguineus*［冷冻等］	正常	
	红点鲑属所有种 *Salvelinus* spp.［冰鲜］	正常	
	红点鲑属所有种 *Salvelinus* spp.［冷冻等］	正常	
	红金眼鲷 *Beryx splendens*［冷冻等］	正常	
	红金眼鲷 *Beryx splendens*［冰鲜］	正常	
	红九棘鲈 *Cephalopholis sonnerati*［冰鲜］	正常	
	红拟褐鳕 *Pseudophycis bachus*［冷冻等］	正常	
	红娘鱼属所有种 *Lepidotrigla* spp.［冰鲜］	正常	

国家和地区	产品名称	准入状态	备注
新西兰	红娘鱼属所有种 *Lepidotrigla* spp. ［冷冻等］	正常	
	红钻鱼 *Etelis carbunculus* ［冷冻等］	正常	
	胡鲶属所有种 *Clarias* spp. ［冷冻等］	正常	
	胡子鲶 *Clarias fuscus* ［冷冻等］	正常	
	花腹鲭 *Scomber australasicus* ［冷冻等］	正常	
	花鲶 *Silurus asotus* ［冷冻等］	正常	
	黄带拟鲹 *Pseudocaranx dentex* ［冷冻等］	正常	
	黄螺 ［冷冻等］	正常	
	黄条鰤 *Seriola lalandi*，也称黄尾鰤 ［冷冻等］	正常	
	黄条鰤 *Seriola lalandi*，也称黄尾鰤 ［冰鲜］	正常	
	茴鱼属所有种 *Thymallus* spp. ［冷冻等］	正常	
	茴鱼属所有种 *Thymallus* spp. ［冰鲜］	正常	
	极大节螺藻 *Arthrospira maxima* 钝顶节螺藻 *Arthrospira platensis* ［鲜、冷冻等］	正常	
	棘黑角鱼 *Chelidonichthys spinosus* ［冷冻等］	正常	
	棘绿鳍鱼 *Chelidonichthys spinosus* ［冰鲜］	正常	
	棘绿鳍鱼 *Chelidonichthys spinosus* ［冷冻等］	正常	
	尖吻鲭鲨 *Isurus oxyrinchus* ［冷冻等］	正常	
	鲣 *Katsuwonus pelamis* ［冷冻等］	正常	
	箭鱿鱼 *Nototodarus sloanii* ［冷冻等］	正常	
	节螺藻 *Arthrospira* spp. ［冷冻等］	正常	
	节螺藻 *Arthrospira* spp. ［冷藏］	正常	
	金鲷银金鲷 *Chrysophrys auratus*（异名 *Pagrus auratus*）［冷冻等］	正常	
	金线鱼 *Nemipterus virgatus* ［冷冻等］	正常	
	康氏马鲛 *Scomberomorus commerson* ［冷冻等］	正常	
	克氏原螯虾 *Procambarus clarkii* ［冷冻等］	正常	
	克氏原螯虾 *Procambarus clarkii* ［冰鲜］	正常	
	孔鳐 *Raja porosa* ［冷冻等］	正常	
	口孵非鲫属所有种 *Oreochromis* spp. ［冷冻等］	正常	
	蓝点马鲛鱼 *Scomberomorus niphonius* ［冷冻等］	正常	
	蓝灰鲕鲳 *Seriolella caerulea* ［冷冻等］	正常	
	蓝尖尾无须鳕 *Macruronus novaezelandiae* ［冷冻等］	正常	
	蓝尖尾无须鳕 *Macruronus novaezelandiae* ［冰鲜］	正常	
	蓝尖尾无须鳕 *Macruronus novaezelandiae* ［冷冻等鱼卵］	正常	
	蓝鳍金枪鱼 *Thunnus maccoyii* ［冰鲜］	正常	
	蓝鳕 *Micromesistius poutassou* ［冷冻等］	正常	

国家和地区	产品名称	准入状态	备注
新西兰	李氏拟五棘鲷 *Pentaceros richardsoni*（异名 *pseudopentaceros richardsoni*）［冷冻等］	正常	
	镰鳍鲳鲹 *Seriolella brama*［冷冻等］	正常	
	鳞头犬牙南极鱼 *Dissostichus mawsoni*［冷冻等］	正常	
	鲮鱼 *Cirrhinus molitorella*［冷冻等］	正常	
	龙虾（常见品种：中国龙虾、波纹龙虾、日本龙虾、杂色龙虾、少刺龙虾、长足龙虾、真龙虾等）*Palinuridae*［冰鲜］	正常	
	龙虾（常见品种：中国龙虾、波纹龙虾、日本龙虾、杂色龙虾、少刺龙虾、长足龙虾、真龙虾等）*Palinuridae*［冷冻］	正常	
	绿壳菜蛤 *Perna viridis*［冷冻等］	正常	
	绿鳍马面鲀 *Thamnaconus septentrionalis*［冷冻等］	正常	
	绿鳍鱼 *Chelidonichthys kumu*［冷冻等］	正常	
	绿鳍鱼 *Chelidonichthys kumu*［冰鲜］	正常	
	绿青鳕 *Pollachius virens*［冷冻等］	正常	
	裸盖鱼 *Anoplopoma fimbria*［冷冻等］	正常	
	裸翼彩菱鲽 *Colistium nudipinnis*［冰鲜］	正常	
	马鲛属所有种 *Scomberomorus* spp.［冷冻等］	正常	
	马六甲绯鲤 *Upeneus moluccensis*［冷冻等］	正常	
	马面鲀 *Thamnaconus modestus*［冷冻等］	正常	
	马苏大麻哈鱼 *Oncorhynchus masou*［冰鲜］	正常	
	马苏大麻哈鱼 *Oncorhynchus masou*［冷冻等］	正常	
	鳗鲡属所有种 *Anguilla* spp.［冰鲜］	正常	
	鳗鲡属所有种 *Anguilla* spp.［冷冻等］	正常	
	毛鳞鱼 *Mallotus villosus*［冷冻等］	正常	
	玫瑰大麻哈鱼 *Oncorhynchus rhodorus*［冷冻等］	正常	
	玫瑰大麻哈鱼 *Oncorhynchus rhodorus*［冰鲜］	正常	
	玫瑰斜谐鱼 *Plagiogeneion rubiginosum*［冷冻等］	正常	
	默奇森浪蛤 *Spisula*（*Mactra*）*murchisoni*［冷冻等］	正常	
	牡蛎 *Ostrea*［冷冻等］	正常	
	牡蛎 *Ostrea*［冰鲜］	正常	
	南短蛇鲭 *Rexea solandri*［冷冻等］	正常	
	南极磷虾 *Euphausia superba*［虾油］	正常	
	南极深海螯虾 *Metanephrops Challengeri*［冷冻等］	正常	
	南极栉鲳 *Hyperoglyphe antarctica*［冷冻等］	正常	
	南蓝鳕 *Micromesistius australis*［冷冻等］	正常	★①
	南美洲牡蛎 *Ostrea*（*Tiostrea*）*chilensis*［冷冻等］	正常	

① 表示我国远洋渔船曾在该国（地区）海域捕捞该水产品品种并输入我国。

国家和地区	产品名称	准入状态	备注
新西兰	尼罗尖吻鲈 *Lates niloticus* ［冰鲜］	正常	
	拟棘鲷 *Centroberyx affinis* ［冰鲜］	正常	
	柠檬连鳍鰈 *Pelotretis flavilatus* ［冷冻等］	正常	
	挪威海鳌虾 *Nephrops norvegicus* ［冷冻等］	正常	
	挪威海鳌虾 *Nephrops norvegicus* ［冷冻等］	正常	
	平头竖口䲢 *Kathetostoma giganteum* ［冷冻等］	正常	
	枪鱼属所有种 *Makaira* spp. ［冷冻等］	正常	
	腔吻鳕属所有种 *Coelorinchus* spp. ［冷冻等］	正常	
	青背竹荚鱼 *Trachurus declivis* ［冷冻等］	正常	
	鲭鱼 *Scomber scombrus* ［冷冻等］	正常	
	犬牙南极鱼属所有种 *Dissostichus* spp. ［冷冻等］	正常	
	日本的鲷 *Zeus faber* ［冷冻等］	正常	
	日本的鲷 *Zeus faber* ［冰鲜］	正常	
	日本红娘鱼 *Lepidotrigla japonice* ［冷冻等］	正常	
	日本红娘鱼 *Lepidotrigla japonice* ［冰鲜］	正常	
	日本竹荚鱼 *Trachurus japonicus* ［冷冻等］	正常	
	日本竹荚鱼 *Trachurus japonicus* ［冰鲜］	正常	
	沙带鱼 *Lepturacanthus savala* ［冷冻等］	正常	
	扇贝 *Placopecta（Placopecten）magellanicus* ［冷冻等］	正常	
	扇贝 *Placopecta（Placopecten）magellanicus* ［冰鲜］	正常	
	少耙后竺鲷 *Epigonus telescopus* ［冷冻等］	正常	
	鲹属所有种 *Caranx* spp. ［冷冻等］	正常	
	虱目鱼 *Chanos chanos* ［冷冻等］	正常	
	石斑鱼属所有种 *Epinephelus* spp. ［冷冻等］	正常	
	舒氏猪齿鱼 *Choerodon schoenleinii* ［冰鲜］	正常	
	舒氏猪齿鱼 *Choerodon schoenleinii* ［冷冻等］	正常	
	鳎 *Solea solea* ［冰鲜］	正常	
	鳎 *Solea solea* ［冷冻等］	正常	
	太平洋大口石首鱼 *Larimus pacificus* ［冷冻等］	正常	
	太平洋鲑属所有种或大麻哈鱼属所有种 *Oncorhynchus* spp. ［冰鲜］	正常	
	太平洋鲑属所有种或大麻哈鱼属所有种 *Oncorhynchus* spp. ［冷冻等］	正常	
	太平洋潜泥蛤 *Panopea generosa* ［冷冻等］	正常	
	太平洋潜泥蛤 *Panopea generosa* ［冰鲜］	正常	
	太平洋鳕，又名大头鳕 *Gadus macrocephalus* ［冰鲜］	正常	
	特氏短棘海鲂 *Cyttus traversi* ［冷冻等］	正常	

国家和地区	产品名称	准入状态	备注
新西兰	天竺鲷属所有种 *Apogon* spp.［冷冻等］	正常	
	兔菱鲽 *Rhombosolea leporina*［冷冻等］	正常	
	兔菱鲽 *Rhombosolea leporina*［冰鲜］	正常	
	驼背大麻哈鱼 *Oncorhynchus gorbuscha*［冷冻等］	正常	
	驼背大麻哈鱼 *Oncorhynchus gorbuscha*［冰鲜］	正常	
	纹腹鳕 *Lepidorhynchus denticulatus*［冷冻等］	正常	
	乌贼目所有种 *Sepiida* spp.［冰鲜］	正常	
	乌贼目所有种 *Sepiida* spp.［冷冻等］	正常	
	无鳔鲉 *Helicolenus hilgendorfi*［冰鲜］	正常	
	无鳔鲉 *Helicolenus hilgendorfi*［冷冻等］	正常	
	无鳔鲉所有种 *Helicolenus* spp.［冷冻等］	正常	
	无鳔鲉属 *Helicolenus* spp.［冰鲜］	正常	
	无须鳕属所有种 *Merluccius* spp.［冷冻等］	正常	
	五棘银鲈 *Pentaprion longimanus*［冷冻等］	正常	
	细鳞鱼属所有种 *Brachymystax* spp.［冷冻等］	正常	
	细鳞鱼属所有种 *Brachymystax* spp.［冰鲜］	正常	
	细谐鱼 *Dipterygonotus leucogrammicus*［冷冻等］	正常	
	狭鳕 *Theragra chalcogramma*，也称黄线狭鳕［冷冻等鱼肝］	正常	
	狭鳕 *Theragra chalcogramma*，也称黄线狭鳕［冷冻等］	正常	
	狭鳕 *Theragra chalcogramma*，也称黄线狭鳕［冷冻等鱼卵］	正常	
	逍遥馒头蟹 *Calappa philargius*［冷冻等］	正常	
	谐鱼 *Emmelichthys nitidus*［冷冻等］	正常	
	新海鲂属所有种 *Neocyttus* spp.［冷冻等］	正常	
	新西兰貂鲨 *Mustelus Lenticulatus*［冷冻等］	正常	
	新西兰短棘海鲂 *Cyttus novaezealandiae*［冷冻等］	正常	
	新西兰短棘海鲂 *Cyttus novaezealandiae*［冰鲜］	正常	
	新西兰盾吻鲽 *Peltorhamphus novaezeelandiae*［冷冻等］	正常	
	新西兰菱鲽 *Rhombosolea plebeia*［冷冻等］	正常	
	新西兰拟鲈 *Parapercis colias*［冷冻等］	正常	
	新西兰青口贝 *Perna canaliculus*［冷冻等］	正常	
	新西兰兔银鲛 *Hydrolagus novaezealandiae*［冷冻等］	正常	
	新西兰竹荚鱼 *Trachurus novaezelandiae*［冷冻等］	正常	
	胸棘鲷属所有种 *Hoplostethus* spp.［冷冻等］	正常	
	异海鲂 *Allocyttus verrucosus*［冷冻等］	正常	
	银大麻哈鱼 *Oncorhynchus kisutch*［冰鲜］	正常	

续表16

国家和地区	产品名称	准入状态	备注
新西兰	银大麻哈鱼 Oncorhynchus kisutch［冷冻等］	正常	
	银鲳鲹 Seriolella punctata［冷冻等］	正常	
	银无须鳕 Merluccius bilinearis［冷冻等］	正常	
	银鱼属所有种 Salanx spp.［冷冻等］	正常	
	庸鲽 Hippoglossus hippoglossus（格陵兰）［冷冻等］	正常	
	鱿鱼 Loligo［冷冻等］	正常	
	鱿鱼 Loligo spp.［冰鲜］	正常	
	鲉属所有种 Scorpaena spp.［冷冻等］	正常	
	鲉属所有种 Scorpaena spp.［冰鲜］	正常	
	羽鼬鳚 Genypterus blacodes［冷冻等］	正常	
	云斑尖塘鳢 Oxyeleotris marmoratus［冷冻等］	正常	
	章鱼 Octopus［冷冻等］	正常	
	杖蛇鲭 Thyrsites atun［冷冻等］	正常	
	哲罗鱼属所有种 Hucho spp.［冷冻等］	正常	
	哲罗鱼属所有种 Hucho spp.［冰鲜］	正常	
	真鲷 Pagrus major［冷冻等］	正常	
	真鲷 Pagrus major［冰鲜］	正常	
	智利竹荚鱼 Trachurus murphyi［冷冻等］	正常	
	稚鳕（丹氏深海鳕）Mora moro［冷冻等］	正常	
	中间低鳍鲳 Peprilus medius［冷冻等］	正常	
	鲻鱼 Mugil cephalus［冷冻等］	正常	
	鳟澳鲈 Arripis trutta［冰鲜］	正常	
	鳟属所有种 Salmo spp.［冰鲜］	正常	

非洲

国家和地区	产品名称	准入状态	备注
埃及	北方长额虾 pandalus borealis［冷冻等］	正常	
	鲽鱼 Pleuronectes platessa［冷冻等］	正常	
	仿刺参 Apostichopus spp.［冷冻等］	正常	
	狭鳕 Theragra chalcogramma，也称黄线狭鳕［冷冻等］	正常	
	庸鲽 Hippoglossus hippoglossus（格陵兰）［冷冻等］	正常	
	鱿鱼 Loligo［冷冻等］	正常	

续表1

国家和地区	产品名称	准入状态	备注
加纳	白带鱼 *Trichiurus lepturus*［冷冻等］	正常	
	斑节对虾 *Penaeus monodon*［冷冻等］	正常	
	黄姑鱼 *Nibea albiflora*［冷冻等］	正常	
	龙虾（常见品种：中国龙虾、波纹龙虾、日本龙虾、杂色龙虾、少刺龙虾、长足龙虾、真龙虾等）*Palinuridae*［冰鲜］	正常	
	龙虾（常见品种：中国龙虾、波纹龙虾、日本龙虾、杂色龙虾、少刺龙虾、长足龙虾、真龙虾等）*Palinuridae*［冷冻］	正常	
	马面鲀 *Thamnaconus modestus*［冷冻等］	正常	
	鳗鲡属所有种 *Anguilla* spp.［冷冻等］	正常	
	沙带鱼 *Lepturacanthus savala*［冷冻等］	正常	
	鳎 *Solea solea*［冷冻等］	正常	
	乌贼目所有种 *Sepiida* spp.［冷冻等］	正常	
	鱿鱼 *Loligo*［冷冻等］	正常	
	章鱼 *Octopus*［冷冻等］	正常	
肯尼亚	龙虾（常见品种：中国龙虾、波纹龙虾、日本龙虾、杂色龙虾、少刺龙虾、长足龙虾、真龙虾等）*Palinuridae*［冷冻］	正常	
	龙虾（常见品种：中国龙虾、波纹龙虾、日本龙虾、杂色龙虾、少刺龙虾、长足龙虾、真龙虾等）*Palinuridae*［冰鲜］	正常	
	尼罗尖吻鲈 *Latesniloticus*［冷冻等］	正常	
马达加斯加	白带鱼 *Trichiurus lepturus*［冷冻等］	正常	
	斑节对虾 *Penaeus monodon*［冷冻等］	正常	
	斑节对虾 *Penaeus monodon*［冰鲜］	正常	
	红牙鰔 *Otolithes ruber*［冷冻等］	正常	
	锯缘青蟹 *Scylla serrata*［冷冻等］	正常	
	龙虾（常见品种：中国龙虾、波纹龙虾、日本龙虾、杂色龙虾、少刺龙虾、长足龙虾、真龙虾等）*Palinuridae*［冷冻］	正常	
	马六甲绯鲤 *Upeneus moluccensis*［冷冻等］	正常	
	麒麟菜 *Eucheuma cottonii*［冷冻等］	正常	
	石斑鱼属所有种 *Epinephelus* spp.［冷冻等］	正常	
毛里求斯	长鳍金枪鱼 *Thunnus alalunga*［冷冻等］	正常	
	大西洋胸棘鲷 *Hoplostethus atlanticus*［冷冻等］	正常	
	短鲔 *Thunnus obesus*［鱼油］	正常	
	短鲔 *Thunnus obesus*［冷冻等］	正常	
	佛氏虎鲨 *Heterodontus francisci*［冷冻等］	正常	
	红金眼鲷 *Beryx splendens*［冷冻等］	正常	
	黄鳍金枪鱼 *Thunnus albacares*［冷冻等］	正常	

续表2

国家和地区	产品名称	准入状态	备注
毛里求斯	金枪鱼属所有种 *Thunnus* spp.［冷冻等］	正常	
	日本的鲷 *Zeus faber*［冷冻等］	正常	
	日本真鲈 *Lateolabrax japonicus*，［冷冻等］	正常	
	鰤属所有种 *Seriola* spp.［冷冻等］	正常	
	鳎 *Solea solea*［冷冻等］	正常	
	乌贼目所有种 *Sepiida* spp.［冷冻等］	正常	
	鱿鱼 *Loligo*［冷冻等］	正常	
	章鱼 *Octopus*［冷冻等］	正常	
	中间低鳍鲳 *Peprilus medius*［冷冻等］	正常	
毛里塔尼亚	斑点马鲛 *Scomberomorus guttatus*［冷冻等］	正常	
	斑点舌齿鲈 *Dicentrarchus punctatus*［冷冻等］	正常	
	斑节对虾 *Penaeus monodon*［冷冻等］	正常	
	长鳓 *Ilisha elongata*［冷冻等］	正常	
	大齿鲹 *Campogramma glaycos*［冷冻等］	正常	
	大西洋叉尾带鱼 *Lepidopus caudatus*［冷冻等］	正常	
	单角革鲀 *Aluterus Monoceros*［冷冻等］	正常	
	鲽鱼 *Pleuronectes platessa*［冷冻等］	正常	
	仿刺参 *Apostichopus* spp.［冷冻等］	正常	
	黑等鳍叉尾带鱼 *Aphanopus carbo*［冷冻等］	正常	
	红笛鲷 *Lutjanus sanguineus*［冷冻等］	正常	
	红对虾［冷冻等］	正常	
	胡椒鲷 *Plectorhynchus pictus*［冷冻等］	正常	
	花尾胡椒鲷 *Plectorhinchus Cinctus*［冷冻等］	正常	
	宽口涡螺 *Cymbiumspp*［冷冻等］	正常	
	龙虾（常见品种：中国龙虾、波纹龙虾、日本龙虾、杂色龙虾、少刺龙虾、长足龙虾、真龙虾等）*Palinuridae*［冷冻］	正常	
	龙虾（常见品种：中国龙虾、波纹龙虾、日本龙虾、杂色龙虾、少刺龙虾、长足龙虾、真龙虾等）*Palinuridae*［冰鲜］	正常	
	舌齿鲈 *Dicentrarchus labrax*［冷冻等］	正常	
	鳎 *Solea solea*［冷冻等］	正常	
	涡螺 *Volutidae* spp.［冷冻等］	正常	
	乌贼目所有种 *Sepiida* spp.［冷冻等］	正常	
	鳐属所有种 *Raja* spp.［冷冻等］	正常	
	庸鲽 *Hippoglossus hippoglossus*（格陵兰）［冷冻等］	正常	
	鱿鱼 *Loligo*［冷冻等］	正常	
	章鱼 *Octopus*［冷冻等］	正常	
	鲻鱼 *Mugil cephalus*［冷冻等］	正常	

国家和地区	产品名称	准入状态	备注
摩洛哥	白带鱼 Trichiurus lepturus［冷冻等］	正常	
	白腹鲭 Scomber japonicus［冷冻等］	正常	
	斑点马鲛 Scomberomorus guttatus［冷冻等］	正常	
	斑节对虾 Penaeus monodon［冷冻等］	正常	
	鲍鱼 Haliotis、Concholepas［冷冻等］	正常	
	北方蓝鳍金枪鱼 Thunnus thynnus［冷冻等］	正常	
	大西洋叉尾带鱼 Lepidopus caudatus［冷冻等］	正常	
	红笛鲷 Lutjanus sanguineus［冷冻等］	正常	
	红对虾［冷冻等］	正常	
	花腹鲭 Scomber australasicus［冷冻等］	正常	
	江蓠 G. verrucosa［冷冻等］	正常	
	鲭鱼 Scomber scombrus［冷冻等］	正常	
	日本竹荚鱼 Trachurus japonicus［冷冻等］	正常	
	沙带鱼 Lepturacanthus savala［冷冻等］	正常	
	沙丁鱼 Sardina pilchardus［冷冻等］	正常	
	沙丁鱼 Sardina pilchardus［鱼油］	正常	
	黍鲱 Sprattus sprattus［冷冻等］	正常	
	乌贼目所有种 Sepiida spp.［冷冻等］	正常	
	西鲱 Alosa alosa［冷冻等］	正常	
	小沙丁鱼属所有种 Sardinella spp.［冰鲜］	正常	
	鳐属所有种 Raja spp.［冷冻等］	正常	
	鱿鱼 Loligo［冷冻等］	正常	
	远东拟沙丁鱼 Sardinops sagax（异名 Sardinops melanostictus）［冰鲜］	正常	
	章鱼 Octopus［冷冻等］	正常	
	真鲷 Pagrus major［冷冻等］	正常	
	竹荚鱼 Trachurus trachurus［冷冻等］	正常	
莫桑比克	斑节对虾 Penaeus monodon［冷冻等］	正常	
	鲍鱼 Haliotis、Concholepas［冷冻等］	正常	
	仿刺参 Apostichopus spp.［冷冻等］	正常	
	佛氏虎鲨 Heterodontus francisci［冷冻等］	正常	
	龙虾（常见品种：中国龙虾、波纹龙虾、日本龙虾、杂色龙虾、少刺龙虾、长足龙虾、真龙虾等）Palinuridae［冷冻］	正常	
	墨吉对虾 penaeus merguiensis［冷冻等］	正常	
	印度对虾 Penaeus indicus［冷冻等］	正常	

续表4

国家和地区	产品名称	准入状态	备注
南非	白带鱼 Trichiurus lepturus［冷冻等］	正常	
	鲍鱼 Haliotis、Concholepas［冰鲜］	正常	
	鲍鱼 Haliotis、Concholepas［冷冻等］	正常	
	北方长额虾 pandalus borealis［冷冻等］	正常	
	长鳍金枪鱼 Thunnus alalunga［冷冻等］	正常	
	长鳍鳕属所有种 Urophycis spp.［冷冻等］	正常	
	大西洋鳕 Gadus morhua［冷冻等］	正常	
	大西洋鳕 Gadus morhua［冰鲜］	正常	
	佛氏虎鲨 Heterodontus francisci［冷冻等］	正常	
	格陵兰鳕 Gadus ogac［冰鲜］	正常	
	格陵兰鳕 Gadus ogac［冷冻等］	正常	
	海带 Laminaria spp.［冷冻等］	正常	
	黑线鳕 Melanogrammus aeglefinus［冷冻等］	正常	
	红娘鱼属所有种 Lepidotrigla spp.［冷冻等］	正常	
	金枪鱼属所有种 Thunnus spp.［鱼油］	正常	
	金枪鱼属所有种 Thunnus spp.［冷冻等］	正常	
	巨藻 Lessonia spp.［冷冻等］	正常	
	克氏原螯虾 Procambarus clarkii［冷冻等］	正常	
	孔鳐 Raja porosa［冷冻等］	正常	
	蓝点马鲛鱼 Scomberomorus niphonius［冷冻等］	正常	
	蓝尖尾无须鳕 Macruronus novaezelandiae［冷冻等］	正常	
	龙虾（常见品种：中国龙虾、波纹龙虾、日本龙虾、杂色龙虾、少刺龙虾、长足龙虾、真龙虾等）Palinuridae［冷冻］	正常	
	龙虾（常见品种：中国龙虾、波纹龙虾、日本龙虾、杂色龙虾、少刺龙虾、长足龙虾、真龙虾等）Palinuridae［冰鲜］	正常	
	美洲鳀 Engraulis mordax［鱼油］	正常	
	秘鲁鳀 Engraulis ringens［鱼油］	正常	
	牡蛎 Ostrea［冷冻等］	正常	
	牡蛎 Ostrea［冰鲜］	正常	
	南非鳀 Engraulis capensis［鱼油］	正常	
	欧洲鳀 Engraulis encrasicolus［鱼油］	正常	
	日本的鲷 Zeus faber［冷冻等］	正常	
	沙带鱼 Lepturacanthus savala［冷冻等］	正常	
	沙丁鱼 Sardina pilchardus［冷冻等］	正常	
	沙丁鱼 Sardina pilchardus［鱼油］	正常	

国家和地区	产品名称	准入状态	备注
南非	鰤属所有种 *Seriola* spp.［冷冻等］	正常	
	黍鲱 *Sprattus sprattus*［冷冻等］	正常	
	太平洋鳕，又名大头鳕 *Gadus macrocephalus*［冷冻等］	正常	
	太平洋鳕，又名大头鳕 *Gadus macrocephalus*［冰鲜］	正常	
	乌贼目所有种 *Sepiida* spp.［冷冻等］	正常	
	无须鳕属所有种 *Merluccius* spp.［冷冻等］	正常	
	西鲱 *Alosa alosa*［冷冻等］	正常	
	小沙丁鱼属所有种 *Sardinella* spp.［冷冻等］	正常	
	银无须鳕 *Merluccius bilinearis*［冷冻等］	正常	
	鱿鱼 *Loligo*［冷冻等］	正常	
	远东拟沙丁鱼 *Sardinops sagax*（异名 *Sardinops melanostictus*）［冷冻等］	正常	
	真鲷 *Pagrus major*［冷冻等］	正常	
塞内加尔	白带鱼 *Trichiurus lepturus*［冷冻等］	正常	
	半滑舌鳎 *Cynoglossus semilaevis*［冷冻等］	正常	
	鲍鱼 *Haliotis*、*Concholepas*［冷冻等］	正常	
	长鳍金枪鱼 *Thunnus alalunga*［冷冻等］	正常	
	赤蛙螺 *Bufonaria rana*［冷冻等］	正常	
	大西洋叉尾带鱼 *Lepidopus caudatus*［冷冻等］	正常	
	钓鮟鱇鱼 *Lophius piscatorius*，也称鮟鱇鱼［冷冻等］	正常	
	鲽鱼 *Pleuronectes platessa*［冷冻等］	正常	
	短舌鳎 *Cynoglossus abbreviatus*［冷冻等］	正常	
	仿刺参 *Apostichopus* spp.［冷冻等］	正常	
	佛氏虎鲨 *Heterodontus francisci*［冷冻等］	正常	
	骨螺 *Murex*［冰鲜］	正常	
	骨螺 *Murex*［冷冻等］	正常	
	海鲶 *Arius thalassinus*［冷冻等］	正常	
	剑旗鱼 *Xiphias gladius*［冷冻等］	正常	
	宽口涡螺 *Cymbiumspp*［冷冻等］	正常	
	蓝点赤鲷 *Pagrus caeruleostictus*［冷冻等］	正常	
	蓝点马鲛鱼 *Scomberomorus niphonius*［冷冻等］	正常	
	鳗鲡属所有种 *Anguilla* spp.［冷冻等］	正常	
	鮸鱼 *Miichthys miiuy*［冷冻等］	正常	
	泥鳅 *Misgurnus anguillicaudatus*［冷冻等］	正常	
	日本的鲷 *Zeus faber*［冷冻等］	正常	
	日本方头鱼 *Branchiostegus japonicus*［冷冻等］	正常	

国家和地区	产品名称	准入状态	备注
塞内加尔	沙带鱼 *Lepturacanthus savala*［冷冻等］	正常	
	沙丁鱼 *Sardina pilchardus*［冷冻等］	正常	
	舌鳎 *Cynoglossus cynoglossus*［冷冻等］	正常	
	鳎 *Solea solea*［冷冻等］	正常	
	乌贼目所有种 *Sepiida* spp.［冷冻等］	正常	
	西非拟绯鲤 *pseudupeneus prayensis*［冷冻等］	正常	
	椰子涡螺 *Melo melo*［冷冻等］	正常	
	鱿鱼 *Loligo*［冷冻等］	正常	
	芋螺 *Rhizoconus*［冷冻等］	正常	
	章鱼 *Octopus*［冷冻等］	正常	
塞舌尔	白斑笛鲷 *Lutjanus bohar*［冷冻等］	正常	
	川纹笛鲷 *Lutjanus sebae*［冷冻等］	正常	
	笛鲷属所有种 *Lutjanus* spp.［冷冻等］	正常	
	短鲔 *Thunnus obesus*［冷冻等］	正常	
	佛氏虎鲨 *Heterodontus francisci*［冷冻等］	正常	
	黄鳍金枪鱼 *Thunnus albacares*［冷冻等］	正常	
	金枪鱼属所有种 *Thunnus* spp.［冷冻等］	正常	
	蓝点刺鳃鲐 *Plectropomus areolatus*［冷冻等］	正常	
	蓝点马鲛鱼 *Scomberomorus niphonius*［冷冻等］	正常	
	南海石斑鱼 *Epinephelus stictu*［冷冻等］	正常	
	日本竹荚鱼 *Trachurus japonicus*［冷冻等］	正常	
	石斑鱼属所有种 *Epinephelus* spp.［冷冻等］	正常	
	石斑鱼属所有种 *Epinephelus* spp.［冰鲜］	正常	
	亚洲胡瓜鱼或美洲胡瓜鱼 *Osmerus mordax*［冷冻等］	正常	
	野生海捕水产品	正常	
	鱿鱼 *Loligo*［冷冻等］	正常	
索马里	白带鱼 *Trichiurus lepturus*［冷冻等］	正常	
	沙带鱼 *Lepturacanthus savala*［冷冻等］	正常	
	乌贼目所有种 *Sepiida* spp.［冷冻等］	正常	
	鱿鱼 *Loligo*［冷冻等］	正常	
坦桑尼亚	白带鱼 *Trichiurus lepturus*［冷冻等］	正常	
	胡子鲶 *Clarias fuscus*［冷冻等］	正常	
	江蓠 *G. verrucosa*［冷冻等］	正常	
	龙虾（常见品种：中国龙虾、波纹龙虾、日本龙虾、杂色龙虾、少刺龙虾、长足龙虾、真龙虾等）*Palinuridae*［冷冻］	正常	

国家和地区	产品名称	准入状态	备注
坦桑尼亚	龙虾（常见品种：中国龙虾、波纹龙虾、日本龙虾、杂色龙虾、少刺龙虾、长足龙虾、真龙虾等）*Palinuridae*［冰鲜］	正常	
	鳗鲡属所有种 *Anguilla* spp.［冷冻等］	正常	
	尼罗尖吻鲈 *Lates niloticus*［冷冻等］	正常	
	麒麟菜 *Eucheuma cottonii*［冷冻等］	正常	
	沙带鱼 *Lepturacanthus savala*［冷冻等］	正常	
	异枝麒麟菜 *Eucheuma spinosum*［冷冻等］	正常	
乌干达	斑点舌齿鲈 *Dicentrarchus punctatus*［冷冻等］	正常	
	红九棘鲈 *Cephalopholis sonnerati*［冰鲜］	正常	
	尼罗尖吻鲈 *Lates niloticus*［冷冻等］	正常	
	尼罗尖吻鲈 *Lates niloticus*［冰鲜］	正常	
	舌齿鲈 *Dicentrarchus labrax*［冷冻等］	正常	

南美洲

国家和地区	产品名称	准入状态	备注
阿根廷	阿根廷短须石首鱼 *Umbrina canosai*［冷冻等］	正常	
	阿根廷红虾 *Pleoticu muelleri*［冷冻等］	正常	
	阿根廷滑柔鱼 *Illex Argentinus*［冷冻等］	正常	
	阿根廷鳀 *Engraulis anchoita*［冷冻等］	正常	
	阿根廷无须鳕 *Merluccius hubbsi*［冷冻等］	正常	
	澳洲无须鳕 *Merluccius australis*［冷冻等］	正常	
	巴塔戈尼牙鲆 *Paralichthys patagonicus*［冷冻等］	正常	
	巴西鲈䲢 *Percophis brasiliensis*［冷冻等］	正常	
	巴西油鲱 *Brevoortia aurea*［冷冻等］	正常	
	巴西真鲳 *Stromateus brasiliensis*［冷冻等］	正常	
	白斑六线鱼 *Hexagrammos stelleri*［冷冻等］	正常	
	白带鱼 *Trichiurus lepturus*［冷冻等］	正常	
	白腹鲭 *Scomber japonicus*［冷冻等］	正常	
	白姑鱼 *Argyrosomus argentatus*［冷冻等］	正常	
	斑头六线鱼 *Hexagrammos agrammus*［冷冻等］	正常	
	斑纹腔吻鳕 *Coelorinchus fasciatus*［冷冻等］	正常	
	鲍氏裸光盖丽鱼 *Gymnogeophagus balzanii*［冷冻等］	正常	
	叉线六线鱼 *Hexagrammos octogrammus*［冷冻等］	正常	
	长鳓 *Ilisha elongata*［冷冻等］	正常	
	长鳍鳕属所有种 *Urophycis* spp.［鱼油］	正常	
	长鳍鳕属所有种 *Urophycis* spp.［冷冻等］	正常	

国家和地区	产品名称	准入状态	备注
阿根廷	长线六线鱼 Hexagrammos lagocephalus［冷冻等］	正常	
	赤鲷 Pagrus Pagrus（异名 pagrus sedecim）［冷冻等］	正常	
	大黄鱼 Larimichthys crocea［冷冻等］	正常	
	大口黑鳕 Melanonus okamurai［冷冻等鱼肝］	正常	
	大口黑鳕 Melanonus okamurai［冷冻等］	正常	
	大泷六线鱼 Hexagrammos otakii［冷冻等］	正常	
	大西洋鲱 Clupea harengus［冷冻等］	正常	
	大西洋鲑 Salmo salar［冷冻等］	正常	
	大西洋鳕 Gadus morhua［冷冻等］	正常	
	大洋黑鳕 Melanonus zugmayeri［冷冻等鱼肝］	正常	
	大洋黑鳕 Melanonus zugmayeri［冷冻等］	正常	
	刀鱼 Coilia ectenes［冷冻等］	正常	
	笛鲷属所有种 Lutjanus spp.［冷冻等］	正常	
	鲽鱼 Pleuronectes platessa［冷冻等］	正常	
	仿刺参 Apostichopus spp.［冷冻等］	正常	
	佛罗里达多须石首鱼 Pogonias cromis［冷冻等］	正常	
	佛氏虎鲨 Heterodontus francisci［冷冻等］	正常	
	弗氏绒须石首鱼 Micropogonias furnieri［冷冻等］	正常	
	格陵兰鳕 Gadus ogac［冷冻等］	正常	
	钩牙皇石首鱼 Macrodon Ancylodon［冷冻等］	正常	
	海鳗 Muraenesox cinereus［冷冻等］	正常	
	黑斑刺盖太阳鱼 Pomoxis nigromaculatus［冷冻等］	正常	
	黑腹无鳔鲉 Helicolenus dactylopterus［冷冻等］	正常	
	黑鳕属所有种 Melanonus spp.［鱼油］	正常	
	红眼雪蟹 Chinoecetes bairdi［冷冻等］	正常	
	虹鳟 Oncorhynchus mykiss［冷冻等］	正常	
	花腹鲭 Scomber australasicus［冷冻等］	正常	
	黄姑鱼 Nibea albiflora［冷冻等］	正常	
	灰裸顶鲷 Gymnocranius griseus［冷冻等］	正常	
	灰眼雪蟹 Chinopecetes Opilio［冷冻等］	正常	
	吉尔大麻哈鱼 Oncorhynchus gilae［冷冻等］	正常	
	尖尾无须鳕属所有种 Macruronus spp.［鱼油］	正常	
	金腹大麻哈鱼 Oncorhynchus chrysogaster［冷冻等］	正常	
	巨藻 Lessonia spp.［冷冻等］	正常	
	卡式大西洋鳐 Atlantoraja castelnaui［冷冻等］	正常	

国家和地区	产品名称	准入状态	备注
阿根廷	堪察加拟石蟹 *Paralithodes camtschaticus*［冷冻等］	正常	
	克拉克大麻哈鱼 *Oncorhynchus clarkii clarkii*［冷冻等］	正常	
	孔鳐 *Raja porosa*［冷冻等］	正常	
	拉式南美南极鱼 *Patagonotothen ramsayi*［冷冻等］	正常	
	蓝尖尾无须鳕 *Macruronus novaezelandiae*［冷冻等］	正常	
	马面鲀 *Thamnaconus modestus*［冷冻等］	正常	
	鳗鲡属所有种 *Anguilla* spp.［冷冻等］	正常	
	美洲鳀 *Engraulis mordax*［鱼油］	正常	
	秘鲁鳀 *Engraulis ringens*［鱼油］	正常	
	鮸鱼 *Miichthys miiuy*［冷冻等］	正常	
	南非鳀 *Engraulis capensis*［鱼油］	正常	
	南美尖尾无须鳕 *Macruronus Magellanicus*［冷冻等］	正常	
	南美鲕鲳 *Seriolella Porosa*［冷冻等］	正常	
	拟鲳鲹 *Parona signata*［冷冻等］	正常	
	欧洲鳀 *Engraulis encrasicolus*［鱼油］	正常	
	皮氏叫姑鱼 *Johnius belangerii*［冷冻等］	正常	
	青鱼 *Mylopharyngodon piceus*［冷冻等］	正常	
	鲭鱼 *Scomber scombrus*［冷冻等］	正常	
	犬牙南极鱼属所有种 *Dissostichus* spp.［冷冻等］	正常	
	日本鳀 *Engraulis japonicus*［冷冻等］	正常	
	日本竹䇲鱼 *Trachurus japonicus*［冰鲜］	正常	
	日本竹䇲鱼 *Trachurus japonicus*［冷冻等］	正常	
	沙带鱼 *Lepturacanthus savala*［冷冻等］	正常	
	虱目鱼 *Chanos chanos*［冷冻等］	正常	
	十线六线鱼 *Hexagrammos decagrammus*［冷冻等］	正常	
	石斑鱼属所有种 *Epinephelus* spp.［冷冻等］	正常	
	水珍鱼 *Argentina kagoshimae*［冷冻等］	正常	
	似长鳍黄鱼 *Larimichthys pamoides*［冷冻等］	正常	
	鮻 *Liza haematocheila*，异名龟鮻梭鱼 *Chelon haematocheilus*［冷冻等］	正常	
	太平洋大口石首鱼 *Larimus pacificus*［冷冻等］	正常	
	太平洋鲱 *Clupea pallasii*［冷冻等］	正常	
	太平洋鳕，又名大头鳕 *Gadus macrocephalus*［冷冻等］	正常	
	条纹犬牙石首鱼 *Cynoscion striatus*［冷冻等］	正常	
	乌贼目所有种 *Sepiida* spp.［冷冻等］	正常	
	无须鳕属所有属 *Merluccius* spp.［鱼油］	正常	

续表3

国家和地区	产品名称	准入状态	备注
阿根廷	细身黑鳕 *Melanonus gracilis*［冷冻等鱼肝］	正常	
	小黄鱼 *Larimichthys polyactis*［冷冻等］	正常	
	小鳞犬牙南极鱼 *Dissostichus eleginoides*［冷冻等］	正常	
	雪蟹 *Chionoecetes* spp.［冷冻等］	正常	
	鳕属所有种 *Gadus* spp.［鱼油］	正常	
	亚利桑那大麻哈鱼 *Oncorhynchus apache*［冷冻等］	正常	
	鳐属所有种 *Raja* spp.［冷冻等］	正常	
	银无须鳕 *Merluccius bilinearis*［冷冻等］	正常	
	银羊鱼 *mullus argentinae*［冷冻等］	正常	
	庸鲽 *Hippoglossus hippoglossus*（格陵兰）［冷冻等］	正常	
	鱿鱼 *Loligo*［冷冻等］	正常	
	圆肛康吉鳗 *conger orbignyanus*［冷冻等］	正常	
	真鲷 *Pagrus major*［冷冻等］	正常	
	智利谷鳐 *Zearaja chilensis*（异名 *Dipturus chilensis*）［冷冻等］	正常	
	中国对虾 *Penacus orientalis*［冷冻等］	正常	（野生）
	中华管鞭虾 *Solenocera crassicornis*［冷冻等］	正常	
	中间低鳍鲳 *Peprilus medius*［冷冻等］	正常	
	皱唇鲨 *Triakis scyllium*［冷冻等］	正常	
	鲻鱼 *Mugil cephalus*［冷冻等］	正常	
	鳟 *Salmo trutta*［冷冻等］	正常	
巴西	巴西异鳞石首鱼 *Plagioscion squamosissimus*［冷冻等］	正常	
	白带鱼 *Trichiurus lepturus*［冷冻等］	正常	
	白姑鱼 *Argyrosomus argentatus*［冷冻等］	正常	
	豹纹鳃棘鲈 *Plectropomus leopardus*［冷冻等］	正常	
	扁鲹 *Pomatomus saltatrix*［冷冻等］	正常	
	长鲦 *Ilisha elongata*［冷冻等］	正常	
	大黄鱼 *Larimichthys crocea*［冷冻等］	正常	
	刀鱼 *Coilia ectenes*［冷冻等］	正常	
	黑鳃梅童鱼 *Collichthys niveatus*［冷冻等］	正常	
	黄姑鱼 *Nibea albiflora*［冷冻等］	正常	
	黄鳍金枪鱼 *Thunnus albacares*［冷冻等］	正常	
	黄条鰤 *Seriola lalandi*，也称黄尾鰤［冷冻等］	正常	
	蓝尖尾无须鳕 *Macruronus novaezelandiae*［冷冻等］	正常	
	龙虾（常见品种：中国龙虾、波纹龙虾、日本龙虾、杂色龙虾、少刺龙虾、长足龙虾、真龙虾等）*Palinuridae*［冷冻］	正常	

国家和地区	产品名称	准入状态	备注
巴西	绿色犬牙石首鱼 *Cynoscion Virescens*［冷冻等］	正常	
	鮸鱼 *Miichthys miiuy*［冷冻等］	正常	
	挪威海螯虾 *Nephrops norvegicus*［冷冻等］	正常	
	挪威海螯虾 *Nephrops norvegicus*［冷冻等］	正常	
	普通黄道蟹 *Cancer pagurus*［冷冻等］	正常	
	三疣梭子蟹 *Portunus trituberculatus*［冷冻等］	正常	
	沙带鱼 *Lepturacanthus savala*［冷冻等］	正常	
	似长鳍黄鱼 *Larimichthys pamoides*［冷冻等］	正常	
	苏里南犬牙石首鱼 *Cynoscion Acoupa*［冷冻等］	正常	
	乌贼目所有种 *Sepiida* spp.［冷冻等］	正常	
	狭鳕 *Theragra chalcogramma*，也称黄线狭鳕［冷冻等］	正常	
	小黄鱼 *Larimichthys polyactis*［冷冻等］	正常	
	亚马逊鳓 *Ilisha amazonica*［冷冻等］	正常	
	鱿鱼 *Loligo*［冷冻等］	正常	
	月鲹属所有种 *Selene* spp.［冷冻等］	正常	
	章鱼 *Octopus*［冷冻等］	正常	
	中间低鳍鲳 *Peprilus medius*［冷冻等］	正常	
厄瓜多尔	白带鱼 *Trichiurus lepturus*［冷冻等］	正常	
	白腹鲭 *Scomber japonicus*［冷冻等］	正常	
	白姑鱼 *Argyrosomus argentatus*［冷冻等］	正常	
	北方长额虾 *pandalus borealis*［冷冻等］	正常	
	刺参 *Stichopus* spp.［冷冻等］	正常	
	刺鲳 *Psenopsis anomala*［冷冻等］	正常	
	大黄鱼 *Larimichthys crocea*［冷冻等］	正常	
	大西洋鳕 *Gadus morhua*［冷冻等］	正常	
	翻车鱼 *Mola mola*［冷冻等］	正常	
	凡纳（滨）对虾 *Penaeus vannamei*（又为 *Litopenaeus vannamei*）［冷冻等］	正常	
	仿刺参 *Apostichopus* spp.［冷冻等］	正常	
	飞鱼属所有种 *Exocoetus* spp.［冷冻等］	正常	
	佛氏虎鲨 *Heterodontus francisci*［冷冻等］	正常	
	格陵兰鳕 *Gadus ogac*［冷冻等］	正常	
	狐鲣 *Sarda Sarda*［冷冻等］	正常	
	花腹鲭 *Scomber australasicus*［冷冻等］	正常	
	黄鳍金枪鱼 *Thunnus albacares*［鱼油］	正常	
	鲣 *Katsuwonus pelamis*［冷冻等］	正常	

续表5

国家和地区	产品名称	准入状态	备注
厄瓜多尔	鲣 *Katsuwonus pelamis*［鱼油］	正常	
	茎柔鱼 *Dosidicus Gigas*［冷冻等］	正常	
	龙虾（常见品种：中国龙虾、波纹龙虾、日本龙虾、杂色龙虾、少刺龙虾、长足龙虾、真龙虾等）*Palinuridae*［冷冻］	正常	
	鲯鳅 *Coryphaena hippurus*［冷冻等］	正常	
	鲭鱼 *Scomber scombrus*［冷冻等］	正常	
	沙带鱼 *Lepturacanthus savala*［冷冻等］	正常	
	沙丁鱼 *Sardina pilchardus*［冷冻等］	正常	
	鰤属所有种 *Seriola* spp.［冷冻等］	正常	
	黍鲱 *Sprattus sprattus*［冷冻等］	正常	
	似长鳍黄鱼 *Larimichthys pamoides*［冷冻等］	正常	
	鲹 *Liza haematocheila*，异名鮸鲹梭鱼 *Chelon haematocheilus*［冷冻等］	正常	
	太平洋鲭鲹 *Chloroscombrus orqueta*［冷冻等］	正常	
	太平洋鳕，又名大头鳕 *Gadus macrocephalus*［冷冻等］	正常	
	乌贼目所有种 *Sepiida* spp.［冷冻等］	正常	
	乌贼目所有种 *Sepiida* spp.［冰鲜］	正常	
	西鲱 *Alosa alosa*［冷冻等］	正常	
	小黄鱼 *Larimichthys polyactis*［冷冻等］	正常	
	小沙丁鱼属所有种 *Sardinella* spp.［冷冻等］	正常	
	星康吉鳗 *Conger myriaster*［冷冻等］	正常	
	银无须鳕 *Merluccius bilinearis*［冷冻等］	正常	
	鱿鱼 *Loligo*［冷冻等］	正常	
	鱿鱼 *Loligo* spp.［冰鲜］	正常	
	远东拟沙丁鱼 *Sardinops sagax*（异名 *Sardinops melanostictus*）［冷冻等］	正常	
	月鲹属所有种 *Selene* spp.［冷冻等］	正常	
	中间低鳍鲳 *Peprilus medius*［冷冻等］	正常	
圭亚那	北方长额虾 *pandalus borealis*［冷冻等］	正常	
	大黄鱼 *Larimichthys crocea*［冷冻等］	正常	
	红牙鯎 *Otolithes ruber*［冷冻等］	正常	
	康氏马鲛 *Scomberomorus commerson*［冷冻等］	正常	
	似长鳍黄鱼 *Larimichthys pamoides*［冷冻等］	正常	
	似鲱月眼鱼 *Hiodon alosoides*［冷冻等］	正常	
	小黄鱼 *Larimichthys polyactis*［冷冻等］	正常	

续表6

国家和地区	产品名称	准入状态	备注
秘鲁	阿瓜大麻哈鱼 *Oncorhynchus aguabonita* ［冷冻等］	正常	
	巴塔哥尼亚枪乌贼 *Doryteuthis gahi* ［冷冻等］	正常	
	白腹鲭 *Scomber japonicus* ［冷冻等］	正常	
	鲍鱼 *Haliotis*、*Concholepas* ［冷冻等］	正常	
	长鳓 *Ilisha elongata* ［冷冻等］	正常	
	长鳍鳕属所有种 *Urophycis* spp. ［冷冻等］	正常	
	大黄鱼 *Larimichthys crocea* ［冷冻等］	正常	
	大鳞大麻哈鱼 *Oncorhynchus tshawytscha* ［冷冻等］	正常	
	大麻哈鱼 *Oncorhynchus keta* ［冷冻等］	正常	
	大西洋鲱 *Clupea harengus* ［冷冻等鱼卵］	正常	
	大西洋鳕 *Gadus morhua* ［冷冻等］	正常	
	凡纳（滨）对虾 *Penaeus vannamei*（又为 *Litopenaeus vannamei*）［冷冻等］	正常	
	仿刺参 *Apostichopus* spp. ［冷冻等］	正常	
	飞鱼属所有种 *Exocoetus* spp. ［冷冻等鱼卵］	正常	
	格陵兰鳕 *Gadus ogac* ［冷冻等］	正常	
	蛤蜊（马珂蛤）*Mactromeris* spp. ［冷冻等］	正常	
	海带 *Laminaria* spp. ［冷冻等］	正常	
	海湾扇贝 *Argopecten purpuratus* ［冷冻等］	正常	
	虹鳟 *Oncorhynchus mykiss* ［冷冻等］	正常	
	狐鲣 *Sarda Sarda* ［冷冻等］	正常	
	胡瓜鱼 *Osmerus eperlanus* ［冷冻等］	正常	
	湖白鲑 *Coregonus artedi* ［冷冻等］	正常	
	湖红点鲑 *Salvelinus namaycush* ［冷冻等］	正常	
	花腹鲭 *Scomber australasicus* ［冷冻等］	正常	
	黄鳍金枪鱼 *Thunnus albacares* ［冷冻等］	正常	
	吉尔大麻哈鱼 *Oncorhynchus gilae* ［冷冻等］	正常	
	鲣 *Katsuwonus pelamis* ［冷冻等］	正常	
	江蓠 *G. verrucosa* ［冷冻等］	正常	
	金腹大麻哈鱼 *Oncorhynchus chrysogaster* ［冷冻等］	正常	
	金枪鱼属所有种 *Thunnus* spp. ［鱼油］	正常	
	茎柔鱼 *Dosidicus Gigas* ［冷冻等］	正常	
	巨藻 *Lessonia* spp. ［冷冻等］	正常	
	堪察加拟石蟹 *Paralithodes camtschaticus* ［冷冻等］	正常	
	克拉克大麻哈鱼 *Oncorhynchus clarkii clarkii* ［冷冻等］	正常	
	雷吉牙汗鱼 *o. regia* ［冷冻等］	正常	

国家和地区	产品名称	准入状态	备注
秘鲁	绿壳菜蛤 *Perna viridis*［冷冻等］	正常	
	马苏大麻哈鱼 *Oncorhynchus masou*［冷冻等］	正常	
	鳗鲡属所有种 *Anguilla* spp.［冷冻等］	正常	
	玫瑰大麻哈鱼 *Oncorhynchus rhodurus*［冷冻等］	正常	
	美洲鳀 *Engraulis mordax*［鱼油］	正常	
	秘鲁鳀 *Engraulis ringens*［冷冻等］	正常	
	秘鲁鳀 *Engraulis ringens*［鱼油］	正常	
	南非鳀 *Engraulis capensis*［鱼油］	正常	
	欧洲鳀 *Engraulis encrasicolus*［鱼油］	正常	
	鲭鱼 *Scomber scombrus*［冷冻等］	正常	
	日本鳀 *Engraulis japonicus*［冷冻等］	正常	
	沙丁鱼 *Sardina pilchardus*［冷冻等］	正常	
	沙氏下鱵 *Hyporhamphus sojori*，异名日本下鱵鱼 *Hyporhamphus sajori*［冷冻等］	正常	
	扇贝 *Placopecta*（*Placopecten*）*magellanicus*［冷冻等］	正常	
	黍鲱 *Sprattus sprattus*［冷冻等］	正常	
	似长鳍黄鱼 *Larimichthys pamoides*［冷冻等］	正常	
	太平洋鲱 *Clupea pallasii*［冷冻等鱼卵］	正常	
	太平洋鳕，又名大头鳕 *Gadus macrocephalus*［冷冻等］	正常	
	驼背大麻哈鱼 *Oncorhynchus gorbuscha*［冷冻等］	正常	
	乌贼目所有种 *Sepiida* spp.［冰鲜］	正常	
	乌贼目所有种 *Sepiida* spp.［冷冻等］	正常	
	西鲱 *Alosa alosa*［冷冻等］	正常	
	细鳞鲑 *Brachymystax lenok*，也称细鳞鱼［冷冻等］	正常	
	小黄鱼 *Larimichthys polyactis*［冷冻等］	正常	
	小沙丁鱼属所有种 *Sardinella* spp.［冷冻等］	正常	
	星康吉鳗 *Conger myriaster*［冷冻等］	正常	
	亚利桑那大麻哈鱼 *Oncorhynchus apache*［冷冻等］	正常	
	亚洲胡瓜鱼或美洲胡瓜鱼 *Osmerus mordax*［冷冻等］	正常	
	银大麻哈鱼 *Oncorhynchus kisutch*［冷冻等］	正常	
	银无须鳕 *Merluccius bilinearis*［冷冻等］	正常	
	鱿鱼 *Loligo*［冷冻等］	正常	
	鱿鱼 *Loligo* spp.［冰鲜］	正常	
	有枝蛇鳗 *Ophichthus remiger*（异名 *Ophichthus Pacifici*）［冷冻等］	正常	
	远东拟沙丁鱼 *Sardinops sagax*（异名 *Sardinops melanostictus*）［冷冻等］	正常	
	月鲹属所有种 *Selene* spp.［冷冻等］	正常	

国家和地区	产品名称	准入状态	备注
秘鲁	章鱼 *Octopus*［冷冻等］	正常	
	中间低鳍鲳 *Peprilus medius*［冷冻等］	正常	
	鳟 *Salmo trutta*［冷冻等］	正常	
苏里南	白带鱼 *Trichiurus lepturus*［冷冻等］	正常	
	大黄鱼 *Larimichthys crocea*［冷冻等］	正常	
	短尾大眼鲷 *Priacanthus macracanthus*［冷冻等］	正常	
	弗氏绒须石首鱼 *Micropogonias furnieri*［冷冻等］	正常	
	钩牙皇石首鱼 *Macrodon Ancylodon*［冷冻等］	正常	
	花鲶 *Silurus asotus*［冷冻等］	正常	
	黄姑鱼 *Nibea albiflora*［冷冻等］	正常	
	沙带鱼 *Lepturacanthus savala*［冷冻等］	正常	
	沙丁鱼 *Sardina pilchardus*［冷冻等］	正常	
	黍鲱 *Sprattus sprattus*［冷冻等］	正常	
	似长鳍黄鱼 *Larimichthys pamoides*［冷冻等］	正常	
	鲛 *Liza haematocheila*，异名龟鲛梭鱼 *Chelon haematocheilus*［冷冻等］	正常	
	太平洋大口石首鱼 *Larimus pacificus*［冷冻等］	正常	
	西鲱 *Alosa alosa*［冷冻等］	正常	
	小黄鱼 *Larimichthys polyactis*［冷冻等］	正常	
	小沙丁鱼属所有种 *Sardinella* spp.［冷冻等］	正常	
	野生海捕水产品	正常	
	远东拟沙丁鱼 *Sardinops sagax*（异名 *Sardinops melanostictus*）［冷冻等］	正常	
	中间低鳍鲳 *Peprilus medius*［冷冻等］	正常	
委内瑞拉	凡纳（滨）对虾 *Penaeus vannamei*（又为 *Litopenaeus vannamei*）［冷冻等］	正常	
乌拉圭	阿根廷短须石首鱼 *Umbrina canosai*［冷冻等］	正常	
	阿根廷滑柔鱼 *Illex Argentinus*［冷冻等］	正常	
	阿根廷无须鳕 *Merluccius hubbsi*［冷冻等］	正常	
	阿瓜大麻哈鱼 *Oncorhynchus aguabonita*［冷冻等］	正常	
	白带鱼 *Trichiurus lepturus*［冷冻等］	正常	
	白腹鲭 *Scomber japonicus*［冷冻等］	正常	
	白姑鱼 *Argyrosomus argentatus*［冷冻等］	正常	
	斑点舌齿鲈 *Dicentrarchus punctatus*［冷冻等］	正常	
	北方长额虾 *pandalus borealis*［冷冻等］	正常	
	查氏蟹 *Chaceon* spp.［冷冻等］	正常	
	长鳍鳕属所有种 *Urophycis* spp.［冷冻等］	正常	
	大黄鱼 *Larimichthys crocea*［冷冻等］	正常	

国家和地区	产品名称	准入状态	备注
乌拉圭	大西洋鲱 *Clupea harengus*［冷冻等］	正常	
	大西洋鳕 *Gadus morhua*［冷冻等］	正常	
	鲽鱼 *Pleuronectes platessa*［冷冻等］	正常	
	粉红虾 *Penaeus duorarum*［冷冻等］	正常	
	佛氏虎鲨 *Heterodontus francisci*［冷冻等］	正常	
	弗氏绒须石首鱼 *Micropogonias furnieri*［冷冻等］	正常	
	格陵兰鳕 *Gadus ogac*［冷冻等］	正常	
	钩牙皇石首鱼 *Macrodon Ancylodon*［冷冻等］	正常	
	黑腹无鳔鲉 *Helicolenus dactylopterus*［冷冻等］	正常	
	黑棘鲷 *Acanthopagrus schlegelii*［冷冻等］	正常	
	红娘鱼属所有种 *Lepidotrigla* spp.［冷冻等］	正常	
	虹鳟 *Oncorhynchus mykiss*［冷冻等］	正常	
	花腹鲭 *Scomber australasicus*［冷冻等］	正常	
	黄姑鱼 *Nibea albiflora*［冷冻等］	正常	
	黄鳍棘鲷 *Acanthopagrus latus*［冷冻等］	正常	
	黄鳍金枪鱼 *Thunnus albacares*［冷冻等］	正常	
	黄鳝 *Monopterus albus*［冷冻等］	正常	
	吉尔大麻哈鱼 *Oncorhynchus gilae*［冷冻等］	正常	
	金腹大麻哈鱼 *Oncorhynchus chrysogaster*［冷冻等］	正常	
	克拉克大麻哈鱼 *Oncorhynchus clarkii clarkii*［冷冻等］	正常	
	孔鳐 *Raja porosa*［冷冻等］	正常	
	拉式南美南极鱼 *Patagonotothen ramsayi*［冷冻等］	正常	
	鳗鲡属所有种 *Anguilla* spp.［冷冻等］	正常	
	南美尖尾无须鳕 *Macruronus Magellanicus*［冷冻等］	正常	
	拟鲳鲹 *Parona signata*［冷冻等］	正常	
	皮氏叫姑鱼 *Johnius belangerii*［冷冻等］	正常	
	鲭鱼 *Scomber scombrus*［冷冻等］	正常	
	犬牙南极鱼属所有种 *Dissostichus* spp.［冷冻等］	正常	
	沙带鱼 *Lepturacanthus savala*［冷冻等］	正常	
	沙丁鱼 *Sardina pilchardus*［冷冻等］	正常	
	舌齿鲈 *Dicentrarchus labrax*［冷冻等］	正常	
	深海红蟹 *Chaceon quinquedens*（*Geryon quinquedens*）［冷冻等］	正常	
	黍鲱 *Sprattus sprattus*［冷冻等］	正常	
	似长鳍黄鱼 *Larimichthys pamoides*［冷冻等］	正常	
	鳎 *Solea solea*［冷冻等］	正常	

国家和地区	产品名称	准入状态	备注
乌拉圭	太平洋鲱 *Clupea pallasii*［冷冻等］	正常	
	太平洋鳕，又名大头鳕 *Gadus macrocephalus*［冷冻等］	正常	是★
	乌贼目所有种 *Sepiida* spp.［冷冻等］	正常	
	西鲱 *Alosa alosa*［冷冻等］	正常	
	小黄鱼 *Larimichthys polyactis*［冷冻等］	正常	
	小鳞犬牙南极鱼 *Dissostichus eleginoides*［冷冻等］	正常	
	小沙丁鱼属所有种 *Sardinella* spp.［冷冻等］	正常	
	牙鲆 *Paralichthys olivaceus*［冷冻等］	正常	
	亚利桑那大麻哈鱼 *Oncorhynchus apache*［冷冻等］	正常	
	银无须鳕 *Merluccius bilinearis*［冷冻等］	正常	
	庸鲽 *Hippoglossus hippoglossus*（格陵兰）［冷冻等］	正常	
	鱿鱼 *Loligo*［冷冻等］	正常	
	鲉属所有种 *Scorpaena* spp.［冷冻等］	正常	
	远东拟沙丁鱼 *Sardinops sagax*（异名 *Sardinops melanostictus*）［冷冻等］	正常	
	章鱼 *Octopus*［冷冻等］	正常	
	真鲷 *Pagrus major*［冷冻等］	正常	
	中间低鳍鲳 *Peprilus medius*［冷冻等］	正常	
	鳟 *Salmo trutta*［冷冻等］	正常	
智利	阿根廷滑柔鱼 *Illex Argentinus*［冷冻等］	正常	
	爱德华氏黄道蟹 *Cancer edwardsii*［冷冻等］	正常	
	澳洲无须鳕 *Merluccius australis*［冷冻等］	正常	
	白斑六线鱼 *Hexagrammos stelleri*［冷冻等］	正常	
	白带鱼 *Trichiurus lepturus*［冷冻等］	正常	
	白腹鲭 *Scomber japonicus*［冷冻等］	正常	
	白鲑属所有种 *Coregonus* spp.［冷冻等］	正常	
	斑点舌齿鲈 *Dicentrarchus punctatus*［冷冻等］	正常	
	斑头六线鱼 *Hexagrammos agrammus*［冷冻等］	正常	
	鲍螺 *Haliotis* spp.［冷冻等］	正常	
	鲍鱼 *Haliotis*、*Concholepas*［冷冻等］	正常	
	鲍鱼 *Haliotis*、*Concholepas*［冰鲜］	正常	
	北方长额虾 *pandalus borealis*［冷冻等］	正常	
	北鲑属所有种 *Stenodus* spp.［冷冻等］	正常	
	叉线六线鱼 *Hexagrammos octogrammus*［冷冻等］	正常	
	长颌北鲑 *Stenodus leucichthys*［冷冻等］	正常	
	长鳍鳕属所有种 *Urophycis* spp.［冷冻等］	正常	

国家和地区	产品名称	准入状态	备注
智利	长线六线鱼 *Hexagrammos lagocephalus*［冷冻等］	正常	
	赤鳍笛鲷 *Lutjanus erythropterus*［冷冻等］	正常	
	赤眼鳟 *Squaliobarbus curriculus*［冷冻等］	正常	
	大鳞大麻哈鱼 *Oncorhynchus tshawytscha*［冷冻等］	正常	
	大鳞大麻哈鱼 *Oncorhynchus tshawytscha*［鱼油］	正常	
	大泷六线鱼 *Hexagrammos otakii*［冷冻等］	正常	
	大麻哈鱼 *Oncorhynchus keta*［冷冻等］	正常	
	大西洋鲑 *Salmo salar*［冷冻等］	正常	
	大西洋鲑 *Salmo salar*［鱼油］	正常	
	大西洋鲑 *Salmo salar*［冰鲜］	正常	
	大西洋鳕 *Gadus morhua*［冷冻等］	正常	
	仿刺参 *Apostichopus* spp.［冷冻等］	正常	
	佛氏虎鲨 *Heterodontus francisci*［冷冻等］	正常	
	格陵兰鳕 *Gadus ogac*［冷冻等］	正常	
	蛤蜊（马珂蛤）*Mactromeris* spp.［冷冻等］	正常	
	海带 *Laminaria* spp.［冷冻等］	正常	
	海胆 *Ciona intestinalis*［冰鲜］	正常	
	海胆 *Evechinus chloroticus*［冷冻等］	正常	
	海茸 *Durvillaea antarctica*［冷冻等］	正常	
	黑斑刺盖太阳鱼 *Pomoxis nigromaculatus*［冷冻等］	正常	
	红大麻哈鱼 *Oncorhynchus nerka*［冷冻等］	正常	
	红点鲑属所有种 *Salvelinus* spp.［冷冻等］	正常	
	红眼雪蟹 *Chinoecetes bairdi*［冷冻等］	正常	
	虹鳟 *Oncorhynchus mykiss*［冷冻等］	正常	
	虹鳟鱼 *Oncorhynchus mykiss*［鱼油］	正常	
	花腹鲭 *Scomber australasicus*［冷冻等］	正常	
	黄带拟鲹 *Pseudocaranx dentex*［冷冻等］	正常	
	灰眼雪蟹 *Chinopecetes Opilio*［冷冻等］	正常	
	茴鱼属所有种 *Thymallus* spp.［冷冻等］	正常	
	吉尔大麻哈鱼 *Oncorhynchus gilae*［冷冻等］	正常	
	江蓠 *G. verrucosa*［冷冻等］	正常	
	金腹大麻哈鱼 *Oncorhynchus chrysogaster*［冷冻等］	正常	
	茎柔鱼 *Dosidicus Gigas*［冷冻等］	正常	
	巨藻 *Lessonia* spp.［冷冻等］	正常	
	堪察加拟石蟹 *Paralithodes camtschaticus*［冷冻等］	正常	

国家和地区	产品名称	准入状态	备注
智利	克拉克大麻哈鱼 *Oncorhynchus clarkii clarkii*［冷冻等］	正常	
	克氏原螯虾 *Procambarus clarkii*［冷冻等］	正常	
	克氏原螯虾 *Procambarus clarkii*［冰鲜］	正常	
	蓝灰鲹鲳 *Seriolella caerulea*［冷冻等］	正常	
	蓝尖尾无须鳕 *Macruronus novaezelandiae*［冷冻等］	正常	
	龙虾（常见品种：中国龙虾、波纹龙虾、日本龙虾、杂色龙虾、少刺龙虾、长足龙虾、真龙虾等）*Palinuridae*［冷冻］	正常	
	龙虾（常见品种：中国龙虾、波纹龙虾、日本龙虾、杂色龙虾、少刺龙虾、长足龙虾、真龙虾等）*Palinuridae*［冰鲜］	正常	
	龙须草 *Potamogeton pectinatus*［冷冻等］	正常	
	绿壳菜蛤 *Perna viridis*［冷冻等］	正常	
	绿鳍马面鲀 *Thamnaconus septentrionalis*［冷冻等］	正常	
	绿青鳕 *Pollachius virens*［冷冻等］	正常	
	马苏大麻哈鱼 *Oncorhynchus masou*［冷冻等］	正常	
	帽贝 *pygmaea*［冰鲜］	正常	
	帽贝 *pygmaea*［冷冻等］	正常	
	玫瑰大麻哈鱼 *Oncorhynchus rhodurus*［冷冻等］	正常	
	秘鲁鳀 *Engraulis ringens*［鱼油］	正常	
	南极公牛藻 *Durvillaea antartica*［冷冻等］	正常	
	南美尖尾无须鳕 *Macruronus Magellanicus*［冷冻等］	正常	
	麒麟菜 *Eucheuma cottonii*［冷冻等］	正常	
	鲭鱼 *Scomber scombrus*［冷冻等］	正常	
	犬牙南极鱼属所有种 *Dissostichus* spp.［冷冻等］	正常	
	日本鳀 *Engraulis japonicus*［冷冻等］	正常	
	日本竹荚鱼 *Trachurus japonicus*［冷冻等］	正常	
	三疣梭子蟹 *Portunus trituberculatus*［冷冻等］	正常	
	沙带鱼 *Lepturacanthus savala*［冷冻等］	正常	
	沙丁鱼 *Clupeidae*［鱼油］	正常	
	沙氏下鱵 *Hyporhamphus sojori*，异名日本下鱵鱼 *Hyporhamphus sajori*［冷冻等］	正常	
	扇贝 *Placopecta*（*Placopecten*）*magellanicus*［冷冻等］	正常	
	扇贝 *Placopecta*（*Placopecten*）*magellanicus*［冰鲜］	正常	
	舌齿鲈 *Dicentrarchus labrax*［冷冻等］	正常	
	十线六线鱼 *Hexagrammos decagrammus*［冷冻等］	正常	
	四指马鲅 *Eleutheronema rhadinum*［冷冻等］	正常	
	太平洋鲑属所有种或大麻哈鱼属所有种 *Oncorhynchus* spp.［冷冻等］	正常	

国家和地区	产品名称	准入状态	备注
智利	太平洋鳕，又名大头鳕 *Gadus macrocephalus*［冷冻等］	正常	
	驼背大麻哈鱼 *Oncorhynchus gorbuscha*［冷冻等］	正常	
	乌贼目所有种 *Sepiida* spp.［冰鲜］	正常	
	乌贼目所有种 *Sepiida* spp.［冷冻等］	正常	
	细鳞鱼属所有种 *Brachymystax* spp.［冷冻等］	正常	
	细谐鱼 *Dipterygonotus leucogrammicus*［冷冻等］	正常	
	雪蟹 *Chionoecetes* spp.［冷冻等］	正常	
	亚利桑那大麻哈鱼 *Oncorhynchus apache*［冷冻等］	正常	
	野生海捕水产品	正常	
	银大麻哈鱼 *Oncorhynchus kisutch*［冷冻等］	正常	
	银大麻哈鱼 *Oncorhynchus kisutch*［鱼油］	正常	
	银鲳鲳 *Seriolella punctata*［冷冻等］	正常	
	银无须鳕 *Merluccius bilinearis*［冷冻等］	正常	
	鱿鱼 *Loligo*［冷冻等］	正常	
	鱿鱼 *Loligo* spp.［冰鲜］	正常	
	章鱼 *Octopus*［冷冻等］	正常	
	杖蛇鲭 *Thyrsites atun*［冷冻等］	正常	
	哲罗鱼属所有种 *Hucho* spp.［冷冻等］	正常	
	智利王蟹 *Lithodes antarcticus*、*Lithodes santolla*［冷冻等］	正常	
	智利雪蟹 *Paralomis granulosa*［冷冻等］	正常	
	中间低鳍鲳 *Peprilus medius*［冷冻等］	正常	
	竹荚鱼 *Trachurus* spp.［鱼油］	正常	
	紫菜 *Porphyra*［冷藏］	正常	
	紫菜 *Porphyra*［冷冻等］	正常	
	紫贻贝 *Mytilus edulis*［冷冻等］	正常	
	鳟 *Salmo trutta*［冷冻等］	正常	
	鳟属所有种 *Salmo* spp.［冷冻等］	正常	
	鳟属所有种 *Salmo* spp.［冰鲜］	正常	

欧洲

国家和地区	产品名称	准入状态	备注
爱尔兰	白带鱼 *Trichiurus lepturus*［冷冻等］	正常	
	半滑舌鳎 *Cynoglossus semilaevis*［冷冻等］	正常	
	鲍鱼 *Haliotis*、*Concholepas*［冷冻等］	正常	
	北峨螺 *Buccinum undatum*［冷冻等］	正常	
	北方长额虾 *pandalus borealis*［冷冻等］	正常	
	大西洋鲱 *Clupea harengus*［冷冻等鱼卵］	正常	
	大西洋鲱 *Clupea harengus*［冷冻等］	正常	
	大西洋鲑 *Salmo salar*［冰鲜］	正常	
	大西洋鳕 *Gadus morhua*［冷冻等］	正常	
	鲽鱼 *Pleuronectes platessa*［冷冻等］	正常	
	峨螺 *Buccinum* spp.［冷冻等］	正常	
	格陵兰鳕 *Gadus ogac*［冷冻等］	正常	
	红螺 *Phyllonotus* spp.［冷冻等］	正常	
	花腹鲭 *Scomber australasicus*［冷冻等］	正常	
	锯齿长臂虾 *palaemon serratus*［冷冻等］	正常	
	锯缘青蟹 *Scylla serrata*［冷冻等］	正常	
	锯缘青蟹 *Scylla serrata*［冰鲜］	正常	
	克氏原螯虾 *Procambarus clarkii*［冰鲜］	正常	
	克氏原螯虾 *Procambarus clarkii*［冷冻等］	正常	
	蓝尖尾无须鳕 *Macruronus novaezelandiae*［冷冻等］	正常	
	蓝鳕 *Micromesistius poutassou*［冷冻等］	正常	
	龙虾（常见品种：中国龙虾、波纹龙虾、日本龙虾、杂色龙虾、少刺龙虾、长足龙虾、真龙虾等）*Palinuridae*［冷冻］	正常	
	美洲螯龙虾 *Homarus americanus*［冷冻等］	正常	
	美洲螯龙虾 *Homarus americanus*［冰鲜］	正常	
	牡蛎 *Ostrea*［冰鲜］	正常	
	牡蛎 *Ostrea*［冷冻等］	正常	
	南极深海螯虾 *Metanephrops Challengeri*［冷冻等］	正常	
	挪威海螯虾 *Nephrops norvegicus*［冷冻等］	正常	
	普通黄道蟹 *Cancer pagurus*［冷冻等］	正常	
	普通黄道蟹 *Cancer pagurus*［冰鲜］	正常	
	青螺 *Patelloida Saccharina Linnaeus*［冷冻等］	正常	
	鲭鱼 *Scomber scombrus*［冷冻等］	正常	
	日本竹荚鱼 *Trachurus japonicus*［冷冻等］	正常	
	沙带鱼 *Lepturacanthus savala*［冷冻等］	正常	

续表1

国家和地区	产品名称	准入状态	备注
爱尔兰	沙丁鱼 *Sardina pilchardus*［冷冻等］	正常	
	扇贝 *Placopecta（Placopecten）magellanicus*［冷冻等］	正常	
	扇贝 *Placopecta（Placopecten）magellanicus*［冰鲜］	正常	
	舌鳎 *Cynoglossus cynoglossus*［冷冻等］	正常	
	黍鲱 *Sprattus sprattus*［冷冻等］	正常	
	太平洋鲱 *Clupea pallasii*［冷冻等］	正常	
	太平洋鳕，又名大头鳕 *Gadus macrocephalus*［冷冻等］	正常	
	天鹅绒蟹 *Portunus puber（Necora puber）*［冷冻等］	正常	
	西鲱 *Alosa alosa*［冷冻等］	正常	
	逍遥馒头蟹 *Calappa philargius*［冰鲜］	正常	
	小沙丁鱼属所有种 *Sardinella* spp.［冷冻等］	正常	
	鳐属所有种 *Raja* spp.［冷冻等］	正常	
	远东拟沙丁鱼 *Sardinops sagax*（异名 *Sardinops melanostictus*）［冷冻等］	正常	
	真鲷 *Pagrus major*［冷冻等］	正常	
	中国对虾 *Penacus orientalis*［冷冻等］	正常	
	竹蛏 *Solen strictus*［冷冻等］	正常	
	竹荚鱼 *Trachurus trachurus*［冷冻等］	正常	
爱沙尼亚	半滑舌鳎 *Cynoglossus semilaevis*［冷冻等］	正常	
	北方长额虾 *pandalus borealis*［冷冻等］	正常	
	大西洋鲱 *Clupea harengus*［冷冻等鱼卵］	正常	
	大西洋鲱 *Clupea harengus*［冷冻等］	正常	
	大西洋鲑 *Salmo salar*［冰鲜］	正常	
	大西洋鲑 *Salmo salar*［冷冻等］	正常	
	大西洋拟庸鲽 *Hippoglossoides platessoides*［冰鲜］	正常	
	鲽鱼 *Pleuronectes platessa*［冷冻等］	正常	
	虹鳟 *Oncorhynchus mykiss*［冷冻等］	正常	
	虹鳟 *Oncorhynchus mykiss*［冰鲜］	正常	
	金平鲉 *Sebastes norvegicus*（异名 *Sebastes marinus*）［冷冻等］	正常	
	马舌鲽 *Reinhardtius hippoglossoides*［冷冻等］	正常	
	舌鳎 *Cynoglossus cynoglossus*［冷冻等］	正常	
	黍鲱 *Sprattus sprattus*［冷冻等］	正常	
	太平洋鲱 *Clupea pallasii*［冷冻等鱼卵］	正常	
	乌贼目所有种 *Sepiida* spp.［冷冻等］	正常	
	狭鳕 *Theragra chalcogramma*，也称黄线狭鳕［冷冻等］	正常	
	庸鲽 *Hippoglossus hippoglossus*（格陵兰）［冷冻等］	正常	

国家和地区	产品名称	准入状态	备注
保加利亚	红螺 *Phyllonotus* spp.［冷冻等］	正常	
	狭鳕 *Theragra chalcogramma*，也称黄线狭鳕［冷冻等］	正常	
比利时	北方长额虾 *pandalus borealis*［冷冻等］	正常	
	长体油胡瓜鱼 *Spirinchus lanceolatus*［冷冻等］	正常	
	大麻哈鱼 *Oncorhynchus keta*［冷冻等］	正常	
	大西洋鲱 *Clupea harengus*［冰鲜］	正常	
	大西洋鲱 *Clupea harengus*［冷冻等］	正常	
	大西洋鲑 *Salmo salar*［冷冻等］	正常	
	大西洋鲑 *Salmo salar*［冰鲜］	正常	
	大西洋鳕 *Gadus morhua*［冷冻等］	正常	
	鲽鱼 *Pleuronectes platessa*［冷冻等］	正常	
	多瑙哲罗鱼 *Hucho hucho*［冷冻等］	正常	
	格陵兰鳕 *Gadus ogac*［冷冻等］	正常	
	红眼雪蟹 *Chinoecetes bairdi*［冷冻等］	正常	
	灰眼雪蟹 *Chinopecetes Opilio*［冷冻等］	正常	
	口孵非鲫属所有种 *Oreochromis* spp.［冷冻等］	正常	
	蓝尖尾无须鳕 *Macruronus novaezelandiae*［冷冻等］	正常	
	马舌鲽 *Reinhardtius hippoglossoides*［冷冻等］	正常	
	墨吉对虾 *penaeus merguiensis*［冷冻等］	正常	
	扇贝 *Placopecta（Placopecten）magellanicus*［冰鲜］	正常	
	扇贝 *Placopecta（Placopecten）magellanicus*［冷冻等］	正常	
	太平洋鲱 *Clupea pallasii*［冷冻等］	正常	
	太平洋鲱 *Clupea pallasii*［冰鲜］	正常	
	太平洋鳕，又名大头鳕 *Gadus macrocephalus*［冷冻等］	正常	
	星突江鲽 *Platichthys stellatus*［冷冻等］	正常	
	雪蟹 *Chionoecetes* spp.［冷冻等］	正常	
	亚洲胡瓜鱼或美洲胡瓜鱼 *Osmerus mordax*［冷冻等］	正常	
	鱿鱼 *Loligo*［冷冻等］	正常	
冰岛	大西洋鳕 *Gadus morhua*［冷冻等鱼肝］	正常	
	大西洋鳕 *Gadus morhua*［冷冻等鱼胃］	正常	
	大西洋鳕 *Gadus morhua*［冷冻等鱼卵］	正常	
	白带鱼 *Trichiurus lepturus*［冷冻等］	正常	
	白腹鲭 *Scomber japonicus*［冷冻等］	正常	
	北方长额虾 *pandalus borealis*［冷冻等］	正常	
	北海平鲉 *sebastes viviparus*［冷冻等］	正常	

国家和地区	产品名称	准入状态	备注
	北极红点鲑 Salvelinus alpinus［冰鲜鱼卵］	正常	
	北极红点鲑 Salvelinus alpinus［冷冻等鱼肚］	正常	
	北极红点鲑 Salvelinus alpinus［冰鲜鱼肚］	正常	
	北极红点鲑 Salvelinus alpinus［冰鲜］	正常	
	北极红点鲑 Salvelinus alpinus［冷冻等鱼卵］	正常	
	北极红点鲑 Salvelinus alpinus［冷冻等鱼肝］	正常	
	北极红点鲑 Salvelinus alpinus［冰鲜鱼肝］	正常	
	北极红点鲑 Salvelinus alpinus［冷冻等］	正常	
	长鳍鳕属所有种 Urophycis spp.［冷冻等］	正常	
	长体蛇鲻 Saurida elongata［冷冻等］	正常	
	长体油胡瓜鱼 Spirinchus lanceolatus［冷冻等］	正常	
	赤鳍笛鲷 Lutjanus erythropterus［冷冻等］	正常	
	大麻哈鱼 Oncorhynchus keta［冷冻等］	正常	
	大西洋鲱 Clupea harengus［冰鲜］	正常	
	大西洋鲱 Clupea harengus［冷冻等］	正常	
	大西洋鲑 Salmo salar［冷冻等鱼肚］	正常	
	大西洋鲑 Salmo salar［冷冻等鱼肝］	正常	
冰岛	大西洋鲑 Salmo salar［冰鲜鱼卵］	正常	
	大西洋鲑 Salmo salar［冰鲜鱼肚］	正常	
	大西洋鲑 Salmo salar［冷冻等］	正常	
	大西洋鲑 Salmo salar［冷冻等鱼卵］	正常	
	大西洋鲑 Salmo salar［冰鲜鱼肝］	正常	
	大西洋鲑 Salmo salar［冰鲜］	正常	
	大西洋拟庸鲽 Hippoglossoides platessoides［冷冻等］	正常	
	大西洋拟庸鲽 Hippoglossoides platessoides［冰鲜］	正常	
	大西洋水珍鱼 Argentina silus［冷冻等］	正常	
	大西洋鳕 Gadus morhua［冷冻等］	正常	
	大西洋鳕 Gadus morhua［冰鲜］	正常	
	大西洋银鲛 Chimaera monstrosa［冷冻等］	正常	
	钓鮟鱇鱼 Lophius piscatorius，也称鮟鱇鱼［冰鲜］	正常	
	钓鮟鱇鱼 Lophius piscatorius，也称鮟鱇鱼［冷冻等］	正常	
	鲽鱼 Pleuronectes platessa［冷冻等］	正常	
	峨螺 Buccinum spp.［冷冻等］	正常	
	鲂属所有种 Megalobrama spp.［冷冻等］	正常	
	仿刺参 Apostichopus spp.［冷冻等］	正常	

国家和地区	产品名称	准入状态	备注
冰岛	格陵兰鳕 *Gadus ogac* ［冷冻等］	正常	
	瓜参 *Cucumaria* spp. ［冷冻等］	正常	
	海胆 *Ciona intestinalis* ［冰鲜］	正常	
	海胆 *Evechinus chloroticus* ［冷冻等］	正常	
	海鲶属所有种 *Arius* spp. ［冷冻等］	正常	
	海茄子 *Molpadia* spp. ［海茄子］	正常	
	黑等鳍叉尾带鱼 *Aphanopus carbo* ［冷冻等］	正常	
	黑鳃梅童鱼 *Collichthys niveatus* ［冷冻等］	正常	
	黑线鳕 *Melanogrammus aeglefinus* ［冰鲜］	正常	
	黑线鳕 *Melanogrammus aeglefinus* ［冷冻等］	正常	
	虹鳟 *Oncorhynchus mykiss* ［冰鲜（鱼卵）］	正常	
	虹鳟 *Oncorhynchus mykiss* ［冷冻等鱼肚］	正常	
	虹鳟 *Oncorhynchus mykiss* ［冰鲜鱼肚］	正常	
	虹鳟 *Oncorhynchus mykiss* ［冷冻等鱼卵］	正常	
	虹鳟 *Oncorhynchus mykiss* ［冰鲜鱼肝］	正常	
	虹鳟 *Oncorhynchus mykiss* ［冰鲜］	正常	
	虹鳟 *Oncorhynchus mykiss* ［冷冻等鱼肝］	正常	
	虹鳟 *Oncorhynchus mykiss* ［冷冻等］	正常	
	湖白鲑 *Coregonus artedi* ［冷冻等］	正常	
	湖红点鲑 *Salvelinus namaycush* ［冷冻等］	正常	
	花腹鲭 *Scomber australasicus* ［冷冻等］	正常	
	花鲶 *Silurus asotus* ［冷冻等］	正常	
	黄带绯鲤 *Upeneus sulphureus* ［冷冻等］	正常	
	黄姑鱼 *Nibea albiflora* ［冷冻等］	正常	
	尖吻平鲉 *Sebastes mentella* ［冷冻等］	正常	
	金平鲉 *Sebastes norvegicus*（异名 *Sebastes marinus*）［冷冻等］	正常	
	金枪鱼属所有种 *Thunnus* spp. ［鱼油］	正常	
	克氏原螯虾 *Procambarus clarkii* ［冷冻等］	正常	
	蓝尖尾无须鳕 *Macruronus novaezelandiae* ［冰鲜鱼卵］	正常	
	蓝尖尾无须鳕 *Macruronus novaezelandiae* ［冷冻等］	正常	
	蓝鳕 *Micromesistius poutassou* ［冷冻等］	正常	
	勒氏笛鲷 *Lutjanus russelli* ［冷冻等］	正常	
	绿鳍马面鲀 *Thamnaconus septentrionalis* ［冷冻等］	正常	
	绿青鳕 *Pollachius virens* ［冰鲜］	正常	
	绿青鳕 *Pollachius virens* ［冷冻等］	正常	

国家和地区	产品名称	准入状态	备注
冰岛	马六甲绯鲤 *Upeneus moluccensis* ［冷冻等］	正常	
	马舌鲽 *Reinhardtius hippoglossoides* ［冷冻等］	正常	
	鳗鲡属所有种 *Anguilla* spp. ［冷冻等］	正常	
	毛鳞鱼 *Mallotus villosus* ［冷冻等］	正常	
	毛鳞鱼 *Mallotus villosus* ［冷冻等鱼卵］	正常	
	美首鲽 *Glyptocephalus cynoglossus* ［冰鲜］	正常	
	美首鲽 *Glyptocephalus cynoglossus* ［冷冻等］	正常	
	挪威海螯虾 *Nephrops norvegicus* ［冷冻等］	正常	
	挪威海螯虾 *Nephrops norvegicus* ［冷冻等］	正常	
	欧洲黄盖鲽 *Limanda Limanda* ［冷冻等］	正常	
	鲭鱼 *Scomber scombrus* ［冷冻等］	正常	
	日本竹荚鱼 *Trachurus japonicus* ［冷冻等］	正常	
	沙带鱼 *Lepturacanthus savala* ［冷冻等］	正常	
	沙丁鱼 *Sardina pilchardus* ［鱼油］	正常	
	四指马鲅 *Eleutheronema rhadinum* ［冷冻等］	正常	
	鳎 *Solea solea* ［冷冻等］	正常	
	太平洋鲱 *Clupea pallasii* ［冷冻等］	正常	
	太平洋鳕，又名大头鳕 *Gadus macrocephalus* ［冷冻等］	正常	
	乌贼目所有种 *Sepiida* spp. ［冷冻等］	正常	
	细鳞鲑 *Brachymystax lenok*，也称细鳞鱼 ［冷冻等］	正常	
	虾虎鱼属所有种 *Amoya* spp. ［冷冻等鱼卵］	正常	
	狭鳞庸鲽 *Hippoglossus stenolepis* ［冷冻等］	正常	
	小头油鲽 *Microstomus kitt* ［冷冻等］	正常	
	亚洲胡瓜鱼或美洲胡瓜鱼 *Osmerus mordax* ［冷冻等］	正常	
	鳐属所有种 *Raja* spp. ［冷冻等］	正常	
	银无须鳕 *Merluccius bilinearis* ［冷冻等］	正常	
	庸鲽 *Hippoglossus hippoglossus*（格陵兰）［冷冻等］	正常	
	庸鲽 *Hippoglossus hippoglossus*（格陵兰庸鲽鱼除外）［冷冻等］	正常	
	鱿鱼 *Loligo* ［冷冻等］	正常	
	芋参 *Molpadida* ［冷冻等］	正常	
	圆鳍鱼 *Cyclopterus lumpus* ［冷冻等鱼卵］	正常	
	圆鳍鱼 *Cyclopterus lumpus* ［冷冻等］	正常	

国家和地区	产品名称	准入状态	备注
波兰	半滑舌鳎 *Cynoglossus semilaevis*［冷冻等］	正常	
	大鳞大麻哈鱼 *Oncorhynchus tshawytscha*［冷冻等］	正常	
	大麻哈鱼 *Oncorhynchus keta*［冷冻等］	正常	
	大西洋鲑 *Salmo salar*［冷冻等］	正常	
	大西洋鳕 *Gadus morhua*［冷冻等］	正常	
	鲽鱼 *Pleuronectes platessa*［冷冻等］	正常	
	格陵兰鳕 *Gadus ogac*［冷冻等］	正常	
	口孵非鲫属所有种 *Oreochromis* spp.［冷冻等］	正常	
	蓝尖尾无须鳕 *Macruronus novaezelandiae*［冷冻等］	正常	
	绿青鳕 *Pollachius virens*［冷冻等］	正常	
	马舌鲽 *Reinhardtius hippoglossoides*［冷冻等］	正常	
	马苏大麻哈鱼 *Oncorhynchus masou*［冷冻等］	正常	
	鳗鲡属所有种 *Anguilla* spp.［冷冻等］	正常	
	玫瑰大麻哈鱼 *Oncorhynchus rhodurus*［冷冻等］	正常	
	沙丁鱼 *Sardina pilchardus*［冷冻等］	正常	
	舌鳎 *Cynoglossus cynoglossus*［冷冻等］	正常	
	黍鲱 *Sprattus sprattus*［冷冻等］	正常	
	太平洋鳕，又名大头鳕 *Gadus macrocephalus*［冷冻等］	正常	
	驼背大麻哈鱼 *Oncorhynchus gorbuscha*［冷冻等］	正常	
	西鲱 *Alosa alosa*［冷冻等］	正常	
	狭鳕 *Theragra chalcogramma*，也称黄线狭鳕［冷冻等］	正常	
	小沙丁鱼属所有种 *Sardinella* spp.［冷冻等］	正常	
	星突江鲽 *Platichthys stellatus*［冷冻等］	正常	
	银大麻哈鱼 *Oncorhynchus kisutch*［冷冻等］	正常	
	庸鲽 *Hippoglossus hippoglossus*（格陵兰）［冷冻等］	正常	
	远东拟沙丁鱼 *Sardinops sagax*（异名 *Sardinops melanostictus*）［冷冻等］	正常	
丹麦	阿瓜大麻哈鱼 *Oncorhynchus aguabonita*［冷冻等］	正常	
	白带鱼 *Trichiurus lepturus*［冷冻等］	正常	
	白腹鲭 *Scomber japonicus*［冷冻等］	正常	
	白鲑属所有种 *Coregonus* spp.［冷冻等］	正常	
	北方长额虾 *pandalus borealis*［冷冻等］	正常	
	北鲑属所有种 *Stenodus* spp.［冷冻等］	正常	
	长颌北鲑 *Stenodus leucichthys*［冷冻等］	正常	
	长鳍鳕属所有种 *Urophycis* spp.［冷冻等］	正常	
	长体蛇鲻 *Saurida elongata*［冷冻等］	正常	

国家和地区	产品名称	准入状态	备注
丹麦	赤鳍笛鲷 *Lutjanus erythropterus* [冷冻等]	正常	
	川鲽鱼 *Platichthys Flesus* [冷冻等]	正常	
	大鳞大麻哈鱼 *Oncorhynchus tshawytscha* [冷冻等]	正常	
	大麻哈鱼 *Oncorhynchus keta* [冷冻等]	正常	
	大西洋鲱 *Clupea harengus* [冷冻等鱼卵]	正常	
	大西洋鲱 *Clupea harengus* [冷冻等]	正常	
	大西洋鲑 *Salmo salar* [冰鲜]	正常	
	大西洋鲑 *Salmo salar* [冷冻等]	正常	
	大西洋胸棘鲷 *Hoplostethus atlanticus* [冷冻等]	正常	
	大西洋鳕 *Gadus morhua* [冷冻等]	正常	
	大西洋鳕 *Gadus morhua* [冰鲜]	正常	
	鲽鱼 *Pleuronectes platessa* [冷冻等]	正常	
	多鳞鱚 *Sillago sihama* [冷冻等]	正常	
	凡纳（滨）对虾 *Penaeus vannamei*（又为 *Litopenaeus vannamei*）[冷冻等]	正常	
	仿刺参 *Apostichopus* spp. [冷冻等]	正常	
	革平鲉 *Sebastes alutus* [冷冻等]	正常	
	格陵兰鳕 *Gadus ogac* [冰鲜]	正常	
	格陵兰鳕 *Gadus ogac* [冷冻等]	正常	
	海鲶属所有种 *Arius* spp. [冷冻等]	正常	
	黑鳃梅童鱼 *Collichthys niveatus* [冷冻等]	正常	
	黑线鳕 *Melanogrammus aeglefinus* [冷冻等]	正常	
	红点鲑属所有种 *Salvelinus* spp. [冷冻等]	正常	
	红鳍裸颊鲷 *Lethrinus haematopterus* [冷冻等]	正常	
	红眼雪蟹 *Chinoecetes bairdi* [冷冻等]	正常	
	虹鳟 *Oncorhynchus mykiss* [冷冻等]	正常	
	湖白鲑 *Coregonus artedi* [冷冻等]	正常	
	湖红点鲑 *Salvelinus namaycush* [冷冻等]	正常	
	花腹鲭 *Scomber australasicus* [冷冻等]	正常	
	花鲶 *Silurus asotus* [冷冻等]	正常	
	黄带绯鲤 *Upeneus sulphureus* [冷冻等]	正常	
	黄带拟鲹 *Pseudocaranx dentex* [冷冻等]	正常	
	灰眼雪蟹 *Chinopecetes Opilio* [冷冻等]	正常	
	茴鱼属所有种 *Thymallus* spp. [冷冻等]	正常	
	吉尔大麻哈鱼 *Oncorhynchus gilae* [冷冻等]	正常	
	尖吻平鲉 *Sebastes mentella* [冷冻等]	正常	

国家和地区	产品名称	准入状态	备注
丹麦	金腹大麻哈鱼 Oncorhynchus chrysogaster［冷冻等］	正常	
	金平鲉 Sebastes norvegicus（异名 Sebastes marinus）［冷冻等］	正常	
	堪察加拟石蟹 Paralithodes camtschaticus［冷冻等］	正常	
	克拉克大麻哈鱼 Oncorhynchus clarkii clarkii［冷冻等］	正常	
	蓝尖尾无须鳕 Macruronus novaezelandiae［冷冻等］	正常	
	勒氏笛鲷 Lutjanus russelli［冷冻等］	正常	
	龙虾（常见品种：中国龙虾、波纹龙虾、日本龙虾、杂色龙虾、少刺龙虾、长足龙虾、真龙虾等）Palinuridae［冷冻］	正常	
	绿鳍马面鲀 Thamnaconus septentrionalis［冷冻等］	正常	
	裸盖鱼 Anoplopoma fimbria［冷冻等］	正常	
	马六甲绯鲤 Upeneus moluccensis［冷冻等］	正常	
	马舌鲽 Reinhardtius hippoglossoides［冷冻等］	正常	
	马苏大麻哈鱼 Oncorhynchus masou［冷冻等］	正常	
	鳗鲡属所有种 Anguilla spp.［冷冻等］	正常	
	毛鳞鱼 Mallotus villosus［冷冻等］	正常	
	玫瑰大麻哈鱼 Oncorhynchus rhodurus［冷冻等］	正常	
	欧洲黄盖鲽 Limanda Limanda［冷冻等］	正常	
	鲭鱼 Scomber scombrus［冷冻等］	正常	
	日本的鲷 Zeus faber［冷冻等］	正常	
	日本竹荚鱼 Trachurus japonicus［冷冻等］	正常	
	沙带鱼 Lepturacanthus savala［冷冻等］	正常	
	沙丁鱼 Sardina pilchardus［冷冻等］	正常	
	扇贝 Placopecta（Placopecten）magellanicus［冷冻等］	正常	
	扇贝 Placopecta（Placopecten）magellanicus［冰鲜］	正常	
	黍鲱 Sprattus sprattus［冷冻等］	正常	
	四指马鲅 Eleutheronema rhadinum［冷冻等］	正常	
	太平洋鲱 Clupea pallasii［冷冻等鱼卵］	正常	
	太平洋鲱 Clupea pallasii［冷冻等］	正常	
	太平洋鲑属所有种或大麻哈鱼属所有种 Oncorhynchus spp.［冷冻等］	正常	
	太平洋鲑属所有种或大麻哈鱼属所有种 Oncorhynchus spp.［冷冻等鱼卵］	正常	
	太平洋鳕，又名大头鳕 Gadus macrocephalus［冷冻等］	正常	
	太平洋鳕，又名大头鳕 Gadus macrocephalus［冰鲜］	正常	
	田螺 Viviparus［冷冻等］	正常	
	驼背大麻哈鱼 Oncorhynchus gorbuscha［冷冻等］	正常	
	乌贼目所有种 Sepiida spp.［冰鲜］	正常	

续表9

国家和地区	产品名称	准入状态	备注
丹麦	乌贼目所有种 *Sepiida* spp.［冷冻等］	正常	
	西鲱 *Alosa alosa*［冷冻等］	正常	
	细鳞鲑 *Brachymystax lenok*，也称细鳞鱼［冷冻等］	正常	
	细鳞鱼属所有种 *Brachymystax* spp.［冷冻等］	正常	
	狭鳞庸鲽 *Hippoglossus stenolepis*［冷冻等］	正常	
	狭鳕 *Theragra chalcogramma*，也称黄线狭鳕［冷冻等］	正常	
	逍遥馒头蟹 *Calappa philargius*［冰鲜］	正常	
	逍遥馒头蟹 *Calappa philargius*［冷冻等］	正常	
	小沙丁鱼属所有种 *Sardinella* spp.［冷冻等］	正常	
	星斑裸颊鲷 *Lethrinus nebulosus*［冷冻等］	正常	
	雪蟹 *Chionoecetes* spp.［冷冻等］	正常	
	牙鲆 *Paralichthys olivaceus*［冷冻等］	正常	
	亚利桑那大麻哈鱼 *Oncorhynchus apache*［冷冻等］	正常	
	亚洲胡瓜鱼或美洲胡瓜鱼 *Osmerus mordax*［冷冻等］	正常	
	鳐属所有种 *Raja* spp.［冷冻等］	正常	
	银大麻哈鱼 *Oncorhynchus kisutch*［冷冻等］	正常	
	银无须鳕 *Merluccius bilinearis*［冷冻等］	正常	
	庸鲽 *Hippoglossus hippoglossus*（格陵兰）［冷冻等］	正常	
	庸鲽 *Hippoglossus hippoglossus*（格陵兰庸鲽鱼除外）［冷冻等］	正常	
	鱿鱼 *Loligo*［冷冻等］	正常	
	鱿鱼 *Loligo* spp.［冰鲜］	正常	
	玉筋鱼 *Ammodytes personatus*［冷冻等］	正常	
	圆鳍鱼 *Cyclopterus lumpus*［冷冻等］	正常	
	远东拟沙丁鱼 *Sardinops sagax*（异名 *Sardinops melanostictus*）［冷冻等］	正常	
	哲罗鱼属所有种 *Hucho* spp.［冷冻等］	正常	
	中华管鞭虾 *Solenocera crassicornis*［冷冻等］	正常	
	竹荚鱼 *Trachurus trachurus*［冷冻等］	正常	
	鳟 *Salmo trutta*［冷冻等］	正常	
	鳟属所有种 *Salmo* spp.［冷冻等］	正常	
	鳟属所有种 *Salmo* spp.［冷冻等鱼卵］	正常	

国家和地区	产品名称	准入状态	备注
德国	白带鱼 *Trichiurus lepturus*［冷冻等］	正常	
	白腹鲭 *Scomber japonicus*［冷冻等］	正常	
	白鲑属所有种 *Coregonus* spp.［冷冻等］	正常	
	北方长额虾 *pandalus borealis*［冷冻等］	正常	
	北鲑属所有种 *Stenodus* spp.［冷冻等］	正常	
	长颌北鲑 *Stenodus leucichthys*［冷冻等］	正常	
	长鳍鳕属所有种 *Urophycis* spp.［冷冻等］	正常	
	长体蛇鲻 *Saurida elongata*［冷冻等］	正常	
	长体油胡瓜鱼 *Spirinchus lanceolatus*［冷冻等］	正常	
	长体油胡瓜鱼 *Spirinchus lanceolatus*［冷冻等鱼卵］	正常	
	赤鳍笛鲷 *Lutjanus erythropterus*［冷冻等］	正常	
	大西洋鲱 *Clupea harengus*［冷冻等］	正常	
	大西洋鲑 *Salmo salar*［冷冻等］	正常	
	大西洋鳕 *Gadus morhua*［冷冻等］	正常	
	钓鮟鱇鱼 *Lophius piscatorius*，也称鮟鱇鱼［冷冻等］	正常	
	鲽鱼 *Pleuronectes platessa*［冷冻等］	正常	
	格陵兰鳕 *Gadus ogac*［冷冻等］	正常	
	黑鳃梅童鱼 *Collichthys niveatus*［冷冻等］	正常	
	红大麻哈鱼 *Oncorhynchus nerka*［冷冻等］	正常	
	红点鲑属所有种 *Salvelinus* spp.［冷冻等］	正常	
	红眼雪蟹 *Chinoecetes bairdi*［冷冻等］	正常	
	花腹鲭 *Scomber australasicus*［冷冻等］	正常	
	花鲶 *Silurus asotus*［冷冻等］	正常	
	黄带拟鲹 *Pseudocaranx dentex*［冷冻等］	正常	
	黄鳍金枪鱼 *Thunnus albacares*［冷冻等］	正常	
	灰眼雪蟹 *Chinopecetes Opilio*［冷冻等］	正常	
	茴鱼属所有种 *Thymallus* spp.［冷冻等］	正常	
	极大节螺藻 *Arthrospira maxima* 钝顶节螺藻 *Arthrospira platensis*［鲜、冷冻等］	正常	
	尖吻平鲉 *Sebastes mentella*［冷冻等］	正常	
	节螺藻 *Arthrospira* spp.［冷藏］	正常	
	节螺藻 *Arthrospira* spp.［冷冻等］	正常	
	金平鲉 *Sebastes norvegicus*（异名 *Sebastes marinus*）［冷冻等］	正常	
	口孵非鲫属所有种 *Oreochromis* spp.［冷冻等］	正常	
	蓝点马鲛鱼 *Scomberomorus niphonius*［冷冻等］	正常	
	蓝鳕 *Micromesistius poutassou*［冷冻等］	正常	

续表11

国家和地区	产品名称	准入状态	备注
德国	勒氏笛鲷 *Lutjanus russelli*〔冷冻等〕	正常	
	绿壳菜蛤 *Perna viridis*〔冷冻等〕	正常	
	绿鳍鱼 *Chelidonichthys kumu*〔冷冻等〕	正常	
	裸盖鱼 *Anoplopoma fimbria*〔冷冻等〕	正常	
	马六甲绯鲤 *Upeneus moluccensis*〔冷冻等〕	正常	
	马舌鲽 *Reinhardtius hippoglossoides*〔冷冻等〕	正常	
	鳗鲡属所有种 *Anguilla* spp.〔冷冻等〕	正常	
	美洲鳀 *Engraulis mordax*〔鱼油〕	正常	
	秘鲁鳀 *Engraulis ringens*〔鱼油〕	正常	
	南非鳀 *Engraulis capensis*〔鱼油〕	正常	
	欧洲鳀 *Engraulis encrasicolus*〔鱼油〕	正常	
	鲭鱼 *Scomber scombrus*〔冷冻等〕	正常	
	日本竹䇲鱼 *Trachurus japonicus*〔冷冻等〕	正常	
	沙带鱼 *Lepturacanthus savala*〔冷冻等〕	正常	
	沙丁鱼 *Sardina pilchardus*〔鱼油〕	正常	
	太平洋鲱 *Clupea pallasii*〔冷冻等〕	正常	
	太平洋鲑属所有种或大麻哈鱼属所有种 *Oncorhynchus* spp.〔冷冻等〕	正常	
	太平洋鳕，又名大头鳕 *Gadus macrocephalus*〔冷冻等〕	正常	
	乌贼目所有种 *Sepiida* spp.〔冷冻等〕	正常	
	细鳞鱼属所有种 *Brachymystax* spp.〔冷冻等〕	正常	
	狭鳞庸鲽 *Hippoglossus stenolepis*〔冷冻等〕	正常	
	狭鳕 *Theragra chalcogramma*，也称黄线狭鳕〔冷冻等〕	正常	
	雪蟹 *Chionoecetes* spp.〔冷冻等〕	正常	
	亚洲胡瓜鱼或美洲胡瓜鱼 *Osmerus mordax*〔冷冻等〕	正常	
	衣藻 *Chlamydomonas*〔冷藏〕	正常	
	衣藻 *Chlamydomonas*〔冷冻等〕	正常	
	银无须鳕 *Merluccius bilinearis*〔冷冻等〕	正常	
	庸鲽 *Hippoglossus hippoglossus*（格陵兰）〔冷冻等〕	正常	
	庸鲽 *Hippoglossus hippoglossus*（格陵兰庸鲽鱼除外）〔冷冻等〕	正常	
	鱿鱼 *Loligo*〔冷冻等〕	正常	
	圆鳍鱼 *Cyclopterus lumpus*〔冷冻等鱼卵〕	正常	
	哲罗鱼属所有种 *Hucho* spp.〔冷冻等〕	正常	
	中华管鞭虾 *Solenocera crassicornis*〔冷冻等〕	正常	
	竹䇲鱼 *Trachurus trachurus*〔冷冻等〕	正常	

国家和地区	产品名称	准入状态	备注
俄罗斯	白斑狗鱼 *Esox lucius*［冷冻等］	正常	
	白斑六线鱼 *Hexagrammos stelleri*［冷冻等］	正常	
	白带鱼 *Trichiurus lepturus*［冷冻等］	正常	
	白腹鲭 *Scomber japonicus*［冷冻等］	正常	
	白鲑属所有种 *Coregonus* spp.［冷冻等］	正常	
	斑头六线鱼 *Hexagrammos agrammus*［冷冻等］	正常	
	北峨螺 *Buccinum undatum*［冷冻等］	正常	
	北方长额虾 *pandalus borealis*［冷冻等］	正常	
	北鲑属所有种 *Stenodus* spp.［冷冻等］	正常	
	鳊 *Parabramis pekinensis*［冷冻等］	正常	
	扁足拟石蟹 *Paralithodes platypus*［冷冻等］	正常	
	糙黄盖鲽 *LIMANDA ASPERA*［冷冻等］	正常	
	叉线六线鱼 *Hexagrammos octogrammus*［冷冻等］	正常	
	长颌北鲑 *Stenodus leucichthys*［冷冻等］	正常	
	长鲚 *Ilisha elongata*［冷冻等］	正常	
	长鳍鳕属所有种 *Urophycis* spp.［冷冻等］	正常	
	长体蛇鲻 *Saurida elongata*［冷冻等］	正常	
	长线六线鱼 *Hexagrammos lagocephalus*［冷冻等］	正常	
	赤鳍笛鲷 *Lutjanus erythropterus*［冷冻等］	正常	
	大翅鲉鲉 *Sebastolobus macrochir*［冷冻等］	正常	
	大黄鱼 *Larimichthys crocea*［冷冻等］	正常	
	大鳞大麻哈鱼 *Oncorhynchus tshawytscha*［冰鲜］	正常	
	大鳞大麻哈鱼 *Oncorhynchus tshawytscha*［冷冻等］	正常	
	大泷六线鱼 *Hexagrammos otakii*［冷冻等］	正常	
	大麻哈鱼 *Oncorhynchus keta*［冰鲜］	正常	
	大麻哈鱼 *Oncorhynchus keta*［冷冻等］	正常	
	大西洋鲱 *Clupea harengus*［冷冻等鱼卵］	正常	
	大西洋鲱 *Clupea harengus*［冷冻等］	正常	
	大西洋鲑 *Salmo salar*［冷冻等］	正常	
	大西洋鳕 *Gadus morhua*［冷冻等］	正常	
	大西洋鳕 *Gadus morhua*［冻鱼卵］	正常	
	单鳍多线鱼 *Pleurogrammus monopterygius*［冷冻等］	正常	
	钓鮟鱇鱼 *Lophius piscatorius*，也称鮟鱇鱼［冷冻等］	正常	
	鲽鱼 *Pleuronectes platessa*［冷冻等］	正常	
	东北雅罗鱼 *Leuciscus waleckii*，也称瓦氏雅罗鱼［冷冻等］	正常	

国家和地区	产品名称	准入状态	备注
俄罗斯	多鳞鱚 *Sillago sihama*［冷冻等］	正常	
	多瑙哲罗鱼 *Hucho hucho*［冰鲜］	正常	
	多瑙哲罗鱼 *Hucho hucho*［冷冻等］	正常	
	多耙双线鲽 *Lepidopsetta polyxystra*［冷冻等］	正常	
	峨螺 *Buccinum* spp.［冷冻等］	正常	
	凡纳（滨）对虾 *Penaeus vannamei*（又为 *Litopenaeus vannamei*）［冷冻等］	正常	
	仿刺参 *Apostichopus* spp.［冷冻等］	正常	
	革平鲉 *Sebastes alutus*［冷冻等］	正常	
	格陵兰虾 *Lebbeus groenlandicus*［冷冻等］	正常	
	格陵兰鳕 *Gadus ogac*［冷冻等鱼卵］	正常	
	格陵兰鳕 *Gadus ogac*［冷冻等］	正常	
	蛤蜊（马珂蛤）*Mactromeris* spp.［冷冻等］	正常	
	狗鱼属所有种 *Esox* spp.［冷冻等］	正常	
	瓜参 *Cucumaria japonica*［冷冻等］	正常	
	鳜鱼 *Siniperca chuatsi*［冷冻等］	正常	
	海带 *Laminaria* spp.［冷冻等］	正常	
	海蜇 *Rhopilema* spp.［冷冻等］	正常	
	黑鳃梅童鱼 *Collichthys niveatus*［冷冻等］	正常	
	黑线鳕 *Melanogrammus aeglefinus*［冷冻等］	正常	
	红大麻哈鱼 *Oncorhynchus nerka*［冷冻等］	正常	
	红大麻哈鱼 *Oncorhynchus nerka*［冰鲜］	正常	
	红笛鲷 *Lutjanus sanguineus*［冷冻等］	正常	
	红点鲑属所有种 *Salvelinus* spp.［冷冻等］	正常	
	红对虾［冷冻等］	正常	
	红鳍裸颊鲷 *Lethrinus haematopterus*［冷冻等］	正常	
	红眼雪蟹 *Chinoecetes bairdi*［冷冻等］	正常	
	狐鲣 *Sarda Sarda*［冷冻等］	正常	
	花腹鲭 *Scomber australasicus*［冷冻等］	正常	
	花鲶 *Silurus asotus*［冷冻等］	正常	
	黄带绯鲤 *Upeneus sulphureus*［冷冻等］	正常	
	黄带拟鲹 *Pseudocaranx dentex*［冷冻等］	正常	
	黄腹鲽 *Pleuronectes quadrituberculatus*［冷冻等］	正常	
	黄鳍金枪鱼 *Thunnus albacares*［冷冻等］	正常	
	灰眼雪蟹 *Chinopecetes Opilio*［冷冻等］	正常	
	茴鱼属所有种 *Thymallus* spp.［冷冻等］	正常	

续表14

国家和地区	产品名称	准入状态	备注
俄罗斯	鮰属所有种 Ameiurus spp. ［冷冻等］	正常	
	鲫鱼 Carassius auratus ［冷冻等］	正常	
	尖吻平鲉 Sebastes mentella ［冷冻等］	正常	
	鲣 Katsuwonus pelamis ［冷冻等］	正常	
	金霸王蟹 Lithodes aequispinus ［冷冻等］	正常	
	金平鲉 Sebastes norvegicus（异名 Sebastes marinus）［冷冻等］	正常	
	卡民氏峨螺 Neptunea cumingii ［冷冻等］	正常	
	堪察加拟石蟹 Paralithodes camtschaticus ［冷冻等］	正常	
	科曼多鱿鱼（红鱿）Berryteuthis magister ［冷冻等］	正常	
	孔鳐 Raja porosa ［冷冻等］	正常	
	口虾蛄 Oratosquilla oratoria ［冷冻等］	正常	
	库页岛马珂蛤 Pseudocardium sachalinense ［冷冻等］	正常	
	蓝点马鲛鱼 Scomberomorus niphonius ［冷冻等］	正常	
	蓝鳕 Micromesistius poutassou ［冷冻等］	正常	
	勒氏笛鲷 Lutjanus russelli ［冷冻等］	正常	
	鲤鱼 Cyprinus carpio ［冷冻等］	正常	
	绿鳍马面鲀 Thamnaconus septentrionalis ［冷冻等］	正常	
	绿青鳕 Pollachius virens ［冰鲜］	正常	
	绿青鳕 Pollachius virens ［冷冻等］	正常	
	马六甲绯鲤 Upeneus moluccensis ［冷冻等］	正常	
	马舌鲽 Reinhardtius hippoglossoides ［冷冻等］	正常	
	马苏大麻哈鱼 Oncorhynchus masou ［冰鲜］	正常	
	马苏大麻哈鱼 Oncorhynchus masou ［冷冻等］	正常	
	鳗鲡属所有种 Anguilla spp. ［冷冻等］	正常	
	毛鳞鱼 Mallotus villosus ［冷冻等］	正常	
	毛鳞鱼 Mallotus villosus ［冷冻等鱼卵］	正常	
	玫瑰大麻哈鱼 Oncorhynchus rhodurus ［冰鲜］	正常	
	玫瑰大麻哈鱼 Oncorhynchus rhodurus ［冷冻等］	正常	
	美洲箭齿鲽 Atheresthes stomias ［冷冻等］	正常	
	蒙古鲌 Culter mongolicus ［冷冻等］	正常	
	鮸鱼 Miichthys miiuy ［冷冻等］	正常	
	牡丹虾 Pandalus platyceros ［冷冻等］	正常	
	欧鳊 Abramis brama ［冷冻等］	正常	
	鲯鳅 Coryphaena hippurus ［冷冻等］	正常	
	鲭鱼 Scomber scombrus ［冷冻等］	正常	

续表15

国家和地区	产品名称	准入状态	备注
俄罗斯	秋刀鱼 Cololabis saira［冷冻等］	正常	
	日本叉牙鱼 Arctoscopus japonicus［冷冻等］	正常	
	日本对虾 Marsupenaeus japonicus［冷冻等］	正常	
	日本海峨螺 Buccinum Striatissimum［冷冻等］	正常	
	日本竹荚鱼 Trachurus japonicus［冷冻等］	正常	
	沙带鱼 Lepturacanthus savala［冷冻等］	正常	
	沙丁鱼 Sardina pilchardus［冷冻等］	正常	
	扇贝 Placopecta（Placopecten）magellanicus［冷冻等］	正常	
	扇贝 Placopecta（Placopecten）magellanicus［冰鲜］	正常	
	十线六线鱼 Hexagrammos decagrammus［冷冻等］	正常	
	石斑鱼属所有种 Epinephelus spp.［冷冻等］	正常	
	黍鲱 Sprattus sprattus［冷冻等］	正常	
	双线鲽 Lepidopsetta bilineata［冷冻等］	正常	
	四指马鲅 Eleutheronema rhadinum［冷冻等］	正常	
	似长鳍黄鱼 Larimichthys pamoides［冷冻等］	正常	
	松原氏平鲉 Sebastes matsubarai［冷冻等］	正常	
	太平洋鲱 Clupea pallasii［冷冻等鱼卵］	正常	
	太平洋鲱 Clupea pallasii［冷冻等］	正常	是★
	太平洋鲑属所有种或大麻哈鱼属所有种 Oncorhynchus spp.［冷冻等］	正常	
	太平洋鲑属所有种或大麻哈鱼属所有种 Oncorhynchus spp.［冷冻等鱼卵］	正常	
	太平洋鳕，又名大头鳕 Gadus macrocephalus［冷冻等］	正常	
	太平洋鳕，又名大头鳕 Gadus macrocephalus［冷冻等鱼卵］	正常	
	太平洋褶柔鱼 Todarodes pacificus［冷冻等］	正常	
	驼背大麻哈鱼 Oncorhynchus gorbuscha［冰鲜］	正常	
	驼背大麻哈鱼 Oncorhynchus gorbuscha［冷冻等］	正常	
	乌苏拟鲿 Pseudobagrus ussuriensis［冷冻等］	正常	
	乌贼目所有种 Sepiida spp.［冷冻等］	正常	
	无须鳕属所有种 Merluccius spp.［冷冻等］	正常	
	西鲱 Alosa alosa［冷冻等］	正常	
	细鳞鲑 Brachymystax lenok，也称细鳞鱼［冷冻等］	正常	
	细鳞鱼属所有种 Brachymystax spp.［冷冻等］	正常	
	细鳞壮鳕 Albatrossia pectoralis［冷冻等］	正常	
	虾虎鱼属所有种 Amoya spp.［冷冻等］	正常	
	狭鳞庸鲽 Hippoglossus stenolepis［冷冻等］	正常	
	狭鳕 Theragra chalcogramma，也称黄线狭鳕［冷冻等鱼肝］	正常	

国家和地区	产品名称	准入状态	备注
俄罗斯	狭鳕 *Theragra chalcogramma*，也称黄线狭鳕［冷冻等］	正常	
	狭鳕 *Theragra chalcogramma*，也称黄线狭鳕［冷冻等鱼卵］	正常	
	小黄鱼 *Larimichthys polyactis*［冷冻等］	正常	
	小沙丁鱼属所有种 *Sardinella* spp.［冷冻等］	正常	
	星突江鲽 *Platichthys stellatus*［冷冻等］	正常	
	雪蟹 *Chionoecetes* spp.［冷冻等］	正常	
	亚洲胡瓜鱼或美洲胡瓜鱼 *Osmerus mordax*［冷冻等］	正常	
	亚洲箭齿鲽 *Atheresthes evermanni*［冷冻等］	正常	
	鳐属所有种 *Raja* spp.［冷冻等］	正常	
	异鳞蛇鲭，*Lepidocybium flavobrunneum*［冷冻等］	正常	
	银大麻哈鱼 *Oncorhynchus kisutch*［冷冻等］	正常	
	银大麻哈鱼 *Oncorhynchus kisutch*［冰鲜］	正常	
	银平鲉 *Sebastes glaucus*［冷冻等］	正常	
	银无须鳕 *Merluccius bilinearis*［冷冻等］	正常	
	银鱼属所有种 *Salanx* spp.［冷冻等］	正常	
	庸鲽 *Hippoglossus hippoglossus*（格陵兰）［冷冻等］	正常	
	庸鲽 *Hippoglossus hippoglossus*（格陵兰庸鲽鱼除外）［冷冻等］	正常	
	鳙鱼 *Hypophthalmichthys nobilis*［冷冻等］	正常	
	鱿鱼 *Loligo*［冷冻等］	正常	
	远东多线鱼 *Pleurogrammus azonus*［冷冻等］	正常	
	远东宽突鳕 *Eleginus gracilis*［冷冻等］	正常	
	远东拟沙丁鱼 *Sardinops sagax*（异名 *Sardinops melanostictus*）［冷冻等］	正常	
	章鱼 *Octopus*［冷冻等］	正常	
	哲罗鱼属所有种 *Hucho* spp.［冷冻等］	正常	
	真鲷 *Pagrus major*［冷冻等］	正常	
	中间低鳍鲳 *Peprilus medius*［冷冻等］	正常	
	竹刀鱼 *Scomberesox saurus*［冷冻等］	正常	
	鳟属所有种 *Salmo* spp.［冷冻等］	正常	
法国	*Parastichopus regalis*［冷冻、冰鲜等］	正常	
	Parastichopus regalis［干制］	正常	
	Aequipecten opercularis［冰鲜、冷冻等］	正常	
	阿根廷滑柔鱼 *Illex Argentinus*［冷冻等］	正常	
	白斑狗鱼 *Esox lucius*［冰鲜］	正常	
	白斑狗鱼 *Esox lucius*［冷冻等］	正常	
	白鲑属所有种 *Coregonus* spp.［冷冻等］	正常	

国家和地区	产品名称	准入状态	备注
法国	白鱼属所有种 *Anabarilius* spp.［鱼油］	正常	
	斑点舌齿鲈 *Dicentrarchus punctatus*［冷冻等］	正常	
	鲍氏裸光盖丽鱼 *Gymnogeophagus balzanii*［冷冻等］	正常	
	鲍氏裸光盖丽鱼 *Gymnogeophagus balzanii*［冰鲜］	正常	
	北方长额虾 *pandalus borealis*［冰鲜］	正常	
	北方长额虾 *pandalus borealis*［冷冻等］	正常	
	北鲑属所有种 *Stenodus* spp.［冷冻等］	正常	
	长颌北鲑 *Stenodus leucichthys*［冷冻等］	正常	
	长鳍金枪鱼 *Thunnus alalunga*［冰鲜］	正常	
	长体蛇鲻 *Saurida elongata*［冷冻等］	正常	
	长体油胡瓜鱼 *Spirinchus lanceolatus*［冷冻等］	正常	
	赤鳍笛鲷 *Lutjanus erythropterus*［冷冻等］	正常	
	大口黑鳕 *Melanonus okamurai*［冰鲜］	正常	
	大口黑鳕 *Melanonus okamurai*［冷冻等］	正常	
	大鳞大麻哈鱼 *Oncorhynchus tshawytscha*［冷冻等］	正常	
	大麻哈鱼 *Oncorhynchus keta*［冷冻等］	正常	
	大西洋鲱 *Clupea harengus*［冷冻等］	正常	
	大西洋瓜参 *Cucumaria frondosa*［干制］	正常	
	大西洋瓜参 *Cucumaria frondosa*［冷冻、冰鲜等］	正常	
	大西洋鲑 *Salmo salar*［冰鲜］	正常	
	大西洋鲑 *Salmo salar*［冷冻等鱼卵］	正常	
	大西洋鲑 *Salmo salar*［冰鲜鱼卵］	正常	
	大西洋鲑 *Salmo salar*［冷冻等］	正常	
	大西洋鳕 *Gadus morhua*［冰鲜］	正常	
	大西洋鳕 *Gadus morhua*［冷冻等］	正常	
	大洋黑鳕 *Melanonus zugmayeri*［冰鲜］	正常	
	大洋黑鳕 *Melanonus zugmayeri*［冷冻等］	正常	
	钓鮟鱇鱼 *Lophius piscatorius*，也称鮟鱇鱼［冷冻等鱼肝］	正常	
	钓鮟鱇鱼 *Lophius piscatorius*，也称鮟鱇鱼［冷冻等］	正常	
	钓鮟鱇鱼 *Lophius piscatorius*，也称鮟鱇鱼［冰鲜鱼肝］	正常	
	鲽鱼 *Pleuronectes platessa*［冷冻等］	正常	
	鲽鱼 *Pleuronectes platessa*［冰鲜］	正常	
	短鲔 *Thunnus obesus*［冰鲜］	正常	
	仿刺参 *Apostichopus* spp.［冷冻等］	正常	
	腹三列海胆 *Tripneustes ventricosus*［冰鲜、冷冻等］	正常	

国家和地区	产品名称	准入状态	备注
法国	格陵兰鳕 *Gadus ogac*［冰鲜］	正常	
	格陵兰鳕 *Gadus ogac*［冷冻等］	正常	
	海参 *Holothuria* spp.［干制］	正常	
	海参 *Holothuria* spp.［冰鲜、冷冻等］	正常	
	海胆 *Paracentrotus lividus*［冰鲜、冷冻等］	正常	
	海湾扇贝 *Argopecten purpuratus*［冷冻等］	正常	
	海湾扇贝 *Argopecten purpuratus*［冰鲜］	正常	
	黑线鳕 *Melanogrammus aeglefinus*［冷冻等］	正常	
	红点鲑属所有种 *Salvelinus* spp.［冷冻等］	正常	
	红九棘鲈 *Cephalopholis sonnerati*［冰鲜］	正常	
	虹鳟 *Oncorhynchus mykiss*［冷冻等］	正常	
	厚壳玉黍螺 *Littorina littorea*［冰鲜、冷冻等］	正常	
	厚牡蛎属 *Crassostrea* spp.［冰鲜、冷冻等］	正常	
	黄带绯鲤 *Upeneus sulphureus*［冷冻等］	正常	
	黄带拟鲹 *Pseudocaranx dentex*［冷冻等］	正常	
	黄鳍金枪鱼 *Thunnus albacares*［冰鲜］	正常	
	茴鱼属所有种 *Thymallus* spp.［冷冻等］	正常	
	尖角峨螺 *Buccinum undatum*［冷冻等］	正常	
	尖角峨螺 *Buccinum undatum*［冰鲜］	正常	
	剑旗鱼 *Xiphias gladius*［冰鲜］	正常	
	金枪鱼属所有种 *Thunnus* spp.［冷冻等］	正常	
	茎柔鱼 *Dosidicus Gigas*［冷冻等］	正常	
	壳菜蛤属 *Perna* spp.［冰鲜、冷冻等］	正常	
	克氏原蝲蛄 *Procambarus clarkii*［冰鲜］	正常	
	克氏原蝲蛄 *Procambarus clarkii*［冷冻等］	正常	
	蓝尖尾无须鳕 *Macruronus novaezelandiae*［冰鲜］	正常	
	蓝尖尾无须鳕 *Macruronus novaezelandiae*［冷冻等］	正常	
	蓝鳕 *Micromesistius poutassou*［冷冻等］	正常	
	勒氏笛鲷 *Lutjanus russelli*［冷冻等］	正常	
	类栉孔扇贝属 *Mimachlamys*［冰鲜、冷冻等］	正常	
	鲤鱼 *Cyprinus carpio*［冷冻等］	正常	
	龙虾（常见品种：中国龙虾、波纹龙虾、日本龙虾、杂色龙虾、少刺龙虾、长足龙虾、真龙虾等）*Palinuridae*［冷冻］	正常	
	龙虾（常见品种：中国龙虾、波纹龙虾、日本龙虾、杂色龙虾、少刺龙虾、长足龙虾、真龙虾等）*Palinuridae*［冰鲜］	正常	

国家和地区	产品名称	准入状态	备注
法国	绿壳菜蛤 *Perna viridis*［冰鲜］	正常	
	绿鳍马面鲀 *Thamnaconus septentrionalis*［冷冻等］	正常	
	马六甲绯鲤 *Upeneus moluccensis*［冷冻等］	正常	
	马苏大麻哈鱼 *Oncorhynchus masou*［冷冻等］	正常	
	毛鳞鱼 *Mallotus villosus*［冷冻等］	正常	
	玫瑰大麻哈鱼 *Oncorhynchus rhodurus*［冷冻等］	正常	
	美洲鳀 *Engraulis mordax*［冷冻等］	正常	
	秘鲁鳀 *Engraulis ringens*［冷冻等］	正常	
	苗条刀蛏 *ensis ensis*［冰鲜、冷冻等］	正常	
	牡蛎 *Ostrea*［冰鲜］	正常	
	牡蛎 *Ostrea*［冷冻等］	正常	
	牡蛎属 *Ostrea* spp.［冰鲜、冷冻等］	正常	
	南非鳀 *Engraulis capensis*［冷冻等］	正常	
	尼罗尖吻鲈 *Lates niloticus*［冰鲜］	正常	
	欧洲鲍螺 *Haliotis tuberculata*［冰鲜、冷冻等］	正常	
	欧洲蚶蜊 *Glycymeris glycymeris*［冰鲜、冷冻等］	正常	
	欧洲鸟尾蛤 *Cerastoderma edule*［冰鲜、冷冻等］	正常	
	欧洲柔鱼 *Alloteuthis subulata*［冷冻等］	正常	
	欧洲鳀 *Engraulis encrasicolus*［冰鲜］	正常	
	欧洲鳀 *Engraulis encrasicolus*［冷冻等］	正常	
	普通黄道蟹 *Cancer pagurus*［冷冻等］	正常	
	普通黄道蟹 *Cancer pagurus*［冰鲜］	正常	
	青鳕 *Pollachius pollachius*［冰鲜］	正常	
	鲭鱼 *Scomber scombrus*［冷冻等］	正常	
	鲭属所有种 *Scomber* spp.［冷冻等］	正常	
	犬牙南极鱼属所有种 *Dissostichus* spp.［冷冻等］	正常	
	日本鳀 *Engraulis japonicus*［冷冻等］	正常	
	沙丁鱼 *Sardina pilchardus*［冰鲜］	正常	
	沙丁鱼 *Sardina pilchardus*［冷冻等］	正常	
	扇贝 *Placopecta*（*Placopecten*）*magellanicus*［冷冻等］	正常	
	扇贝 *Placopecta*（*Placopecten*）*magellanicus*［冰鲜］	正常	
	扇贝属 *Pecten* spp.［冰鲜、冷冻等］	正常	
	舌齿鲈 *Dicentrarchus labrax*［冷冻等］	正常	
	石斑鱼属所有种 *Epinephelus* spp.［冰鲜］	正常	
	石斑鱼属所有种 *Epinephelus* spp.［冷冻等］	正常	

国家和地区	产品名称	准入状态	备注
法国	鲥鱼 *Tenualosa reevesii*［冰鲜］	正常	
	鲥鱼 *Tenualosa reevesii*［冷冻等］	正常	
	黍鲱 *Sprattus sprattus*［冷冻等］	正常	
	黍鲱 *Sprattus sprattus*［冰鲜］	正常	
	四指马鲅 *Eleutheronema rhadinum*［冷冻等］	正常	
	鳎 *Solea solea*［冰鲜］	正常	
	太平洋鲱 *Clupea pallasii*［冷冻等］	正常	
	太平洋鲑属所有种或大麻哈鱼属所有种 *Oncorhynchus* spp.［冷冻等］	正常	
	太平洋鳕，又名大头鳕 *Gadus macrocephalus*［冰鲜］	正常	
	太平洋鳕，又名大头鳕 *Gadus macrocephalus*［冷冻等］	正常	
	太平洋褶柔鱼 *Todarodes pacificus*［冷冻等］	正常	
	条纹婢鰔 *Latris lineata*［冷冻等］	正常	
	驼背大麻哈鱼 *Oncorhynchus gorbuscha*［冷冻等］	正常	
	乌贼目 *Sepia officinalis*［冷冻等］	正常	
	无须鳕属所有种 *Merluccius* spp.［冷冻等］	正常	
	西鲱 *Alosa alosa*［冷冻等］	正常	
	西鲱 *Alosa alosa*［冰鲜］	正常	
	细鳞鱼属所有种 *Brachymystax* spp.［冷冻等］	正常	
	细身黑鳕 *Melanonus gracilis*［冷冻等］	正常	
	细身黑鳕 *Melanonus gracilis*［冰鲜］	正常	
	狭鳕 *Theragra chalcogramma*，也称黄线狭鳕［冷冻等］	正常	
	逍遥馒头蟹 *Calappa philargius*［冷冻等］	正常	
	逍遥馒头蟹 *Calappa philargius*［冰鲜］	正常	
	小沙丁鱼属所有种 *Sardinella* spp.［冰鲜］	正常	
	小沙丁鱼属所有种 *Sardinella* spp.［冷冻等］	正常	
	亚洲胡瓜鱼或美洲胡瓜鱼 *Osmerus mordax*［冷冻等］	正常	
	鳐属所有种 *Raja* spp.［冷冻等］	正常	
	贻贝属 *Mytilus* spp.［冰鲜］	正常	
	荫鱼 *Umbra krameri*［冰鲜］	正常	
	荫鱼 *Umbra krameri*［冷冻等］	正常	
	银大麻哈鱼 *Oncorhynchus kisutch*［冷冻等］	正常	
	银无须鳕 *Merluccius bilinearis*［冷冻等］	正常	
	庸鲽 *Hippoglossus hippoglossus*（格陵兰）［冷冻等］	正常	
	鱿鱼 *Loligo*［冷冻等］	正常	
	鱿鱼 *Loligo* spp.［冷冻等］	正常	

国家和地区	产品名称	准入状态	备注
法国	舒鳕 *Molva molva*［冰鲜］	正常	
	远东拟沙丁鱼 *Sardinops sagax*（异名 *Sardinops melanostictus*）［冷冻等］	正常	
	远东拟沙丁鱼 *Sardinops sagax*（异名 *Sardinops melanostictus*）［冰鲜］	正常	
	章鱼 *Octopus*［冷冻等］	正常	
	哲罗鱼属所有种 *Hucho* spp.［冷冻等］	正常	
	真鲷 *Pagrus major*［冰鲜］	正常	
	真鲷 *Pagrus major*［冷冻等］	正常	
	真鮰属所有种或叉尾鮰属所有种 *Ictalurus* spp.［冷冻等］	正常	
	指甲履螺（大西洋履螺）*Crepidula fornicata*［冰鲜、冷冻等］	正常	
	栉孔扇贝 *Chlamys opercularis*［冰鲜、冷冻等］	正常	
	竹荚鱼 *Trachurus trachurus*［冷冻等］	正常	
	鲻鱼 *Mugil cephalus*［冷冻等］	正常	
	鲻鱼 *Mugil cephalus*［冰鲜］	正常	
	紫贻贝 *Mytilus edulis*［冷冻等］	正常	
	鳟属所有种 *Salmo* spp.［冷冻等］	正常	
法罗群岛	白腹鲭 *Scomber japonicus*［冷冻等］	正常	
	白鲑属所有种 *Coregonus* spp.［冰鲜］	正常	
	白鲑属所有种 *Coregonus* spp.［冷冻等］	正常	
	北方长额虾 *pandalus borealis*［冷冻等］	正常	
	北鲑属所有种 *Stenodus* spp.［冰鲜］	正常	
	北鲑属所有种 *Stenodus* spp.［冷冻等］	正常	
	长颌北鲑 *Stenodus leucichthys*［冰鲜］	正常	
	长颌北鲑 *Stenodus leucichthys*［冷冻等］	正常	
	长体蛇鲻 *Saurida elongata*［冷冻等］	正常	
	长体油胡瓜鱼 *Spirinchus lanceolatus*［冷冻等］	正常	
	赤鳍笛鲷 *Lutjanus erythropterus*［冷冻等］	正常	
	大鳞大麻哈鱼 *Oncorhynchus tshawytscha*［冷冻等］	正常	
	大麻哈鱼 *Oncorhynchus keta*［冷冻等］	正常	
	大西洋鲱 *Clupea harengus*［冷冻等］	正常	
	大西洋鲑 *Salmo salar*［冷冻等］	正常	
	大西洋鲑 *Salmo salar*［冰鲜］	正常	
	大西洋鳕 *Gadus morhua*［冷冻等］	正常	
	鲽鱼 *Pleuronectes platessa*［冷冻等］	正常	
	峨螺 *Buccinum* spp.［冷冻等］	正常	
	佛氏虎鲨 *Heterodontus francisci*［冷冻等］	正常	

国家和地区	产品名称	准入状态	备注
法罗群岛	格陵兰鳕 *Gadus ogac* ［冷冻等］	正常	
	黑线鳕 *Melanogrammus aeglefinus* ［冷冻等］	正常	
	红点鲑属所有种 *Salvelinus* spp. ［冷冻等］	正常	
	红点鲑属所有种 *Salvelinus* spp. ［冰鲜］	正常	
	红鳍裸颊鲷 *Lethrinus haematopterus* ［冷冻等］	正常	
	花腹鲭 *Scomber australasicus* ［冷冻等］	正常	
	黄带拟鲹 *Pseudocaranx dentex* ［冷冻等］	正常	
	茴鱼属所有种 *Thymallus* spp. ［冷冻等］	正常	
	茴鱼属所有种 *Thymallus* spp. ［冰鲜］	正常	
	尖吻平鲉 *Sebastes mentella* ［冷冻等］	正常	
	金平鲉 *Sebastes norvegicus*（异名 *Sebastes marinus*）［冷冻等］	正常	
	蓝鳕 *Micromesistius poutassou* ［冷冻等］	正常	
	勒氏笛鲷 *Lutjanus russelli* ［冷冻等］	正常	
	绿壳菜蛤 *Perna viridis* ［冷冻等］	正常	
	绿鳍马面鲀 *Thamnaconus septentrionalis* ［冷冻等］	正常	
	马舌鲽 *Reinhardtius hippoglossoides* ［冷冻等］	正常	
	马苏大麻哈鱼 *Oncorhynchus masou* ［冷冻等］	正常	
	毛鳞鱼 *Mallotus villosus* ［冷冻等］	正常	
	玫瑰大麻哈鱼 *Oncorhynchus rhodurus* ［冷冻等］	正常	
	鲭鱼 *Scomber scombrus* ［冷冻等］	正常	
	沙丁鱼 *Sardina pilchardus* ［冷冻等］	正常	
	扇贝 *Placopecta*（*Placopecten*）*magellanicus* ［冷冻等］	正常	
	扇贝 *Placopecta*（*Placopecten*）*magellanicus* ［冰鲜］	正常	
	圣诞岛红蟹 *Gecarcoidea natalis* ［冷冻等］	正常	
	太平洋鲱 *Clupea pallasii* ［冷冻等］	正常	
	太平洋鲑属所有种或大麻哈鱼属所有种 *Oncorhynchus* spp. ［冷冻等］	正常	
	太平洋鲑属所有种或大麻哈鱼属所有种 *Oncorhynchus* spp. ［冰鲜］	正常	
	太平洋鳕，又名大头鳕 *Gadus macrocephalus* ［冷冻等］	正常	
	驼背大麻哈鱼 *Oncorhynchus gorbuscha* ［冷冻等］	正常	
	乌贼目所有种 *Sepiida* spp. ［冷冻等］	正常	
	细鳞鱼属所有种 *Brachymystax* spp. ［冰鲜］	正常	
	细鳞鱼属所有种 *Brachymystax* spp. ［冷冻等］	正常	
	银大麻哈鱼 *Oncorhynchus kisutch* ［冷冻等］	正常	
	银无须鳕 *Merluccius bilinearis* ［冷冻等］	正常	
	庸鲽 *Hippoglossus hippoglossus*（格陵兰）［冷冻等］	正常	

续表23

国家和地区	产品名称	准入状态	备注
法罗群岛	鱿鱼 *Loligo* [冷冻等]	正常	
	哲罗鱼属所有种 *Hucho* spp. [冷冻等]	正常	
	哲罗鱼属所有种 *Hucho* spp. [冰鲜]	正常	
	鳟属所有种 *Salmo* spp. [冷冻等]	正常	
芬兰	白鲑属所有种 *Coregonus* spp. [冷冻等]	正常	
	北鲑属所有种 *Stenodus* spp. [冷冻等]	正常	
	长颌北鲑 *Stenodus leucichthys* [冷冻等]	正常	
	大西洋鲑 *Salmo salar* [冰鲜]	正常	
	红点鲑属所有种 *Salvelinus* spp. [冷冻等]	正常	
	茴鱼属所有种 *Thymallus* spp. [冷冻等]	正常	
	拟鲤 *Rutilus rutilus* [冷冻等]	正常	
	沙丁鱼 *Sardina pilchardus* [鱼油]	正常	
	太平洋鲑属所有种或大麻哈鱼属所有种 *Oncorhynchus* spp. [冷冻等]	正常	
	细鳞鱼属所有种 *Brachymystax* spp. [冷冻等]	正常	
	哲罗鱼属所有种 *Hucho* spp. [冷冻等]	正常	
	鳟属所有种 *Salmo* spp. [冷冻等]	正常	
格陵兰岛	阿瓜大麻哈鱼 *Oncorhynchus aguabonita* [冷冻等]	正常	
	半滑舌鳎 *Cynoglossus semilaevis* [冷冻等]	正常	
	北方长额虾 *pandalus borealis* [冷冻等]	正常	
	大西洋鳕 *Gadus morhua* [冷冻等]	正常	
	鲽鱼 *Pleuronectes platessa* [冷冻等]	正常	
	革平鲉 *Sebastes alutus* [冷冻等]	正常	
	格陵兰鳕 *Gadus ogac* [冷冻等]	正常	
	黑线鳕 *Melanogrammus aeglefinus* [冷冻等]	正常	
	红眼雪蟹 *Chinoecetes bairdi* [冷冻等]	正常	
	虹鳟 *Oncorhynchus mykiss* [冷冻等]	正常	
	花鲶 *Silurus asotus* [冷冻等]	正常	
	灰眼雪蟹 *Chinopecetes Opilio* [冷冻等]	正常	
	吉尔大麻哈鱼 *Oncorhynchus gilae* [冷冻等]	正常	
	尖吻平鲉 *Sebastes mentella* [冷冻等]	正常	
	金腹大麻哈鱼 *Oncorhynchus chrysogaster* [冷冻等]	正常	
	金平鲉 *Sebastes norvegicus*（异名 *Sebastes marinus*）[冷冻等]	正常	
	克拉克大麻哈鱼 *Oncorhynchus clarkii clarkii* [冷冻等]	正常	
	狼真鮰 *Ictalurus lupus* [冷冻等]	正常	
	绿青鳕 *Pollachius virens* [冷冻等]	正常	

国家和地区	产品名称	准入状态	备注
格陵兰岛	马舌鲽 *Reinhardtius hippoglossoides*［冷冻等］	正常	
	鲭鱼 *Scomber scombrus*［冷冻等］	正常	
	舌鳎 *Cynoglossus cynoglossus*［冷冻等］	正常	
	太平洋鳕，又名大头鳕 *Gadus macrocephalus*［冷冻等］	正常	
	雪蟹 *Chionoecetes* spp.［冷冻等］	正常	
	亚利桑那大麻哈鱼 *Oncorhynchus apache*［冷冻等］	正常	
	庸鲽 *Hippoglossus hippoglossus*（格陵兰）［冷冻等］	正常	
	圆鳍鱼 *Cyclopterus lumpus*［冷冻等］	正常	
	鳟 *Salmo trutta*［冷冻等］	正常	
荷兰	白带鱼 *Trichiurus lepturus*［冷冻等］	正常	
	白腹鲭 *Scomber japonicus*［冷冻等］	正常	
	斑点舌齿鲈 *Dicentrarchus punctatus*［冷冻等］	正常	
	斑节对虾 *Penaeus monodon*［冷冻等］	正常	
	北方长额虾 *pandalus borealis*［冷冻等］	正常	
	长鳍鳕属所有种 *Urophycis* spp.［冷冻等］	正常	
	长体油胡瓜鱼 *Spirinchus lanceolatus*［冷冻等］	正常	
	川鲽鱼 *Platichthys Flesus*［冷冻等］	正常	
	大鳞大麻哈鱼 *Oncorhynchus tshawytscha*［冷冻等］	正常	
	大麻哈鱼 *Oncorhynchus keta*［冷冻等］	正常	
	大青鲨 *Prionace glauca*［冷冻等］	正常	
	大西洋刀蛏 *ensis directus*［冰鲜、冷冻等］	正常	
	大西洋鲱 *Clupea harengus*［冷冻等］	正常	
	大西洋鲑 *Salmo salar*［冰鲜］	正常	
	大西洋鲑 *Salmo salar*［冷冻等］	正常	
	大西洋鳕 *Gadus morhua*［冷冻等］	正常	
	大西洋银鲛 *Chimaera monstrosa*［冷冻等］	正常	
	钓鮟鱇鱼 *Lophius piscatorius*，也称鮟鱇鱼［冰鲜］	正常	
	鲽鱼 *Pleuronectes platessa*［冰鲜］	正常	
	鲽鱼 *Pleuronectes platessa*［冷冻等］	正常	
	短舌鳎 *Cynoglossus abbreviatus*［冷冻等］	正常	
	多鳞鱚 *Sillago sihama*［冷冻等］	正常	
	凡纳（滨）对虾 *Penaeus vannamei*（又为 *Litopenaeus vannamei*）［冷冻等］	正常	
	鲂属所有种 *Megalobrama* spp.［冷冻等］	正常	
	仿刺参 *Apostichopus* spp.［冷冻等］	正常	
	格陵兰鳕 *Gadus ogac*［冷冻等］	正常	

续表25

国家和地区	产品名称	准入状态	备注
荷兰	海鲶属所有种 *Arius* spp. ［冷冻等］	正常	
	黑线鳕 *Melanogrammus aeglefinus* ［冷冻等］	正常	
	黑异海鲂 *Allocyttus niger* ［冷冻等］	正常	
	红眼雪蟹 *Chinoecetes bairdi* ［冷冻等］	正常	
	胡瓜鱼 *Osmerus eperlanus* ［冷冻等］	正常	
	花腹鲭 *Scomber australasicus* ［冷冻等］	正常	
	花鲶 *Silurus asotus* ［冷冻等］	正常	
	黄颡鱼 *Pelteobagrus fulvidraco* ［冷冻等］	正常	
	灰眼雪蟹 *Chinopecetes Opilio* ［冷冻等］	正常	
	尖吻平鲉 *Sebastes mentella* ［冷冻等］	正常	
	剑旗鱼 *Xiphias gladius* ［冷冻等］	正常	
	金枪鱼属所有种 *Thunnus* spp. ［冷冻等］	正常	
	堪察加拟石蟹 *Paralithodes camtschaticus* ［冷冻等］	正常	
	口孵非鲫属所有种 *Oreochromis* spp. ［冷冻等］	正常	
	蓝尖尾无须鳕 *Macruronus novaezelandiae* ［冷冻等］	正常	
	蓝鳕 *Micromesistius poutassou* ［冷冻等］	正常	
	绿壳菜蛤 *Perna viridis* ［冰鲜］	正常	
	绿壳菜蛤 *Perna viridis* ［冷冻等］	正常	
	绿青鳕 *Pollachius virens* ［冷冻等］	正常	
	马苏大麻哈鱼 *Oncorhynchus masou* ［冷冻等］	正常	
	鳗鲡属所有种 *Anguilla* spp. ［冷冻等］	正常	
	玫瑰大麻哈鱼 *Oncorhynchus rhodurus* ［冷冻等］	正常	
	鮸鱼 *Miichthys miiuy* ［冷冻等］	正常	
	苗条刀蛏 *ensis ensis* ［冰鲜、冷冻等］	正常	
	牡蛎 *Ostrea* ［冰鲜］	正常	
	牡蛎 *Ostrea* ［冷冻等］	正常	
	南极深海螯虾 *Metanephrops Challengeri* ［冷冻等］	正常	
	挪威方鲷 *Capros aper* ［冷冻等］	正常	
	欧洲黄盖鲽 *Limanda Limanda* ［冷冻等］	正常	
	鲭鱼 *Scomber scombrus* ［冷冻等］	正常	
	日本的鲷 *Zeus faber* ［冰鲜］	正常	
	日本的鲷 *Zeus faber* ［冷冻等］	正常	
	日本竹荚鱼 *Trachurus japonicus* ［冷冻等］	正常	
	沙蚕 *Nereidinae* ［冰鲜］	正常	
	沙带鱼 *Lepturacanthus savala* ［冷冻等］	正常	

国家和地区	产品名称	准入状态	备注
荷兰	沙丁鱼 Sardina pilchardus［冷冻等］	正常	
	沙丁鱼 Sardina pilchardus［鱼油］	正常	
	舌齿鲈 Dicentrarchus labrax［冷冻等］	正常	
	黍鲱 Sprattus sprattus［冷冻等］	正常	
	太平洋鲱 Clupea pallasii［冷冻等］	正常	
	太平洋鳕，又名大头鳕 Gadus macrocephalus［冷冻等］	正常	
	驼背大麻哈鱼 Oncorhynchus gorbuscha［冷冻等］	正常	
	西鲱 Alosa alosa［冷冻等］	正常	
	狭鳞庸鲽 Hippoglossus stenolepis［冷冻等］	正常	
	狭鳕 Theragra chalcogramma，也称黄线狭鳕［冷冻等］	正常	
	逍遥馒头蟹 Calappa philargius［冰鲜］	正常	
	逍遥馒头蟹 Calappa philargius［冷冻等］	正常	
	小沙丁鱼属所有种 Sardinella spp.［冷冻等］	正常	
	雪蟹 Chionoecetes spp.［冷冻等］	正常	
	亚洲胡瓜鱼或美洲胡瓜鱼 Osmerus mordax［冷冻等］	正常	
	鳐属所有种 Raja spp.［冷冻等］	正常	
	银大麻哈鱼 Oncorhynchus kisutch［冷冻等］	正常	
	银无须鳕 Merluccius bilinearis［冷冻等］	正常	
	庸鲽 Hippoglossus hippoglossus［冰鲜］	正常	
	庸鲽 Hippoglossus hippoglossus（格陵兰）［冷冻等］	正常	
	庸鲽 Hippoglossus hippoglossus（格陵兰庸鲽鱼除外）［冷冻等］	正常	
	鱿鱼 Loligo［冷冻等］	正常	
	玉筋鱼 Ammodytes personatus［冷冻等］	正常	
	圆鳍鱼 Cyclopterus lumpus［冷冻等］	正常	
	远东拟沙丁鱼 Sardinops sagax（异名 Sardinops melanostictus）［冷冻等］	正常	
	章鱼 Octopus［冷冻等］	正常	
	真鲂鮄 Eutrigla gurnardus［冷冻等］	正常	
	中华绒螯蟹 Eriocheir sinensis［冰鲜］	正常	
	竹荚鱼 Trachurus trachurus［冷冻等］	正常	
捷克	狭鳕 Theragra chalcogramma，也称黄线狭鳕［冷冻等］	正常	
克罗地亚	狭鳕 Theragra chalcogramma，也称黄线狭鳕［冷冻等］	正常	
拉脱维亚	北方长额虾 pandalus borealis［冷冻等］	正常	
	赤鳍笛鲷 Lutjanus erythropterus［冷冻等］	正常	
	尖吻平鲉 Sebastes mentella［冷冻等］	正常	
	口孵非鲫属所有种 Oreochromis spp.［冷冻等］	正常	

国家和地区	产品名称	准入状态	备注
立陶宛	白带鱼 *Trichiurus lepturus*［冷冻等］	正常	
	北方长额虾 *pandalus borealis*［冷冻等］	正常	
	赤鳍笛鲷 *Lutjanus erythropterus*［冷冻等］	正常	
	大西洋白鲭 *Scomber colias*［冷冻等］	正常	
	大西洋白鲭 *Scomber colias*［冰鲜］	正常	
	大西洋鲱 *Clupea harengus*［冰鲜］	正常	
	大西洋鲱 *Clupea harengus*［冷冻等］	正常	
	大西洋鳕 *Gadus morhua*［冷冻等］	正常	
	大西洋鳕 *Gadus morhua*［冰鲜］	正常	
	鲽鱼 *Pleuronectes platessa*［冷冻等］	正常	
	湖白鲑 *Coregonus artedi*［冷冻等］	正常	
	湖红点鲑 *Salvelinus namaycush*［冷冻等］	正常	
	尖吻平鲉 *Sebastes mentella*［冷冻等］	正常	
	沙带鱼 *Lepturacanthus savala*［冷冻等］	正常	
	沙丁鱼 *Sardina pilchardus*［冷冻等］	正常	
	沙丁鱼 *Sardina pilchardus*［冰鲜］	正常	
	无须鳕属所有种 *Merluccius* spp.［冷冻等］	正常	
	细鳞鲑 *Brachymystax lenok*，也称细鳞鱼［冷冻等］	正常	
	小沙丁鱼属所有种 *Sardinella* spp.［冷冻等］	正常	
	庸鲽 *Hippoglossus hippoglossus*（格陵兰）［冷冻等］	正常	
	竹荚鱼 *Trachurus trachurus*［冷冻等］	正常	
挪威	阿瓜大麻哈鱼 *Oncorhynchus aguabonita*［冷冻等］	正常	
	阿瓜大麻哈鱼 *Oncorhynchus aguabonita*［冰鲜］	正常	
	澳洲鲭鲐 *Scomber australasicus*［冰鲜］	正常	
	白腹鲭 *Scomber japonicus*［冷冻等］	正常	
	白鲑属所有种 *Coregonus* spp.［冰鲜］	正常	
	白鲑属所有种 *Coregonus* spp.［冷冻等］	正常	
	白鲑属所有种 *Coregonus* spp.［鱼油］	正常	
	斑点舌齿鲈 *Dicentrarchus punctatus*［冷冻等］	正常	
	北方长额虾 *pandalus borealis*［冷冻等］	正常	
	北方长额虾 *pandalus borealis*［冰鲜］	正常	
	北鲑属所有种 *Stenodus* spp.［冰鲜］	正常	
	北鲑属所有种 *Stenodus* spp.［鱼油］	正常	
	北鲑属所有种 *Stenodus* spp.［冷冻等］	正常	
	扁足拟石蟹 *Paralithodes platypus*［冷冻等］	正常	

国家和地区	产品名称	准入状态	备注
挪威	长颌北鲑 *Stenodus leucichthys*［冰鲜］	正常	
	长颌北鲑 *Stenodus leucichthys*［冷冻等］	正常	
	长鳍鳕属所有种 *Urophycis* spp.［冷冻等］	正常	
	长体蛇鲻 *Saurida elongata*［冷冻等］	正常	
	长体油胡瓜鱼 *Spirinchus lanceolatus*［冷冻等］	正常	
	长体油胡瓜鱼 *Spirinchus lanceolatus*［冷冻等鱼卵］	正常	
	赤鳍笛鲷 *Lutjanus erythropterus*［冷冻等］	正常	
	刺鲅 *Acanthocybium solandri*，也称沙氏刺鲅［冷冻等］	正常	
	大黄鱼 *Larimichthys crocea*［冷冻等］	正常	
	大鳞大麻哈鱼 *Oncorhynchus tshawytscha*［冰鲜］	正常	
	大鳞大麻哈鱼 *Oncorhynchus tshawytscha*［冷冻等］	正常	
	大麻哈鱼 *Oncorhynchus keta*［冰鲜］	正常	
	大麻哈鱼 *Oncorhynchus keta*［冷冻等］	正常	
	大西洋鲱 *Clupea harengus*［冰鲜］	正常	
	大西洋鲱 *Clupea harengus*［冷冻等］	正常	
	大西洋鲑 *Salmo salar*［冰鲜鱼卵］	正常	
	大西洋鲑 *Salmo salar*［冷冻等］	正常	
	大西洋鲑 *Salmo salar*［冷冻等鱼卵］	正常	
	大西洋鲑 *Salmo salar*［冰鲜］	正常	
	大西洋狼鱼 *Anarhichas lupus*［冷冻］	正常	
	大西洋鳕 *Gadus morhua*［冷冻等］	正常	
	大西洋鳕 *Gadus morhua*［冰鲜］	正常	
	大西洋鳕 *Gadus morhua*［冷冻等鱼肚］	正常	
	单鳍鳕 *Brosme brosme*［冷冻等］	正常	
	钓鮟鱇鱼 *Lophius piscatorius*，也称鮟鱇鱼［冰鲜］	正常	
	钓鮟鱇鱼 *Lophius piscatorius*，也称鮟鱇鱼［冷冻等］	正常	
	鲽鱼 *Pleuronectes platessa*［冷冻等］	正常	
	多瑙哲罗鱼 *Hucho hucho*［冷冻等］	正常	
	多瑙哲罗鱼 *Hucho hucho*［冰鲜］	正常	
	仿刺参 *Apostichopus* spp.［冷冻等］	正常	
	佛氏虎鲨 *Heterodontus francisci*［冷冻等］	正常	
	革平鲉 *Sebastes alutus*［冷冻等］	正常	
	格陵兰鳕 *Gadus ogac*［冰鲜］	正常	
	格陵兰鳕 *Gadus ogac*［冷冻等］	正常	
	海带 *Laminaria* spp.［冷冻等］	正常	

国家和地区	产品名称	准入状态	备注
挪威	海胆 *Ciona intestinalis*［冰鲜］	正常	
	海胆 *Evechinus chloroticus*［冷冻等］	正常	
	海公鱼 *Hypomesus pretiosus*［冷冻等］	正常	
	黑线鳕 *Melanogrammus aeglefinus*［冰鲜］	正常	
	黑线鳕 *Melanogrammus aeglefinus*［冷冻等］	正常	
	红大麻哈鱼 *Oncorhynchus nerka*［冰鲜］	正常	
	红大麻哈鱼 *Oncorhynchus nerka*［冷冻等］	正常	
	红笛鲷 *Lutjanus sanguineus*［冷冻等］	正常	
	红点鲑属所有种 *Salvelinus* spp.［冰鲜］	正常	
	红点鲑属所有种 *Salvelinus* spp.［鱼油］	正常	
	红点鲑属所有种 *Salvelinus* spp.［冷冻等］	正常	
	红眼雪蟹 *Chinoecetes bairdi*［冷冻等］	正常	
	虹鳟 *Oncorhynchus mykiss*［冰鲜］	正常	
	虹鳟 *Oncorhynchus mykiss*［冷冻等］	正常	
	花腹鲭 *Scomber australasicus*［冷冻等］	正常	
	花鲶 *Silurus asotus*［冷冻等］	正常	
	黄带绯鲤 *Upeneus sulphureus*［冷冻等］	正常	
	黄带拟鲹 *Pseudocaranx dentex*［冷冻等］	正常	
	黄鲫 *Setipinna tenuifilis*［冷冻等］	正常	
	灰眼雪蟹 *Chinopecetes Opilio*［冷冻等］	正常	
	茴鱼属所有种 *Thymallus* spp.［鱼油］	正常	
	茴鱼属所有种 *Thymallus* spp.［冷冻等］	正常	
	茴鱼属所有种 *Thymallus* spp.［冰鲜］	正常	
	吉尔大麻哈鱼 *Oncorhynchus gilae*［冷冻等］	正常	
	吉尔大麻哈鱼 *Oncorhynchus gilae*［冰鲜］	正常	
	尖吻平鲉 *Sebastes mentella*［冷冻等］	正常	
	金腹大麻哈鱼 *Oncorhynchus chrysogaster*［冷冻等］	正常	
	金腹大麻哈鱼 *Oncorhynchus chrysogaster*［冰鲜］	正常	
	金平鲉 *Sebastes norvegicus*（异名 *Sebastes marinus*）［冷冻等］	正常	
	金枪鱼属所有种 *Thunnus* spp.［鱼油］	正常	
	堪察加拟石蟹 *Paralithodes camtschaticus*［冷冻等］	正常	
	堪察加拟石蟹 *Paralithodes camtschaticus*［冰鲜］	正常	
	康氏马鲛 *Scomberomorus commerson*［冷冻等］	正常	
	克拉克大麻哈鱼 *Oncorhynchus clarkii clarkii*［冷冻等］	正常	
	克拉克大麻哈鱼 *Oncorhynchus clarkii clarkii*［冰鲜］	正常	

国家和地区	产品名称	准入状态	备注
挪威	克氏原螯虾 *Procambarus clarkii*〔冰鲜〕	正常	
	克氏原螯虾 *Procambarus clarkii*〔冷冻等〕	正常	
	蓝点马鲛鱼 *Scomberomorus niphonius*〔冷冻等〕	正常	
	蓝鳕 *Micromesistius poutassou*〔冷冻等〕	正常	
	勒氏笛鲷 *Lutjanus russelli*〔冷冻等〕	正常	
	龙虾（常见品种：中国龙虾、波纹龙虾、日本龙虾、杂色龙虾、少刺龙虾、长足龙虾、真龙虾等）*Palinuridae*〔冰鲜〕	正常	
	龙虾（常见品种：中国龙虾、波纹龙虾、日本龙虾、杂色龙虾、少刺龙虾、长足龙虾、真龙虾等）*Palinuridae*〔冷冻〕	正常	
	绿壳菜蛤 *Perna viridis*〔冰鲜〕	正常	
	绿鳍马面鲀 *Thamnaconus septentrionalis*〔冷冻等〕	正常	
	绿青鳕 *Pollachius virens*〔冷冻等〕	正常	
	马舌鲽 *Reinhardtius hippoglossoides*〔冷冻等〕	正常	
	马苏大麻哈鱼 *Oncorhynchus masou*〔冰鲜〕	正常	
	马苏大麻哈鱼 *Oncorhynchus masou*〔冷冻等〕	正常	
	毛鳞鱼 *Mallotus villosus*〔冷冻等〕	正常	
	毛鳞鱼 *Mallotus villosus*〔冷冻等鱼卵〕	正常	
	玫瑰大麻哈鱼 *Oncorhynchus rhodurus*〔冰鲜〕	正常	
	玫瑰大麻哈鱼 *Oncorhynchus rhodurus*〔冷冻等〕	正常	
	美洲鳀 *Engraulis mordax*〔鱼油〕	正常	
	秘鲁鳀 *Engraulis ringens*〔鱼油〕	正常	
	牡蛎 *Ostrea*〔冷冻等〕	正常	
	牡蛎 *Ostrea*〔冰鲜〕	正常	
	南非鳀 *Engraulis capensis*〔鱼油〕	正常	
	欧洲鳀 *Engraulis encrasicolus*〔鱼油〕	正常	
	欧洲无须鳕 *Merluccius merluccius*〔冷冻等〕	正常	
	普通黄道蟹 *cancer pagurus*〔蟹油〕	正常	
	青背竹荚鱼 *Trachurus declivis*〔冷冻等〕	正常	
	青鱼 *Mylopharyngodon piceus*〔冷冻等〕	正常	
	鲭鱼 *Scomber scombrus*〔冰鲜〕	正常	
	鲭鱼 *Scomber scombrus*〔冷冻等〕	正常	
	日本鲭 *Scomber japonicus*〔冰鲜〕	正常	
	日本竹荚鱼 *Trachurus japonicus*〔冷冻等〕	正常	
	沙丁鱼 *Sardina pilchardus*〔鱼油〕	正常	
	扇贝 *Placopecta（Placopecten）magellanicus*〔冷冻等〕	正常	

国家和地区	产品名称	准入状态	备注
挪威	舌齿鲈 *Dicentrarchus labrax*［冷冻等］	正常	
	水珍鱼 *Argentina kagoshimae*［冷冻等］	正常	
	四指马鲅 *Eleutheronema rhadinum*［冷冻等］	正常	
	似长鳍黄鱼 *Larimichthys pamoides*［冷冻等］	正常	
	太平洋鲱 *Clupea pallasii*［冷冻等］	正常	
	太平洋鲱 *Clupea pallasii*［冰鲜］	正常	
	太平洋鲑属或大麻哈鱼属所有种 *Oncorhynchus* spp.［鱼油］	正常	
	太平洋鲑属所有种或大麻哈鱼属所有种 *Oncorhynchus* spp.［冷冻等］	正常	
	太平洋鲑属所有种或大麻哈鱼属所有种 *Oncorhynchus* spp.［冰鲜］	正常	
	太平洋鳕，又名大头鳕 *Gadus macrocephalus*［冰鲜］	正常	
	太平洋鳕，又名大头鳕 *Gadus macrocephalus*［冷冻等］	正常	
	驼背大麻哈鱼 *Oncorhynchus gorbuscha*［冰鲜］	正常	
	驼背大麻哈鱼 *Oncorhynchus gorbuscha*［冷冻等］	正常	
	鳞状褐鳕 *Phycis blennoides*［冷冻等］	正常	
	乌贼目所有种 *Sepiida* spp.［冷冻等］	正常	
	细鳞鱼属所有种 *Brachymystax* spp.［冰鲜］	正常	
	细鳞鱼属所有种 *Brachymystax* spp.［冷冻等］	正常	
	细鳞鱼属所有种 *Brachymystax* spp.［鱼油］	正常	
	狭鳞庸鲽 *Hippoglossus stenolepis*［冷冻等］	正常	
	逍遥馒头蟹 *Calappa philargius*［冰鲜］	正常	
	逍遥馒头蟹 *Calappa philargius*［冷冻等］	正常	
	小黄鱼 *Larimichthys polyactis*［冷冻等］	正常	
	雪蟹 *Chionoecetes* spp.［冷冻等］	正常	
	牙鳕 *Merlangius merlangus*［冷冻等］	正常	
	亚利桑那大麻哈鱼 *Oncorhynchus apache*［冰鲜］	正常	
	亚利桑那大麻哈鱼 *Oncorhynchus apache*［冷冻等］	正常	
	亚洲胡瓜鱼或美洲胡瓜鱼 *Osmerus mordax*［冷冻等］	正常	
	银大麻哈鱼 *Oncorhynchus kisutch*［冷冻等］	正常	
	银大麻哈鱼 *Oncorhynchus kisutch*［冰鲜］	正常	
	银无须鳕 *Merluccius bilinearis*［冷冻等］	正常	
	庸鲽 *Hippoglossus hippoglossus*［冰鲜］	正常	
	庸鲽 *Hippoglossus hippoglossus*（格陵兰）［冷冻等］	正常	
	庸鲽 *Hippoglossus hippoglossus*（格陵兰庸鲽鱼除外）［冷冻等］	正常	
	鱿鱼 *Loligo*［冷冻等］	正常	
	鲜鳕 *Molva molva*［冷冻等］	正常	

国家和地区	产品名称	准入状态	备注
挪威	哲罗鱼属所有种 *Hucho* spp. ［冷冻等］	正常	
	哲罗鱼属所有种 *Hucho* spp. ［冰鲜］	正常	
	哲罗鱼属所有种 *Hucho* spp. ［鱼油］	正常	
	竹荚鱼 *Trachurus trachurus* ［冷冻等］	正常	
	柱白鲑属所有种 *Prosopium* spp. ［鱼油］	正常	
	鳟 *Salmo trutta* ［冷冻等］	正常	
	鳟 *Salmo trutta* ［冰鲜］	正常	
	鳟属所有种 *Salmo* spp. ［冷冻等］	正常	
	鳟属所有种 *Salmo* spp. ［鱼油］	正常	
葡萄牙	北方长额虾 *pandalus borealis* ［冷冻等］	正常	
	赤鳍笛鲷 *Lutjanus erythropterus* ［冷冻等］	正常	
	大麻哈鱼 *Oncorhynchus keta* ［冷冻等］	正常	
	大青鲨 *Prionace glauca* ［冷冻等］	正常	
	大西洋鳕 *Gadus morhua* ［冷冻等］	正常	
	鲽鱼 *Pleuronectes platessa* ［冷冻等］	正常	
	佛氏虎鲨 *Heterodontus francisci* ［冷冻等］	正常	
	格陵兰鳕 *Gadus ogac* ［冷冻等］	正常	
	黑线鳕 *Melanogrammus aeglefinus* ［冷冻等］	正常	
	花鲶 *Silurus asotus* ［冷冻等］	正常	
	尖吻平鲉 *Sebastes mentella* ［冷冻等］	正常	
	金平鲉 *Sebastes norvegicus*（异名 *Sebastes marinus*）［冷冻等］	正常	
	马舌鲽 *Reinhardtius hippoglossoides* ［冷冻等］	正常	
	牡蛎 *Ostrea* ［冰鲜］	正常	
	牡蛎 *Ostrea* ［冷冻等］	正常	
	平鲉属所有种 *Sebastes* spp. ［冷冻等］	正常	
	沙丁鱼 *Sardina pilchardus* ［冷冻等］	正常	
	黍鲱 *Sprattus sprattus* ［冷冻等］	正常	
	太平洋鳕，又名大头鳕 *Gadus macrocephalus* ［冷冻等］	正常	
	西鲱 *Alosa alosa* ［冷冻等］	正常	
	狭鳞庸鲽 *Hippoglossus stenolepis* ［冷冻等］	正常	
	狭鳕 *Theragra chalcogramma*，也称黄线狭鳕 ［冷冻等］	正常	
	小沙丁鱼属所有种 *Sardinella* spp. ［冷冻等］	正常	
	鳐属所有种 *Raja* spp. ［冷冻等］	正常	
	庸鲽 *Hippoglossus hippoglossus*（格陵兰）［冷冻等］	正常	
	庸鲽 *Hippoglossus hippoglossus*（格陵兰庸鲽鱼除外）［冷冻等］	正常	

国家和地区	产品名称	准入状态	备注
葡萄牙	远东拟沙丁鱼 Sardinops sagax（异名 Sardinops melanostictus）［冷冻等］	正常	
	章鱼 Octopus［冷冻等］	正常	
瑞典	北方长额虾 pandalus borealis［冷冻等］	正常	
	长鳍鳕属所有种 Urophycis spp.［冷冻等］	正常	
	大西洋鲱 Clupea harengus［冷冻等］	正常	
	大西洋鲑 Salmo salar［冰鲜］	正常	
	大西洋鳕 Gadus morhua［冷冻等］	正常	
	鲽鱼 Pleuronectes platessa［冷冻等］	正常	
	格陵兰鳕 Gadus ogac［冷冻等］	正常	
	克氏原螯虾 Procambarus clarkii［冰鲜］	正常	
	克氏原螯虾 Procambarus clarkii［冷冻等］	正常	
	沙丁鱼 Sardina pilchardus［冷冻等］	正常	
	扇贝 Placopecta（Placopecten）magellanicus［冷冻等］	正常	
	扇贝 Placopecta（Placopecten）magellanicus［冰鲜］	正常	
	黍鲱 Sprattus sprattus［冷冻等］	正常	
	太平洋鲱 Clupea pallasii［冷冻等］	正常	
	太平洋鳕，又名大头鳕 Gadus macrocephalus［冷冻等］	正常	
	西鲱 Alosa alosa［冷冻等］	正常	
	狭鳕 Theragra chalcogramma，也称黄线狭鳕［冷冻等］	正常	
	小沙丁鱼属所有种 Sardinella spp.［冷冻等］	正常	
	牙鲆 Paralichthys olivaceus［冷冻等］	正常	
	雨生红球藻 Haematococcus pluvialis［冷藏］	正常	
	雨生红球藻 Haematococcus pluvialis［冷冻等］	正常	
	远东拟沙丁鱼 Sardinops sagax（异名 Sardinops melanostictus）［冷冻等］	正常	
瑞士	大麻哈鱼 Oncorhynchus keta［冷冻等］	正常	
	大西洋鲑 Salmo salar［冷冻等］	正常	
	大西洋鲑 Salmo salar［冰鲜鱼卵］	正常	
	大西洋鲑 Salmo salar［冷冻等鱼卵］	正常	
	金枪鱼属所有种 Thunnus spp.［鱼油］	正常	
	蓝尖尾无须鳕 Macruronus novaezelandiae［冰鲜鱼卵］	正常	
西班牙	阿根廷红虾 Pleoticu muelleri［冷冻等］	正常	
	阿根廷滑柔鱼 Illex Argentinus［冷冻等］	正常	
	白带鱼 Trichiurus lepturus［冷冻等］	正常	
	白腹鲭 Scomber japonicus［冷冻等］	正常	
	白姑鱼 Argyrosomus argentatus［冰鲜］	正常	

国家和地区	产品名称	准入状态	备注
	白姑鱼 Argyrosomus argentatus［冷冻等］	正常	
	白鲑属所有种 Coregonus spp.［冷冻等］	正常	
	斑节对虾 Penaeus monodon［冷冻等］	正常	
	北方长额虾 pandalus borealis［冷冻等］	正常	
	北方蓝鳍金枪鱼 Thunnus thynnus［冰鲜］	正常	
	北鲑属所有种 Stenodus spp.［冷冻等］	正常	
	冰鱼 Ereunias grallator［冷冻等］	正常	
	长颌北鲑 Stenodus leucichthys［冷冻等］	正常	
	长颌棱鳀 Thryssa setirostris［冷冻等］	正常	
	长鳍鳕属所有种 Urophycis spp.［冷冻等］	正常	
	长体蛇鲻 Saurida elongata［冷冻等］	正常	
	赤鳍笛鲷 Lutjanus erythropterus［冷冻等］	正常	
	大黄鱼 Larimichthys crocea［冷冻等］	正常	
	大口黑鳕 Melanonus okamurai［冷冻等鱼肝］	正常	
	大口黑鳕 Melanonus okamurai［冷冻等］	正常	
西班牙	大青鲨 Prionace glauca［冷冻等］	正常	
	大西洋叉尾带鱼 Lepidopus caudatus［冷冻等］	正常	
	大西洋鲑 Salmo salar［冷冻等］	正常	
	大西洋胸棘鲷 Hoplostethus atlanticus［冷冻等］	正常	
	大西洋鳕 Gadus morhua［冷冻等］	正常	
	大洋黑鳕 Melanonus zugmayeri［冷冻等鱼肝］	正常	
	大洋黑鳕 Melanonus zugmayeri［冷冻等］	正常	
	钓鮟鱇鱼 Lophius piscatorius，也称鮟鱇鱼［冷冻等鱼肝］	正常	
	钓鮟鱇鱼 Lophius piscatorius，也称鮟鱇鱼［冷冻等］	正常	
	鲽鱼 Pleuronectes platessa［冷冻等］	正常	
	凡纳（滨）对虾 Penaeus vannamei（又为 Litopenaeus vannamei）［冷冻等］	正常	
	凤螺 Strombus spp.［冰鲜］	正常	
	凤螺 Strombus spp.［冷冻等］	正常	
	佛氏虎鲨 Heterodontus francisci［冷冻等］	正常	
	格陵兰鳕 Gadus ogac［冷冻等］	正常	
	黑鳃梅童鱼 Collichthys niveatus［冷冻等］	正常	
	黑线鳕 Melanogrammus aeglefinus［冷冻等］	正常	
	红笛鲷 Lutjanus sanguineus［冷冻等］	正常	
	红点鲑属所有种 Salvelinus spp.［冷冻等］	正常	
	红鳍裸颊鲷 Lethrinus haematopterus［冷冻等］	正常	

续表35

国家和地区	产品名称	准入状态	备注
	狐鲣 *Sarda Sarda*［冷冻等］	正常	
	花腹鲭 *Scomber australasicus*［冷冻等］	正常	
	黄带绯鲤 *Upeneus sulphureus*［冷冻等］	正常	
	黄螺［冷冻等］	正常	
	茴鱼属所有种 *Thymallus* spp.［冷冻等］	正常	
	尖吻平鲉 *Sebastes mentella*［冷冻等］	正常	
	鲣 *Katsuwonus pelamis*［冷冻等］	正常	
	剑旗鱼 *Xiphias gladius*［冷冻等］	正常	
	金平鲉 *Sebastes norvegicus*（异名 *Sebastes marinus*）［冷冻等］	正常	
	金枪鱼属所有种 *Thunnus* spp.［冷冻等］	正常	
	金枪鱼属所有种 *Thunnus* spp.［冰鲜］	正常	
	康氏马鲛 *Scomberomorus commerson*［冷冻等］	正常	
	克氏原螯虾 *Procambarus clarkii*［冷冻等］	正常	
	口孵非鲫属所有种 *Oreochromis* spp.［冷冻等］	正常	
	口虾蛄 *Oratosquilla oratoria*［冷冻等］	正常	
	拉式南美南极鱼 *Patagonotothen ramsayi*［冷冻等］	正常	
	蓝尖尾无须鳕 *Macruronus novaezelandiae*［冷冻等］	正常	
西班牙	蓝蟹 *Callinectes sapidus*［冷冻等］	正常	
	蓝鳕 *Micromesistius poutassou*［冷冻等］	正常	
	勒氏笛鲷 *Lutjanus russelli*［冷冻等］	正常	
	鳞头犬牙南极鱼 *Dissostichus mawsoni*［冷冻等］	正常	
	龙虾（常见品种：中国龙虾、波纹龙虾、日本龙虾、杂色龙虾、少刺龙虾、长足龙虾、真龙虾等）*Palinuridae*［冷冻］	正常	
	绿边低眼鲶 *Hypophthalmus marginatus*［冷冻等］	正常	
	绿壳菜蛤 *Perna viridis*［冷冻等］	正常	
	绿鳍马面鲀 *Thamnaconus septentrionalis*［冷冻等］	正常	
	绿青鳕 *Pollachius virens*［冰鲜］	正常	
	绿青鳕 *Pollachius virens*［冷冻等］	正常	
	马六甲绯鲤 *Upeneus moluccensis*［冷冻等］	正常	
	马舌鲽 *Reinhardtius hippoglossoides*［冷冻等］	正常	
	鳗鲡属所有种 *Anguilla* spp.［冷冻等］	正常	
	美洲鳀 *Engraulis mordax*［冷冻等］	正常	
	秘鲁鳀 *Engraulis ringens*［冷冻等］	正常	
	牡蛎 *Ostrea*［冷冻等］	正常	
	牡蛎 *Ostrea*［冰鲜］	正常	

国家和地区	产品名称	准入状态	备注
西班牙	南非鳀 *Engraulis capensis*［冷冻等］	正常	
	南极深海螯虾 *Metanephrops Challengeri*［冷冻等］	正常	
	南蓝鳕 *Micromesistius australis*［冷冻等］	正常	
	欧洲鳀 *Engraulis encrasicolus*［冷冻等］	正常	
	鲭鱼 *Scomber scombrus*［冷冻等］	正常	
	犬牙南极鱼属所有种 *Dissostichus* spp.［冷冻等］	正常	
	日本的鲷 *Zeus faber*［冷冻等］	正常	
	日本鳀 *Engraulis japonicus*［冰鲜］	正常	
	日本鳀 *Engraulis japonicus*［冷冻等］	正常	
	三疣梭子蟹 *Portunus trituberculatus*［冷冻等］	正常	
	沙带鱼 *Lepturacanthus savala*［冷冻等］	正常	
	沙丁鱼 *Sardina pilchardus*［冷冻等］	正常	
	山斑低眼鲶 *Hypophthalmus oremaculatus*［冷冻等］	正常	
	扇贝 *Placopecta（Placopecten）magellanicus*［冷冻等］	正常	
	石斑鱼属所有种 *Epinephelus* spp.［冷冻等］	正常	
	黍鲱 *Sprattus sprattus*［冷冻等］	正常	
	四指马鲅 *Eleutheronema rhadinum*［冷冻等］	正常	
	似长鳍黄鱼 *Larimichthys pamoides*［冷冻等］	正常	
	鳎 *Solea solea*［冷冻等］	正常	
	太平洋鲑属所有种或大麻哈鱼属所有种 *Oncorhynchus* spp.［冷冻等］	正常	
	太平洋蓝鳍金枪鱼 *Thunnus orientalis*［冰鲜］	正常	
	太平洋鳕，又名大头鳕 *Gadus macrocephalus*［冷冻等］	正常	
	条尾绯鲤 *Upeneus bensasi*［冷冻等］	正常	
	乌贼目所有种 *Sepiida* spp.［冷冻等］	正常	
	无齿低眼鲶 *Hypophthalmus edentatus*［冷冻等］	正常	
	西非马鲛 *Scomberomorus tritor*［冷冻等］	正常	
	西鲱 *Alosa alosa*［冷冻等］	正常	
	细鳞鱼属所有种 *Brachymystax* spp.［冷冻等］	正常	
	细身黑鳕 *Melanonus gracilis*［冷冻等鱼肝］	正常	
	狭鳞庸鲽 *Hippoglossus stenolepis*［冷冻等］	正常	
	狭鳕 *Theragra chalcogramma*，也称黄线狭鳕［冷冻等］	正常	
	小黄鱼 *Larimichthys polyactis*［冷冻等］	正常	
	小鳞犬牙南极鱼 *Dissostichus eleginoides*［冷冻等］	正常	
	小沙丁鱼属所有种 *Sardinella* spp.［冷冻等］	正常	
	牙鲆 *Paralichthys olivaceus*［冷冻等］	正常	

国家和地区	产品名称	准入状态	备注
西班牙	鳐属所有种 *Raja* spp.［冷冻等］	正常	
	银无须鳕 *Merluccius bilinearis*［冷冻等］	正常	
	银鱼属所有种 *Salanx* spp.［冷冻等］	正常	
	缨低眼鲶 *Hypophthalmus fimbriatus*［冷冻等］	正常	
	庸鲽 *Hippoglossus hippoglossus*（格陵兰）［冷冻等］	正常	
	庸鲽 *Hippoglossus hippoglossus*（格陵兰庸鲽鱼除外）［冷冻等］	正常	
	鱿鱼 *Loligo*［冷冻等］	正常	
	玉筋鱼 *Ammodytes personatus*［冷冻等］	正常	
	远东拟沙丁鱼 *Sardinops sagax*（异名 *Sardinops melanostictus*）［冷冻等］	正常	
	章鱼 *Octopus*［冷冻等］	正常	
	哲罗鱼属所有种 *Hucho* spp.［冷冻等］	正常	
	真鲷 *Pagrus major*［冷冻等］	正常	
	中国对虾 *Penacus orientalis*［冷冻等］	正常	
	中华管鞭虾 *Solenocera crassicornis*［冷冻等］	正常	
	皱唇鲨 *Triakis scyllium*［冷冻等］	正常	
	竹蛏 *Solen strictus*［冷冻等］	正常	
	竹荚鱼 *Trachurus trachurus*［冷冻等］	正常	
	鳟属所有种 *Salmo* spp.［冷冻等］	正常	
希腊	北方长额虾 *pandalus borealis*［冷冻等］	正常	
	北方蓝鳍金枪鱼 *Thunnus thynnus*［冷冻等］	正常	
	大麻哈鱼 *Oncorhynchus keta*［冷冻等］	正常	
	黑鲈属所有种 *Micropterus* spp.［冷冻等］	正常	
	红九棘鲈 *Cephalopholis sonnerati*［冰鲜］	正常	
	金头鲷 *Sparus aurata*［冷冻等］	正常	
	金头鲷 *Sparus aurata*［冰鲜］	正常	
	尼罗尖吻鲈 *Lates niloticus*［冰鲜］	正常	
	日本真鲈 *Lateolabrax japonicus*,［冷冻等］	正常	
	鱿鱼 *Loligo*［冷冻等］	正常	
	章鱼 *Octopus*［冷冻等］	正常	
意大利	北方长额虾 *pandalus borealis*［冷冻等］	正常	
	北方蓝鳍金枪鱼 *Thunnus thynnus*［冰鲜］	正常	
	北方蓝鳍金枪鱼 *Thunnus thynnus*［冷冻等］	正常	
	大麻哈鱼 *Oncorhynchus keta*［冷冻等］	正常	
	大西洋鳕 *Gadus morhua*［冷冻等］	正常	
	钓鮟鱇鱼 *Lophius piscatorius*,也称鮟鱇鱼［冷冻等］	正常	

国家和地区	产品名称	准入状态	备注
意大利	鲽鱼 *Pleuronectes platessa*［冷冻等］	正常	
	佛氏虎鲨 *Heterodontus francisci*［冷冻等］	正常	
	格陵兰鳕 *Gadus ogac*［冷冻等］	正常	
	剑旗鱼 *Xiphias gladius*［冰鲜］	正常	
	美洲鳀 *Engraulis mordax*［冷冻等］	正常	
	美洲鳀 *Engraulis mordax*［鱼油］	正常	
	秘鲁鳀 *Engraulis ringens*［冷冻等］	正常	
	秘鲁鳀 *Engraulis ringens*［鱼油］	正常	
	鮸鱼 *Miichthys miiuy*［冷冻等］	正常	
	南非鳀 *Engraulis capensis*［鱼油］	正常	
	南非鳀 *Engraulis capensis*［冷冻等］	正常	
	欧洲鳀 *Engraulis encrasicolus*［冷冻等］	正常	
	欧洲鳀 *Engraulis encrasicolus*［鱼油］	正常	
	日本鳀 *Engraulis japonicus*［冷冻等］	正常	
	三疣梭子蟹 *Portunus trituberculatus*［冷冻等］	正常	
	太平洋蓝鳍金枪鱼 *Thunnus orientalis*［冷冻等］	正常	
	太平洋蓝鳍金枪鱼 *Thunnus orientalis*［冰鲜］	正常	
	太平洋鳕，又名大头鳕 *Gadus macrocephalus*［冷冻等］	正常	
	太阳鱼 *Lepomis gulosus*［冷冻等］	正常	
	鳐属所有种 *Raja* spp.［冷冻等］	正常	
	鱿鱼 *Loligo*［冷冻等］	正常	
	章鱼 *Octopus*［冷冻等］	正常	
	中华管鞭虾 *Solenocera crassicornis*［冷冻等］	正常	
	鲻鱼 *Mugil cephalus*［冷冻等鱼肝］	正常	
英国	白腹鲭 *Scomber japonicus*［冷冻等］	正常	
	白鲑属所有种 *Coregonus* spp.［冷冻等］	正常	
	白鲑属所有种 *Coregonus* spp.［冰鲜］	正常	
	北方长额虾 *pandalus borealis*［冷冻等］	正常	
	北鲑属所有种 *Stenodus* spp.［冰鲜］	正常	
	北鲑属所有种 *Stenodus* spp.［冷冻等］	正常	
	长颌北鲑 *Stenodus leucichthys*［冰鲜］	正常	
	长颌北鲑 *Stenodus leucichthys*［冷冻等］	正常	
	长鳍鳕属所有种 *Urophycis* spp.［冷冻等］	正常	
	大麻哈鱼 *Oncorhynchus keta*［冷冻等］	正常	
	大西洋鲱 *Clupea harengus*［冷冻等］	正常	

续表39

国家和地区	产品名称	准入状态	备注
英国	大西洋鲑 *Salmo salar*［冷冻等］	正常	
	大西洋鲑 *Salmo salar*［冰鲜］	正常	
	大西洋鳕 *Gadus morhua*［冷冻等］	正常	
	鲽鱼 *Pleuronectes platessa*［冷冻等］	正常	
	多瑙哲罗鱼 *Hucho hucho*［冷冻等］	正常	
	峨螺 *Buccinum* spp.［冷冻等］	正常	
	佛氏虎鲨 *Heterodontus francisci*［冷冻等］	正常	
	格陵兰鳕 *Gadus ogac*［冷冻等］	正常	
	蛤蜊（马珂蛤）*Mactromeris* spp.［冷冻等］	正常	
	蛤蜊（马珂蛤）*Mactromeris* spp.［冰鲜］	正常	
	海鲶属所有种 *Arius* spp.［冷冻等］	正常	
	黑线鳕 *Melanogrammus aeglefinus*［冷冻等］	正常	
	红大麻哈鱼 *Oncorhynchus nerka*［冷冻等］	正常	
	红点鲑属所有种 *Salvelinus* spp.［冰鲜］	正常	
	红点鲑属所有种 *Salvelinus* spp.［冷冻等］	正常	
	花腹鲭 *Scomber australasicus*［冷冻等］	正常	
	茴鱼属所有种 *Thymallus* spp.［冷冻等］	正常	
	茴鱼属所有种 *Thymallus* spp.［冰鲜］	正常	
	康氏马鲛 *Scomberomorus commerson*［冷冻等］	正常	
	克氏原螯虾 *Procambarus clarkii*［冰鲜］	正常	
	克氏原螯虾 *Procambarus clarkii*［冷冻等］	正常	
	口孵非鲫属所有种 *Oreochromis* spp.［冷冻等］	正常	
	蓝点马鲛鱼 *Scomberomorus niphonius*［冷冻等］	正常	
	蓝尖尾无须鳕 *Macruronus novaezelandiae*［冷冻等］	正常	
	蓝鳕 *Micromesistius poutassou*［冷冻等］	正常	
	龙虾（常见品种：中国龙虾、波纹龙虾、日本龙虾、杂色龙虾、少刺龙虾、长足龙虾、真龙虾等）*Palinuridae*［冷冻］	正常	
	绿青鳕 *Pollachius virens*［冷冻等］	正常	
	马舌鲽 *Reinhardtius hippoglossoides*［冷冻等］	正常	
	墨吉对虾 *penaeus merguiensis*［冰鲜］	正常	
	墨吉对虾 *penaeus merguiensis*［冷冻等］	正常	
	牡蛎 *Ostrea*［冰鲜］	正常	
	牡蛎 *Ostrea*［冷冻等］	正常	
	南极深海螯虾 *Metanephrops Challengeri*［冷冻等］	正常	
	挪威海螯虾 *Nephrops norvegicus*［冷冻等］	正常	

国家和地区	产品名称	准入状态	备注
英国	普通黄道蟹 *Cancer pagurus*［冷冻等］	正常	
	鲭鱼 *Scomber scombrus*［冷冻等］	正常	
	犬牙南极鱼属所有种 *Dissostichus* spp.［冷冻等］	正常	
	沙丁鱼 *Sardina pilchardus*［冷冻等］	正常	
	扇贝 *Placopecta*（*Placopecten*）*magellanicus*［冷冻等］	正常	
	扇贝 *Placopecta*（*Placopecten*）*magellanicus*［冰鲜］	正常	
	黍鲱 *Sprattus sprattus*［冷冻等］	正常	
	太平洋鲱 *Clupea pallasii*［冷冻等］	正常	
	太平洋鳕，又名大头鳕 *Gadus macrocephalus*［冷冻等］	正常	
	乌贼目所有种 *Sepiida* spp.［冷冻等］	正常	
	西鲱 *Alosa alosa*［冷冻等］	正常	
	细鳞鱼属所有种 *Brachymystax* spp.［冷冻等］	正常	
	细鳞鱼属所有种 *Brachymystax* spp.［冰鲜］	正常	
	狭鳕 *Theragra chalcogramma*，也称黄线狭鳕［冷冻等］	正常	
	逍遥馒头蟹 *Calappa philargius*［冰鲜］	正常	
	逍遥馒头蟹 *Calappa philargius*［冷冻等］	正常	
	小沙丁鱼属所有种 *Sardinella* spp.［冷冻等］	正常	
	银无须鳕 *Merluccius bilinearis*［冷冻等］	正常	
	庸鲽 *Hippoglossus hippoglossus*（格陵兰）［冷冻等］	正常	
	鱿鱼 *Loligo*［冷冻等］	正常	
	远东拟沙丁鱼 *Sardinops sagax*（异名 *Sardinops melanostictus*）［冷冻等］	正常	
	哲罗鱼属所有种 *Hucho* spp.［冰鲜］	正常	
	哲罗鱼属所有种 *Hucho* spp.［冷冻等］	正常	
	中国对虾 *Penacus orientalis*［冷冻等］	正常	
	竹蛏 *Solen strictus*［冷冻等］	正常	
	竹荚鱼 *Trachurus trachurus*［冷冻等］	正常	
	紫菜 *Porphyra*［冷冻等］	正常	
	紫菜 *Porphyra*［冷藏］	正常	

亚洲

国家和地区	产品名称	准入状态	备注
巴基斯坦	白斑笛鲷 *Lutjanus bohar*［冷冻等］	正常	
	白带鱼 *Trichiurus lepturus*［冷冻等］	正常	
	白姑鱼 *Argyrosomus argentatus*［冷冻等］	正常	
	斑节对虾 *Penaeus monodon*［冷冻等］	正常	
	半滑舌鳎 *Cynoglossus semilaevis*［冷冻等］	正常	
	北方长额虾 *pandalus borealis*［冷冻等］	正常	
	北方长额虾 *pandalus borealis*［冰鲜］	正常	
	长鲚 *Ilisha elongata*［冷冻等］	正常	
	赤点石斑鱼 *Epinephelus akaara*［冷冻等］	正常	
	刺虾 *Parapenaeopsis stylifera*［冷冻等］	正常	
	大弹涂鱼 *Boleophthalmus pectinirostris*［冷冻等］	正常	
	大黄鱼 *Larimichthys crocea*［冷冻等］	正常	
	大黄鱼 *Larimichthys crocea*［冰鲜］	正常	
	大青鲨 *Prionace glauca*［冷冻等］	正常	
	大西洋叉尾带鱼 *Lepidopus caudatus*［冷冻等］	正常	
	大西洋鳕 *Gadus morhua*［冷冻等］	正常	
	大西洋牙鲆 *Paralichthys dentatus*［冷冻等］	正常	
	单角革鲀 *Aluterus Monoceros*［冷冻等］	正常	
	笛鲷属所有种 *Lutjanus* spp.［冷冻等］	正常	
	鲽鱼 *Pleuronectes platessa*［冷冻等］	正常	
	杜氏尾枪乌贼 *Uroteuthis duvauceli*［冷冻等］	正常	
	短舌鳎 *Cynoglossus abbreviatus*［冷冻等］	正常	
	短尾大眼鲷 *Priacanthus macracanthus*［冷冻等］	正常	
	多鳞鱚 *Sillago sihama*［冷冻等］	正常	
	粉红虾 *Penaeus duorarum*［冷冻等］	正常	
	格陵兰鳕 *Gadus ogac*［冷冻等］	正常	
	蛤蜊（马珂蛤）*Mactromeris* spp.［冷冻等］	正常	
	海蜇 *Rhopilema* spp.［冷冻等］	正常	
	黑等鳍叉尾带鱼 *Aphanopus carbo*［冷冻等］	正常	
	红笛鲷 *Lutjanus sanguineus*［冷冻等］	正常	
	红对虾［冷冻等］	正常	
	红金线鱼 *Nemipterus furcosus*［冷冻等］	正常	
	红牙鰔 *Otolithes ruber*［冷冻等］	正常	
	花鲶 *Silurus asotus*［冷冻等］	正常	
	黄姑鱼 *Nibea albiflora*［冷冻等］	正常	

国家和地区	产品名称	准入状态	备注
巴基斯坦	金线鱼 *Nemipterus virgatus*［冷冻等］	正常	
	金线鱼属所有种 *Nemipterus* spp.［冷冻等］	正常	
	锯缘青蟹 *Scylla serrata*［冰鲜］	正常	
	康吉鳗属所有种 *Conger* spp.［冷冻等］	正常	
	孔鳐 *Raja porosa*［冷冻等］	正常	
	鯻属所有种 *Terapon* spp.［冷冻等］	正常	
	蓝点马鲛鱼 *Scomberomorus niphonius*［冷冻等］	正常	
	龙虾（常见品种：中国龙虾、波纹龙虾、日本龙虾、杂色龙虾、少刺龙虾、长足龙虾、真龙虾等）*Palinuridae*［冷冻］	正常	
	龙虾（常见品种：中国龙虾、波纹龙虾、日本龙虾、杂色龙虾、少刺龙虾、长足龙虾、真龙虾等）*Palinuridae*［冰鲜］	正常	
	绿壳菜蛤 *Perna viridis*［冷冻等］	正常	
	马面鲀 *Thamnaconus modestus*［冷冻等］	正常	
	鳗鲡属所有种 *Anguilla* spp.［冷冻等］	正常	
	鮸鱼 *Miichthys miiuy*［冷冻等］	正常	
	日本金线鱼 *Nemipterus japonicus*［冷冻等］	正常	
	日本竹荚鱼 *Trachurus japonicus*［冷冻等］	正常	
	三疣梭子蟹 *Portunus trituberculatus*［冰鲜］	正常	
	沙带鱼 *Lepturacanthus savala*［冷冻等］	正常	
	沙丁鱼 *Sardina pilchardus*［冷冻等］	正常	
	舌鳎 *Cynoglossus cynoglossus*［冷冻等］	正常	
	石斑鱼属所有种 *Epinephelus* spp.［冷冻等］	正常	
	石斑鱼属所有种 *Epinephelus* spp.［冰鲜］	正常	
	鲥鱼 *Tenualosa reevesii*［冷冻等］	正常	
	黍鲱 *Sprattus sprattus*［冷冻等］	正常	
	似长鳍黄鱼 *Larimichthys pamoides*［冷冻等］	正常	
	綟鳒 *Azuma emmnion*［冷冻等］	正常	
	鳎 *Solea solea*［冷冻等］	正常	
	太平洋鳕，又名大头鳕 *Gadus macrocephalus*［冷冻等］	正常	
	乌贼目所有种 *Sepiida* spp.［冷冻等］	正常	
	乌贼目所有种 *Sepiida* spp.［冰鲜］	正常	
	西鲱 *Alosa alosa*［冷冻等］	正常	
	小黄鱼 *Larimichthys polyactis*［冷冻等］	正常	
	小沙丁鱼属所有种 *Sardinella* spp.［冷冻等］	正常	
	鳐属所有种 *Raja* spp.［冷冻等］	正常	

续表2

国家和地区	产品名称	准入状态	备注
巴基斯坦	银鲳 *Pampus argenteus*［冰鲜］	正常	
	鱿鱼 *Loligo*［冷冻等］	正常	
	鱿鱼 *Loligo* spp.［冰鲜］	正常	
	缘沟对虾 *Penaeus marginatus*［冷冻等］	正常	
	远东拟沙丁鱼 *Sardinops sagax*（异名 *Sardinops melanostictus*）［冷冻等］	正常	
	远海梭子蟹 *Portunus pelagicus*［冷冻等］	正常	
	章鱼 *Octopus*［冷冻等］	正常	
	中国鲳 *Pampus chinensis*［冰鲜］	正常	
	中间低鳍鲳 *Peprilus medius*［冷冻等］	正常	
	竹蛏 *Solen strictus*［冷冻等］	正常	
	鲻鱼 *Mugil cephalus*［冷冻等］	正常	
朝鲜	白腹鲭 *Scomber japonicus*［冷冻等］	正常	
	鲍鱼 *Haliotis*、*Concholepas*［冷冻等］	正常	
	北方长额虾 *pandalus borealis*［冷冻等］	正常	
	叉牙指鲻 *Dactylosargus arctidens*［冷冻等］	正常	
	陈氏新银鱼 *Neosalanx tangkahkeii*［冷冻等］	正常	
	大黄鱼 *Larimichthys crocea*［冷冻等］	正常	
	大鳞大麻哈鱼 *Oncorhynchus tshawytscha*［冷冻等］	正常	
	大麻哈鱼 *Oncorhynchus keta*［冷冻等］	正常	
	大西洋鳕 *Gadus morhua*［冷冻等］	正常	
	大西洋鳕 *Gadus morhua*［冰鲜］	正常	
	大珠母贝 *inctada maxima*［冷冻等］	正常	
	大珠母贝 *inctada maxima*［冰鲜］	正常	
	鲽鱼 *Pleuronectes platessa*［冷冻等］	正常	
	钝拟蟹守螺 *Cerithidea obtusa*［冷冻等］	正常	
	仿刺参 *Apostichopus* spp.［冷冻等］	正常	
	格陵兰鳕 *Gadus ogac*［冰鲜］	正常	
	格陵兰鳕 *Gadus ogac*［冷冻等］	正常	
	蛤蜊（马珂蛤）*Mactromeris* spp.［冷冻等］	正常	
	蛤蜊（马珂蛤）*Mactromeris* spp.［冰鲜］	正常	
	海菜花 *Ottelia acuminata var. acuminata*［冷冻等］	正常	
	海带 *Laminaria* spp.［冷冻等］	正常	
	海胆 *Ciona intestinalis*［冰鲜］	正常	
	海胆 *Evechinus chloroticus*［冷冻等］	正常	
	河螺 *Rivularia* spp.［冰鲜］	正常	

国家和地区	产品名称	准入状态	备注
朝鲜	河螺 *Rivularia* spp. ［冷冻等］	正常	
	河蚬 *Corbicula* spp. ［冷冻等］	正常	
	红眼雪蟹 *Chinoecetes bairdi* ［冷冻等］	正常	
	花腹鲭 *Scomber australasicus* ［冷冻等］	正常	
	灰眼雪蟹 *Chinopecetes Opilio* ［冷冻等］	正常	
	江珧 *Atrina pectinata* ［冷冻等］	正常	
	江珧 *Atrina pectinata* ［冰鲜］	正常	
	锯缘青蟹 *Scylla serrata* ［冰鲜］	正常	
	口虾蛄 *Oratosquilla oratoria* ［冷冻等］	正常	
	口虾蛄 *Oratosquilla oratoria* ［冰鲜］	正常	
	库页岛马珂蛤 *Pseudocardium sachalinense* ［冷冻等］	正常	
	蓝点马鲛鱼 *Scomberomorus niphonius* ［冷冻等］	正常	
	绿壳菜蛤 *Perna viridis* ［冰鲜］	正常	
	绿壳菜蛤 *Perna viridis* ［冷冻等］	正常	
	马苏大麻哈鱼 *Oncorhynchus masou* ［冷冻等］	正常	
	玫瑰大麻哈鱼 *Oncorhynchus rhodurus* ［冷冻等］	正常	
	牡蛎 *Ostrea* ［冰鲜］	正常	
	牡蛎 *Ostrea* ［冷冻等］	正常	
	泥螺 *Bullacta exarata Philippi* ［冰鲜］	正常	
	泥螺 *Bullacta exarata Philippi* ［冷冻等］	正常	
	泥鳅 *Misgurnus anguillicaudatus* ［冷冻等］	正常	
	青螺 *Patelloida Saccharina Linnaeus* ［冰鲜、冷冻等］	正常	
	青螺 *Patelloida Saccharina Linnaeus* ［冷冻等］	正常	
	鲭鱼 *Scomber scombrus* ［冷冻等］	正常	
	日本板蟹 *Petalomera japonica* ［冰鲜］	正常	
	日本板蟹 *Petalomera japonica* ［冷冻等］	正常	
	日本沼虾 *Macrobranchium nipponense* ［冷冻等］	正常	
	三疣梭子蟹 *Portunus trituberculatus* ［冷冻等］	正常	
	三疣梭子蟹 *Portunus trituberculatus* ［冰鲜］	正常	
	沙蚕 *Nereidinae* ［冰鲜］	正常	
	沙氏下鱵 *Hyporhamphus sojori*，异名日本下鱵鱼 *Hyporhamphus sajori* ［冷冻等］	正常	
	扇贝 *Placopecta*（*Placopecten*）*magellanicus* ［冰鲜］	正常	
	扇贝 *Placopecta*（*Placopecten*）*magellanicus* ［冷冻等］	正常	
	圣诞岛红蟹 *Gecarcoidea natalis* ［冷冻等］	正常	
	圣诞岛红蟹 *Gecarcoidea natalis* ［冰鲜］	正常	

续表4

国家和地区	产品名称	准入状态	备注
朝鲜	石花菜 *Gelidium amansi* ［冷冻等］	正常	
	似长鳍黄鱼 *Larimichthys pamoides* ［冷冻等］	正常	
	鮻 *Liza haematocheila*，异名龟鮻梭鱼 *Chelon haematocheilus* ［冷冻等］	正常	
	太平洋鲑属所有种或大麻哈鱼属所有种 *Oncorhynchus* spp. ［冷冻等鱼卵］	正常	
	太平洋潜泥蛤 *Panopea generosa* ［冰鲜］	正常	
	太平洋潜泥蛤 *Panopea generosa* ［冷冻等］	正常	
	太平洋鳕，又名大头鳕 *Gadus macrocephalus* ［冰鲜］	正常	
	太平洋鳕，又名大头鳕 *Gadus macrocephalus* ［冷冻等］	正常	
	驼背大麻哈鱼 *Oncorhynchus gorbuscha* ［冷冻等］	正常	
	乌贼目所有种 *Sepiida* spp. ［冰鲜］	正常	
	乌贼目所有种 *Sepiida* spp. ［冷冻等］	正常	
	香螺 *Syrinx* spp. ［冷冻等］	正常	
	小黄鱼 *Larimichthys polyactis* ［冷冻等］	正常	
	蟹守螺 ［冷冻等］	正常	
	雪蟹 *Chionoecetes* spp. ［冷冻等］	正常	
	牙鲆 *Paralichthys olivaceus* ［冷冻等］	正常	
	牙鲆 *Paralichthys olivaceus* ［冰鲜］	正常	
	牙鲆属所有种 *Paralichthys* spp. ［冷冻等］	正常	
	银大麻哈鱼 *Oncorhynchus kisutch* ［冷冻等］	正常	
	鳙鱼 *Hypophthalmichthys nobilis* ［冷冻等］	正常	
	鱿鱼 *Loligo* ［冷冻等］	正常	
	鱿鱼 *Loligo* spp. ［冰鲜］	正常	
	玉筋鱼 *Ammodytes personatus* ［冷冻等］	正常	
	玉筋鱼 *Ammodytes personatus* ［冰鲜］	正常	
	玉螺 ［冷冻等］	正常	
	章鱼 *Octopus* ［冷冻等］	正常	
	章鱼 *Octopus* ［冰鲜］	正常	
	芝麻螺 *Planaxidae* ［冷冻等］	正常	
	中华管鞭虾 *Solenocera crassicornis* ［冷冻等］	正常	
	中华绒螯蟹 *Eriocheir sinensis* ［冷冻等］	正常	
	中华绒螯蟹 *Eriocheir sinensis* ［冰鲜］	正常	
	紫石房蛤 *Saxidomus purpuratus* ［冷冻等］	正常	

国家和地区	产品名称	准入状态	备注
菲律宾	白带鱼 *Trichiurus lepturus* ［冷冻等］	正常	
	豹纹鳃棘鲈 *Plectropomus leopardus* ［冷冻等］	正常	
	豹纹鳃棘鲈 *Plectropomus leopardus* ［冰鲜］	正常	
	鲍鱼 *Haliotis*、*Concholepas* ［冰鲜］	正常	
	鲍鱼 *Haliotis*、*Concholepas* ［冷冻等］	正常	
	北方长额虾 *pandalus borealis* ［冷冻等］	正常	
	北方长额虾 *pandalus borealis* ［冰鲜］	正常	
	赤点石斑鱼 *Epinephelus akaara* ［冷冻等］	正常	
	大黄鱼 *Larimichthys crocea* ［冰鲜］	正常	
	单角革鲀 *Aluterus Monoceros* ［冷冻等］	正常	
	短鲔 *Thunnus obesus* ［冷冻等］	正常	
	短鲔 *Thunnus obesus* ［冰鲜］	正常	
	凡纳（滨）对虾 *Penaeus vannamei*（又为 *Litopenaeus vannamei*）［冷冻等］	正常	
	仿刺参 *Apostichopus* spp. ［冷冻等］	正常	
	佛氏虎鲨 *Heterodontus francisci* ［冷冻等］	正常	
	葛仙米 *Pogostemon auricularius*（*l.*）*Kassk* ［冷冻等］	正常	
	蛤蜊（马珂蛤）*Mactromeris* spp. ［冰鲜］	正常	
	蛤蜊（马珂蛤）*Mactromeris* spp. ［冷冻等］	正常	
	海蜇 *Rhopilema* spp. ［冷冻等］	正常	
	褐点石斑鱼 *Epinephelus fuscoguttatus* ［冰鲜］	正常	
	红金眼鲷 *Beryx splendens* ［冷冻等］	正常	
	红九棘鲈 *Cephalopholis sonnerati* ［冰鲜］	正常	
	狐鲣 *Sarda Sarda* ［冷冻等］	正常	
	黄鳍金枪鱼 *Thunnus albacares* ［冰鲜］	正常	
	黄鳍金枪鱼 *Thunnus albacares* ［冷冻等］	正常	
	黄颡鱼 *Pelteobagrus fulvidraco* ［冰鲜］	正常	
	黄鳝 *Monopterus albus* ［冷冻等］	正常	
	鲣 *Katsuwonus pelamis* ［冷冻等］	正常	
	江蓠 *G. verrucosa* ［冷冻等］	正常	
	角叉菜 *Chondrus ocellatus Holm.* ［冷冻等］	正常	
	金枪鱼属所有种 *Thunnus* spp. ［冷冻等］	正常	
	九齿扇虾 *Ibacus novemdentatus* ［冷冻等］	正常	
	锯缘青蟹 *Scylla serrata* ［冰鲜］	正常	
	克氏原蝲蛄 *Procambarus clarkii* ［冰鲜］	正常	
	克氏原蝲蛄 *Procambarus clarkii* ［冷冻等］	正常	

国家和地区	产品名称	准入状态	备注
菲律宾	口虾蛄 *Oratosquilla oratoria*［冰鲜］	正常	
	口虾蛄 *Oratosquilla oratoria*［冷冻等］	正常	
	蓝点马鲛鱼 *Scomberomorus niphonius*［冷冻等］	正常	
	龙虾（常见品种：中国龙虾、波纹龙虾、日本龙虾、杂色龙虾、少刺龙虾、长足龙虾、真龙虾等）*Palinuridae*［冰鲜］	正常	
	龙虾（常见品种：中国龙虾、波纹龙虾、日本龙虾、杂色龙虾、少刺龙虾、长足龙虾、真龙虾等）*Palinuridae*［冷冻］	正常	
	绿壳菜蛤 *Perna viridis*［冰鲜］	正常	
	鳗鲡属所有种 *Anguilla* spp.［冷冻等］	正常	
	麒麟菜 *Eucheuma cottonii*［冷冻等］	正常	
	青点鹦嘴鱼 *Scarus ghobban*［冷冻等］	正常	
	青石斑鱼 *Epinephelus awoara*［冰鲜］	正常	
	沙带鱼 *Lepturacanthus savala*［冷冻等］	正常	
	扇贝 *Placopecta（Placopecten）magellanicus*［冷冻等］	正常	
	扇贝 *Placopecta（Placopecten）magellanicus*［冰鲜］	正常	
	虱目鱼 *Chanos chanos*［冷冻等］	正常	
	鰤属所有种 *Seriola* spp.［冷冻等］	正常	
	石斑鱼属所有种 *Epinephelus* spp.［冰鲜］	正常	
	石斑鱼属所有种 *Epinephelus* spp.［冷冻等］	正常	
	舒氏猪齿鱼 *Choerodon schoenleinii*［冷冻等］	正常	
	似长鳍黄鱼 *Larimichthys pamoides*［冰鲜］	正常	
	乌贼目所有种 *Sepiida* spp.［冷冻等］	正常	
	乌贼目所有种 *Sepiida* spp.［冰鲜］	正常	
	小黄鱼 *Larimichthys polyactis*［冰鲜］	正常	
	旭蟹 *Ranina ranina*［冷冻等］	正常	
	羊鱼 *Mullus barbatus barbatus*［冷冻等］	正常	
	鱿鱼 *Loligo*［冷冻等］	正常	
	鱿鱼 *Loligo* spp.［冰鲜］	正常	
	远海梭子蟹 *Portunus pelagicus*［冰鲜］	正常	
	远海梭子蟹 *Portunus pelagicus*［冷冻等］	正常	
	章鱼 *Octopus*［冷冻等］	正常	
	中间低鳍鲳 *Peprilus medius*［冷冻等］	正常	

续表7

国家和地区	产品名称	准入状态	备注
哈萨克斯坦	白鲑属所有种 *Coregonus* spp.［冷冻等］	正常	
	北鲑属所有种 *Stenodus* spp.［冷冻等］	正常	
	贝加尔雅罗鱼 *Leuciscus baicalensis*［冷冻等］	正常	
	鳊 *Parabramis pekinensis*［冷冻等］	正常	
	长颌北鲑 *Stenodus leucichthys*［冷冻等］	正常	
	狗鱼属所有种 *Esox* spp.［冷冻等］	正常	
	红点鲑属所有种 *Salvelinus* spp.［冷冻等］	正常	
	花鲶 *Silurus asotus*［冷冻等］	正常	
	茴鱼属所有种 *Thymallus* spp.［冷冻等］	正常	
	鲫鱼 *Carassius auratus*［冷冻等］	正常	
	江鳕 *lota lota*［冷冻等］	正常	
	克氏原螯虾 *Procambarus clarkii*［冰鲜］	正常	
	克氏原螯虾 *Procambarus clarkii*［冷冻等］	正常	
	眶棘双边鱼 *Ambassis gymnocephalus*［冷冻等］	正常	
	鲤鱼 *Cyprinus carpio*［冷冻等］	正常	
	龙虾（常见品种：中国龙虾、波纹龙虾、日本龙虾、杂色龙虾、少刺龙虾、长足龙虾、真龙虾等）*Palinuridae*［冷冻］	正常	
	鲈 *Perca fluviatilis*［冷冻等］	正常	
	太平洋鲑属所有种或大麻哈鱼属所有种 *Oncorhynchus* spp.［冷冻等］	正常	
	乌鳢 *Channa argus*［冷冻等］	正常	
	细鳞鱼属所有种 *Brachymystax* spp.［冷冻等］	正常	
	哲罗鱼属所有种 *Hucho* spp.［冷冻等］	正常	
	鳟属所有种 *Salmo* spp.［冷冻等］	正常	
韩国	阿根廷滑柔鱼 *Illex Argentinus*［冷冻等］	正常	
	阿根廷无须鳕 *Merluccius hubbsi*［冷冻等］	正常	
	阿瓜大麻哈鱼 *Oncorhynchus aguabonita*［冷冻等］	正常	
	澳洲鲭鲐 *Scomber australasicus*［冰鲜］	正常	
	白斑狼绵鳚 *Lycodes ygreknotatus*［冷冻等］	正常	
	白斑六线鱼 *Hexagrammos stelleri*［冷冻等］	正常	
	白斑裸盖鱼 *Erilepis zonifer*［冷冻等］	正常	
	白带鱼 *Trichiurus lepturus*［冷冻等］	正常	
	白腹鲭 *Scomber japonicus*［冷冻等］	正常	
	白姑鱼 *Argyrosomus argentatus*［冷冻等］	正常	
	白鲑属所有种 *Coregonus* spp.［冷冻等］	正常	
	斑头六线鱼 *Hexagrammos agrammus*［冷冻等］	正常	

国家和地区	产品名称	准入状态	备注
韩国	斑头六线鱼 *Hexagrammos agrammus*［冰鲜］	正常	
	鲍鱼 *Haliotis*、*Concholepas*［冷冻等］	正常	
	北方长额虾 *pandalus borealis*［冷冻等］	正常	
	北方蓝鳍金枪鱼 *Thunnus thynnus*［冷冻等］	正常	
	北鲑属所有种 *Stenodus* spp.［冷冻等］	正常	
	扁足拟石蟹 *Paralithodes platypus*［冷冻等］	正常	
	冰鱼 *Ereunias grallator*［冷冻等］	正常	
	叉线六线鱼 *Hexagrammos octogrammus*［冷冻等］	正常	
	长颌北鲑 *Stenodus leucichthys*［冷冻等］	正常	
	长鳍金枪鱼 *Thunnus alalunga*［冷冻等］	正常	
	长鳍鳕属所有种 *Urophycis* spp.［冷冻等］	正常	
	长线六线鱼 *Hexagrammos lagocephalus*［冷冻等］	正常	
	赤鲈 *Doederleinia berycoides*［冷冻等］	正常	
	刺鲅 *Acanthocybium solandri*，也称沙氏刺鲅［冷冻等］	正常	
	大黄鱼 *Larimichthys crocea*［冷冻等］	正常	
	大黄鱼 *Larimichthys crocea*［冰鲜］	正常	
	大鳞大麻哈鱼 *Oncorhynchus tshawytscha*［冰鲜］	正常	
	大鳞大麻哈鱼 *Oncorhynchus tshawytscha*［冷冻等］	正常	
	大泷六线鱼 *Hexagrammos otakii*［冷冻等］	正常	
	大麻哈鱼 *Oncorhynchus keta*［冰鲜］	正常	
	大麻哈鱼 *Oncorhynchus keta*［冷冻等］	正常	
	大青鲨 *Prionace glauca*［冷冻等］	正常	
	大西洋鲱 *Clupea harengus*［冷冻等］	正常	
	大西洋鲱 *Clupea harengus*［冰鲜］	正常	
	大西洋鲱 *Clupea harengus*［冷冻等鱼卵］	正常	
	大西洋鳕 *Gadus morhua*［冻鱼卵］	正常	
	大西洋鳕 *Gadus morhua*［冷冻等］	正常	
	带斑平鲉 *Sebastes vulpes*［冰鲜］	正常	
	单角革鲀 *Aluterus Monoceros*［冷冻等］	正常	
	笛鲷属所有种 *Lutjanus* spp.［冷冻等］	正常	
	钓鮟鱇鱼 *Lophius piscatorius*，也称鮟鱇鱼［冷冻等］	正常	
	鲽鱼 *Pleuronectes platessa*［冷冻等］	正常	
	短舌鳎 *Cynoglossus abbreviatus*［冷冻等］	正常	
	短尾大眼鲷 *Priacanthus macracanthus*［冷冻等］	正常	
	短鲔 *Thunnus obesus*［冷冻等］	正常	

国家和地区	产品名称	准入状态	备注
韩国	短吻秋刀鱼 *Cololabis brevirostris*［冷冻等］	正常	
	多鳞鱚 *Sillago sihama*［冷冻等］	正常	
	峨螺 *Buccinum* spp.［冷冻等］	正常	
	方头鱼属所有种 *Branchiostegus* spp.［冷冻等］	正常	
	仿刺参 *Apostichopus* spp.［冷冻等］	正常	
	飞鱼属所有种 *Exocoetus* spp.［冷冻等鱼卵］	正常	
	佛氏虎鲨 *Heterodontus francisci*［冷冻等］	正常	
	弗氏绒须石首鱼 *Micropogonias furnieri*［冷冻等］	正常	
	高体鰤 *Seriola dumeril*［冷冻等］	正常	
	格陵兰鳕 *Gadus ogac*［冷冻等］	正常	
	格陵兰鳕 *Gadus ogac*［冷冻等鱼卵］	正常	
	格氏虫鲽 *Eopsetta grigorjewi*［冰鲜］	正常	
	蛤蜊（马珂蛤）*Mactromeris* spp.［冰鲜］	正常	
	蛤蜊（马珂蛤）*Mactromeris* spp.［冷冻等］	正常	
	海带 *Laminaria* spp.［冷藏］	正常	
	海带 *Laminaria* spp.［冷冻等］	正常	
	海公鱼 *Hypomesus pretiosus*［冷冻等］	正常	
	海鲫 *Embiotoca jacksoni*［冷冻等］	正常	
	海鲶 *Arius thalassinus*［冷冻等］	正常	
	海蜇 *Rhopilema* spp.［冷冻等］	正常	
	黑鳍叶鲹 *Caranx malam*［冷冻等］	正常	
	黑裙鱼 *Gephyrocharax melanocheir*［冷冻等］	正常	
	黑线鳕 *Melanogrammus aeglefinus*［冷冻等］	正常	
	红大麻哈鱼 *Oncorhynchus nerka*［冰鲜］	正常	
	红点鲑属所有种 *Salvelinus* spp.［冷冻等］	正常	
	红金眼鲷 *Beryx splendens*［冷冻等］	正常	
	红螺 *Phyllonotus* spp.［冷冻等］	正常	
	红娘鱼属所有种 *Lepidotrigla* spp.［冷冻等］	正常	
	红鳍裸颊鲷 *Lethrinus haematopterus*［冷冻等］	正常	
	红谐鱼属所有种 *Erythrocles* spp.［冷冻等］	正常	
	红眼雪蟹 *Chinoecetes bairdi*［冰鲜］	正常	
	红眼雪蟹 *Chinoecetes bairdi*［冷冻等］	正常	
	虹鳟 *Oncorhynchus mykiss*［冷冻等］	正常	
	魟属所有种 *Dasyatis* spp.［冷冻等］	正常	
	狐鲣 *Sarda Sarda*［冷冻等］	正常	

国家和地区	产品名称	准入状态	备注
韩国	胡瓜鱼 *Osmerus eperlanus*［冷冻等鱼卵］	正常	
	花腹鲭 *Scomber australasicus*［冷冻等］	正常	
	花鲶 *Silurus asotus*［冷冻等］	正常	
	滑石螺 *Stomatella* spp.［冷冻等］	正常	
	黄唇鱼 *Bahaba taipingensis*［冷冻等］	正常	
	黄姑鱼 *Nibea albiflora*［冷冻等］	正常	
	黄鲫 *Setipinna tenuifilis*［冷冻等］	正常	
	黄鳍棘鲷 *Acanthopagrus latus*［冷冻等］	正常	
	黄鳍金枪鱼 *Thunnus albacares*［冷冻等］	正常	
	黄条鰤 *Seriola lalandi*，也称黄尾鰤［冷冻等］	正常	
	灰眼雪蟹 *Chinopecetes Opilio*［冰鲜］	正常	
	灰眼雪蟹 *Chinopecetes Opilio*［冷冻等］	正常	
	茴鱼属所有种 *Thymallus* spp.［冷冻等］	正常	
	鸡冠菜 *Meristotheca papulosa*［冷冻等］	正常	
	吉尔大麻哈鱼 *Oncorhynchus gilae*［冷冻等］	正常	
	棘绿鳍鱼 *Chelidonichthys spinosus*［冷冻等］	正常	
	鲣 *Katsuwonus pelamis*［冷冻等］	正常	
	江珧 *Atrina pectinata*［冰鲜］	正常	
	江珧 *Atrina pectinata*［冷冻等］	正常	
	角叉菜 *Chondrus ocellatus* Holm.［冷冻等］	正常	
	角鱼 *Akrokolioplax bicornis*［冷冻等］	正常	
	金腹大麻哈鱼 *Oncorhynchus chrysogaster*［冷冻等］	正常	
	金枪鱼属所有种 *Thunnus* spp.［冷冻等］	正常	
	金线鱼 *Nemipterus virgatus*［冷冻等］	正常	
	金线鱼属所有种 *Nemipterus* spp.［冷冻等］	正常	
	茎柔鱼 *Dosidicus Gigas*［冷冻等］	正常	
	锯缘青蟹 *Scylla serrata*［冷冻等］	正常	
	卡民氏峨螺 *Neptunea cumingii*［冷冻等］	正常	
	堪察加拟石蟹 *Paralithodes camtschaticus*［冰鲜］	正常	
	堪察加拟石蟹 *Paralithodes camtschaticus*［冷冻等］	正常	
	康氏马鲛 *Scomberomorus commerson*［冷冻等］	正常	
	克拉克大麻哈鱼 *Oncorhynchus clarkii clarkii*［冷冻等］	正常	
	孔鳐 *Raja porosa*［冷冻等］	正常	
	库页岛马珂蛤 *Pseudocardium sachalinense*［冷冻等］	正常	
	魁蚶 *Scapharca broughtonii*［冷冻等］	正常	

续表11

国家和地区	产品名称	准入状态	备注
韩国	魁蚶 *Scapharca broughtonii*［冰鲜］	正常	
	蓝点马鲛鱼 *Scomberomorus niphonius*［冷冻等］	正常	
	蓝尖尾无须鳕 *Macruronus novaezelandiae*［冷冻等］	正常	
	蓝鳍金枪鱼 *Thunnus maccoyii*［冷冻等］	正常	
	蓝鳕 *Micromesistius poutassou*［冷冻等］	正常	
	镰鳍鲳鲹 *Seriolella brama*［冷冻等］	正常	
	绿壳菜蛤 *Perna viridis*［冷冻等］	正常	
	绿鳍马面鲀 *Thamnaconus septentrionalis*［冷冻等］	正常	
	螺狮 *melanioides*［冷冻等］	正常	
	裸颊鲷属所有种 *Lethrinus* spp.［冷冻等］	正常	
	马面鲀 *Thamnaconus modestus*［冷冻等］	正常	
	马面鲀或短角单棘鲀属所有种 *Thamnaconus* spp.［冷冻等］	正常	
	马舌鲽 *Reinhardtius hippoglossoides*［冷冻等］	正常	
	马舌鲽 *Reinhardtius hippoglossoides*［冰鲜］	正常	
	马苏大麻哈鱼 *Oncorhynchus masou*［冰鲜］	正常	
	马苏大麻哈鱼 *Oncorhynchus masou*［冷冻等］	正常	
	鳗鲡属所有种 *Anguilla* spp.［冰鲜］	正常	
	鳗鲡属所有种 *Anguilla* spp.［冷冻等］	正常	
	毛蚶 *Scapharca subcrenata*［冰鲜］	正常	
	毛蚶 *Scapharca subcrenata*［冷冻等］	正常	
	玫瑰大麻哈鱼 *Oncorhynchus rhodurus*［冷冻等］	正常	
	玫瑰大麻哈鱼 *Oncorhynchus rhodurus*［冰鲜］	正常	
	美洲箭齿鲽 *Atheresthes stomias*［冷冻等］	正常	
	美洲鳀 *Engraulis mordax*［冷冻等］	正常	
	秘鲁鳀 *Engraulis ringens*［冷冻等］	正常	
	秘鲁鳀 *Engraulis ringens*［鱼油］	正常	
	鮸鱼 *Miichthys miiuy*［冷冻等］	正常	
	牡蛎 *Ostrea*［冷冻等］	正常	
	牡蛎 *Ostrea*［冰鲜］	正常	
	木叶鲽 *Pleuronichthys cornutus*［冰鲜］	正常	
	南非鳀 *Engraulis capensis*［冷冻等］	正常	
	南极磷虾 *Euphausia superba*［冷冻等］	正常	
	泥螺 *Bullacta exarata Philippi*［冷冻等］	正常	
	泥螺 *Bullacta exarata Philippi*［冰鲜］	正常	
	鸟蛤 *Cardiidae*［冷冻等］	正常	

国家和地区	产品名称	准入状态	备注
	挪威海螯虾 *Nephrops norvegicus*［冷冻等］	正常	
	挪威海螯虾 *Nephrops norvegicus*［冷冻等］	正常	
	欧洲鳀 *Engraulis encrasicolus*［冷冻等］	正常	
	鲯鳅 *Coryphaena hippurus*［冷冻等］	正常	
	青鱼 *Mylopharyngodon piceus*［冷冻等］	正常	
	鲭鱼 *Scomber scombrus*［冷冻等鱼卵］	正常	
	鲭鱼 *Scomber scombrus*［冷冻等］	正常	
	秋刀鱼 *Cololabis saira*［冷冻等］	正常	
	裙带菜 *Undaria pinnatifida*（*Harv.*）*Suringar*［冷藏］	正常	
	裙带菜 *Undaria pinnatifida*（*Harv.*）*Suringar*［冷冻等］	正常	
	日本叉牙鱼 *Arctoscopus japonicus*［冷冻等］	正常	
	日本的鲷 *Zeus faber*［冷冻等］	正常	
	日本鳀 *Engraulis japonicus*［冷冻等］	正常	
	日本沼虾 *Macrobranchium nipponense*［冷冻等］	正常	
	日本真鲈 *Lateolabrax japonicus*，［冷冻等］	正常	
	日本竹荚鱼 *Trachurus japonicus*［冷冻等］	正常	
	蝾螺 *Turbo* spp.［冷冻等］	正常	
韩国	蝾螺 *Turbo* spp.［冰鲜］	正常	
	三疣梭子蟹 *Portunus trituberculatus*［冷冻等］	正常	
	沙带鱼 *Lepturacanthus savala*［冷冻等］	正常	
	沙丁鱼 *Sardina pilchardus*［冷冻等］	正常	
	沙氏下鱵 *Hyporhamphus sojori*，异名日本下鱵鱼 *Hyporhamphus sajori*［冷冻等］	正常	
	扇贝 *Placopecta*（*Placopecten*）*magellanicus*［冰鲜］	正常	
	扇贝 *Placopecta*（*Placopecten*）*magellanicus*［冷冻等］	正常	
	鰤鱼或五条鰤 *Seriola quinqueradiata*［冷冻等］	正常	
	鰤属所有种 *Seriola* spp.［冷冻等］	正常	
	十线六线鱼 *Hexagrammos decagrammus*［冷冻等］	正常	
	石莼 *Ulva lactuca*［冷冻等］	正常	
	石鲽 *Kareius bicoloratus*［冰鲜］	正常	
	鲥鱼 *Tenualosa reevesii*［冷冻等］	正常	
	黍鲱 *Sprattus sprattus*［冷冻等］	正常	
	水珍鱼 *Argentina kagoshimae*［冷冻等］	正常	
	似长鳍黄鱼 *Larimichthys pamoides*［冷冻等］	正常	
	鲮 *Liza haematocheila*，异名龟鮻梭鱼 *Chelon haematocheilus*［冷冻等］	正常	
	鳎 *Solea solea*［冷冻等］	正常	

国家和地区	产品名称	准入状态	备注
韩国	太平洋鲱 *Clupea pallasii*［冷冻等鱼卵］	正常	
	太平洋鲱 *Clupea pallasii*［冷冻等］	正常	
	太平洋鲱 *Clupea pallasii*［冰鲜］	正常	
	太平洋鲑属所有种或大麻哈鱼属所有种 *Oncorhynchus* spp.［冷冻等］	正常	
	太平洋蓝鳍金枪鱼 *Thunnus orientalis*［冷冻等］	正常	
	太平洋鳕，又名大头鳕 *Gadus macrocephalus*［冷冻等鱼卵］	正常	
	太平洋鳕，又名大头鳕 *Gadus macrocephalus*［冷冻等］	正常	
	太平洋褶柔鱼 *Todarodes pacificus*［冷冻等］	正常	
	驼背大麻哈鱼 *Oncorhynchus gorbuscha*［冰鲜］	正常	
	驼背大麻哈鱼 *Oncorhynchus gorbuscha*［冷冻等］	正常	
	窝斑鰶 *Konosirus punctatus*［冷冻等］	正常	
	乌鲂 *Brama brama*［冷冻等］	正常	
	乌贼目所有种 *Sepiida* spp.［冰鲜］	正常	
	乌贼目所有种 *Sepiida* spp.［冷冻等］	正常	
	五棘鲷属所有种 *Pentaceros* spp.［冷冻等］	正常	
	西鲱 *Alosa alosa*［冷冻等］	正常	
	细鳞鱼属所有种 *Brachymystax* spp.［冷冻等］	正常	
	狭鳕 *Theragra chalcogramma*，也称黄线狭鳕［冷冻等鱼肝］	正常	
	狭鳕 *Theragra chalcogramma*，也称黄线狭鳕［冷冻等鱼肝］	正常	
	狭鳕 *Theragra chalcogramma*，也称黄线狭鳕［冷冻等］	正常	
	狭鳕 *Theragra chalcogramma*，也称黄线狭鳕［冷冻等鱼卵］	正常	
	小黄鱼 *Larimichthys polyactis*［冷冻等］	正常	
	小鳞犬牙南极鱼 *Dissostichus eleginoides*［冷冻等］	正常	
	小球藻 *Chlorella*［冷藏］	正常	
	小球藻 *Chlorella* spp.［冷冻等］	正常	
	小沙丁鱼属所有种 *Sardinella* spp.［冰鲜］	正常	
	星康吉鳗 *Conger myriaster*［冷冻等］	正常	
	雪蟹 *Chionoecetes* spp.［冰鲜］	正常	
	雪蟹 *Chionoecetes* spp.［冷冻等］	正常	
	牙鲆 *Paralichthys olivaceus*［冰鲜］	正常	
	亚利桑那大麻哈鱼 *Oncorhynchus apache*［冷冻等］	正常	
	亚洲胡瓜鱼或美洲胡瓜鱼 *Osmerus mordax*［冷冻等］	正常	
	亚洲箭齿鲽 *Atheresthes evermanni*［冷冻等］	正常	
	羊栖菜 *Sargassum fusiforme*（Harv.）Setch.［冷冻等］	正常	
	鳐属所有种 *Raja* spp.［冷冻等］	正常	

国家和地区	产品名称	准入状态	备注
韩国	椰子涡螺 *Melo melo*［冷冻等］	正常	
	银大麻哈鱼 *Oncorhynchus kisutch*［冷冻等］	正常	
	银鲳鲹 *Seriolella punctata*［冷冻等］	正常	
	银无须鳕 *Merluccius bilinearis*［冷冻等］	正常	
	庸鲽 *Hippoglossus hippoglossus*（格陵兰）［冷冻等］	正常	
	鱿鱼 *Loligo*［冷冻等］	正常	
	鱿鱼 *Loligo* spp.［冰鲜］	正常	
	羽鼬鳚 *Genypterus blacodes*［冷冻等］	正常	
	玉筋鱼 *Ammodytes personatus*［冷冻等］	正常	
	玉螺［冷冻等］	正常	
	远东多线鱼 *Pleurogrammus azonus*［冷冻等］	正常	
	远东拟沙丁鱼 *Sardinops sagax*（异名 *Sardinops melanostictus*）［冰鲜］	正常	
	月鲹属所有种 *Selene* spp.［冷冻等］	正常	
	章鱼 *Octopus*［冷冻等］	正常	
	章鱼 *Octopus*［冰鲜］	正常	
	哲罗鱼属所有种 *Hucho* spp.［冷冻等］	正常	
	真鲷 *Pagrus major*［冰鲜］	正常	
	真鲷 *Pagrus major*［冷冻等］	正常	
	中华管鞭虾 *Solenocera crassicornis*［冷冻等］	正常	
	中间低鳍鲳 *Peprilus medius*［冷冻等］	正常	
	紫菜 *Porphyra*［冷冻等］	正常	
	紫菜 *Porphyra*［冷藏］	正常	
	鳟 *Salmo trutta*［冷冻等］	正常	
	鳟属所有种 *Salmo* spp.［冷冻等］	正常	
马尔代夫	短鲔 *Thunnus obesus*［冷冻等］	正常	
	短鲔 *Thunnus obesus*［冰鲜］	正常	
	仿刺参 *Apostichopus* spp.［冷冻等］	正常	
	狐鲣 *Sarda Sarda*［冷冻等］	正常	
	黄鳍金枪鱼 *Thunnus albacares*［冰鲜］	正常	
	黄鳍金枪鱼 *Thunnus albacares*［冷冻等］	正常	
	鲣 *Katsuwonus pelamis*［冷冻等］	正常	

续表15

国家和地区	产品名称	准入状态	备注
马来西亚	白带鱼 Trichiurus lepturus［冷冻等］	正常	
	白带鱼 Trichiurus lepturus［冰鲜］	正常	
	白腹鲭 Scomber japonicus［冷冻等］	正常	
	白姑鱼 Argyrosomus argentatus［冷冻等］	正常	
	斑点舌齿鲈 Dicentrarchus punctatus［冷冻等］	正常	
	斑节对虾 Penaeus monodon［冷冻等］	正常	
	斑鳍大眼鲷 Priacanthus cruentatus［冷冻等］	正常	
	豹纹鳃棘鲈 Plectropomus leopardus［冷冻等］	正常	
	鲍鱼 Haliotis、Concholepas［冷冻等］	正常	
	北方长额虾 pandalus borealis［冷冻等］	正常	
	贝氏小鲷 Pagellus bellottii［冷冻等］	正常	
	长颌棱鳀 Thryssa setirostris［冷冻等］	正常	
	长鲕 Ilisha elongata［冷冻等］	正常	是★
	长鳍鳕属所有种 Urophycis spp.［冷冻等］	正常	
	赤点石斑鱼 Epinephelus akaara［冷冻等］	正常	
	大黄鱼 Larimichthys crocea［冷冻等］	正常	
	大黄鱼 Larimichthys crocea［冰鲜］	正常	
	大首狗母鱼 Synodus macrocephalus［冷冻等］	正常	
	大西洋鳕 Gadus morhua［冷冻等］	正常	
	大西洋牙鲆 Paralichthys dentatus［冷冻等］	正常	
	大眼鲷属所有种 Priacanthus spp.［冷冻等］	正常	
	单角革鲀 Aluterus Monoceros［冷冻等］	正常	
	刀额新对虾 metapenaeus ensis［冷冻等］	正常	
	刀鱼 Coilia ectenes［冷冻等］	正常	
	笛鲷属所有种 Lutjanus spp.［冷冻等］	正常	
	杜氏尾枪乌贼 Uroteuthis duvauceli［冷冻等］	正常	
	短棘鲾 Leiognathus equulus［冷冻等］	正常	
	短蛸 O. ocellatus［冷冻等］	正常	
	短舌鳎 Cynoglossus abbreviatus［冷冻等］	正常	
	短胸黑姑鱼 Atrobucca brevis［冷冻等］	正常	
	多齿蛇鲻 Saurida tumbil［冷冻等］	正常	
	多鳞鱚 Sillago sihama［冷冻等］	正常	
	凡纳（滨）对虾 Penaeus vannamei（又为 Litopenaeus vannamei）［冷冻等］	正常	
	仿刺参 Apostichopus spp.［冷冻等］	正常	
	佛氏虎鲨 Heterodontus francisci［冷冻等］	正常	

国家和地区	产品名称	准入状态	备注
马来西亚	格陵兰鳕 *Gadus ogac*［冷冻等］	正常	
	公鱼属所有种 *Hypomesus* spp.［冷冻等］	正常	
	瓜氏下鱵鱼 *Hyporhamphus quoyi*［冷冻等］	正常	
	海鳗 *Muraenesox cinereus*［冷冻等］	正常	
	海南华鳊 *Sinibrama melrosei*［冰鲜］	正常	
	海南华鳊 *Sinibrama melrosei*［冷冻等］	正常	
	海鲶 *Arius thalassinus*［冷冻等］	正常	
	海蜇 *Rhopilema* spp.［冷冻等］	正常	
	黑鳃梅童鱼 *Collichthys niveatus*［冷冻等］	正常	
	红笛鲷 *Lutjanus sanguineus*［冷冻等］	正常	
	红九棘鲈 *Cephalopholis sonnerati*［冰鲜］	正常	
	红鳍裸颊鲷 *Lethrinus haematopterus*［冷冻等］	正常	
	红牙鰔 *Otolithes ruber*［冷冻等］	正常	
	狐鲣 *Sarda Sarda*［冰鲜］	正常	
	狐鲣 *Sarda Sarda*［冷冻等］	正常	
	胡子鲶 *Clarias fuscus*［冷冻等］	正常	
	虎斑乌贼 *S. pharaonis*［冷冻等］	正常	
	花腹鲭 *Scomber australasicus*［冷冻等］	正常	
	花鲶 *Silurus asotus*［冷冻等］	正常	
	黄姑鱼 *Nibea albiflora*［冷冻等］	正常	
	黄鲫 *Setipinna tenuifilis*［冷冻等］	正常	
	黄鳍棘鲷 *Acanthopagrus latus*［冷冻等］	正常	
	黄鳝 *Monopterus albus*［冷冻等］	正常	
	黄条舒 *Sphyraena guachancho*［冷冻等］	正常	
	鲫鱼 *Carassius auratus*［冷冻等］	正常	
	鲣 *Katsuwonus pelamis*［冰鲜］	正常	
	鲣 *Katsuwonus pelamis*［冷冻等］	正常	
	剑旗鱼 *Xiphias gladius*［冷冻等］	正常	
	江蓠 *G. verrucosa*［冷冻等］	正常	
	金枪鱼属所有种 *Thunnus* spp.［冷冻等］	正常	
	金线鱼 *Nemipterus virgatus*［冷冻等］	正常	
	金线鱼属所有种 *Nemipterus* spp.［冰鲜］	正常	
	金线鱼属所有种 *Nemipterus* spp.［冷冻等］	正常	
	巨鳞舌鳎 *Cynoglossus Macrolepidotus*［冷冻等］	正常	
	锯缘青蟹 *Scylla serrata*［冰鲜］	正常	

续表17

国家和地区	产品名称	准入状态	备注
马来西亚	康氏马鲛 *Scomberomorus commerson* [冷冻等]	正常	
	口孵非鲫属所有种 *Oreochromis* spp. [冷冻等]	正常	
	蓝点马鲛鱼 *Scomberomorus niphonius* [冷冻等]	正常	
	老虎枪虾 *Alpheus bellulus* [冷冻等]	正常	
	利氏雨丽鱼 *Nimbochromis livingstonii* [冷冻等]	正常	
	龙虾（常见品种：中国龙虾、波纹龙虾、日本龙虾、杂色龙虾、少刺龙虾、长足龙虾、真龙虾等）*Palinuridae* [冰鲜]	正常	
	龙虾（常见品种：中国龙虾、波纹龙虾、日本龙虾、杂色龙虾、少刺龙虾、长足龙虾、真龙虾等）*Palinuridae* [冷冻]	正常	
	绿鳍马面鲀 *Thamnaconus septentrionalis* [冷冻等]	正常	
	绿青鳕 *Pollachius virens* [冷冻等]	正常	
	裸海蝶 *Clione limacina* [冰鲜]	正常	
	裸海蝶 *Clione limacina* [冷冻等]	正常	
	马六甲绯鲤 *Upeneus moluccensis* [冷冻等]	正常	
	马面鲀 *Thamnaconus modestus* [冷冻等]	正常	
	鳗鲡属所有种 *Anguilla* spp. [冷冻等]	正常	
	曼氏无针乌贼 *S. maindroni* [冷冻等]	正常	
	毛鳞鱼 *Mallotus villosus* [冷冻等]	正常	
	美洲鳀 *Engraulis mordax* [冷冻等]	正常	
	秘鲁鳀 *Engraulis ringens* [冷冻等]	正常	
	密斑马面鲀 *Thamnaconus tessellatus* [冷冻等]	正常	
	鮸鱼 *Miichthys miiuy* [冷冻等]	正常	
	墨吉对虾 *penaeus merguiensis* [冷冻等]	正常	
	牡蛎 *Ostrea* [冰鲜]	正常	
	牡蛎 *Ostrea* [冷冻等]	正常	
	目乌贼 *S. aculeata* [冷冻等]	正常	
	南非鳀 *Engraulis capensis* [冷冻等]	正常	
	欧洲鳀 *Engraulis encrasicolus* [冷冻等]	正常	
	麒麟菜 *Eucheuma cottonii* [冷冻等]	正常	
	青点鹦嘴鱼 *Scarus ghobban* [冷冻等]	正常	
	鲭鱼 *Scomber scombrus* [冷冻等]	正常	
	日本的鲷 *Zeus faber* [冷冻等]	正常	
	日本金线鱼 *Nemipterus japonicus* [冷冻等]	正常	
	日本鳀 *Engraulis japonicus* [冷冻等]	正常	
	日本沼虾 *Macrobranchium nipponense* [冷冻等]	正常	

国家和地区	产品名称	准入状态	备注
马来西亚	日本竹荚鱼 *Trachurus japonicus*［冷冻等］	正常	
	三疣梭子蟹 *Portunus trituberculatus*［冷冻等］	正常	
	沙带鱼 *Lepturacanthus savala*［冷冻等］	正常	
	沙丁鱼 *Sardina pilchardus*［冷冻等］	正常	
	沙丁鱼 *Sardina pilchardus*［鱼油］	正常	
	砂蛸 *O. aegina*［冷冻等］	正常	
	扇贝 *Placopecta（Placopecten）magellanicus*［冰鲜］	正常	
	扇贝 *Placopecta（Placopecten）magellanicus*［冷冻等］	正常	
	舌齿鲈 *Dicentrarchus labrax*［冷冻等］	正常	
	虱目鱼 *Chanos chanos*［冷冻等］	正常	
	鰤属所有种 *Seriola* spp.［冷冻等］	正常	
	石斑鱼属所有种 *Epinephelus* spp.［冰鲜］	正常	
	石斑鱼属所有种 *Epinephelus* spp.［冷冻等］	正常	
	鲥鱼 *Tenualosa reevesii*［冷冻等］	正常	
	舒氏猪齿鱼 *Choerodon schoenleinii*［冷冻等］	正常	
	黍鲱 *Sprattus sprattus*［冷冻等］	正常	
	水珍鱼 *Argentina kagoshimae*［冷冻等］	正常	
	丝尾鳠 *Mystus nemurus*［冰鲜］	正常	
	丝尾鳠 *Mystus nemurus*［冷冻等］	正常	
	似长鳍黄鱼 *Larimichthys pamoides*［冷冻等］	正常	
	似长鳍黄鱼 *Larimichthys pamoides*［冰鲜］	正常	
	鳎 *Solea solea*［冷冻等］	正常	
	太平洋鳕，又名大头鳕 *Gadus macrocephalus*［冷冻等］	正常	
	条纹颏丝鳅鱼 *Genyonemus lineatus*［冷冻等］	正常	
	乌贼目所有种 *Sepiida* spp.［冷冻等］	正常	
	西鲱 *Alosa alosa*［冷冻等］	正常	
	狭鳕 *Theragra chalcogramma*，也称黄线狭鳕［冷冻等］	正常	
	小管枪乌贼 *Loligo. Oshimai*［冷冻等］	正常	
	小黄鱼 *Larimichthys polyactis*［冷冻等］	正常	
	小黄鱼 *Larimichthys polyactis*［冰鲜］	正常	
	小沙丁鱼属所有种 *Sardinella* spp.［冷冻等］	正常	
	旭蟹 *Ranina ranina*［冷冻等］	正常	
	眼眶鱼 *Mene maculata*［冷冻等］	正常	
	羊鱼 *Mullus barbatus barbatus*［冷冻等］	正常	
	鳐属所有种 *Raja* spp.［冷冻等］	正常	

续表19

国家和地区	产品名称	准入状态	备注
马来西亚	银带鱚 *Sillago argentifasciata*［冷冻等］	正常	
	印度侧带小公鱼 *Stolephorus indicus*［鱼油］	正常	
	印度鲬 *Platycephalus indicus*［冷冻等］	正常	
	鹦嘴鱼属所有种 *Scarus* spp.［冷冻等］	正常	
	鱿鱼 *Loligo*［冷冻等］	正常	
	圆鲹属所有种 *Decapterus* spp.［冷冻等］	正常	
	远东拟沙丁鱼 *Sardinops sagax*（异名 *Sardinops melanostictus*）［冷冻等］	正常	
	云斑尖塘鳢 *Oxyeleotris marmoratus*［冰鲜］	正常	
	云斑尖塘鳢 *Oxyeleotris marmoratus*［冷冻等］	正常	
	章鱼 *Octopus*［冷冻等］	正常	
	珍带鱼 *Trichiurus auriga*［冷冻等］	正常	
	真鲷 *Pagrus major*［冷冻等］	正常	
	真乌贼 *S. esculenta*［冷冻等］	正常	
	中间低鳍鲳 *Peprilus medius*［冷冻等］	正常	
	紫菜 *Porphyra*［冷冻等］	正常	
	紫菜 *Porphyra*［冷藏］	正常	
蒙古	东北雅罗鱼 *Leuciscus waleckii*，也称瓦氏雅罗鱼［冷冻等］	正常	
	狗鱼属所有种 *Esox* spp.［冷冻等］	正常	
	狗鱼属所有种 *Esox* spp.［冰鲜］	正常	
	虹鳟 *Oncorhynchus mykiss*［冷冻等］	正常	
	鲫鱼 *Carassius auratus*［冷冻等］	正常	
	鲫鱼 *Carassius auratus*［冰鲜］	正常	
	鲤鱼 *Cyprinus carpio*［冷冻等］	正常	
	鲤鱼 *Cyprinus carpio*［冰鲜］	正常	
	鳗鲡属所有种 *Anguilla* spp.［冷冻等］	正常	
	雅罗鱼 *Leuciscus leuciscus*［冷冻等］	正常	
孟加拉国	白带鱼 *Trichiurus lepturus*［冷冻等］	正常	
	白姑鱼 *Argyrosomus argentatus*［冷冻等］	正常	
	斑节对虾 *Penaeus monodon*［冷冻等］	正常	
	北方长额虾 *pandalus borealis*［冷冻等］	正常	
	长鳓 *Ilisha elongata*［冷冻等］	正常	
	长鳍鳕属所有种 *Urophycis* spp.［冷冻等］	正常	
	长体蛇鲻 *Saurida elongata*［冷冻等］	正常	
	赤鳍笛鲷 *Lutjanus erythropterus*［冷冻等］	正常	
	大黄鱼 *Larimichthys crocea*［冷冻等］	正常	

国家和地区	产品名称	准入状态	备注
	大鳞舌鳎 *Cynoglossus arel*［冷冻等］	正常	
	大头狗母鱼 *Trachinocephalus myops*［冷冻等］	正常	
	大西洋鲑 *Salmo salar*［冷冻等］	正常	
	大西洋牙鲆 *Paralichthys dentatus*［冷冻等］	正常	
	大眼鲉 *Suggrundus meerdervoorti*，也称大眼牛尾鱼［冷冻等］	正常	
	短舌鳎 *Cynoglossus abbreviatus*［冷冻等］	正常	
	多鳞鱚 *Sillago sihama*［冷冻等］	正常	
	凤螺 *Strombus* spp.［冰鲜］	正常	
	凤螺 *Strombus* spp.［冷冻等］	正常	
	海鲶 *Arius thalassinus*［冷冻等］	正常	
	黑鳃梅童鱼 *Collichthys niveatus*［冷冻等］	正常	
	红笛鲷 *Lutjanus sanguineus*［冷冻等］	正常	
	红鳍裸颊鲷 *Lethrinus haematopterus*［冷冻等］	正常	
	红星梭子蟹 *Portunus sanguinolentus*［冷冻等］	正常	
	画眉笛鲷 *Lutjanus vitta*［冷冻等］	正常	
	黄带绯鲤 *Upeneus sulphureus*［冷冻等］	正常	
	黄带拟鲹 *Pseudocaranx dentex*［冷冻等］	正常	
孟加拉国	黄姑鱼 *Nibea albiflora*［冷冻等］	正常	
	黄螺［冷冻等］	正常	
	黄鳝 *Monopterus albus*［冷冻等］	正常	
	黄鳝 *Monopterus albus*［冰鲜］	正常	
	火斑笛鲷 *Lutjanus fulviflamma*［冷冻等］	正常	
	金线鱼 *Nemipterus virgatus*［冷冻等］	正常	
	近缘新对虾 *Metapenaeus affinis*［冷冻等］	正常	
	锯缘青蟹 *Scylla serrata*［冰鲜］	正常	
	康氏马鲛 *Scomberomorus commerson*［冷冻等］	正常	
	宽体舌鳎 *Cynoglossus robustus*［冷冻等］	正常	
	蓝蟹 *Callinectes sapidus*［冷冻等］	正常	
	勒氏笛鲷 *Lutjanus russelli*［冷冻等］	正常	
	绿鳍马面鲀 *Thamnaconus septentrionalis*［冷冻等］	正常	
	马六甲绯鲤 *Upeneus moluccensis*［冷冻等］	正常	
	鳗鲡属所有种 *Anguilla* spp.［冷冻等］	正常	
	鳗鲡属所有种 *Anguilla* spp.［冰鲜］	正常	
	泥蟹 *Ilyoplax app.*［冷冻等］	正常	
	泥蟹 *Ilyoplax app.*［冰鲜］	正常	

国家和地区	产品名称	准入状态	备注
孟加拉国	秋刀鱼 *Cololabis saira*［冷冻等］	正常	
	日本竹荚鱼 *Trachurus japonicus*［冷冻等］	正常	
	三疣梭子蟹 *Portunus trituberculatus*［冷冻等］	正常	
	三疣梭子蟹 *Portunus trituberculatus*［冰鲜］	正常	
	沙带鱼 *Lepturacanthus savala*［冷冻等］	正常	
	舌鳎属所有种 *Cynoglossus* spp.［冷冻等］	正常	
	鲥鱼 *Tenualosa reevesii*［冰鲜］	正常	
	鲥鱼 *Tenualosa reevesii*［冷冻等］	正常	
	四指马鲅 *Eleutheronema rhadinum*［冷冻等］	正常	
	似长鳍黄鱼 *Larimichthys pamoides*［冷冻等］	正常	
	鳎 *Solea solea*［冷冻等］	正常	
	乌贼目所有种 *Sepiida* spp.［冰鲜］	正常	
	乌贼目所有种 *Sepiida* spp.［冷冻等］	正常	
	狭鳕 *Theragra chalcogramma*，也称黄线狭鳕［冷冻等］	正常	
	小黄鱼 *Larimichthys polyactis*［冷冻等］	正常	
	星斑裸颊鲷 *Lethrinus nebulosus*［冷冻等］	正常	
	牙鲆 *Paralichthys olivaceus*［冷冻等］	正常	
	鳐属所有种 *Raja* spp.［冷冻等］	正常	
	银鲳 *Pampus argenteus*［冰鲜］	正常	
	银鲳 *Pampus argenteus*［冷冻等］	正常	
	银无须鳕 *Merluccius bilinearis*［冷冻等］	正常	
	鱿鱼 *Loligo*［冷冻等］	正常	
	鱿鱼 *Loligo* spp.［冰鲜］	正常	
	羽鳃鲐 *Rastrelliger kanagurta*［冷冻等］	正常	
	章鱼 *Octopus*［冷冻等］	正常	
	真鲷 *Pagrus major*［冷冻等］	正常	
	中国鲳 *Pampus chinensis*［冰鲜］	正常	
	中间低鳍鲳 *Peprilus medius*［冷冻等］	正常	
缅甸	白带鱼 *Trichiurus lepturus*［冷冻等］	正常	
	白姑鱼 *Argyrosomus argentatus*［冷冻等］	正常	
	斑点马鲛 *Scomberomorus guttatus*［冷冻等］	正常	
	斑节对虾 *Penaeus monodon*［冷冻等］	正常	
	斑鳍大眼鲷 *Priacanthus cruentatus*［冷冻等］	正常	
	北方长额虾 *pandalus borealis*［冰鲜］	正常	
	北方长额虾 *pandalus borealis*［冷冻等］	正常	

国家和地区	产品名称	准入状态	备注
	贝氏小鲷 *Pagellus bellottii*［冷冻等］	正常	
	博氏巨鲶 *Pangasius bocourti*［冷冻等］	正常	
	长鳓 *Ilisha elongata*［冷冻等］	正常	
	长鳍鳕属所有种 *Urophycis* spp.［冷冻等］	正常	
	大黄鱼 *Larimichthys crocea*［冰鲜］	正常	
	大黄鱼 *Larimichthys crocea*［冷冻等］	正常	
	大西洋鲱 *Clupea harengus*［冷冻等］	正常	
	大西洋鳕 *Gadus morhua*［冰鲜］	正常	
	大西洋牙鲆 *Paralichthys dentatus*［冷冻等］	正常	
	单角革鲀 *Aluterus Monoceros*［冷冻等］	正常	
	刀额新对虾 *metapenaeus ensis*［冷冻等］	正常	
	鲽鱼 *Pleuronectes platessa*［冷冻等］	正常	
	杜氏尾枪乌贼 *Uroteuthis duvauceli*［冷冻等］	正常	
	短尾大眼鲷 *Priacanthus macracanthus*［冷冻等］	正常	
	短鲔 *Thunnus obesus*［冷冻等］	正常	
	多鳞鱚 *Sillago sihama*［冷冻等］	正常	
	仿刺参 *Apostichopus* spp.［冷冻等］	正常	
缅甸	格陵兰鳕 *Gadus ogac*［冰鲜］	正常	
	鲴属所有种 *Xenocypris* spp.［冷冻等］	正常	
	海南华鳊 *Sinibrama melrosei*［冷冻等］	正常	
	海鲶 *Arius thalassinus*［冷冻等］	正常	
	红笛鲷 *Lutjanus sanguineus*［冷冻等］	正常	
	红对虾［冷冻等］	正常	
	红九棘鲈 *Cephalopholis sonnerati*［冰鲜］	正常	
	红鳍裸颊鲷 *Lethrinus haematopterus*［冷冻等］	正常	
	红牙鹹 *Otolithes ruber*［冷冻等］	正常	
	花鲶 *Silurus asotus*［冷冻等］	正常	
	黄姑鱼 *Nibea albiflora*［冷冻等］	正常	
	黄鳍金枪鱼 *Thunnus albacares*［冷冻等］	正常	
	黄鳝 *Monopterus albus*［冷冻等］	正常	
	金枪鱼属所有种 *Thunnus* spp.［冷冻等］	正常	
	金线鱼 *Nemipterus virgatus*［冷冻等］	正常	
	近缘新对虾 *Metapenaeus affinis*［冷冻等］	正常	
	锯缘青蟹 *Scylla serrata*［冷冻等］	正常	
	锯缘青蟹 *Scylla serrata*［冰鲜］	正常	

国家和地区	产品名称	准入状态	备注
缅甸	康氏马鲛 *Scomberomorus commerson*［冷冻等］	正常	
	老虎枪虾 *Alpheus bellulus*［冷冻等］	正常	
	龙虾（常见品种：中国龙虾、波纹龙虾、日本龙虾、杂色龙虾、少刺龙虾、长足龙虾、真龙虾等）*Palinuridae*［冷冻］	正常	
	龙虾（常见品种：中国龙虾、波纹龙虾、日本龙虾、杂色龙虾、少刺龙虾、长足龙虾、真龙虾等）*Palinuridae*［冰鲜］	正常	
	马面鲀 *Thamnaconus modestus*［冷冻等］	正常	
	马面鲀或短角单棘鲀属所有种 *Thamnaconus* spp.［冷冻等］	正常	
	鳗鲡属所有种 *Anguilla* spp.［冷冻等］	正常	
	秘鲁鳀 *Engraulis ringens*［冷冻等］	正常	
	鮸鱼 *Miichthys miiuy*［冷冻等］	正常	
	墨吉对虾 *penaeus merguiensis*［冷冻等］	正常	
	日本的鲷 *Zeus faber*［冷冻等］	正常	
	日本金线鱼 *Nemipterus japonicus*［冷冻等］	正常	
	日本鳀 *Engraulis japonicus*［冷冻等］	正常	
	三疣梭子蟹 *Portunus trituberculatus*［冰鲜］	正常	
	沙带鱼 *Lepturacanthus savala*［冷冻等］	正常	
	沙丁鱼 *Sardina pilchardus*［冷冻等］	正常	
	扇贝 *Placopecta*（*Placopecten*）*magellanicus*［冷冻等］	正常	
	扇贝 *Placopecta*（*Placopecten*）*magellanicus*［冰鲜］	正常	
	石斑鱼属所有种 *Epinephelus* spp.［冷冻等］	正常	
	石斑鱼属所有种 *Epinephelus* spp.［冰鲜］	正常	
	鲥鱼 *Tenualosa reevesii*［冰鲜］	正常	
	鲥鱼 *Tenualosa reevesii*［冷冻等］	正常	
	黍鲱 *Sprattus sprattus*［冷冻等］	正常	
	四须盘鮈 *Discogobio tetrabarbatus*［冷冻等］	正常	
	四指马鲅 *Eleutheronema rhadinum*［冷冻等］	正常	
	似长鳍黄鱼 *Larimichthys pamoides*［冰鲜］	正常	
	似长鳍黄鱼 *Larimichthys pamoides*［冷冻等］	正常	
	鳎 *Solea solea*［冷冻等］	正常	
	太平洋鲱 *Clupea pallasii*［冷冻等］	正常	
	太平洋鳕，又名大头鳕 *Gadus macrocephalus*［冰鲜］	正常	
	太平洋鳕，又名大头鳕 *Gadus macrocephalus*［冷冻等］	正常	
	乌贼目所有种 *Sepiida* spp.［冷冻等］	正常	
	乌贼目所有种 *Sepiida* spp.［冰鲜］	正常	

续表24

国家和地区	产品名称	准入状态	备注
缅甸	武昌鱼，团头鲂 *Megalobrama amblycephala*［冷冻等］	正常	
	西鲱 *Alosa alosa*［冷冻等］	正常	
	细条石颌鲷 *Lithognathus mormyrus*［冷冻等］	正常	
	小黄鱼 *Larimichthys polyactis*［冷冻等］	正常	
	小黄鱼 *Larimichthys polyactis*［冰鲜］	正常	
	小沙丁鱼属所有种 *Sardinella* spp.［冷冻等］	正常	
	斜带髭鲷 *Hapalogenys nitens*［冷冻等］	正常	
	斜鳞笛鲷 *Pinjalo pinjalo*［冷冻等］	正常	
	星斑裸颊鲷 *Lethrinus nebulosus*［冷冻等］	正常	
	旭蟹 *Ranina ranina*［冷冻等］	正常	
	银无须鳕 *Merluccius bilinearis*［冷冻等］	正常	
	印度多指马鲅 *Polydactylus indicus*［冷冻等］	正常	
	印度鲬 *Platycephalus indicus*［冷冻等］	正常	
	鱿鱼 *Loligo*［冷冻等］	正常	
	鱿鱼 *Loligo* spp.［冰鲜］	正常	
	缘沟对虾 *Penaeus marginatus*［冷冻等］	正常	
	远东拟沙丁鱼 *Sardinops sagax*（异名 *Sardinops melanostictus*）［冷冻等］	正常	
	月鱼 *Lampris guttatus*［冷冻等］	正常	
	章鱼 *Octopus*［冷冻等］	正常	
	真鲷 *Pagrus major*［冷冻等］	正常	
	中华管鞭虾 *Solenocera crassicornis*［冷冻等］	正常	
	中间低鳍鲳 *Peprilus medius*［冷冻等］	正常	
	竹蛏 *Solen strictus*［冷冻等］	正常	
	鲻鱼 *Mugil cephalus*［冷冻等］	正常	
	紫菜 *Porphyra*［冷冻等］	正常	
	紫菜 *Porphyra*［冷藏］	正常	
日本	阿瓜大麻哈鱼 *Oncorhynchus aguabonita*［冷冻等］	正常	
	阿瓜大麻哈鱼 *Oncorhynchus aguabonita*［冰鲜］	正常	
	澳洲鲭鲐 *Scomber australasicus*［冰鲜］	正常	
	八角鱼 *Agonus cataphractus*［冷冻等］	正常	
	巴布亚硝水母 *Mastigias papua*［冷冻等］	正常	
	白斑角鲨 *Squalus acanthias*［冷冻等］	正常	
	白斑六线鱼 *Hexagrammos stelleri*［冷冻等］	正常	
	白带鱼 *Trichiurus lepturus*［冰鲜］	正常	
	白带鱼 *Trichiurus lepturus*［冷冻等］	正常	

国家和地区	产品名称	准入状态	备注
日本	白腹鲭 *Scomber japonicus*［冷冻等］	正常	
	白鲑属所有种 *Coregonus* spp.［冷冻等］	正常	
	白鲑属所有种 *Coregonus* spp.［冰鲜］	正常	
	百吉海鳗 *Muraenesox bagio*［冷冻等］	正常	
	斑点黄盖鲽 *Limanda punctatissima*（异名 *Pleuronectes punctatissimus*）［冷冻等］	正常	
	斑节对虾 *Penaeus monodon*［冷冻等］	正常	
	斑头六线鱼 *Hexagrammos agrammus*［冷冻等］	正常	
	豹纹鳃棘鲈 *Plectropomus leopardus*［冷冻等］	正常	
	豹纹鳃棘鲈 *Plectropomus leopardus*［冰鲜］	正常	
	鲍鱼 *Haliotis*、*Concholepas*［冰鲜］	正常	
	鲍鱼 *Haliotis*、*Concholepas*［冷冻等］	正常	
	北方长额虾 *pandalus borealis*［冷冻等］	正常	
	北方长额虾 *pandalus borealis*［冰鲜］	正常	
	北方蓝鳍金枪鱼 *Thunnus thynnus*［冷冻等］	正常	
	北方蓝鳍金枪鱼 *Thunnus thynnus*［冰鲜］	正常	
	北方平鲉 *Sebastes borealis*［冷冻等］	正常	
	北鲑属所有种 *Stenodus* spp.［冰鲜］	正常	
	北鲑属所有种 *Stenodus* spp.［冷冻等］	正常	
	北太平洋柔鱼 *Ommastrephes bartramii*［冷冻等］	正常	
	扁足拟石蟹 *Paralithodes platypus*［冷冻等］	正常	
	叉线六线鱼 *Hexagrammos octogrammus*［冷冻等］	正常	
	叉牙指鳉 *Dactylosargus arctidens*［冷冻等］	正常	
	长颌北鲑 *Stenodus leucichthys*［冰鲜］	正常	
	长颌北鲑 *Stenodus leucichthys*［冷冻等］	正常	
	长棘海星（又名棘冠海星）*Acanthaster planci*［冷冻等］	正常	
	长棘鲟鲉 *Sebastolobus altivelis*［冷冻等］	正常	
	长鳓 *Ilisha elongata*［冷冻等］	正常	
	长鳍金枪鱼 *Thunnus alalunga*［冷冻等］	正常	
	长鳍金枪鱼 *Thunnus alalunga*［冰鲜］	正常	
	长鳍线指鳉 *Nemadactylus macropterus*［冷冻等］	正常	
	长鳍线指鳉 *Nemadactylus macropterus*［冰鲜］	正常	
	长鳍鳕属所有种 *Urophycis* spp.［冷冻等］	正常	
	长枪乌贼 *Loligo bleekeri*［冰鲜］	正常	
	长体油胡瓜鱼 *Spirinchus lanceolatus*［冷冻等］	正常	
	长体油胡瓜鱼 *Spirinchus lanceolatus*［冷冻等鱼卵］	正常	

国家和地区	产品名称	准入状态	备注
日本	长线六线鱼 *Hexagrammos lagocephalus* ［冷冻等］	正常	
	陈氏新银鱼 *Neosalanx tangkahkeii* ［冷冻等］	正常	
	赤点石斑鱼 *Epinephelus akaara* ［冷冻等］	正常	
	赤点石斑鱼 *Epinephelus akaara* ［冰鲜］	正常	
	赤魟 *Dasyatis akajei* ［冷冻等］	正常	
	刺鲅 *Acanthocybium solandri*，也称沙氏刺鲅 ［冷冻等］	正常	
	刺鲳 *Psenopsis anomala* ［冷冻等］	正常	
	大翅鲪鲉 *Sebastolobus macrochir* ［冷冻等］	正常	
	大翅鲪鲉 *Sebastolobus macrochir* ［冰鲜］	正常	
	大黄鱼 *Larimichthys crocea* ［冷冻等］	正常	
	大鳞大麻哈鱼 *Oncorhynchus tshawytscha* ［冰鲜］	正常	
	大鳞大麻哈鱼 *Oncorhynchus tshawytscha* ［冷冻等］	正常	
	大泷六线鱼 *Hexagrammos otakii* ［冷冻等］	正常	
	大麻哈鱼 *Oncorhynchus keta* ［冰鲜］	正常	
	大麻哈鱼 *Oncorhynchus keta* ［冷冻等鱼卵］	正常	
	大麻哈鱼 *Oncorhynchus keta* ［冷冻等］	正常	
	大青鲨 *Prionace glauca* ［冷冻等］	正常	
	大西洋叉尾带鱼 *Lepidopus caudatus* ［冷冻等］	正常	
	大西洋鲱 *Clupea harengus* ［冰鲜］	正常	
	大西洋鲱 *Clupea harengus* ［冷冻等鱼卵］	正常	
	大西洋鲱 *Clupea harengus* ［冷冻等］	正常	
	大西洋鲑 *Salmo salar* ［冰鲜］	正常	
	大西洋鲑 *Salmo salar* ［冷冻等］	正常	
	大西洋胸棘鲷 *Hoplostethus atlanticus* ［冷冻等］	正常	
	大西洋鳕 *Gadus morhua* ［冻鱼卵］	正常	
	大西洋鳕 *Gadus morhua* ［冰鲜］	正常	
	大西洋鳕 *Gadus morhua* ［冷冻等］	正常	
	大眼鲫 *Carassius auratus grandoculis* ［冷冻等］	正常	
	大眼鲫 *Carassius auratus grandoculis* ［冰鲜］	正常	
	大珠母贝 *inctada maxima* ［冰鲜］	正常	
	戴氏赤虾 *Metapenaeopsis dalei* ［冷冻等］	正常	
	单角革鲀 *Aluterus Monoceros* ［冷冻等］	正常	
	单鳍多线鱼 *Pleurogrammus monopterygius* ［冷冻等］	正常	
	刀额新对虾 *metapenaeus ensis* ［冷冻等］	正常	
	灯水母 *Carybdea* spp. ［冷冻等］	正常	

国家和地区	产品名称	准入状态	备注
日本	笛鲷属所有种 *Lutjanus* spp.［冷冻等］	正常	
	钓鮟鱇鱼 *Lophius piscatorius*，也称鮟鱇鱼［冷冻等］	正常	
	鲽鱼 *Pleuronectes platessa*［冷冻等］	正常	
	鲽鱼 *Pleuronectes platessa*［冰鲜］	正常	
	东北雅罗鱼 *Leuciscus waleckii*，也称瓦氏雅罗鱼［冷冻等］	正常	
	杜父鱼属所有种 *Cottus* spp.［冷冻等］	正常	
	短鳍舵鱼 *Kyphosus lembus*［冷冻等］	正常	
	短尾大眼鲷 *Priacanthus macracanthus*［冷冻等］	正常	
	短鲔 *Thunnus obesus*［冷冻等］	正常	
	短鲔 *Thunnus obesus*［冰鲜］	正常	
	短吻秋刀鱼 *Cololabis brevirostris*［冷冻等］	正常	
	多齿新米虾 *Neocaridina denticulata*［冷冻等］	正常	
	多瑙哲罗鱼 *Hucho hucho*［冰鲜］	正常	
	峨螺 *Buccinum* spp.［冷冻等］	正常	
	额鳉 *Zaprora silenus*［冷冻等］	正常	
	发光鲷 *Acropoma japonicum*［冷冻等］	正常	
	发水母 *Phacellophora sp*［冷冻等］	正常	
	帆鳍鱼 *Histiopterus typus*［冷冻等］	正常	
	凡纳（滨）对虾 *Penaeus vannamei*（又为 *Litopenaeus vannamei*）［冷冻等］	正常	
	方头鱼属所有种 *Branchiostegus* spp.［冷冻等］	正常	
	方头鱼属所有种 *Branchiostegus* spp.［冰鲜］	正常	
	鲂属所有种 *Megalobrama* spp.［冷冻等］	正常	
	仿刺参 *Apostichopus* spp.［冷冻等］	正常	
	飞鱼属所有种 *Exocoetus* spp.［冰鲜］	正常	
	飞鱼属所有种 *Exocoetus* spp.［冷冻等］	正常	
	飞鱼属所有种 *Exocoetus* spp.［冷冻等鱼卵］	正常	
	粉红虾 *Penaeus duorarum*［冷冻等］	正常	
	佛氏虎鲨 *Heterodontus francisci*［冷冻等］	正常	
	甘氏巨螯蟹 *Macrocheira kaempferi*［冰鲜］	正常	
	甘氏巨螯蟹 *Macrocheira kaempferi*［冷冻等］	正常	
	冈村枝管藻 *Cladosiphon okamuranus*［冷藏］	正常	
	冈村枝管藻 *Cladosiphon okamuranus*［冷冻等］	正常	
	高背长额虾 *Pandalus hypsinotus*［冷冻等］	正常	
	高眼鲽 *Cleisthenes herzensteini*［冷冻等］	正常	
	高眼鲽 *Cleisthenes herzensteini*［冰鲜］	正常	

国家和地区	产品名称	准入状态	备注
日本	革平鲉 *Sebastes alutus*［冷冻等］	正常	
	格陵兰鳕 *Gadus ogac*［冰鲜］	正常	
	格陵兰鳕 *Gadus ogac*［冷冻等］	正常	
	格陵兰鳕 *Gadus ogac*［冷冻等鱼卵］	正常	
	葛仙米 *Pogostemon auricularius*（*l.*）*Kassk*［冷藏］	正常	
	葛仙米 *Pogostemon auricularius*（*l.*）*Kassk*［冷冻等］	正常	
	蛤蜊（马珂蛤）*Mactromeris* spp.［冰鲜］	正常	
	蛤蜊（马珂蛤）*Mactromeris* spp.［冷冻等］	正常	
	公鱼属所有种 *Hypomesus* spp.［冷冻等］	正常	
	狗鱼属所有种 *Esox* spp.［冰鲜］	正常	
	狗鱼属所有种 *Esox* spp.［冷冻等］	正常	
	海菜花 *Ottelia acuminata var. acuminata*［冷冻等］	正常	
	海草 *Zostera marina L.*［冷冻等］	正常	
	海带 *Laminaria* spp.［冷冻等］	正常	
	海带 *Laminaria* spp.［冷藏］	正常	
	海胆 *Ciona intestinalis*［冰鲜］	正常	
	海胆 *Evechinus chloroticus*［冷冻等］	正常	
	海公鱼 *Hypomesus pretiosus*［冷冻等］	正常	
	海鲫 *Embiotoca jacksoni*［冰鲜］	正常	
	海鲫 *Embiotoca jacksoni*［冷冻等］	正常	
	海鲶 *Arius thalassinus*［冷冻等］	正常	
	海鲶属所有种 *Arius* spp.［冷冻等］	正常	
	海蜇 *Rhopilema* spp.［冷冻等］	正常	
	褐菖鲉 *Sebastiscus marmoratus*［冰鲜］	正常	
	褐菖鲉 *Sebastiscus marmoratus*［冷冻等］	正常	
	黑鮟鱇 *Lophiomus setigerus*［冰鲜］	正常	
	黑鮟鱇 *Lophiomus setigerus*［冷冻等］	正常	
	黑斑刺盖太阳鱼 *Pomoxis nigromaculatus*［冷冻等］	正常	
	黑等鳍叉尾带鱼 *Aphanopus carbo*［冷冻等］	正常	
	黑平鲉 *Sebastes nigricans*［冷冻等］	正常	
	黑鳍叶鲹 *Caranx malam*［冷冻等］	正常	
	黑裙鱼 *Gephyrocharax melanocheir*［冷冻等］	正常	
	黑头鱼 *Alepocephalus bicolor*［冷冻等］	正常	
	黑线银鲛 *Chimaera phantasma*［冷冻等］	正常	
	黑异海鲂 *Allocyttus niger*［冷冻等］	正常	

国家和地区	产品名称	准入状态	备注
日本	红大麻哈鱼 *Oncorhynchus nerka*［冰鲜］	正常	
	红大麻哈鱼 *Oncorhynchus nerka*［冷冻等］	正常	
	红笛鲷 *Lutjanus sanguineus*［冷冻等］	正常	
	红点鲑属所有种 *Salvelinus* spp.［冰鲜］	正常	
	红点鲑属所有种 *Salvelinus* spp.［冷冻等］	正常	
	红金眼鲷 *Beryx splendens*［冷冻等］	正常	
	红金眼鲷 *Beryx splendens*［冰鲜］	正常	
	红九棘鲈 *Cephalopholis sonnerati*［冰鲜］	正常	
	红美叶藻［冷冻等］	正常	
	红娘鱼属所有种 *Lepidotrigla* spp.［冷冻等］	正常	
	红眼雪蟹 *Chinoecetes bairdi*［冰鲜］	正常	
	红眼雪蟹 *Chinoecetes bairdi*［冷冻等］	正常	
	红钻鱼 *Etelis carbunculus*［冷冻等］	正常	
	红钻鱼 *Etelis carbunculus*［冰鲜］	正常	
	虹鳟 *Oncorhynchus mykiss*［冷冻等］	正常	
	虹鳟 *Oncorhynchus mykiss*［冰鲜］	正常	
	狐鲣 *Sarda Sarda*［冷冻等］	正常	
	狐鲣 *Sarda Sarda*［冰鲜］	正常	
	胡瓜鱼 *Osmerus eperlanus*［冷冻等］	正常	
	花腹鲭 *Scomber australasicus*［冷冻等］	正常	
	花笠水母 *Olindias formosa*［冷冻等］	正常	
	花鲶 *Silurus asotus*［冷冻等］	正常	
	黄带拟鲹 *Pseudocaranx dentex*［冰鲜］	正常	
	黄犁齿鲷 *Evynnis tumifrons*［冷冻等］	正常	
	黄犁齿鲷 *Evynnis tumifrons*［冰鲜］	正常	
	黄鳍金枪鱼 *Thunnus albacares*［冰鲜］	正常	
	黄鳍金枪鱼 *Thunnus albacares*［冷冻等］	正常	
	黄颡鱼 *Pelteobagrus fulvidraco*［冷冻等］	正常	
	黄条鰤 *Seriola lalandi*，也称黄尾鰤［冷冻等］	正常	
	黄条鰤 *Seriola lalandi*，也称黄尾鰤［冰鲜］	正常	
	黄条纹拟鲽 *Pseudopleuronectes herzensteini*［冷冻等］	正常	
	灰眼雪蟹 *Chinopecetes Opilio*［冰鲜］	正常	
	灰眼雪蟹 *Chinopecetes Opilio*［冷冻等］	正常	
	茴鱼属所有种 *Thymallus* spp.［冷冻等］	正常	
	茴鱼属所有种 *Thymallus* spp.［冰鲜］	正常	

国家和地区	产品名称	准入状态	备注
日本	鸡冠菜 *Meristotheca papulosa* [冷冻等]	正常	
	吉尔大麻哈鱼 *Oncorhynchus gilae* [冷冻等]	正常	
	吉尔大麻哈鱼 *Oncorhynchus gilae* [冰鲜]	正常	
	吉氏豹鲂鮄 *Dactyloptena gilberti* [冷冻等]	正常	
	吉氏豹鲂鮄 *Dactyloptena gilberti* [冰鲜]	正常	
	鲫鱼 *Carassius auratus* [冷冻等]	正常	
	尖吻鲈 *Lates calcarifer* [冷冻等]	正常	
	尖吻鲭鲨 *Isurus oxyrinchus* [冷冻等]	正常	
	鲣 *Katsuwonus pelamis* [冰鲜]	正常	
	鲣 *Katsuwonus pelamis* [鱼油]	正常	
	鲣 *Katsuwonus pelamis* [冷冻等]	正常	
	剑旗鱼 *Xiphias gladius* [冷冻等]	正常	
	角叉菜 *Chondrus ocellatus* Holm. [冷冻等]	正常	
	金鲷银金鲷 *Chrysophrys auratus*（异名 *Pagrus auratus*）[冷冻等]	正常	
	金鲷银金鲷 *Chrysophrys auratus*（异名 *Pagrus auratus*）[冰鲜]	正常	
	金腹大麻哈鱼 *Oncorhynchus chrysogaster* [冷冻等]	正常	
	金腹大麻哈鱼 *Oncorhynchus chrysogaster* [冰鲜]	正常	
	金黄水母 [冷冻等]	正常	
	金吉鲈属所有种 *Zingel* spp. [冰鲜]	正常	
	金吉鲈属所有种 *Zingel* spp. [冷冻等]	正常	
	金枪鱼属所有种 *Thunnus* spp. [冷冻等]	正常	
	金枪鱼属所有种 *Thunnus* spp. [冰鲜]	正常	
	金线鱼 *Nemipterus virgatus* [冰鲜]	正常	
	金线鱼 *Nemipterus virgatus* [冷冻等]	正常	
	巨藻 *Lessonia* spp. [冷冻等]	正常	
	堪察加拟石蟹 *Paralithodes camtschaticus* [冷冻等]	正常	
	堪察加拟石蟹 *Paralithodes camtschaticus* [冰鲜]	正常	
	康氏马鲛 *Scomberomorus commerson* [冰鲜]	正常	
	康氏马鲛 *Scomberomorus commerson* [冷冻等]	正常	
	克拉克大麻哈鱼 *Oncorhynchus clarkii clarkii* [冷冻等]	正常	
	克拉克大麻哈鱼 *Oncorhynchus clarkii clarkii* [冰鲜]	正常	
	孔鳐 *Raja porosa* [冷冻等]	正常	
	口孵非鲫属所有种 *Oreochromis* spp. [冷冻等]	正常	
	库页岛马珂蛤 *Pseudocardium sachalinense* [冷冻等]	正常	
	宽突鳕 *Eleginus nawaga* [冷冻等]	正常	

续表31

国家和地区	产品名称	准入状态	备注
日本	魁蚶 *Scapharca broughtonii*［冷冻等］	正常	
	魁蚶 *Scapharca broughtonii*［冰鲜］	正常	
	莱氏拟乌贼 *Sepioteuthis lessoniana*［冰鲜］	正常	
	莱氏舌鳎 *Cynoglossus lachneri*［冷冻等］	正常	
	蓝点马鲛鱼 *Scomberomorus niphonius*［冷冻等］	正常	
	蓝灰鲕鲳 *Seriolella caerulea*［冷冻等］	正常	
	蓝尖尾无须鳕 *Macruronus novaezelandiae*［冷冻等］	正常	
	蓝鳍金枪鱼 *Thunnus maccoyii*［冷冻等］	正常	
	蓝纹紫鱼 *Pristipomoides argyrogrammicus*，异名 *Tropidinius amoenus* 花笛鲷等［冰鲜］	正常	
	蓝纹紫鱼 *Pristipomoides argyrogrammicus*，异名 *Tropidinius amoenus* 花笛鲷等［冷冻等］	正常	
	蓝蟹 *Callinectes sapidus*［冷冻等］	正常	
	蓝鳕 *Micromesistius poutassou*［冷冻等］	正常	
	蓝猪齿鱼 *Choerodon azurio*［冷冻等］	正常	
	犁齿鲷 *Evynnis japonica*［冷冻等］	正常	
	鲢鱼 *Hypophthalmichthys molitrix*［冷冻等］	正常	
	菱鲷属所有种 *Antigonia* spp.［冷冻等］	正常	
	龙虾（常见品种：中国龙虾、波纹龙虾、日本龙虾、杂色龙虾、少刺龙虾、长足龙虾、真龙虾等）*Palinuridae*［冷冻］	正常	
	龙虾（常见品种：中国龙虾、波纹龙虾、日本龙虾、杂色龙虾、少刺龙虾、长足龙虾、真龙虾等）*Palinuridae*［冰鲜］	正常	
	绿壳菜蛤 *Perna viridis*［冰鲜］	正常	
	绿壳菜蛤 *Perna viridis*［冷冻等］	正常	
	绿美叶藻［冷冻等］	正常	
	绿鳍马面鲀 *Thamnaconus septentrionalis*［冷冻等］	正常	
	绿鳍马面鲀 *Thamnaconus septentrionalis*［冰鲜］	正常	
	绿青鳕 *Pollachius virens*［冷冻等］	正常	
	裸盖鱼 *Anoplopoma fimbria*［冷冻等］	正常	
	裸海蝶 *Clione limacina*［冷冻等］	正常	
	裸海蝶 *Clione limacina*［冰鲜］	正常	
	马面鲀 *Thamnaconus modestus*［冷冻等］	正常	
	马舌鲽 *Reinhardtius hippoglossoides*［冷冻等］	正常	
	马苏大麻哈鱼 *Oncorhynchus masou*［冰鲜］	正常	
	马苏大麻哈鱼 *Oncorhynchus masou*［冷冻等］	正常	
	鳗鲡属所有种 *Anguilla* spp.［冰鲜］	正常	

国家和地区	产品名称	准入状态	备注
日本	鳗鲡属所有种 Anguilla spp. ［冷冻等］	正常	
	毛齿鱼 Trichodon trichodon ［冷冻等］	正常	
	毛鳞鱼 Mallotus villosus ［冷冻等］	正常	
	玫瑰大麻哈鱼 Oncorhynchus rhodurus ［冷冻等］	正常	
	玫瑰大麻哈鱼 Oncorhynchus rhodurus ［冰鲜］	正常	
	美首鲽 Glyptocephalus cynoglossus ［冰鲜］	正常	
	美洲箭齿鲽 Atheresthes stomias ［冷冻等］	正常	
	门齿鲷 Stenotomus chrysops ［冷冻等］	正常	
	秘鲁鳀 Engraulis ringens ［冷冻等］	正常	
	墨吉对虾 penaeus merguiensis ［冷冻等］	正常	
	牡蛎 Ostrea ［冰鲜］	正常	
	牡蛎 Ostrea ［冷冻等］	正常	
	南短蛇鲭 Rexea solandri ［冷冻等］	正常	
	南极磷虾 Euphausia superba ［冷冻等］	正常	
	南极深海螯虾 Metanephrops Challengeri ［冷冻等］	正常	
	南蓝鳕 Micromesistius australis ［冷冻等鱼卵］	正常	
	尼罗尖吻鲈 Lates niloticus ［冰鲜］	正常	
	尼罗尖吻鲈 Lates niloticus ［冷冻等］	正常	
	鸟蛤 Cardiidae ［冷冻等］	正常	
	平鲉属所有种 Sebastes spp. ［冷冻等］	正常	
	鲯鳅 Coryphaena hippurus ［冷冻等］	正常	
	鲯鳅 Coryphaena hippurus ［冰鲜］	正常	
	麒麟菜 Eucheuma cottonii ［冷冻等］	正常	
	青若梅鲷 Paracaesio xanthura ［冰鲜］	正常	
	青若梅鲷 Paracaesio xanthura ［冷冻等］	正常	
	青鱼 Mylopharyngodon piceus ［冷冻等］	正常	
	鲭鱼 Scomber scombrus ［冰鲜］	正常	
	鲭鱼 Scomber scombrus ［冷冻等鱼卵］	正常	
	鲭鱼 Scomber scombrus ［冷冻等］	正常	
	鲭属 Scomber spp. ［冰鲜］	正常	
	鲭属所有种 Scomber spp. ［冷冻等］	正常	
	秋刀鱼 Cololabis saira ［冷冻等］	正常	
	秋刀鱼 Cololabis saira ［冰鲜］	正常	
	裙带菜 Undaria pinnatifida （Harv.）Suringar ［冷冻等］	正常	
	裙带菜 Undaria pinnatifida （Harv.）Suringar ［冷藏］	正常	

国家和地区	产品名称	准入状态	备注
日本	日本叉牙鱼 *Arctoscopus japonicus*［冷冻等］	正常	
	日本的鲷 *Zeus faber*［冷冻等］	正常	
	日本对虾 *Marsupenaeus japonicus*［冷冻等］	正常	
	日本公鱼 *Hypomesus japonicus*［冷冻等］	正常	
	日本鳗鲡 *Anguilla japonica*［冷冻等］	正常	
	日本毛虾 *Acetes japonicus*［冷冻等］	正常	
	日本拟金眼鲷 *Pempheris japonica*［冷冻等］	正常	
	日本平鲉 *Sebastes ventricosus*［冷冻等］	正常	
	日本鲭 *Scomber japonicus*［冰鲜］	正常	
	日本鳀 *Engraulis japonicus*［冰鲜］	正常	
	日本鳀 *Engraulis japonicus*［冷冻等］	正常	
	日本乌鲂 *Brama japonica*［冷冻等］	正常	
	日本五棘鲷 *Pentaceros japonicus*［冷冻等］	正常	
	日本银带鲱鱼 *Spratelloides gracilis*［冰鲜］	正常	
	日本银带鲱鱼 *Spratelloides gracilis*［冷冻等］	正常	
	日本沼虾 *Macrobranchium nipponense*［冷冻等］	正常	
	日本真鲈 *Lateolabrax japonicus*，［冷冻等］	正常	
	日本竹荚鱼 *Trachurus japonicus*［冷冻等］	正常	
	日本竹荚鱼 *Trachurus japonicus*［冰鲜］	正常	
	蝾螺 *Turbo* spp.［冷冻等］	正常	
	蝾螺 *Turbo* spp.［冰鲜］	正常	
	三疣梭子蟹 *Portunus trituberculatus*［冰鲜］	正常	
	沙带鱼 *Lepturacanthus savala*［冷冻等］	正常	
	沙丁鱼 *Sardina pilchardus*［冷冻等］	正常	
	沙丁鱼 *Sardina pilchardus*［冰鲜］	正常	
	沙氏下鱵 *Hyporhamphus sojori*，异名日本下鱵鱼 *Hyporhamphus sajori*［冷冻等］	正常	
	沙水母［冷冻等］	正常	
	扇贝 *Placopecta*（*Placopecten*）*magellanicus*［冰鲜］	正常	
	扇贝 *Placopecta*（*Placopecten*）*magellanicus*［冷冻等］	正常	
	少耙后竺鲷 *Epigonus telescopus*［冷冻等］	正常	
	鲹属所有种 *Caranx* spp.［冷冻等］	正常	
	圣诞岛红蟹 *Gecarcoidea natalis*［冷冻等］	正常	
	虱目鱼 *Chanos chanos*［冷冻等］	正常	
	鰤鱼或五条鰤 *Seriola quinqueradiata*［冷冻等］	正常	
	鰤鱼或五条鰤 *Seriola quinqueradiata*［冰鲜］	正常	

国家和地区	产品名称	准入状态	备注
	鰤鱼或五条鰤 *Seriola quinqueradiata* [冷冻等鱼卵]	正常	
	鰤属所有种 *Seriola* spp. [冷冻等]	正常	
	十线六线鱼 *Hexagrammos decagrammus* [冷冻等]	正常	
	石斑鱼属所有种 *Epinephelus* spp. [冷冻等]	正常	
	石斑鱼属所有种 *Epinephelus* spp. [冰鲜]	正常	
	石莼 *Ulva lactuca* [冷冻等]	正常	
	石鲷属所有种 *Oplegnathus* spp. [冰鲜]	正常	
	石鲷属所有种 *Oplegnathus* spp. [冷冻等]	正常	
	鲥鱼 *Tenualosa reevesii* [冰鲜]	正常	
	鲥鱼 *Tenualosa reevesii* [冷冻等]	正常	
	黍鲱 *Sprattus sprattus* [冷冻等]	正常	
	黍鲱 *Sprattus sprattus* [冰鲜]	正常	
	四指马鲅 *Eleutheronema rhadinum* [冷冻等]	正常	
	四指马鲅 *Eleutheronema rhadinum* [冰鲜]	正常	
	似长鳍黄鱼 *Larimichthys pamoides* [冷冻等]	正常	
	松木高眼鲽 *Cleisthenes pinetorum* (异名 *Hippoglossoides pinetorum*) [冷冻等]	正常	
	松原氏平鲉 *Sebastes matsubarai* [冷冻等]	正常	
日本	鲛 *Liza haematocheila*，异名龟鲹梭鱼 *Chelon haematocheilus* [冷冻等鱼卵]	正常	
	鲛 *Liza haematocheila*，异名龟鲹梭鱼 *Chelon haematocheilus* [冷冻等]	正常	
	鲛 *Liza haematocheila*，异名龟鲹梭鱼 *Chelon haematocheilus* [冷冻等鱼肝]	正常	
	太平洋鲱 *Clupea pallasii* [冷冻等鱼肝]	正常	
	太平洋鲱 *Clupea pallasii* [冰鲜]	正常	
	太平洋鲱 *Clupea pallasii* [冷冻等鱼卵]	正常	
	太平洋鲱 *Clupea pallasii* [冷冻等]	正常	
	太平洋鲑属所有种或大麻哈鱼属所有种 *Oncorhynchus* spp. [冷冻等]	正常	
	太平洋鲑属所有种或大麻哈鱼属所有种 *Oncorhynchus* spp. [冰鲜]	正常	
	太平洋鲑属所有种或大麻哈鱼属所有种 *Oncorhynchus* spp. [冷冻等鱼卵]	正常	
	太平洋蓝鳍金枪鱼 *Thunnus orientalis* [冰鲜]	正常	
	太平洋蓝鳍金枪鱼 *Thunnus orientalis* [冷冻等]	正常	
	太平洋潜泥蛤 *Panopea generosa* [冷冻等]	正常	
	太平洋潜泥蛤 *Panopea generosa* [冰鲜]	正常	
	太平洋鳕，又名大头鳕 *Gadus macrocephalus* [冷冻等鱼卵]	正常	
	太平洋鳕，又名大头鳕 *Gadus macrocephalus* [冰鲜]	正常	
	太平洋鳕，又名大头鳕 *Gadus macrocephalus* [冷冻等]	正常	
	太平洋褶柔鱼 *Todarodes pacificus* [冷冻等]	正常	

国家和地区	产品名称	准入状态	备注
日本	天竺鲷属所有种 *Apogon* spp.［冷冻等］	正常	
	驼背大麻哈鱼 *Oncorhynchus gorbuscha*［冰鲜］	正常	
	驼背大麻哈鱼 *Oncorhynchus gorbuscha*［冷冻等］	正常	
	窝斑鰶 *Konosirus punctatus*［冰鲜］	正常	
	窝斑鰶 *Konosirus punctatus*［冷冻等］	正常	
	乌鲂 *Brama brama*［冷冻等］	正常	
	乌贼目所有种 *Sepiida* spp.［冰鲜］	正常	
	乌贼目所有种 *Sepiida* spp.［冷冻等］	正常	
	无备平鲉 *Sebastes inermis*［冷冻等］	正常	
	无备平鲉 *Sebastes inermis*［冰鲜］	正常	
	无须鳕属所有种 *Merluccius* spp.［冷冻等］	正常	
	五棘鲷属所有种 *Pentaceros* spp.［冷冻等］	正常	
	西鲱 *Alosa alosa*［冷冻等］	正常	
	西鲱 *Alosa alosa*［冰鲜］	正常	
	西氏紫鱼 *Pristipomoides sieboldii*［冷冻等］	正常	
	西氏紫鱼 *Pristipomoides sieboldii*［冰鲜］	正常	
	细鳞鱼属所有种 *Brachymystax* spp.［冷冻等］	正常	
	细鳞鱼属所有种 *Brachymystax* spp.［冰鲜］	正常	
	细弱红翎菜 *Solieria tenuis*［冷冻等］	正常	
	虾夷盘扇贝（又名帆立贝）*Patinopecten Yessoensis*［冷冻等］	正常	
	狭鳞庸鲽 *Hippoglossus stenolepis*［冷冻等］	正常	
	狭鳕 *Theragra chalcogramma*，也称黄线狭鳕［冷冻等］	正常	
	狭鳕 *Theragra chalcogramma*，也称黄线狭鳕［冷冻等鱼卵］	正常	
	狭鳕 *Theragra chalcogramma*，也称黄线狭鳕［冷冻等鱼肝］	正常	
	狭鳕 *Theragra chalcogramma*，也称黄线狭鳕［冷冻等鱼肝］	正常	
	香鱼 *Plecoglossus altivelis*［冷冻等］	正常	
	小黄鱼 *Larimichthys polyactis*［冷冻等］	正常	
	小沙丁鱼属所有种 *Sardinella* spp.［冰鲜］	正常	
	小沙丁鱼属所有种 *Sardinella* spp.［冷冻等］	正常	
	星康吉鳗 *Conger myriaster*［冰鲜］	正常	
	星康吉鳗 *Conger myriaster*［冷冻等］	正常	
	雪蟹 *Chionoecetes* spp.［冰鲜］	正常	
	雪蟹 *Chionoecetes* spp.［冷冻等］	正常	
	牙鲆 *Paralichthys olivaceus*［冷冻等］	正常	
	牙鲆 *Paralichthys olivaceus*［冰鲜］	正常	

续表36

国家和地区	产品名称	准入状态	备注
日本	亚利桑那大麻哈鱼 *Oncorhynchus apache*［冷冻等］	正常	
	亚利桑那大麻哈鱼 *Oncorhynchus apache*［冰鲜］	正常	
	亚洲胡瓜鱼或美洲胡瓜鱼 *Osmerus mordax*［冷冻等］	正常	
	亚洲箭齿鲽 *Atheresthes evermanni*［冷冻等］	正常	
	燕鳐须唇飞鱼 *Cheilopogon agoo*（异名 *Prognichthys Agoo*）［冷冻等］	正常	
	羊栖菜 *Sargassum fusiforme*（*Harv.*）*Setch.*［冷冻等］	正常	
	鳐属所有种 *Raja* spp.［冷冻等］	正常	
	伊氏毛甲蟹 *Erimacrus isenbeckii*［冰鲜］	正常	
	伊氏毛甲蟹 *Erimacrus isenbeckii*［冷冻等］	正常	
	银鲳 *Pampus argenteus*［冷冻等］	正常	
	银鲳 *Pampus argenteus*［冰鲜］	正常	
	银大麻哈鱼 *Oncorhynchus kisutch*［冷冻等］	正常	
	银大麻哈鱼 *Oncorhynchus kisutch*［冰鲜］	正常	
	银鲕鲳 *Seriolella punctata*［冷冻等］	正常	
	银无须鳕 *Merluccius bilinearis*［冷冻等］	正常	
	银鱼属所有种 *Salanx* spp.［冷冻等］	正常	
	印度鲬 *Platycephalus indicus*［冷冻等］	正常	
	印度鲬 *Platycephalus indicus*［冰鲜］	正常	
	庸鲽 *Hippoglossus hippoglossus*（格陵兰）［冷冻等］	正常	
	庸鲽 *Hippoglossus hippoglossus*（格陵兰庸鲽鱼除外）［冷冻等］	正常	
	鱿鱼 *Loligo*［冷冻等］	正常	
	鱿鱼 *Loligo* spp.［冰鲜］	正常	
	鲉属所有种 *Scorpaena* spp.［冰鲜］	正常	
	鲉属所有种 *Scorpaena* spp.［冷冻等］	正常	
	羽鼬鳚 *Genypterus blacodes*［冷冻等］	正常	
	雨印鲷 *Zenopsis nebulosa*［冷冻等］	正常	
	玉筋鱼 *Ammodytes personatus*［冷冻等］	正常	
	圆鳍鱼 *Cyclopterus lumpus*［冷冻等］	正常	
	远东多线鱼 *Pleurogrammus azonus*［冷冻等］	正常	
	远东拟沙丁鱼 *Sardinops sagax*（异名 *Sardinops melanostictus*）［冰鲜］	正常	
	远东拟沙丁鱼 *Sardinops sagax*（异名 *Sardinops melanostictus*）［冷冻等］	正常	
	月鱼 *Lampris guttatus*［冷冻等］	正常	
	云纹石斑鱼 *Epinephelus radiatus*［冰鲜］	正常	
	云纹石斑鱼 *Epinephelus radiatus*［冷冻等］	正常	
	章鱼 *Octopus*［冰鲜］	正常	

国家和地区	产品名称	准入状态	备注
日本	章鱼 *Octopus*［冷冻等］	正常	
	杖蛇鲭 *Thyrsites atun*［冷冻等］	正常	
	哲罗鱼属所有种 *Hucho* spp.［冷冻等］	正常	
	哲罗鱼属所有种 *Hucho* spp.［冰鲜］	正常	
	真鲷 *Pagrus major*［冷冻等］	正常	
	真鲷 *Pagrus major*［冰鲜］	正常	
	正樱虾 *Sergia lucens*［冷冻等］	正常	
	中国鲳 *Pampus chinensis*［冰鲜］	正常	
	中国对虾 *Penacus orientalis*［冷冻等］	正常	
	中华管鞭虾 *Solenocera crassicornis*［冷冻等］	正常	
	中华绒螯蟹 *Eriocheir sinensis*［冷冻等］	正常	
	中华绒螯蟹 *Eriocheir sinensis*［冰鲜］	正常	
	中间低鳍鲳 *Peprilus medius*［冷冻等］	正常	
	竹刀鱼 *Scomberesox saurus*［冷冻等］	正常	
	鲻鱼 *Mugil cephalus*［冷冻等］	正常	
	紫菜 *Porphyra*［冷冻等］	正常	
	紫菜 *Porphyra*［冷藏］	正常	
	紫螺 *Janthina janthina*［冷冻等］	正常	
	鳟 *Salmo trutta*［冷冻等］	正常	
	鳟 *Salmo trutta*［冰鲜］	正常	
	鳟属所有种 *Salmo* spp.［冷冻等］	正常	
	鳟属所有种 *Salmo* spp.［冰鲜］	正常	
沙特阿拉伯	白带鱼 *Trichiurus lepturus*［冷冻等］	正常	
	北方长额虾 *pandalus borealis*［冷冻等］	正常	
	长鳍鳕属所有种 *Urophycis* spp.［冷冻等］	正常	
	长体蛇鲻 *Saurida elongata*［冷冻等］	正常	
	赤鳍笛鲷 *Lutjanus erythropterus*［冷冻等］	正常	
	大西洋鲱 *Clupea harengus*［冷冻等］	正常	
	凡纳（滨）对虾 *Penaeus vannamei*（又为 *Litopenaeus vannamei*）［冷冻等］	正常	
	黑鳃梅童鱼 *Collichthys niveatus*［冷冻等］	正常	
	红笛鲷 *Lutjanus sanguineus*［冷冻等］	正常	
	红鳍裸颊鲷 *Lethrinus haematopterus*［冷冻等］	正常	
	黄带绯鲤 *Upeneus sulphureus*［冷冻等］	正常	
	黄带拟鲹 *Pseudocaranx dentex*［冷冻等］	正常	
	金线鱼 *Nemipterus virgatus*［冷冻等］	正常	

国家和地区	产品名称	准入状态	备注
沙特阿拉伯	勒氏笛鲷 *Lutjanus russelli* ［冷冻等］	正常	
	绿鳍马面鲀 *Thamnaconus septentrionalis* ［冷冻等］	正常	
	马六甲绯鲤 *Upeneus moluccensis* ［冷冻等］	正常	
	鳗鲡属所有种 *Anguilla* spp. ［冷冻等］	正常	
	毛鳞鱼 *Mallotus villosus* ［冷冻等］	正常	
	日本竹荚鱼 *Trachurus japonicus* ［冷冻等］	正常	
	沙带鱼 *Lepturacanthus savala* ［冷冻等］	正常	
	四指马鲅 *Eleutheronema rhadinum* ［冷冻等］	正常	
	鳎 *Solea solea* ［冷冻等］	正常	
	太平洋鲱 *Clupea pallasii* ［冷冻等］	正常	
	乌贼目所有种 *Sepiida* spp. ［冷冻等］	正常	
	银无须鳕 *Merluccius bilinearis* ［冷冻等］	正常	
	鱿鱼 *Loligo* ［冷冻等］	正常	
斯里兰卡	白带鱼 *Trichiurus lepturus* ［冷冻等］	正常	是★
	斑节对虾 *Penaeus monodon* ［冷冻等］	正常	
	北方长额虾 *pandalus borealis* ［冷冻等］	正常	
	长鲦 *Ilisha elongata* ［冷冻等］	正常	
	单角革鲀 *Aluterus Monoceros* ［冷冻等］	正常	
	短鲔 *Thunnus obesus* ［冷冻等］	正常	
	短鲔 *Thunnus obesus* ［冰鲜］	正常	
	海蜇 *Rhopilema* spp. ［冷冻等］	正常	
	红九棘鲈 *Cephalopholis sonnerati* ［冰鲜］	正常	
	黄鳍棘鲷 *Acanthopagrus latus* ［冷冻等］	正常	
	黄鳍金枪鱼 *Thunnus albacares* ［冰鲜］	正常	
	黄鳍金枪鱼 *Thunnus albacares* ［冷冻等］	正常	
	江蓠 *G. verrucosa* ［冷冻等］	正常	
	金枪鱼属所有种 *Thunnus* spp. ［冰鲜］	正常	
	金枪鱼属所有种 *Thunnus* spp. ［冷冻等］	正常	
	锯缘青蟹 *Scylla serrata* ［冰鲜］	正常	
	老虎枪虾 *Alpheus bellulus* ［冷冻等］	正常	
	龙虾（常见品种：中国龙虾、波纹龙虾、日本龙虾、杂色龙虾、少刺龙虾、长足龙虾、真龙虾等）*Palinuridae* ［冷冻］	正常	
	龙虾（常见品种：中国龙虾、波纹龙虾、日本龙虾、杂色龙虾、少刺龙虾、长足龙虾、真龙虾等）*Palinuridae* ［冰鲜］	正常	
	鮸鱼 *Miichthys miiuy* ［冷冻等］	正常	

国家和地区	产品名称	准入状态	备注
斯里兰卡	三疣梭子蟹 *Portunus trituberculatus*［冷冻等］	正常	
	沙带鱼 *Lepturacanthus savala*［冷冻等］	正常	
	石斑鱼属所有种 *Epinephelus* spp.［冰鲜］	正常	
	石斑鱼属所有种 *Epinephelus* spp.［冷冻等］	正常	
	鳎 *Solea solea*［冷冻等］	正常	
	乌贼目所有种 *Sepiida* spp.［冷冻等］	正常	
	鹦嘴鱼属所有种 *Scarus* spp.［冰鲜］	正常	
	鹦嘴鱼属所有种 *Scarus* spp.［冷冻等］	正常	
	鱿鱼 *Loligo*［冷冻等］	正常	
泰国	澳洲鲭鲐 *Scomber australasicus*［冰鲜］	正常	
	白斑角鲨 *Squalus acanthias*［冷冻等］	正常	
	白带鱼 *Trichiurus lepturus*［冷冻等］	正常	
	白腹鲭 *Scomber japonicus*［冷冻等］	正常	
	白姑鱼 *Argyrosomus argentatus*［冷冻等］	正常	
	白鲑属所有种 *Coregonus* spp.［冷冻等］	正常	
	斑节对虾 *Penaeus monodon*［冷冻等］	正常	
	斑鳍大眼鲷 *Priacanthus cruentatus*［冷冻等］	正常	
	豹纹鳃棘鲈 *Plectropomus leopardus*［冷冻等］	正常	
	豹纹鳃棘鲈 *Plectropomus leopardus*［冰鲜］	正常	
	鲍鱼 *Haliotis*、*Concholepas*［冷冻等］	正常	
	北方长额虾 *pandalus borealis*［冷冻等］	正常	
	北方长额虾 *pandalus borealis*［冰鲜］	正常	
	北鲑属所有种 *Stenodus* spp.［冷冻等］	正常	
	长颌北鲑 *Stenodus leucichthys*［冷冻等］	正常	
	长颌棱鳀 *Thryssa setirostris*［冷冻等］	正常	
	长鳓 *Ilisha elongata*［冷冻等］	正常	
	长鳍鳕属所有种 *Urophycis* spp.［冷冻等］	正常	
	长体蛇鲻 *Saurida elongata*［冷冻等］	正常	
	长尾大眼鲷 *Priacanthus tayenus*［冷冻等］	正常	
	赤魟 *Dasyatis akajei*［冷冻等］	正常	
	赤鳍笛鲷 *Lutjanus erythropterus*［冷冻等］	正常	
	川陕哲罗鲑 *Hucho bleekeri*［冷冻等］	正常	
	刺鲳 *Psenopsis anomala*［冷冻等］	正常	
	大黄鱼 *Larimichthys crocea*［冷冻等］	正常	
	大口鲶南方鲶 *Silurus meridionalis*［冷冻等］	正常	

国家和地区	产品名称	准入状态	备注
泰国	大头狗母鱼 *Trachinocephalus myops*［冷冻等］	正常	
	大头彭纳石首鱼 *Pennahia macrocephalus*［冷冻等］	正常	
	大西洋鲑 *Salmo salar*［冷冻等］	正常	
	大西洋鳕 *Gadus morhua*［冷冻等］	正常	
	大西洋牙鲆 *Paralichthys dentatus*［冷冻等］	正常	
	大牙斑鲆 *Pseudorhombus arsius*［冷冻等］	正常	
	大眼鲷属所有种 *Priacanthus* spp.［冷冻等］	正常	
	单角革鲀 *Aluterus Monoceros*［冷冻等］	正常	
	单鳍鱼属所有种 *Pempheris* spp.［冷冻等］	正常	
	淡水长臂大虾 *Macrobrachium rosenbergii*［冷冻等］	正常	
	刀鱼 *Coilia ectenes*［冷冻等］	正常	
	鲽鱼 *Pleuronectes platessa*［冷冻等］	正常	
	东北雅罗鱼 *Leuciscus waleckii*，也称瓦氏雅罗鱼［冷冻等］	正常	
	东风螺［冷冻等］	正常	
	短棘鲾 *Leiognathus equulus*［冷冻等］	正常	
	短舌鳎 *Cynoglossus abbreviatus*［冷冻等］	正常	
	短尾大眼鲷 *Priacanthus macracanthus*［冷冻等］	正常	
	短鲔 *Thunnus obesus*［冰鲜］	正常	
	多鳞鱚 *Sillago sihama*［冷冻等］	正常	
	鳄鱼［按相关议定书要求］	正常	
	凡纳（滨）对虾 *Penaeus vannamei*（又为 *Litopenaeus vannamei*）［冷冻等］	正常	
	飞鱼属所有种 *Exocoetus* spp.［冷冻等鱼卵］	正常	
	粉红虾 *Penaeus duorarum*［冷冻等］	正常	
	佛氏虎鲨 *Heterodontus francisci*［冷冻等］	正常	
	伏氏眶棘鲈 *Scolopsis vosmeri*［冷冻等］	正常	
	革鲹 *Oligoplites saurus*［冷冻等］	正常	
	格陵兰鳕 *Gadus ogac*［冷冻等］	正常	
	蛤蜊（马珂蛤）*Mactromeris* spp.［冷冻等］	正常	
	蛤蜊（马珂蛤）*Mactromeris* spp.［冰鲜］	正常	
	海草 *Zostera marina* L.［冷冻等］	正常	
	海带 *Laminaria* spp.［冷冻等］	正常	
	海龙属所有种 *Syngnathus* spp.［冷冻等］	正常	
	海鳗 *Muraenesox cinereus*［冷冻等］	正常	
	海蜇 *Rhopilema* spp.［冷冻等］	正常	
	褐蓝子鱼 *Siganus fuscescens*［冷冻等］	正常	

国家和地区	产品名称	准入状态	备注
泰国	黑鳍叶鲹 *Caranx malam*［冷冻等］	正常	
	黑鳃梅童鱼 *Collichthys niveatus*［冷冻等］	正常	
	红笛鲷 *Lutjanus sanguineus*［冷冻等］	正常	
	红点鲑属所有种 *Salvelinus* spp.［冷冻等］	正常	
	红九棘鲈 *Cephalopholis sonnerati*［冰鲜］	正常	
	红鳍裸颊鲷 *Lethrinus haematopterus*［冷冻等］	正常	
	红眼雪蟹 *Chinoecetes bairdi*［冷冻等］	正常	
	狐鲣 *Sarda Sarda*［冷冻等］	正常	
	胡椒鲷 *Plectorhynchus pictus*［冷冻等］	正常	
	花腹鲭 *Scomber australasicus*［冷冻等］	正常	
	花螺 *babylonia areolata*［冷冻等］	正常	
	画眉笛鲷 *Lutjanus vitta*［冷冻等］	正常	
	黄唇鱼 *Bahaba taipingensis*［冷冻等］	正常	
	黄带绯鲤 *Upeneus sulphureus*［冷冻等］	正常	
	黄带拟鲹 *Pseudocaranx dentex*［冷冻等］	正常	
	黄姑鱼 *Nibea albiflora*［冷冻等］	正常	
	黄鲫 *Setipinna tenuifilis*［冷冻等］	正常	
	黄鳍金枪鱼 *Thunnus albacares*［冰鲜］	正常	
	黄鳍金枪鱼 *Thunnus albacares*［冷冻等］	正常	
	灰裸顶鲷 *Gymnocranius griseus*［冷冻等］	正常	
	灰眼雪蟹 *Chinopecetes Opilio*［冷冻等］	正常	
	茴鱼属所有种 *Thymallus* spp.［冷冻等］	正常	
	火斑笛鲷 *Lutjanus fulviflamma*［冷冻等］	正常	
	鲣 *Katsuwonus pelamis*［冷冻等］	正常	
	角蝾螺 *Turbo cornutus*［冷冻等］	正常	
	叫姑鱼 *Johnius grypotus*［冷冻等］	正常	
	接吻鱼 *Helostoma temminckii*［冷冻等］	正常	
	金带细鲹 *Selaroides leptolepis*［冷冻等］	正常	
	金枪鱼属所有种 *Thunnus* spp.［冰鲜］	正常	
	金枪鱼属所有种 *Thunnus* spp.［鱼油］	正常	
	金枪鱼属所有种 *Thunnus* spp.［冷冻等］	正常	
	金线鱼 *Nemipterus virgatus*［冷冻等］	正常	
	金线鱼属所有种 *Nemipterus* spp.［冰鲜］	正常	
	金线鱼属所有种 *Nemipterus* spp.［冷冻等］	正常	
	锯缘青蟹 *Scylla serrata*［冰鲜］	正常	

续表42

国家和地区	产品名称	准入状态	备注
泰国	康氏侧带小公鱼 *Stolephorus commersonnii*［冷冻等］	正常	
	康氏马鲛 *Scomberomorus commerson*［冷冻等］	正常	
	克氏原螯虾 *Procambarus clarkii*［冰鲜］	正常	
	克氏原螯虾 *Procambarus clarkii*［冷冻等］	正常	
	口孵非鲫属所有种 *Oreochromis* spp.［冰鲜］	正常	
	口孵非鲫属所有种 *Oreochromis* spp.［冷冻等］	正常	
	蓝尖尾无须鳕 *Macruronus novaezelandiae*［冷冻等］	正常	
	勒氏笛鲷 *Lutjanus russelli*［冷冻等］	正常	
	鲮鱼 *Cirrhinus molitorella*［冷冻等］	正常	
	瘤珠螺 *Lunella granulata*［冰鲜］	正常	
	六齿金线鱼 *Nemipterus hexodon*［冷冻等］	正常	
	龙虾（常见品种：中国龙虾、波纹龙虾、日本龙虾、杂色龙虾、少刺龙虾、长足龙虾、真龙虾等）*Palinuridae*［冷冻］	正常	
	龙虾（常见品种：中国龙虾、波纹龙虾、日本龙虾、杂色龙虾、少刺龙虾、长足龙虾、真龙虾等）*Palinuridae*［冰鲜］	正常	
	绿壳菜蛤 *Perna viridis*［冷冻等］	正常	
	绿鳍马面鲀 *Thamnaconus septentrionalis*［冷冻等］	正常	
	马拉巴若鲹 *Carangoides malabaricus*［冷冻等］	正常	
	马六甲绯鲤 *Upeneus moluccensis*［冷冻等］	正常	
	马面鲀 *Thamnaconus modestus*［冷冻等］	正常	
	鳗鲡属所有种 *Anguilla* spp.［冷冻等］	正常	
	鳗鲡属所有种 *Anguilla* spp.［冰鲜］	正常	
	毛缘扇虾 *Ibacus ciliatus*［冷冻等］	正常	
	美洲鳀 *Engraulis mordax*［冷冻等］	正常	
	秘鲁鳀 *Engraulis ringens*［冷冻等］	正常	
	鮸鱼 *Miichthys miiuy*［冷冻等］	正常	
	摩拉吧笛鲷 *Lutjanus malabaricus*［冷冻等］	正常	
	南非鳀 *Engraulis capensis*［冷冻等］	正常	
	泥蚶（又名血蚶）*Arca granosa*［冷冻等］	正常	
	泥蚶（又名血蚶）*Arca granosa*［冰鲜］	正常	
	欧洲鳀 *Engraulis encrasicolus*［冷冻等］	正常	
	裴氏金线鱼 *Nemipterus peronii*［冷冻等］	正常	
	鲭鱼 *Scomber scombrus*［冷冻等］	正常	
	鲭鱼 *Scomber scombrus*［冰鲜］	正常	
	日本的鲷 *Zeus faber*［冷冻等］	正常	

国家和地区	产品名称	准入状态	备注
泰国	日本金线鱼 *Nemipterus japonicus*［冷冻等］	正常	
	日本鲭 *Scomber japonicus*［冰鲜］	正常	
	日本鳀 *Engraulis japonicus*［冷冻等］	正常	
	日本沼虾 *MACROBRACHIUM NIPPONENSE*［冷冻等］	正常	
	日本竹荚鱼 *Trachurus japonicus*［冷冻等］	正常	
	蝾螺 *Turbo* spp.［冰鲜］	正常	
	三疣梭子蟹 *Portunus trituberculatus*［冷冻等］	正常	
	三疣梭子蟹 *Portunus trituberculatus*［冰鲜］	正常	
	沙带鱼 *Lepturacanthus savala*［冷冻等］	正常	
	沙丁鱼 *Sardina pilchardus*［冷冻等］	正常	
	沙氏下鱵 *Hyporhamphus sojori*，异名日本下鱵鱼 *Hyporhamphus sajori*［冷冻等］	正常	
	扇贝 *Placopecta*（*Placopecten*）*magellanicus*［冰鲜］	正常	
	扇贝 *Placopecta*（*Placopecten*）*magellanicus*［冷冻等］	正常	
	蛇鮈 *Saurogobio dabryi*［冷冻等］	正常	
	鲹属所有种 *Caranx* spp.［冷冻等］	正常	
	鰤鱼或五条鰤 *Seriola quinqueradiata*［冷冻等］	正常	
	鰤属所有种 *Seriola* spp.［冷冻等］	正常	
	石斑鱼属所有种 *Epinephelus* spp.［冷冻等］	正常	
	石斑鱼属所有种 *Epinephelus* spp.［冰鲜］	正常	
	鲥鱼 *Tenualosa reevesii*［冷冻等］	正常	
	舒氏猪齿鱼 *Choerodon schoenleinii*［冷冻等］	正常	
	黍鲱 *Sprattus sprattus*［冷冻等］	正常	
	水珍鱼 *Argentina kagoshimae*［冷冻等］	正常	
	四指马鲅 *Eleutheronema rhadinum*［冷冻等］	正常	
	似长鳍黄鱼 *Larimichthys pamoides*［冷冻等］	正常	
	鳎 *Solea solea*［冷冻等］	正常	
	鳎 *Solea solea*［冰鲜］	正常	
	太平洋鲑属所有种或大麻哈鱼属所有种 *Oncorhynchus* spp.［冷冻等］	正常	
	太平洋鳕，又名大头鳕 *Gadus macrocephalus*［冷冻等］	正常	
	条尾绯鲤 *Upeneus bensasi*［冷冻等］	正常	
	弯线双边鱼（*Ambassis buruensis*）［冷冻等］	正常	
	乌帽龙占 *Lethrinus lentjan* 台湾名，同种异名纵带裸颊鲷 *Lethrinus leutjanus* 中国大陆名［冷冻等］	正常	
	乌贼目所有种 *Sepiida* spp.［冷冻等］	正常	
	乌贼目所有种 *Sepiida* spp.［冰鲜］	正常	

国家和地区	产品名称	准入状态	备注
泰国	五棘银鲈 *Pentaprion longimanus*［冷冻等］	正常	
	西鲱 *Alosa alosa*［冷冻等］	正常	
	细鳞鱼属所有种 *Brachymystax* spp.［冷冻等］	正常	
	狭鳞庸鲽 *Hippoglossus stenolepis*［冷冻等］	正常	
	小黄鱼 *Larimichthys polyactis*［冷冻等］	正常	
	小沙丁鱼属所有种 *Sardinella* spp.［冷冻等］	正常	
	星斑裸颊鲷 *Lethrinus nebulosus*［冷冻等］	正常	
	旭蟹 *Ranina ranina*［冰鲜］	正常	
	旭蟹 *Ranina ranina*［冷冻等］	正常	
	雪蟹 *Chionoecetes* spp.［冷冻等］	正常	
	牙鲆 *Paralichthys olivaceus*［冷冻等］	正常	
	羊鱼 *Mullus barbatus barbatus*［冷冻等］	正常	
	鳐属所有种 *Raja* spp.［冷冻等］	正常	
	异形波鱼 *Trigonostigma heteromorpha*［冷冻等］	正常	
	银鲳鲹 *Seriolella punctata*［冷冻等］	正常	
	银无须鳕 *Merluccius bilinearis*［冷冻等］	正常	
	印度鲬 *Platycephalus indicus*［冷冻等］	正常	
	庸鲽 *Hippoglossus hippoglossus*（格陵兰）［冷冻等］	正常	
	庸鲽 *Hippoglossus hippoglossus*（格陵兰庸鲽鱼除外）［冷冻等］	正常	
	鱿鱼 *Loligo*［冷冻等］	正常	
	鱿鱼 *Loligo* spp.［冰鲜］	正常	
	魣属所有种 *Sphyraena* spp.［冷冻等］	正常	
	圆花鲣 *Auxis rochei*［冷冻等］	正常	
	远东拟沙丁鱼 *Sardinops sagax*（异名 *Sardinops melanostictus*）［冷冻等］	正常	
	约氏笛鲷 *Lutjanus johni*［冷冻等］	正常	
	章鱼 *Octopus*［冷冻等］	正常	
	哲罗鱼属所有种 *Hucho* spp.［冷冻等］	正常	
	真鲷 *Pagrus major*［冷冻等］	正常	
	中间低鳍鲳 *Peprilus medius*［冷冻等］	正常	
	鲻鱼 *Mugil cephalus*［冷冻等］	正常	
	紫菜 *Porphyra*［冷冻等］	正常	
	紫菜 *Porphyra*［冷藏］	正常	

国家和地区	产品名称	准入状态	备注
土耳其	北方长额虾 *pandalus borealis*［冷冻等］	正常	
	北方蓝鳍金枪鱼 *Thunnus thynnus*［冷冻等］	正常	
	长鳍金枪鱼 *Thunnus alalunga*［冷冻等］	正常	
	仿刺参 *Apostichopus* spp.［冷冻等］	正常	
	红螺 *Phyllonotus* spp.［冷冻等］	正常	
	虹鳟 *Oncorhynchus mykiss*［冷冻等］	正常	
	脉红螺 *Rapana Thomasiana*［冷冻等］	正常	
	太平洋蓝鳍金枪鱼 *Thunnus orientalis*［冷冻等］	正常	
	鳟 *Salmo trutta*［冷冻等］	正常	
文莱	白带鱼 *Trichiurus lepturus*［冰鲜］	正常	
	白带鱼 *Trichiurus lepturus*［冷冻等］	正常	
	白姑鱼 *Argyrosomus argentatus*［冷冻等］	正常	
	斑节对虾 *Penaeus monodon*［冰鲜］	正常	
	斑鲆属 *Pseudorhombus*［冰鲜］	正常	
	鲴属［冰鲜］	正常	
	长鳍金枪鱼 *Thunnus alalunga*［冰鲜］	正常	
	大眼鲷属所有种 *Priacanthus* spp.［冷冻等］	正常	
	大眼海鲢鱼 *Megalops cyprinoides*［冰鲜］	正常	
	短尾大眼鲷 *Priacanthus macracanthus*［冰鲜］	正常	
	短鲔 *Thunnus obesus*［冰鲜］	正常	
	短鲔 *Thunnus obesus*［冷冻等］	正常	
	多鳞鳝 *Sillago sihama*［冷冻等］	正常	
	绯鲤属所有种 *Upeneus* spp.［冰鲜］	正常	
	桂皮斑鲆 *Pseudorhombus cinnamoneus*［冰鲜］	正常	
	海鲶 *Arius thalassinus*［冰鲜］	正常	
	黄鳍金枪鱼 *Thunnus albacares*［冰鲜］	正常	
	黄鳍金枪鱼 *Thunnus albacares*［冷冻等］	正常	
	鲣 *Katsuwonus pelamis*［冰鲜］	正常	
	金线鱼属所有种 *Nemipterus* spp.［冰鲜］	正常	
	金线鱼属所有种 *Nemipterus* spp.［冷冻等］	正常	
	锦绣龙虾 *Panulirus ornatus*［冰鲜］	正常	
	康吉鳗 *Congresox talabonoides*［冰鲜］	正常	
	蓝对虾 *L. Stylirostris*［冷冻等］	正常	
	龙虾 *Homarus*［冰鲜］	正常	
	鳗鲡［冰鲜］	正常	

国家和地区	产品名称	准入状态	备注
文莱	鳗鲡属所有种 *Anguilla* spp.［冷冻等］	正常	
	鲭属 *Scomber*［冰鲜］	正常	
	鲭属 *Scomber* spp.［冰鲜］	正常	
	日本鲭 *Scomber japonicus*［冰鲜］	正常	
	沙带鱼 *Lepturacanthus savala*［冷冻等］	正常	
	沙带鱼 *Lepturacanthus savala*［冰鲜］	正常	
	石首鱼属所有种 *Sciaenidae* spp.［冰鲜］	正常	
	乌贼目 *Sepia officinalis*［冰鲜］	正常	
	乌贼目所有种 *Sepiida* spp.［冷冻等］	正常	
	小沙丁鱼属所有种 *Sardinella* spp.［冰鲜］	正常	
	亚洲胡瓜鱼或美洲胡瓜鱼 *Osmerus mordax*［冷冻等］	正常	
	亚洲胡瓜鱼或美洲胡瓜鱼 *Osmerus mordax*［冰鲜］	正常	
	硬尾竹荚鱼 *Megalaspis cordyla*［冰鲜］	正常	
	鱿鱼 *Loligo*［冷冻等］	正常	
	鱿鱼 *Loligo* spp.［冰鲜］	正常	
	舒属所有种 *Sphyraena* spp.［冰鲜］	正常	
	舒属所有种 *Sphyraena* spp.［冷冻等］	正常	
	羽鳃鲐 *Rastrelliger kanagurta*［冰鲜］	正常	
	竹荚鱼属 *Trachurus*［冰鲜］	正常	
新加坡	白姑鱼 *Argyrosomus argentatus*［冷冻等］	正常	
	斑节对虾 *Penaeus monodon*［冷冻等］	正常	
	鲍鱼 *Haliotis*、*Concholepas*［冷冻等］	正常	
	北方长额虾 *pandalus borealis*［冷冻等］	正常	
	长鰳 *Ilisha elongata*［冷冻等］	正常	
	长鳍金枪鱼 *Thunnus alalunga*［冷冻等］	正常	
	长鳍鲭鲨 *Isurus paucus*，又名长臂灰鲭鲨［冷冻等］	正常	
	长体油胡瓜鱼 *Spirinchus lanceolatus*［冷冻等］	正常	
	刺鲅 *Acanthocybium solandri*，也称沙氏刺鲅［冷冻等］	正常	
	大青鲨 *Prionace glauca*［冷冻等］	正常	
	大西洋鲱 *Clupea harengus*［冷冻等］	正常	
	大西洋鳕 *Gadus morhua*［冷冻等］	正常	
	淡水长臂大虾 *Macrobrachium rosenbergii*［冷冻等］	正常	
	钓鮟鱇鱼 *Lophius piscatorius*，也称鮟鱇鱼［冷冻等］	正常	
	短鲔 *Thunnus obesus*［冷冻等］	正常	
	仿刺参 *Apostichopus* spp.［冷冻等］	正常	

续表47

国家和地区	产品名称	准入状态	备注
	飞鱼属所有种 *Exocoetus* spp.［冷冻等鱼卵］	正常	
	佛氏虎鲨 *Heterodontus francisci*［冷冻等］	正常	
	格陵兰鳕 *Gadus ogac*［冷冻等］	正常	
	海带 *Laminaria* spp.［冷冻等］	正常	
	海月水母 *Aurelia aurita*［冷冻等］	正常	
	海蜇 *Rhopilema* spp.［冷冻等］	正常	
	黑鳍叶鲹 *Caranx malam*［冰鲜］	正常	
	黑鳍叶鲹 *Caranx malam*［冷冻等］	正常	
	黑异海鲂 *Allocyttus niger*［冷冻等鱼卵］	正常	
	红对虾［冷冻等］	正常	
	红金眼鲷 *Beryx splendens*［冷冻等］	正常	
	胡瓜鱼 *Osmerus eperlanus*［冷冻等鱼卵］	正常	
	黄姑鱼 *Nibea albiflora*［冷冻等］	正常	
	黄鳍金枪鱼 *Thunnus albacares*［冷冻等］	正常	
	剑旗鱼 *Xiphias gladius*［冷冻等］	正常	
	金枪鱼属所有种 *Thunnus* spp.［冷冻等］	正常	
	巨藻 *Lessonia* spp.［冷冻等］	正常	
新加坡	锯缘青蟹 *Scylla serrata*［冷冻等］	正常	
	咖啡金黄水母［冷冻等］	正常	
	堪察加拟石蟹 *Paralithodes camtschaticus*［冷冻等］	正常	
	口孵非鲫属所有种 *Oreochromis* spp.［冷冻等］	正常	
	蓝点马鲛鱼 *Scomberomorus niphonius*［冷冻等］	正常	
	蓝枪鱼 *Makaira mazara*［冷冻等］	正常	
	龙虾（常见品种：中国龙虾、波纹龙虾、日本龙虾、杂色龙虾、少刺龙虾、长足龙虾、真龙虾等）*Palinuridae*［冷冻］	正常	
	马舌鲽 *Reinhardtius hippoglossoides*［冷冻等］	正常	
	鳗鲡属所有种 *Anguilla* spp.［冷冻等］	正常	
	毛鳞鱼 *Mallotus villosus*［冷冻等］	正常	
	牡蛎 *Ostrea*［冰鲜］	正常	
	牡蛎 *Ostrea*［冷冻等］	正常	
	平鳍旗鱼 *Istiophorus platypterus*［冷冻等］	正常	
	旗鱼属所有种 *Istiophorus* spp.［冷冻等］	正常	
	日本鳀 *Engraulis japonicus*［冷冻等］	正常	
	鰤属所有种 *Seriola* spp.［冷冻等］	正常	
	太平洋鲱 *Clupea pallasii*［冷冻等］	正常	

国家和地区	产品名称	准入状态	备注
新加坡	太平洋鳕，又名大头鳕 *Gadus macrocephalus* ［冷冻等］	正常	
	乌贼目所有种 *Sepiida* spp. ［冷冻等］	正常	
	狭鳕 *Theragra chalcogramma*，也称黄线狭鳕 ［冷冻等］	正常	
	亚洲胡瓜鱼或美洲胡瓜鱼 *Osmerus mordax* ［冷冻等］	正常	
	鳐属所有种 *Raja* spp. ［冷冻等］	正常	
	异枝麒麟菜 *Eucheuma spinosum* ［冷藏］	正常	
	异枝麒麟菜 *Eucheuma spinosum* ［冷冻等］	正常	
	鱿鱼 *Loligo* ［冷冻等］	正常	
	圆鳍鱼 *Cyclopterus lumpus* ［冷冻等］	正常	
伊朗	白带鱼 *Trichiurus lepturus* ［冰鲜］	正常	
	白带鱼 *Trichiurus lepturus* ［冷冻等］	正常	
	长鳓 *Ilisha elongata* ［冷冻等］	正常	
	凡纳（滨）对虾 *Penaeus vannamei*（又为 *Litopenaeus vannamei*）［冷冻等］	正常	
	海蜇 *Rhopilema* spp. ［冷冻等］	正常	
	黑姑鱼 *Atrobucca nibe* ［冷冻等］	正常	
	金线鱼 *Nemipterus virgatus* ［冷冻等］	正常	
	鳗鲡属所有种 *Anguilla* spp. ［冷冻等］	正常	
	沙带鱼 *Lepturacanthus savala* ［冷冻等］	正常	
	乌贼目所有种 *Sepiida* spp. ［冷冻等］	正常	
	狭鳕 *Theragra chalcogramma*，也称黄线狭鳕 ［冷冻等］	正常	
	鱿鱼 *Loligo* ［冷冻等］	正常	
以色列	鲽鱼 *Pleuronectes platessa* ［冷冻等］	正常	
	口孵非鲫属所有种 *Oreochromis* spp. ［冷冻等］	正常	
	狭鳕 *Theragra chalcogramma*，也称黄线狭鳕 ［冷冻等］	正常	
印度	阿瓜大麻哈鱼 *Oncorhynchus aguabonita* ［冷冻等］	正常	
	澳洲鲭鲐 *Scomber australasicus* ［冰鲜］	正常	
	八角鱼 *Agonus cataphractus* ［冷冻等］	正常	
	白带鱼 *Trichiurus lepturus* ［冷冻等］	正常	
	白带鱼 *Trichiurus lepturus* ［冰鲜］	正常	
	白腹鲭 *Scomber japonicus* ［冷冻等］	正常	
	白姑鱼 *Argyrosomus argentatus* ［冷冻等］	正常	
	白鲑属所有种 *Coregonus* spp. ［冷冻等］	正常	
	白鲑属所有种 *Coregonus* spp. ［冰鲜］	正常	
	斑点马鲛 *Scomberomorus guttatus* ［冷冻等］	正常	
	斑节对虾 *Penaeus monodon* ［冷冻等］	正常	

国家和地区	产品名称	准入状态	备注
	斑鳍大眼鲷 *Priacanthus cruentatus*［冷冻等］	正常	
	半滑舌鳎 *Cynoglossus semilaevis*［冷冻等］	正常	
	北方长额虾 *pandalus borealis*［冷冻等］	正常	
	北方长额虾 *pandalus borealis*［冰鲜］	正常	
	北鲑属所有种 *Stenodus* spp.［冰鲜］	正常	
	北鲑属所有种 *Stenodus* spp.［冷冻等］	正常	
	长颌北鲑 *Stenodus leucichthys*［冰鲜］	正常	
	长颌北鲑 *Stenodus leucichthys*［冷冻等］	正常	
	长颌棱鳀 *Thryssa setirostris*［冷冻等］	正常	
	长鲚 *Ilisha elongata*［冰鲜］	正常	
	长鲚 *Ilisha elongata*［冷冻等］	正常	
	长鳍金枪鱼 *Thunnus alalunga*［冷冻等］	正常	
	长鳍鳕属所有种 *Urophycis* spp.［冷冻等］	正常	
	赤魟 *Dasyatis akajei*［冷冻等］	正常	
	刺虾 *Parapenaeopsis stylifera*［冷冻等］	正常	
	大黄鱼 *Larimichthys crocea*［冷冻等］	正常	
	大鳞舌鳎 *Cynoglossus arel*［冷冻等］	正常	
印度	大西洋叉尾带鱼 *Lepidopus caudatus*［冷冻等］	正常	
	大西洋鲱 *Clupea harengus*［冷冻等］	正常	
	大西洋鳕 *Gadus morhua*［冷冻等］	正常	
	单角革鲀 *Aluterus Monoceros*［冷冻等］	正常	
	刀额新对虾 *metapenaeus ensis*［冷冻等］	正常	
	刀鱼 *Coilia ectenes*［冷冻等］	正常	
	钓鮟鱇鱼 *Lophius piscatorius*，也称鮟鱇鱼［冷冻等］	正常	
	鲽鱼 *Pleuronectes platessa*［冷冻等］	正常	
	东北雅罗鱼 *Leuciscus waleckii*，也称瓦氏雅罗鱼［冷冻等］	正常	
	独角新对虾 *Metapenaeus. monoceros*［冷冻等］	正常	
	杜氏叫姑鱼 *Johnius dussumieri*（异名 *Johnieops sina*）［冷冻等］	正常	
	杜氏尾枪乌贼 *Uroteuthis duvauceli*［冷冻等］	正常	
	杜氏新对虾 *Metapenaeus dobsoni*［冷冻等］	正常	
	短沟对虾 *Penaeus semisulcatus*［冷冻等］	正常	
	短蛸 *Oocellatus*［冷冻等］	正常	
	短舌鳎 *Cynoglossus abbreviatus*［冷冻等］	正常	
	短尾大眼鲷 *Priacanthus macracanthus*［冷冻等］	正常	
	短鲔 *Thunnus obesus*［冷冻等］	正常	

续表50

国家和地区	产品名称	准入状态	备注
印度	短吻秋刀鱼 *Cololabis brevirostris* ［冷冻等］	正常	
	多齿蛇鲻 *Saurida tumbil* ［冰鲜］	正常	
	多齿蛇鲻 *Saurida tumbil* ［冷冻等］	正常	
	多鳞鱚 *Sillago sihama* ［冷冻等］	正常	
	多鳞鱚 *Sillago sihama* ［冰鲜］	正常	
	凡纳（滨）对虾 *Penaeus vannamei*（又为 *Litopenaeus vannamei*）［冷冻等］	正常	
	鲂属所有种 *Megalobrama* spp. ［冷冻等］	正常	
	仿刺参 *Apostichopus* spp. ［冷冻等］	正常	
	凤螺 *Strombus* spp. ［冷冻等］	正常	
	凤螺 *Strombus* spp. ［冰鲜］	正常	
	佛氏虎鲨 *Heterodontus francisci* ［冷冻等］	正常	
	格陵兰鳕 *Gadus ogac* ［冷冻等］	正常	
	蛤蜊（马珂蛤）*Mactromeris* spp. ［冷冻等］	正常	
	管鞭虾 *Solenocera* spp. ［冷冻等］	正常	
	海鲫 *Embiotoca jacksoni* ［冷冻等］	正常	
	海蜇 *Rhopilema* spp. ［冷冻等］	正常	
	河蚬 *Corbicula* spp. ［冷冻等］	正常	
	黑等鳍叉尾带鱼 *Aphanopus carbo* ［冷冻等］	正常	
	黑姑鱼 *Atrobucca nibe* ［冷冻等］	正常	
	黑棘鲷 *Acanthopagrus schlegelii* ［冷冻等］	正常	
	黑鳃梅童鱼 *Collichthys niveatus* ［冷冻等］	正常	
	红点鲑属所有种 *Salvelinus* spp. ［冰鲜］	正常	
	红点鲑属所有种 *Salvelinus* spp. ［冷冻等］	正常	
	红金线鱼 *Nemipterus furcosus* ［冷冻等］	正常	
	红九棘鲈 *Cephalopholis sonnerati* ［冰鲜］	正常	
	红鳍裸颊鲷 *Lethrinus haematopterus* ［冷冻等］	正常	
	红舌鳎 *Cynoglossus dubius* ［冷冻等］	正常	
	红星梭子蟹 *Portunus sanguinolentus* ［冷冻等］	正常	
	红牙鹹 *Otolithes ruber* ［冰鲜］	正常	
	红牙鹹 *Otolithes ruber* ［冷冻等］	正常	
	虹鳟 *Oncorhynchus mykiss* ［冷冻等］	正常	
	狐鲣 *Sarda Sarda* ［冷冻等］	正常	
	胡椒鲷 *Plectorhynchus pictus* ［冷冻等］	正常	
	花腹鲭 *Scomber australasicus* ［冷冻等］	正常	
	花鲶 *Silurus asotus* ［冷冻等］	正常	

国家和地区	产品名称	准入状态	备注
印度	花鲶 *Silurus asotus*［冰鲜］	正常	
	黄姑鱼 *Nibea albiflora*［冷冻等］	正常	
	黄犁齿鲷 *Evynnis tumifrons*［冷冻等］	正常	
	黄鳍棘鲷 *Acanthopagrus latus*［冷冻等］	正常	
	黄鳍金枪鱼 *Thunnus albacares*［冷冻等］	正常	
	茴鱼属所有种 *Thymallus* spp.［冰鲜］	正常	
	茴鱼属所有种 *Thymallus* spp.［冷冻等］	正常	
	吉尔大麻哈鱼 *Oncorhynchus gilae*［冷冻等］	正常	
	鲣 *Katsuwonus pelamis*［冷冻等］	正常	
	金腹大麻哈鱼 *Oncorhynchus chrysogaster*［冷冻等］	正常	
	金枪鱼属所有种 *Thunnus* spp.［冷冻等］	正常	
	金线鱼 *Nemipterus virgatus*［冷冻等］	正常	
	金线鱼属所有种 *Nemipterus* spp.［冷冻等］	正常	
	巨鳞舌鳎 *Cynoglossus Macrolepidotus*［冷冻等］	正常	
	锯缘青蟹 *Scylla serrata*［冰鲜］	正常	
	卡氏叫姑鱼 *Johnius carouna*［冷冻等］	正常	
	康氏马鲛 *Scomberomorus commerson*［冷冻等］	正常	
	康氏马鲛 *Scomberomorus commerson*［冰鲜］	正常	
	克拉克大麻哈鱼 *Oncorhynchus clarkii clarkii*［冷冻等］	正常	
	克氏原螯虾 *Procambarus clarkii*［冰鲜］	正常	
	克氏原螯虾 *Procambarus clarkii*［冷冻等］	正常	
	宽体舌鳎 *Cynoglossus robustus*［冷冻等］	正常	
	勒氏笛鲷 *Lutjanus russelli*［冷冻等］	正常	
	利氏雨丽鱼 *Nimbochromis livingstonii*［冷冻等］	正常	
	龙虾（常见品种：中国龙虾、波纹龙虾、日本龙虾、杂色龙虾、少刺龙虾、长足龙虾、真龙虾等）*Palinuridae*［冰鲜］	正常	
	龙虾（常见品种：中国龙虾、波纹龙虾、日本龙虾、杂色龙虾、少刺龙虾、长足龙虾、真龙虾等）*Palinuridae*［冷冻］	正常	
	绿边低眼鲶 *Hypophthalmus marginatus*［冷冻等］	正常	
	绿壳菜蛤 *Perna viridis*［冷冻等］	正常	
	绿鳍马面鲀 *Thamnaconus septentrionalis*［冷冻等］	正常	
	马鲛属所有种 *Scomberomorus* spp.［冷冻等］	正常	
	鳗鲡属所有种 *Anguilla* spp.［冷冻等］	正常	
	毛鳞鱼 *Mallotus villosus*［冷冻等］	正常	
	美洲鳀 *Engraulis mordax*［冷冻等］	正常	

国家和地区	产品名称	准入状态	备注
印度	秘鲁鳀 *Engraulis ringens*［冷冻等］	正常	
	鮸鱼 *Miichthys miiuy*［冷冻等］	正常	
	南非鳀 *Engraulis capensis*［冷冻等］	正常	
	欧洲鳀 *Engraulis encrasicolus*［冷冻等］	正常	
	麒麟菜 *Eucheuma cottonii*［冷冻等］	正常	
	青石斑鱼 *Epinephelus awoara*［冰鲜］	正常	
	青石斑鱼 *Epinephelus awoara*［冷冻等］	正常	
	鲭鱼 *Scomber scombrus*［冷冻等］	正常	
	鲭鱼 *Scomber scombrus*［冰鲜］	正常	
	鲭属所有种 *Scomber* spp.［冷冻等］	正常	
	秋刀鱼 *Cololabis saira*［冷冻等］	正常	
	日本的鲷 *Zeus faber*［冷冻等］	正常	
	日本金线鱼 *Nemipterus japonicus*［冷冻等］	正常	
	日本金线鱼 *Nemipterus japonicus*［冰鲜］	正常	
	日本鲭 *Scomber japonicus*［冰鲜］	正常	
	日本鳀 *Engraulis japonicus*［冷冻等］	正常	
	日本竹荚鱼 *Trachurus japonicus*［冷冻等］	正常	
	沙带鱼 *Lepturacanthus savala*［冷冻等］	正常	
	沙丁鱼 *Sardina pilchardus*［冷冻等］	正常	
	沙丁鱼 *Sardina pilchardus*［鱼油］	正常	
	沙丁鱼 *Sardina pilchardus*［冰鲜］	正常	
	山斑低眼鲶 *Hypophthalmus oremaculatus*［冷冻等］	正常	
	舌鳎 *Cynoglossus cynoglossus*［冷冻等］	正常	
	圣诞岛红蟹 *Gecarcoidea natalis*［冷冻等］	正常	
	虱目鱼 *Chanos chanos*［冷冻等］	正常	
	鰤属所有种 *Seriola* spp.［冷冻等］	正常	
	石斑鱼属所有种 *Epinephelus* spp.［冰鲜］	正常	
	石斑鱼属所有种 *Epinephelus* spp.［冷冻等］	正常	
	石鲷属所有种 *Oplegnathus* spp.［冷冻等］	正常	
	鲥鱼 *Tenualosa reevesii*［冰鲜］	正常	
	鲥鱼 *Tenualosa reevesii*［冷冻等］	正常	
	黍鲱 *Sprattus sprattus*［冷冻等］	正常	
	黍鲱 *Sprattus sprattus*［冰鲜］	正常	
	双刺石斑鱼 *Epinephelus Diacanthus*［冷冻等］	正常	
	双线须鳎 *Paraplagusia bilineata*［冷冻等］	正常	

国家和地区	产品名称	准入状态	备注
	水珍鱼 *Argentina kagoshimae*［冷冻等］	正常	
	四指马鲅 *Eleutheronema rhadinum*［冷冻等］	正常	
	四指马鲅 *Eleutheronema rhadinum*［冰鲜］	正常	
	似长鳍黄鱼 *Larimichthys pamoides*［冷冻等］	正常	
	鲛 *Liza haematocheila*，异名鲻鲛梭鱼 *Chelon haematocheilus*［冷冻等］	正常	
	鳎 *Solea solea*［冷冻等］	正常	
	太平洋鲱 *Clupea pallasii*［冷冻等］	正常	
	太平洋鲑属所有种或大麻哈鱼属所有种 *Oncorhynchus* spp.［冷冻等］	正常	
	太平洋鲑属所有种或大麻哈鱼属所有种 *Oncorhynchus* spp.［冰鲜］	正常	
	太平洋鳕，又名大头鳕 *Gadus macrocephalus*［冷冻等］	正常	
	条鳎 *Zebrias zebra*［冷冻等］	正常	
	条鳎 *Zebrias zebra*［冰鲜］	正常	
	文蛤 *Mercenaria mercenaria Linnaeus*［冷冻等］	正常	
	乌贼目所有种 *Sepiida* spp.［冷冻等］	正常	
	乌贼目所有种 *Sepiida* spp.［冰鲜］	正常	
印度	无齿低眼鲶 *Hypophthalmus edentatus*［冷冻等］	正常	
	西鲱 *Alosa alosa*［冰鲜］	正常	
	西鲱 *Alosa alosa*［冷冻等］	正常	
	细鳞鱼属所有种 *Brachymystax* spp.［冰鲜］	正常	
	细鳞鱼属所有种 *Brachymystax* spp.［冷冻等］	正常	
	狭鳞庸鲽 *Hippoglossus stenolepis*［冷冻等］	正常	
	小黄鱼 *Larimichthys polyactis*［冷冻等］	正常	
	小沙丁鱼属所有种 *Sardinella* spp.［冰鲜］	正常	
	小沙丁鱼属所有种 *Sardinella* spp.［冷冻等］	正常	
	斜鳞笛鲷 *Pinjalo pinjalo*［冷冻等］	正常	
	牙鲆 *Paralichthys olivaceus*［冷冻等］	正常	
	亚利桑那大麻哈鱼 *Oncorhynchus apache*［冷冻等］	正常	
	羊鱼 *Mullus barbatus barbatus*［冷冻等］	正常	
	鳐属所有种 *Raja* spp.［冷冻等］	正常	
	银鲳 *Pampus argenteus*［冰鲜］	正常	
	银带鱚 *Sillago argentifasciata*［冷冻等］	正常	
	银彭纳石首鱼 *Pennahia Argentata*［冷冻等］	正常	
	银无须鳕 *Merluccius bilinearis*［冷冻等］	正常	
	缨低眼鲶 *Hypophthalmus fimbriatus*［冷冻等］	正常	
	鹦嘴鱼属所有种 *Scarus* spp.［冰鲜］	正常	

国家和地区	产品名称	准入状态	备注
印度	鹦嘴鱼属所有种 *Scarus* spp.［冷冻等］	正常	
	庸鲽 *Hippoglossus hippoglossus*（格陵兰）［冷冻等］	正常	
	庸鲽 *Hippoglossus hippoglossus*（格陵兰庸鲽鱼除外）［冷冻等］	正常	
	鱿鱼 *Loligo*［冷冻等］	正常	
	鱿鱼 *Loligo* spp.［冰鲜］	正常	
	羽鳃鲐 *Rastrelliger kanagurta*［冰鲜］	正常	
	羽鳃鲐 *Rastrelliger kanagurta*［冷冻等］	正常	
	圆花鲣 *Auxis rochei*［冷冻等］	正常	
	远东拟沙丁鱼 *Sardinops sagax*（异名 *Sardinops melanostictus*）［冰鲜］	正常	
	远东拟沙丁鱼 *Sardinops sagax*（异名 *Sardinops melanostictus*）［冷冻等］	正常	
	远海梭子蟹 *Portunus pelagicus*［冷冻等］	正常	
	云斑尖塘鳢 *Oxyeleotris marmoratus*［冷冻等］	正常	
	云斑尖塘鳢 *Oxyeleotris marmoratus*［冰鲜］	正常	
	章鱼 *Octopus*［冷冻等］	正常	
	章鱼 *Octopus*［冰鲜］	正常	
	哲罗鱼属所有种 *Hucho* spp.［冷冻等］	正常	
	哲罗鱼属所有种 *Hucho* spp.［冰鲜］	正常	
	真鲷 *Pagrus major*［冷冻等］	正常	
	真鲷 *Pagrus major*［冰鲜］	正常	
	中国鲳 *Pampus chinensis*［冰鲜］	正常	
	中华管鞭虾 *Solenocera crassicornis*［冷冻等］	正常	
	中间低鳍鲳 *Peprilus medius*［冷冻等］	正常	
	鳟 *Salmo trutta*［冷冻等］	正常	
	鳟属所有种 *Salmo* spp.［冰鲜］	正常	
印度尼西亚	奥奈银鲈 *Gerres oyena*［冷冻等］	正常	
	澳洲鲭鲐 *Scomber australasicus*［冰鲜］	正常	
	白斑角鲨 *Squalus acanthias*［冷冻等］	正常	
	白鲳 *Ephippus orbis*［冷冻等］	正常	
	白带鱼 *Trichiurus lepturus*［冰鲜］	正常	
	白带鱼 *Trichiurus lepturus*［冷冻等］	正常	
	白腹鲭 *Scomber japonicus*［冷冻等］	正常	
	白姑鱼 *Argyrosomus argentatus*［冷冻等］	正常	
	斑点鸡笼鲳 *Drepane punctata*［冷冻等］	正常	
	斑点马鲛 *Scomberomorus guttatus*［冷冻等］	正常	
	斑节对虾 *Penaeus monodon*［冷冻等］	正常	

续表55

国家和地区	产品名称	准入状态	备注
印度尼西亚	斑鳍大眼鲷 *Priacanthus cruentatus* ［冷冻等］	正常	
	斑尾腹虾虎 *Synechogobius ommaturus* ［冷冻等］	正常	
	鲍鱼 *Haliotis*、*Concholepas* ［冷冻等］	正常	
	北方长额虾 *pandalus borealis* ［冷冻等］	正常	
	北方长额虾 *pandalus borealis* ［冰鲜］	正常	
	北方蓝鳍金枪鱼 *Thunnus thynnus* ［冷冻等］	正常	
	北方蓝鳍金枪鱼 *Thunnus thynnus* ［冰鲜］	正常	
	冰鱼 *Ereunias grallator* ［冷冻等］	正常	
	布氏鲳鲹 *Trachinotus blochii* ［冷冻等］	正常	
	长颌棱鳀 *Thryssa setirostris* ［冷冻等］	正常	
	长鲖 *Ilisha elongata* ［冷冻等］	正常	
	长鳍金枪鱼 *Thunnus alalunga* ［冷冻等］	正常	
	长鳍鳕属所有种 *Urophycis* spp. ［冷冻等］	正常	
	长体舌鳎 *Cynoglossus lingua* ［冷冻等］	正常	
	长体蛇鲻 *Saurida elongata* ［冷冻等］	正常	
	长尾大眼鲷 *Priacanthus tayenus* ［冷冻等］	正常	
	赤点石斑鱼 *Epinephelus akaara* ［冷冻等］	正常	
	赤鳍笛鲷 *Lutjanus erythropterus* ［冷冻等］	正常	
	赤松毬 *Myripristis murdjan* ［冷冻等］	正常	
	刺参 *Stichopus* spp. ［冷冻等］	正常	
	刺鲳 *Psenopsis anomala* ［冷冻等］	正常	
	大耳马鲛 *Scomberomorus cavalla* ［冷冻等］	正常	
	大黄鱼 *Larimichthys crocea* ［冷冻等］	正常	
	大麻哈鱼 *Oncorhynchus keta* ［冷冻等］	正常	
	大头狗母鱼 *Trachinocephalus myops* ［冷冻等］	正常	
	大西洋鲱 *Clupea harengus* ［冷冻等］	正常	
	大西洋鲑 *Salmo salar* ［冰鲜］	正常	
	大西洋鳕 *Gadus morhua* ［冷冻等］	正常	
	大西洋牙鲆 *Paralichthys dentatus* ［冷冻等］	正常	
	大眼鲷属所有种 *Priacanthus* spp. ［冷冻等］	正常	
	单角革鲀 *Aluterus Monoceros* ［冷冻等］	正常	
	弹涂鱼属所有种 *Periophthalmus* spp. ［冷冻等］	正常	
	刀额新对虾 *metapenaeus ensis* ［冷冻等］	正常	
	刀鱼 *Coilia ectenes* ［冷冻等］	正常	
	笛鲷属所有种 *Lutjanus* spp. ［冷冻等］	正常	

国家和地区	产品名称	准入状态	备注
	鲽鱼 *Pleuronectes platessa*［冷冻等］	正常	
	短舌鳎 *Cynoglossus abbreviatus*［冷冻等］	正常	
	短尾大眼鲷 *Priacanthus macracanthus*［冷冻等］	正常	
	短鲔 *Thunnus obesus*［冷冻等］	正常	
	短鲔 *Thunnus obesus*［冰鲜］	正常	
	短吻秋刀鱼 *Cololabis brevirostris*［冷冻等］	正常	
	多鳞鱚 *Sillago sihama*［冷冻等］	正常	
	凡纳（滨）对虾 *Penaeus vannamei*（又为 *Litopenaeus vannamei*）［冷冻等］	正常	
	仿刺参 *Apostichopus* spp.［冷冻等］	正常	
	飞鱼属所有种 *Exocoetus* spp.［冷冻等鱼卵］	正常	
	粉红虾 *Penaeus duorarum*［冷冻等］	正常	
	凤螺 *Strombus* spp.［冰鲜］	正常	
	凤螺 *Strombus* spp.［冷冻等］	正常	
	佛氏虎鲨 *Heterodontus francisci*［冷冻等］	正常	
	格陵兰鳕 *Gadus ogac*［冷冻等］	正常	
	蛤蜊（马珂蛤）*Mactromeris* spp.［冷冻等］	正常	
	蛤蜊（马珂蛤）*Mactromeris* spp.［冰鲜］	正常	
印度尼西亚	狗鱼属所有种 *Esox* spp.［冷冻等］	正常	
	光魟 *Dasyatis laevigatus*［冷冻等］	正常	
	桂皮斑鲆 *Pseudorhombus cinnamoneus*［冷冻等］	正常	
	海带 *Laminaria* spp.［冷冻等］	正常	
	海鲫 *Embiotoca jacksoni*［冷冻等］	正常	
	海鳗 *Muraenesox cinereus*［冷冻等］	正常	
	海南华鳊 *Sinibrama melrosei*［冷冻等］	正常	
	海鲶 *Arius thalassinus*［冷冻等］	正常	
	海蛙 *Fejervarya Cancrivora*［冷冻等］	正常	
	海蜇 *Rhopilema* spp.［冷冻等］	正常	
	褐点石斑鱼 *Epinephelus fuscoguttatus*［冷冻等］	正常	
	黑棘鲷 *Acanthopagrus schlegelii*［冷冻等］	正常	
	黑鳃梅童鱼 *Collichthys niveatus*［冷冻等］	正常	
	红背拟羊鱼 *Mulloidichthys pfluegeri*［冷冻等］	正常	
	红笛鲷 *Lutjanus sanguineus*［冷冻等］	正常	
	红对虾［冷冻等］	正常	
	红九棘鲈 *Cephalopholis sonnerati*［冰鲜］	正常	
	红鳍裸颊鲷 *Lethrinus haematopterus*［冷冻等］	正常	

国家和地区	产品名称	准入状态	备注
	红牙鰔 *Otolithes ruber*［冷冻等］	正常	
	狐鲣 *Sarda Sarda*［冷冻等］	正常	
	胡椒鲷 *Plectorhynchus pictus*［冷冻等］	正常	
	花腹鲭 *Scomber australasicus*［冷冻等］	正常	
	花鲶 *Silurus asotus*［冷冻等］	正常	
	画眉笛鲷 *Lutjanus vitta*［冷冻等］	正常	
	黄带绯鲤 *Upeneus sulphureus*［冷冻等］	正常	
	黄带拟鲹 *Pseudocaranx dentex*［冷冻等］	正常	
	黄姑鱼 *Nibea albiflora*［冷冻等］	正常	
	黄螺［冷冻等］	正常	
	黄鳍棘鲷 *Acanthopagrus latus*［冷冻等］	正常	
	黄鳍金枪鱼 *Thunnus albacares*［冰鲜］	正常	
	黄鳍金枪鱼 *Thunnus albacares*［冷冻等］	正常	
	黄尾乌尾鮗 *Caesio cuning*［冷冻等］	正常	
	灰鳍鲷 *Acanthopagrus berda*［冷冻等］	正常	
	火斑笛鲷 *Lutjanus fulviflamma*［冷冻等］	正常	
	尖尾鳗 *Uroconger lepturus*［冷冻等］	正常	
印度尼西亚	鲣 *Katsuwonus pelamis*［冷冻等］	正常	
	剑旗鱼 *Xiphias gladius*［冰鲜］	正常	
	剑旗鱼 *Xiphias gladius*［冷冻等］	正常	
	江蓠 *G. verrucosa*［冷冻等］	正常	
	江蓠 *G. verrucosa*［冷藏］	正常	
	叫姑鱼 *Johnius grypotus*［冷冻等］	正常	
	金带细鲹 *Selaroides leptolepis*［冷冻等］	正常	
	金钱鱼 *Scatophagus argus*［冷冻等］	正常	
	金枪鱼属所有种 *Thunnus* spp.［冷冻等］	正常	
	金枪鱼属所有种 *Thunnus* spp.［冰鲜］	正常	
	金线鱼 *Nemipterus virgatus*［冷冻等］	正常	
	金线鱼属所有种 *Nemipterus* spp.［冷冻等］	正常	
	近缘新对虾 *Metapenaeus affinis*［冷冻等］	正常	
	巨藻 *Lessonia* spp.［冷冻等］	正常	
	锯缘青蟹 *Scylla serrata*［冰鲜］	正常	
	康氏马鲛 *Scomberomorus commerson*［冷冻等］	正常	
	克氏原螯虾 *Procambarus clarkii*［冰鲜］	正常	
	克氏原螯虾 *Procambarus clarkii*［冷冻等］	正常	

国家和地区	产品名称	准入状态	备注
印度尼西亚	口孵非鲫属所有种 *Oreochromis* spp.［冷冻等］	正常	
	口虾蛄 *Oratosquilla oratoria*［冷冻等］	正常	
	蓝点马鲛鱼 *Scomberomorus niphonius*［冷冻等］	正常	
	蓝鳍金枪鱼 *Thunnus maccoyii*［冷冻等］	正常	
	勒氏笛鲷 *Lutjanus russelli*［冷冻等］	正常	
	龙头鱼 *Harpadon nehereus*［冷冻等］	正常	
	龙虾（常见品种：中国龙虾、波纹龙虾、日本龙虾、杂色龙虾、少刺龙虾、长足龙虾、真龙虾等）*Palinuridae*［冰鲜］	正常	
	龙虾（常见品种：中国龙虾、波纹龙虾、日本龙虾、杂色龙虾、少刺龙虾、长足龙虾、真龙虾等）*Palinuridae*［冷冻］	正常	
	龙须草 *Potamogeton pectinatus*［冷冻等］	正常	
	绿壳菜蛤 *Perna viridis*［冷冻等］	正常	
	马鲛属所有种 *Scomberomorus* spp.［冷冻等］	正常	
	马六甲绯鲤 *Upeneus moluccensis*［冷冻等］	正常	
	马面鲀 *Thamnaconus modestus*［冷冻等］	正常	
	马舌鲽 *Reinhardtius hippoglossoides*［冷冻等］	正常	
	鳗鲡属所有种 *Anguilla* spp.［冷冻等］	正常	
	鮸鱼 *Miichthys miiuy*［冷冻等］	正常	
	墨吉对虾 *penaeus merguiensis*［冷冻等］	正常	
	平鳍旗鱼 *Istiophorus platypterus*［冷冻等］	正常	
	七丝指马鲅 *Filimanus heptadactyla*［冷冻等］	正常	
	旗鱼属所有种 *Istiophorus* spp.［冷冻等］	正常	
	鲯鳅 *Coryphaena hippurus*［冷冻等］	正常	
	麒麟菜 *Eucheuma cottonii*［冷藏］	正常	
	麒麟菜 *Eucheuma cottonii*［冷冻等］	正常	
	铅色水蛇［冷冻等］	正常	
	鲭鱼 *Scomber scombrus*［冷冻等］	正常	
	鲭鱼 *Scomber scombrus*［冰鲜］	正常	
	秋刀鱼 *Cololabis saira*［冷冻等］	正常	
	日本金线鱼 *Nemipterus japonicus*［冷冻等］	正常	
	日本鲭 *Scomber japonicus*［冰鲜］	正常	
	沙带鱼 *Lepturacanthus savala*［冷冻等］	正常	
	沙丁鱼 *Sardina pilchardus*［冷冻等］	正常	
	扇贝 *Placopecta*（*Placopecten*）*magellanicus*［冷冻等］	正常	
	扇贝 *Placopecta*（*Placopecten*）*magellanicus*［冰鲜］	正常	

续表59

国家和地区	产品名称	准入状态	备注
印度尼西亚	鲹属所有种 *Caranx* spp. ［冷冻等］	正常	
	虱目鱼 *Chanos chanos* ［冷冻等］	正常	
	鰤属所有种 *Seriola* spp. ［冷冻等］	正常	
	石斑鱼属所有种 *Epinephelus* spp. ［冰鲜］	正常	
	石斑鱼属所有种 *Epinephelus* spp. ［冷冻等］	正常	
	石花菜 *Gelidium amansi* ［冷冻等］	正常	
	黍鲱 *Sprattus sprattus* ［冷冻等］	正常	
	四指马鲅 *Eleutheronema rhadinum* ［冷冻等］	正常	
	似长鳍黄鱼 *Larimichthys pamoides* ［冷冻等］	正常	
	鳎 *Solea solea* ［冷冻等］	正常	
	太平洋鲱 *Clupea pallasii* ［冷冻等］	正常	
	太平洋蓝鳍金枪鱼 *Thunnus orientalis* ［冷冻等］	正常	
	太平洋蓝鳍金枪鱼 *Thunnus orientalis* ［冰鲜］	正常	
	太平洋鳕，又名大头鳕 *Gadus macrocephalus* ［冷冻等］	正常	
	田螺 *Viviparus* ［冷冻等］	正常	
	驼背胡椒鲷 *Plectorhinchus gibbosus* ［冷冻等］	正常	
	蛙副双边鱼 *Parambassis ranga* ［冷冻等］	正常	
	乌鲳 *Parastromateus niger* ［冷冻等］	正常	
	乌贼目所有种 *Sepiida* spp. ［冷冻等］	正常	
	乌贼目所有种 *Sepiida* spp. ［冰鲜］	正常	
	西鲱 *Alosa alosa* ［冷冻等］	正常	
	西氏紫鱼 *Pristipomoides sieboldii* ［冷冻等］	正常	
	狭鳞庸鲽 *Hippoglossus stenolepis* ［冷冻等］	正常	
	小黄鱼 *Larimichthys polyactis* ［冷冻等］	正常	
	小沙丁鱼属所有种 *Sardinella* spp. ［冷冻等］	正常	
	星康吉鳗 *Conger myriaster* ［冷冻等］	正常	
	牙鲆 *Paralichthys olivaceus* ［冷冻等］	正常	
	眼眶鱼 *Mene maculata* ［冷冻等］	正常	
	羊鱼 *Mullus barbatus barbatus* ［冷冻等］	正常	
	鳐属所有种 *Raja* spp. ［冷冻等］	正常	
	异形波鱼 *Trigonostigma heteromorpha* ［冷冻等］	正常	
	异枝麒麟菜 *Eucheuma spinosum* ［冷冻等］	正常	
	异枝麒麟菜 *Eucheuma spinosum* ［冷藏］	正常	
	银鲳 *Pampus argenteus* ［冰鲜］	正常	
	银带鲻 *Sillago argentifasciata* ［冷冻等］	正常	

国家和地区	产品名称	准入状态	备注
印度尼西亚	银色篮子鱼 *Siganus spinus*［冷冻等］	正常	
	银无须鳕 *Merluccius bilinearis*［冷冻等］	正常	
	银鱼属所有种 *Salanx* spp.［冷冻等］	正常	
	庸鲽 *Hippoglossus hippoglossus*（格陵兰）［冷冻等］	正常	
	庸鲽 *Hippoglossus hippoglossus*（格陵兰庸鲽鱼除外）［冷冻等］	正常	
	鱿鱼 *Loligo*［冷冻等］	正常	
	鱿鱼 *Loligo* spp.［冰鲜］	正常	
	鱿鱼、枪乌贼 *Loligo*［冰鲜］	正常	
	圆花鲣 *Auxis rochei*［冷冻等］	正常	
	远东拟沙丁鱼 *Sardinops sagax*（异名 *Sardinops melanostictus*）［冷冻等］	正常	
	远海梭子蟹 *Portunus pelagicus*［冷冻等］	正常	
	云斑尖塘鳢 *Oxyeleotris marmoratus*［冷冻等］	正常	
	云斑尖塘鳢 *Oxyeleotris marmoratus*［冰鲜］	正常	
	章鱼 *Octopus*［冷冻等］	正常	
	章鱼 *Octopus*［冰鲜］	正常	
	真鲷 *Pagrus major*［冰鲜］	正常	
	真鲷 *Pagrus major*［冷冻等］	正常	
	中间低鳍鲳 *Peprilus medius*［冷冻等］	正常	
	竹蛏 *Solen strictus*［冷冻等］	正常	
	竹叶吉祥草 *Spatholirion longifolium*［冷冻等］	正常	
	紫菜 *Porphyra*［冷冻等］	正常	
	紫菜 *Porphyra*［冷藏］	正常	
越南	白带鱼 *Trichiurus lepturus*［冷冻等］	正常	
	白腹鲭 *Scomber japonicus*［冷冻等］	正常	
	白姑鱼 *Argyrosomus argentatus*［冷冻等］	正常	
	斑节对虾 *Penaeus monodon*［冷冻等］	正常	
	鲍鱼 *Haliotis*、*Concholepas*［冷冻等］	正常	
	鲍鱼 *Haliotis*、*Concholepas*［冰鲜］	正常	
	北方长额虾 *pandalus borealis*［冰鲜］	正常	
	北方长额虾 *pandalus borealis*［冷冻等］	正常	
	博氏巨鲶 *Pangasius bocourti*［冷冻等］	正常	
	博氏巨鲶 *Pangasius bocourti*［冰鲜］	正常	
	长茎葡萄蕨藻 *caulerpa lentillifera*［冷冻等］	正常	
	长鲚 *Ilisha elongata*［冷冻等］	正常	
	长体蛇鲻 *Saurida elongata*［冷冻等］	正常	

国家和地区	产品名称	准入状态	备注
越南	川陕哲罗鲑 *Hucho bleekeri*［冷冻等］	正常	
	大黄鱼 *Larimichthys crocea*［冷冻等］	正常	
	大西洋鲱 *Clupea harengus*［冷冻等］	正常	
	单角革鲀 *Aluterus Monoceros*［冷冻等］	正常	
	刀额新对虾 *metapenaeus ensis*［冷冻等］	正常	
	低眼无齿𩷶 *Pangasianodon hypophthalmus*（异名 *pangasius hypophthalmus*）［冷冻等鱼肚］	正常	
	低眼无齿𩷶 *Pangasianodon hypophthalmus*（异名 *pangasius hypophthalmus*）［鱼油］	正常	
	低眼无齿𩷶 *Pangasianodon hypophthalmus*（异名 *pangasius hypophthalmus*）［冷冻等］	正常	
	短舌鳎 *Cynoglossus abbreviatus*［冷冻等］	正常	
	短尾大眼鲷 *Priacanthus macracanthus*［冷冻等］	正常	
	短鲔 *Thunnus obesus*［冷冻等］	正常	
	多齿蛇鲻 *Saurida tumbil*［冷冻等］	正常	
	多鳞鱚 *Sillago sihama*［冷冻等］	正常	
	帆鳍鲂属所有种 *Pteraclis* spp.［冷冻等］	正常	
	凡纳（滨）对虾 *Penaeus vannamei*（又为 *Litopenaeus vannamei*）［冷冻等］	正常	
	方头鱼属所有种 *Branchiostegus* spp.［冷冻等］	正常	
	鲂属所有种 *Megalobrama* spp.［冷冻等］	正常	
	仿刺参 *Apostichopus* spp.［冷冻等］	正常	
	飞鱼属所有种 *Exocoetus* spp.［冷冻等］	正常	
	佛氏虎鲨 *Heterodontus francisci*［冷冻等］	正常	
	海菜花 *Ottelia acuminata var. acuminata*［冷冻等］	正常	
	海草 *Zostera marina L.*［冷冻等］	正常	
	海带 *Laminaria* spp.［冷冻等］	正常	
	黑棘鲷 *Acanthopagrus schlegelii*［冷冻等］	正常	
	黑鳍叶鲹 *Caranx malam*［冷冻等］	正常	
	红九棘鲈 *Cephalopholis sonnerati*［冰鲜］	正常	
	红牙䱛 *Otolithes ruber*［冷冻等］	正常	
	红眼雪蟹 *Chinoecetes bairdi*［冷冻等］	正常	
	魟属所有种 *Dasyatis* spp.［冷冻等］	正常	
	狐鲣 *Sarda Sarda*［冷冻等］	正常	
	花斑蛇鲻 *Saurida undosquamis*［冷冻等］	正常	
	花腹鲭 *Scomber australasicus*［冷冻等］	正常	
	花鲶 *Silurus asotus*［冷冻等］	正常	

国家和地区	产品名称	准入状态	备注
越南	黄唇鱼 *Bahaba taipingensis* ［冷冻等］	正常	
	黄鳍金枪鱼 *Thunnus albacares* ［鱼油］	正常	
	黄鳍金枪鱼 *Thunnus albacares* ［冷冻等］	正常	
	黄鳝 *Monopterus albus* ［冷冻等］	正常	
	灰眼雪蟹 *Chinopecetes Opilio* ［冷冻等］	正常	
	鮰属所有种 *Ameiurus* spp. ［冷冻等］	正常	
	尖吻鲈 *Lates calcarifer* ［冷冻等］	正常	
	鲣 *Katsuwonus pelamis* ［冷冻等］	正常	
	剑旗鱼 *Xiphias gladius* ［冷冻等］	正常	
	江蓠 *G. verrucosa* ［冷冻等］	正常	
	金带细鲹 *Selaroides leptolepis* ［冷冻等］	正常	
	金枪鱼属所有种 *Thunnus* spp. ［鱼油］	正常	
	金枪鱼属所有种 *Thunnus* spp. ［冷冻等］	正常	
	金线鱼 *Nemipterus virgatus* ［冷冻等］	正常	
	金线鱼 *Nemipterus virgatus* ［冰鲜］	正常	
	锯缘青蟹 *Scylla serrata* ［冰鲜］	正常	
	堪察加拟石蟹 *Paralithodes camtschaticus* ［冷冻等］	正常	
	堪察加拟石蟹 *Paralithodes camtschaticus* ［冰鲜］	正常	
	康氏侧带小公鱼 *Stolephorus commersonnii* ［冷冻等］	正常	
	康氏马鲛 *Scomberomorus commerson* ［冷冻等］	正常	
	克氏原螯虾 *Procambarus clarkii* ［冰鲜］	正常	
	克氏原螯虾 *Procambarus clarkii* ［冷冻等］	正常	
	鲢鱼 *Hypophthalmichthys molitrix* ［冷冻等］	正常	
	镰鳍鲴鲳 *Seriolella brama* ［冷冻等］	正常	
	龙骨马尾杉 *Phlegmariurus carinatus* ［冷冻等］	正常	
	龙骨马尾杉 *Phlegmariurus carinatus* ［冷藏］	正常	
	龙虾（常见品种：中国龙虾、波纹龙虾、日本龙虾、杂色龙虾、少刺龙虾、长足龙虾、真龙虾等）*Palinuridae* ［冰鲜］	正常	
	龙虾（常见品种：中国龙虾、波纹龙虾、日本龙虾、杂色龙虾、少刺龙虾、长足龙虾、真龙虾等）*Palinuridae* ［冷冻］	正常	
	绿边低眼鲶 *Hypophthalmus marginatus* ［冷冻等］	正常	
	绿壳菜蛤 *Perna viridis* ［冷冻等］	正常	
	马面鲀 *Thamnaconus modestus* ［冷冻等］	正常	
	鳗鲡属所有种 *Anguilla* spp. ［冷冻等］	正常	
	美洲鳀 *Engraulis mordax* ［冷冻等］	正常	

国家和地区	产品名称	准入状态	备注
	秘鲁鳀 *Engraulis ringens*［冷冻等］	正常	
	牡蛎 *Ostrea*［冷冻等］	正常	
	牡蛎 *Ostrea*［冰鲜］	正常	
	南非鳀 *Engraulis capensis*［冷冻等］	正常	
	尼罗尖吻鲈 *Lates niloticus*［冰鲜］	正常	
	欧洲鳀 *Engraulis encrasicolus*［冷冻等］	正常	
	麒麟菜 *Eucheuma cottonii*［冷冻等］	正常	
	青鱼 *Mylopharyngodon piceus*［冷冻等］	正常	
	鲭鱼 *Scomber scombrus*［冷冻等］	正常	
	日本鳗鲡 *Anguilla japonica*［冷冻等］	正常	
	日本鳀 *Engraulis japonicus*［冷冻等］	正常	
	日本竹荚鱼 *Trachurus japonicus*［冷冻等］	正常	
	沙带鱼 *Lepturacanthus savala*［冷冻等］	正常	
	沙丁鱼 *Sardina pilchardus*［冷冻等］	正常	
	沙氏下鱵 *Hyporhamphus sojori*，异名日本下鱵鱼 *Hyporhamphus sajori*［冷冻等］	正常	
	山斑低眼鲶 *Hypophthalmus oremaculatus*［冷冻等］	正常	
	珊瑚藻 *Gelidiales*［冷冻等］	正常	
越南	扇贝 *Placopecta*（*Placopecten*）*magellanicus*［冰鲜］	正常	
	扇贝 *Placopecta*（*Placopecten*）*magellanicus*［冷冻等］	正常	
	鲕属所有种 *Seriola* spp.［冷冻等］	正常	
	石莼 *Ulva lactuca*［冷冻等］	正常	
	黍鲱 *Sprattus sprattus*［冷冻等］	正常	
	似长鳍黄鱼 *Larimichthys pamoides*［冷冻等］	正常	
	太平洋鲱 *Clupea pallasii*［冷冻等］	正常	
	乌贼目所有种 *Sepiida* spp.［冰鲜］	正常	
	乌贼目所有种 *Sepiida* spp.［冷冻等］	正常	
	无斑圆鲹 *Decapterus kurroides*［冷冻等］	正常	
	无齿低眼鲶 *Hypophthalmus edentatus*［冷冻等］	正常	
	西鲱 *Alosa alosa*［冷冻等］	正常	
	狭鳕 *Theragra chalcogramma*，也称黄线狭鳕［冷冻等］	正常	
	小黄鱼 *Larimichthys polyactis*［冷冻等］	正常	
	小沙丁鱼属所有种 *Sardinella* spp.［冷冻等］	正常	
	雪蟹 *Chionoecetes* spp.［冷冻等］	正常	
	羊栖菜 *Sargassum fusiforme*（*Harv.*）*Setch.*［冷冻等］	正常	
	鳐属所有种 *Raja* spp.［冷冻等］	正常	

国家和地区	产品名称	准入状态	备注
越南	银彭纳石首鱼 *Pennahia Argentata*［冷冻等］	正常	
	印度鲬 *Platycephalus indicus*［冷冻等］	正常	
	缨低眼鲶 *Hypophthalmus fimbriatus*［冷冻等］	正常	
	鱿鱼 *Loligo*［冷冻等］	正常	
	鱿鱼 *Loligo* spp.［冰鲜］	正常	
	远东拟沙丁鱼 *Sardinops sagax*（异名 *Sardinops melanostictus*）［冷冻等］	正常	
	远海梭子蟹 *Portunus pelagicus*［冰鲜］	正常	
	远海梭子蟹 *Portunus pelagicus*［冷冻等］	正常	
	章鱼 *Octopus*［冰鲜］	正常	
	章鱼 *Octopus*［冷冻等］	正常	
	真鲷 *Pagrus major*［冷冻等］	正常	
	真鮰属所有种或叉尾鮰属所有种 *Ictalurus* spp.［冷冻等］	正常	
	中国对虾 *Penacus orientalis*［冷冻等］	正常	
	中间低鳍鲳 *Peprilus medius*［冷冻等］	正常	
中国台湾	阿根廷滑柔鱼 *Illex Argentinus*［冷冻等］	正常	
	鞍带石斑鱼 *Epinephelus lanceolatus*［冷冻等］	正常	
	澳洲鲭鲐 *Scomber australasicus*［冰鲜］	正常	
	白带鱼 *Trichiurus lepturus*［冰鲜］	正常	
	白带鱼 *Trichiurus lepturus*［冷冻等］	正常	
	白腹鲭 *Scomber japonicus*［冷冻等］	正常	
	白姑鱼 *Argyrosomus argentatus*［冷冻等］	正常	
	白星笛鲷 *Lutjanus stellatus*［冷冻等］	正常	
	斑节对虾 *Penaeus monodon*［冷冻等］	正常	
	斑鳍鲉 *Scorpaena neglecta*［冰鲜］	正常	
	豹纹鳃棘鲈 *Plectropomus leopardus*［冷冻等］	正常	
	鲍鱼 *Haliotis*、*Concholepas*［冰鲜］	正常	
	鲍鱼 *Haliotis*、*Concholepas*［冷冻等］	正常	
	北方长额虾 *pandalus borealis*［冷冻等］	正常	
	北方蓝鳍金枪鱼 *Thunnus thynnus*［冰鲜］	正常	
	北方蓝鳍金枪鱼 *Thunnus thynnus*［冷冻等］	正常	
	长鳍金枪鱼 *Thunnus alalunga*［冷冻等］	正常	
	长鳍鲕 *Seriola rivoliana*［冷冻等］	正常	
	长体油胡瓜鱼 *Spirinchus lanceolatus*［冷冻等鱼卵］	正常	
	长体油胡瓜鱼 *Spirinchus lanceolatus*［冷冻等鱼肝］	正常	
	长体油胡瓜鱼 *Spirinchus lanceolatus*［冷冻等］	正常	

续表65

国家和地区	产品名称	准入状态	备注
中国台湾	刺鲅 *Acanthocybium solandri*，也称沙氏刺鲅［冷冻等］	正常	
	大鳞大麻哈鱼 *Oncorhynchus tshawytscha*［冷冻等］	正常	
	大麻哈鱼 *Oncorhynchus keta*［冷冻等］	正常	
	大青鲨 *Prionace glauca*［冷冻等］	正常	
	大头彭纳石首鱼 *Pennahia macrocephalus*［冷冻等］	正常	
	大西洋鲑 *Salmo salar*［冷冻等］	正常	
	大西洋鳕 *Gadus morhua*［冷冻等］	正常	
	鲽鱼 *Pleuronectes platessa*［冰鲜］	正常	
	短鲔 *Thunnus obesus*［冰鲜］	正常	
	短鲔 *Thunnus obesus*［冷冻等］	正常	
	短吻秋刀鱼 *Cololabis brevirostris*［冷冻等］	正常	
	多鳞鱚 *Sillago sihama*［冷冻等］	正常	
	鳄头冰鱼 *Champsocephalus esox*［冷冻等］	正常	
	翻车鱼 *Mola mola*，［冷冻等］	正常	
	凡纳（滨）对虾 *Penaeus vannamei*（又为 *Litopenaeus vannamei*）［冷冻等］	正常	
	方头鱼属所有种 *Branchiostegus* spp.［冷冻等］	正常	
	方头鱼属所有种 *Branchiostegus* spp.［冰鲜］	正常	
	鲂属所有种 *Megalobrama* spp.［冷冻等］	正常	
	仿刺参 *Apostichopus* spp.［冷冻等］	正常	
	飞鱼属所有种 *Exocoetus* spp.［冰鲜］	正常	
	飞鱼属所有种 *Exocoetus* spp.［冷冻等］	正常	
	飞鱼属所有种 *Exocoetus* spp.［冷冻等鱼卵］	正常	
	凤尾藻 *G. eucheumoides Harv.*［冷冻等］	正常	
	佛氏虎鲨 *Heterodontus francisci*［冷冻等］	正常	
	高体鰤 *Seriola dumeril*［冷冻等］	正常	
	格陵兰鳕 *Gadus ogac*［冷冻等］	正常	
	葛仙米 *Pogostemon auricularius*（*l.*）*Kassk*［冷冻等］	正常	
	蛤蜊（马珂蛤）*Mactromeris* spp.［冷冻等］	正常	
	海带 *Laminaria* spp.［冷冻等］	正常	
	海带 *Laminaria* spp.［冷藏］	正常	
	海胆 *Ciona intestinalis*［冰鲜］	正常	
	海胆 *Evechinus chloroticus*［冷冻等］	正常	
	褐菖鲉 *Sebastiscus marmoratus*［冷冻等］	正常	
	褐菖鲉 *Sebastiscus marmoratus*［冰鲜］	正常	
	褐点石斑鱼 *Epinephelus fuscoguttatus*［冷冻等］	正常	

国家和地区	产品名称	准入状态	备注
中国台湾	褐蓝子鱼 *Siganus fuscescens* [冷冻等]	正常	
	红金眼鲷 *Beryx splendens* [冷冻等]	正常	
	红金眼鲷 *Beryx splendens* [冰鲜]	正常	
	红九棘鲈 *Cephalopholis sonnerati* [冰鲜]	正常	
	红毛藻 *Bangia atropurpurea* [冷冻等]	正常	
	红毛藻 *Bangia atropurpurea* [冷藏]	正常	
	红肉旗鱼 *Kajikia audax* [冷冻等]	正常	
	红眼雪蟹 *Chinoecetes bairdi* [冷冻等]	正常	
	红钻鱼 *Etelis carbunculus* [冷冻等]	正常	
	红钻鱼 *Etelis carbunculus* [冰鲜]	正常	
	狐鲣 *Sarda Sarda* [冷冻等]	正常	
	狐鲣 *Sarda Sarda* [冰鲜]	正常	
	花腹鲭 *Scomber australasicus* [冷冻等]	正常	
	花鲶 *Silurus asotus* [冷冻等]	正常	
	黄姑鱼 *Nibea albiflora* [冷冻等]	正常	
	黄犁齿鲷 *Evynnis tumifrons* [冰鲜]	正常	
	黄犁齿鲷 *Evynnis tumifrons* [冷冻等]	正常	
	黄鳍金枪鱼 *Thunnus albacares* [冰鲜]	正常	
	黄鳍金枪鱼 *Thunnus albacares* [冷冻等]	正常	
	黄条鰤 *Seriola lalandi*，也称黄尾鰤 [冷冻等]	正常	
	黄条鰤 *Seriola lalandi*，也称黄尾鰤 [冰鲜]	正常	
	灰眼雪蟹 *Chinopecetes Opilio* [冷冻等]	正常	
	尖吻鲈 *Lates calcarifer* [冷冻等]	正常	
	鲣 *Katsuwonus pelamis* [冷冻等]	正常	
	鲣 *Katsuwonus pelamis* [冰鲜]	正常	
	剑旗鱼 *Xiphias gladius* [冷冻等]	正常	
	江蓠 *G. verrucosa* [冷冻等]	正常	
	江蓠 *G. verrucosa* [冷藏]	正常	
	叫姑鱼属所有种 *Johnius* spp. [冷冻等]	正常	
	接吻鱼 *Helostoma temminckii* [冷冻等]	正常	
	金枪鱼属所有种 *Thunnus* spp. [冷冻等]	正常	
	金枪鱼属所有种 *Thunnus* spp. [冰鲜]	正常	
	军曹鱼 *Rachycentron canadus* [冷冻等鱼肝]	正常	
	军曹鱼 *Rachycentron canadus* [冷冻等]	正常	
	堪察加拟石蟹 *Paralithodes camtschaticus* [冷冻等]	正常	

国家和地区	产品名称	准入状态	备注
中国台湾	康氏马鲛 *Scomberomorus commerson*［冰鲜］	正常	
	康氏马鲛 *Scomberomorus commerson*［冷冻等］	正常	
	克氏原螯虾 *Procambarus clarkii*［冰鲜］	正常	
	克氏原螯虾 *Procambarus clarkii*［冷冻等］	正常	
	口孵非鲫属所有种 *Oreochromis* spp.［冷冻等］	正常	
	口虾蛄 *Oratosquilla oratoria*［冷冻等］	正常	
	库页岛马珂蛤 *Pseudocardium sachalinense*［冷冻等］	正常	
	蓝尖尾无须鳕 *Macruronus novaezelandiae*［冷冻等］	正常	
	蓝鳍金枪鱼 *Thunnus maccoyii*［冰鲜］	正常	
	龙虾（常见品种：中国龙虾、波纹龙虾、日本龙虾、杂色龙虾、少刺龙虾、长足龙虾、真龙虾等）*Palinuridae*［冷冻］	正常	
	龙虾（常见品种：中国龙虾、波纹龙虾、日本龙虾、杂色龙虾、少刺龙虾、长足龙虾、真龙虾等）*Palinuridae*［冰鲜］	正常	
	绿壳菜蛤 *Perna viridis*［冷冻等］	正常	
	马鲛属所有种 *Scomberomorus* spp.［冷冻等］	正常	
	马面鲀 *Thamnaconus modestus*［冷冻等］	正常	
	马苏大麻哈鱼 *Oncorhynchus masou*［冷冻等］	正常	
	玛拉巴石斑鱼 *Epinephelus malabaricus*［冷冻等］	正常	
	鳗鲡属所有种 *Anguilla* spp.［冷冻等］	正常	
	毛鳞鱼 *Mallotus villosus*［冷冻等鱼卵］	正常	
	玫瑰大麻哈鱼 *Oncorhynchus rhodurus*［冷冻等］	正常	
	美洲鳀 *Engraulis mordax*［冷冻等］	正常	
	秘鲁鳀 *Engraulis ringens*［冷冻等］	正常	
	鮸鱼 *Miichthys miiuy*［冷冻等］	正常	
	牡蛎 *Ostrea*［冷冻等］	正常	
	牡蛎 *Ostrea*［冰鲜］	正常	
	南非鳀 *Engraulis capensis*［冷冻等］	正常	
	尼罗尖吻鲈 *Lates niloticus*［冰鲜］	正常	
	尼罗尖吻鲈 *Lates niloticus*［冷冻等］	正常	
	牛蛙 *Rana catesbiana*［冷冻等］	正常	
	欧洲鳀 *Engraulis encrasicolus*［冷冻等］	正常	
	平鳍旗鱼 *Istiophorus platypterus*［冷冻等］	正常	
	旗鱼属所有种 *Istiophorus* spp.［冷冻等］	正常	
	鲯鳅 *Coryphaena hippurus*［冷冻等］	正常	
	枪鱼属所有种 *Makaira* spp.［冰鲜］	正常	

国家和地区	产品名称	准入状态	备注
中国台湾	蔷薇带鲹或棘鳞蛇鲭 *Ruvettus pretiosus*［冷冻等］	正常	
	青点鹦嘴鱼 *Scarus ghobban*［冷冻等］	正常	
	青石斑鱼 *Epinephelus awoara*［冷冻等］	正常	
	鲭鱼 *Scomber scombrus*［冷冻等］	正常	
	鲭鱼 *Scomber scombrus*［冰鲜］	正常	
	鲭属所有种 *Scomber* spp.［冷冻等］	正常	
	秋刀鱼 *Cololabis saira*［冷冻等］	正常	
	毬藻 *Aegagropila linnaei*［冷藏］	正常	
	毬藻 *Aegagropila linnaei*［冷冻等］	正常	
	裙带菜 *Undaria pinnatifida*（*Harv.*）*Suringar*［冷冻等］	正常	
	日本鳗鲡 *Anguilla japonica*［冷冻等］	正常	
	日本鲭 *Scomber japonicus*［冰鲜］	正常	
	日本鳀 *Engraulis japonicus*［冷冻等］	正常	
	日本乌鲂 *Brama japonica*［冷冻等］	正常	
	日本沼虾 *Macrobranchium nipponense*［冷冻等］	正常	
	日本真鲈 *Lateolabrax japonicus*，［冷冻等］	正常	
	日本竹荚鱼 *Trachurus japonicus*［冷冻等］	正常	
	日本竹荚鱼 *Trachurus japonicus*［冰鲜］	正常	
	三线鸡鱼 *Parapristipoma trilineatum*［冷冻等］	正常	
	沙带鱼 *Lepturacanthus savala*［冷冻等］	正常	
	沙丁鱼 *Sardina pilchardus*［冷冻等］	正常	
	沙氏下鱵 *Hyporhamphus sojori*，异名日本下鱵鱼 *Hyporhamphus sajori*［冷冻等］	正常	
	沙氏下鱵 *Hyporhamphus sojori*，异名日本下鱵鱼 *Hyporhamphus sajori*［冰鲜］	正常	
	珊瑚藻 *Gelidiales*［冷冻等］	正常	
	扇贝 *Placopecta*（*Placopecten*）*magellanicus*［冰鲜］	正常	
	扇贝 *Placopecta*（*Placopecten*）*magellanicus*［冷冻等］	正常	
	鲹属所有种 *Caranx* spp.［冷冻等］	正常	
	虱目鱼 *Chanos chanos*［冰鲜］	正常	
	虱目鱼 *Chanos chanos*［冷冻等］	正常	
	鲕鱼或五条鲕 *Seriola quinqueradiata*［冷冻等］	正常	
	鲕属所有种 *Seriola* spp.［冷冻等］	正常	
	石斑鱼属所有种 *Epinephelus* spp.［冷冻等］	正常	
	石斑鱼属所有种 *Epinephelus* spp.［冰鲜］	正常	
	舒氏猪齿鱼 *Choerodon schoenleinii*［冷冻等］	正常	
	四指马鲅 *Eleutheronema rhadinum*［冷冻等］	正常	

国家和地区	产品名称	准入状态	备注
中国台湾	四指马鲅 *Eleutheronema rhadinum*［冰鲜］	正常	
	鲹 *Liza haematocheila*，异名鲻鲹梭鱼 *Chelon haematocheilus*［冷冻等］	正常	
	太平洋蓝鳍金枪鱼 *Thunnus orientalis*［冷冻等］	正常	
	太平洋蓝鳍金枪鱼 *Thunnus orientalis*［冰鲜］	正常	
	太平洋鳕，又名大头鳕 *Gadus macrocephalus*［冷冻等］	正常	
	驼背大麻哈鱼 *Oncorhynchus gorbuscha*［冷冻等］	正常	
	乌贼目所有种 *Sepiida* spp.［冰鲜］	正常	
	乌贼目所有种 *Sepiida* spp.［冷冻等］	正常	
	无齿相手蟹 *Sesarma dehaani*［冰鲜］	正常	
	无齿相手蟹 *Sesarma dehaani*［冷冻等］	正常	
	狭鳞庸鲽 *Hippoglossus stenolepis*［冷冻等］	正常	
	香鱼 *Plecoglossus altivelis*［冷冻等］	正常	
	香鱼 *Plecoglossus altivelis*［冰鲜］	正常	
	小球藻 *Chlorella*［冷藏］	正常	
	小球藻 *Chlorella* spp.［冷冻等］	正常	
	星斑裸颊鲷 *Lethrinus nebulosus*［冷冻等］	正常	
	旭蟹 *Ranina ranina*［冷冻等］	正常	
	雪蟹 *Chionoecetes* spp.［冷冻等］	正常	
	亚洲胡瓜鱼或美洲胡瓜鱼 *Osmerus mordax*［冷冻等］	正常	
	眼眶鱼 *Mene maculata*［冷冻等］	正常	
	异鳞蛇鲭，*Lepidocybium flavobrunneum*［冷冻等］	正常	
	银鲳 *Pampus argenteus*［冰鲜］	正常	
	银大麻哈鱼 *Oncorhynchus kisutch*［冷冻等］	正常	
	银纹笛鲷 *Lutjanus argentimaculatus*［冷冻等］	正常	
	庸鲽 *Hippoglossus hippoglossus*（格陵兰）［冷冻等］	正常	
	庸鲽 *Hippoglossus hippoglossus*（格陵兰庸鲽鱼除外）［冷冻等］	正常	
	鱿鱼 *Loligo*［冷冻等］	正常	
	鱿鱼 *Loligo* spp.［冰鲜］	正常	
	圆鳍鱼 *Cyclopterus lumpus*［冷冻等鱼卵］	正常	
	章鱼 *Octopus*［冰鲜］	正常	
	章鱼 *Octopus*［冷冻等］	正常	
	杖蛇鲭 *Thyrsites atun*［冷冻等］	正常	
	真鲷 *Pagrus major*［冰鲜］	正常	
	真鲷 *Pagrus major*［冷冻等］	正常	
	正樱虾 *Sergia lucens*［冷冻等］	正常	

国家和地区	产品名称	准入状态	备注
中国台湾	中国鲳 *Pampus chinensis*［冰鲜］	正常	
	中华管鞭虾 *Solenocera crassicornis*［冷冻等］	正常	
	中间低鳍鲳 *Peprilus medius*［冷冻等］	正常	
	鲻鱼 *Mugil cephalus*［冷冻等鱼肝］	正常	
	紫菜 *Porphyra*［冷藏］	正常	
	紫菜 *Porphyra*［冷冻等］	正常	
中国香港	澳洲棘鲷 *Acanthopagrus australis*［冷冻等］	正常	
	巴布亚硝水母 *Mastigias papua*［冷冻等］	正常	
	白姑鱼 *Argyrosomus argentatus*［冷冻等］	正常	
	白鲑属所有种 *Coregonus* spp.［冷冻等］	正常	
	白鲑属所有种 *Coregonus* spp.［冰鲜］	正常	
	斑点马鲛 *Scomberomorus guttatus*［冷冻等］	正常	
	斑节对虾 *Penaeus monodon*［冷冻等］	正常	
	斑鳍大眼鲷 *Priacanthus cruentatus*［冷冻等］	正常	
	鲍螺 *Haliotis* spp.［冷冻等］	正常	
	鲍鱼 *Haliotis*、*Concholepas*［冷冻等］	正常	
	鲍鱼 *Haliotis*、*Concholepas*［冰鲜］	正常	
	北鲑属所有种 *Stenodus* spp.［冰鲜］	正常	
	北鲑属所有种 *Stenodus* spp.［冷冻等］	正常	
	贝氏小鲷 *Pagellus bellottii*［冷冻等］	正常	
	波路豆齿蛇鳗 *Pisodonophis boro*［冷冻等］	正常	
	博氏巨鲇 *Pangasius bocourti*［冷冻等］	正常	
	长颌北鲑 *Stenodus leucichthys*［冰鲜］	正常	
	长颌北鲑 *Stenodus leucichthys*［冷冻等］	正常	
	长颌棱鳀 *Thryssa setirostris*［冷冻等］	正常	
	长鲚 *Ilisha elongata*［冷冻等］	正常	
	长鳍鳕属所有种 *Urophycis* spp.［冷冻等］	正常	
	长体蛇鲻 *Saurida elongata*［冷冻等］	正常	
	长体水珍鱼 *Argentina elongata*［冷冻等］	正常	
	长体油胡瓜鱼 *Spirinchus lanceolatus*［冷冻等］	正常	
	长尾大眼鲷 *Priacanthus tayenus*［冷冻等］	正常	
	长心卡帕藻 *Kappaphycus alvarezii*［冷冻等］	正常	
	赤魟 *Dasyatis akajei*［冷冻等］	正常	
	刺参 *Stichopus* spp.［冷冻等］	正常	
	刺鲳 *Psenopsis anomala*［冷冻等］	正常	

国家和地区	产品名称	准入状态	备注
中国香港	大鳞大麻哈鱼 *Oncorhynchus tshawytscha*［冰鲜］	正常	
	大麻哈鱼 *Oncorhynchus keta*［冷冻等］	正常	
	大麻哈鱼 *Oncorhynchus keta*［冰鲜］	正常	
	大青鲨 *Prionace glauca*［冷冻等］	正常	
	大头狗母鱼 *Trachinocephalus myops*［冷冻等］	正常	
	大西洋鲑 *Salmo salar*［冰鲜］	正常	
	大西洋胸棘鲷 *Hoplostethus atlanticus*［冷冻等］	正常	
	大西洋鳕 *Gadus morhua*［冷冻等］	正常	
	大西洋鳕 *Gadus morhua*［冻鱼卵］	正常	
	大西洋牙鲆 *Paralichthys dentatus*［冷冻等］	正常	
	大眼鲷属所有种 *Priacanthus* spp.［冷冻等］	正常	
	单角革鲀 *Aluterus Monoceros*［冷冻等］	正常	
	刀额新对虾 *metapenaeus ensis*［冷冻等］	正常	
	刀鱼 *Coilia ectenes*［冷冻等］	正常	
	倒刺鲃 *Spinibarbus denticulatus*［冷冻等］	正常	
	笛鲷属所有种 *Lutjanus* spp.［冷冻等］	正常	
	鲽鱼 *Pleuronectes platessa*［冷冻等］	正常	
	短舌鳎 *Cynoglossus abbreviatus*［冷冻等］	正常	
	短尾大眼鲷 *Priacanthus macracanthus*［冷冻等］	正常	
	短吻秋刀鱼 *Cololabis brevirostris*［冷冻等］	正常	
	多鳞鱚 *Sillago sihama*［冷冻等］	正常	
	凡纳（滨）对虾 *Penaeus vannamei*（又为 *Litopenaeus vannamei*）［冷冻等］	正常	
	仿刺参 *Apostichopus* spp.［冷冻等］	正常	
	飞鱼属所有种 *Exocoetus* spp.［冷冻等鱼卵］	正常	
	风尾藻 *G. eucheumoides Harv.*［冷冻等］	正常	
	佛氏虎鲨 *Heterodontus francisci*［冷冻等］	正常	
	格陵兰鳕 *Gadus ogac*［冷冻等鱼卵］	正常	
	格陵兰鳕 *Gadus ogac*［冷冻等］	正常	
	格陵兰鳕 *Gadus ogac*［冰鲜］	正常	
	蛤蜊（马珂蛤）*Mactromeris* spp.［冷冻等］	正常	
	蛤蜊（马珂蛤）*Mactromeris* spp.［冰鲜］	正常	
	公鱼属所有种 *Hypomesus* spp.［冷冻等］	正常	
	骨螺 *Murex*［冷冻等］	正常	
	骨螺 *Murex*［冰鲜］	正常	
	海草 *Zostera marina L.*［冷冻等］	正常	

国家和地区	产品名称	准入状态	备注
中国香港	海鲫 *Embiotoca jacksoni*［冷冻等］	正常	
	海鳗 *Muraenesox cinereus*［冷冻等］	正常	
	海南华鳊 *Sinibrama melrosei*［冷冻等］	正常	
	海蜇 *Rhopilema* spp.［冷冻等］	正常	
	黑棘鲷 *Acanthopagrus schlegelii*［冷冻等］	正常	
	黑鳃梅童鱼 *Collichthys niveatus*［冷冻等］	正常	
	黑异海鲂 *Allocyttus niger*［冷冻等］	正常	
	黑藻 *Hydrilla verticillata*［冷冻等］	正常	
	红大麻哈鱼 *Oncorhynchus nerka*［冰鲜］	正常	
	红笛鲷 *Lutjanus sanguineus*［冷冻等］	正常	
	红点鲑属所有种 *Salvelinus* spp.［冰鲜］	正常	
	红点鲑属所有种 *Salvelinus* spp.［冷冻等］	正常	
	红鳍裸颊鲷 *Lethrinus haematopterus*［冷冻等］	正常	
	红眼雪蟹 *Chinoecetes bairdi*［冷冻等］	正常	
	花鲶 *Silurus asotus*［冷冻等］	正常	
	画眉笛鲷 *Lutjanus vitta*［冷冻等］	正常	
	黄姑鱼 *Nibea albiflora*［冷冻等］	正常	
	黄鳍棘鲷 *Acanthopagrus latus*［冷冻等］	正常	
	黄鳍金枪鱼 *Thunnus albacares*［冷冻等］	正常	
	灰眼雪蟹 *Chinopecetes Opilio*［冷冻等］	正常	
	茴鱼属所有种 *Thymallus* spp.［冷冻等］	正常	
	茴鱼属所有种 *Thymallus* spp.［冰鲜］	正常	
	鲣 *Katsuwonus pelamis*［冷冻等］	正常	
	江蓠 *G. verrucosa*［冷冻等］	正常	
	江蓠 *G. verrucosa*［冷藏］	正常	
	叫姑鱼 *Johnius grypotus*［冷冻等］	正常	
	金钱鱼 *Scatophagus argus*［冷冻等］	正常	
	金枪鱼属所有种 *Thunnus* spp.［冷冻等］	正常	
	金枪鱼属所有种 *Thunnus* spp.［鱼油］	正常	
	金线鱼 *Nemipterus virgatus*［冷冻等］	正常	
	金线鱼属所有种 *Nemipterus* spp.［冷冻等］	正常	
	巨藻 *Lessonia* spp.［冷冻等］	正常	
	堪察加拟石蟹 *Paralithodes camtschaticus*［冷冻等］	正常	
	康氏马鲛 *Scomberomorus commerson*［冷冻等］	正常	
	口孵非鲫属所有种 *Oreochromis* spp.［冷冻等］	正常	

国家和地区	产品名称	准入状态	备注
中国香港	口虾蛄 *Oratosquilla oratoria*［冷冻等］	正常	
	口虾蛄 *Oratosquilla oratoria*［冰鲜］	正常	
	蓝点马鲛鱼 *Scomberomorus niphonius*［冷冻等］	正常	
	蓝灰鲕鲳 *Seriolella caerulea*［冷冻等］	正常	
	蓝尖尾无须鳕 *Macruronus novaezelandiae*［冷冻等］	正常	
	勒氏笛鲷 *Lutjanus russelli*［冷冻等］	正常	
	六带石斑鱼 *Epinephelus sexfasciatus*［冷冻等］	正常	
	龙须草 *Potamogeton pectinatus*［冷冻等］	正常	
	绿鳍马面鲀 *Thamnaconus septentrionalis*［冷冻等］	正常	
	马拉巴若鲹 *Carangoides malabaricus*［冷冻等］	正常	
	马苏大麻哈鱼 *Oncorhynchus masou*［冰鲜］	正常	
	马蹄螺 *Trochus niloticus*［冷冻等］	正常	
	鳗鲡属所有种 *Anguilla* spp.［冷冻等］	正常	
	毛里塔尼亚拟牙鹹 *Pseudotolithus senegallus*，异名短颌拟牙鹹 *Pseudotolithus brachygnathus*［冷冻等］	正常	
	毛鳞鱼 *Mallotus villosus*［冷冻等］	正常	
	玫瑰大麻哈鱼 *Oncorhynchus rhodurus*［冰鲜］	正常	
	鮸鱼 *Miichthys miiuy*［冷冻等］	正常	
	摩拉吧笛鲷 *Lutjanus malabaricus*［冷冻等］	正常	
	牡蛎 *Ostrea*［冰鲜］	正常	
	牡蛎 *Ostrea*［冷冻等］	正常	
	南美尖尾无须鳕 *Macruronus Magellanicus*［冷冻等］	正常	
	平鳍旗鱼 *Istiophorus platypterus*［冷冻等］	正常	
	枪鱼属所有种 *Makaira* spp.［冷冻等］	正常	
	青螺 *Patelloida Saccharina Linnaeus*［冷冻等］	正常	
	秋刀鱼 *Cololabis saira*［冷冻等］	正常	
	裙带菜 *Undaria pinnatifida*（*Harv.*）*Suringar*［冷冻等］	正常	
	日本的鲷 *Zeus faber*［冷冻等］	正常	
	日本金线鱼 *Nemipterus japonicus*［冷冻等］	正常	
	日本乌鲂 *Brama japonica*［冷冻等］	正常	
	日本真鲈 *Lateolabrax japonicus*，［冷冻等］	正常	
	日本竹䇲鱼 *Trachurus japonicus*［冷冻等］	正常	
	三疣梭子蟹 *Portunus trituberculatus*［冷冻等］	正常	
	沙氏下鱵 *Hyporhamphus sojori*，异名日本下鱵鱼 *Hyporhamphus sajori*［冷冻等］	正常	
	沙水母［冷冻等］	正常	

国家和地区	产品名称	准入状态	备注
中国香港	扇贝 *Placopecta*（*Placopecten*）*magellanicus*［冰鲜］	正常	
	扇贝 *Placopecta*（*Placopecten*）*magellanicus*［冷冻等］	正常	
	鲹属所有种 *Caranx* spp.［冷冻等］	正常	
	虱目鱼 *Chanos chanos*［冷冻等］	正常	
	石斑鱼属所有种 *Epinephelus* spp.［冰鲜］	正常	
	石斑鱼属所有种 *Epinephelus* spp.［冷冻等］	正常	
	鲥鱼 *Tenualosa reevesii*［冷冻等］	正常	
	首长黄道蟹 *Cancer magister*［冰鲜］	正常	
	丝背冠鳞单棘鲀 *Stephanolepis cirrhifer*［冷冻等］	正常	
	四指马鲅 *Eleutheronema rhadinum*［冷冻等］	正常	
	太平洋鲑属所有种或大麻哈鱼属所有种 *Oncorhynchus* spp.［冰鲜］	正常	
	太平洋鲑属所有种或大麻哈鱼属所有种 *Oncorhynchus* spp.［冷冻等］	正常	
	太平洋潜泥蛤 *Panopea generosa*［冷冻等］	正常	
	太平洋潜泥蛤 *Panopea generosa*［冰鲜］	正常	
	太平洋鳕，又名大头鳕 *Gadus macrocephalus*［冷冻等鱼卵］	正常	
	太平洋鳕，又名大头鳕 *Gadus macrocephalus*［冰鲜］	正常	
	太平洋鳕，又名大头鳕 *Gadus macrocephalus*［冷冻等］	正常	
	驼背大麻哈鱼 *Oncorhynchus gorbuscha*［冰鲜］	正常	
	驼背胡椒鲷 *Plectorhinchus gibbosus*［冷冻等］	正常	
	乌帽龙占 *Lethrinus lentjan* 台湾名，同种异名纵带裸颊鲷 *Lethrinus leutjanus* 中国大陆名［冷冻等］	正常	
	乌贼目所有种 *Sepiida* spp.［冷冻等］	正常	
	细鳞鱼属所有种 *Brachymystax* spp.［冰鲜］	正常	
	细鳞鱼属所有种 *Brachymystax* spp.［冷冻等］	正常	
	细条石鲷鲷 *Lithognathus mormyrus*［冷冻等］	正常	
	狭鳕 *Theragra chalcogramma*，也称黄线狭鳕［冷冻等鱼肝］	正常	
	狭鳕 *Theragra chalcogramma*，也称黄线狭鳕［冷冻等鱼卵］	正常	
	狭鳕 *Theragra chalcogramma*，也称黄线狭鳕［冷冻等］	正常	
	香螺 *Syrinx* spp.［冷冻等］	正常	
	小头油鲽 *Microstomus kitt*［冷冻等］	正常	
	肖氏胡椒鲷 *Plectorhinchus schotaf*［冷冻等］	正常	
	星斑裸颊鲷 *Lethrinus nebulosus*［冷冻等］	正常	
	星康吉鳗 *Conger myriaster*［冷冻等］	正常	
	雪蟹 *Chionoecetes* spp.［冷冻等］	正常	
	牙鲆 *Paralichthys olivaceus*［冷冻等］	正常	

国家和地区	产品名称	准入状态	备注
中国香港	亚洲胡瓜鱼或美洲胡瓜鱼 *Osmerus mordax* ［冷冻等］	正常	
	羊鱼 *Mullus barbatus barbatus* ［冷冻等］	正常	
	鳐属所有种 *Raja* spp. ［冷冻等］	正常	
	异形波鱼 *Trigonostigma heteromorpha* ［冷冻等］	正常	
	异枝卡帕藻 *Kappaphycus striatum* ［冷冻等］	正常	
	银带鱚 *Sillago argentifasciata* ［冷冻等］	正常	
	银鸡鱼 *Pomadasys argenteus* ［冷冻等］	正常	
	银鲳鲭 *Seriolella punctata* ［冷冻等］	正常	
	银鱼属所有种 *Salanx* spp. ［冷冻等］	正常	
	鱿鱼 *Loligo* ［冷冻等］	正常	
	羽鳃鲐 *Rastrelliger kanagurta* ［冷冻等］	正常	
	圆鳍鱼 *Cyclopterus lumpus* ［冷冻等］	正常	
	章鱼 *Octopus* ［冷冻等］	正常	
	哲罗鱼属所有种 *Hucho* spp. ［冰鲜］	正常	
	哲罗鱼属所有种 *Hucho* spp. ［冷冻等］	正常	
	珍珠鱼属所有种 *Margariscus* spp. ［冷冻等］	正常	
	真鲷 *Pagrus major* ［冷冻等］	正常	
	竹蛏 *Solen strictus* ［冷冻等］	正常	
	鲻鱼 *Mugil cephalus* ［冷冻等鱼肝］	正常	
	紫菜 *Porphyra* ［冷藏］	正常	
	紫菜 *Porphyra* ［冷冻等］	正常	

附录3

符合评估审查要求及有传统贸易的国家或地区输华食品目录（乳制品名单）

北美洲

国家和地区	产品名称	准入状态	企业名单
哥斯达黎加	巴氏杀菌乳 pasteurized milk	正常	
	部分脱脂乳粉 partly skimmed milk powder	正常	
	调味灭菌乳 flavored sterilized milk	正常	
	调味乳粉 flavoured milk powder	正常	
	调制乳 modified milk	正常	
	发酵乳 fermented milk	正常	
	风味发酵乳 flavored fermented milk	正常	
	干酪 cheese	正常	
	黄油 butter	正常	
	加糖炼乳 sweetened condensed milk	正常	
	炼乳 condensed milk	正常	
	灭菌乳 sterilized milk	正常	
	浓缩乳清蛋白粉 whey protein concentrate	正常	
	配方乳粉 formula milk powder	正常	
	其他炼乳 other condensed milk	正常	
	其他奶酪 other cheese	正常	
	其他奶油 other milkfat	正常	
	其他乳粉 other milk powder	正常	
	其他乳及乳制品 other milk and milk products	正常	
	其他乳清粉 other whey powder	正常	
	其他消毒乳 other disinfection milk	正常	
	全脂加糖乳粉 sweetened milk powder	正常	
	全脂乳粉 whole milk powder	正常	
	乳粉 milk powder	正常	
	乳清粉 whey powder	正常	
	脱盐乳清粉 demineralized whey powder	正常	
	脱脂乳粉 skimmed milk powder	正常	
	无糖炼乳 evaporated milk	正常	
	稀奶油 cream	正常	
	营养强化配方乳粉 fortified formula milk powder	正常	
	硬质干酪 hard cheese	正常	
	婴幼儿配方乳粉 infant formula milk powder	正常	
	婴幼儿配方液态乳 infant formula liquid milk	正常	

续表1

国家和地区	产品名称	准入状态	企业名单
加拿大	巴氏杀菌乳 *pasteurized milk*	正常	
	部分脱脂乳粉 *partly skimmed milk powder*	正常	
	调味灭菌乳 *flavored sterilized milk*	正常	
	调味乳粉 *flavoured milk powder*	正常	
	调制乳 *modified milk*	正常	
	发酵乳 *fermented milk*	正常	
	风味发酵乳 *flavored fermented milk*	正常	
	干酪 *cheese*	正常	
	黄油 *butter*	正常	
	加糖炼乳 *sweetened condensed milk*	正常	
	炼乳 *condensed milk*	正常	
	灭菌乳 *sterilized milk*	正常	
	浓缩乳清蛋白粉 *whey protein concentrate*	正常	
	配方乳粉 *formula milk powder*	正常	
	其他炼乳 *other condensed milk*	正常	
	其他奶酪 *other cheese*	正常	
	其他奶油 *other milkfat*	正常	
	其他乳粉 *other milk powder*	正常	
	其他乳及乳制品 *other milk and milk products*	正常	
	其他乳清粉 *other whey powder*	正常	
	其他消毒乳 *other disinfection milk*	正常	
	全脂加糖乳粉 *sweetened milk powder*	正常	
	全脂乳粉 *whole milk powder*	正常	
	乳粉 *milk powder*	正常	
	乳清粉 *whey powder*	正常	
	脱盐乳清粉 *demineralized whey powder*	正常	
	脱脂乳粉 *skimmed milk powder*	正常	
	无糖炼乳 *evaporated milk*	正常	
	稀奶油 *cream*	正常	
	营养强化配方乳粉 *fortified formula milk powder*	正常	
	硬质干酪 *hard cheese*	正常	
	婴幼儿配方乳粉 *infant formula milk powder*	正常	
	婴幼儿配方液态乳 *infant formula liquid milk*	正常	

国家和地区	产品名称	准入状态	企业名单
美国	巴氏杀菌乳 pasteurized milk	正常	
	部分脱脂乳粉 partly skimmed milk powder	正常	
	调味灭菌乳 flavored sterilized milk	正常	
	调味乳粉 flavoured milk powder	正常	
	调制乳 modified milk	正常	
	发酵乳 fermented milk	正常	
	风味发酵乳 flavored fermented milk	正常	
	干酪 cheese	正常	
	黄油 butter	正常	
	加糖炼乳 sweetened condensed milk	正常	
	炼乳 condensed milk	正常	
	灭菌乳 sterilized milk	正常	
	浓缩乳清蛋白粉 whey protein concentrate	正常	
	配方乳粉 formula milk powder	正常	
	其他炼乳 other condensed milk	正常	
	其他奶酪 other cheese	正常	
	其他奶油 other milkfat	正常	
	其他乳粉 other milk powder	正常	
	其他乳及乳制品 other milk and milk products	正常	
	其他乳清粉 other whey powder	正常	
	其他消毒乳 other disinfection milk	正常	
	全脂加糖乳粉 sweetened milk powder	正常	
	全脂乳粉 whole milk powder	正常	
	乳粉 milk powder	正常	
	乳清粉 whey powder	正常	
	脱盐乳清粉 demineralized whey powder	正常	
	脱脂乳粉 skimmed milk powder	正常	
	无糖炼乳 evaporated milk	正常	
	稀奶油 cream	正常	
	营养强化配方乳粉 fortified formula milk powder	正常	
	硬质干酪 hard cheese	正常	
	婴幼儿配方乳粉 infant formula milk powder	正常	
	婴幼儿配方液态乳 infant formula liquid milk	正常	

国家和地区	产品名称	准入状态	企业名单
墨西哥	干酪 cheese	正常	
	黄油 butter	正常	
	其他奶酪 other cheese	正常	
	其他乳清粉 other whey powder	正常	
	乳粉 milk powder	正常	
	乳清粉 whey powder	正常	
	脱盐乳清 demineralized whey powder	正常	
	稀奶油 cream	正常	

大洋洲

国家和地区	产品名称	准入状态	企业名单
澳大利亚	巴氏杀菌乳 pasteurized milk	正常	
	部分脱脂乳粉 partly skimmed milk powder	正常	
	调味灭菌乳 flavored sterilized milk	正常	
	调味乳粉 flavoured milk powder	正常	
	调制乳 modified milk	正常	
	发酵乳 fermented milk	正常	
	风味发酵乳 flavored fermented milk	正常	
	干酪 cheese	正常	
	黄油 butter	正常	
	加糖炼乳 sweetened condensed milk	正常	
	炼乳 condensed milk	正常	
	灭菌乳 sterilized milk	正常	
	浓缩乳清蛋白粉 whey protein concentrate	正常	
	配方乳粉 formula milk powder	正常	
	其他炼乳 other condensed milk	正常	
	其他奶酪 other cheese	正常	
	其他奶油 other milkfat	正常	
	其他乳粉 other milk powder	正常	
	其他乳及乳制品 other milk and milk products	正常	
	其他乳清粉 other whey powder	正常	
	其他消毒乳 other disinfection milk	正常	
	全脂加糖乳粉 sweetened milk powder	正常	
	全脂乳粉 whole milk powder	正常	
	乳粉 milk powder	正常	

国家和地区	产品名称	准入状态	企业名单
澳大利亚	乳清粉 whey powder	正常	
	脱盐乳清粉 demineralized whey powder	正常	
	脱脂乳粉 skimmed milk powder	正常	
	无糖炼乳 evaporated milk	正常	
	稀奶油 cream	正常	
	营养强化配方乳粉 fortified formula milk powder	正常	
	硬质干酪 hard cheese	正常	
	婴幼儿配方乳粉 infant formula milk powder	正常	
	婴幼儿配方液态乳 infant formula liquid milk	正常	
新西兰	巴氏杀菌乳 pasteurized milk	正常	
	部分脱脂乳粉 partly skimmed milk powder	正常	
	调味灭菌乳 flavored sterilized milk	正常	
	调味乳粉 flavoured milk powder	正常	
	调制乳 modified milk	正常	
	发酵乳 fermented milk	正常	
	风味发酵乳 flavored fermented milk	正常	
	干酪 cheese	正常	
	黄油 butter	正常	
	加糖炼乳 sweetened condensed milk	正常	
	炼乳 condensed milk	正常	
	灭菌乳 sterilized milk	正常	
	浓缩乳清蛋白粉 whey protein concentrate	正常	
	配方乳粉 formula milk powder	正常	
	其他炼乳 other condensed milk	正常	
	其他奶酪 other cheese	正常	
	其他奶油 other milkfat	正常	
	其他乳粉 other milk powder	正常	
	其他乳及乳制品 other milk and milk products	正常	
	其他乳清粉 other whey powder	正常	
	其他消毒乳 other disinfection milk	正常	
	全脂加糖乳粉 sweetened milk powder	正常	
	全脂乳粉 whole milk powder	正常	
	乳粉 milk powder	正常	
	乳清粉 whey powder	正常	
	脱盐乳清粉 demineralized whey powder	正常	

国家和地区	产品名称	准入状态	企业名单
新西兰	脱脂乳粉 *skimmed milk powder*	正常	
	无糖炼乳 *evaporated milk*	正常	
	稀奶油 *cream*	正常	
	营养强化配方乳粉 *fortified formula milk powder*	正常	
	硬质干酪 *hard cheese*	正常	
	婴幼儿配方乳粉 *infant formula milk powder*	正常	
	婴幼儿配方液态乳 *infant formula liquid milk*	正常	

南美洲

国家和地区	产品名称	准入状态	企业名单
阿根廷	巴氏杀菌乳 *pasteurized milk*	正常	
	部分脱脂乳粉 *partly skimmed milk powder*	正常	
	调味灭菌乳 *flavored sterilized milk*	正常	
	调味乳粉 *flavoured milk powder*	正常	
	调制乳 *modified milk*	正常	
	发酵乳 *fermented milk*	正常	
	风味发酵乳 *flavored fermented milk*	正常	
	干酪 *cheese*	正常	
	黄油 *butter*	正常	
	加糖炼乳 *sweetened condensed milk*	正常	
	炼乳 *condensed milk*	正常	
	灭菌乳 *sterilized milk*	正常	
	浓缩乳清蛋白粉 *whey protein concentrate*	正常	
	配方乳粉 *formula milk powder*	正常	
	其他炼乳 *other condensed milk*	正常	
	其他奶酪 *other cheese*	正常	
	其他奶油 *other milkfat*	正常	
	其他乳粉 *other milk powder*	正常	
	其他乳及乳制品 *other milk and milk products*	正常	
	其他乳清粉 *other whey powder*	正常	
	其他消毒乳 *other disinfection milk*	正常	
	全脂加糖乳粉 *sweetened milk powder*	正常	
	全脂乳粉 *whole milk powder*	正常	
	乳粉 *milk powder*	正常	
	乳清粉 *whey powder*	正常	

国家和地区	产品名称	准入状态	企业名单
阿根廷	脱盐乳清粉 demineralized whey powder	正常	
	脱脂乳粉 skimmed milk powder	正常	
	无糖炼乳 evaporated milk	正常	
	稀奶油 cream	正常	
	营养强化配方乳粉 fortified formula milk powder	正常	
	硬质干酪 hard cheese	正常	
	婴幼儿配方乳粉 infant formula milk powder	正常	
	婴幼儿配方液态乳 infant formula liquid milk	正常	
乌拉圭	巴氏杀菌乳 pasteurized milk	正常	
	部分脱脂乳粉 partly skimmed milk powder	正常	
	调味灭菌乳 flavored sterilized milk	正常	
	调味乳粉 flavoured milk powder	正常	
	调制乳 modified milk	正常	
	发酵乳 fermented milk	正常	
	风味发酵乳 flavored fermented milk	正常	
	干酪 cheese	正常	
	黄油 butter	正常	
	加糖炼乳 sweetened condensed milk	正常	
	炼乳 condensed milk	正常	
	灭菌乳 sterilized milk	正常	
	浓缩乳清蛋白粉 whey protein concentrate	正常	
	配方乳粉 formula milk powder	正常	
	其他炼乳 other condensed milk	正常	
	其他奶酪 other cheese	正常	
	其他奶油 other milkfat	正常	
	其他乳粉 other milk powder	正常	
	其他乳及乳制品 other milk and milk products	正常	
	其他乳清粉 other whey powder	正常	
	其他消毒乳 other disinfection milk	正常	
	全脂加糖乳粉 sweetened milk powder	正常	
	全脂乳粉 whole milk powder	正常	
	乳粉 milk powder	正常	
	乳清粉 whey powder	正常	
	脱盐乳清粉 demineralized whey powder	正常	
	脱脂乳粉 skimmed milk powder	正常	

国家和地区	产品名称	准入状态	企业名单
乌拉圭	无糖炼乳 *evaporated milk*	正常	
	稀奶油 *cream*	正常	
	营养强化配方乳粉 *fortified formula milk powder*	正常	
	硬质干酪 *hard cheese*	正常	
	婴幼儿配方乳粉 *infant formula milk powder*	正常	
	婴幼儿配方液态乳 *infant formula liquid milk*	正常	
智利	巴氏杀菌乳 *pasteurized milk*	正常	
	部分脱脂乳粉 *partly skimmed milk powder*	正常	
	调味灭菌乳 *flavored sterilized milk*	正常	
	调味乳粉 *flavoured milk powder*	正常	
	调制乳 *modified milk*	正常	
	发酵乳 *fermented milk*	正常	
	风味发酵乳 *flavored fermented milk*	正常	
	干酪 *cheese*	正常	
	黄油 *butter*	正常	
	加糖炼乳 *sweetened condensed milk*	正常	
	炼乳 *condensed milk*	正常	
	灭菌乳 *sterilized milk*	正常	
	浓缩乳清蛋白粉 *whey protein concentrate*	正常	
	配方乳粉 *formula milk powder*	正常	
	其他炼乳 *other condensed milk*	正常	
	其他奶酪 *other cheese*	正常	
	其他奶油 *other milkfat*	正常	
	其他乳粉 *other milk powder*	正常	
	其他乳及乳制品 *other milk and milk products*	正常	
	其他乳清粉 *other whey powder*	正常	
	其他消毒乳 *other disinfection milk*	正常	
	全脂加糖乳粉 *sweetened milk powder*	正常	
	全脂乳粉 *whole milk powder*	正常	
	乳粉 *milk powder*	正常	
	乳清粉 *whey powder*	正常	
	脱盐乳清粉 *demineralized whey powder*	正常	
	脱脂乳粉 *skimmed milk powder*	正常	
	无糖炼乳 *evaporated milk*	正常	
	稀奶油 *cream*	正常	

国家和地区	产品名称	准入状态	企业名单
智利	营养强化配方乳粉 *fortified formula milk powder*	正常	
	硬质干酪 *hard cheese*	正常	
	婴幼儿配方乳粉 *infant formula milk powder*	正常	
	婴幼儿配方液态乳 *infant formula liquid milk*	正常	

欧洲

国家和地区	产品名称	准入状态	企业名单
爱尔兰	巴氏杀菌乳 *pasteurized milk*	正常	
	部分脱脂乳粉 *partly skimmed milk powder*	正常	
	调味灭菌乳 *flavored sterilized milk*	正常	
	调味乳粉 *flavoured milk powder*	正常	
	调制乳 *modified milk*	正常	
	发酵乳 *fermented milk*	正常	
	风味发酵乳 *flavored fermented milk*	正常	
	干酪 *cheese*	正常	
	黄油 *butter*	正常	
	加糖炼乳 *sweetened condensed milk*	正常	
	炼乳 *condensed milk*	正常	
	灭菌乳 *sterilized milk*	正常	
	浓缩乳清蛋白粉 *whey protein concentrate*	正常	
	配方乳粉 *formula milk powder*	正常	
	其他炼乳 *other condensed milk*	正常	
	其他奶酪 *other cheese*	正常	
	其他奶油 *other milkfat*	正常	
	其他乳粉 *other milk powder*	正常	
	其他乳及乳制品 *other milk and milk products*	正常	
	其他乳清粉 *other whey powder*	正常	
	其他消毒乳 *other disinfection milk*	正常	
	全脂加糖乳粉 *sweetened milk powder*	正常	
	全脂乳粉 *whole milk powder*	正常	
	乳粉 *milk powder*	正常	
	乳清粉 *whey powder*	正常	
	脱盐乳清粉 *demineralized whey powder*	正常	
	脱脂乳粉 *skimmed milk powder*	正常	
	无糖炼乳 *evaporated milk*	正常	

国家和地区	产品名称	准入状态	企业名单
爱尔兰	稀奶油 cream	正常	
	营养强化配方乳粉 fortified formula milk powder	正常	
	硬质干酪 hard cheese	正常	
	婴幼儿配方乳粉 infant formula milk powder	正常	
	婴幼儿配方液态乳 infant formula liquid milk	正常	
奥地利	巴氏杀菌乳 pasteurized milk	正常	
	部分脱脂乳粉 partly skimmed milk powder	正常	
	调味灭菌乳 flavored sterilized milk	正常	
	调味乳粉 flavoured milk powder	正常	
	调制乳 modified milk	正常	
	发酵乳 fermented milk	正常	
	风味发酵乳 flavored fermented milk	正常	
	干酪 cheese	正常	
	黄油 butter	正常	
	加糖炼乳 sweetened condensed milk	正常	
	炼乳 condensed milk	正常	
	灭菌乳 sterilized milk	正常	
	浓缩乳清蛋白粉 whey protein concentrate	正常	
	配方乳粉 formula milk powder	正常	
	其他炼乳 other condensed milk	正常	
	其他奶酪 other cheese	正常	
	其他奶油 other milkfat	正常	
	其他乳粉 other milk powder	正常	
	其他乳及乳制品 other milk and milk products	正常	
	其他乳清粉 other whey powder	正常	
	其他消毒乳 other disinfection milk	正常	
	全脂加糖乳粉 sweetened milk powder	正常	
	全脂乳粉 whole milk powder	正常	
	乳粉 milk powder	正常	
	乳清粉 whey powder	正常	
	脱盐乳清粉 demineralized whey powder	正常	
	脱脂乳粉 skimmed milk powder	正常	
	无糖炼乳 evaporated milk	正常	
	稀奶油 cream	正常	
	营养强化配方乳粉 fortified formula milk powder	正常	

国家和地区	产品名称	准入状态	企业名单
奥地利	硬质干酪 hard cheese	正常	
	婴幼儿配方乳粉 infant formula milk powder	正常	
	婴幼儿配方液态乳 infant formula liquid milk	正常	
白俄罗斯	巴氏杀菌乳 pasteurized milk	正常	
	部分脱脂乳粉 partly skimmed milk powder	正常	
	调味灭菌乳 flavored sterilized milk	正常	
	调味乳粉 flavoured milk powder	正常	
	调制乳 modified milk	正常	
	发酵乳 fermented milk	正常	
	风味发酵乳 flavored fermented milk	正常	
	干酪 cheese	正常	
	黄油 butter	正常	
	加糖炼乳 sweetened condensed milk	正常	
	炼乳 condensed milk	正常	
	灭菌乳 sterilized milk	正常	
	浓缩乳清蛋白粉 whey protein concentrate	正常	
	配方乳粉 formula milk powder	正常	
	其他炼乳 other condensed milk	正常	
	其他奶酪 other cheese	正常	
	其他奶油 other milkfat	正常	
	其他乳粉 other milk powder	正常	
	其他乳及乳制品 other milk and milk products	正常	
	其他乳清粉 other whey powder	正常	
	其他消毒乳 other disinfection milk	正常	
	全脂加糖乳粉 sweetened milk powder	正常	
	全脂乳粉 whole milk powder	正常	
	乳粉 milk powder	正常	
	乳清粉 whey powder	正常	
	脱盐乳清粉 demineralized whey powder	正常	
	脱脂乳粉 skimmed milk powder	正常	
	无糖炼乳 evaporated milk	正常	
	稀奶油 cream	正常	
	营养强化配方乳粉 fortified formula milk powder	正常	
	硬质干酪 hard cheese	正常	
	婴幼儿配方乳粉 infant formula milk powder	正常	
	婴幼儿配方液态乳 infant formula liquid milk	正常	

国家和地区	产品名称	准入状态	企业名单
比利时	巴氏杀菌乳 *pasteurized milk*	正常	
	部分脱脂乳粉 *partly skimmed milk powder*	正常	
	调味灭菌乳 *flavored sterilized milk*	正常	
	调味乳粉 *flavoured milk powder*	正常	
	调制乳 *modified milk*	正常	
	发酵乳 *fermented milk*	正常	
	风味发酵乳 *flavored fermented milk*	正常	
	干酪 *cheese*	正常	
	黄油 *butter*	正常	
	加糖炼乳 *sweetened condensed milk*	正常	
	炼乳 *condensed milk*	正常	
	灭菌乳 *sterilized milk*	正常	
	浓缩乳清蛋白粉 *whey protein concentrate*	正常	
	配方乳粉 *formula milk powder*	正常	
	其他炼乳 *other condensed milk*	正常	
	其他奶酪 *other cheese*	正常	
	其他奶油 *other milkfat*	正常	
	其他乳粉 *other milk powder*	正常	
	其他乳及乳制品 *other milk and milk products*	正常	
	其他乳清粉 *other whey powder*	正常	
	其他消毒乳 *other disinfection milk*	正常	
	全脂加糖乳粉 *sweetened milk powder*	正常	
	全脂乳粉 *whole milk powder*	正常	
	乳粉 *milk powder*	正常	
	乳清粉 *whey powder*	正常	
	脱盐乳清粉 *demineralized whey powder*	正常	
	脱脂乳粉 *skimmed milk powder*	正常	
	无糖炼乳 *evaporated milk*	正常	
	稀奶油 *cream*	正常	
	营养强化配方乳粉 *fortified formula milk powder*	正常	
	硬质干酪 *hard cheese*	正常	
	婴幼儿配方乳粉 *infant formula milk powder*	正常	
	婴幼儿配方液态乳 *infant formula liquid milk*	正常	

国家和地区	产品名称	准入状态	企业名单
波兰	巴氏杀菌乳 *pasteurized milk*	正常	
	部分脱脂乳粉 *partly skimmed milk powder*	正常	
	调味灭菌乳 *flavored sterilized milk*	正常	
	调味乳粉 *flavoured milk powder*	正常	
	调制乳 *modified milk*	正常	
	发酵乳 *fermented milk*	正常	
	风味发酵乳 *flavored fermented milk*	正常	
	干酪 *cheese*	正常	
	黄油 *butter*	正常	
	加糖炼乳 *sweetened condensed milk*	正常	
	炼乳 *condensed milk*	正常	
	灭菌乳 *sterilized milk*	正常	
	浓缩乳清蛋白粉 *whey protein concentrate*	正常	
	配方乳粉 *formula milk powder*	正常	
	其他炼乳 *other condensed milk*	正常	
	其他奶酪 *other cheese*	正常	
	其他奶油 *other milkfat*	正常	
	其他乳粉 *other milk powder*	正常	
	其他乳及乳制品 *other milk and milk products*	正常	
	其他乳清粉 *other whey powder*	正常	
	其他消毒乳 *other disinfection milk*	正常	
	全脂加糖乳粉 *sweetened milk powder*	正常	
	全脂乳粉 *whole milk powder*	正常	
	乳粉 *milk powder*	正常	
	乳清粉 *whey powder*	正常	
	脱盐乳清粉 *demineralized whey powder*	正常	
	脱脂乳粉 *skimmed milk powder*	正常	
	无糖炼乳 *evaporated milk*	正常	
	稀奶油 *cream*	正常	
	营养强化配方乳粉 *fortified formula milk powder*	正常	
	硬质干酪 *hard cheese*	正常	
	婴幼儿配方乳粉 *infant formula milk powder*	正常	
	婴幼儿配方液态乳 *infant formula liquid milk*	正常	

国家和地区	产品名称	准入状态	企业名单
丹麦	巴氏杀菌乳 *pasteurized milk*	正常	
	部分脱脂乳粉 *partly skimmed milk powder*	正常	
	调味灭菌乳 *flavored sterilized milk*	正常	
	调味乳粉 *flavoured milk powder*	正常	
	调制乳 *modified milk*	正常	
	发酵乳 *fermented milk*	正常	
	风味发酵乳 *flavored fermented milk*	正常	
	干酪 *cheese*	正常	
	黄油 *butter*	正常	
	加糖炼乳 *sweetened condensed milk*	正常	
	炼乳 *condensed milk*	正常	
	灭菌乳 *sterilized milk*	正常	
	浓缩乳清蛋白粉 *whey protein concentrate*	正常	
	配方乳粉 *formula milk powder*	正常	
	其他炼乳 *other condensed milk*	正常	
	其他奶酪 *other cheese*	正常	
	其他奶油 *other milkfat*	正常	
	其他乳粉 *other milk powder*	正常	
	其他乳及乳制品 *other milk and milk products*	正常	
	其他乳清粉 *other whey powder*	正常	
	其他消毒乳 *other disinfection milk*	正常	
	全脂加糖乳粉 *sweetened milk powder*	正常	
	全脂乳粉 *whole milk powder*	正常	
	乳粉 *milk powder*	正常	
	乳清粉 *whey powder*	正常	
	脱盐乳清粉 *demineralized whey powder*	正常	
	脱脂乳粉 *skimmed milk powder*	正常	
	无糖炼乳 *evaporated milk*	正常	
	稀奶油 *cream*	正常	
	营养强化配方乳粉 *fortified formula milk powder*	正常	
	硬质干酪 *hard cheese*	正常	
	婴幼儿配方乳粉 *infant formula milk powder*	正常	
	婴幼儿配方液态乳 *infant formula liquid milk*	正常	

续表6

国家和地区	产品名称	准入状态	企业名单
德国	巴氏杀菌乳 pasteurized milk	正常	
	部分脱脂乳粉 partly skimmed milk powder	正常	
	调味灭菌乳 flavored sterilized milk	正常	
	调味乳粉 flavoured milk powder	正常	
	调制乳 modified milk	正常	
	发酵乳 fermented milk	正常	
	风味发酵乳 flavored fermented milk	正常	
	干酪 cheese	正常	
	黄油 butter	正常	
	加糖炼乳 sweetened condensed milk	正常	
	炼乳 condensed milk	正常	
	灭菌乳 sterilized milk	正常	
	浓缩乳清蛋白粉 whey protein concentrate	正常	
	配方乳粉 formula milk powder	正常	
	其他炼乳 other condensed milk	正常	
	其他奶酪 other cheese	正常	
	其他奶油 other milkfat	正常	
	其他乳粉 other milk powder	正常	
	其他乳及乳制品 other milk and milk products	正常	
	其他乳清粉 other whey powder	正常	
	其他消毒乳 other disinfection milk	正常	
	全脂加糖乳粉 sweetened milk powder	正常	
	全脂乳粉 whole milk powder	正常	
	乳粉 milk powder	正常	
	乳清粉 whey powder	正常	
	脱盐乳清粉 demineralized whey powder	正常	
	脱脂乳粉 skimmed milk powder	正常	
	无糖炼乳 evaporated milk	正常	
	稀奶油 cream	正常	
	营养强化配方乳粉 fortified formula milk powder	正常	
	硬质干酪 hard cheese	正常	
	婴幼儿配方乳粉 infant formula milk powder	正常	
	婴幼儿配方液态乳 infant formula liquid milk	正常	

国家和地区	产品名称	准入状态	企业名单
法国	巴氏杀菌乳 *pasteurized milk*	正常	
	部分脱脂乳粉 *partly skimmed milk powder*	正常	
	调味灭菌乳 *flavored sterilized milk*	正常	
	调味乳粉 *flavoured milk powder*	正常	
	调制乳 *modified milk*	正常	
	发酵乳 *fermented milk*	正常	
	风味发酵乳 *flavored fermented milk*	正常	
	干酪 *cheese*	正常	
	黄油 *butter*	正常	
	加糖炼乳 *sweetened condensed milk*	正常	
	炼乳 *condensed milk*	正常	
	灭菌乳 *sterilized milk*	正常	
	浓缩乳清蛋白粉 *whey protein concentrate*	正常	
	配方乳粉 *formula milk powder*	正常	
	其他炼乳 *other condensed milk*	正常	
	其他奶酪 *other cheese*	正常	
	其他奶油 *other milkfat*	正常	
	其他乳粉 *other milk powder*	正常	
	其他乳及乳制品 *other milk and milk products*	正常	
	其他乳清粉 *other whey powder*	正常	
	其他消毒乳 *other disinfection milk*	正常	
	全脂加糖乳粉 *sweetened milk powder*	正常	
	全脂乳粉 *whole milk powder*	正常	
	乳粉 *milk powder*	正常	
	乳清粉 *whey powder*	正常	
	脱盐乳清粉 *demineralized whey powder*	正常	
	脱脂乳粉 *skimmed milk powder*	正常	
	无糖炼乳 *evaporated milk*	正常	
	稀奶油 *cream*	正常	
	营养强化配方乳粉 *fortified formula milk powder*	正常	
	硬质干酪 *hard cheese*	正常	
	婴幼儿配方乳粉 *infant formula milk powder*	正常	
	婴幼儿配方液态乳 *infant formula liquid milk*	正常	

国家和地区	产品名称	准入状态	企业名单
	巴氏杀菌乳 pasteurized milk	正常	
	部分脱脂乳粉 partly skimmed milk powder	正常	
	调味灭菌乳 flavored sterilized milk	正常	
	调味乳粉 flavoured milk powder	正常	
	调制乳 modified milk	正常	
	发酵乳 fermented milk	正常	
	风味发酵乳 flavored fermented milk	正常	
	干酪 cheese	正常	
	黄油 butter	正常	
	加糖炼乳 sweetened condensed milk	正常	
	炼乳 condensed milk	正常	
	灭菌乳 sterilized milk	正常	
	浓缩乳清蛋白粉 whey protein concentrate	正常	
	配方乳粉 formula milk powder	正常	
	其他炼乳 other condensed milk	正常	
	其他奶酪 other cheese	正常	
芬兰	其他奶油 other milkfat	正常	
	其他乳粉 other milk powder	正常	
	其他乳及乳制品 other milk and milk products	正常	
	其他乳清粉 other whey powder	正常	
	其他消毒乳 other disinfection milk	正常	
	全脂加糖乳粉 sweetened milk powder	正常	
	全脂乳粉 whole milk powder	正常	
	乳粉 milk powder	正常	
	乳清粉 whey powder	正常	
	脱盐乳清粉 demineralized whey powder	正常	
	脱脂乳粉 skimmed milk powder	正常	
	无糖炼乳 evaporated milk	正常	
	稀奶油 cream	正常	
	营养强化配方乳粉 fortified formula milk powder	正常	
	硬质干酪 hard cheese	正常	
	婴幼儿配方乳粉 infant formula milk powder	正常	
	婴幼儿配方液态乳 infant formula liquid milk	正常	

国家和地区	产品名称	准入状态	企业名单
荷兰	巴氏杀菌乳 *pasteurized milk*	正常	
	部分脱脂乳粉 *partly skimmed milk powder*	正常	
	调味灭菌乳 *flavored sterilized milk*	正常	
	调味乳粉 *flavoured milk powder*	正常	
	调制乳 *modified milk*	正常	
	发酵乳 *fermented milk*	正常	
	风味发酵乳 *flavored fermented milk*	正常	
	干酪 *cheese*	正常	
	黄油 *butter*	正常	
	加糖炼乳 *sweetened condensed milk*	正常	
	炼乳 *condensed milk*	正常	
	灭菌乳 *sterilized milk*	正常	
	浓缩乳清蛋白粉 *whey protein concentrate*	正常	
	配方乳粉 *formula milk powder*	正常	
	其他炼乳 *other condensed milk*	正常	
	其他奶酪 *other cheese*	正常	
	其他奶油 *other milkfat*	正常	
	其他乳粉 *other milk powder*	正常	
	其他乳及乳制品 *other milk and milk products*	正常	
	其他乳清粉 *other whey powder*	正常	
	其他消毒乳 *other disinfection milk*	正常	
	全脂加糖乳粉 *sweetened milk powder*	正常	
	全脂乳粉 *whole milk powder*	正常	
	乳粉 *milk powder*	正常	
	乳清粉 *whey powder*	正常	
	脱盐乳清粉 *demineralized whey powder*	正常	
	脱脂乳粉 *skimmed milk powder*	正常	
	无糖炼乳 *evaporated milk*	正常	
	稀奶油 *cream*	正常	
	营养强化配方乳粉 *fortified formula milk powder*	正常	
	硬质干酪 *hard cheese*	正常	
	婴幼儿配方乳粉 *infant formula milk powder*	正常	
	婴幼儿配方液态乳 *infant formula liquid milk*	正常	

国家和地区	产品名称	准入状态	企业名单
捷克	巴氏杀菌乳 pasteurized milk	正常	
	部分脱脂乳粉 partly skimmed milk powder	正常	
	调味灭菌乳 flavored sterilized milk	正常	
	调味乳粉 flavoured milk powder	正常	
	调制乳 modified milk	正常	
	发酵乳 fermented milk	正常	
	风味发酵乳 flavored fermented milk	正常	
	干酪 cheese	正常	
	黄油 butter	正常	
	加糖炼乳 sweetened condensed milk	正常	
	炼乳 condensed milk	正常	
	灭菌乳 sterilized milk	正常	
	浓缩乳清蛋白粉 whey protein concentrate	正常	
	配方乳粉 formula milk powder	正常	
	其他炼乳 other condensed milk	正常	
	其他奶酪 other cheese	正常	
	其他奶油 other milkfat	正常	
	其他乳粉 other milk powder	正常	
	其他乳及乳制品 other milk and milk products	正常	
	其他乳清粉 other whey powder	正常	
	其他消毒乳 other disinfection milk	正常	
	全脂加糖乳粉 sweetened milk powder	正常	
	全脂乳粉 whole milk powder	正常	
	乳粉 milk powder	正常	
	乳清粉 whey powder	正常	
	脱盐乳清粉 demineralized whey powder	正常	
	脱脂乳粉 skimmed milk powder	正常	
	无糖炼乳 evaporated milk	正常	
	稀奶油 cream	正常	
	营养强化配方乳粉 fortified formula milk powder	正常	
	硬质干酪 hard cheese	正常	
	婴幼儿配方乳粉 infant formula milk powder	正常	
	婴幼儿配方液态乳 infant formula liquid milk	正常	

国家和地区	产品名称	准入状态	企业名单
	巴氏杀菌乳 *pasteurized milk*	正常	
	部分脱脂乳粉 *partly skimmed milk powder*	正常	
	调味灭菌乳 *flavored sterilized milk*	正常	
	调味乳粉 *flavoured milk powder*	正常	
	调制乳 *modified milk*	正常	
	发酵乳 *fermented milk*	正常	
	风味发酵乳 *flavored fermented milk*	正常	
	干酪 *cheese*	正常	
	黄油 *butter*	正常	
	加糖炼乳 *sweetened condensed milk*	正常	
	炼乳 *condensed milk*	正常	
	灭菌乳 *sterilized milk*	正常	
	浓缩乳清蛋白粉 *whey protein concentrate*	正常	
	配方乳粉 *formula milk powder*	正常	
	其他炼乳 *other condensed milk*	正常	
	其他奶酪 *other cheese*	正常	
拉脱维亚	其他奶油 *other milkfat*	正常	
	其他乳粉 *other milk powder*	正常	
	其他乳及乳制品 *other milk and milk products*	正常	
	其他乳清粉 *other whey powder*	正常	
	其他消毒乳 *other disinfection milk*	正常	
	全脂加糖乳粉 *sweetened milk powder*	正常	
	全脂乳粉 *whole milk powder*	正常	
	乳粉 *milk powder*	正常	
	乳清粉 *whey powder*	正常	
	脱盐乳清粉 *demineralized whey powder*	正常	
	脱脂乳粉 *skimmed milk powder*	正常	
	无糖炼乳 *evaporated milk*	正常	
	稀奶油 *cream*	正常	
	营养强化配方乳粉 *fortified formula milk powder*	正常	
	硬质干酪 *hard cheese*	正常	
	婴幼儿配方乳粉 *infant formula milk powder*	正常	
	婴幼儿配方液态乳 *infant formula liquid milk*	正常	

国家和地区	产品名称	准入状态	企业名单
立陶宛	部分脱脂乳粉 partly skimmed milk powder	正常	
	发酵乳 fermented milk	正常	
	风味发酵乳 flavored fermented milk	正常	
	干酪 cheese	正常	
	黄油 butter	正常	
	加糖炼乳 sweetened condensed milk	正常	
	炼乳 condensed milk	正常	
	浓缩乳清蛋白粉 whey protein concentrate	正常	
	其他炼乳 other condensed milk	正常	
	其他奶酪 other cheese	正常	
	其他奶油 other milkfat	正常	
	其他乳粉 other milk powder	正常	
	其他乳及乳制品 other milk and milk products	正常	
	其他乳清粉 other whey powder	正常	
	全脂加糖乳粉 sweetened milk powder	正常	
	全脂乳粉 whole milk powder	正常	
	乳粉 milk powder	正常	
	乳清粉 whey powder	正常	
	脱盐乳清粉 demineralized whey powder	正常	
	脱脂乳粉 skimmed milk powder	正常	
	无糖炼乳 evaporated milk	正常	
	稀奶油 cream	正常	
	硬质干酪 hard cheese	正常	
卢森堡	巴氏杀菌乳 pasteurized milk	正常	
	部分脱脂乳粉 partly skimmed milk powder	正常	
	调味灭菌乳 flavored sterilized milk	正常	
	调味乳粉 flavoured milk powder	正常	
	调制乳 modified milk	正常	
	发酵乳 fermented milk	正常	
	风味发酵乳 flavored fermented milk	正常	
	干酪 cheese	正常	
	黄油 butter	正常	
	加糖炼乳 sweetened condensed milk	正常	
	炼乳 condensed milk	正常	
	灭菌乳 sterilized milk	正常	

国家和地区	产品名称	准入状态	企业名单
卢森堡	浓缩乳清蛋白粉 *whey protein concentrate*	正常	
	配方乳粉 *formula milk powder*	正常	
	其他炼乳 *other condensed milk*	正常	
	其他奶酪 *other cheese*	正常	
	其他奶油 *other milkfat*	正常	
	其他乳粉 *other milk powder*	正常	
	其他乳及乳制品 *other milk and milk products*	正常	
	其他乳清粉 *other whey powder*	正常	
	其他消毒乳 *other disinfection milk*	正常	
	全脂加糖乳粉 *sweetened milk powder*	正常	
	全脂乳粉 *whole milk powder*	正常	
	乳粉 *milk powder*	正常	
	乳清粉 *whey powder*	正常	
	脱盐乳清粉 *demineralized whey powder*	正常	
	脱脂乳粉 *skimmed milk powder*	正常	
	无糖炼乳 *evaporated milk*	正常	
	稀奶油 *cream*	正常	
	营养强化配方乳粉 *fortified formula milk powder*	正常	
	硬质干酪 *hard cheese*	正常	
	婴幼儿配方乳粉 *infant formula milk powder*	正常	
	婴幼儿配方液态乳 *infant formula liquid milk*	正常	
葡萄牙	巴氏杀菌乳 *pasteurized milk*	正常	
	部分脱脂乳粉 *partly skimmed milk powder*	正常	
	调味灭菌乳 *flavored sterilized milk*	正常	
	调味乳粉 *flavoured milk powder*	正常	
	调制乳 *modified milk*	正常	
	发酵乳 *fermented milk*	正常	
	风味发酵乳 *flavored fermented milk*	正常	
	干酪 *cheese*	正常	
	黄油 *butter*	正常	
	加糖炼乳 *sweetened condensed milk*	正常	
	炼乳 *condensed milk*	正常	
	灭菌乳 *sterilized milk*	正常	
	浓缩乳清蛋白粉 *whey protein concentrate*	正常	
	配方乳粉 *formula milk powder*	正常	

国家和地区	产品名称	准入状态	企业名单
葡萄牙	其他炼乳 *other condensed milk*	正常	
	其他奶酪 *other cheese*	正常	
	其他奶油 *other milkfat*	正常	
	其他乳粉 *other milk powder*	正常	
	其他乳及乳制品 *other milk and milk products*	正常	
	其他乳清粉 *other whey powder*	正常	
	其他消毒乳 *other disinfection milk*	正常	
	全脂加糖乳粉 *sweetened milk powder*	正常	
	全脂乳粉 *whole milk powder*	正常	
	乳粉 *milk powder*	正常	
	乳清粉 *whey powder*	正常	
	脱盐乳清粉 *demineralized whey powder*	正常	
	脱脂乳粉 *skimmed milk powder*	正常	
	无糖炼乳 *evaporated milk*	正常	
	稀奶油 *cream*	正常	
	营养强化配方乳粉 *fortified formula milk powder*	正常	
	硬质干酪 *hard cheese*	正常	
	婴幼儿配方乳粉 *infant formula milk powder*	正常	
	婴幼儿配方液态乳 *infant formula liquid milk*	正常	
瑞典	巴氏杀菌乳 *pasteurized milk*	正常	
	部分脱脂乳粉 *partly skimmed milk powder*	正常	
	调味灭菌乳 *flavored sterilized milk*	正常	
	调味乳粉 *flavoured milk powder*	正常	
	调制乳 *modified milk*	正常	
	发酵乳 *fermented milk*	正常	
	风味发酵乳 *flavored fermented milk*	正常	
	干酪 *cheese*	正常	
	黄油 *butter*	正常	
	加糖炼乳 *sweetened condensed milk*	正常	
	炼乳 *condensed milk*	正常	
	灭菌乳 *sterilized milk*	正常	
	浓缩乳清蛋白粉 *whey protein concentrate*	正常	
	配方乳粉 *formula milk powder*	正常	
	其他炼乳 *other condensed milk*	正常	
	其他奶酪 *other cheese*	正常	

国家和地区	产品名称	准入状态	企业名单
瑞典	其他奶油 other milkfat	正常	
	其他乳粉 other milk powder	正常	
	其他乳及乳制品 other milk and milk products	正常	
	其他乳清粉 other whey powder	正常	
	其他消毒乳 other disinfection milk	正常	
	全脂加糖乳粉 sweetened milk powder	正常	
	全脂乳粉 whole milk powder	正常	
	乳粉 milk powder	正常	
	乳清粉 whey powder	正常	
	脱盐乳清粉 demineralized whey powder	正常	
	脱脂乳粉 skimmed milk powder	正常	
	无糖炼乳 evaporated milk	正常	
	稀奶油 cream	正常	
	营养强化配方乳粉 fortified formula milk powder	正常	
	硬质干酪 hard cheese	正常	
	婴幼儿配方乳粉 infant formula milk powder	正常	
	婴幼儿配方液态乳 infant formula liquid milk	正常	
瑞士	巴氏杀菌乳 pasteurized milk	正常	
	部分脱脂乳粉 partly skimmed milk powder	正常	
	调味灭菌乳 flavored sterilized milk	正常	
	调味乳粉 flavoured milk powder	正常	
	调制乳 modified milk	正常	
	发酵乳 fermented milk	正常	
	风味发酵乳 flavored fermented milk	正常	
	干酪 cheese	正常	
	黄油 butter	正常	
	加糖炼乳 sweetened condensed milk	正常	
	炼乳 condensed milk	正常	
	灭菌乳 sterilized milk	正常	
	浓缩乳清蛋白粉 whey protein concentrate	正常	
	配方乳粉 formula milk powder	正常	
	其他炼乳 other condensed milk	正常	
	其他奶酪 other cheese	正常	
	其他奶油 other milkfat	正常	
	其他乳粉 other milk powder	正常	

国家和地区	产品名称	准入状态	企业名单
瑞士	其他乳及乳制品 *other milk and milk products*	正常	
	其他乳清粉 *other whey powder*	正常	
	其他消毒乳 *other disinfection milk*	正常	
	全脂加糖乳粉 *sweetened milk powder*	正常	
	全脂乳粉 *whole milk powder*	正常	
	乳粉 *milk powder*	正常	
	乳清粉 *whey powder*	正常	
	脱盐乳清粉 *demineralized whey powder*	正常	
	脱脂乳粉 *skimmed milk powder*	正常	
	无糖炼乳 *evaporated milk*	正常	
	稀奶油 *cream*	正常	
	营养强化配方乳粉 *fortified formula milk powder*	正常	
	硬质干酪 *hard cheese*	正常	
	婴幼儿配方乳粉 *infant formula milk powder*	正常	
	婴幼儿配方液态乳 *infant formula liquid milk*	正常	
斯洛文尼亚	部分脱脂乳粉 *partly skimmed milk powder*	正常	
	调味乳粉 *flavoured milk powder*	正常	
	发酵乳 *fermented milk*	正常	
	风味发酵乳 *flavored fermented milk*	正常	
	干酪 *cheese*	正常	
	黄油 *butter*	正常	
	炼乳 *condensed milk*	正常	
	灭菌乳 *sterilized milk*	正常	
	其他奶酪 *other cheese*	正常	
	其他奶油 *other milkfat*	正常	
	其他乳及乳制品 *other milk and milk products*	正常	
	其他消毒乳 *other disinfection milk*	正常	
	全脂加糖乳粉 *sweetened milk powder*	正常	
	全脂乳粉 *whole milk powder*	正常	
	乳粉 *milk powder*	正常	
	脱脂乳粉 *skimmed milk powder*	正常	
	稀奶油 *cream*	正常	
	硬质干酪 *hard cheese*	正常	

续表17

国家和地区	产品名称	准入状态	企业名单
乌克兰	部分脱脂乳粉 partly skimmed milk powder	正常	
	调味乳粉 flavoured milk powder	正常	
	干酪 cheese	正常	
	黄油 butter	正常	
	浓缩乳清蛋白粉 whey protein concentrate	正常	
	配方乳粉 formula milk powder	正常	
	其他奶酪 other cheese	正常	
	其他奶油 other milkfat	正常	
	其他乳粉 other milk powder	正常	
	其他乳及乳制品 other milk and milk products	正常	
	其他乳清粉 other whey powder	正常	
	全脂加糖乳粉 sweetened milk powder	正常	
	全脂乳粉 whole milk powder	正常	
	乳粉 milk powder	正常	
	乳清粉 whey powder	正常	
	脱盐乳清粉 demineralized whey powder	正常	
	脱脂乳粉 skimmed milk powder	正常	
	稀奶油 cream	正常	
	营养强化配方乳粉 fortified formula milk powder	正常	
	硬质干酪 hard cheese	正常	
西班牙	巴氏杀菌乳 pasteurized milk	正常	
	部分脱脂乳粉 partly skimmed milk powder	正常	
	调味灭菌乳 flavored sterilized milk	正常	
	调味乳粉 flavoured milk powder	正常	
	调制乳 modified milk	正常	
	发酵乳 fermented milk	正常	
	风味发酵乳 flavored fermented milk	正常	
	干酪 cheese	正常	
	黄油 butter	正常	
	加糖炼乳 sweetened condensed milk	正常	
	炼乳 condensed milk	正常	
	灭菌乳 sterilized milk	正常	
	浓缩乳清蛋白粉 whey protein concentrate	正常	
	配方乳粉 formula milk powder	正常	
	其他炼乳 other condensed milk	正常	

国家和地区	产品名称	准入状态	企业名单
西班牙	其他奶酪 other cheese	正常	
	其他奶油 other milkfat	正常	
	其他乳粉 other milk powder	正常	
	其他乳及乳制品 other milk and milk products	正常	
	其他乳清粉 other whey powder	正常	
	其他消毒乳 other disinfection milk	正常	
	全脂加糖乳粉 sweetened milk powder	正常	
	全脂乳粉 whole milk powder	正常	
	乳粉 milk powder	正常	
	乳清粉 whey powder	正常	
	脱盐乳清粉 demineralized whey powder	正常	
	脱脂乳粉 skimmed milk powder	正常	
	无糖炼乳 evaporated milk	正常	
	稀奶油 cream	正常	
	营养强化配方乳粉 fortified formula milk powder	正常	
	硬质干酪 hard cheese	正常	
	婴幼儿配方乳粉 infant formula milk powder	正常	
	婴幼儿配方液态乳 infant formula liquid milk	正常	
希腊	巴氏杀菌乳 pasteurized milk	正常	
	部分脱脂乳粉 partly skimmed milk powder	正常	
	调味灭菌乳 flavored sterilized milk	正常	
	调味乳粉 flavoured milk powder	正常	
	调制乳 modified milk	正常	
	发酵乳 fermented milk	正常	
	风味发酵乳 flavored fermented milk	正常	
	干酪 cheese	正常	
	黄油 butter	正常	
	加糖炼乳 sweetened condensed milk	正常	
	炼乳 condensed milk	正常	
	灭菌乳 sterilized milk	正常	
	浓缩乳清蛋白粉 whey protein concentrate	正常	
	配方乳粉 formula milk powder	正常	
	其他炼乳 other condensed milk	正常	
	其他奶酪 other cheese	正常	
	其他奶油 other milkfat	正常	

国家和地区	产品名称	准入状态	企业名单
希腊	其他乳粉 *other milk powder*	正常	
	其他乳及乳制品 *other milk and milk products*	正常	
	其他乳清粉 *other whey powder*	正常	
	其他消毒乳 *other disinfection milk*	正常	
	全脂加糖乳粉 *sweetened milk powder*	正常	
	全脂乳粉 *whole milk powder*	正常	
	乳粉 *milk powder*	正常	
	乳清粉 *whey powder*	正常	
	脱盐乳清粉 *demineralized whey powder*	正常	
	脱脂乳粉 *skimmed milk powder*	正常	
	无糖炼乳 *evaporated milk*	正常	
	稀奶油 *cream*	正常	
	营养强化配方乳粉 *fortified formula milk powder*	正常	
	硬质干酪 *hard cheese*	正常	
	婴幼儿配方乳粉 *infant formula milk powder*	正常	
	婴幼儿配方液态乳 *infant formula liquid milk*	正常	
意大利	巴氏杀菌乳 *pasteurized milk*	正常	
	部分脱脂乳粉 *partly skimmed milk powder*	正常	
	调味灭菌乳 *flavored sterilized milk*	正常	
	调味乳粉 *flavoured milk powder*	正常	
	调制乳 *modified milk*	正常	
	发酵乳 *fermented milk*	正常	
	风味发酵乳 *flavored fermented milk*	正常	
	干酪 *cheese*	正常	
	黄油 *butter*	正常	
	加糖炼乳 *sweetened condensed milk*	正常	
	炼乳 *condensed milk*	正常	
	灭菌乳 *sterilized milk*	正常	
	浓缩乳清蛋白粉 *whey protein concentrate*	正常	
	配方乳粉 *formula milk powder*	正常	
	其他炼乳 *other condensed milk*	正常	
	其他奶酪 *other cheese*	正常	
	其他奶油 *other milkfat*	正常	
	其他乳粉 *other milk powder*	正常	
	其他乳及乳制品 *other milk and milk products*	正常	

国家和地区	产品名称	准入状态	企业名单
意大利	其他乳清粉 other whey powder	正常	
	其他消毒乳 other disinfection milk	正常	
	全脂加糖乳粉 sweetened milk powder	正常	
	全脂乳粉 whole milk powder	正常	
	乳粉 milk powder	正常	
	乳清粉 whey powder	正常	
	脱盐乳清粉 demineralized whey powder	正常	
	脱脂乳粉 skimmed milk powder	正常	
	无糖炼乳 evaporated milk	正常	
	稀奶油 cream	正常	
	营养强化配方乳粉 fortified formula milk powder	正常	
	硬质干酪 hard cheese	正常	
	婴幼儿配方乳粉 infant formula milk powder	正常	
	婴幼儿配方液态乳 infant formula liquid milk	正常	
英国	巴氏杀菌乳 pasteurized milk	正常	
	部分脱脂乳粉 partly skimmed milk powder	正常	
	调味灭菌乳 flavored sterilized milk	正常	
	调味乳粉 flavoured milk powder	正常	
	调制乳 modified milk	正常	
	发酵乳 fermented milk	正常	
	风味发酵乳 flavored fermented milk	正常	
	干酪 cheese	正常	
	黄油 butter	正常	
	加糖炼乳 sweetened condensed milk	正常	
	炼乳 condensed milk	正常	
	灭菌乳 sterilized milk	正常	
	浓缩乳清蛋白粉 whey protein concentrate	正常	
	配方乳粉 formula milk powder	正常	
	其他炼乳 other condensed milk	正常	
	其他奶酪 other cheese	正常	
	其他奶油 other milkfat	正常	
	其他乳粉 other milk powder	正常	
	其他乳及乳制品 other milk and milk products	正常	
	其他乳清粉 other whey powder	正常	
	其他消毒乳 other disinfection milk	正常	

续表21

国家和地区	产品名称	准入状态	企业名单
英国	全脂加糖乳粉 *sweetened milk powder*	正常	
	全脂乳粉 *whole milk powder*	正常	
	乳粉 *milk powder*	正常	
	乳清粉 *whey powder*	正常	
	脱盐乳清粉 *demineralized whey powder*	正常	
	脱脂乳粉 *skimmed milk powder*	正常	
	无糖炼乳 *evaporated milk*	正常	
	稀奶油 *cream*	正常	
	营养强化配方乳粉 *fortified formula milk powder*	正常	
	硬质干酪 *hard cheese*	正常	
	婴幼儿配方乳粉 *infant formula milk powder*	正常	
	婴幼儿配方液态乳 *infant formula liquid milk*	正常	

亚洲

国家和地区	产品名称	准入状态	企业名单
韩国	巴氏杀菌乳 *pasteurized milk*	正常	
	部分脱脂乳粉 *partly skimmed milk powder*	正常	
	调味灭菌乳 *flavored sterilized milk*	正常	
	调味乳粉 *flavoured milk powder*	正常	
	调制乳 *modified milk*	正常	
	发酵乳 *fermented milk*	正常	
	风味发酵乳 *flavored fermented milk*	正常	
	干酪 *cheese*	正常	
	黄油 *butter*	正常	
	加糖炼乳 *sweetened condensed milk*	正常	
	炼乳 *condensed milk*	正常	
	灭菌乳 *sterilized milk*	正常	
	浓缩乳清蛋白粉 *whey protein concentrate*	正常	
	配方乳粉 *formula milk powder*	正常	
	其他炼乳 *other condensed milk*	正常	
	其他奶酪 *other cheese*	正常	
	其他奶油 *other milkfat*	正常	
	其他乳粉 *other milk powder*	正常	
	其他乳及乳制品 *other milk and milk products*	正常	
	其他乳清粉 *other whey powder*	正常	

国家和地区	产品名称	准入状态	企业名单
韩国	其他消毒乳 *other disinfection milk*	正常	
	全脂加糖乳粉 *sweetened milk powder*	正常	
	全脂乳粉 *whole milk powder*	正常	
	乳粉 *milk powder*	正常	
	乳清粉 *whey powder*	正常	
	脱盐乳清粉 *demineralized whey powder*	正常	
	脱脂乳粉 *skimmed milk powder*	正常	
	无糖炼乳 *evaporated milk*	正常	
	稀奶油 *cream*	正常	
	营养强化配方乳粉 *fortified formula milk powder*	正常	
	硬质干酪 *hard cheese*	正常	
	婴幼儿配方乳粉 *infant formula milk powder*	正常	
	婴幼儿配方液态乳 *infant formula liquid milk*	正常	
马来西亚	巴氏杀菌乳 *pasteurized milk*	正常	
	部分脱脂乳粉 *partly skimmed milk powder*	正常	
	调味灭菌乳 *flavored sterilized milk*	正常	
	调味乳粉 *flavoured milk powder*	正常	
	调制乳 *modified milk*	正常	
	发酵乳 *fermented milk*	正常	
	风味发酵乳 *flavored fermented milk*	正常	
	干酪 *cheese*	正常	
	黄油 *butter*	正常	
	加糖炼乳 *sweetened condensed milk*	正常	
	炼乳 *condensed milk*	正常	
	灭菌乳 *sterilized milk*	正常	
	浓缩乳清蛋白粉 *whey protein concentrate*	正常	
	配方乳粉 *formula milk powder*	正常	
	其他炼乳 *other condensed milk*	正常	
	其他奶酪 *other cheese*	正常	
	其他奶油 *other milkfat*	正常	
	其他乳粉 *other milk powder*	正常	
	其他乳及乳制品 *other milk and milk products*	正常	
	其他乳清粉 *other whey powder*	正常	
	其他消毒乳 *other disinfection milk*	正常	
	全脂加糖乳粉 *sweetened milk powder*	正常	

国家和地区	产品名称	准入状态	企业名单
马来西亚	全脂乳粉 *whole milk powder*	正常	
	乳粉 *milk powder*	正常	
	乳清粉 *whey powder*	正常	
	脱盐乳清粉 *demineralized whey powder*	正常	
	脱脂乳粉 *skimmed milk powder*	正常	
	无糖炼乳 *evaporated milk*	正常	
	稀奶油 *cream*	正常	
	营养强化配方乳粉 *fortified formula milk powder*	正常	
	硬质干酪 *hard cheese*	正常	
	婴幼儿配方乳粉 *infant formula milk powder*	正常	
	婴幼儿配方液态乳 *infant formula liquid milk*	正常	
新加坡	巴氏杀菌乳 *pasteurized milk*	正常	
	部分脱脂乳粉 *partly skimmed milk powder*	正常	
	调味灭菌乳 *flavored sterilized milk*	正常	
	调味乳粉 *flavoured milk powder*	正常	
	调制乳 *modified milk*	正常	
	发酵乳 *fermented milk*	正常	
	风味发酵乳 *flavored fermented milk*	正常	
	干酪 *cheese*	正常	
	黄油 *butter*	正常	
	加糖炼乳 *sweetened condensed milk*	正常	
	炼乳 *condensed milk*	正常	
	灭菌乳 *sterilized milk*	正常	
	浓缩乳清蛋白粉 *whey protein concentrate*	正常	
	配方乳粉 *formula milk powder*	正常	
	其他炼乳 *other condensed milk*	正常	
	其他奶酪 *other cheese*	正常	
	其他奶油 *other milkfat*	正常	
	其他乳粉 *other milk powder*	正常	
	其他乳及乳制品 *other milk and milk products*	正常	
	其他乳清粉 *other whey powder*	正常	
	其他消毒乳 *other disinfection milk*	正常	
	全脂加糖乳粉 *sweetened milk powder*	正常	
	全脂乳粉 *whole milk powder*	正常	
	乳粉 *milk powder*	正常	

续表3

国家和地区	产品名称	准入状态	企业名单
新加坡	乳清粉 whey powder	正常	
	脱盐乳清粉 demineralized whey powder	正常	
	脱脂乳粉 skimmed milk powder	正常	
	无糖炼乳 evaporated milk	正常	
	稀奶油 cream	正常	
	营养强化配方乳粉 fortified formula milk powder	正常	
	硬质干酪 hard cheese	正常	
	婴幼儿配方乳粉 infant formula milk powder	正常	
	婴幼儿配方液态乳 infant formula liquid milk	正常	
中国台湾	巴氏杀菌乳 pasteurized milk	正常	
	部分脱脂乳粉 partly skimmed milk powder	正常	
	调味灭菌乳 flavored sterilized milk	正常	
	调味乳粉 flavoured milk powder	正常	
	调制乳 modified milk	正常	
	发酵乳 fermented milk	正常	
	风味发酵乳 flavored fermented milk	正常	
	干酪 cheese	正常	
	黄油 butter	正常	
	加糖炼乳 sweetened condensed milk	正常	
	炼乳 condensed milk	正常	
	灭菌乳 sterilized milk	正常	
	浓缩乳清蛋白粉 whey protein concentrate	正常	
	配方乳粉 formula milk powder	正常	
	其他炼乳 other condensed milk	正常	
	其他奶酪 other cheese	正常	
	其他奶油 other milkfat	正常	
	其他乳粉 other milk powder	正常	
	其他乳及乳制品 other milk and milk products	正常	
	其他乳清粉 other whey powder	正常	
	其他消毒乳 other disinfection milk	正常	
	全脂加糖乳粉 sweetened milk powder	正常	
	全脂乳粉 whole milk powder	正常	
	乳粉 milk powder	正常	
	乳清粉 whey powder	正常	
	脱盐乳清粉 demineralized whey powder	正常	

国家和地区	产品名称	准入状态	企业名单
中国台湾	脱脂乳粉 *skimmed milk powder*	正常	
	无糖炼乳 *evaporated milk*	正常	
	稀奶油 *cream*	正常	
	营养强化配方乳粉 *fortified formula milk powder*	正常	
	硬质干酪 *hard cheese*	正常	
	婴幼儿配方乳粉 *infant formula milk powder*	正常	
	婴幼儿配方液态乳 *infant formula liquid milk*	正常	

附录 4

符合评估审查要求及有传统贸易的国家或地区输华食品目录（中药材名单）

动物源性中药材

产品名称	国家和地区	准入状态
斑蝥 *Mylabris*		
鳖甲 *Trionycis carapax*		
蝉蜕 *Cicadae periostracum*		
蟾酥 *Bufonis venenum*		
虫白蜡 *Cera chinensis*		
穿山甲（鳞片）*Manis squama*		
地龙 *Pheretima*	泰国	允许进口，逐步完成注册登记
蜂房 *Vespae nidus*		
干海龙 *Syngnathus*		
干海马 *Hippocampus*	泰国	允许进口，逐步完成注册登记
干海马 *Hippocampus*		
蛤蚧（干制壁虎）*Gecko*	缅甸	允许进口，逐步完成注册登记
	泰国	允许进口，逐步完成注册登记
	印度尼西亚	允许进口，逐步完成注册登记
蛤壳 *Meretricis concha cyclinae concha*		
龟甲 *Testudinis carapax et plastrum*		
哈蟆油 *Ranae oviductus*		
海螵蛸（墨鱼骨）*Sepiae endoconcha*		
鸡内金 *Galll gigerii endothelium corneum*		
僵蚕 *Bombyx batryticatus*		
金钱白花蛇 *Bungarusparvus*		
九香虫 *Aspongopus*		
羚羊角 *Saigae tataricae cornu*		
鹿角 *Cervi cornu*	新西兰	允许从注册登记企业进口
鹿茸 *Cervi cornu pantotrichum*	澳大利亚	允许进口，逐步完成注册登记
	新西兰	允许从注册登记企业进口
牡蛎（壳）*Ostreae concha*		
牛黄 *Bovisc alculus*		
蕲蛇 *Agkistrodon*		
全蝎 *Scorpio*		
桑螵蛸 *Mantidis ootheca*		
蛇蜕 *Serpentis periostracum*		

产品名称	国家和地区	准入状态
麝香 Moschus		
石决明（鲍鱼壳）Haliotidis concha		
水牛角 Bubali cornu		
水蛭 Hirudo		
土鳖虫（虫）Eupolyphaga steleophaga		
瓦楞子 Arcae concha		
乌梢蛇 Zaocys	印度尼西亚	允许进口，逐步完成注册登记
蜈蚣 Scolopendra		
五倍子 Galla chinensis		
珍珠 Margarita		
珍珠母（壳）Margaritifera concha		
猪胆粉 Suis fellis pulvis		

植物源性中药材

产品名称	国家和地区	准入状态
阿魏 Ferulae resina	伊朗	正常
矮地茶 Ardisiae japonicae herba		
艾叶 Artemisiae argyi folium		
安息香 Benzoinum	德国	正常
	英国	正常
八角茴香 Anisi stellati fructus	朝鲜	正常
	美国	正常
	缅甸	正常
	日本	正常
	瑞典	正常
	土耳其	正常
	乌克兰	正常
	新加坡	正常
	叙利亚	正常
	印度	正常
	印度尼西亚	正常
	越南	正常
巴豆（大戟科）Crotonis fructus		
巴戟天 Morindae officinalis radix	阿尔巴尼亚	正常
菝葜 Smilacis chinae rhizoma		

续表1

产品名称	国家和地区	准入状态
白扁豆（干扁豆）*Lablab semen album*	法国	正常
	美国	正常
	缅甸	正常
	土耳其	正常
白附子 *Typhonii rhizoma*		
白果（银杏果）*Ginkgo semen*	朝鲜	正常
白及 *Bletillae rhizoma*		
白蔹 *Ampelopsis radix*		
白茅根 *Imperatae rhizoma*		
白前 *Cynanchi stauntonii rhizoma et radix*		
白屈菜 *Chelidonii herba*		
白头翁 *Pulsatillae radix*	朝鲜	正常
白薇 *Cynanchi atrati radix et rhizoma*		
白鲜皮 *Dictamni cortex*	朝鲜	正常
白芷 *Angelicae dahuricae radix*		
百部 *Stemonae radix*		
百合 *Lilii bulbus*		
柏子仁 *Platycladi semen*		
板蓝根 *Isatidis radix*		
半边莲 *Lobeliae chinensis herba*		
半枝莲 *Pinelliae rhizoma*		
暴马子皮 *Scutellariae barbatae herba*		
北豆根 *Menispermi rhizoma*	朝鲜	正常
北刘寄奴 *Syringae cortex*		
荜茇（毕拔）*Menispermi rhizoma*	朝鲜	正常
	马来西亚	正常
	印度尼西亚	正常
	越南	正常
荜澄茄 *Siphonostegiae herba*		
蓖麻子 *Ricini semen*		
萹蓄 *Polygoni avicularis herba*		

产品名称	国家和地区	准入状态
槟榔 *Arecae semen*	马来西亚	正常
	缅甸	正常
	泰国	正常
	印度	正常
	印度尼西亚	正常
	越南	正常
	中国台湾	正常
薄荷 *Menthae haplocalycis herba*	阿尔巴尼亚	正常
	埃及	正常
	加拿大	正常
	美国	正常
补骨脂（黑谷子）*Psoraleae fructus*	缅甸	正常
布渣叶 *Microctis folium*		
苍耳子 *Xanthii fructus*		
苍术 *Atractylodis rhizoma*	朝鲜	正常
藏菖蒲 *Acori calami rhizoma*		
草豆蔻（草寇）*Alpiniae katsumadai semen*	缅甸	正常
草果 *Tsaoko fructus*		
草乌 *Aconiti kusnezoffii radix*		
草乌叶 *Aconiti kusnezoffii folium*		
侧柏叶 *Platycladi cacumen*		
柴胡 *Bupleuri radix*		
常山 *Dichroae radix*		
车前草 *Plantaginis herba*		
车前子 *Plantaginis semen*	印度	正常
	中国台湾	正常
陈皮（橘皮）*Citri reticulatae pericarpium*		
赤芍 *Paeoniae radix rubra*		
赤小豆（赤豆）*Vignae semen*	朝鲜	正常
	缅甸	正常
	日本	正常
	泰国	正常
	越南	正常
茺蔚子 *Leonuri fructus*		
臭灵丹草 *Laggerae herba*		

产品名称	国家和地区	准入状态
楮实子 *Broussonetiae fructus*		
川楝子 *Toosendan fructus*		
川木通 *Clematidis armandii caulis*		
川木香 *Vladimiriae radix*		
川牛膝 *Cyathulae radix*		
川射干 *Iridis tectori rhizoma*		
川乌 *Aconiti radix*		
川芎 *Chuanxiong rhizoma*		
穿山龙 *Dioscoreae nipponicae rhizoma*	朝鲜	正常
穿心莲 *Andrographis herba*		
垂盆草 *Sedi herba*		
椿皮 *Ailanthi cortex*		
刺五加 *Acanthopanacis senticosi radix et rhizoma seu caulis*		
大腹皮（茯毛）*Arecae pericarpium*	缅甸	正常
大蓟 *Cirsii japonici herba*		
大青叶 *Isatidis folium*		
大蒜（蒜头）*Allii sativi bulbus*	巴西	正常
	美国	正常
	缅甸	正常
	墨西哥	正常
	日本	正常
	西班牙	正常
大血藤 *Sargentodoxae caulis*		
大叶紫珠 *Callicarpae macrophyllae folium*		
大枣（红枣）*Jujubae fructus*	德国	正常
	吉尔吉斯斯坦	正常
	沙特阿拉伯	正常
	泰国	正常
	伊朗	正常
	约旦	正常
大皂角 *Gleditsiae sinensis fructus*		
丹参 *Salviae miltiorrhizae radix et rhizoma*		
淡竹叶 *Lophatheri herba*		
当药 *Swertiae herba*		
刀豆 *Canavaliae semen*		

产品名称	国家和地区	准入状态
灯心草 *Junci medulla*		
灯盏细辛（灯盏花）*Erigerontis herba*		
地枫皮 *Ilicii cortex*		
地肤子 *Kochiae fructus*		
地骨皮 *Lycii cortex*		
地锦草 *Euphorbiae humifusae herba*		
地榆 *Sanguisorbae radix*		
滇鸡血藤 *Kadsurae caulis*		
颠茄草 *Belladonnae herba*		
丁公藤 *Erycibes caulis*		
丁香 *Caryophylli flos*	巴西	正常
	马达加斯加	正常
	马来西亚	正常
	坦桑尼亚	正常
	印度尼西亚	正常
	越南	正常
冬虫夏草 *Cordyceps*		
冬瓜皮 *Benincasae exocarpium*		
冬葵果 *Malvae fructus*		
冬凌草 *Rabdosiae rubescentis herba*		
豆蔻 *Amomi fructus rotundus*	阿拉伯联合酋长国	正常
	澳大利亚	正常
	巴布亚新几内亚	正常
	德国	正常
	格林纳达	正常
	老挝	正常
	马来西亚	正常
	美国	正常
	危地马拉	正常
	伊朗	正常
	印度	正常
	印度尼西亚	正常
	越南	正常
独活 *Angelicae pubescentis radix*	日本	正常
独一味 *Lamiophlomis herba*		

续表5

产品名称	国家和地区	准入状态
杜仲叶 Eucommiae folium		
断血流 Clinopodii herba		
莪术 Curcumae rhizoma	马来西亚	正常
	缅甸	正常
	印度	正常
	中国台湾	正常
鹅不食草 Centipedae herba		
番泻叶 Sennae folium	阿拉伯联合酋长国	正常
	埃及	正常
	比利时	正常
	缅甸	正常
	日本	正常
	斯里兰卡	正常
	苏丹	正常
	印度	正常
	印度尼西亚	正常
翻白草 Potentillae discoloris herba		
防风 Saposhnikoviae radix	蒙古	正常
防己 Stephaniae tetrandrae radix	日本	正常
飞扬草 Euphorbiae hirtae herba		
榧子 Torreyae semen		
粉萆薢 Dioscoreae hypoglaucae rhizoma		
粉葛 Puerariae thomsonii radix		
枫香脂 Liquidambaris resina		
佛手 Citri sarcodactylis fructus		
茯苓皮 Poriae cutis		
浮萍 Spirodelae herba		
附子 Aconm lateralis radix praeparaia		
覆盆子 Rubi fructus	朝鲜	正常
	加拿大	正常
	塞尔维亚	正常
	新西兰	正常
干漆 Toxicodendri resina		
甘松 Nardostachyos radix et rhizoma		
甘遂 Kansui radix		

产品名称	国家和地区	准入状态
杠板归 *Polygoni perfoliati herba*		
高良姜 *Alpiniae officinarum rhizoma*		
高山辣根菜 *Pegaeophytiradixetrhizoma*		
葛根 *Puerariae lobatae radix*		
功劳木 *Mahoniae caulis*		
钩藤 *Uncariae ramulus cum uncis*		
狗脊 *Cibotii rhizoma*		
枸骨叶 *Ilicis cornutae folium*		
谷精草 *Eriocauli flos*		
骨碎补 *Drynariae rhizoma*		
瓜蒌 *Trichosanthis fructus*		
瓜蒌皮 *Trichosanthis pericarpium*		
瓜蒌子 *Trichosanthis semen*		
瓜子金 *Polygalae japonicae herba*		
关黄柏 *Phellodendri amurensis cortex*		
贯叶金丝桃 *Hyperici perforati herba*		
广东紫珠 *Callicarpae caulis et foliumi*		
广藿香 *Pogostemonis herba*		
广金钱草 *Desmodii styracifolii herba*		
广枣 *Choerospondiatis fructus*		
桂枝 *Cinnamomi ramulus*		
海风藤 *Piperis kadsurae caulis*		
海金沙 *Lygodii spora*		
海藻 *Sargassum*		
藁本 *Ligustici rhizoma et radix*		
诃子 *Chebulae fructus*	缅甸	正常
	尼泊尔	正常
	印度	正常
合欢花 *Albiziae flos*		
合欢皮 *Albiziae cortex*		
何首乌 *Polygoni multiflori radix*		

产品名称	国家和地区	准入状态
核桃仁（干的去壳核桃）	澳大利亚	正常
	朝鲜	正常
	吉尔吉斯斯坦	正常
	罗马尼亚	正常
	美国	正常
	摩尔多瓦	正常
	墨西哥	正常
	日本	正常
	泰国	正常
	乌克兰	正常
	乌兹别克斯坦	正常
	印度	正常
	越南	正常
荷叶 Nelumbinis folium		
鹤虱 Carpesii fructus		
黑豆 Sojae semen nigrum	缅甸	正常
黑芝麻（芝麻）Sesami semen nigrum	埃及	正常
	埃塞俄比亚	正常
	巴基斯坦	正常
	巴拉圭	正常
	贝宁	正常
	玻利维亚	正常
	布基纳法索	正常
	朝鲜	正常
	多哥	正常
	厄立特里亚	正常
	冈比亚	正常
	吉布提	正常
	加纳	正常
	柬埔寨	正常
	喀麦隆	正常
	肯尼亚	正常
	老挝	正常
	马里	正常
	美国	正常

产品名称	国家和地区	准入状态
黑芝麻（芝麻）*Sesami semen nigrum*	孟加拉国	正常
	缅甸	正常
	莫桑比克	正常
	墨西哥	正常
	尼日尔	正常
	尼日利亚	正常
	日本	正常
	塞内加尔	正常
	斯里兰卡	正常
	苏丹	正常
	泰国	正常
	坦桑尼亚	正常
	土耳其	正常
	危地马拉	正常
	委内瑞拉	正常
	乌干达	正常
	乌兹别克斯坦	正常
	印度	正常
	印度尼西亚	正常
	越南	正常
	中国台湾	正常
黑种草子 *Nigellae semen*		
红大戟 *Knoxiae radix*		
红豆蔻 *Galangae fructus*		
红花 *Carthami flos*		
红花龙胆 *Entianae rhodanthae herba*		
红景天 *Rhodiolae crenulatae radix et rhizoma*		
红芪 *Hedysari radix*		
洪连 *Lagotidis herba*		
厚朴 *Magnoliae officinalis cortex*	缅甸	正常
厚朴花 *Magnoliae officinalis flos*		
胡黄连 *Picrorhizae rhizoma*		

续表9

产品名称	国家和地区	准入状态
胡椒 *Piperis fructus*	阿拉伯联合酋长国	正常
	奥地利	正常
	澳大利亚	正常
	巴西	正常
	比利时	正常
	朝鲜	正常
	丹麦	正常
	德国	正常
	俄罗斯	正常
	厄瓜多尔	正常
	法国	正常
	韩国	正常
	荷兰	正常
	加拿大	正常
	马来西亚	正常
	美国	正常
	缅甸	正常
	日本	正常
	瑞典	正常
	斯里兰卡	正常
	泰国	正常
	土耳其	正常
	新加坡	正常
	意大利	正常
	印度	正常
	印度尼西亚	正常
	英国	正常
	越南	正常
	中国台湾	正常
胡芦巴（葫芦巴）*Trigonellae semen*	印度	正常
槲寄生 *Visci herba*		
虎杖 *Polygoni cuspidati rhizoma et radix*		
花椒 *Zanthoxyli pericarpium*	日本	正常
华山参 *Physochlainae radix*		
化橘红 *Citri grandis exocarpium*		

产品名称	国家和地区	准入状态
槐角 Sophorae fructus		
黄檗 Phellodendri chinensis cortex	朝鲜	正常
黄精 Polygonati rhizoma	缅甸	正常
黄山药 Dioscorea panthaicae rhizoma		
黄蜀葵花 Abelmoschi corolla		
黄藤 Fibraureae caulis	老挝	正常
黄藤 Fibraureae caulis	缅甸	正常
黄藤 Fibraureae caulis	越南	正常
火麻仁 Cannabis fructus		
鸡骨草 Abri herba	泰国	正常
鸡骨草 Abri herba	印度尼西亚	正常
鸡冠花 Celosiae cristatae flos		
鸡血藤 Spatholob caulis	越南	正常
积雪草 Centellae herba		
急性子 Impatientis semen		
蒺藜 Tribuli fructus		
姜（生姜、干姜）生姜 Zingiberis rhizoma recens，干姜 Zingiberis rhizoma	澳大利亚	正常
姜（生姜、干姜）生姜 Zingiberis rhizoma recens，干姜 Zingiberis rhizoma	菲律宾	正常
姜（生姜、干姜）生姜 Zingiberis rhizoma recens，干姜 Zingiberis rhizoma	韩国	正常
姜（生姜、干姜）生姜 Zingiberis rhizoma recens，干姜 Zingiberis rhizoma	老挝	正常
姜（生姜、干姜）生姜 Zingiberis rhizoma recens，干姜 Zingiberis rhizoma	马来西亚	正常
姜（生姜、干姜）生姜 Zingiberis rhizoma recens，干姜 Zingiberis rhizoma	美国	正常
姜（生姜、干姜）生姜 Zingiberis rhizoma recens，干姜 Zingiberis rhizoma	缅甸	正常
姜（生姜、干姜）生姜 Zingiberis rhizoma recens，干姜 Zingiberis rhizoma	尼日利亚	正常
姜（生姜、干姜）生姜 Zingiberis rhizoma recens，干姜 Zingiberis rhizoma	日本	正常
姜（生姜、干姜）生姜 Zingiberis rhizoma recens，干姜 Zingiberis rhizoma	泰国	正常
姜（生姜、干姜）生姜 Zingiberis rhizoma recens，干姜 Zingiberis rhizoma	印度	正常
姜（生姜、干姜）生姜 Zingiberis rhizoma recens，干姜 Zingiberis rhizoma	越南	正常
姜黄 Curcumae longae rhizoma	缅甸	正常
姜黄 Curcumae longae rhizoma	日本	正常
姜黄 Curcumae longae rhizoma	印度	正常
姜黄 Curcumae longae rhizoma	越南	正常
降香 Dalbergiae odoriferae lignum		

产品名称	国家和地区	准入状态
芥子 *Sinapis semen*	比利时	正常
	德国	正常
	加拿大	正常
	捷克	正常
	美国	正常
	土耳其	正常
	印度	正常
金沸草 *Inulae herba*		
金果榄 *Tinosporae radix*		
金龙胆草 *Conyzae herba*		
金钱草 *Lysimachiae herba*	越南	正常
金荞麦 *Fagopyri dibotryis rhizoma*		
金铁锁 *Psammosilenes radix*		
金银花 *Lonicerae japonicae flos*	朝鲜	正常
金樱子 *Rosae laevigatae fructus*		
筋骨草 *Ajugae herba*		
锦灯笼 *Physalis calyx seu fructus*		
京大戟 *Euphorbiae pekinensis radix*		
荆芥 *Schizonepetae herba*		
荆芥穗 *Schizonepetae spica*		
九里香 *Murrayae folium et cacumen*		
韭菜子 *Allii tuberosi semen*		
救必应 *Ilicis rotundae cortex*		
桔梗 *Platycodonis radix*	朝鲜	正常
菊苣［菊苣（干）］ *Cichorii herba cichorii radix*		
橘核 *Citri reticulatae semen*		
橘红 *Citri exocarpium rubrum*		
瞿麦 *Dianthi herba*		
卷柏 *Selaginellae herba*		
决明子 *Cassiae semen*	朝鲜	正常
	缅甸	正常
	印度	正常
榼藤子 *Entadae semen*		
苦参 *Sophorae flavescentis radix*		
苦地丁 *Corydalis bungeanae herba*		

产品名称	国家和地区	准入状态
苦楝皮 *Meliae cortex*		
苦木 *Picrasmae ramulus et folium*		
苦玄参 *Picriae herba*		
款冬花 *Farfarae flos*		
昆布（干海带）*Laminariae thallus eckloniae thallus*	朝鲜	正常
辣椒干 *Capsici fructus*	美国	正常
	秘鲁	正常
	缅甸	正常
	日本	正常
	泰国	正常
	印度	正常
	越南	正常
莱菔子 *Raphani semen*		
蓝布正 *Gei herba*		
狼毒 *Euphorbiae ebracteolatae radix*		
老鹳草（玄草）*Erodii herba geranii herba*	朝鲜	正常
雷丸 *Omphalia*		
荔枝核 *Litchi semen*		
连钱草 *Glechomae herba*		
连翘 *Forsythiae fructus*		
莲房 *Nelumbinis receptaculum*		
莲须 *Nelumbinis stamen*	泰国	正常
莲子 *Nelumbinis semen*	越南	正常
莲子心 *Nelumbinis plumula*		
两面针 *Zanthoxyl radix*		
两头尖 *Anemones raddeanae rhizoma*		
蓼大青叶 *Polygoni tinctorii folium*		
灵芝 *Ganoderma*	朝鲜	正常
	科特迪瓦	正常
	日本	正常
	印度尼西亚	正常
	越南	正常
	中国台湾	正常
凌霄花 *Campsis flos*		
龙胆 *Gentianae radix et rhizoma*		

产品名称	国家和地区	准入状态
龙脷叶 *Sauropi folium*		
龙眼肉（龙眼干、桂圆）*Longan arillus*	老挝	正常
	缅甸	正常
	泰国	正常
	越南	正常
	中国台湾	正常
漏芦 *Rhapontici radix*		
芦根 *Phragmitis rhizoma*		
芦荟 *Aloe*	肯尼亚	正常
鹿衔草 *Pyrolae herba*		
路路通 *Liquidambaris fructus*		
罗布麻叶 *Apocyni veneti folium*		
罗汉果 *Siraitiae fructus*		
络石藤 *Trachelospermi caulis et folium*		
麻黄 *Ephedrae herba*		
麻黄根 *Ephedrae radix et rhizoma*		
马鞭草 *Verbenae herba*		
马勃 *Lasiosphaera calvatia*		
马齿苋 *Portulacae herba*		
马兜铃 *Aristolochiae fructus*		
马钱子 *Strychni semen*	缅甸	正常
马钱子粉 *Strychni semen pulveratum*	缅甸	正常
麦冬（麦门冬）*Ophiopogonis radix*		
满山红 *Rhododendri daurici folium*		
蔓荆子 *Viticis fructus*	缅甸	正常
猫爪草 *Ranunculi ternati radix*	美国	正常
毛诃子 *Terminaliae belliricae fructus*		
没药 *Myrrha*	埃塞俄比亚	正常
	德国	正常
	肯尼亚	正常
	尼泊尔	正常
	索马里	正常
	印度	正常
玫瑰花 *Rosae rugosae flos*	日本	正常
梅花 *Mume flos*		

产品名称	国家和地区	准入状态
密蒙花 *Buddlejae flos*		
绵萆薢 *Dioscoreae spongiosae rhizoma*		
绵马贯众 *Dryopteridis crassirhizomatis rhizoma*		
明党参 *Changii radix*		
墨旱莲 *Ecliptae herba*		
母丁香 *Caryophylli fructus*		
牡丹皮 *Moutan cortex*		
牡荆叶 *Viticis negundo folium*		
木鳖子 *Momordicae semen*		
木芙蓉叶 *Hibisci mutabilis folium*		
木瓜（宣木瓜）*Chaenomelis fructus*		
木蝴蝶 *Oroxyli semen*		
木棉花 *Gossampim flos*	缅甸	正常
木通 *Akebiae caulis*		
木贼 *Equiseti hiemalis herba*		
南板蓝根 *Baphicacanthis cusiae rhizoma et radix*		
南鹤虱 *Carotae fructus*		
南五味子 *Schisandrae sphenantherae fructus*		
闹羊花 *Rhododendri mollis flos*		
牛蒡子 *Arctii fructus*		
牛膝 *Achyranthis bidentatae radix*		
女贞子 *Ligustri lucidi fructus*		
藕节 *Nelumbinis rhizomatis nodus*		
佩兰 *Eupatorii herba*		
枇杷叶 *Eriobotryae folium*		
片姜黄 *Wenyujin rhizoma concisum*		
蒲公英 *Taraxaci herba*	朝鲜	正常
蒲黄 *Typhae pollen*		
其他鲜或干人参 *Ginseng radix et rhizoma*	朝鲜	正常
	韩国	正常
	日本	正常
	中国台湾	正常
千金子 *Euphorbiae semen*		
千里光 *Senecionis scandentis hebra*		
千年健 *Homalomenae rhizoma*		

产品名称	国家和地区	准入状态
牵牛子 *Pharbitidis semen*		
前胡 *Peucedani radix*		
芡实 *Euryales semen*		
茜草 *Rubiae radix et rhizoma*		
羌活 *Notopterygii rhizoma et radix*		
秦艽 *Gentianae macrophyllae radix*		
秦皮 *Fraxini cortex*		
青黛 *Indigo naturalis*		
青风藤 *Sinomenii caulis*		
青果 *Canarii fructus*		
青皮 *Citri reticulatae pericarpium viride*		
青葙子 *Celosiae semen*		
青叶胆 *Swertiae mileensis herba*		
苘麻子 *Abutili semen*		
拳参 *Bistortae rhizoma*		
人参叶 *Ginseng folium*		
忍冬藤 *Lonicerae japonicae caulis*		
肉豆蔻 *Myristicae semen*	斯里兰卡	正常
	印度尼西亚	正常
肉桂 *Cinnamomi cortex*	缅甸	正常
	印度尼西亚	正常
	越南	正常
乳香 *Olibanum*	埃塞俄比亚	正常
	巴基斯坦	正常
	德国	正常
	吉布提	正常
	肯尼亚	正常
	尼泊尔	正常
	苏丹	正常
	索马里	正常
	新加坡	正常
	印度	正常
	印度尼西亚	正常
蕤仁 *Prinsepiae nux*		
三白草 *Sauraru herba*		

产品名称	国家和地区	准入状态
三颗针 *Berberidis radix*		
三棱 *Sparganii rhizoma*		
桑白皮 *Mori cortex*		
桑寄生 *Taxilli herba*		
桑椹 *Mori fructus*		
桑叶 *Mori folium*		
桑枝 *Mori ramulus*		
沙棘 *Hippophae fructus*		
沙苑子 *Astragali complanati semen*		
砂仁 *Amomi fructus*	老挝	正常
	缅甸	正常
山慈菇 *Cremastrae pseudobulbus pleiones pseudobulbus*		
山豆根 *Sophorae tonkinensis radix et rhizoma*	缅甸	正常
山麦冬 *Liriopes radix*		
山奈 *Kaempferiae rhizoma*		
山香圆叶 *Turpiniae folium*		
山药 *Dioscoreae rhizoma*	澳大利亚	正常
	俄罗斯	正常
	美国	正常
	缅甸	正常
	尼泊尔	正常
	日本	正常
	泰国	正常
	新西兰	正常
	印度	正常
	印度尼西亚	正常
	越南	正常
山银花 *Lonicerae flos*		
山楂 *Crataegi fructus*		
山楂叶 *Crataegi folium*		
山茱萸（山芋肉）*Corni fructus*	朝鲜	正常
商陆 *Phytolaccae radix*		
蛇床子 *Cnidii fructus*		
射干 *Belamcandae rhizoma*		
伸筋草 *Lycopodii herba*		

产品名称	国家和地区	准入状态
升麻 *Cimicifugae rhizoma*	朝鲜	正常
蓍草 *Achilleae herba*		
石菖蒲 *Acori tatarinowii rhizoma*		
石吊兰 *Lysionoti herba*		
石榴皮 *Granati pericarpium*		
石韦 *Pyrrosiae folium*		
使君子 *Quisqualis fructus*		
柿蒂 *Kaki calyx*		
首乌藤 *Polygoni multiflori caulis*		
水飞蓟 *Silybi fructus*	乌克兰	正常
水红花子 *Polygoni orientalis fructus*		
丝瓜络 *Luffae fructus retinervus*		
四季青 *Ilicis chinensis folium*		
松花粉 *Pini pollen*	朝鲜	正常
苏合香 *Styrax*	洪都拉斯	正常
	新加坡	正常
	印度尼西亚	正常
	英国	正常
苏木 *Sappan lignum*		
酸枣仁 *Ziziphi spinosae semen*		
娑罗子 *Aesculi semen*		
锁阳 *Cynomorii herba*		
太子参 *Pseudostellariae radix*		
檀香 *Santali albi lignum*		
桃仁 *Persicae semen*		
桃枝 *Persicae ramulus*		
天冬（天门冬）*Asparagi radix*		
天花粉 *Trichosanthis radix*		
天葵子 *Semiaquilegiae radix*		
天麻 *Gastrodiae rhizoma*		
天南星 *Arisaematis rhizoma*		
天山雪莲 *Saussureae involucratae herba*		
天仙藤 *Aristolochiae herba*		
天仙子 *Hyoscyami semen*	缅甸	正常
甜瓜子 *Melo semen*		

产品名称	国家和地区	准入状态
铁皮石斛 *Dendrobii officinalis caulis*		
葶苈子 *Descurainiae semen lepidii semen*		
通草 *Tetrapanacis medulla*		
通关藤 *Marsdeniae tenacissimae caulis*		
土贝母 *Bolbostemmatis rhizoma*		
土茯苓 *Smilacis glabrae rhizoma*		
土荆皮 *Pseudolaricis cortex*		
土木香 *Inulae radix*		
吐根 *Radix et rhizoma ipecacuanhae*	哥斯达黎加	正常
菟丝子 *Cuscutae semen*		
瓦松 *Orostachyis fimbriatae herba*		
王不留行 *Vaccariae semen*		
威灵仙 *Clematidis radix et rhizoma*	朝鲜	正常
委陵菜 *Potentillae chinensis herba*		
乌梅 *Mume fructus*		
乌药 *Linderae radix*		
巫山淫羊藿 *Epimedii wushanensis folium*		
吴茱萸 *Euodiae fructus*		
五加皮 *Acanthopanacis cortex*		
五味子 *Schisandrae chinensis fructus*	朝鲜	正常
西河柳 *Tamaricis cacumen*		
西红花（番红花、藏红花）*Croci stigma*	阿富汗	允许从注册登记企业进口
	阿拉伯联合酋长国	正常
	美国	正常
	日本	正常
	希腊	正常
	伊朗	正常
西青果 *Chebulae fructus immaturus*	印度	正常
菥蓂 *Thlaspi herba*		
豨莶草 *Siegesbeckiae herba*		
细辛 *Asari radix et rhizoma*	朝鲜	正常
夏枯草 *Prunellae spica*		
夏天无 *Corydalis decumbentis rhizoma*		
仙鹤草 *Agrimoniae herba*		

产品名称	国家和地区	准入状态
仙茅 *Curculiginis rhizoma*	缅甸	正常
鲜或干的白芍 *Paeoniae radix alba*	朝鲜	正常
鲜或干的白术 *Atractylodismacrocephalae rhizoma*	朝鲜	正常
	韩国	正常
	缅甸	正常
鲜或干的半夏 *Pinelliae rhizoma*	朝鲜	正常
	韩国	正常
鲜或干的贝母	哈萨克斯坦	正常
	吉尔吉斯斯坦	正常
鲜或干的沉香 *Aquilariae lignum resinatum*	马来西亚	正常
	印度尼西亚	正常
	越南	正常
鲜或干的苁蓉 肉苁蓉 *Cistanches herba*	巴基斯坦	正常
	哈萨克斯坦	正常
	蒙古	正常
	伊朗	正常
鲜或干的大海子（胖大海）胖大海 *Sterculiae lychnophorae semen*	老挝	正常
	缅甸	正常
	泰国	正常
	越南	正常
鲜或干的大黄、籽黄 大黄 *Rhei radix et rhizoma*	朝鲜	正常
	法国	正常
鲜或干的当归 *Angelicae sinensis radix*	保加利亚	正常
	朝鲜	正常
	日本	正常
鲜或干的党参 *Codonopsis radix*		
鲜或干的地黄 *Rehmanniae radix*	韩国	正常
鲜或干的杜仲 *Eucommiae cortex*	朝鲜	正常
鲜或干的茯苓 *Poria*	朝鲜	正常
	日本	正常
	越南	正常

产品名称	国家和地区	准入状态
鲜或干的甘草 *Glycyrrhizae radix et rhizoma*	阿拉伯联合酋长国	正常
	阿塞拜疆	正常
	巴基斯坦	正常
	俄罗斯	正常
	哈萨克斯坦	正常
	吉尔吉斯斯坦	正常
	塔吉克斯坦	正常
	土库曼斯坦	正常
	乌兹别克斯坦	正常
	伊朗	正常
鲜或干的枸杞 *Lycii fructus*	朝鲜	正常
鲜或干的槐米 槐花 *Sophorae flos*	越南	正常
鲜或干的黄草及枫斗（石斛）石斛 *Dendrobii caulis*	不丹	正常
	老挝	正常
	缅甸	正常
	尼泊尔	正常
	泰国	正常
	印度	正常
	越南	正常
鲜或干的黄连 *Coptidis rhizoma*	越南	正常
鲜或干的黄芪 *Astragali radix*	朝鲜	正常
鲜或干的黄芩 *Scutellariae radix*		
鲜或干的菊花 *Chrysanthemi flos*	埃及	正常
	巴西	正常
	韩国	正常
	马来西亚	正常
	美国	正常
	日本	正常
	新加坡	正常
	英国	正常
	越南	正常
	中国台湾	正常
鲜或干的木香 *Aucklandiae radix*	韩国	正常
	马来西亚	正常

产品名称	国家和地区	准入状态
鲜或干的青蒿 *Artemisiae annuae herba*	朝鲜	正常
	肯尼亚	正常
	缅甸	正常
	尼泊尔	正常
	日本	正常
	印度	正常
	越南	正常
鲜或干的人参 *Ginseng radix et rhizoma*	俄罗斯	正常
鲜或干的三七 *Notoginseng radix et rhizoma*		
鲜或干的沙参 北沙参 *Glehniae radix*，南沙参 *Adenophorae radix*	朝鲜	正常
鲜或干的西洋参 *Panacis quinquefolii radix*	加拿大	正常
	美国	正常
鲜或干的野山参（人参）*Ginseng radix et rhizoma*	朝鲜	正常
香附 *Cyperi rhizoma*		
香加皮 *Periplocae cortex*		
香薷 *Moslae herba*		
香橼 *Citri fructus*		
小驳骨 *Gendarussae herba*		
小茴香 *Foeniculi fructus*	埃及	正常
	美国	正常
	印度	正常
小蓟 *Cirsii herba*		
小通草 *Stachyuri medulla helwingiae medulla*		
小叶莲 *Sinopodophylli fructus*		
薤白 *Allii macrostemonis bulbus*		
辛夷 *Magnoliae flos*		
杏仁（苦）苦杏仁 *Armeniacae semen amarum*	阿富汗	正常
	澳大利亚	正常
	巴基斯坦	正常
	朝鲜	正常
	哈萨克斯坦	正常
	吉尔吉斯斯坦	正常
	美国	正常
	日本	正常
	塔吉克斯坦	正常

续表22

产品名称	国家和地区	准入状态
杏仁（苦）苦杏仁 *Armeniacae semen amarum*	土耳其	正常
	乌兹别克斯坦	正常
	西班牙	正常
	英国	正常
	越南	正常
徐长卿 *Cynanchi paniculati radix et rhizoma*		
续断 *Dipsaci radix*		
玄参 *Scrophulariae radix*		
旋覆花 *Inulae flos*		
血竭 *Draconis sanguis*	老挝	正常
	尼泊尔	正常
	索马里	正常
	新加坡	正常
	印度	正常
	印度尼西亚	正常
鸦胆子 *Bruceae fructus*		
鸭跖草 *Commelinae herba*		
亚乎奴（锡生藤）*Cissampelotis herba*		
亚麻子 *Lini semen*	埃塞俄比亚	正常
	澳大利亚	正常
	法国	正常
	荷兰	正常
	加拿大	正常
	美国	正常
	新西兰	正常
	印度	正常
延胡索（元胡）*Corydalis rhizoma*		
芫花 *Genkwa flos*		
岩白菜 *Bergeniae rhizoma*		
洋金花 *Daturae flos*		
野菊花 *Chrysanthemi indici flos*		
野马追 *Eupatorii lindleyani herba*		
野木瓜 *Stauntoniae caulis et folium*		
一枝黄花 *Solidaginis herba*		
益母草 *Leonuri herba*		

产品名称	国家和地区	准入状态
益智仁 *Alpiniae oxyphyllae fructus*		
薏苡仁（薏米）*Coicis semen*	荷兰	正常
	泰国	正常
	越南	正常
	中国台湾	正常
翼首草 *Pterocephali herba*		
茵陈 *Artemisiae scopariae herba*		
淫羊藿 *Epimedii folium*	朝鲜	正常
银柴胡 *Stellariae radix*		
银杏叶 *Ginkgo folium*	澳大利亚	正常
	朝鲜	正常
	俄罗斯	正常
	法国	正常
	韩国	正常
	加拿大	正常
	美国	正常
	日本	正常
	新西兰	正常
罂粟壳 *Papaveris pericarpium*		
油松节 *Pini lignum nodi*		
余甘子 *Phyllanthi fructus*	印度	正常
鱼腥草 *Houttuyniae herba*		
禹州漏芦 *Echinopsis radix*		
玉竹 *Polygonatiodoratirhizoma*	朝鲜	正常
郁金 *Curcumae radix*	缅甸	正常
郁李仁 *Pruni semen*		
预知子 *Akebiae fructus*		
远志 *Polygalae radix*		
月季花 *Rosae chinensis flos*		
云芝 *Coriolus*		
皂角刺 *Gleditsiae spina*		
泽兰 *Lycopi herba*		
泽泻 *Alismatis rhizoma*		
知母 *Anemarrhenae rhizoma*		
栀子 *Gardeniae fructus*		

产品名称	国家和地区	准入状态
蜘蛛香 *Valerianae jatamansi rhizoma et radix*		
枳壳 *Aurantii fructus*		
枳实 *Aurantii fructus immaturus*		
肿节风 *Sarcandrae herba*		
重楼 *Paridis rhizoma*	缅甸	正常
朱砂根 *Ardisiae crenatae radix*		
珠子参 *Panacis majoris rhizoma*		
猪苓 *Polyporus*		
猪牙皂 *Gleditsiae fructus abnormalis*		
竹节参 *Panacis japonici rhizoma*		
竹茹 *Bambusae caulis in taenias*		
紫草 *Arnebiae radix*	巴基斯坦	正常
紫花地丁 *Violae herba*		
紫花前胡 *Peucedani decursivi radix*		
紫萁贯众 *Osmundae rhizoma*		
紫苏梗 *Perillae caulis*		
紫苏叶（紫苏） *Perillae folium*	澳大利亚	正常
	美国	正常
	泰国	正常
	新西兰	正常
紫苏子 *Perillae fructus*		
紫珠 *Callicarpae formosanae folium*		
紫珠叶 *Asteris radix et rhizoma*		
棕榈（叶柄） *Trachycarpi petiolus*		

附录 5

符合评估审查要求及有传统贸易的国家或地区输华食品目录（燕窝名单）

亚洲

国家和地区	产品名称	准入状态	企业名单
马来西亚	冰糖燕窝等燕窝制品	正常	自 2017 年 6 月 15 日恢复正常
	毛燕产品	正常	
	食用燕窝	正常	自 2017 年 6 月 15 日恢复正常
泰国	冰糖燕窝等燕窝制品	正常	
	食用燕窝	正常	
印度尼西亚	冰糖燕窝等燕窝制品	正常	
	食用燕窝	正常	

附录6

符合评估审查要求及有传统贸易的国家或地区输华食品目录（肠衣名单）

北美洲

国家和地区	产品名称	准入状态	企业名单
加拿大	猪肠衣（盐渍）	正常	
美国	绵羊肠衣（盐渍）	正常	
	山羊肠衣（盐渍）	正常	
	猪肠衣（盐渍）	正常	

大洋洲

国家和地区	产品名称	准入状态	企业名单
澳大利亚	绵羊肠衣（冷冻）	正常	
	绵羊肠衣（盐渍）	正常	
	山羊肠衣（冷冻）	正常	
	山羊肠衣（盐渍）	正常	
	猪肠衣（冷冻）	正常	
	猪肠衣（盐渍）	正常	
新西兰	绵羊肠衣（冷冻）	正常	
	绵羊肠衣（盐渍）	正常	
	山羊肠衣（冷冻）	正常	
	山羊肠衣（盐渍）	正常	

南美洲

国家和地区	产品名称	准入状态	企业名单
智利	猪肠衣（干制）	正常	
	猪肠衣（盐渍）	正常	

欧洲

国家和地区	产品名称	准入状态	企业名单
爱尔兰	猪肠衣（盐渍）	正常	
比利时	猪肠衣（盐渍）	正常	
波兰	绵羊肠衣（盐渍）	暂停	
	猪肠衣（盐渍）	暂停	
丹麦	猪肠衣（盐渍）	正常	
德国	猪肠衣（盐渍）	正常	

续表

国家和地区	产品名称	准入状态	企业名单
法国	绵羊肠衣（盐渍）	正常	
	山羊肠衣（盐渍）	正常	
	猪肠衣（盐渍）	正常	
荷兰	绵羊肠衣（盐渍）	正常	
	山羊肠衣（盐渍）	正常	
	猪肠衣（盐渍）	正常	
西班牙	猪肠衣（盐渍）	正常	

亚洲

国家和地区	产品名称	准入状态	企业名单
乌兹别克斯坦	牛肠衣（盐渍）	正常	
	绵羊肠衣（盐渍）	正常	
	山羊肠衣（盐渍）	正常	

附录7

符合评估审查要求及有传统贸易的国家或地区输华食品目录（植物源性食品名单）

保鲜蔬菜类

产品名称	国家和地区	准入状态	备注
干甘薯	日本	正常	
芦笋	秘鲁	正常	
南瓜	汤加	正常	
食用大黄	未获准入	无	
双孢菇	中国香港	正常	
甜椒	荷兰	正常	
鲜、冷藏或干的荸荠	西班牙	正常	
鲜、冷藏或干的非种用藕	日本	正常	
鲜、冷藏或干的箭叶黄体芋	未获准入	无	
鲜或冷藏的抱子甘蓝	美国	正常	
	中国台湾	正常	
鲜或冷藏的菠菜	未获准入	无	
鲜或冷藏的薄荷	未获准入	无	
鲜或冷藏的菜心	埃塞俄比亚	正常	
鲜或冷藏的蚕豆	比利时	正常	
	美国	正常	
	日本	正常	
	新西兰	正常	
	越南	正常	
鲜或冷藏的草菇	未获准入	无	
鲜或冷藏的莼菜	泰国	正常	
鲜或冷藏的大白菜	朝鲜	正常	
	俄罗斯	正常	
	韩国	正常	
	尼泊尔	正常	
	日本	正常	
	越南	正常	
鲜或冷藏的大葱	泰国	正常	
	印度	正常	
鲜或冷藏的冬瓜	埃塞俄比亚	正常	
鲜或冷藏的番茄	未获准入	无	
鲜或冷藏的番杏	未获准入	无	

产品名称	国家和地区	准入状态	备注
鲜或冷藏的胡萝卜	比利时	正常	
	韩国	正常	
	美国	正常	
	日本	正常	
	中国台湾	正常	
鲜或冷藏的花椰菜	比利时	正常	
	法国	正常	
	瑞士	正常	
	中国台湾	正常	
鲜或冷藏的黄瓜及小黄瓜	加拿大	正常	
鲜或冷藏的黄秋葵	未获准入	无	
鲜或冷藏的豇豆及菜豆（不论是否脱荚）	巴基斯坦	正常	
	法国	正常	
	美国	正常	
	缅甸	正常	
	印度	正常	
鲜或冷藏的茭白	未获准入	无	
鲜或冷藏的结球茴香	未获准入	无	
鲜或冷藏的结球莴苣（包心生菜）	澳大利亚	正常	
	中国台湾	正常	
鲜或冷藏的芥蓝	朝鲜	正常	
	越南	正常	
鲜或冷藏的金针菜（黄花菜）	未获准入	无	
鲜或冷藏的金针菇	朝鲜	正常	
	韩国	正常	
	马来西亚	正常	
	日本	正常	
	中国台湾	正常	
鲜或冷藏的韭葱	泰国	正常	
	印度	正常	
鲜或冷藏的卷心菜（结球甘蓝）	法国	正常	
	中国台湾	正常	
鲜或冷藏的蕨菜	俄罗斯	正常	
鲜或冷藏的口蘑	未获准入	无	
鲜或冷藏的苦瓜	中国台湾	正常	

产品名称	国家和地区	准入状态	备注
鲜或冷藏的苦苣	荷兰	正常	
	美国	正常	
鲜或冷藏的块菌	未获准入	无	
鲜或冷藏的辣椒（包括甜椒）	荷兰	正常	
	缅甸	正常	
	泰国	正常	
	越南	正常	
鲜或冷藏的芦笋	澳大利亚	正常	
	秘鲁	正常	
	泰国	正常	
鲜或冷藏的萝卜	澳大利亚	正常	
	比利时	正常	
	韩国	正常	
	荷兰	正常	
	美国	正常	
	日本	正常	
鲜或冷藏的落葵	未获准入	无	
鲜或冷藏的马齿苋	未获准入	无	
鲜或冷藏的毛豆（未成熟大豆）	美国	正常	
鲜或冷藏的魔芋	比利时	正常	
	朝鲜	正常	
	缅甸	正常	
	日本	正常	
鲜或冷藏的南瓜、笋瓜及瓠瓜（南瓜属）	老挝	正常	
	缅甸	正常	
	新西兰	正常	
鲜或冷藏的牛蒡	韩国	正常	
	日本	正常	
	新西兰	正常	
鲜或冷藏的欧芹	美国	正常	
鲜或冷藏的其他葱属蔬菜	未获准入	无	
鲜或冷藏的其他豆类蔬菜（不论是否脱荚）	未获准入	无	
鲜或冷藏的其他菊苣	未获准入	无	
鲜或冷藏的其他蘑菇	未获准入	无	
鲜或冷藏的其他食用芥菜类蔬菜	未获准入	无	

续表3

产品名称	国家和地区	准入状态	备注
鲜或冷藏的其他蔬菜	未获准入	无	
鲜或冷藏的其他莴苣	未获准入	无	
鲜或冷藏的其他竹笋	未获准入	无	
鲜或冷藏的荞头	菲律宾	正常	
	泰国	正常	
	印度	正常	
鲜或冷藏的茄子	泰国	正常	
鲜或冷藏的芹菜	美国	正常	
	新西兰	正常	
鲜或冷藏的青葱	菲律宾	正常	
	泰国	正常	
	越南	正常	
鲜或冷藏的青江菜	中国台湾	正常	
鲜或冷藏的伞菌属蘑菇	朝鲜	正常	
	韩国	正常	
	日本	正常	
	泰国	正常	
鲜或冷藏的山葵	未获准入	无	
鲜或冷藏的山药	澳大利亚	正常	
	俄罗斯	正常	
	美国	正常	
	缅甸	正常	
	尼泊尔	正常	
	日本	正常	
	泰国	正常	
	新西兰	正常	
	印度	正常	
	印度尼西亚	正常	
	越南	正常	
鲜或冷藏的丝瓜	中国台湾	正常	
鲜或冷藏的四棱豆	日本	正常	
	新西兰	正常	
鲜或冷藏的松茸	朝鲜	正常	
鲜或冷藏的苏子叶	未获准入	无	

产品名称	国家和地区	准入状态	备注
鲜或冷藏的蒜苔及蒜苗（包括青蒜）	巴西	正常	
	美国	正常	
	缅甸	正常	
	墨西哥	正常	
	日本	正常	
	西班牙	正常	
鲜或冷藏的蒜头	巴西	正常	
	美国	正常	
	缅甸	正常	
	墨西哥	正常	
	日本	正常	
	西班牙	正常	
鲜或冷藏的茼蒿	未获准入	无	
鲜或冷藏的豌豆（不论是否脱荚）	比利时	正常	
	波兰	正常	
	加拿大	正常	
	美国	正常	
	日本	正常	
	新西兰	正常	
	匈牙利	正常	
	越南	正常	
鲜或冷藏的维特罗夫菊苣	荷兰	正常	
鲜或冷藏的莴苣	荷兰	正常	
	美国	正常	
	中国台湾	正常	
鲜或冷藏的芜菁	未获准入	无	
鲜或冷藏的西葫芦	未获准入	无	
鲜或冷藏的西兰花	韩国	正常	
	中国台湾	正常	
鲜或冷藏的苋菜	未获准入	无	
鲜或冷藏的香椿芽	埃塞俄比亚	正常	
鲜或冷藏的香菇	墨西哥	正常	
鲜或冷藏的小白菜	埃塞俄比亚	正常	
	泰国	正常	
	中国台湾	正常	

产品名称	国家和地区	准入状态	备注
鲜或冷藏的小萝卜及类似食用根茎	未获准入	无	
鲜或冷藏的小松菜	澳大利亚	正常	
	泰国	正常	
鲜或冷藏的杏鲍菇	韩国	正常	
鲜或冷藏的芫荽	未获准入	无	
鲜或冷藏的洋葱	巴西	正常	
	比利时	正常	
	德国	正常	
	法国	正常	
	韩国	正常	
	美国	正常	
	缅甸	正常	
	日本	正常	
	乌克兰	正常	
	印度	正常	
	越南	正常	
	中国台湾	正常	
鲜或冷藏的洋蓟	未获准入	无	
鲜或冷藏的油菜	未获准入	无	
鲜或冷藏的油橄榄	未获准入	无	
鲜或冷藏的鱼腥草	未获准入	无	
鲜或冷藏的紫苏	澳大利亚	正常	
	美国	正常	
	泰国	正常	
	新西兰	正常	
鲜或冷藏其他甘蓝	未获准入	无	
鲜或冷藏硬花甘蓝	未获准入	无	
鲜或冷藏羽衣甘蓝	韩国	正常	
	美国	正常	
	瑞士	正常	
	中国台湾	正常	

保鲜蔬菜类、蔬菜水果制品

产品名称	国家和地区	准入状态	备注
含高淀粉或菊粉其他濒危类似根茎	未获准入	无	
含高淀粉或菊粉其他类似根茎	未获准入	无	
鲜、冷藏或干的兰科植物块茎	未获准入	无	
新鲜樱桃果实 *Prunus avium L.*	土耳其	正常	

保鲜蔬菜类、植物性调料

产品名称	国家和地区	准入状态	备注
生姜	澳大利亚	正常	
	菲律宾	正常	
	韩国	正常	
	老挝	正常	
	马来西亚	正常	
	美国	正常	
	缅甸	正常	
	尼日利亚	正常	
	日本	正常	
	泰国	正常	
	印度	正常	
	越南	正常	

调味品

产品名称	国家和地区	准入状态	备注
干玫瑰花	日本	正常	
五香	未获准入	无	

豆类（干）

产品名称	国家和地区	准入状态	备注
白凤豆	缅甸	正常	
干巴姆巴拉豆	未获准入	无	
干白豆	日本	正常	
	意大利	正常	
干扁豆	法国	正常	
	美国	正常	
	缅甸	正常	
	土耳其	正常	

产品名称	国家和地区	准入状态	备注
干蚕豆	缅甸	正常	
干赤豆	朝鲜	正常	
	缅甸	正常	
	日本	正常	
	泰国	正常	
	越南	正常	
干饭豆	缅甸	正常	
干瓜尔豆	巴基斯坦	正常	
	印度	正常	
干黑豆	缅甸	正常	
干红腰豆	美国	正常	
	缅甸	正常	
干豇豆及菜豆	巴基斯坦	正常	
	美国	正常	
	缅甸	正常	
	印度	正常	
干角豆	美国	正常	
干绿豆	澳大利亚	正常	
	丹麦	正常	
	缅甸	正常	
	泰国	正常	
	乌兹别克斯坦	正常	
	印度	正常	
	印度尼西亚	正常	
	越南	正常	
干眉豆	美国	正常	
	缅甸	正常	
干木豆	未获准入	无	
干牛豆	未获准入	无	

产品名称	国家和地区	准入状态	备注
干豌豆	阿根廷	正常	
	澳大利亚	正常	
	波兰	正常	
	法国	正常	
	荷兰	正常	
	加拿大	正常	
	马拉维	正常	
	美国	正常	
	缅甸	正常	
	南非	正常	
	新西兰	正常	
	匈牙利	正常	
	印度	正常	
	英国	正常	
干鹰嘴豆	法国	正常	
	哈萨克斯坦	正常	
	土耳其	正常	
	意大利	正常	
	印度	正常	
干芸豆	朝鲜	正常	
	哥斯达黎加	正常	
	吉尔吉斯斯坦	正常	
	加拿大	正常	
	美国	正常	
	缅甸	正常	
	日本	正常	
干珍珠豆	缅甸	正常	
干竹豆	缅甸	正常	
绿豆	乌兹别克斯坦	正常	
其他干豆	未获准入	无	
西豆	加纳	正常	
	尼日利亚	正常	

干坚果类食品

产品名称	国家和地区	准入状态	备注
白瓜子	中国台湾	正常	
碧根果	澳大利亚	正常	
	美国	正常	
	墨西哥	正常	
	南非	正常	
	泰国	正常	
	意大利	正常	
菠萝蜜干	越南	正常	
草莓干	未获准入	无	
翅果油树干果	未获准入	无	
干巴旦杏	澳大利亚	正常	
	哈萨克斯坦	正常	
	吉尔吉斯斯坦	正常	
	美国	正常	
	日本	正常	
	泰国	正常	
干巴西果（包括其他巴西坚果、鲍鱼果）	巴西	正常	
	玻利维亚	正常	
	德国	正常	
	泰国	正常	
	越南	正常	
干菠萝	德国	正常	
	菲律宾	正常	
	哥伦比亚	正常	
	泰国	正常	
	越南	正常	
干的白果（银杏果）	朝鲜	正常	
干的槟榔果	马来西亚	正常	
	缅甸	正常	
	泰国	正常	
	印度	正常	
	印度尼西亚	正常	
	越南	正常	
	中国台湾	正常	
干的橙	未获准入	无	

续表1

产品名称	国家和地区	准入状态	备注
干的鳄梨（干牛油果）	墨西哥	正常	
干的柑橘及杂交柑橘	未获准入	无	
干的焦柑	未获准入	无	
干的阔叶柑橘	未获准入	无	
干的其他柑橘属水果	未获准入	无	
干的去壳核桃	澳大利亚	正常	
	朝鲜	正常	
	吉尔吉斯斯坦	正常	
	罗马尼亚	正常	
	美国	正常	
	摩尔多瓦	正常	
	墨西哥	正常	
	日本	正常	
	泰国	正常	
	乌克兰	正常	
	乌兹别克斯坦	正常	
	印度	正常	
	越南	正常	
	智利	正常	
干的去壳或未去壳开心果（阿月浑子果）	澳大利亚	正常	
	吉尔吉斯斯坦	正常	
	美国	正常	
	日本	正常	
	泰国	正常	
	土耳其	正常	
	伊朗	正常	
	越南	正常	
干的山竹果	泰国	正常	
干的松子仁	朝鲜	正常	
	俄罗斯	正常	
	蒙古	正常	
	意大利	正常	

续表2

产品名称	国家和地区	准入状态	备注
干的未去壳核桃	澳大利亚	正常	
	巴基斯坦	正常	
	朝鲜	正常	
	哈萨克斯坦	正常	
	吉尔吉斯斯坦	正常	
	美国	正常	
	秘鲁	正常	
	墨西哥	正常	
	南非	正常	
	日本	正常	
	塔吉克斯坦	正常	
	越南	正常	
	智利	正常	
干的未去壳或去壳板栗、未去壳的冷冻板栗	澳大利亚	正常	
	朝鲜	正常	
	韩国	正常	
	日本	正常	
	意大利	正常	
干的夏威夷果（马卡达姆坚果、澳洲坚果）	澳大利亚	正常	
	巴西	正常	
	德国	正常	
	津巴布韦	正常	
	肯尼亚	正常	
	美国	正常	
	南非	正常	
	日本	正常	
	泰国	正常	
	危地马拉	正常	
	越南	正常	
干的榛子	朝鲜	正常	
	格鲁吉亚	正常	
	美国	正常	
	泰国	正常	
	土耳其	正常	
	伊朗	正常	

产品名称	国家和地区	准入状态	备注
干的榛子	意大利	正常	
	越南	正常	
干番石榴	泰国	正常	
	中国台湾	正常	
干红枣	德国	正常	
	吉尔吉斯斯坦	正常	
	沙特阿拉伯	正常	
	泰国	正常	
	伊朗	正常	
	约旦	正常	
干或冷冻的榧子	未获准入	无	
干或冷冻的其他坚果	未获准入	无	
干或冷冻的松子	阿富汗	正常	
	巴基斯坦	正常	
	巴勒斯坦	正常	
	朝鲜	正常	
	俄罗斯	正常	
	哈萨克斯坦	正常	
	蒙古	正常	
干芒果	菲律宾	正常	
	缅甸	正常	
	泰国	正常	
	中国台湾	正常	
干柠檬果及干酸橙	德国	正常	
	泰国	正常	
干葡萄柚（包括干柚）	未获准入	无	
干无花果	阿富汗	正常	
	德国	正常	
	美国	正常	
	墨西哥	正常	
	泰国	正常	
	土耳其	正常	
	伊朗	正常	
	越南	正常	

产品名称	国家和地区	准入状态	备注
干香蕉、芭蕉	巴西	正常	
	菲律宾	正常	
	泰国	正常	
	越南	正常	
干橡子仁	朝鲜	正常	
干腰果	巴西	正常	
	贝宁	正常	
	多哥	正常	
	加纳	正常	
	柬埔寨	正常	
	科特迪瓦	正常	
	马达加斯加	正常	
	马里	正常	
	美国	正常	
	缅甸	正常	
	尼日利亚	正常	
	泰国	正常	
	坦桑尼亚	正常	
	印度	正常	
	印度尼西亚	正常	
	越南	正常	
干椰枣	阿拉伯联合酋长国	正常	
	巴基斯坦	正常	
	沙特阿拉伯	正常	
	伊拉克	正常	
	伊朗	正常	
	以色列	正常	
干椰子、干椰子肉	菲律宾	正常	
	马来西亚	正常	
	美国	正常	
	缅甸	正常	
	斯里兰卡	正常	
	泰国	正常	
	印度尼西亚	正常	
	越南	正常	

产品名称	国家和地区	准入状态	备注
橄榄干	缅甸	正常	
	西班牙	正常	
	希腊	正常	
哈密瓜干	泰国	正常	
海底椰干	缅甸	正常	
	泰国	正常	
	越南	正常	
黑瓜子	中国台湾	正常	
红瓜子	越南	正常	
花生	阿根廷	正常	
	埃塞俄比亚	正常	
	美国	正常	
	缅甸	正常	
	塞内加尔	正常	
	乌兹别克斯坦	正常	
	印度	正常	
	印度尼西亚	正常	
	越南	正常	
	中国台湾	正常	
咖啡豆	埃塞俄比亚	正常	
	奥地利	正常	
	澳大利亚	正常	
	巴布亚新几内亚	正常	
	巴拿马	正常	
	巴西	正常	
	玻利维亚	正常	
	德国	正常	
	东帝汶	正常	
	多米尼加共和国	正常	
	厄瓜多尔	正常	
	法国	正常	
	菲律宾	正常	
	哥伦比亚	正常	
	哥斯达黎加	正常	
	洪都拉斯	正常	

产品名称	国家和地区	准入状态	备注
咖啡豆	加拿大	正常	
	喀麦隆	正常	
	肯尼亚	正常	
	老挝	正常	
	卢旺达	正常	
	美国	正常	
	秘鲁	正常	
	缅甸	正常	
	墨西哥	正常	
	尼加拉瓜	正常	
	瑞士	正常	
	萨尔瓦多	正常	
	坦桑尼亚	正常	
	危地马拉	正常	
	乌干达	正常	
	西班牙	正常	
	新加坡	正常	
	牙买加	正常	
	意大利	正常	
	印度	正常	
	印度尼西亚	正常	
	英国	正常	
	越南	正常	
	赞比亚	正常	
	中国台湾	正常	
可可豆	巴布亚新几内亚	正常	
	比利时	正常	
	多哥	正常	
	厄瓜多尔	正常	
	加纳	正常	
	喀麦隆	正常	
	科特迪瓦	正常	
	马来西亚	正常	
	尼日利亚	正常	
	塞拉利昂	正常	

产品名称	国家和地区	准入状态	备注
可可豆	坦桑尼亚	正常	
	乌干达	正常	
	新加坡	正常	
	印度尼西亚	正常	
苦杏仁、甜杏仁	阿富汗	正常	
	澳大利亚	正常	
	巴基斯坦	正常	
	朝鲜	正常	
	哈萨克斯坦	正常	
	吉尔吉斯斯坦	正常	
	美国	正常	
	日本	正常	
	塔吉克斯坦	正常	
	土耳其	正常	
	乌兹别克斯坦	正常	
	西班牙	正常	
	英国	正常	
	越南	正常	
蓝莓干	朝鲜	正常	
	泰国	正常	
荔枝干	菲律宾	正常	
	泰国	正常	
	越南	正常	
榴莲干	泰国	正常	
龙眼干	老挝	正常	
	缅甸	正常	
	泰国	正常	
	越南	正常	
	中国台湾	正常	
罗望子干（酸角、甜角）	菲律宾	正常	
	老挝	正常	
	缅甸	正常	
	泰国	正常	
蔓越桔干果	未获准入	无	

续表8

产品名称	国家和地区	准入状态	备注
蔓越莓干	美国	正常	
	泰国	正常	
	中国台湾	正常	
玫瑰果干	朝鲜	正常	
梅干、李干、樱桃干	澳大利亚	正常	
	德国	正常	
	法国	正常	
	美国	正常	
	泰国	正常	
	智利	正常	
	中国台湾	正常	
猕猴桃干	美国	正常	
木瓜干	泰国	正常	
苹果干	德国	正常	
	美国	正常	
葡萄干	阿富汗	正常	
	阿根廷	正常	
	澳大利亚	正常	
	德国	正常	
	哈萨克斯坦	正常	
	吉尔吉斯斯坦	正常	
	马来西亚	正常	
	美国	正常	
	南非	正常	
	日本	正常	
	泰国	正常	
	土耳其	正常	
	乌兹别克斯坦	正常	
	希腊	正常	
	伊朗	正常	
	智利	正常	
	中国台湾	正常	
其他干果	未获准入	无	
其他供人食用果核、仁	未获准入	无	
其他甜瓜子	未获准入	无	

产品名称	国家和地区	准入状态	备注
其他未列名坚果	未获准入	无	
其他杏核，桃、梅或李的核及核仁（杏仁除外，包括油桃）	未获准入	无	
蔷薇果干	未获准入	无	
去壳榛子	智利	正常	
桑葚干	未获准入	无	
柿饼	未获准入	无	
桃干	未获准入	无	
甜瓜干	未获准入	无	
脱壳的花生	苏丹	正常	
西西果干	缅甸	正常	
鲜或干的啤酒花	阿根廷	正常	
	澳大利亚	正常	
	德国	正常	
	法国	正常	
	捷克	正常	
	美国	正常	
	斯洛文尼亚	正常	
	新西兰	正常	
杏干	阿富汗	正常	
	吉尔吉斯斯坦	正常	
	美国	正常	
	塔吉克斯坦	正常	
	土耳其	正常	
	乌兹别克斯坦	正常	

粮谷类

产品名称	国家和地区	准入状态	备注
糙米	巴基斯坦	正常	
	韩国	正常	
	美国	正常	
	泰国	正常	
	乌拉圭	正常	
	印度	正常	
	越南	正常	
	中国台湾	正常	

续表1

产品名称	国家和地区	准入状态	备注
高粱	澳大利亚	正常	
	美国	正常	
	缅甸	正常	
谷子（粟）	吉尔吉斯斯坦	正常	
	加纳	正常	
	缅甸	正常	
精米	巴基斯坦	正常	
	韩国	正常	
	柬埔寨	正常	
	老挝	正常	
	美国	正常	
	缅甸	正常	
	日本	正常	
	泰国	正常	
	乌拉圭	正常	
	印度	正常	
	越南	正常	
	中国台湾	正常	
昆诺阿黎	未获准入	无	
藜麦	玻利维亚	正常	
	秘鲁	正常	
其他谷物	未获准入	无	
荞麦	俄罗斯	正常	
	缅甸	正常	
	日本	正常	
黍子	丹麦	正常	
	老挝	正常	
	缅甸	正常	
	日本	正常	
	泰国	正常	
碎米	巴基斯坦	正常	
	韩国	正常	
	柬埔寨	正常	
	美国	正常	
	泰国	正常	

产品名称	国家和地区	准入状态	备注
碎米	乌拉圭	正常	
	印度	正常	
	越南	正常	
	中国台湾	正常	
燕麦	澳大利亚	正常	
	俄罗斯	正常	
	芬兰	正常	
	马来西亚	正常	
	美国	正常	
	英国	正常	
野米	加拿大	正常	
薏米	荷兰	正常	
	泰国	正常	
	越南	正常	
	中国台湾	正常	
直长马唐	未获准入	无	

粮食加工产品

产品名称	国家和地区	准入状态	备注
大豆粉	澳大利亚	正常	
	巴基斯坦	正常	
	德国	正常	
	俄罗斯	正常	
	韩国	正常	
	荷兰	正常	
	加拿大	正常	
	美国	正常	
	日本	正常	
	泰国	正常	
	西班牙	正常	
	印度	正常	
	印度尼西亚	正常	

续表1

产品名称	国家和地区	准入状态	备注
大米粉	奥地利	正常	
	澳大利亚	正常	
	俄罗斯	正常	
	韩国	正常	
	老挝	正常	
	泰国	正常	
	中国台湾	正常	
干豆粉	澳大利亚	正常	
	巴基斯坦	正常	
	德国	正常	
	俄罗斯	正常	
	韩国	正常	
	荷兰	正常	
	加拿大	正常	
	美国	正常	
	日本	正常	
	泰国	正常	
	西班牙	正常	
	印度	正常	
	印度尼西亚	正常	
黑麦粉	未获准入	无	
麦芽	澳大利亚	正常	
	比利时	正常	
	丹麦	正常	
	德国	正常	
	法国	正常	
	加拿大	正常	
	捷克	正常	
	马来西亚	正常	
	美国	正常	
	日本	正常	
	新西兰	正常	
	英国	正常	
其他谷物（包括细粉、团粒、片）	未获准入	无	

产品名称	国家和地区	准入状态	备注
荞麦粉	澳大利亚	正常	
	比利时	正常	
	韩国	正常	
	美国	正常	
	缅甸	正常	
	日本	正常	
	泰国	正常	
	印度	正常	
小麦粉	埃及	正常	
	澳大利亚	正常	
	比利时	正常	
	丹麦	正常	
	德国	正常	
	俄罗斯	正常	
	法国	正常	
	菲律宾	正常	
	哈萨克斯坦	正常	
	韩国	正常	
	荷兰	正常	
	吉尔吉斯斯坦	正常	
	加拿大	正常	
	卢森堡	正常	
	美国	正常	
	尼泊尔	正常	
	日本	正常	
	泰国	正常	
	英国	正常	
	越南	正常	
燕麦粉	澳大利亚	正常	
	加拿大	正常	
	马来西亚	正常	
	美国	正常	
	印度尼西亚	正常	
	英国	正常	

其他植物产品

产品名称	国家和地区	准入状态	备注
熊果叶（越橘叶）	美国	正常	

蔬菜水果制品

产品名称	国家和地区	准入状态	备注
刺嫩芽	未获准入	无	
地瓜梗	朝鲜	正常	
干木耳	朝鲜	正常	
干银耳（白木耳）	未获准入	无	
干制牛肝菌	马来西亚	正常	
干制榛蘑	朝鲜	正常	
莲子	越南	正常	
马蹄叶	未获准入	无	
柿子果实 *Diospyros kaki*	新西兰	正常	
薇菜	未获准入	无	
干芋头	老挝	正常	
	马来西亚	正常	
	美国	正常	
	缅甸	正常	
	日本	正常	
	泰国	正常	
	印度尼西亚	正常	
	越南	正常	
	中国台湾	正常	

油籽类

产品名称	国家和地区	准入状态	备注
黑加仑籽	波兰	正常	
	新西兰	正常	
	英国	正常	
红花子	哈萨克斯坦	正常	
	印度	正常	
加那利草子（非种用）	加拿大	正常	

产品名称	国家和地区	准入状态	备注
芥子	比利时	正常	
	德国	正常	
	加拿大	正常	
	捷克	正常	
	美国	正常	
	土耳其	正常	
	印度	正常	
葵花籽	俄罗斯	正常	
葵花子（仁）	阿根廷	正常	
	保加利亚	正常	
	俄罗斯	正常	
	哈萨克斯坦	正常	
	美国	正常	
琉璃苣籽	波兰	正常	
	加拿大	正常	
	新西兰	正常	
	英国	正常	
	智利	正常	
棉籽	澳大利亚	正常	
	巴基斯坦	正常	
	美国	正常	
	缅甸	正常	
	印度	正常	
牛油树果	多哥	正常	
	加纳	正常	
	塞拉利昂	正常	
葡萄籽	澳大利亚	正常	
	法国	正常	
	乌兹别克斯坦	正常	
	意大利	正常	
其他含油子仁及果实	未获准入	无	
其他含油子仁及果实的细粉或粗粉	未获准入	无	
去壳葵花籽	保加利亚	正常	
水飞蓟籽	蒙古	正常	

产品名称	国家和地区	准入状态	备注
苏籽	朝鲜	正常	
	韩国	正常	
亚麻籽	俄罗斯	正常	
亚麻子	埃塞俄比亚	正常	
	澳大利亚	正常	
	法国	正常	
	荷兰	正常	
	加拿大	正常	
	美国	正常	
	新西兰	正常	
	印度	正常	
油棕果及油棕仁	埃塞俄比亚	正常	
	朝鲜	正常	
	德国	正常	
	美国	正常	
	缅甸	正常	
	越南	正常	
月见草籽	朝鲜	正常	
	荷兰	正常	
	新西兰	正常	
芝麻	埃及	正常	
	埃塞俄比亚	正常	
	巴基斯坦	正常	
	巴拉圭	正常	
	贝宁	正常	
	玻利维亚	正常	
	布基纳法索	正常	
	朝鲜	正常	
	多哥	正常	
	厄立特里亚	正常	
	冈比亚	正常	
	吉布提	正常	
	加纳	正常	
	柬埔寨	正常	
	喀麦隆	正常	

产品名称	国家和地区	准入状态	备注
芝麻	肯尼亚	正常	
	老挝	正常	
	马里	正常	
	美国	正常	
	孟加拉国	正常	
	缅甸	正常	
	莫桑比克	正常	
	墨西哥	正常	
	尼日尔	正常	
	尼日利亚	正常	
	日本	正常	
	塞内加尔	正常	
	斯里兰卡	正常	
	苏丹	正常	
	索马里	正常	
	泰国	正常	
	坦桑尼亚	正常	
	土耳其	正常	
	危地马拉	正常	
	委内瑞拉	正常	
	乌干达	正常	
	乌兹别克斯坦	正常	
	印度	正常	
	印度尼西亚	正常	
	越南	正常	
	中国台湾	正常	
棕榈果及棕榈仁	美国	正常	

原糖或制糖原料类

产品名称	国家和地区	准入状态	备注
其他供人食用濒危植物产品	未获准入	无	
甜叶菊	美国	正常	

植物性调料类

产品名称	国家和地区	准入状态	备注
奥勒岗	未获准入	无	
八角茴香	朝鲜	正常	
	美国	正常	
	缅甸	正常	
	日本	正常	
	瑞典	正常	
	土耳其	正常	
	乌克兰	正常	
	新加坡	正常	
	叙利亚	正常	
	印度	正常	
	印度尼西亚	正常	
	越南	正常	
百里香叶（粉）	奥地利	正常	
	澳大利亚	正常	
	波兰	正常	
	德国	正常	
	荷兰	正常	
	马来西亚	正常	
	美国	正常	
	摩洛哥	正常	
	日本	正常	
	泰国	正常	
	土耳其	正常	
	西班牙	正常	
	印度	正常	
	中国台湾	正常	
毕拔	朝鲜	正常	
	马来西亚	正常	
	印度尼西亚	正常	
	越南	正常	
丁香	巴西	正常	
	马达加斯加	正常	
	马来西亚	正常	
	坦桑尼亚	正常	

产品名称	国家和地区	准入状态	备注
丁香	印度尼西亚	正常	
	越南	正常	
豆蔻	阿拉伯联合酋长国	正常	
	澳大利亚	正常	
	巴布亚新几内亚	正常	
	德国	正常	
	格林纳达	正常	
	老挝	正常	
	马来西亚	正常	
	美国	正常	
	危地马拉	正常	
	伊朗	正常	
	印度	正常	
	印度尼西亚	正常	
	越南	正常	
多香果	美国	正常	
	墨西哥	正常	
番红花（西红花）*Crocus sativus L.*	阿拉伯联合酋长国	正常	
	美国	正常	
	日本	正常	
	伊朗	正常	
干薄荷叶	阿尔巴尼亚	正常	
	埃及	正常	
	美国	正常	
胡椒	阿拉伯联合酋长国	正常	
	奥地利	正常	
	澳大利亚	正常	
	巴西	正常	
	比利时	正常	
	朝鲜	正常	
	丹麦	正常	
	德国	正常	
	俄罗斯	正常	
	厄瓜多尔	正常	
	法国	正常	

产品名称	国家和地区	准入状态	备注
胡椒	韩国	正常	
	荷兰	正常	
	加拿大	正常	
	马来西亚	正常	
	美国	正常	
	缅甸	正常	
	日本	正常	
	瑞典	正常	
	斯里兰卡	正常	
	泰国	正常	
	土耳其	正常	
	新加坡	正常	
	意大利	正常	
	印度	正常	
	印度尼西亚	正常	
	英国	正常	
	越南	正常	
	中国台湾	正常	
葫芦巴子	印度	正常	
花椒	日本	正常	
茴芹子	美国	正常	
姜黄	缅甸	正常	
	日本	正常	
	印度	正常	
	越南	正常	
芥末粉	埃及	正常	
	德国	正常	
	加拿大	正常	
	马来西亚	正常	
	美国	正常	
	日本	正常	
	泰国	正常	

产品名称	国家和地区	准入状态	备注
咖喱粉	德国	正常	
	韩国	正常	
	马来西亚	正常	
	日本	正常	
	泰国	正常	
	土耳其	正常	
	新加坡	正常	
	印度	正常	
	英国	正常	
枯茗子	埃及	正常	
	德国	正常	
	美国	正常	
	日本	正常	
	西班牙	正常	
	印度	正常	
	越南	正常	
辣椒粉	奥地利	正常	
	澳大利亚	正常	
	德国	正常	
	韩国	正常	
	加拿大	正常	
	马来西亚	正常	
	美国	正常	
	秘鲁	正常	
	南非	正常	
	日本	正常	
	泰国	正常	
	土耳其	正常	
	西班牙	正常	
	以色列	正常	
	印度	正常	
	中国台湾	正常	

续表4

产品名称	国家和地区	准入状态	备注
辣椒干	美国	正常	
	秘鲁	正常	
	缅甸	正常	
	日本	正常	
	泰国	正常	
	印度	正常	
	越南	正常	
兰香子（学名明列子，又名罗勒子）	柬埔寨	正常	
	印度	正常	
	越南	正常	
龙蒿	未获准入	无	
罗勒粉	埃及	正常	
	奥地利	正常	
	德国	正常	
	马来西亚	正常	
	美国	正常	
	日本	正常	
马玉兰	马来西亚	正常	
迷迭香	美国	正常	
墨角兰	美国	正常	
柠檬草	马来西亚	正常	
牛至叶（包括牛至叶粉）	奥地利	正常	
	德国	正常	
	美国	正常	
	日本	正常	
	土耳其	正常	
	西班牙	正常	
	新加坡	正常	
其他调味香料	未获准入	无	
奇亚籽	墨西哥	正常	
芹菜子	马来西亚	正常	
	美国	正常	
	印度	正常	
肉豆蔻	斯里兰卡	正常	
	印度尼西亚	正常	

产品名称	国家和地区	准入状态	备注
肉豆蔻衣	未获准入	无	
肉桂及肉桂花	缅甸	正常	
	印度尼西亚	正常	
	越南	正常	
莳萝粉	埃及	正常	
	德国	正常	
	美国	正常	
	泰国	正常	
	以色列	正常	
	印度	正常	
鼠尾草	马来西亚	正常	
	土耳其	正常	
香草	埃及	正常	
	奥地利	正常	
	澳大利亚	正常	
	巴布亚新几内亚	正常	
	德国	正常	
	美国	正常	
	西班牙	正常	
	意大利	正常	
香蜂叶	保加利亚	正常	
香叶	格鲁吉亚	正常	
香子兰豆	巴布亚新几内亚	正常	
	法国	正常	
	马达加斯加	正常	
	新加坡	正常	
	印度尼西亚	正常	
小茴香子	埃及	正常	
	美国	正常	
	印度	正常	
芫荽子	巴布亚新几内亚	正常	
	德国	正常	
	马来西亚	正常	
	日本	正常	
	泰国	正常	
	印度	正常	

产品名称	国家和地区	准入状态	备注
洋苏叶	美国	正常	
页蒿子	波兰	正常	
	德国	正常	
	西班牙	正常	
	印度	正常	
玉桂	未获准入	无	
月桂	未获准入	无	
众香子	未获准入	无	

附录8

符合评估审查要求及有传统贸易的国家或地区输华食品目录（蜂产品名单）

北美洲

国家和地区	产品名称	企业名单
加拿大	蜂蜜	自 2017 年 6 月 15 日起暂停受理 Intermielinc、Tony lalonde sales 蜂产品进口报检。自 2018 年 3 月 12 日起暂停受理 CANADIAN TOP GOODS LTD 蜂产品进口报检
	蜂王浆	自 2017 年 6 月 15 日起暂停受理 Intermielinc、Tony lalonde sales 蜂产品进口报检
美国	蜂蜜	
墨西哥	蜂蜜	自 2017 年 6 月 28 日起暂停受理 MIRLES MAYAB S. A. DEC. V. 蜂产品进口报检；自 2017 年 7 月 24 日起暂停受理 MIEL INTEGRADORA S. A. DEC. V. 蜂产品进口报检

大洋洲

国家和地区	产品名称	企业名单
澳大利亚	蜂花粉	
	蜂胶	
	蜂蜜	自 2018 年 3 月 12 日起暂停受理 Tasmanian Wilderness Honey comb Pty Ltd 蜂产品进口报检
	蜂王浆	
新西兰	蜂花粉	
	蜂胶	
	蜂蜜	
	蜂王浆	

非洲

国家和地区	产品名称	企业名单
埃及	蜂蜜	
赞比亚	蜂蜜	自 2018 年 9 月 30 日起允许受理赞比亚注册号为 131978 的企业自 2018 年 9 月 30 日起生产的蜂蜜产品

南美洲

国家和地区	产品名称	企业名单
巴西	蜂胶	
	蜂蜜	
	蜂王浆	
乌拉圭	蜂胶	

续表

国家和地区	产品名称	企业名单
智利	蜂胶	自 2019 年 11 月 19 日起仅允许对注册编号如下的 6 家蜂产品企业受理报检：05-44、06-29、06-32、10-46、13-22、10-12
	蜂蜜	自 2019 年 11 月 19 日起仅允许对注册编号如下的 17 家蜂产品企业受理报检：02-01、05-39、05-44、06-26、06-29、06-32、07-19、08-13、08-38、08-36、10-40、10-46、10-48、13-22、13-41、10-12、14-07
	蜂王浆	自 2019 年 11 月 19 日起仅允许对注册编号如下的 4 家蜂产品企业受理报检：05-44、06-29、06-32、10-12

欧洲

国家和地区	产品名称	企业名单
爱沙尼亚	蜂蜜	
奥地利	蜂蜜	
保加利亚	蜂蜜	
波兰	蜂蜜	
丹麦	蜂蜜	
德国	蜂胶	
	蜂蜜	
	蜂王浆	
俄罗斯	蜂蜜	自 2016 年 5 月 4 日起暂停受理快乐的小蜜蜂有限责任公司蜂产品进口报检；自 2016 年 8 月 11 日起暂停受理 LLC "MedovikAltaya" 蜂产品进口报检；自 2017 年 1 月 12 日起暂停受理《HONEY HOUSE》Limited Liabiity 蜂产品进口报检；自 2017 年 7 月 17 日起暂停受理 LLC "Gifts of Altai" 蜂产品进口报检。自 2018 年 3 月 12 日起暂停受理 "Asia-Union" Co.,Ltd 蜂产品进口报检。自 2018 年 7 月 26 日起暂停受理阿尔泰（蜂蜜地区）有限责任公司蜂产品进口报检
法国	蜂花粉	
	蜂蜜	自 2018 年 3 月 12 日起暂停受理 FAMILLE MICHAUD APICULTEURS 蜂产品进口报检
罗马尼亚	蜂蜜	恢复罗马尼亚 Apidavas.r.1 公司自 2018 年 11 月 20 日启运的蜂蜜对华出口
葡萄牙	蜂蜜	
瑞士	蜂蜜	
西班牙	蜂花粉	自 2017 年 7 月 24 日暂停受理 MIELES ANTA.S.L.、APICASFER.S.L 蜂产品进口报检
	蜂胶	自 2017 年 7 月 24 日暂停受理 MIELES ANTA.S.L.、APICASFER.S.L 蜂产品进口报检
	蜂蜜	自 2017 年 7 月 24 日暂停受理 MIELES ANTA.S.L.、APICASFER.S.L 蜂产品进口报检
希腊	蜂蜜	
匈牙利	蜂蜜	
意大利	蜂花粉	
	蜂蜜	
	蜂王浆	
英国	蜂蜜	

亚洲

国家和地区	产品名称	企业名单
哈萨克斯坦	蜂蜜	自 2018 年 6 月 6 日起允许受理报检哈萨克斯坦注册号为 KZ F. 11/G3-3991/E、KZ F. 01/G3-0407/E、KZ B. 02/G3-0070/E、KZ A. 02/G3-0012/E 的 4 家企业自 2018 年 6 月 4 日起生产的蜂蜜产品
吉尔吉斯斯坦	蜂蜜	自 2016 年 5 月 4 日起暂停受理 Aman GreenfoodCo. ,ltd 蜂产品进口报检。自 2018 年 7 月 26 日起暂停受理萨图勒有限责任公司蜂产品进口报检
马来西亚	蜂蜜	
	蜂王浆	
缅甸	蜂蜜	
日本	蜂胶	
	蜂蜜	
泰国	蜂蜜	
土耳其	蜂蜜	
亚美尼亚	蜂蜜	自 2020 年 5 月 16 日起仅允许对注册编号如下的 2 家蜂产品企业受理报检：12. 120. 761735、3A952824
印度尼西亚	蜂蜜	
中国台湾	蜂花粉	自 2015 年 9 月 30 日起暂停受理信美达集团有限公司蜂产品进口报检
	蜂胶	自 2015 年 9 月 30 日起暂停受理信美达集团有限公司蜂产品进口报检
	蜂蜜	自 2015 年 9 月 30 日起暂停受理信美达集团有限公司蜂产品进口报检；自 2017 年 8 月 10 日起暂停受理云林县土库合作农场蜂蜜进口报检

主要参考文献

［1］国家质量监督检验检疫总局. 中国质检工作手册：进出口食品安全监管分册［M］. 北京：中国质检出版社，2012.

［2］国家质量监督检验检疫总局法规司. 中华人民共和国质量监督检验检疫规范性文件汇编：进出口食品监管分册［M］. 北京：中国质检出版社，2012.

［3］詹思明等. 出入境检验检疫报检与签证工作指南［M］. 厦门：厦门大学出版社，2011.